J. Neuer

Differenzialdiagnostik in der Manuellen Medizin für die Extremitäten

Jan Neuer

Differenzialdiagnostik in der Manuellen Medizin für die Extremitäten

Leitsymptome und Pathologien

ELSEVIER

Elsevier GmbH, Bernhard-Wicki-Str. 5, 80636 München, Deutschland
Wir freuen uns über Ihr Feedback und Ihre Anregungen an kundendienst@elsevier.com

ISBN 978-3-437-45049-5
eISBN 978-3-437-05648-2

1. Auflage 2024

Wichtiger Hinweis
Die medizinischen Wissenschaften unterliegen einem sehr schnellen Wissenszuwachs. Der stetige Wandel von Methoden, Wirkstoffen und Erkenntnissen ist allen an diesem Werk Beteiligten bewusst. Sowohl der Verlag als auch die Autorinnen und Autoren und alle, die an der Entstehung dieses Werkes beteiligt waren, haben große Sorgfalt darauf verwandt, dass die Angaben zu Methoden, Anweisungen, Produkten, Anwendungen oder Konzepten dem aktuellen Wissensstand zum Zeitpunkt der Fertigstellung des Werkes entsprechen.
Der Verlag kann jedoch keine Gewähr für Angaben zu Dosierung und Applikationsformen übernehmen. Es sollte stets eine unabhängige und sorgfältige Überprüfung von Diagnosen und Arzneimitteldosierungen sowie möglicher Kontraindikationen erfolgen. Jede Dosierung oder Applikation liegt in der Verantwortung der Anwenderin oder des Anwenders. Die Elsevier GmbH, die Autorinnen und Autoren und alle, die an der Entstehung des Werkes mitgewirkt haben, können keinerlei Haftung in Bezug auf jegliche Verletzung und/oder Schäden an Personen oder Eigentum, im Rahmen von Produkthaftung, Fahrlässigkeit oder anderweitig übernehmen.

Obwohl alle Werbemittel mit ethischen (medizinischen) Standards übereinstimmen, stellt die Erwähnung in dieser Publikation keine Garantie oder Anerkennung der Qualität oder des Wertes dieses Produkts oder der Aussagen der Herstellerfirmen dar.

Für die Vollständigkeit und Auswahl der aufgeführten Medikamente übernimmt der Verlag keine Gewähr.
Geschützte Warennamen (Warenzeichen) werden in der Regel besonders kenntlich gemacht (®). Aus dem Fehlen eines solchen Hinweises kann jedoch nicht automatisch geschlossen werden, dass es sich um einen freien Warennamen handelt.

Bibliografische Information der Deutschen Nationalbibliothek
Die Deutsche Nationalbibliothek verzeichnet diese Publikation in der Deutschen Nationalbibliografie; detaillierte bibliografische Daten sind im Internet über https://www.dnb.deabrufbar.

24 25 26 27 28 5 4 3 2 1

In ihren Veröffentlichungen verfolgt die Elsevier GmbH das Ziel, genderneutrale Formulierungen für Personengruppen zu verwenden. Um jedoch den Textfluss nicht zu stören sowie die gestalterische Freiheit nicht einzuschränken, wurden bisweilen Kompromisse eingegangen. Selbstverständlich sind **immer alle Geschlechter** gemeint.

Planung: Laura Eichhorn, München
Projektmanagement: Christine Kosel, München
Redaktion: Dr. Petra Zimmermann, Braunschweig
Bildredaktion und Rechteklärung: Lisa Neulinger, München
Herstellung: Felicitas Hübner, München
Satz: Thomson Digital, Noida/Indien
Druck und Bindung: EGEDSA, Sabadell (Barcelona)/Spanien
Umschlaggestaltung: SpieszDesign, Neu-Ulm
Titelfotografie: AdobeStock

Aktuelle Informationen finden Sie im Internet unter **www.elsevier.de**

Geleitwort

Jan Neuers Buch „Differenzialdiagnostik in der Manuellen Medizin für die Extremitäten – Leitsymptome und Pathologien" widmet sich der systematischen Untersuchung und Behandlung von relevanten Pathologien am Bewegungsapparat und schafft die Voraussetzungen, eine gute Anamnese mit den jeweils relevanten Untersuchungen zu kombinieren. Dabei wird auch auf die jeweilige Aussagekraft der zur Verfügung stehenden Assessments hingewiesen.

In neun Kapiteln sind, topographisch geordnet von *Fuß und Unterschenkel* bis *Finger und Daumen,* alle wichtigen Erkrankungen, die dem Therapeuten in der manualtherapeutischen Behandlung begegnen können, strukturiert erfasst. Vorangestellt ist ein *Grundlagen*-Kapitel, das u. a. den grundsätzlichen Aufbau des Buches erläutert. Hintangestellt ist ein Kapitel, das alle *sonstigen* Krankheitsbilder in den Blick nimmt, die nicht nach dem Ort ihres häufigen Vorkommens abgehandelt werden müssen. Ziel dieser Auflistung ist die umfangreiche Darstellung aller relevanten Pathologien, die in der manualtherapeutischen Extremitätenbehandlung von Bedeutung sind.

Nicht nur für das systematische Erlernen der verschiedenen Krankheitsbilder, sondern auch für die klinische Anwendung ist der hohe Strukturiertheitsgrad der einzelnen Kapitel von hoher didaktischer Bedeutung. Hierbei wird u. a. auf mögliche Synonyme, Befundbesonderheiten, Epidemiologie und sowohl manualtherapeutische wie medizinische Untersuchungen eingegangen und natürlich auf die Therapieoptionen. Die manualtherapeutische Behandlung ist dabei folgerichtig für die einzelnen Heilungsphasen spezifiziert. Hervorzuheben ist auch die starke Orientierung an der aktuellen Evidenz.

Das vorliegende Werk richtet sich gleichermaßen an Physiotherapeuten, die vor allem manualtherapeutisch arbeiten, wie auch an Ärzte in der allgemeinmedizinischen oder traumatologischen Weiterbildung und unterstützt damit die interdisziplinäre Arbeit, die sich vor allem an einer verbesserten Versorgungsqualität für die uns anvertrauten Patienten orientiert. Für die im Erstkontakt arbeitenden Physiotherapeuten ist es zudem auch eine wichtige Grundlage, spezifische Red flags besser erkennen zu können, die ein unmittelbares Überführen des Patienten in die ärztliche Diagnostik und Weiterbehandlung notwendig machen.

Auch insofern ist dem Buch eine hohe Verbreitung zu wünschen.

Osnabrück, Mai 2024

Prof. Dr. med. Christoff Zalpour
Direktor des INAP/O
Hochschule Osnabrück

Vorwort

Das Kennen und Erkennen von Pathologien und Leitsymptomen sind die wichtigsten Grundlagen für eine erfolgreiche Therapie in den Fachbereichen Physiotherapie, Manuelle Therapie und Heilpraktik. Fachwissen in Pathologie hilft zudem, die Erkrankungen und Beschwerden herauszufiltern, die dazu veranlassen sollten, Patienten (zurück) zum Arzt zu schicken. Es dient somit zum Schutz von Patienten und Therapeuten.

Als Basis ist eine gute Kenntnis von Anatomie, Physiologie sowie von Muskel- und Gelenkfunktion eine unabdingbare Voraussetzung, um Pathologien und Beschwerden des Bewegungsapparates und der Wirbelsäule verstehen und behandeln zu können.

Ziel ist es, dass Therapeuten schon nach der Anamnese eine klare Vermutung haben, was für die Beschwerden des Patienten verantwortlich sein kann. Im Optimalfall dient die körperliche Untersuchung lediglich der Bestätigung dieser Vermutung und der Feststellung von etwaigen Kontraindikationen. Nur wenn nach ausführlicher Anamnese noch immer mehrere Möglichkeiten für die Ursache der Beschwerden in Frage kommen, dient sie auch dem Ausschluss von Möglichkeiten. Eine körperliche Untersuchung ohne vorangegangene Anamnese und ohne eine diagnostische Vermutung sollte keine Option darstellen.

Nach der körperlichen Untersuchung wird ein Behandlungsplan festgelegt. Hierfür wird eine weitere wichtige Fähigkeit benötigt: die Kenntnis von Pathomechanismen und Heilungszeiten. Unter Berücksichtigung dieses Wissens und der daraus resultierenden Belastbarkeit in den verschiedenen Heilungsphasen wird vorab geplant, was zu welchem Zeitpunkt innerhalb und außerhalb der Therapie passieren sollte. Die Prognose legt fest, was das zu erwartende Ergebnis der Therapie sein und in welcher Zeitabfolge Besserung in Bezug auf Schmerz, Funktion und andere Beschwerden erfolgen sollte.

Weicht der Beschwerdeverlauf deutlich von der Prognose ab, so muss neu untersucht und geprüft werden, ob die Beschwerden richtig eingeordnet wurden. War die Belastung zu hoch? War die Belastbarkeit zu gering? Wurde die richtige Diagnose gestellt?

In Deutschland obliegt die Diagnostik im Wesentlichen den Ärzten. Jedoch dürfen Heilpraktiker und Heilpraktiker (PT) bereits im Erstkontakt arbeiten. Zudem weist der Weg Richtung Direct-access in der Physiotherapie.

Ärzte haben, aufgrund vieler unverschuldeter Faktoren, immer weniger Zeit für den einzelnen Patienten, so dass sich immer häufiger Patienten mit nicht diagnostizierten schweren Erkrankungen in den Therapiepraxen vorstellen. Auf Verordnungen von gesetzlich Versicherten findet sich zudem selten eine klare Diagnose, sondern nur allgemeine Textbausteine aus dem Heilmittelkatalog. Es besteht die dringende Notwendigkeit, dass Therapeuten in der Lage sind, eigenständig zu diagnostizieren und Red flags zu erkennen.

In meiner Dozententätigkeit in der Ausbildung zum Manualtherapeuten und zum Heilpraktiker (PT) sehe ich, dass das Wissen in Pathologie eines der größten Defizite der Berufsträger ist. Die vorgeschriebene Dauer der Ausbildung zum Manualtherapeuten beträgt lediglich 260 Unterrichtsstunden. Auf Kosten von deskriptiver und funktioneller Anatomie und manualtherapeutischer Techniken kommt das Vermitteln von Pathologien häufig zu kurz. An unserer Akademie unterrichten wir 396 Unterrichtsstunden, um dem entgegenzuwirken. Die Ausbildung zum Heilpraktiker (PT) dauert nur sechs Tage, nur fünf davon beschäftigen sich mit Pathologie und Differenzialdiagnostik.

Es fehlt ein Fachbuch, das Physiotherapeuten, Manualtherapeuten, Heilpraktikern, Auszubildenden dieser Berufsgruppen, aber auch jungen Ärzten fundiertes Wissen in Pathologie, Differenzialdiagnostik und Leitsymptomatik vermittelt und in einem Werk kongenitale Veränderungen, Traumafolgen, entzündliche Erkrankungen, neoplastische Erkrankungen, Infektionen, degenerative Erkrankungen und Funktionsstörungen des Bewegungsapparates erklärt und zudem eine Anleitung und Unterstützung für das anamnestische Handeln und die Untersuchung bietet.

Diese Lücke möchte ich gerne schließen.

Recklinghausen, Sommer 2024
Jan Neuer

Autor

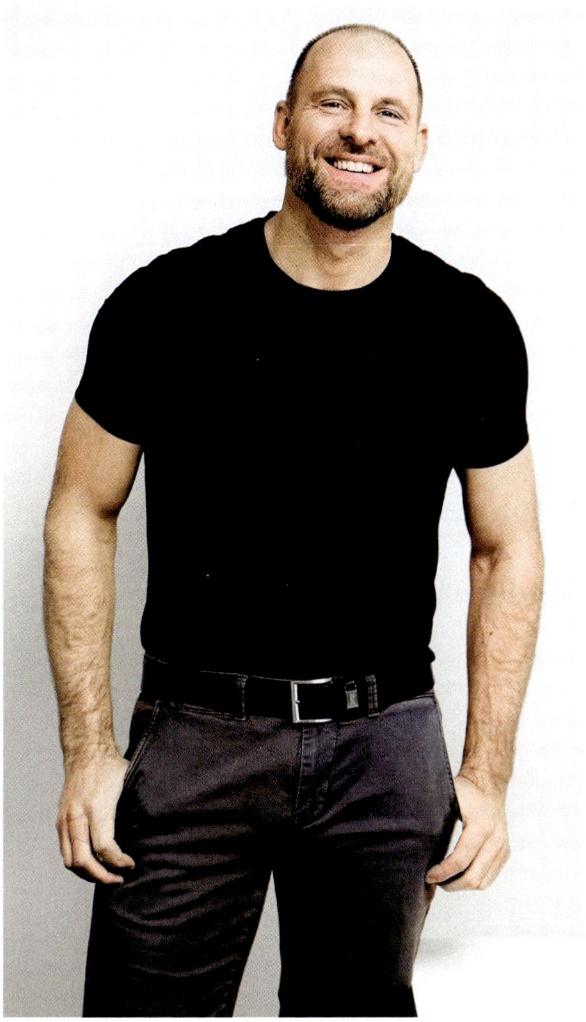

Jan Neuer
Physiotherapeut, Manualtherapeut (IFOMPT) und Heilpraktiker (PT)

Jan Neuer ist geschäftsführender Gesellschafter, Fachlehrer für Manuelle Therapie und Dozent für Differenzialdiagnostik, Pathologie und Indikationsstellung in der Heilpraktikerausbildung (PT) sowie Fachlehrer für Gerätegestützte Krankengymnastik (KGG) an der Bockey & Neuer Akademie in Münster. Seit 1995 ist er in der Physiotherapie tätig, seit 2000 arbeitet er in eigener Praxis in Recklinghausen. Seine langjährige Erfahrung als Therapeut in der Praxis und in der Betreuung von Hochleistungs- und Profisportlern erweiterte er um zahlreiche Fortbildungen unter anderem in Manueller Therapie, zum Heilpraktiker (PT), zum Athletiktrainer und Sportphysiotherapeuten, zum PNF-Therapeuten und in Psychomotorik/Motopädagogik. Außerdem studierte er von 2003-2007 Osteopathie.

Jan Neuer arbeitet als Sachverständiger/Gutachter für Physiotherapie und ist fachlicher Leiter der Sachverständigenkommission des IFK. Als Stellvertretender Vorstandsvorsitzender des Bundesverbandes selbstständiger Physiotherapeuten IFK e.V. und als 1. Vorsitzender des Instituts für Qualitätssicherung in der Heilmittelversorgung IQH e.V. ist Jan Neuer auch politisch aktiv.

Benutzerhinweise

Bezeichnungen

Geschlechteransprache

Ich habe die Absicht, nach bestem Wissen und Gewissen genderneutrale Formulierungen für alle Personengruppen zu nutzen. Um jedoch den Textfluss nicht zu stören, verwende ich, wie viele andere Autoren auch, bei Berufsgruppen und Patienten jeweils die grammatikalisch maskuline Form. Selbstverständlich sind zu jeder Zeit alle Geschlechter gemeint und angesprochen, zumal der Anteil an Frauen in den angesprochenen Fachberufen ausgesprochen hoch ist. Diversität und Entfaltungsfreiheit sind hohe Güter und werden von mir unterstützt und respektiert.

Berufsbezeichnungen

Dieses Buch richtet sich an Physiotherapeuten, Manualtherapeuten, Ärzte, sektorale Heilpraktiker für den Bereich der Physiotherapie und an Auszubildende/Studierende dieser Berufsgruppen. Im Verlauf des Buches habe ich mich durchgehend für die Berufsbezeichnung des **Manualtherapeuten** oder allgemein gehalten für die des **Therapeuten** entschieden. Diese Wahl steht stellvertretend für alle genannten Berufsgruppen.

Sie wurde getroffen, um zu untermauern, dass ich neben interdisziplinär genutzten Instabilitäts- und Safety-Tests bei der Beschreibung von Untersuchungs- und Behandlungstechniken immer von arthrokinematisch physiologischen Techniken spreche. Außerdem soll der Lesefluss durch stete Aufzählungen von Berufsgruppen nicht gestört werden.

Untersuchungs- und Therapiekategorien

Untersuchungen werden in **manualtherapeutisch** und **medizinisch** unterteilt. Medizinische Untersuchungen beschreiben bildgebende Verfahren und Laborparameter, in seltenen Fällen auch diagnostische Arthroskopien.

Therapien werden in die Sparten **konservativ, operativ** und **postoperative Rehabilitation** unterteilt.

Anatomische und neuroanatomische Bezeichnungen

In der Bezeichnung von Bewegungssegmenten, auf mehreren Bewegungssegmenten vorkommenden Strukturen der Wirbelsäule, Spinalnerven und Innervationsgebieten wird in der Folge des Buches mit unterschiedlicher Bedeutung mit „Komma" und „Schrägstrich" gearbeitet. In der folgenden Tabelle wird die Bedeutung exemplarisch erläutert.

Formulierung	Bedeutung
L5/S1	Bewegungssegment L5/S1
L4/L5, L5/S1	Die Bewegungssegmente zwischen L4/L5 und zwischen L5/S1
Diskus L5/S1	Bandscheibe zwischen L5 und S1
Facettengelenk L5/S1 re oder li	Wirbelgelenk zwischen L5 und S1
L5, S1	Je nach Kontext: die Spinalnerven L5 und S1 bzw. die neuroanatomischen Segmente L5 und S1
LWK 4, 5	Wirbelkörper L4 und L5
Area radicularis S1	Das Versorgungsgebiet des Spinalnervs S1
Duralärmel S1	Bindegewebige Hülle des Spinalnervs S1
Innerviert von L4, L5, S1	Eine Struktur bezieht Innervation aus den drei Spinalnerven L4, L5 und S1 (multisegmentale Innervation)

Kapitelüberblick

Kap. 1

Im 1. Kapitel dieses Buches werden wichtige Grundlagen zum Verständnis des Buches und zur Anwendung der Inhalte vermittelt. Es ist sinnvoll, sich zunächst damit zu befassen.

- Die Einteilung in verschiedene Sparten der Pathologie, die sich ab Kap. 2 findet, wird erläutert. Die Oberbegriffe der Einteilung, nach der in jedem Folgekapitel vorgegangen wird, werden definiert und beispielhaft erklärt.
- Die Relevanz von Wissen in Anatomie und Neurophysiologie für die Erkennung von ursächlich betroffenen anatomischen Strukturen und Schmerzphänomenen wird dargestellt.
- Grundlegende wissenschaftliche Begriffe zur Beurteilung der Qualität von Untersuchungstechniken und Behandlungsverfahren werden erläutert.
- Das Flaggensystem, insbesondere Red flags und Yellow flags und ihre Bedeutung in der Praxis, werden beschrieben.
- Die Heilungsphasen von Bindegewebe und die Belastbarkeit während der einzelnen Phasen werden erläutert.
- Grundlegende Handlungsempfehlungen der Erstversorgung im Verletzungsfall werden aufgeführt.
- Ein sinnvoller Aufbau von Anamnese, Untersuchungszielstellungen, Untersuchung und Therapie wird vorgestellt. ➤ Abb. 1.21 (➤ Kap. 1.8.1) bietet einen Überblick über das generelle anamnestische Vorgehen und die Einteilung von Beschwerden.
- Die Ziele und Inhalte einer manualtherapeutischen Behandlung werden besprochen.

Kap. 2–8

In diesen Kapiteln werden Pathologien und Leitsymptome beschrieben und ausführlich erläutert. Zudem werden die wichtigsten Untersuchungstechniken und vorhandene Evidenz benannt. Therapiemöglichkeiten (konservativ und operativ) werden vorgestellt. Jedes Kapitel widmet sich einer Gelenkregion der Extremitäten:

- Kap. 2: Fußregion und Unterschenkel
- Kap. 3: Knieregion
- Kap. 4: Oberschenkel und Hüftregion
- Kap. 5: Schultergürtel und Schulterregion
- Kap. 6: Oberarm und Ellenbogenregion
- Kap. 7: Unterarm und Handregion
- Kap. 8: Finger und Daumen

Überblickstabellen in den Kapitel 2–8

Zu Beginn des Unterpunkts „Traumatische Erkrankungen" eines jeden Kapitels wird tabellarisch das anamnestische Vorgehen nach vorangegangenem Trauma erläutert und beschrieben, so dass durch systematisches Vorgehen in Frage kommende strukturelle Schädigungen von Differenzialdiagnostischen Möglichkeiten abgrenzbar sind. Des Weiteren zeigt die Tabelle sinnvolle Untersuchungstechniken auf. Außerdem wird darauf hingewiesen, wenn ärztliche Diagnostik der nächste Schritt sein sollte, der Patient also zunächst weggeschickt werden muss.

Auf diese Weise wird anamnestisches Handling trainiert und der Therapeut Schritt für Schritt zur Diagnose geführt. Im Anschluss kann er sich ausführlich mit den Pathologien beschäftigen, die im konkreten Fall relevant sind. Somit ist es möglich, sich von Patient zu Patient weiterzubilden und Fähigkeiten in Differenzialdiagnostik und Screening schrittweise zu schulen. Dies erlaubt eine selektive, patientenbezogene Lektüre des Buches.

Kap. 9

Im 9. Kapitel werden die Pathologien beschrieben, die keiner Gelenkregion fest zuzuordnen sind. Dazu zählen:

- Muskelverletzungen
- Muskelerkrankungen
- Knochenerkrankungen
- Loose bodies
- Knochennekrosen
- Rheumatische Erkrankungen
- Postinfektiöse Erkrankungen
- Neoplastische Erkrankungen
- Periphere Nervenentrapments
- Gefäßerkrankungen und
- Sonstige Erkrankungen

Auf spezifische Inhalte dieses Kapitels wird in den Vorkapiteln immer wieder verwiesen, so dass relevante Pathologien schnell zu finden sind.

Manche dieser Erkrankungen weisen regionale Besonderheiten auf oder treten in einigen Regionen häufiger auf als in anderen. In diesem Fall wird dies in dem die Region betreffenden Kapitel angemerkt.

HINWEIS

Neurologische Erkrankungen werden in Band II dieser Buchreihe beschrieben.

Kästen

Zur besseren Übersicht finden Sie durchgängig farbige Kästen mit folgenden Inhalten:

BEFUNDE

Leitsymptomatik, Sicht-, Röntgen- und weitere Befunde, Traumamechanismen und differenzialdiagnostische Möglichkeiten werden in dem Kasten „Befunde" je nach Erkrankung prägnant zusammengefasst:

- Kongenitale Erkrankungen sind primär symptomlos. Daher werden mögliche Sicht- und Röntgenbefunde erläutert.
- Traumatische Erkrankungen werden mit Traumamechanismen, Leitsymptomen, Sichtbefunden und Differenzialdiagnosen abgebildet.
- Degenerative, entzündliche, neoplastische und sonstige Erkrankungen werden mit Leitsymptomen, Sichtbefunden und Differenzialdiagnostik dargestellt.
- Funktionsstörungen werden mit Leitsymptomen erklärt.

Die meisten Pathologien haben eine **Leitsymptomatik**. Gemeint sind die Symptome, die mit großer Wahrscheinlichkeit mit der Pathologie einhergehen und anhand derer sie erkannt oder zumindest von anderen Erkrankungen abgegrenzt werden kann. Zusätzlich werden in diesem Kasten mögliche weitere Symptome aufgeführt.

Selbstverständlich gibt es auch unterschiedliche Erkrankungen mit gleicher Leitsymptomatik. In diesem Fall müssen weitere Symptome und das Gesamtbild betrachtet werden.

Beispiel:

Morgendlicher, tiefsitzender Rückenschmerz, der sich bei Bewegung bessert, ist die Leitsymptomatik von rheumatischem Rückenschmerz. Aber auch Bandscheibenbeschwerden, wie eine kleine oder große Protrusion, können diese Beschwerden auslösen.

In solchen Fällen folgt die Medizin zunächst dem Leitsatz „Häufig ist häufig, selten ist selten" und geht zunächst von der wahrscheinlichsten Erkrankung aus – so lange, bis das Gegenteil erwiesen ist. Nur etwa 5 % der Patienten mit den beschriebenen Schmerzen haben einen Morbus Bechterew.

Im genannten Beispiel gibt es jedoch zusätzliche, anamnestische Möglichkeiten zur Differenzierung: Bei den möglichen über die Leitsymptomatik hinausgehenden Symptomen könnten zum Beispiel eine Iritis, eine Plantarfasziitis, eine Sakroiliitis, Beschwerden an großen Gelenken oder typisch rheumatische Hautauffälligkeiten u. v. m. einen Hinweis in Richtung Morbus Bechterew geben.

Eine lumbale Bandscheibenprotrusion hat dagegen eine zu erwartende Historie von Bandscheibenpathomorphologie im Sinne einer vorangegangenen Bulging disc mit typischen Beschwerden. Bei vorliegender akuter Protrusion ist Sitzen nach einiger Zeit schmerzhaft, ggf. wacht der Patient nachts mit Schmerzen auf. Zudem kann in der Folge eine Radikulopathie entstehen.

Die Leitsymptomatik ist jedoch immer ein signifikanter Hinweis und sollte für die in der Praxis vorkommenden Erkrankungen bekannt sein.

Klassifikation

Die Einteilung von Frakturen nach AO (Arbeitsgemeinschaft für Osteosynthesefragen) bzw. OTA (Orthopaedic Trauma Association) wird in diesem Kasten angegeben.

EVIDENZ

Das Buch hat den Anspruch, evidenzbasierte Fakten zu liefern. Studienergebnisse werden immer in diesem Kasten erklärt. In der Physiotherapie gibt es weniger Studien als in der Medizin, und es werden auch jährlich weniger neue produziert. Der Anspruch eines Autors muss darin bestehen, möglichst aktuelle Studien zu nutzen. Insbesondere, wenn es zu einem Thema schon aussagekräftige Reviews gibt, liegen jedoch häufig keine neueren Studien vor.

In diesem Buch wurden aussagekräftige, ältere Reviews mit gutem Studiendesign einer Aussage ohne Studienangabe vorgezogen. In der Recherche wurden jedoch neuere Studien bevorzugt berücksichtigt. In etwaigen weiteren Ausgaben werden die Studien aktualisiert.

HINWEIS

Dieser Kasten enthält Handlungsempfehlungen, nützliche Vorgehensweisen und Anmerkungen, die helfen können, sinnvoll zu agieren.

Zusammenfassung

Wichtige Sachverhalte werden hier kurz und bündig wiederholt.

CAVE

In diesem Kasten sind wichtige Hinweise und Handlungsempfehlungen aufgeführt, die nicht übersehen werden dürfen.

YELLOW FLAG

Hier finden sich Hinweise und Erläuterungen von vorliegenden Yellow flags (➢ Kap. 1.5.2).

RED FLAG

Hier finden sich Hinweise und Erläuterungen von vorliegenden Red flags (➢ Kap. 1.5.1).

Fehler gefunden?

An unsere Inhalte haben wir sehr hohe Ansprüche. Trotz aller Sorgfalt kann es jedoch passieren, dass sich ein Fehler einschleicht oder fachlich-inhaltliche Aktualisierungen notwendig geworden sind.

Sobald ein relevanter Fehler entdeckt wird, stellen wir eine Korrektur zur Verfügung. Mit diesem QR-Code gelingt der schnelle Zugriff.

https://else4.de/9783437450495

Wir sind dankbar für jeden Hinweis, der uns hilft, dieses Werk zu verbessern. Bitte richten Sie Ihre Anregungen, Lob und Kritik an folgende E-Mail-Adresse: kundendienst@elsevier.com

Abkürzungen

A.	Arteria (Arterie)
a.p.	anterior-posterior
Abd	Abduktion
ABI	Knöchel-Arm-Index
ACG	Akromioklavikulargelenk
ACP	autologes conditioniertes Plasma
ACPA	Anti citrullinated protein antibodies
ACR	American College of Rheumatology
ACT	autologe Knorpelzelltransplantation
Add	Adduktion
ADL	Activities of Daily Living; dt.: Aktivitäten des täglichen Lebens (ATL)
AITFL	anterior-inferiores tibiofibulares Ligament
ALS	amyotrophe Lateralsklerose
AM	anteromedial
AWMF	Arbeitsgemeinschaft der Wissenschaftlichen Medizinischen Fachgesellschaften e. V.
ANA	antinukleäre Antikörper
AO	Arbeitsgemeinschaft für Osteosynthesefragen
APC	aktiviertes Protein C
AR	Außenrotation
ARAS	aszendierendes retikuläres aktivierendes System
Art.	Articulatio (Gelenk)
ASA	aspezifisches Arousal
BSA	Body Surface Area
BSG	Blutsenkungsgeschwindigkeit
BWK	Brustwirbelkörper
BWS	Brustwirbelsäule
Ca^{2+}	Kalziumionen
CCD-Winkel	Centrum-Collum-Diaphysenwinkel
CCP	cyclisches citrulliniertes Peptid
CCT	craniale Computertomografie
CED	chronisch entzündliche Darmerkrankung
CE-Winkel	Zentrumeckenwinkel
CIA	adaptive karpale Instabilität
CIC	komplexe karpale Instabilität
CID	dissoziative karpale Instabilität
CIND	karpale Instabilität ohne Dissoziation
CK	Creatin-Kinase
CPM	Continuous Passive Motion
CRP	C-reaktives-Protein
CRPS	Complex Regional Pain Syndrome; dt.: komplexes regionales Schmerzsyndrom
CSP	primär sklerosierende Cholangitis
CT	Computertomografie
CTGF	connective tissue growth factor
CTÜ	zervikothorakaler Übergang
D	Digitus
d.p.	dorso-palmar
DDG	Deutsche Diabetes-Gesellschaft
Dext	Dorsalextension
DGLA	Dihomogammalinolensäure
DGU	Deutsche Gesellschaft für Unfallchirurgie
DIP	distales Interphalangealgelenk
DISI	Dorsal Intercalated Segment Instability
DMARD	disease-modifying anti-rheumatic drug; dt.: krankheitsmodifizierende antirheumatische Medikamente
DRAS	deszendierendes retikuläres aktivierendes System
EGF	epidermal growth factor
EKG	Elektrokardiogramm
EMG	Elektromyografie
ENG	Elektroneurografie

ESIN	elastische stabile intramedulläre Nagelung
EULAR	European Alliance of Associations for Rheumatology
Ext	Extension
fatsat	mit Fettsuppression
Flex	Flexion
GIT	Gastrointestinaltrakt
GLOA	ganglionäre Opiat Analgesie
GLP	Glucagon-like peptide
GOT	Glutamat-Oxalacetat-Transaminase
GPT	Glutamat-Pyruvat-Transaminase
HAQ-DI	Health Assessment Questionnaire Disability Index
HKB	hinteres Kreuzband
HLA	humane Leukozytenantigene
HWK	Halswirbelkörper
HWS	Halswirbelsäule
i. v.	intravenös
IDF	International Diabetes Federation
IFSS	International Federation of Societies for Surgery of the Hand
IGF	insuline-like growth factor
IGG	Immunglobulin G
IOL	Lig. tibilofibulare interossare
IR	Innenrotation
ISG	Iliosakralgelenke
ITBS	iliotibiales Bandsyndrom
JIA	juvenile idiopathische Arthritis
KM	Kontrastmittel
LDH	Laktatdehydrogenase
Lig.	Ligamentum (Band)
LORA	Late Onset Rheumatoide Arthritis
LWK	Lendenwirbelkörper
M.	Musculus (Muskel)
MCV	mutiertes citruliniertes Vimentin
MPFL	mediales patellofemorales Ligament
MRT	Magnetresonanztomografie
MTSS	medial tibial stress syndrome
MTX	Methotrexat
N.	Nervus (Nerv)
NAS	numerische Analogskala
Nm	Newtonmeter
NSAID	non-steroidal anti-inflammatory drug; dt.: nichtsteroidale Antirheumatika (NSAR)
OATS	osteoartikuläre Transplantation
OD	Osteochondrosis dissecans
OSG	oberes Sprunggelenk
OTA	Orthopaedic Trauma Association
PASI	Psoriasis Area and Severity Index
pAVK	periphere arterielle Verschlusskrankheit
PDE	Phosphodiesterase
PDGF	platelet-derived growth factor
Pdw	Protonendichte gewichtet
PEEP	positive endexpiratory pressure; dt.: positiver endexspiratorischer Druck
PET	Positronen-Emissions-Tomografie
Pflex	Palmar- bzw. Plantarflexion
PHS	Periarthritis humeroscapularis
PIP	proximales Interphalangealgelenk
PITFL	posterior-inferiores tibiofibulares Ligament
PL	posterolateral
PLRI	posterolaterale rotatorische Instabilität
Proc.	Processus (Fortsatz)
PRP	Plateled-rich Plasma

R.	Ramus (Zweig)
RA	rheumatoide Arthritis
RF	Rheumafaktor
RSI	Repetitive strain injury
SARA	sexually acquired reactive arthritis; dt.: sexuell akquirierte reactive Arthritis
SC-Arthrodese	Arthrodese zwischen Os scaphoideum und Os capitatum
SCG	Sternoklavikulargelenk
SIAI	Spina iliaca anterior inferior
SL-Band	skapholunäres Band
SLAC	Scapholunate Advanced Collapse
SLE	systemischer Lupus erythematodes
SPECT	Single-Photon-Emissionscomputertomografie
SSA(Ro)	Soluble Substance A (Robert)-Antigen
SSB(La)	Soluble Substance B (Lane)-Antigen
ST-Gelenk	skaphotrapezioidales Gelenk
STT-Arthrodese	Arthrodese von Os scaphoideum, Os trapezium und Os trapezoideum
T1w	T1-Wichtung
TEP	Totalendoprothese
TFCC	triangulärer fibrokartilaginärer Komplex
TFG	Tibiofibulargelenk
TGF	transforming growth factor
TNF	Tumornekrosefaktor
TOS	Thoracic-outlet-Syndrom
TTL	Lig. tibiofibulare transversum
TT-TG	TT-TG = Tuberositas-tibiae-Trochlea-Groove-Abstand
UA	Unterarm
UE	untere Extremität
USG	unteres Sprunggelenk
V. a.	Verdacht auf
VAS	visuelle Analogskala
VISI	Volar Intercalated Segment Instability
VKB	vorderes Kreuzband
Z. n.	Zustand nach
ZNS	Zentralnervensystem

Abbildungsverzeichnis

Der Verweis auf die jeweilige Abbildungsquelle befindet sich bei allen Abbildungen im Werk am Ende des Legendentextes in eckigen Klammern.

A300-106 Henriette Rintelen, Velbert in Verbindung mit der Reihe Klinik- und Praxisleitfaden, Elsevier GmbH, Urban & Fischer Verlag, München

A300-157 S. Adler, Lübeck in Verbindung mit der Reihe Klinik- und Praxisleitfaden, Elsevier GmbH, Urban & Fischer Verlag, München

E382-003 Coughlin, M./Saltzman, C./Anderson, R.B.: Manńs Surgery of the Foot and Ankle. Elsevier/Mosby, 10. Aufl. 2024

E282-008 Salmon, J. F.: Kanski's Clinical Ophthalmology. Elsevier, 9. Aufl. 2020.

E284 McRae, R./ Kinninmonth, A. W.: Orthopaedics and Trauma. Elsevier/Churchill Livingstone, 1. Aufl. 1997.

E465-002 Lippitt S B, et al. Rockwood and Matsen's The Shoulder. 6. A. Elsevier, 2022

E530-002 Rollins, J.H., Long, B.W.,Curtis, T.: Merrill's Atlas of Radiographic Positioning and Procedures - 3-Volume Set- 15.A. Elsevier, 2022

E554 Kumar, V./Abbas, A. K./Fausto, N./Aster, J. C./et al.: Robbins and Cotran Pathologic Basis of Disease. Elsevier/Saunders, 8. Aufl. 2010

E640 Orkin, Fisher, Look, Lux, Ginsburg, Nathan. ONCOLOGY OF INFANCY AND CHILDHOOD, 1st ed., 2009, Saunders

E660 Pinkham, Casamassimo, Fields: Pediatric Dentistry, 4th ed., 2005, Saunders

E989-002 Magee, D. J. et al.: Orthopedic Physical Assessment. Elsevier, 7. Aufl. 2021

E1041 Feather, A./Randall, D./Waterhouse, M.: Kumar and Clark's Clinical Medicine. Elsevier, 10th ed. 2021.

E1246 Hochberg MC et al. Rheumatology, 2-Volume Set, 8th Edition, Elsevier, 2022.

E1295 Milla SL, Milla SS, Rodriguez DP. Problem Solving in Pediatric Imaging 2023

E1353 Rynders, Sara D.; Hart, Jennifer A.: Orthopaedics for Physician Assistants, 2.A. Elsevier, 2022

E1354 Hockenberry, Marilyn J.: Wong's Clinical Manual of Pediatric Nursing, 9.A. Elsevier, 2024

E1358 Angelica R. Putnam, Karen S. Thompson, Jeffrey L. Killeen: Diagnostic Pathology: Pediatric Neoplasms, 2.A. Elsevier, 2019

E1359 Collège National des Enseignants de Gériatrie, Gériatrie, 5e édition. 2021 Elsevier Masson SAS

E1360 Collège des Enseignants en Dermatologie de France, Dermatologie, 8e édition. 2022 Elsevier Masson SAS.

F219-002 Abboud JA, Bateman DK, Barlow J. Glenoid Dysplasia. J Am Acad Orthop Surg. 2016;24(5):327-336. doi:10.5435/JAAOS-D-15-00032

F306 Wenaden AE, Szyszko TA, Saifuddin A. Imaging of periosteal reactions associated with focal lesions of bone. Clin Radiol. 2005;60(4):439-456. doi:10.1016/j.crad.2004.08.017

F380 Clothier, J./Hulton, S. A.: Inherited and metabolic renal disorders in children. Medicine, 35(7):393-395. DOI: 10.1016/j.mpmed.2007.04.001

F426 Vogt et al.: Handchirurgie. Mikrochirurgie. Plastische Chirurgie. 2012, Thieme Verlag, DOI: 10.1055/s-0032-1323656

F605-001 Mansour M, Cheema GS, Naguwa SM, et al. Ankylosing spondylitis: a contemporary perspective on diagnosis and treatment. Semin Arthritis Rheum. 2007;36(4):210-223. doi:10.1016/j.semarthrit.2006.08.003

F807-002 Prather H, Hunt D, Watson JO, Gilula LA. Conservative care for patients with osteoporotic vertebral compression fractures. Phys Med Rehabil Clin N Am. 2007;18(3):577-xi. doi:10.1016/j.pmr.2007.05.008

F916-003 Heran MK, Legiehn GM, Munk PL. Current concepts and techniques in percutaneous vertebroplasty. Orthop Clin North Am. 2006;37(3):409-vii. doi:10.1016/j.ocl.2006.05.001

F1185 Leumann, André; Plaass, Christian: State of the art in der Behandlung von osteochondralen Läsionen am Talus. Sport-Orthopädie - Sport-Traumatologie - Sports Orthopaedics and Traumatology. 24(2):84-90,doi.org/10.1016/j.orthtr.2008.03.003.

G047 Norris, C. M.: Managing Sports Injuries. Elsevier/Churchill Livingstone, 4. Aufl. 2011

G160-004 Fred F. Ferri: Ferri's Clinical Advisor 2024. Elsevier, 2024.

G393-002 Müller-Wohlfahrt HW, Ueblacker P, Hänsel L: Muskelverletzungen im Sport, 2. Auflage, Georg Theime Verlag, Stuttgart 2014

G408-008 Cohen et al.: Green's Operative Hand Surgery, 8th Edition, Elsevier Inc., 2022

G463-002 McCue FC, Bruce JF: The wrist. In DeLee JC, Drez D Jr, editors: Orthopaedic sports medicine: principles and practice, Philadelphia, 1994, WB Saunders

G550-003 Zitelli BJ et al. Zitelli and Davis' Atlas of Pediatric Physical Diagnosis, 8th Edition. Elsevier 2023

G753-003 Salmon, J. F.: Kanski's Clinical Ophthalmology, 10th ed. Elsevier, 2025

G1323 Putukian, M.; McCarty, Eric C.; Young, Craig C. Netter's Sports Medicine, 3.A. Elsevier, 2023

G1324 Armbruster, Berenice A.; Punter, Hannah; Oxenham, Gregory; Blaber, Hollie; Drake, Marcus: Medicine in a Day: Revision Notes for Medical Exams, Finals, UKMLA and Foundation Years, 1.A. Elsevier UK, 2022.

G1325 Montaudon, Michel; Duparc, Fabrice; Dupont, Sophie: Manuel D'anatomie Descriptive, Fonctionnelle et Clinique. 2022 Elsevier Masson SAS

G1326 Martínez-Aedo, Antonio; Martínez, Fernando Marco: Traumatología y ortopedia para el grado en Medicina, Second Edition. 2023 Elsevier España, S.L.U.

H248-002 Ueblacker, Peter: Spielfeldbetreuung und Erstversorgung. Sports Orthopaedics and Traumatology. 33(3):270-277, doi.org/10.1016/j.orthtr.2017.07.005

H445 B. Ilharreborde, J.-M. Frajman, D. Pillard, F. Fitoussi, G.-F. Penneçot, K. Mazda, P. Jehanno, E. Morel, Malformations congénitales du membre supérieur. EMC 2008;22(3). Elsevier Masson SAS

L106 Henriette Rintelen, Velbert

L126 Dr. med. Katja Dalkowski, Erlangen

L141 Stefan Elsberger, Planegg

L157 Susanne Adler, Lübeck

L190 Gerda Raichle

L231 Stefan Dangl, München

L255 Irina Kart, Berlin

L329 Felicitas Hübner, München

M123 Prof. Dr. med. Thomas Dirschka, Wuppertal

M245 J. Georgi, Damp

M332, P183 A. Ficklscherer, München; Dr. med. Simon Weidert, München

M561 Frau Dr. Meike von zur Mühlen, Hamburg

M614 Prof. Dr. Wolfgang Rüther, Hamburg

M712 Prof Dr. Thorsten Gehrke, HELIOS ENDO-Klinik Hamburg, Hamburg

M713 PD Dr. Matthias Gebauer, HELIOS ENDO-Klinik Hamburg, Hamburg

M719 Prof. Dr. Dieter Rixen, Berufsgenossenschaftliche Unfallklinik Duisburg GmbH, Duisburg
M863 Dr. Petra Magosch, Heidelberg
M867 Prof. Dr. med. Markus Scheibel, Centrum für muskuloskelletale Chirurgie Charite Universitätsmedizin Berlin (CMSC), Charité-Universitätsmedizin Berlin
M1110 Dr. Christoph Biehl, Gießen
M1111 Dr. Ulrich Illgner, Koblenz
M1410 Jan Neuer, Recklinghausen
P004 Priv.-Doz. Dr. med. Peter Ueblacker, München
P059 Prof. Dr. med. Henning Madry, (Oberarzt) Orthopädische Klinik, Universitätsklinik des Saarlandes, Homburg.
P478 Prof. Dr. med. Peter Härle, Kath. Klinikum Mainz / St. Vincenz und Elisabeth Hospital Klinik für Rheumatologie
P861 Dr. med. Tobias Schuster
R115-04 Habermeyer: Schulterchirurgie, 4. Aufl., Elsevier GmbH, Urban & Fischer, München, 2010
R231 Gaulrapp, H. et al.: Diagnostik der Gelenke und Weichteile, 1. Aufl., Elsevier Urban & Fischer, 2008
R232 Mayatepek, E.: Pädiatrie, Elsevier/Urban & Fischer. 1. Aufl. 2007.
R234 H.-P. Bruch, O. Trentz: Berchtold Chirurgie, 6.Aufl., Elsevier GmbH, Urban & Fischer Verlag, München 2008
R300 Matzen P./et al.: Kinderorthopädie. Elsevier/Urban & Fischer, 1. Aufl. 2007
R303-3 Univ.-Prof. Dr. Michael Wagner, Professur für Mikrobielle Ökologie an der Fakultät für Lebenswissenschaften, Universität Wien. In: Rüter, A./Trentz, O./Wagner, M.: Unfallchirurgie. Elsevier Urban & Fischer, 2. Aufl. 2004
R323 Egmond/Schuitemaker: Extremitäten. 1.A, Elsevier, 2011
R334 Scharf, H.-P.; Rüter, A. et al.: Orthopädie und Unfallchirurgie, Elsevier/Urban&Fischer, 1. Aufl. 2008
R390 Adam Greenspan: Skelettradiologie. Orthopädie, Traumatologie, Rheumatologie, Onkologie.
R482 Travell, Simons & Simons' Handbuch der Muskeltriggerpunkte, 3. Auflage, 2022
S008-3 G. Kauffmann, E. Moser, R. Sauer: Radiologie, 3.Aufl., Elsevier GmbH, Urban & Fischer Verlag, München 2006
[S700-L126] K. Dalkowski aus Paulsen/Waschke. Sobotta Atlas der Anatomie. 25. A. 2022 © Elsevier GmbH
[S702-L126] K. Dalkowski aus Waschke/Böckers/Paulsen. Sobotta. Anatomie: Das Lehrbuch. 2. A. 2019 © Elsevier GmbH
T170 Dr. med. Eduard M. Walthers, Universitätsklinikum Marburg
T127 Prof. Dr. med. Dr. h.c. Peter C. Scriba, München; Dr. med. Matthias Braun, Cuxhaven
T409 Fotosammlung des Dr. von Haunerschen Kinderspitals, München
T464 Uniklinik Frankfurt am Main, Institut für Diagnostische und Interventionelle Radiologie
T796 Institut für Radiologie und Klinik für Strahlenheilkunde, Charité Univesitätsmedizin Berlin
T815 Dr. med. Julia Heinzmann, Universität des Saarlandes, Klinik für Unfall-,Hand-und Wiederherstellungschirurgie, Homburg/Saar
T934 Knochentumor-Referenzzentrum, Universitätsspital Basel
V397 Arthrex GmbH, München
V492 abavo GmbH, Buchloe
V705 Tornier GmbH

Inhaltsverzeichnis

KAPITEL

1 Grundlagen

1.1 Einteilung der Pathologien

In den Kapiteln 2–8 werden Pathologien in sechs verschiedene Sparten unterteilt. Zudem werden sonstige Erkrankungen aufgeführt, also die Erkrankungen und Beschwerdebilder, die sich nicht ohne Weiteres in eine der sechs Sparten einsortieren lassen.

- Knöcherne, kongenitale Erkrankungen
- Traumatische Erkrankungen
- Entzündliche Erkrankungen
- Degenerative Erkrankungen
- Neoplastische Erkrankungen
- Funktionsstörungen
- Sonstige Erkrankungen

Strukturelle Schädigungen von Bindegewebe können traumatisch, entzündlich, degenerativ oder durch Neoplasie entstehen. Funktionsstörungen oder kongenitale, knöcherne Erkrankungen können Degeneration und Entzündung begünstigen.

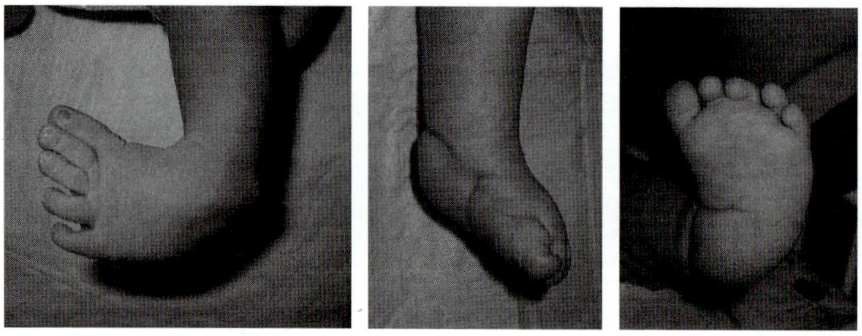

Abb. 1.1 Unbehandelte angeborene Klumpfüße bei einem 3-jährigen Kind mit Kombination aus Spitzfuß (Pes equinus), Hohlfuß (Pes excavatus), Supination (Pes varus), Vorfußadduktion (Pes adductus) und Klumpfußwade. [R300]

Sinnvoll ist es, jede Sparte bei jedem Patienten im Hinterkopf zu haben und während der Anamnese zu prüfen, in welche Sparte die Beschwerden des Patienten einsortiert werden können. Theoretisch können auch zwei Sparten in Frage kommen, zum Beispiel ein Trauma bei vorliegender kongenitaler Abweichung oder ein Trauma bei schon bestehender degenerativer Veränderung.

1.1.1 Knöcherne, kongenitale Erkrankungen

Unter knöchernen, kongenitalen Erkrankungen sind die knöchernen, angeborenen Fehl- oder Missbildungen zu finden, die zum einen eine relevante Inzidenz aufweisen und zum anderen eine klinische Relevanz in der manualtherapeutischen Praxis haben (➤ Abb. 1.1).

Das Buch erhebt keinen Anspruch auf Vollständigkeit. Es gibt unzählige kongenitale Abweichungen, fehlende oder zusätzliche Gliedmaßen, hypertrophe oder hypotrophe Knochenbildungen und zudem auch Tropismus, also kleinere Abweichungen in Ausrichtung, Form oder Größe von Knochen ohne klinische Relevanz, z. B. Facettentropismus in der Lendenwirbelsäule.

Kongenitale Abweichungen können neben rein genetisch bedingten Ursachen auch Umwelteinflüssen unterliegen oder aus Krankheiten resultieren. Klinisch verursachen sie primär keine Beschwerden, bedingen jedoch Achsenabweichungen und Funktionsstörungen.

Erst nach der vierten Lebensdekade sind somit, in Zusammenhang mit aus der Erkrankung resultierenden degenerativen Veränderungen, Beschwerden zu erwarten. Ein Genu varum stellt zum Beispiel eine präarthrotische Disposition für das mediale Kniegelenk dar.

Kongenitale Abweichungen treten oft gehäuft auf.

Missbildungen können komplex und multipel ohne weitere Erkrankungen oder aber in Kombinationen mit Syndromen wie Oligodaktylie oder Arthrogrypose vorkommen (➤ Abb. 1.2).

Komplexe Fehlbildungen wie ein Pes equinovarus, eine Skoliose oder ein Klippel-Feil-Syndrom können auch zu einem früheren Zeitpunkt zu Beschwerden führen. In Zusammenhang mit anderen Erkrankungen wie Entzündungen, Neoplasien oder Traumen können sie zudem ein die Erkrankung negativ beeinflussender oder auch ein heilungsverzögernder Faktor sein.

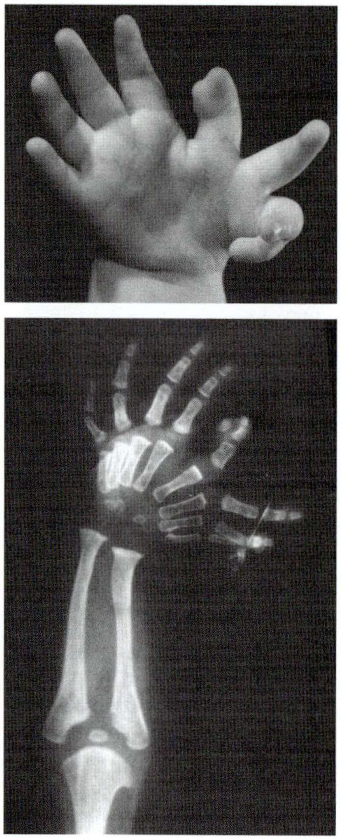

Abb. 1.2 „Spiegelhand": a) Klinisches Bild; b) Röntgen-Befund. Fehlen des Radius, Verdopplung der Elle und der ulnaren Handanlage. Sie geht mit ulnaren Hand- und Fingerdefekten und einer ulnaren Klumphand einher. Humeroradiale Synostose oder Luxation des Caput ulnae möglich. Allein oder im Rahmen z. B. des autosomal-rezessiv vererbten Oligodaktyliesyndroms, zusammen mit Fehlbildungen von Oberkiefer, Sternum und Nieren. [R300]

Übermäßig starke Behaarung an untypischen Körperstellen kann ein Hinweis sein, zum Beispiel tieflumbal über einer Spina bifida occulta oder am Ellenbogen über Anlagestörungen des proximalen Radius.

Um eine kongenitale, knöcherne Erkrankung sicher festzustellen oder auszuschließen, benötigt man, sofern nicht schon von außen klar ersichtlich, ein Röntgenbild (➤ Abb. 1.3).

Knöcherne, kongenitale Erkrankungen werden nur operativ therapiert, wenn massive Abweichungen vorliegen. Eine Skoliose wird beispielsweise erst ab 40–50° (Cobb-Winkel) operativ versorgt. Bei ausgeprägten Fußdeformitäten ist eine Operation

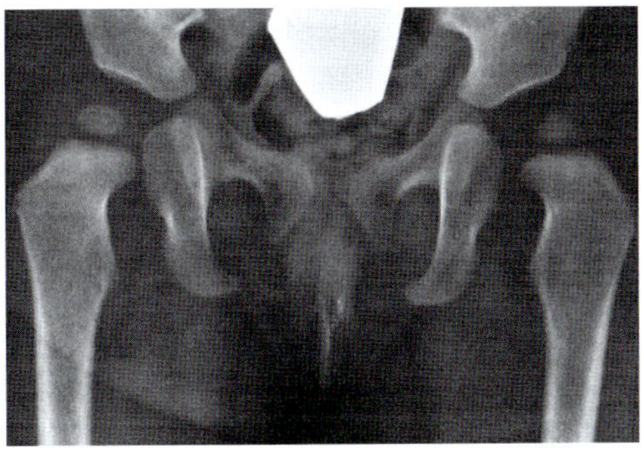

Abb. 1.3 Angeborene Hüftdysplasie. Die a.p.-Beckenaufnahme eines 1-jährigen Mädchens zeigt eine angeborene kraniolaterale Subluxation der linken Hüfte. Die linke Femurkopfepiphyse ist geringfügig kleiner als die rechte. [R390]

zu erwägen, wenn ein problemloses Laufen nicht möglich sein wird und bei starken Achsenabweichungen wie einem Genu varum oder Genu valgum, um Folgearthrosen zu vermeiden.

Es ist sinnvoll, sich in jeder Anamnese zu fragen, ob eine kongenitale Erkrankung entweder ursächlich für die Beschwerden des Patienten verantwortlich sein oder ein heilungsverzögernder Faktor sein könnte. Ist ein Patientenfall klar und eindeutig, geht man davon aus, dass dies nicht der Fall ist. Spätestens, wenn es zu einer verzögerten, pathologischen Heilung kommt oder in der Untersuchung Bewegungsrichtungen atypisch erscheinen, sollte man den Gedanken wieder aufnehmen.

1.1.2 Traumatische Erkrankungen

Ein Trauma ist eine einmalige Überschreitung der aktuellen Belastbarkeit von Gewebe.

Als adäquates Trauma wird eine Krafteinwirkung bezeichnet, die in der betroffenen Region eine strukturelle Schädigung erwarten lässt.

➢ Abb. 1.4 zeigt eine bimalleolare Luxationsfraktur. Die Fraktur des Malleolus medialis wurde mittels Zuggurtungscerclage, die Weber-C-Fraktur der Fibula mit einer Plattenosteosynthese und die Ruptur der Syndesmose mit einer Stellschraube versorgt.

Regionen mit verringerter Belastbarkeit durch Erkrankung, Entzündung, Degeneration o. Ä. können auch durch ein inadäquates Trauma geschädigt werden.

Repetitive strain injuries, also Beschwerden oder Schädigungen durch sich wiederholende Reize, fallen unter Überlastungssyndrome und werden in den jeweiligen Kapiteln unter „Sonstige Erkrankungen" aufgeführt.

Hatte ein Patient ein Trauma, so folgt eine Traumaanalyse. Mit Hilfe von gezielten Fragen werden die Größe des vorliegenden Schadens sowie die in Frage kommenden anatomischen Strukturen festgestellt.

Standardmäßig sollten folgende Fragen gestellt werden:

- **Was ist wie und wo passiert?** Der Patient wird gebeten, den Unfallhergang zu beschreiben. Daraus ist die Schwere des Traumas ableitbar, zum Beispiel bei einem Sturz aus dem zweiten Stock im Vergleich zu einem Sturz beim Joggen. Zudem erhält der Therapeut einen ersten Hinweis auf die ggf. betroffenen Strukturen. Stürze und Schläge weisen auf Kontusionen von Knochen oder Muskeln hin, Verdrehtraumen oder Folgen eines Umknickens auf den Kapsel-Band-Apparat.
- **Wann ist es passiert?** Diese Frage ist wichtig, um einschätzen zu können, ob die Beschwerden des Patienten in die zu erwartende Heilungsphase passen und der Beschwerdeverlauf auf eine physiologische oder pathologische Heilung hindeutet.
- **Wie waren Richtung, Größe und Geschwindigkeit der einwirkenden Kraft?** Hier werden weitere Hinweise über mögliche verletzte Strukturen und das Ausmaß der Schädigung gesucht. Zudem wird ersichtlich, ob es sich um ein adäquates Trauma gehandelt hat.
- **Gab es ein Geräusch oder Krepitationen?** Beides sind Hinweise für strukturelle Schädigung. Ein Beispiel hierfür ist ein peitschenschlagartiges Geräusch beim Riss einer Achillessehne.
- **Was war der erste Eindruck des Patienten?** Selektive Patienten können gut einschätzen, ob eine strukturelle Schädigung entstanden ist oder nicht.
- **Gibt es vergleichbare Erfahrungen oder Erinnerungen aus vergangenen Traumen?** Vergleiche, Erfahrungen und Erinnerungen erhöhen die Chance auf eine gute Einschätzung des Patienten.
- **Wie war die Situation der betroffenen Region vor dem Trauma?** Gab es Vorschädigungen? War der Patient komplett gesund und voll belastbar oder schon angeschlagen? Auch die Antwort auf diese Frage hilft bei der Unterscheidung zwischen adäquatem und inadäquatem Trauma.

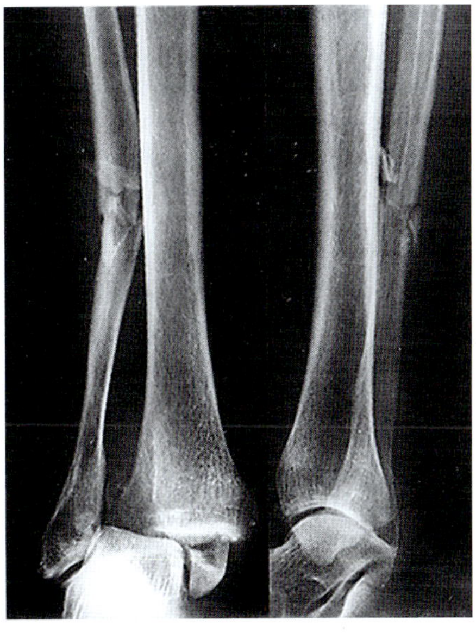

Abb. 1.4 Bimalleolare Luxationsfraktur Weber C. [R303-3]

- **Welche Beschwerden gab es und wie war die Belastbarkeit**
  - unmittelbar nach dem Trauma,
  - 5–10 Minuten danach,
  - einige Stunden danach,
  - am nächsten Tag? Hierdurch kann der Verlauf der Entzündungsphase beurteilt werden.
- **Gab es eine Schwellung oder ein Hämatom?** Während eine Schwellung auch bei Zellnot, also bei einer Bedrohung von Gewebe, entstehen kann, weist ein Hämatom auf Zelltod, d. h. auf eine tatsächliche Schädigung von Gewebe hin. Bei Schädigung tieferliegender Strukturen ist ein Hämatom jedoch nicht immer sichtbar.
- **Gab es erste Hilfe bzw. eine Erstversorgung?** Durch eine professionelle Erstversorgung (➤ Kap. 1.7) kann die Einblutungsphase (➤ Kap. 1.6.3) vermindert werden. Somit können Folgebeschwerden reduziert werden.
- **Konnte die zum Zeitpunkt des Traumas ausgeübte Tätigkeit weiter ausgeübt werden?** Aktualität und Größe der Schädigung können beurteilt werden. Bei hoher Aktivität bei Sport oder Arbeit können Patienten durch Adrenalin- und Endorphinproduktion kleinere Beschwerden wegselektieren und ihre Aktivität weiter ausführen. Beschwerden entstehen dann erst Stunden nach der Beendigung. Eine große Schädigung zwingt hingegen zum Abbruch der jeweiligen Aktivität.

Die Therapie posttraumatischer Schädigungen kann, je nach Schwere, konservativ oder operativ erfolgen. Im Verlauf des Buches werden unterschiedliche Therapiemöglichkeiten aufgezeigt. Um die Belastbarkeit inner- und außerhalb der Therapie im Verlauf der Rehabilitation richtig einschätzen zu können, ist die Kenntnis von Heilungsphasen und der jeweiligen, daraus resultierenden Belastbarkeit unverzichtbar (➤ Kap. 1.6.3).

➤ Abb. 1.5 zeigt eine Verletzung nach Tossy III. Die Gelenkkapsel und alle drei Bänder sind rupturiert, es zeigt sich ein Klaviertastenphänomen.

Die Frage, ob ein Trauma Auslöser der Beschwerden des Patienten war, gehört in jede Anamnese. Ist dem so, ist die Traumaanalyse der nächste Schritt. Kenntnis von funktioneller Anatomie, Heilungsphasen und Schmerzverarbeitung sind Voraussetzung für zielführende Analysen. In den weiteren Kapiteln werden die häufigsten Traumamechanismen in den einzelnen Regionen beschrieben, die Untersuchungstechniken mit größter Evidenz aufgeführt und konservative wie operative Behandlungsansätze erläutert.

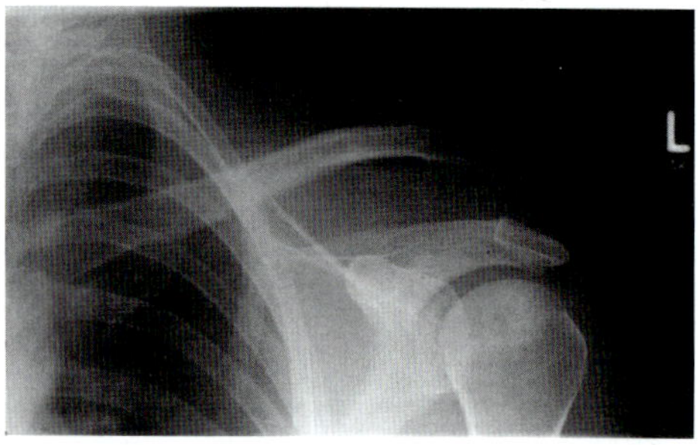

Abb. 1.5 Verletzung des Akromioklavikulargelenks Tossy Grad III. Komplette Sprengung mit Ruptur des gesamten Kapsel-Bandapparates. [T464]

Frakturen

RED FLAG

Frakturzeichen sind ein Red flag (➤ Kap. 1.5.1). Der Patient ist zum Arzt zu überweisen.

Die medizinische Versorgung von Frakturen richtet sich nach dem Ausmaß und der Lokalisation der Schädigung. Während stabile Frakturlinien nur mit Orthesen- oder Gipsversorgung therapiert werden, erfolgt bei instabilen bzw. dislozierten Frakturen eine operative, osteosynthetische Versorgung. Für Trümmer- oder Mehrfragmentfrakturen eignen sich Plattenosteosynthesen. Bei komplizierten Brüchen mit offenen Wunden finden auch Fixateurs externes Anwendung.

Aufgrund der sehr großen Anzahl von Möglichkeiten der Lokalisation, der Beschaffenheit und dem Ausmaß von Frakturen und somit der vielfältigen konservativen (Orthesen) und operativen Verfahren wird im Verlauf des Buches auf die Erläuterung einzelner Verfahren weitestgehend verzichtet.

HINWEIS

Aktuelle operative Verfahren nach Frakturen des Bewegungsapparates werden durch die AO Surgery reference im Internet und als App für jede mögliche Fraktur ausführlich beschrieben, erläutert und bildlich dargestellt. Die Seite wird stets an neueste Verfahren angepasst (vgl. https://surgeryreference.aofoundation.org).

Während der Ruhigstellung erfolgt in der Regel keine manualtherapeutische Behandlung der betroffenen Region. Mobilisationen umliegender Gelenkregionen zur Vermeidung von Kontrakturen sind jedoch sinnvoll. Nach der Ruhigstellung ist das Erreichen der physiologischen Mobilität und Belastbarkeit das wichtigste therapeutische Ziel. Die Behandlung richtet sich nach der Belastbarkeit in den einzelnen Phasen der Wundheilung. Schmerzlinderung und Entstauung können Subziele sein.

Frakturen bei Kindern

Frakturen bei Kindern sollten besondere Beachtung finden. Der kindliche, sich noch im Wachstum befindliche Knochen ist in der Lage, Fehlstellungen nach dislozierten Frakturen (zum Teil) auszugleichen. Eine zu starke operative Korrektur könnte zu Fehlwachstum führen.

Frakturen mit Beteiligung der Epiphysenfugen (Wachstumsfugen) können sowohl zu einem vorzeitigen als auch zu einem verzögerten Schluss der Fugen führen. Weniger lang andauerndes Wachstum des betroffenen Knochens kann genauso das Resultat sein wie verlängertes Wachstum. Insbesondere in

Bezug auf Knochenpartner (Tibia und Fibula oder Ulna und Radius) ist dies ein wichtiger Aspekt. Unterschiedliches Wachstum müsste ggf. zu einem späteren Zeitpunkt ausgeglichen werden.

Einteilung von Frakturen

AO-Klassifikation

Die Einteilung von Frakturen erfolgt nach der Klassifikation der Arbeitsgemeinschaft für Osteosynthesefragen (AO-Klassifikation). Die Arbeitsgemeinschaft wurde bereits 1958 gegründet und hat die Einteilung seitdem nur verfeinert. Durch diese Einteilung wurde angestrebt, alle möglichen Frakturen des Skelettsystems zu beschreiben und die Therapie zu standardisieren.

Die AO-Einteilung beschreibt Frakturen von Humerus, Unterarm, Femur und Unterschenkel.

OTA-Klassifikation

Mit der OTA-Klassifikation (Orthopaedic Trauma Association) aus dem Jahr 1996 wurde die AO-Klassifikation um die Regionen ergänzt, die dort noch nicht beschrieben wurden:

- Wirbelsäule und Becken
- Hand und Fuß
- Schädel

Jeder Knochen erhält eine Nummer.

Beispiele:

- Unterschenkel 4
- Proximaler Unterschenkel 41
- Unterschenkelschaft 42
- Distaler Unterschenkel 43
- Malleolares Segment 44
- *Talus* 81
- *Kalkaneus* 82
- *Os navikulare* 83
- *Os cuboideum* 84
- *Ossa cuneiformia* 85
- *Ossa metatarsalia* 87
- Zehen 88

Mit den Buchstaben A–C wird ergänzt, ob die Fraktur extraartikulär, partiell artikulär oder artikulär ist.

Ziffern hinter den Buchstaben erläutern den Verlauf der Fraktur, zum Beispiel spiralförmig, querverlaufend oder schräg verlaufend, ob es eine Keilbildung gibt und ob es ein, zwei oder mehrere Fragmente gibt.

Beispiele:

- 43-A1.1 beschreibt eine einfache metaphysäre (also extraartikuläre) spiralförmige Fraktur der Tibia.
- 81-B2 beschreibt eine dislozierte Fraktur des Talus mit Subluxation des Subtalargelenks.
- 84-B beschreibt eine Mehrfragmentfraktur des Os cuboideum.

Zudem geben Zahlenkombinationen noch die etwaige Beteiligung von Kapsel-Bandstrukturen an.

HINWEIS

Das letzte Kompendium der AO/OTA classification stammt aus dem Jahre 2018 und ist als PDF im Internet frei verfügbar. Auf 176 Seiten werden alle gelisteten Frakturen grafisch dargestellt, beschrieben und benannt.

Zur Einteilung von Frakturen von Unterschenkel- und Fußregion siehe Baierlein 2011: 94–124 und Journal of Orthopaedic Trauma 2018.

Darüber hinaus haben viele Autoren eigene Einteilungen beschrieben. Diese werden aufgeführt, sofern dadurch ein Mehrwert in puncto Verständlichkeit entsteht.

1.1.3 Entzündliche Erkrankungen

Zu den entzündlichen Erkrankungen gehören neben den rheumatischen Erkrankungen auch postinfektiöse Erkrankungen. Eine Entzündung im Sinne einer Entzündungsphase innerhalb eines Heilungsprozesses ist physiologisch und zählt hingegen nicht dazu.

Rheumatische Erkrankungen und postinfektiöse Erkrankungen werden in ➤ Kap. 9 beschrieben. Grund hierfür ist die Tatsache, dass diese Erkrankungen in jeder Region auftreten können. Für eine Gelenkregion typische Erkrankungen werden in den jeweiligen Kapiteln 2–8 mit Verweis auf den genauen Abschnitt in Kapitel 9 benannt.

Rheumatische Erkrankungen

Es gibt seropositive und seronegative rheumatische Erkrankungen. Bei den seropositiven ist es möglich, im Blut spezifische Antikörper festzustellen, die als Nachweis für das Vorliegen der Erkrankung dienen. Bei den seronegativen Erkrankungen erfolgt die Diagnose anhand spezifischer Symptome und klinischer Merkmale. Diese reichen von typischen Gelenkbeschwerden bzw. -veränderungen über Haut-, Darm-, Augen- bis zu Organveränderungen. Auch Röntgendiagnostik ist ein wichtiger Baustein für die Diagnostik von rheumatischen Erkrankungen. Als Beispiel sind die knöchernen Erosionen in den Iliosakralgelenken bei einem beginnenden Morbus Bechterew oder der Nachweis der typischen Versteifung der Wirbelsäule durch Syndesmophyten im fortgeschrittenen Stadium geeignet. Ob eine Erkrankung seropositiv oder seronegativ ist, ändert nichts an der Therapie.

Rheumatische Erkrankungen wechseln im Verlauf zwischen Schüben und Remissionen. Während eines Schubes sind die Entzündungswerte positiv, unter anderem ist hier die BSG (Blutsenkungsgeschwindigkeit) und der CRP-Wert (C-reaktives-Protein) erhöht. Zudem findet man eine erhöhte Anzahl von Immunglobulinen, insbesondere IGG (Immunglobulin G).

Auslöser einer rheumatischen Erkrankung ist fast immer eine vorangegangene Infektion. Im Rahmen einer Immun-

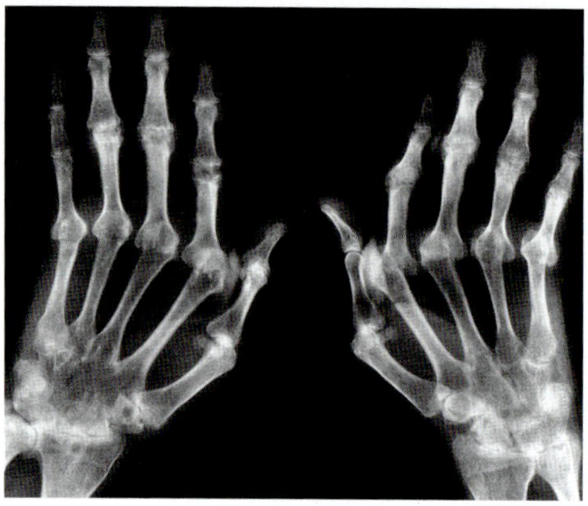

Abb. 1.6 Rheumatoide Arthritis. Die d.p.-Aufnahme der Hände einer 51-jährigen Frau mit RA zeigt die Subluxation in den Fingergrundgelenken, die zu einer Ulnardeviation der Finger und zur Radialdeviation der radiokarpalen Gelenke führt. Zu beachten ist auch die Ankylose der mittkarpalen Gelenke der rechten Hand. [R390]

reaktion markieren B-Lymphozyten neben den Antigenen fälschlicherweise auch körpereigene Zellen. Daher zählen die rheumatischen Erkrankungen zu den Autoimmunerkrankungen.
Rheumatische Erkrankungen sind durch folgende Merkmale gekennzeichnet:

- Schubweise auftretende Beschwerden.
- Beschwerden in mehreren Gelenkregionen.
- Beschwerden in unterschiedlichen Geweben (Gelenken, Muskeln, Faszien, Haut, Augen, Darm, weiteren Organen und sogar Gefäßen).
- Progredienter Verlauf.
- Bei langanhaltender Erkrankung können Gelenke deformieren oder völlig destruiert werden.

➢ Abb. 1.6 zeigt die Veränderung beider Hände durch rheumatoide Arthritis.

RED FLAG

Anzeichen auf eine rheumatische Erkrankung sind ein Red flag (➢ Kap. 1.5.1). Der Patient ist zum Arzt zu überweisen.

Exkurs: Immunabwehr und Autoimmunerkrankungen

Der menschliche Körper ist zu jedem Zeitpunkt mit unterschiedlichsten Erregern konfrontiert. Bakterien, Viren und Pilze sind in unserer Umgebung und gelangen über die Atemwege, den Darm und ggf. über die Haut in den Körper. Den Großteil der ständig stattfindenden Immunreaktionen bemerken wir nicht.

Die Immunabwehr des Menschen ist in mehrere Stufen aufgebaut. In einer ersten Stufe sind die Makrophagen (Fresszellen) zuständig. Sind sie in der Lage, das Antigen zu eliminieren, endet die Immunabwehr hier.

Sind sie dazu nicht in der Lage, leiten sie die Informationen über den Erreger weiter an die nächste Instanz, die T-Lymphozyten. Diese Informationen werden über Zytokine (Botenstoffe) weitergeleitet. Bei den Botenstoffen handelt es sich in der Regel um Interleukine oder um Tumornekrosefaktoren (TNF).

Die T-Lymphozyte gibt den Auftrag zur Abwehr entweder an die Makrophagen zurück oder leitet sie, wieder über Zytokine (Interleukine oder TNF), an die B-Lymphozyten weiter.

Die B-Lymphozyten produzieren spezifische Antikörper. Diese markieren die Antigene und hemmen sie in ihrer Funktion. Ab diesem Zeitpunkt geht der Körper gezielt gegen die Antigene vor. Antikörper und das Immunglobulin G aktivieren die Entzündung, TNF-alpha und Interleukin 1 und 6 aktivieren die Abwehr. In dem Moment, in dem B-Lymphozyten nicht nur Antigene, sondern körpereigene Zellen markieren, entsteht eine Autoimmunreaktion.

Auch die Anwesenheit bestimmter Gewebehormone, der Prostaglandine, hat Einfluss auf die Stärke einer Entzündungsreaktion. Während Prostaglandin 2 Entzündung fördert und Gerinnung hemmt, hemmt Prostaglandin 1 Entzündung und fördert Gerinnung. Prostaglandin 3 wiederum hemmt Prostaglandin 2.

Spezifische Merkmale der Zelloberflächenmembran, die **Humanen Leukozytenantigene** (HLA), können die Entstehung einer Autoimmunerkrankung begünstigen. Am bekanntesten ist hier das HLA-B27, welches häufig bei Patienten mit Morbus Bechterew oder Psoriasis-Arthritis nachweisbar ist. Humane Leukozytenantigene sind vererbbar, man trägt sie sein gesamtes Leben in sich.

Bei der Entstehung einiger Krankheitsbilder werden weitere genetische Faktoren diskutiert, auch Umweltfaktoren spielen eine Rolle. Hierauf wird bei der Beschreibung der einzelnen Krankheitsbilder in ➢ Kap. 9 genauer eingegangen.

Jedes Gewebe kann von Autoimmunerkrankungen betroffen sein. Die Ausbreitung und die Progredienz variieren je nach Entstehungszeitpunkt und Ort der Entstehung. Die unterschiedlichen Erkrankungen werden nach typischen betroffenen Geweben, nach Hauptbeschwerden und teilweise aufgrund des zu Grunde liegenden Erregers benannt.

Häufigkeitsgipfel für die Entstehung von Autoimmunerkrankungen sind zwischen dem 15. und 30. Lebensjahr, ein zweiter Gipfel wird ab dem 50. Lebensjahr beschrieben. Grundsätzlich können Autoimmunerkranken aber in jedem Alter auftreten.

Therapie rheumatischer Erkrankungen des Bewegungsapparates

Als Therapie rheumatischer Erkrankungen des Bewegungsapparates dienen

- nichtsteroidale Antirheumatika (NSAID, non-steroidal anti-inflammatory drugs),
- Kortison,
- Biologics,
- Methotrexat (MTX),
- Physiotherapie,

- Kältetherapie und
- Ergotherapie.

Nichtsteroidale Antirheumatika

Viele nichtsteroidale Antirheumatika fungieren als Cyclooxygenase-2-Hemmer (Cox-2 Hemmer). Cyclooxygenase 2 ist ein synthetisierter Baustein des Prostaglandin 2.

Prostaglandine bestehen aus im Körper synthetisierten und zugeführten Bestandteilen. Ihr Aufkommen kann man medikamentös und durch Ernährung beeinflussen. Während Medikamente die synthetisierten Bausteine entzündungsfördernder Prostaglandine hemmen, kann man durch gezielte Ernährung die zuzuführenden Bausteine entzündungshemmender Prostaglandine (Dihomogammalinolensäure [DGLA] für Prostaglandin 1, Eicosapentaensäure für Prostaglandin 3) vervielfachen.

Omega-3-Fettsäuren (Nachtkerzenöl, Fischöl) enthalten DGLA als Baustein für **Prostaglandin 1.** Lachs und atlantischer Hering enthalten Eicosapentaensäure als Baustein für **Prostaglandin 3.** Diese Nahrungsmittel sorgen für eine natürliche Entzündungshemmung.

Im Umkehrschluss sollten Omega-6-Fettsäuren und Fleisch- bzw. Milchprodukte, die als Lieferanten für Bausteine von **Prostaglandin 2** (Arachidonsäure) fungieren, bei Patienten mit starken oder anhaltenden inadäquaten Entzündungsreaktionen reduziert werden.
Beispiele für NSAID:
- Ibuprofen
- Etoricoxib (Arcoxia®)
- Diclofenac
- Paracetamol
- Acetylsalicylsäure (Aspirin®)

Kortison

Kortison ist ein starker Entzündungshemmer. Aufgrund der vielen möglichen Nebenwirkungen wird er in der Rheumatherapie vor allem als Low-dose-Therapie verwendet, also 3–5 mg Prednisolon pro Tag. Während eines starken Schubes kann die Dosierung erhöht werden. Bei chronisch entzündlichen Darmerkrankungen (Morbus Crohn, Colitis ulcerosa) oder bei Erkrankungen der Lunge (Sarkoidose oder nicht rheumatischen Erkrankungen wie Asthma bronchiale) wird Budesonid eingesetzt. Gelangt es in die Blutbahn, kommt es zum First-pass-Effekt. Es wird in der ersten Leberpassage weitestgehend abgebaut, und Nebenwirkungen bleiben gering.

Biologics

Biologics werden in der Rheumatherapie genutzt, um die entzündungsfördernden Zytokine zu binden und zu neutralisieren. Seit 2003 ist zum Beispiel der TNF-alpha-Blocker zur Behandlung von Morbus Bechterew und Formen der Psoriasis zugelassen.

In der Forschung wird gezielt nach Zytokinen gesucht, die für bestimmte Erkrankungen typisch sind, und versucht, spezifisch hemmende Biologics zu entwickeln.

Methotrexat

MTX (Methotrexat) ist ein Analogon von Vitamin B9 (Folsäure). Folsäure ist wichtig für die Zellteilung innerhalb einer Immunreaktion. Durch Hemmung dieser Aktivität werden Entzündungsprozesse abgemildert.

Physiotherapie

Physiotherapie verbessert bzw. erhält die Gelenkfunktion der betroffenen und umliegenden Gelenke während der Remissionen. Während eines Schubes stehen entzündungshemmende und abschwellende Maßnahmen wie Kältetherapie, Manuelle Lymphdrainage und Detonisierung der Muskulatur im Vordergrund.

Ergotherapie

Ergotherapie dient der Erarbeitung von Kompensationsstrategien zur Bewältigung des Alltags, gewöhnt an Orthesen und greift in der Hand- und Fingertherapie zu ähnlichen Maßnahmen wie die Physiotherapie.

Postinfektiöse Erkrankungen

Postinfektiöse Erkrankungen können durch endogene oder exogene Keime entstehen. Wird das Immunsystem mit einem bakteriellen Infekt nicht fertig, so breitet er sich aus und kann auch den Bewegungsapparat befallen. Beispiele sind eine Osteomyelitis der Wirbelsäule oder der Extremitäten (➤ Abb. 1.7), eine Spondylitis tuberculosa oder ein Grisel-Syndrom.

Auch eine Sepsis kann Folge einer nicht funktionierenden oder fehlgeleiteten Immunreaktion sein.

Anzeichen für postinfektiöse Erkrankungen sind neben vorangegangenen oder bestehenden Infekterkrankungen (HNO-Infekte) überwärmte und gerötete, schmerzende Regionen im Skelettsystem. Die Schmerzen halten nachts an und werden bei Belastung stärker. Betroffene Gelenke sind in der Funktion beeinträchtigt, Schon- und Fehlhaltungen sind möglich.

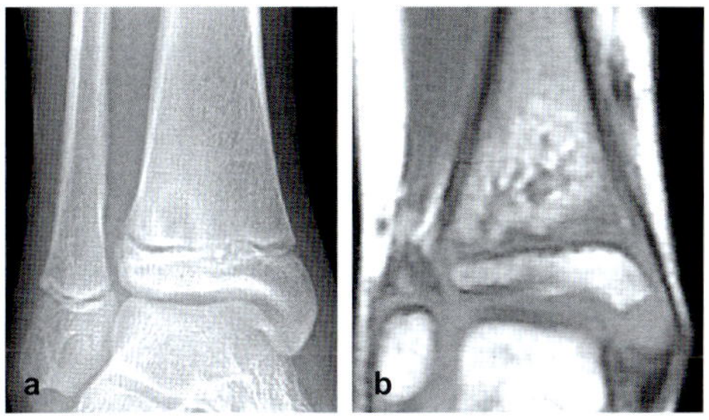

Abb. 1.7 Akute Osteomyelits der Tibia. Das Röntgenbild (links, a.p.) der distalen Tibia zeigt in der Metaphyse einen schlecht abgegrenzten Osteolysebereich umgeben von einer minimalen Sklerose. Das koronare MRT (rechts, T1-Wichtung) zeigt einen dunklen Bereich von entzündetem Gewebe, das von einer dunklen, ödematösen Zone umgeben ist. [M614]

Die spezifischen Leitsymptome der einzelnen postinfektiösen Erkrankungen werden in ➤ Kap. 9 aufgeführt.

RED FLAG

Anzeichen für eine postinfektiöse Erkrankung sind ein Red flag (➤ Kap. 1.5.1). Der Patient ist zurück zum Arzt zu überweisen.

Innerhalb einer Anamnese sollte der Manualtherapeut sich fragen, ob eine Autoimmunerkrankung oder ein postinfektiöses Geschehen ursächlich für die Beschwerden des Patienten verantwortlich oder ein heilungsverzögernder Faktor sein kann.

1.1.4 Degenerative Erkrankungen

Degenerative Veränderungen in Gelenken (Arthrose) sieht man vorwiegend bei älteren Menschen ab dem 50. Lebensjahr. Knöcherne, kongenitale Erkrankungen, belastende Tätigkeiten aus Sport, Hobby und Beruf, Traumen oder Entzündungen können eine Degeneration begünstigen und zu früherem Verschleiß führen (➤ Abb. 1.8).

Degenerative Erkrankungen verlaufen progredient. Kennzeichen sind ein morgendlicher Anlauf-/Bewegungschmerz, Morgensteifigkeit des betreffenden Gelenks, Schmerzen bei zunehmender Belastung und eingeschränkte Gelenkfunktion.

Die Reihenfolge der Veränderungen im Gelenk läuft nach einem klaren Muster ab:

- Eingeschränkte Gelenkfunktion durch Kapselkontraktion im für das Gelenk typischen Kapselmuster mit verändertem kapsulärem Endgefühl
- Gelenkspaltverschmälerung durch Knorpeldestruktion
- Entstehung von osteophytären Anbauten
- Ggf. Gelenkdeformität

Auch wenn die oben beschriebenen Beschwerden und ein vorliegendes Kapselmuster ein deutlicher Hinweis in Richtung Arthrose sind, der durch das Alter des Patienten, Tätigkeiten in Beruf oder Freizeit, kongenitale Abweichungen etc. erhärtet werden kann, ist ein Röntgenbild die diagnostische Methode, um eine Arthrose zu diagnostizieren und den Schweregrad festzustellen.

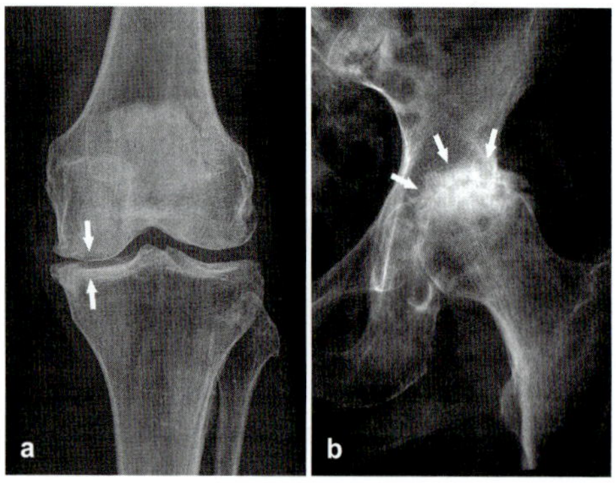

Abb. 1.8 a) Beginnende mediale Gonarthrose mit Verschmälerung des medialen Gelenkspaltes; b) Fortgeschrittene Hüftarthrose mit lateralen Osteophyten. [G1325]

Manuelle Therapie und Physiotherapie bieten gute Möglichkeiten, um Beschwerden zu lindern und die Progredienz zu verlangsamen. Mittel sind das Erarbeiten physiologischer Rollgleitbewegungen, die Verbesserung bzw. der Erhalt der Mobilität und die Verbesserung der Gelenkstabilität durch Muskelaufbau. Bei rezidivierender aktivierter Arthritis können schmerzlindernde Maßnahmen wie Kältetherapie Beschwerden reduzieren. Hubarmes Bewegen im schmerzfreien Bereich, also dosiertes Cardiotraining, kann zudem Linderung bringen.

Bei starken Beschwerden und fortgeschrittener Arthrose kann medikamentöse Schmerztherapie (NSAID) oder sogar operative Intervention sinnvoll sein.

Operative Interventionen reichen von arthroskopischem Knorpelshrinking bzw. -shaving mit Gelenkspülung bis zu Gelenkersatz. Hier kommen, je nach Schweregrad und Gelenkregion, Schlittenprothesen (➤ Abb. 1.9), Teilendoprothesen oder Totalendoprothesen zum Einsatz. Die unterschiedlichen Verfahren werden in den folgenden Kapiteln erläutert.

Auch die Injektion von Hyaluronsäure oder anderen Glykosaminoglykanen und die Injektion von autologem conditioniertem Plasma (ACP), auch Plateled-rich Plasma (PRP) genannt, wird von Medizinern in der Arthrosetherapie genutzt. Auch die Kombination beider Therapien findet Anwendung. Bei ACP/PRP macht man sich die Kenntnis, dass an Orten von Entzündung und Wundheilung vermehrt Thrombozyten anzutreffen sind, zunutze. Körpereigenes Blut wird dem Patienten entnommen und in einer Zentrifuge so aufbereitet, dass das Plasma vom Serum getrennt wird. Das Plasma, das reich an Thrombozyten ist, wird dem Patienten dann in die betroffene Stelle injiziert. Mittlerweile laufen Vergleichsstudien, in denen das Blut zudem mit Leukozyten angereichert wird.

Eine Beurteilung der beruflichen, sportlichen und sonstigen Aktivitäten und ihr Bezug auf die Region, in der ein Patient Beschwerden hat, ist sinnvoll, um zu eruieren, ob Degeneration Ursache oder zumindest ein heilungsverzögerter Faktor sein kann.

1.1.5 Neoplastische Erkrankungen

Eine Neoplasie ist eine Neubildung von Gewebe (Tumor) durch fehlgeleitetes Zellwachstum. Eine Neoplasie kann benigne (gutartig) oder maligne (bösartig) sein. In diesem Buch sind

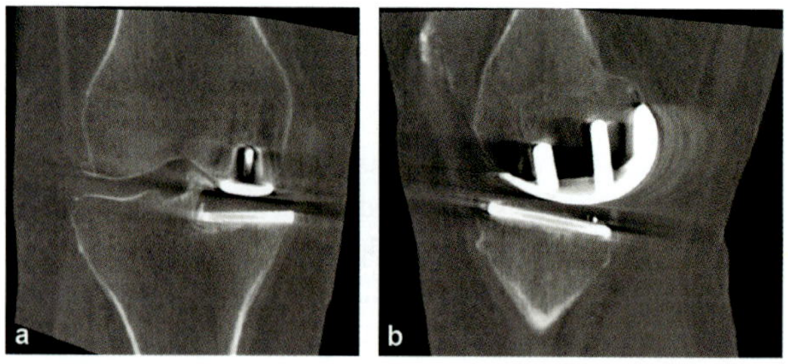

Abb. 1.9 Diese digitale Volumentomografie des rechten Knies zeigt eine Schlittenprothese: a) Koronare Ebene; b) Sagittale Ebene. [M614]

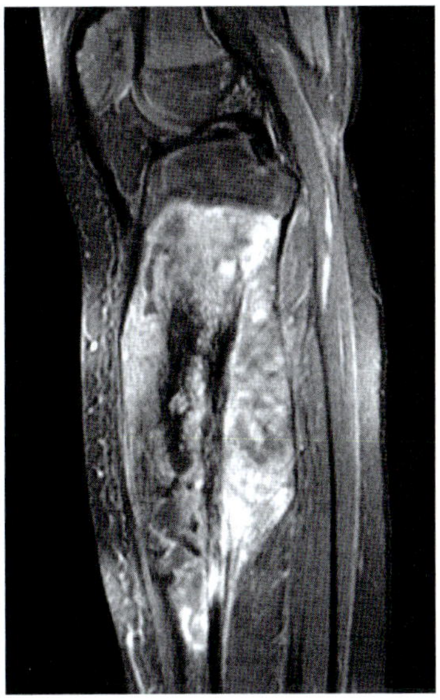

Abb. 1.10 MRT eines Ewing-Sarkoms des Unterschenkels. [R232]

in ➤ Kap. 9 unter „Neoplastische Erkrankungen" maligne Pathologien mit Beteiligung der Extremitäten aufgeführt (Kap. 9.7). In den Kapiteln 2–8 wird jeweils gezielt auf die Pathologien verwiesen, die in der beschriebenen Gelenkregion gehäuft vorkommen. Auch hier erhebt das Buch keinen Anspruch auf Vollständigkeit, da es unzählige Formen und Arten von Neoplasien gibt (➤ Abb. 1.10). Ziel des Buches ist, dass Therapeuten anamnestische Hinweise auf Neoplasien erkennen und betroffene Patienten zurück zum Arzt geschickt werden.

Auch benigne Tumoren können je nach Lage und Größe für gesundheitliche Probleme sorgen. Maligne Tumoren können lebensbedrohlich sein, da sie umliegendes Gewebe infiltrieren und metastasieren können.

Metastasierungswege

Maligne Tumorzellen neigen zur Metastasierung. Eine Metastasierung beschreibt die Verbreitung von Tumorzellen über die Blut- oder die Lymphbahnen.

Metastasierung über die Blutbahn

Es finden sich folgende Typen von hämatogenen Metastasierungswegen (➤ Abb. 1.11):

- **Arterieller Typ:** aus der Lunge über das linke Herz zum zentralen Nervensystem (ZNS), zum Skelettsystem sowie zur Leber und Nebenniere; betrifft Tumoren der Lunge (z. B. Pancoast-Tumor, Bronchialkarzinom, Karzinoide).
- **Hohlvenen-Typ:** aus Leber und Niere über die Vena cava zur Lunge und von dort aus ggf. weiter wie beim arteriellen Typ; betrifft Tumoren der Leber und der Niere (Leberkarzinom, Nierenkarzinom).
- **Pfortader-Typ:** aus dem Gastrointestinaltrakt über die Vena portae zur Leber und von dort ggf. weiter wie beim Vena cava-Typ; betrifft Tumoren des Verdauungstraktes.
- **Vertebralvenen-Typ:** über das Vertebralvenensystem zur Wirbelsäule und ggf. zu den Extremitäten; betrifft

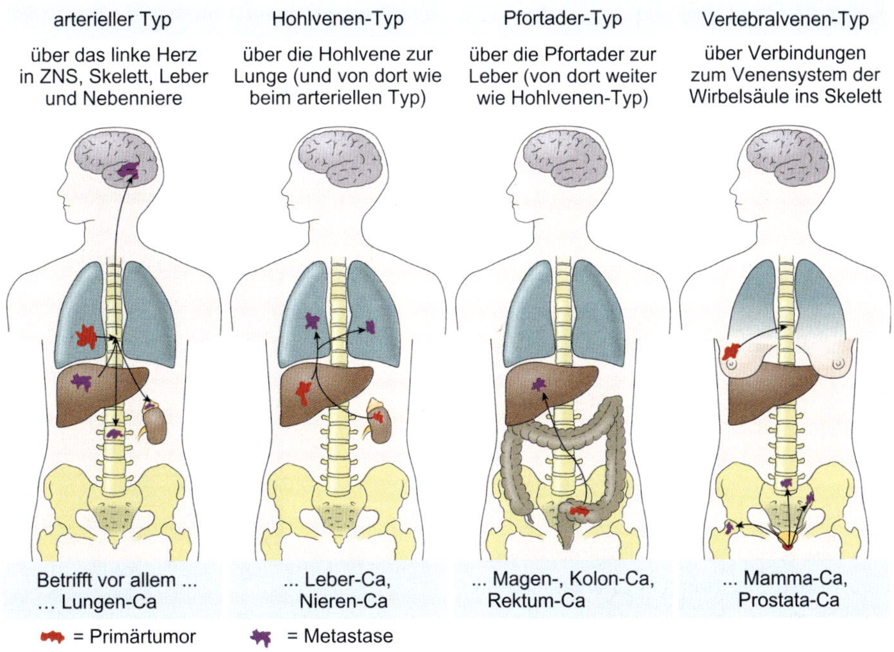

Abb. 1.11 Hämatogene Metastasierung. Die vier häufigsten Metastasierungswege der Tumoren. Extremitätentumoren gelangen hämatogen zur Lunge und von dort ggf. weiter wie der arterielle Typ. [L190]

Tumoren der Geschlechtsorgane (Mammakarzinom, Prostatakarzinom, Tumoren der Testikel, der Ovarien und des Uterus; vgl. Zalpour et al. 2022: 119).
- **Hämatogene Streuung von Extremitätentumoren:** über den venösen Weg zur Lunge, von dort ggf. wie der arterielle Typ.

Metastasierung über die Lymphbahn

Gelangen Tumorzellen in die Lymphbahn, werden sie über das Lymphsystem zum nächsten Lymphknoten transportiert. Von hier aus können die Tumorzellen das umliegende Gewebe infiltrieren. Vermehren sich die Tumorzellen weiter, kann der Lymphknoten vernichtet werden, Tumorzellen gelangen dann über größere Lymphbahnen bis zur Vena cava. Von dort aus ist eine weitere Metastasierung wie beim Vena-cava-Typ möglich (vgl. Zalpour et al. 2022: 119).

Mögliche Hinweise auf Neoplasien

Folgende Symptome sind mögliche Hinweise auf Neoplasien
- Bewegungsunabhängige Schmerzen: Der Begriff bezeichnet dauerhafte Schmerzen immer gleicher Intensität, die auch willkürlich weder reduzierbar noch provozierbar sind.
- Ungewollter, großer Gewichtsverlust in kurzer Zeit: mehrere Kilogramm Gewichtsreduktion in einigen Wochen bzw. mehr als zehn Prozent des Körpergewichts innerhalb von 6 Monaten, ohne dass der Patient etwas am Ernährungs- oder Bewegungsverhalten verändert hat.
- Unerklärliche subfebrile Temperaturen oder Fieber.
- Unerklärliches nächtliches Schwitzen.

Die beiden letztgenannten Symptome deuten auf eine erhöhte Körpertemperatur hin. Als subfebril bezeichnet man eine Körpertemperatur von 37 °C. Ab 38 °C spricht man von Fieber.

Das Vorliegen dieser vier Symptome deutet auf eine mögliche Neoplasie hin. Gibt es die Symptome nicht, kann trotzdem eine Neoplasie vorliegen.

RED FLAG

Diese vier Symptome stellen schon jeweils als Einzelmerkmal ein Red flag dar (➤ Kap. 1.5.1). Diagnostik und Therapie von Neoplasien gehören in ärztliche Hand. Gibt es Anzeichen für eine mögliche maligne Erkrankung, so ist der Patient umgehend zum Arzt zu überweisen.

Die Symptome unerklärliches Fieber, Nachtschweiß und ungewollter Gewichtsverlust werden unter dem Begriff **B-Symptomatik** zusammengefasst. Ursprünglich geht dies auf die Ann-Arbor-Klassifikation von Hodgkin-Lymphomen und Non-Hodgkin-Lymphomen zurück. Demnach spricht man von einer B-Symptomatik, wenn mindestens eines dieser drei Symptome vorliegt und die Ursache nicht anders erklärt werden kann als durch das Lymphom. Liegt keines der drei Symptome vor, so spricht man von einer **A-Symptomatik.**

Die folgenden Punkte erhärten nur im Zusammenhang mit anderen Informationen aus Anamnese und Klinik den Verdacht auf Neoplasien:
- Verringerte allgemeine Belastbarkeit
- Alter
- Neoplasien in der Familie

Ziel des Buches ist es, auch die Leitsymptome der neoplastischen Erkrankungen zu kennen, die keine oben beschriebene Symptomatik aufweisen und deren Leitsymptome in Teilen konträr dazu sind.

Die Diagnostik von neoplastischen Erkrankungen erfolgt anhand von Blutwerten und Bildgebung. Auch im Blut gesunder Menschen gibt es Tumormarker. Erhöhte Werte weisen auf Tumoren hin. Im Röntgenbild sind osteolytisch oder osteoblastisch wirkende Tumoren darstellbar, Weichteiltumoren werden mit schnittbildgebenden Verfahren beurteilt (➤ Abb. 1.12).

Die Behandlung reicht von Bestrahlung und Chemotherapie bis zu operativer Entfernung.

Manualtherapeutische Aufgabe ist das Erhalten und Trainieren von Belastbarkeit. Postoperativ ist regelmäßige Manuelle Lymphdrainage zur Therapie von Lymphstauungen empfehlenswert.

Innerhalb der Anamnese ist standardmäßig zu prüfen, ob es Anzeichen für eine neoplastische Erkrankung gibt. Zudem schickt man den Patienten immer, wenn aufgrund des klinischen Musters kein klarer Hinweis auf eine Pathologie mit Indikation für Physiotherapie bzw. Manuelle Therapie besteht, für weitere Diagnostik zum Arzt zurück.

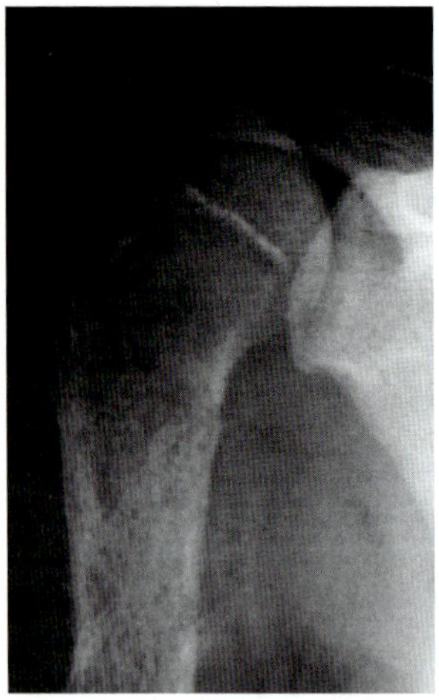

Abb. 1.12 Ewing-Sarkom in der Humerusdiaphyse. Der Tumor wächst so schnell, dass keine umschriebene Osteolyse entstehen konnte. Es sind nur multiple kleinste teilweise konfluierende Osteolysen abgrenzbar. Dies entspricht einem Wachstumsmuster vom Lodwick-Grad III. [T934]

1.1.6 Funktionsstörungen

Funktionsstörungen werden anamnestisch abgefragt und in der manualtherapeutischen Untersuchung beurteilt. Große Bewegungseinschränkungen und starke Instabilität werden von Patienten schon in der Anamnese angegeben.

Die Funktionsuntersuchung eines Gelenks unterteilt sich in eine aktive und eine passive Untersuchung.
Kriterien der aktiven Untersuchung:

- Bewegungsbereitschaft
- Bewegungsqualität/aktive Koordination des Bewegungswegs
- Bewegungsausmaß
- Schmerz
- Krepitationen

Kriterien der passiven Untersuchung:

- Bewegungsqualität/passive Stabilität während des Bewegungsweges
- Bewegungsausmaß
- Schmerz
- Krepitationen
- Endgefühl

Die umliegende Muskulatur wird auf folgende Fähigkeiten getestet:

- Kraft
- Koordination
- Dehnfähigkeit

Funktionsstörungen von Gelenken und Muskulatur werden zu jeder Gelenkregion in den Kapiteln 2–8 beschrieben. Gibt es Funktionsstörungen durch Traumen, Degeneration, Immobilisation, Überlastung oder nach ausgeheilten Infektionen, so besteht eine Indikation für Manuelle Therapie. Auch in den Remissionen bei rheumatischen Erkrankungen kann an der Funktion gearbeitet werden.

Bestehen Funktionsstörungen aufgrund von Neoplasien, akuten postinfektiösen Entzündungen, nicht ausgeheilten strukturellen Gewebeschädigungen (Knochen, Kapsel-Band-Apparat, Muskulatur), so besteht eine Kontraindikation für Manuelle Therapie.

Gelenkfunktion

Hypofunktion im Gelenk

Es gibt verschiedene Arten von Hypofunktion in Gelenken.

Hypomobilität

Hypomobilität entsteht durch Kontraktur der Gelenkkapsel. Gründe können Immobilisation nach Verletzung oder Entzündung sein. Auch die Entwicklung einer Arthrose beginnt mit einem Kapselmuster im Sinne einer fortschreitenden Kontraktur. Zur Mobilisation werden Rollgleitmobilisationen genutzt, um die physiologische Gelenkfunktion ideal nachzuahmen. Auch osteophytäre Anbauten bei starker Arthrose können Hypomobilität bedingen. Diese sind nicht mobilisierbar.

Blockierung

Auch eine Blockierung sorgt für Hypofunktion. Hier ist eine Manipulation die zu nutzende Behandlungstechnik. Manipulationen zeichnen sich durch hohe Geschwindigkeit, wenig Bewegungsweg und wenig Kraft aus (high velocity low amplitude thrust).

Versteifung

Von einer Versteifung wird gesprochen, wenn keinerlei Bewegung im Gelenk möglich ist. Ursachen können kongenital, entzündlich oder degenerativ bedingt sein. Auch operative Versteifungen sind bei starker Degeneration mit andauernden Beschwerden möglich, zum Beispiel in der Wirbelsäule (Spondylodese) oder am Handgelenk. Manualtherapeutisch werden Kompensationsmechanismen erarbeitet.

Hyperfunktion im Gelenk

Hypermobilität

Zu unterscheiden ist eine physiologische von einer pathologischen Hypermobilität. Von physiologischer Hypermobilität spricht man, wenn das Bewegungsausmaß über der Norm liegt, jedoch gute muskuläre Stabilität besteht. Die Mobilität verändert sich sportartspezifisch und hängt von der Nutzung des Gelenks im Alltag ab, Tänzer und Turner verfügen zum Beispiel über physiologische Hypermobilität. Pathologische Hypermobilität entsteht durch Fehl- oder Überbelastung, Traumen oder durch Kompensation etwa aufgrund vorliegender kongenitaler Erkrankungen.

Instabilität

Pathologische Hypermobilität wird auch als Instabilität bezeichnet. Muskuläre Stabilität wird trainiert, um den Kapsel- und Bandapparat zu unterstützen.

Luxation

Eine Luxation liegt vor, wenn die Gelenkpartner nicht mehr miteinander artikulieren. Ein Vorstadium wird als Subluxation bezeichnet. Die Therapie bei Luxationen ist vom Gelenk abhängig. Während Finger gut manuell reponiert werden können, ist bei einer Schulterluxation Erfahrung notwendig, um den Plexus brachialis nicht zu schädigen. Eine Luxation eines Knie- oder Ellenbogengelenks ist hingegen eine OP-Indikation. Die Luxation ist nur durch große strukturelle Schäden möglich.

Aus einer bestehenden Laxität des Kapsel-Band-Apparates kann nach Luxationen eine habituelle Luxation entstehen. Dies sieht man vor allem nach Patellaluxationen und Schulterluxationen. Es ist abzuwägen, ob eine OP mit Kapselraffung sinnvoll ist, um Folgeschäden im Gelenk in Form von Arthrose entgegenzuwirken.

Muskelfunktion

Hypofunktion der Muskulatur

Verkürzung

Von verkürzter Muskulatur spricht man, wenn die Dehnfähigkeit pathologisch eingeschränkt ist. Verkürzungen können aufgrund verminderter Dehnfähigkeit von Peri-, Epi-, und Endomysium durch Immobilisation oder Fehlbelastung oder auch Entzündung und Verletzung durch Narbengewebe entstehen. Die kontraktilen Elemente eines Muskels, die Aktin- und Myosinfilamente, verkürzen nicht.

Verkürzungen werden mit Techniken zur Muskeldehnung und Faszienmobilisation sowie mit Automobilisationen durch den Patienten behandelt.

Während eingelenkige Muskeln bei Kontraktur auch die Gelenkfunktion permanent einschränken, hemmen zweigelenkige Muskeln Gelenkbewegungen nur, wenn beide Gelenke zeitgleich endgradig bewegen.

Auch bei physiologischer Muskellänge hemmen zweigelenkige Muskeln die endgradige zeitgleiche Bewegung in beiden Gelenken. Der M. quadriceps zum Beispiel lässt maximale Knieflexion und maximale Hüftstreckung nicht zeitgleich zu, die ischiocrurale Muskulatur verhindert maximale Hüftflexion und zeitgleiche maximale Kniestreckung. Diese Eigenschaft mehrgelenkiger Muskeln wird als passive Insuffizienz bezeichnet.

Sollen Gelenke endgradig untersucht werden, so ist eine Ausgangsstellung zu wählen, in der keine passive Insuffizienz von Muskulatur entsteht.

Spastik

Auch eine Spastik aufgrund einer neurologischen Erkrankung kann durch starke Tonuserhöhung eines Muskels die Dehnfähigkeit einschränken. Eine spastische Kontraktur ist die Folge.

Kraftverlust

Kraftverlust kann nach Immobilisation bzw. Reduktion von Belastung nach Erkrankungen durch Trauma, Entzündung oder RSIs (Repetitive strain injuries) entstehen.

In der Untersuchung werden die Muskeln der betroffenen Region im Seitenvergleich beurteilt. Dabei muss beachtet werden, dass eine geringe Seitendifferenz physiologisch ist (Standbein im Vergleich zum Spielbein bzw. Vorzugsarm im Vergleich zur anderen Seite).

Auch Nervenläsionen bei vorliegenden neurologischen Erkrankungen, peripheren Entrapments und Radikulopathien können zu Kraftverlust führen.

Zur Differenzierung dieser Ursachen sind Kenntnisse in Anatomie und Neurophysiologie unverzichtbar. Lernziele und diagnostisches Vorgehen werden in ➢ Kap. 1.2 beschrieben.

Lähmung

Als Lähmung wird der totale Verlust der Muskelaktivität eines Muskels bezeichnet. Ein Konduktionsblock des versorgenden Nervs liegt vor.

Koordinationsstörungen

Intra- oder intermuskuläre Koordinationsstörungen können auf Verlust von propriozeptiven Fähigkeiten zurückzuführen sein. Aber auch neurologische Ursachen können zugrunde liegen. Entlastung bzw. Immobilisation sorgen für eine Reduktion der Koordinationsfähigkeit. In diesem Fall liegt die Ursache im Muskel. Aber auch verletzte Kapsel- oder Bandstrukturen können eine Ursache sein. Ein rupturiertes vorderes Kreuzband im Kniegelenk verringert zum Beispiel die koordinative Fähigkeit der ischiocruralen Muskulatur durch verloren gegangene propriozeptive Information aus den Rezeptoren des Bandes.

Hyperfunktion der Muskulatur

Dehnfähigkeit über die Norm hinaus wird nicht als pathologisch bezeichnet. Zu Beschwerden kann sie führen, wenn keine ausreichende stabilisierende und koordinative Fähigkeit der dehnfähigen Muskeln besteht.

Synergist/Antagonist

Gelenkbeschwerden können entstehen, wenn die Kraft zwischen Synergist und Antagonist nicht ausgeglichen ist. Ein M. pectoralis major, der unverhältnismäßig mehr Kraft hat als der M. rhomboideus major, wird eine kyphosierte Körperhaltung verstärken. Ein M. biceps brachii sollte im Verhältnis zum M. triceps brachii ausgewogen funktionieren.

Eine unausgeglichene Funktion von Synergist und Antagonist verändert Ruhepositionen und das Bewegungsverhalten im Gelenk. Beschwerden und bei andauernder Situation auch eine Degeneration des betroffenen Gelenks können die Folge sein.

Eine Einschätzung der Ursache von Funktionsstörungen ist notwendig, um zielgerichtet therapieren und die Strategie der Heilung (➢ Kap. 1.6.1) festlegen zu können.

Untersuchung der Muskelfunktion

Bei Kraftverlust oder Lähmung durch Nervenläsionen oder neurologische Erkrankungen wird die Muskelfunktion durch Muskelfunktionstest nach Vladimir Jandar getestet und nach Muskelfunktionswerten eingeteilt.

Bei vorliegender Läsion eines Periphernervs wird die betroffene Muskulatur untersucht. Bei Verdacht auf Radikulopathie oder eine zentralneurologische Erkrankung werden die Kennmuskeln der neuroanatomischen Segmente untersucht. Ein Kennmuskel ist ein Muskel, der nur aus einem oder möglichst wenigen neuroanatomischen Gelenken versorgt wird.

Die Ergebnisse werden in sechs Stufen (vgl. Janda 2000: 3) unterteilt:

- Stufe 5: volle Beweglichkeit gegen großen Widerstand (100 % Muskelfunktion)
- Stufe 4: volle Beweglichkeit gegen mittelgroßen Widerstand (75 % Muskelfunktion)
- Stufe 3: volle Beweglichkeit gegen die Schwerkraft (50 % Muskelfunktion)
- Stufe 2: volle Beweglichkeit, jedoch ohne Überwindung der Schwerkraft (25 %)
- Stufe 1: Anspannung des Muskels, ohne die Fähigkeit zu bewegen (10 %)
- Stufe 0: keine Muskelkontraktion auslösbar

Um die verschiedenen Stufen testen zu können, bedarf es mehrerer Ausgangspositionen, um den Muskel gegen Widerstand, gegen die Schwerkraft oder unter Aufhebung der Schwerkraft arbeiten lassen zu können.

Janda geht in den Stufen 5–2 jeweils von voller Beweglichkeit aus. Hintergrund ist, dass ein Muskel den großen Widerstand bei Stufe 5, den mittelgroßen bei Stufe 4, gegen die Schwerkraft bei Stufe 3 und unter Aufhebung der Schwerkraft bei Stufe 2 über den vollen Weg leisten muss, um mit der jeweiligen Stufe bewertet zu werden. Da es auf dem gesamten Bewegungsweg durch Hebelveränderungen unterschiedlich schwer für den Muskel ist, weiter zu bewegen, kann ein Muskel ggf. in einer Phase der Bewegung maximalem Widerstand entgegenwirken, in einer anderen jedoch nicht. Die Muskulatur ist im mittleren Drittel einer Bewegungsamplitude am stärksten.

Natürlich gibt es auch andere Gründe dafür, wenn ein Gelenk nicht im vollen, physiologischen Ausmaß bewegen kann. Kapselkontrakturen oder Schmerzen können beispielsweise das volle Bewegungsausmaß verhindern. Daher ist es in der Muskelfunktionsuntersuchung empfehlenswert, das für den Patienten aktuell mögliche Bewegungsausmaß als volles Bewegungsausmaß zu bewerten.

Endgefühl

Neben dem Bewegungsausmaß von Gelenken und der Dehnfähigkeit, Kraft und Koordinationsfähigkeit von Muskulatur ist die Beurteilung des Endgefühls ein wichtiger Bestandteil in der manualtherapeutischen Untersuchung.

Kenntnis in funktioneller Anatomie ist notwendig, um zu wissen, welches Endgefühl bei den unterschiedlichen Bewegungen zu erwarten ist. Das Endgefühl richtet sich nach der anatomischen Struktur, die die ausgeführte Bewegung limitiert.

Physiologische Endgefühle

Festelastisches Endgefühl

Als festelastisches Endgefühl wird ein kapsuläres Endgefühl bezeichnet. Beispiele sind die Plantarflexion des oberen Sprunggelenks, die Abduktion der Hüfte oder die Palmarflexion des Handgelenks.

Weichelastisches Endgefühl

Wird eine Bewegung durch einen auf Zug kommenden Muskel limitiert, so bezeichnet man das Endgefühl als weichelastisch. Weichelastische Endgefühle entstehen vor allem durch passive Insuffizienz. Auch wenn ausgeprägte Muskulatur aufeinanderstößt und so für eine Limitierung von Bewegung sorgt, spricht man von weichelastischem Endgefühl. Als Beispiel ist das Aufeinandertreffen der Unterarmflexoren und des M. biceps brachii bei Flexion des Ellenbogens zu nennen. In den meisten Fällen limitiert die Gelenkkapsel die Ellenbogenflexion, und das Endgefühl ist festelastisch.

Hartelastisches Endgefühl

Als hartelastisches Endgefühl wird ein knöcherner bzw. ein hyalinknorpeliger Stopp beschrieben. Beispiel ist die Extension des Ellenbogens, wenn der Processus coronoideus des Olekranons in die Fossa coronoidea des Humerus bewegt.

Pathologische Endgefühle

Veränderte Endgefühle geben Auskunft über veränderte Gelenkfunktion.

Federndes Endgefühl

Ein federndes Endgefühl sieht man, wenn ein knorpeliger bzw. knöchern-knorpeliger Loose body die Bewegung limitiert (➤ Kap. 9.4.1).

Leeres Endgefühl

Ein leeres Endgefühl liegt vor, wenn der Patient keine Bewegung bis zum Bewegungsende zulässt.

RED FLAG

Ein leeres Endgefühl kann ein Hinweis auf eine Fraktur oder einen Tumor sein (Red flag, ➤ Kap. 1.5.1).

1.1.7 Sonstige Erkrankungen

In ➤ Kap. 9 werden die sonstigen Erkrankungen aufgeführt und erläutert. Hier werden zum einen die Pathologien beschrieben, die in keine der vorangegangenen Sparten einzusortieren sind, zum anderen finden sich hier die Pathologien, die keiner Region fest zuzuordnen sind und für jede der Gelenkregionen aus Kapitel 2–8 interessant sind. Dies betrifft vor allem die rheumatischen, die postinfektiösen und die neoplastischen Pathologien.

Zusammenfassung

In jeder Anamnese sollte der Manualtherapeut überlegen, ob
- knöcherne, kongenitale Erkrankungen,
- traumatische Erkrankungen,
- entzündliche Erkrankungen,
- degenerative Erkrankungen,
- neoplastische Erkrankungen,
- oder Funktionsstörungen

Ursache der Beschwerden des Patienten sein oder als heilungsverzögernder Faktor in Frage kommen könnten. Auch die Einsortierung der Beschwerden in mehrere Sparten ist möglich. Ist eine Einteilung in keine der Sparten möglich, so wird nach sonstigen Erkrankungen gesucht.

Allgemeines Vorgehen wurde in diesem Kapitel, spezifisches Vorgehen in Untersuchung und Therapie wird in den Kapiteln 2–9 beschrieben.

Die Einteilung der Pathologien wurde gewählt, um eine bessere Übersicht der in der Anamnese und Untersuchung gewonnenen Eindrücke zu erhalten, um wichtige Merkmale von Erkrankungen nicht zu übersehen und durch systematisches Vorgehen zielgerichtet Pathologien erkennen zu können.

Je erfahrener ein Therapeut ist, desto mehr wird er zur Mustererkennung übergehen und anhand von Leitsymptomatiken erkennen, was für die Beschwerden des Patienten verantwortlich sein kann. Erkennt man jedoch nicht sofort ein klares klinisches Muster, so ist das Betrachten aller möglichen Sparten als Ursache sinnvoll.

Auch wenn trotz einer klaren Diagnose und eines gut abgestimmten Therapieplans keine gewünschte Besserung bzw. Heilung erfolgt, sollte man nach möglichen heilungsverzögernden Faktoren suchen. Auch hier kann die Betrachtung der Sparten hilfreich sein.

1.2 Anatomie und Neuroanatomie

Anatomie und Neuroanatomie sind Basiselemente und für das Verständnis von Funktion und Pathologie unverzichtbar. Je größer das Wissen in diesen Bereichen ist, desto zielgerichteter werden Anamnese, körperliche Untersuchung und Therapie sein. Auch in Bezug auf die Einteilung von Beschwerden und Pathologien in die in ➤ Kap. 1.1 beschriebenen Sparten ist dies ein wichtiger Grundstein.

Um Folgen einer knöchernen, kongenitalen Abweichung (➤ Kap. 1.1.1) beurteilen zu können, muss die Funktion der veränderten und der umliegenden Gelenke bekannt sein.

Um eine Traumaanalyse durchführen zu können (➤ Kap. 1.1.2), müssen in Frage kommende Strukturen (Muskeln, Kapseln, Bänder, Knochen, Faserknorpel) mit ihren anatomischen Merkmalen, Verlauf, Funktion und Innervation sowie ihrem adaptiven Vermögen bei potenzieller Schädigung bekannt sein.

In den Kapiteln 2–8 wird grundlegende deskriptive und funktionelle Anatomie jeweils im Unterpunkt „Traumatische Erkrankungen" erläutert.

Weitere Lernziele sollten die Kenntnis von Ursprung, Ansatz, Funktion und Innervation von Muskulatur sein, von Verlauf und limitierenden Bewegungsrichtungen von Ligamenten und Gelenkkapseln, Ausrichtung und Bewegungsrichtungen von Gelenken inkl. der Kenntnis des konvexen bzw. konkaven Gelenkpartners, um Richtungen für Rollen und Gleiten reproduzieren zu können.

In der Neuroanatomie ist die Kenntnis, wie die einzelnen anatomischen Strukturen innerviert sind, Grundvoraussetzung, um Schmerzen interpretieren und in Schmerzarten (➤ Kap. 1.3) einordnen zu können. Wichtig ist sowohl, welcher Periphernerv eine anatomische Struktur innerviert, als auch welchem/n Spinalnerven sie zuzuordnen ist. Kennmuskeln sollten bekannt sein.

1.2.1 Area nervosa

Als Area nervosa wird das Versorgungsgebiet eines einzelnen Periphernervs an Kopf, Rumpf oder den Extremitäten bezeichnet (➤ Abb. 1.13). Dazu gehören alle bindegewebigen Strukturen, die von ein und demselben Periphernerv versorgt werden.

1.2.2 Area radicularis

Als Area radicularis wird das Versorgungsgebiet eines einzelnen Spinalnervs am Kopf, Rumpf oder den Extremitäten bezeichnet (➤ Abb. 1.13). Dazu gehören alle bindegewebigen Strukturen, die von ein und demselben Spinalnerv versorgt werden.

Aus der Area radicularis leiten sich Dermatome, Myotome, Sklerotome, Viscerotome und Angiotome ab. Zur Analyse von ausstrahlenden Schmerzen sollte die Periphernervinnervation und der Verlauf der einzelnen Dermatome, Myotome und Sklerotome bekannt sein.

Area nervosa und Area radicularis sind nie deckungsgleich. Ein Periphernerv versorgt immer ein Gebiet mit multisegmentaler neuroanatomischer Zuordnung und bleibt somit nicht innerhalb einer Area radicularis. Anhand der Ausbreitung/Präsentation neurologischer Symptome kann erkannt werden, ob ein Periphernerv oder ein Spinalnerv betroffen ist.

Multisegmentale, bilaterale oder in diffusen Arealen auftretende neurologische Symptome weisen auf eine (zentral-) neurologische Erkrankung oder eine Ursache im Rückenmark hin. Die einzelnen Erkrankungen werden im Verlauf des Buches beschrieben.

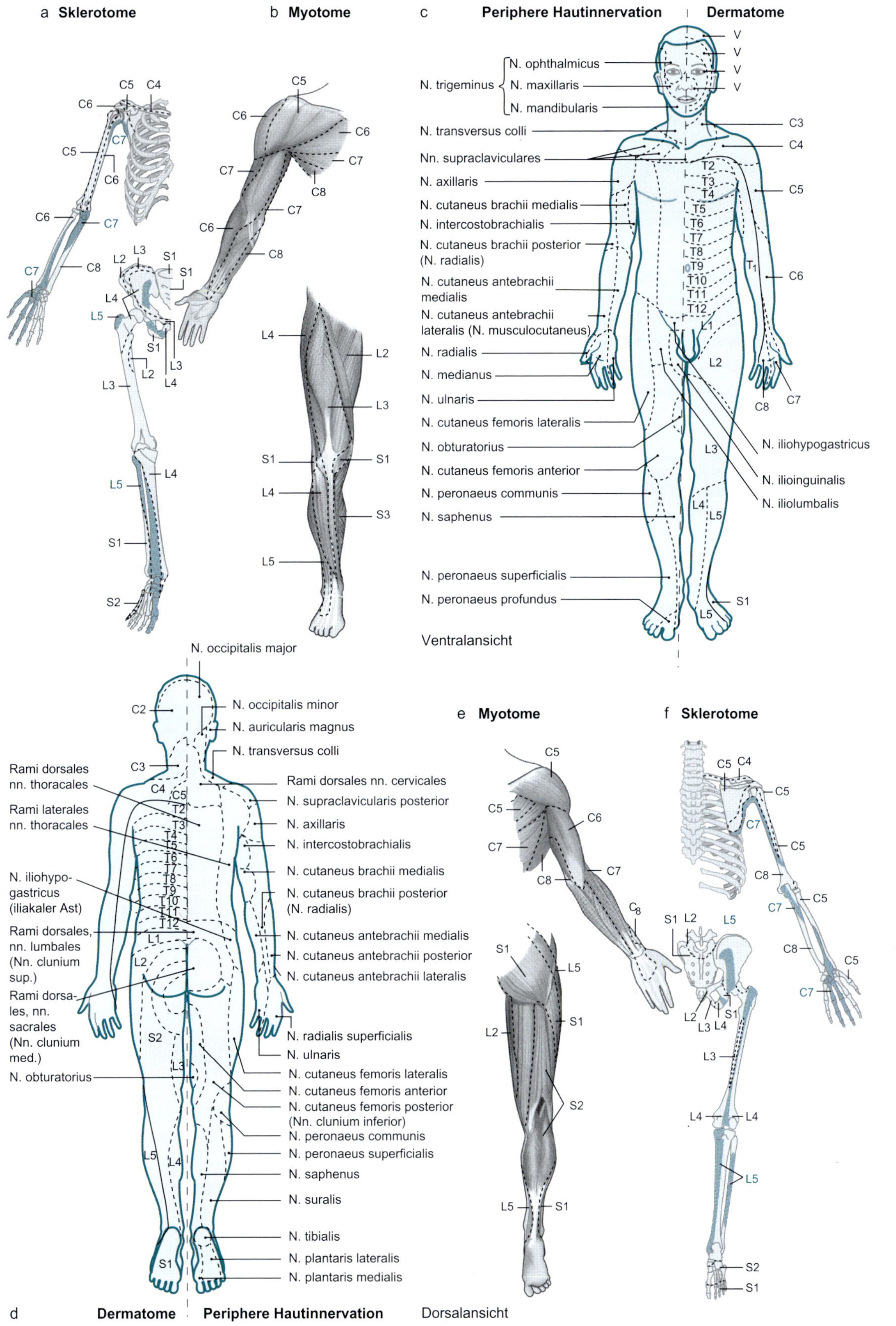

Abb. 1.13 Darstellung der peripheren Hautinnervationsgebiete (Areae nervosa) sowie der Dermatome, Myotome und Sklerotome des Körpers (Areae radiculares). [R323]

1.2.3 Neuroanatomisches Segment

Ein neuroanatomisches Segment beschreibt einen Teil des Rückenmarks mit dem dazugehörigen aus der Radix ventralis und Radix dorsalis gebildeten Spinalnerv. Auf jeder Etage treten zwei Spinalnerven aus (rechts und links). Es gibt acht zervikale, zwölf thorakale, fünf lumbale, fünf sakrale und ein bis zwei coccygeale Segmente.

Plexusbildung

Einige Spinalnerven bilden sogenannte Plexūs. Das bedeutet, sie vereinigen sich, ziehen als Geflecht in die Peripherie und teilen sich dann in die einzelnen Periphernerven auf. Dies ist die Erklärung dafür, dass ein Periphernerv immer aus mehreren Segmenten gespeist wird:

- Plexus cervicalis: C1–C4
- Plexus brachialis: C5–TH1
- Plexus lumbalis: (Th12) L1–L3 (L4)
- Plexus sacralis: (L4) L5–S3 (S4)

Austritt von Spinalnernerven

Die Spinalnerven von C1 bis C7 treten beginnend mit C1 zwischen Okziput und HWK 1 jeweils über dem gleichnamigen Wirbelkörper aus (➤ Abb. 1.14). Da es acht zervikale Spinalnerven, jedoch nur sieben Halswirbelkörper gibt, kehrt es sich danach um. C 8 tritt oberhalb von BWK 1 aus, Th1 unterhalb von BWK 1.

Das Rückenmark endet mit dem Conus medullaris auf Höhe von L1/L2. Aus diesem Grund laufen die Spinalnerven L2–S3 paarig als Spinalnervenbündel innerhalb der Dura mater nach kaudal bis zu ihrem jeweiligen Austritt unter dem gleichnamigen Wirbelkörper. Dieser Bereich wird als Cauda equina bezeichnet.

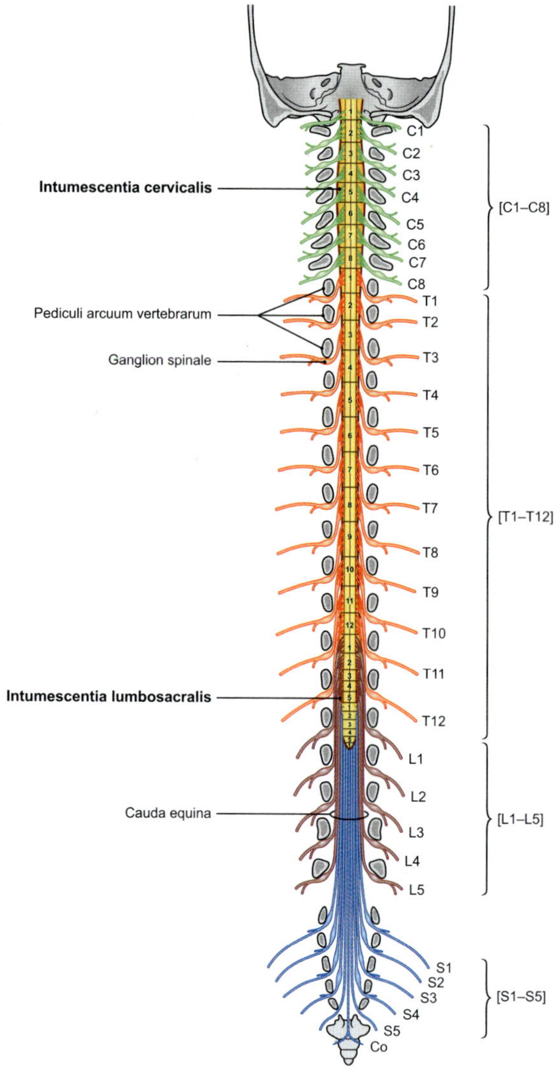

Abb. 1.14 Rückenmarksegmente mit austretenden Spinalnerven. [S700-L126/E402-004]

1.2.4 Kennmuskulatur

Als Kennmuskel wird ein Muskel bezeichnet, wenn er diagnostisch repräsentativ für ein oder zwei neuroanatomische Segmente genutzt werden kann. Beurteilt werden Kraft und Eigenreflexe.

Beispiele:

Der **M. quadriceps** wird aus dem Plexus lumbalis versorgt und wird (in unterschiedlichen Bereichen) den Areae radiculares von L2, L3 und L4 zugeordnet. Er wird vom N. femoralis innerviert, ist also auch Teil der Area nervosa des N. femoralis. Neben dem M. quadriceps versorgt der N. femoralis den M. psoas major, den M. iliacus, den M. sartorius und den M. pectineus. Er deckt somit Bereiche aus den Bereichen von (Th12) L1–L4 ab. Bei Beschwerden wird immer analysiert, ob betroffene Bereiche in Summe eher zu einer Area radicularis oder zu einer Area nervosa gehören. Da der M. quadriceps deutlich weniger Innervationsanteile aus L2 im Vergleich zu L3 und L4 bezieht, ist er Kennmuskel für L3, L4. Der Patellasehnenreflex ist repräsentativ für L3 und L4.

Der **M. biceps brachii** wird aus dem Plexus brachialis versorgt und wird den Areae radiculares von (C5), C6 zugeordnet. Er wird vom N. musculocutaneus versorgt, also der Area nervosa des N. musculocutaneus zugeordnet. Aufgrund des starken Bezuges zu C6 ist er Kennmuskel von C6. Der Bizepsreflex ist repräsentativ für C6, weitere C6-Reflexe sind der Brachioradialisreflex, der Radiusperiostreflex und der Daumenreflex.

In der Anamnese analysiert man Paresen, Parästhesien oder Taubheit danach, ob die Beschwerden innerhalb des Versorgungsgebietes von Periphernerven, einem oder mehreren Spinalnerven bestehen:

- Ein Patient hat eine Schwurhand bei Faustschluss. Dies deutet auf eine periphere Parese des N. medianus hin, eine Area nervosa ist betroffen.
- Ein Patient hat eine Parese des M. biceps brachii. Dies deutet auf eine Radikulopathie von C6 hin. Der M. biceps brachii ist Kennmuskel von C6.
- Ein Patient hat volare Parästhesien der Finger 1–3. Auch hier ist ein Entrapment des N. medianus, zum Beispiel im Karpaltunnel, wahrscheinlich. Die Parästhesien liegen in der Area nervosa des N. medianus.
- Ein Patient hat Parästhesien in den Spitzen des Daumens und des Zeigefingers. Es handelt sich um Parästhesien in der Area radicularis von C6. Eine zervikale Radikulopathie von C6 ist wahrscheinlich.
- Ein Patient klagt über multisegmentale Parästhesien in beiden Armen. Diese Beschwerden sind weder auf einen Periphernerv noch auf einen Spinalnerv zurückzuführen. Es kann eine zervikale Myelopathie mit Druck im Innern des Rückenmarks vorliegen (die zervikalen Fasern liegen im Innern des Rückenmarks, die sakralen und lumbalen im äußeren Anteil). Grund kann eine zentralneurologische Erkrankung, ein Tumor, eine spinale Blutung oder ein spinaler Infarkt sein. Es besteht ein Red flag!

Diese Beispiele dienen lediglich der Erklärung, welche analytische Fähigkeit aus Wissen in Anatomie und Neuroanatomie resultieren kann.

Die Leitsymptome von Beschwerden in anatomischen Strukturen und spezifischen Pathologien werden in den Kapiteln 2–9 ausführlich dargestellt.

Sind neben Anatomie und Neuroanatomie auch die einzelnen Schmerzarten bekannt (➤ Kap. 1.3), so kann in vielen Fällen schon anamnestisch festgestellt werden, was für die Beschwerden des Patienten ursächlich verantwortlich ist. Lokale Beschwerden können von ausstrahlenden Schmerzen aus Bindegewebe unterschieden und periphere Nervenentrapments von Radikulopathien und zentralneurologischen Erkrankungen unterschieden werden.

Um mit den in ➤ Kap. 1.3 beschriebenen Schmerzarten arbeiten zu können, ist es sinnvoll die neuroanatomische Innervation der Strukturen in der Wirbelsäule zu kennen und zudem die Areae radiculares anhand von Myotom- bzw. Sklerotomzuordnungen zu erlernen.

1.2.5 Innervation der Wirbelsäulenregion

Der R. dorsalis aus dem Spinalnerv versorgt die Haut des Rückens sensibel und die Muskulatur des Rückens motorisch. Der R. meningeus aus einem oder mehreren Segmenten versorgt die Facettengelenke, den Diskus, die Muskulatur und die anderen Strukturen der Wirbelsäulenregion sensibel.

Strukturen der Wirbelsäule sind sensorisch überwiegend aus mehreren Segmenten, also multisegmental, innerviert, können aber auch aus nur einem Segment, also monosegmental, innerviert werden. Eine bilaterale Innervation ist genau wie eine unilaterale Innervation möglich. Das mittlere Drittel eines Discus intervertebralis ist multisegmental (drei Segmente) und bilateral innerviert, die äußeren Drittel multisegmental und unilateral.

Diese Innervationen sollten bekannt sein (➤ Abb. 1.15). Sie dienen als Basis für das Arbeitsmodell der Schmerzart Referred pain (➤ Kap. 1.3.6).

1.2.6 Fasertypen

Es gibt mehrere Autoren, die Nervenfasern benannt und unterteilt haben. Im weiteren Verlauf dieses Buches wird die Einteilung nach Lloyd und Hunt benutzt. In dieser werden Afferenzen nach Funktion unterteilt, Efferenzen werden, aufgrund der alleinigen motorischen Funktion, nicht weiter unterteilt.

Afferente Nervenfasern nach Lloyd und Hunt

Für die neurologische Untersuchung sind folgende Fasertypen interessant:

- Ia-Fasern: Reflexaktivität der Eigenreflexe. Eigenreflexe werden im Seitenvergleich je nach Reflex mit einem Reflexhammer getestet.
- Ib-Fasern: Vibrationsempfinden. Vibrationsempfinden wird mit einer Stimmgabel nach Rydel-Seiffer getestet.
- II-Fasern: Oberflächliche Oberflächensensibilität und tiefe Oberflächensensibilität. Oberflächliche Oberflächensensibilität wird mit einem großen, sterilen Wattestäbchen getestet. Tiefe Oberflächensensibilität wird mit einem sterilen Holzspatel getestet. Die Nutzung von Nadel und Pinsel ist aus hygienischen Gründen obsolet.
- IIIb-Fasern: IIIb-Fasern sind bei primärem Schmerz aktiv (➤ Kap. 1.3.6).
- IV-Fasern: IV-Fasern sind bei sekundärem Schmerz aktiv (➤ Kap. 1.3.6).

1.3 Schmerz

Nozizeptoren leiten potenziell Gewebe bedrohende (Zellnot) oder schädigende Reize (Zelltod) über afferente Leitungsbahnen zum Gehirn. Nozizeption dient somit der Weiterleitung und Verarbeitung nozizeptiver Reize. Diese kann unterschwellig, also ohne Schmerzwahrnehmung des Patienten, oder überschwellig, also mit Schmerzwahrnehmung des Patienten, stattfinden. Wird die Reizschwelle überschritten, so empfindet der Patient Schmerz.

1

Anatomische Struktur	Neuroanatomische Innervation	Neigung zu Referred pain	Besonderheiten
Erläuterung: – verursacht keinen Referred pain; + verursacht selten Referred pain; ++ verursacht gelegentlich Referred pain; +++ verursacht oft Referred pain			
Obere Halswirbelsäule			
Kopfgelenke			
C0/C1	(C1,) C2 – unilateral	+++	C1 besitzt keine Referred area, also nicht relevant
C1/C2	(C1,) C2, C3 – unilateral	++ – +++	C1 besitzt keine Referred area, also nicht relevant
Duralärmel C2	C2 – unilateral	–	Klinisch nicht relevant
Lig. alare	C2 – unilateral	+++	Cave: bei Trisomie ggf. Fehlbildungen
Lig. transversum atlantis	Nicht nozisensorisch innerviert	–	Cave: Rheumatoide Arthritis, Grisel-Syndrom, Trisomie 21
Halswirbelsäule			
Facettengelenke			
C2/C3	C2, C3, C4 – unilateral	+	
C3/C4	C3, C4, C5 – unilateral	+	
C4/C5	C4, C5, C6 – unilateral	+	
C5/C6	C5, C6, C7 – unilateral	+	
C6/C7	C6, C7, C8 – unilateral	+	
Unkovertebralgelenke			
C2/C3	C2, C3, C4 – unilateral	+	
C3/C4	C3, C4, C5 – unilateral	+	
C4/C5	C4, C5, C6 – unilateral	+	
C5/C6	C5, C6, C7 – unilateral	+	
C6/C7	C6, C7, C8 – unilateral	+	
Bandscheiben			
C2/C3	C2, C3, C4	+	Laterale Drittel unilateral, mittleres Drittel bilateral
C3/C4	C3, C4, C5	+	Laterale Drittel unilateral, mittleres Drittel bilateral
C4/C5	C4, C5, C6	+	Laterale Drittel unilateral, mittleres Drittel bilateral
C5/C6	C5, C6, C7	++	Laterale Drittel unilateral, mittleres Drittel bilateral
C6/C7	C6, C7, C8	++	Laterale Drittel unilateral, mittleres Drittel bilateral
Duralärmel			
C3	C3 – unilateral	+	
C4	C4 – unilateral	+	
C5	C5 – unilateral	++	
C6	C6 – unilateral	+++	
C7	C7 – unilateral	+++	
C8	C8 – unilateral	+	
Lendenwirbelsäule			
Facettengelenke			
L1/L2	Th12, L1, L2 – unilateral	+	
L2/L3	L1, L2, L3 – unilateral	+	
L3/L4	L2, L3, L4 – unilateral	+	
L4/L5	L3, L4, L5 – unilateral	++	
L5/S1	L4, L5, S1 – unilateral	++	
Iliosakralgelenk	Variabel aus L2–S5 möglich	+	Individuell multisegmentale Ausstrahlung möglich
Erläuterung: – verursacht keinen Referred pain; + verursacht selten Referred pain; ++ verursacht gelegentlich Referred pain; +++ verursacht oft Referred pain			

Abb. 1.15 Neuroanatomische Innervation von Strukturen der Wirbelsäule durch ein oder mehrere Rr. meningei (uni- oder bilateral) zur Anwendung des Arbeitsmodells von Referred pain. Ausstrahlung nach den beschriebenen Regeln in Strukturen der Peripherie. Zur Vereinfachung können Sklerotome/Myotome genutzt werden, um Areale zu verstehen. [L329]

Anatomische Struktur	Neuroanatomische Innervation	Neigung zu Referred pain	Besonderheiten
Bandscheiben			
L1/L2	Th12, L1, L2	+	Laterale Drittel unilateral, mittleres Drittel bilateral
L2/L3	L1, L2, L3	+	Laterale Drittel unilateral, mittleres Drittel bilateral
L3/L4	L2, L3, L4	+	Laterale Drittel unilateral, mittleres Drittel bilateral
L4/L5	L3, L4, L5	++	Laterale Drittel unilateral, mittleres Drittel bilateral
L5/S1	L4, L5, S1	++	Laterale Drittel unilateral, mittleres Drittel bilateral
Duralärmel			
L1	L1	+	
L2	L2	+	
L3	L3	+	
L4	L4	++	
L5	L5	+++	
S1	S1	+++	
Unabhängig von der Wirbelsäulenregion			
Tiefe Muskulatur			
Mm. multifidii	Je nach Höhe 3 Segmente unilat.	+	
Mm. rotatores breves	Je nach Höhe 3 Segmente unilat.	+	
Mm. semispinales	Je nach Höhe 3 Segmente unilat.	+	Aufgrund diverser Insertionen im Verlauf wechselnde Innervation
Weitere Ligamente			
Lig. longitudinale anterius	Je nach Höhe 3 Segmente unilat.	-	Aufgrund diverser Insertionen im Verlauf wechselnde Innervation
Lig. longitudinale posterius	Je nach Höhe 3 Segmente unilat.	-	Aufgrund diverser Insertionen im Verlauf wechselnde Innervation
Lig. flavum	Nicht nozisensorisch innerviert	-	
Dura mater	6–12 Segmente bilateral	++	Vom Ort der Läsion 3–6 Segmente nach oben und unten

Abb. 1.15 *(Forts.)* Neuroanatomische Innervation von Strukturen der Wirbelsäule durch ein oder mehrere Rr. meningei (uni- oder bilateral) zur Anwendung des Arbeitsmodells von Referred pain. Ausstrahlung nach den beschriebenen Regeln in Strukturen der Peripherie. Zur Vereinfachung können Sklerotome/Myotome genutzt werden, um Areale zu verstehen. [L329]

Ab welcher Reizschwelle Schmerzen wahrgenommen werden, hängt von mehreren Faktoren ab. Die Selektivität des Patienten ist einer davon. Von einer niedrigen Selektivität spricht man, wenn der Patient ein **aspezifisches Arousal,** also ein nicht angepasstes Verhalten des vegetativen Nervensystems auf Reize, aufweist (➤ Kap. 1.5.5). Gründe für ein aspezifisches Arousal können sein:

- Psychosoziale Stressfaktoren
- Angst
- Schlafmangel
- Gestörtes Verhältnis zwischen Belastung und Belastbarkeit

Auch Medikamente und Ernährung können die Schmerzwahrnehmung beeinflussen (➤ Kap. 1.5.5).

1.3.1 Schmerzreize

Schmerz kann durch verschiedene Reize ausgelöst werden:

- **Mechanisch:** ein Sturz, Tritt, Schlag, Schnitt, Umknicken oder Verdrehen von Gelenken, aber auch starker Zug (Zellnot oder Zelltod)
- **Thermisch:** Verbrennungen, Erfrierungen, der Griff auf die heiße Herdplatte und Kältegefühl bei Minusgraden
- **Chemisch:** Säure, allergische Reaktionen auf Salben o. Ä.

1.3.2 Schmerzkomponenten

Es gibt mehrere Schmerzkomponenten:

- **Sensorische** Schmerzkomponente: Verarbeitung von Intensität, Art und Dauer.
- **Affektive** Schmerzkomponente: emotionale Reaktion des Patienten, abhängig von der emotionalen Ausgangslage des Patienten und der Stärke bzw. der Art des Schmerzes.

- **Vegetative** Schmerzkomponente: Eine vegetative Reaktion kann eine erhöhte oder erniedrigte Aktivität des vegetativen Nervensystems bedeuten.
- **Motorische** Schmerzkomponente: Schutzreflexe oder Schonhaltungen als Reaktion auf die Schmerzen.
- **Kognitive** Schmerzkomponente: Vergleiche, Erfahrungen, Erinnerungen an die Schmerzsituation aus früheren Ereignissen (vgl. Gallacchi et al. 2005: 57–59).

1.3.3 Schmerzäußerung

Schmerzumgang und Schmerzäußerung sind erlernbare Verhaltensmuster und abhängig von Erziehung, Kultur, Temperament, Alter, Geschlecht und Erfahrungen aus dem Umfeld. Sogar sportartspezifisch sind verschiedene Muster von Schmerzäußerung etabliert (Fußball, Handball, Kraftsport, Turnen, Ballett).

1.3.4 Schmerzmerkmale

Patienten beschreiben Schmerzen mit unterschiedlichen Merkmalen:

- Stechend
- Bohrend
- Pulsierend
- Brennend
- Einschießend
- Hell
- Dumpf
- Punktuell
- Großflächig

Das Erkennen und Bewerten dieser Beschreibungen sind wichtige therapeutische Voraussetzungen, um Ursachen auf den Grund gehen zu können.

1.3.5 Pathologische Schmerzwahrnehmung

Folgende pathologische Arten der Schmerzwahrnehmung werden beschrieben:

Hyperalgesie

Die Hyperalgesie beschreibt eine verstärkte Schmerzwahrnehmung adäquater Reize. Ein Reiz, der adäquat ist, um Schmerzen auszulösen, wird als inadäquat stark empfunden.

Unabhängig davon gibt es den Begriff der primären und sekundären Hyperalgesie bei anhaltenden Schmerzreizen. Diese Begriffe werden im weiteren Verlauf dieses Kapitels erläutert.

Allodynie

Die Allodynie beschreibt eine verstärkte Schmerzempfindung auf inadäquate, zum Beispiel taktile Reize. Im Normalfall würde ein solcher Reiz keinen Schmerz auslösen. Eine Allodynie kann bei akuten Entzündungen, zum Beispiel einem starken Sonnenbrand, vorliegen, kann aber auch einer Algodystrophie oder einer Erkrankung des zentralen oder peripheren Nervensystems zugrunde liegen.

Hyperpathie

Die Hyperpathie beschreibt anhaltendes Schmerzempfinden auf Berührungsreize. Eine Hyperpathie deutet auf eine Erkrankung des zentralen Nervensystems hin.

1.3.6 Schmerzarten

Eine weitere Voraussetzung, um Informationen aus Anamnese und Klinik richtig einschätzen, bewerten und einsortieren zu können, ist die Kenntnis der verschiedenen Schmerzarten. Im weiteren Verlauf dieses Buches wird als Arbeitsmodell mit folgenden Schmerzarten gearbeitet:

- Lokaler Schmerz
- Referred pain
- Neuropathischer Schmerz
- Phantomschmerz

Es gibt viele andere Einteilungen und Kategorisierungen von Schmerz, zum Beispiel die Einteilung in somatischen und psychogenen Schmerz, in akuten und chronischen Schmerz, die Trennung von viszeralem und parietalem Schmerz oder von radikulärem und pseudoradikulärem Schmerz. Außerdem werden spezifische Schmerzarten beschrieben, wie zum Beispiel entzündlicher Schmerz. In der Betrachtung ausstrahlender Schmerzen werden neben Referred pain und neuropathischem Schmerz in der Literatur auch Headsche Zonen, myofasziale Triggerpunkte und Tenderpoints beschrieben. Diese Begriffe werden im weiteren Verlauf dieses Kapitels definiert.

Die gewählte Einteilung hat den Vorteil, dass nahezu alle Schmerzphänomene von Patienten in der manualtherapeutischen Praxis den vier Schmerzarten zugeordnet werden können. Die Unterteilung ermöglicht die Lokalisation der Schmerzursache, unabhängig davon, ob es sich um lokale oder ausstrahlende Beschwerden handelt. Eine Bewertung, welche anatomische Struktur als Schmerzquelle in Frage kommt, wird vereinfacht.

Trotzdem werden Verbindungen zu anderen Begriffen und Einteilungen hergestellt.

Lokaler Schmerz

Als lokaler Schmerz wird Schmerz dann bezeichnet, wenn die Schmerzquelle und die Schmerzwahrnehmung an gleicher Stelle sind. Liegt ein lokaler Schmerz vor, so befindet sich die Schmerzquelle immer in einer bindegewebigen Struktur (Knochen, Muskeln, Kapsel, Bänder, Faszien, Faserknorpel). Hyaliner Gelenkknorpel und Fettgewebe sind nicht nozisensorisch innerviert. Nervengewebe ist kein Bindegewebe und kann keinen lokalen Schmerz verursachen.

Formen des lokalen Schmerzes sind primärer Schmerz und sekundärer Schmerz.

Primärer Schmerz

Im Moment der Überschreitung der Reizschwelle kommt es zu Aktivität der IIIb-afferenten Nervenfasern. Der Patient nimmt einen hellen Schmerz wahr, der auf das Areal der Schädigung begrenzt ist. Eine gute Lokalisation der betroffenen Region ist möglich.

Sekundärer Schmerz

5–10 Minuten nach Auftreten des Reizes werden die IV-afferenten Nervenfasern aktiviert. Es kommt zu sekundärem Schmerz. Der Schmerz wird vom Patienten als dumpf empfunden, das schmerzende Areal ist größer, eine genaue Lokalisation der betroffenen Region ist nicht mehr gut möglich.

Die Begriffe primärer und sekundärer Schmerz beschreiben also das, was der Patient empfindet. Um zu beschreiben, was genau nach einem nozizeptiven Reiz passiert, benötigt man weitere Begriffserklärungen.

Primäre Hyperalgesie

Bei der primären Hyperalgesie unterscheidet man zwei Phasen:

- 1. Phase: Entzündungsmediatoren am Ort der Bedrohung bzw. Schädigung werden freigesetzt. Es kommt zu einer lokalen Hyperalgesie (Herabsetzung der Sensorenreizschwelle) im Gewebe und zu Vasodilatation.
- 2. Phase: Zusätzlich angelieferte Entzündungsmediatoren werden am Ort der Schädigung freigesetzt. Die Sensorenreizschwelle wird weiter herabgesetzt, die Vasodilatation hält an.

Bei geringen Gewebebedrohungen kann die Entzündungsreaktion schon nach der ersten Phase beendet sein. Ist das Problem auch nach der zweiten Phase nicht gelöst, kommt es zu einer sekundären Hyperalgesie.

Sekundäre Hyperalgesie

Im dorsalen Spinalganglion wird mehr Substanz P (Entzündungsmediator) produziert und sowohl in die Peripherie zum Ort der Schädigung transportiert und ausgeschüttet als auch im Hinterhorn des Rückenmarks ausgeschüttet. Es kommt zu einer Hyperalgesie im gesamten neuroanatomischen Segment.

Beispiele für lokalen Schmerz sind:

- Tritt vor das Schienbein
- Stoßen des Kopfes
- Schnittwunde
- Schmerz nach einer Distorsion

Referred pain

Synonyme für Referred pain sind **übertragener Schmerz** oder **fortgeleiteter Schmerz.**

Referred pain beschreibt einen Schmerz, bei dem Schmerzquelle und Schmerzwahrnehmung nicht an derselben Stelle sind. Es kommt zu einer Ausstrahlung. Diese bleibt in dem/n neuroanatomischen Segment/en, von dem/denen die ursächlich geschädigte oder bedrohte anatomische Struktur innerviert wird/werden. Sie bleibt in den betreffenden Areae radiculares, strahlt also nicht in den Bereich einer Area nervosa.

Genau wie bei lokalem Schmerz liegt die Ursache bzw. Gewebeschädigung in einer bindegewebigen Struktur. Nervengewebe kann keinen Referred pain verursachen.

HINWEIS

Die Erklärungen zu Referred pain sind ein Arbeitsmodell. Die Analyse der Schmerzen muss unbedingt im Zusammenhang mit der Klinik und den Informationen aus Anamnese und Untersuchung erstellt werden.
Neben Referred pain gibt es zudem andere Möglichkeiten für ausstrahlende Schmerzen:

- Neuropathische Schmerzen
- Schmerzen aus inneren Organen
- Typische Schmerzpunkte spezifischer Erkrankungen

Auf diese wird im weiteren Verlauf des Buches eingegangen.
Das Arbeitsmodell hilft, ausstrahlende Schmerzen zurückzuverfolgen, mögliche betroffene Strukturen zu identifizieren und ein besseres Verständnis von Schmerzweiterleitung zu entwickeln.

Die Ausstrahlung bei vorliegendem Referred pain folgt, bis auf wenige Ausnahmen, folgenden Regeln (die möglichen Ausnahmen werden im Verlauf des Buches erläutert):

- Referred pain strahlt von proximal nach distal aus: Die Schmerzquelle, also das betroffene Gewebe, liegt proximaler als der Ort der Schmerzwahrnehmung. Als proximalster Punkt des Körpers ist der Umbilicus (Bauchnabel) festgelegt. Die nozisensorische Dichte nimmt von proximal nach distal zu.
- Referred pain strahlt von tief nach oberflächlich aus: Die nozisensorische Dichte nimmt von tief nach oberflächlich zu.
- Referred pain strahlt von Strukturen mit niedrigerer zu Orten mit höherer nozisensorischer Dichte aus.
- Referred pain überkreuzt nicht die Medianlinie: Liegt die Schmerzquelle auf der rechten Körperhälfte, so strahlt es auch in die rechte Körperhäfte aus.

- Referred pain bleibt immer im neuroanatomischen Segment: Das Gewebe, in dem der Schmerz wahrgenommen wird, wird von dem-/denselben Spinalnerv/en innerviert wie das Gewebe, in welchem die Schmerzquelle liegt.
- Referred pain überspringt keine Struktur im neuroanatomischen Segment: Die Ausstrahlung geht immer zur nächst distalen/oberflächlicheren Struktur im neuroanatomischen Segment.
- Liegt die nozisensorische Quelle in einer monosegmental nozisensorisch innervierten Struktur, so strahlt sie in eine monosegmental innervierte Struktur aus.
- Liegt die nozisensorische Quelle in einer multisegmental nozisensorisch innervierten Struktur, so resultiert daraus multisegmentaler Referred pain.
- Liegt die nozisensorische Quelle in einer unilateral nozisensorisch innervierten Struktur, so resultiert daraus unilateraler Referred pain.
- Liegt die nozisensorische Quelle in einer bilateral nozisensorisch innervierten Struktur, so resultiert daraus bilateraler Referred pain.

Im letzten Fall muss der Schmerz auf beiden Seiten in puncto Ausbreitung und Stärke jederzeit genau gleich sein.

Nimmt man diese Regeln für ausstrahlenden Schmerz aus Bindegewebe als Arbeitsmodell, so kann man aus anamnestischen Informationen ursächlich betroffene Strukturen leichter analysieren und benennen. Voraussetzung hierfür ist die Kenntnis über die neuroanatomische Innervation der Strukturen des Körpers. Als Basis bzw. Leitlinie kann man mit dem Erlernen der Myotome für die Extremitäten beginnen, da Referred pain zumeist in Bereich von Faszien (Epimysium) wahrgenommen wird. Die neuroanatomische Innervation der einzelnen Strukturen der Wirbelsäule sollte bekannt sein (➤ Abb. 1.15).

HINWEIS

Referred pain aus Strukturen der Extremitäten strahlt oft nur großflächig in darüberliegende, oberflächliche Faszien aus, zum Beispiel aus der Sehne des M. supraspinatus in die Fascia deltoidea. Wird die betreffende Struktur provoziert, in diesem Fall etwa durch isometrisches Anspannen, so verspürt der Patient lokalen, scharf umgrenzten Schmerz.

Nach distal ausstrahlende Schmerzen findet man hingegen häufiger aus Strukturen der Wirbelsäule in die Extremitäten. Diese Schmerzen werden auch als pseudoradikuläre Schmerzen bezeichnet.

➤ Abb. 1.16 zeigt typische Ausstrahlungsgebiete (Referred areas) der einzelnen neuroanatomischen Segmente (vgl. auch ➤ Abb. 1.13, wo die Sklerotome und Myotome dargestellt sind, anhand derer man die meisten Referred areas ableiten kann).

Referred area

Die Größe der Referred area, also die Ausbreitungsfläche eines Referred pain nach distal, variiert und ist abhängig von folgenden Faktoren:

- Der momentanen Belastbarkeit des Patienten
- Der Selektivität des Patienten
- Der Größe des Schadens
- Ggf. der Dauer der Gewebebedrohung

Des Weiteren ist sie davon abhängig, wie weit sich die betreffende Area radicularis nach distal fortsetzt.

Neuroanatomisches Segment	Kleine Referred Area	Weitere progrediente Ausbreitung bei größerer Referred area	
C1	Kein Referenzgebiet		
C2	Okzipital	Frontal	Temporal und/oder orbital
C3	Dorsaler Nacken (Fascia nuchae)		
C4	Bereich des M. trapezius pars transversa		
C5	Proximaler lateraler Oberam	Gesamter lateraler Oberarm	
C6	Proximaler ventraler Oberarm	Gesamter ventraler Oberarm	
C7	Proximaler dorsaler Oberarm	Gesamter dorsaler Oberarm	
C8	Ulnare Handkante	Kleinfinger	
TH1	Humeroulnarregion		
L1	Leistenregion	Medialer Oberschenkel	
L2	Leistenregion	Medialer Oberschenkel	
L3	Proximaler ventraler Oberschenkel	Etwas fortlaufend nach kaudal	
L4	Proximaler ventrolateraler Oberschenkel	Fortlaufend nach kaudal (medial)	
L5	Bereich um den Trochanter major	Gesamter lateraler Oberschenkel	
S1	Bereich um das Tuber ischiadicum	Dorsolateraler Oberschenkel	

Abb. 1.16 Typische Referred areas bei Referred pain aus Strukturen der Wirbelsäule in die Extremitäten. Ausbreitungsreihenfolge 1–3 von kleiner zu großer Referred area; abhängig von der Größe des Schadens und der Selektivität des Patienten. [L329]

Beispiele zur möglichen Analyse

Beispiel 1: Schmerzen im Bereich des Trochanter major
Es gab kein Trauma, keine Entzündung, keine Überlastung. Von einem lokalen Schmerz ist nicht auszugehen. Der Bereich wird von L5 innerviert. Als Ursache wird die nächst proximale und tiefer gelegene, bindegewebige anatomische Struktur vermutet, die auch unilateral und monosegmental von L5 innerviert wird. In Betracht kommt nur der Duralärmel von L5.

Alle anderen lumbalen Strukturen werden multisegmental innerviert, würden also auch multisegmental ausstrahlen. Ggf. liegt eine Bandscheibenproblematik mit zusätzlicher Klinik einer Protrusion oder eines Prolapses vor.

Referred pain aus dem Duralärmel von L5 kann sich auf den Bereich über dem Trochanter major (kleine Referred area) oder den gesamten lateralen Oberschenkel (große Referred Area) projizieren.

Beispiel 2: Schmerzen in der Leiste, Schmerzen lumbosakral, Schmerzen an der Knieinnenseite
Der lumbosakrale Übergang besteht aus von den Segmenten L4, L5, S1 innervierten Strukturen. Die Leistenregion wird aus L1, L2, (L3) innerviert. Die Knieinnenseite wird auch aus L1, L2 innerviert. Da der lumbosakrale Übergang anders innerviert wird als die Leistenregion, kann der Leistenschmerz kein Referred pain aus dieser Region sein. Der Schmerz an der Knieinnenseite kann auch kein Referred pain sein, da die Adduktoren ebenfalls aus L1, L2 versorgt werden und Referred pain keine Struktur im Segment überspringt. Wenn die Adduktoren ebenfalls schmerzen würden, würde von Referred pain ausgegangen.

Beispiel 3: Bilaterale Leistenschmerzen
Etwas komplizierter gestaltet sich die Analyse von bilateralen Schmerzen in den Extremitäten. Hier gibt es folgende Möglichkeiten, am Beispiel bilateraler Leistenschmerzen:

- Lokaler Schmerz rechts und lokaler Schmerz links: Möglich wäre eine Hüftarthrose bds. Die Schmerzen wären nicht immer gleich stark und könnten mit Flexion, Adduktion, Innenrotation plus Kompression jeweils provoziert werden.
- Referred pain aus einer bilateral multisegmentalen Region im thorakolumbalen Übergang: In diesem Fall wären die Ausstrahlungen an beiden Seiten komplett identisch.
- Lokaler Schmerz auf einer Seite, Referred pain aus einer unilateral multisegmental innervierten Struktur des thorakolumbalen Überganges auf der anderen Seite.
- Referred pain aus zwei unilateral multisegmental innervierten Strukturen des thorakolumbalen Überganges.

Die letzten beiden Varianten sind unwahrscheinlich, werden jedoch aus didaktischen Gründen zum besseren Verständnis aufgeführt.

Je oberflächlicher und distaler eine bindegewebige Struktur liegt, desto seltener geht von ihr Referred pain aus.

Neuropathischer Schmerz

Neuropathischer Schmerz tritt auf, wenn die Schmerzquelle in einer neurogenen Struktur liegt. Anders als lokaler Schmerz und Referred pain adaptiert neuropathischer Schmerz nicht. Er entsteht durch Entzündung, Druck oder Zug sowie durch Verletzung von Nerven.

Neuropathischer Schmerz wird als massiv, einschießend und unerträglich beschrieben. Man nimmt ihn ab der Stelle der Läsion im gesamten weiteren Verlauf des Nervs nach distal wahr.

Beispiele:

- Verletzung des N. ulnaris im Sulcus nervi ulnaris. Der Patient gibt massive, einschießende Schmerzen vom Ellenbogen bis zum kleinen Finger an.
- Druck des Discus intervertebralis von L5/S1 auf den sich im Neuroforamen befindlichen Duralärmel von L5 und somit auf den Spinalnerv von L5. Es folgen massive, einschießende Schmerzen im gesamten Bein von proximal nach distal bis zum großen Zeh. Natürlich ist neuropathischer Druck nicht die erste Reaktion von Nervenmaterial auf Druck. Die Reihenfolge von Symptomen bei Nervenläsionen wird im Band II dieser Buchreihe ausführlich erläutert.
- Entzündung einer Zahnwurzel. Massive Schmerzen am Ort der Entzündung, keine Ausstrahlung, da die Läsion schon am distalen Ende des Nervs ist.

Neuropathischer Schmerz funktioniert nach dem On/Off-Prinzip. Macht der Patient eine Bewegung, die den Druck auf den Nerv erhöht, so kommt es zu einschießenden Schmerzen. Nimmt man den Druck, ist der Schmerz wieder weg. Anhaltender neuropathischer Schmerz besteht nur bei großen akuten Nervenläsionen und starken Nervenentzündungen.

RED FLAG
Persistierende neuropathische Schmerzen sind ein Red flag (➤ Kap. 1.5.1).

Phantomschmerz

Phantomschmerz ist eine Form des neuropathischen Schmerzes nach Amputationen. Er ist vom Charakter her deshalb auch massiv, einschießend und unerträglich. Allerdings nimmt der Patient ihn im amputierten Bereich wahr.

In der Physiotherapie wird mittels sensorischer Reize versucht, Input an das afferente Nervensystem zu geben, um die Stelle der Amputation zu vermitteln.

Da die Kriegsversehrten des Zweiten Weltkriegs aussterben, gibt es mittlerweile deutlich weniger Patienten mit Amputationen. Motorradunfälle, Tumorerkrankungen, Diabetes und Kriegsverletzungen sind mögliche Ursachen für Amputationen.

Weitere Einteilungen von Schmerz

Die anderen in der Literatur benannten Schmerzkategorien kann man den vier oben beschriebenen zuordnen:

- **Radikulärer Schmerz:** Die Schmerzquelle liegt in der Radix, also Nervenwurzel. Es handelt sich also um neuropathischen Schmerz.
- **Pseudoradikulärer Schmerz:** Die Schmerzquelle liegt in der Wirbelsäule, es gibt eine Ausstrahlung. Die Schmerzquelle liegt nicht in der Radix, sondern in einer bindegewebigen Struktur. Es handelt sich um Referred pain.
- **Viszeraler Schmerz:** Die Schmerzquelle liegt in einem inneren Organ. Schmerzarten können je nach Organ und Größe des Schadens lokale Schmerzen oder Referred pain sein. Referred pain aus inneren Organen wird anhand von Headschen Zonen analysiert.
- **Parietaler Schmerz:** Die Schmerzquelle liegt im Bewegungsapparat. Schmerzarten können lokaler Schmerz, Referred pain, neuropathischer Schmerz oder Phantomschmerz sein.
- **Somatischer Schmerz:** Die Ursache liegt in einer tatsächlich bestehenden Schmerzquelle im Körper. Darunter fallen lokaler Schmerz, Referred pain, neuropathischer Schmerz oder Phantomschmerz.
- **Psychogener Schmerz:** Diese Beschreibung geht davon aus, dass der Patient Schmerzen wahrnimmt, ohne dass nozizeptive Reize verarbeitet werden. Es liegt keine Gewebebedrohung oder kein Gewebeschaden vor.
- **Übertragener Schmerz:** Synonym von Referred pain.
- **Fortgeleiteter Schmerz:** Synonym von Referred pain.

RED FLAG

Manualtherapeuten haben nicht die Kompetenz festzustellen bzw. davon auszugehen, dass es keinen somatischen Grund für die Beschwerden eines Patienten gibt. Daher sollte immer von einer somatischen Ursache ausgegangen werden. Findet der Therapeut auch nach sorgfältiger Anamnese und gründlicher Untersuchung keinerlei Ursache für die Beschwerden des Patienten, so ist der Patient zum Arzt zu überweisen.

HINWEIS

In der Anamnese versucht man Schmerzen zu analysieren. Aus dem sich ergebenden Verdacht resultiert die körperliche Untersuchung. Untersucht werden die wahrscheinlich betroffenen und die umliegenden Regionen.

Schmerzorte bei übertragener Hyperalgesie

Sind viszerale oder parietale Strukturen geschädigt, so werden Hyperalgesien an anderen Orten als der Schmerzquelle bzw. dem Ort der Schädigung beschrieben:

- **Headsche Zonen:** Hautareale, in denen bei Erkrankungen innerer Organe Hyperalgesie entstehen kann, werden als Headsche Zonen bezeichnet. Jedem Organ ist eine Headsche Zone zugeordnet (➤ Abb. 1.17).
- **Myofasziale Triggerpunkte:** Muskel-, Kapsel- und Bandstrukturen, die eine atypische Druckdolenz (Hyperalgesie) aufweisen, wenn andere Strukturen mit gleicher neuroanatomischer Innervation geschädigt sind, werden als myofasziale Triggerpunkte bezeichnet.
- **Tenderpoints:** Darunter versteht man spezifische Punkte, die Druckdolenz aufweisen, wenn eine Fibromyalgie oder andere Formen der Kollagenosen vorliegen.

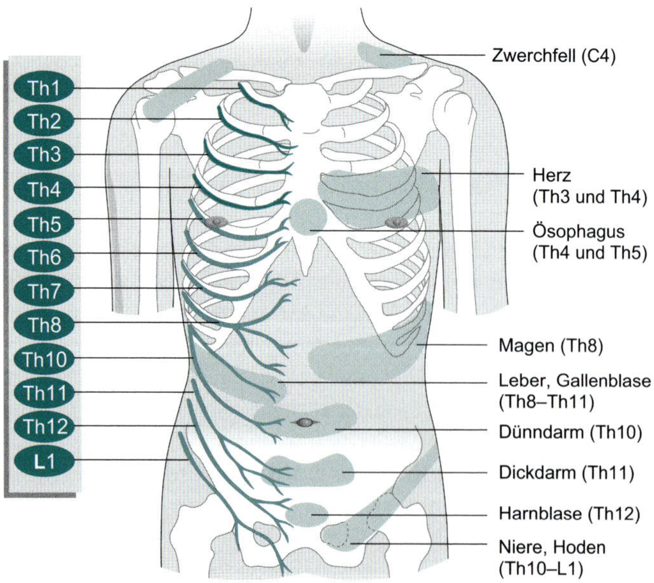

Abb. 1.17 Headsche Zonen. [A300-157]

Patientenbeispiele

Die folgenden Beispiele dienen der Erklärung, welche analytische Fähigkeit aus Wissen in Anatomie, Neuroanatomie und der Kenntnis von Schmerzarten resultieren kann.

Beispiel 1:
Ein Patient klagt über Schmerzen am Fußaußenrand nach einem Inversionstrauma des Fußes. Der Therapeut geht von einer Verletzung des Lig. talofibulare anterius aus. Untersucht werden die Außenbänder, die Kapsel des oberen Sprunggelenks und die Syndesmose auf Stabilität und die Funktion von OSG (oberes Sprunggelenk), USG (unteres Sprunggelenk) und dem lateralen Fußrand auf Mobilität. Die Schmerzart ist lokaler Schmerz.

Beispiel 2:
Ein Patient klagt über Schmerzen im Bereich des M. deltoideus. Bei der Abduktion des Arms gibt er einen stechenden, scharf umgrenzten Schmerz am Tuberculum majus an. Während der im gesamten M. deltoideus angegebene Schmerz ein oberflächlicher Referred pain aus der Sehne des M. supraspinatus in die Fascia deltoidea ist, wird bei direkter Provokation der Ansatz am Tuberculum majus lokal schmerzen.

Beispiel 3:
Ein Patient klagt über Nackenschmerz und massive, einschießende Schmerzen in den Arm bis in die Spitzen von Daumen und Zeigefinger. Es ist von neuropathischem Schmerz von C6 durch eine zervikale Radikulopathie von C6 auszugehen.

Die Leitsymptome von Beschwerden in anatomischen Strukturen und spezifischen Pathologien werden in den Kapiteln 2–9 ausführlich dargestellt.

1.3.7 Schmerzen bei Klein- und Schulkindern

Ursprünglich galt die Regel, dass Klein- und Schulkinder ohne Trauma keine Schmerzen am Bewegungsapparat haben. Überlastungssyndrome wurden frühestens ab dem Jugendalter beschrieben, degenerative Veränderungen erst ab dem fortgeschrittenen Erwachsenenalter. Dies hat sich in den letzten 20 Jahren gewandelt. Durch körperliche Passivität zugunsten der Nutzung von Computern und sozialen Medien sieht man in der manualtherapeutischen Praxis zunehmend Kinder mit HWS- oder LWS-Beschwerden, zervikogenem Kopfschmerz oder Schmerzen in den Gelenken der Extremitäten nach der Aufnahme einer neuen sportlichen Aktivität.

Zudem sieht man in der manualtherapeutischen Praxis Kinder mit Überlastungssyndromen wie Shin Splint, Achillodynie oder Jumpers knee nach sehr hochfrequentem Training in Ballsportvereinen ohne Ausgleich im Sinne von Regeneration oder Athletiktraining.

Nichtsdestotrotz sollte die „alte Regel" als Grundsatz in der Diagnostik von Schmerzen bei Klein- und Schulkindern im Hinterkopf behalten werden!

Kommt ein Kind mit Schmerzen in die Praxis, sollte die erste Frage die nach einem Trauma sein. Wenn ja, folgt eine Traumaanalyse (➤ Kap. 1.1.2). Gab es kein Trauma, wird nach einem aktuellen oder zurückliegenden Infekt gefragt. Wenn ja, ist das Kind umgehend zum Arzt zu überweisen. Postinfektiöse Erkrankungen wären möglich (Osteomyelitis, Grisel-Syndrom o. Ä.).

Gab es weder ein Trauma noch aktuelle oder zurückliegende Infekte und liegt keine erkennbare Erklärung für die Schmerzen vor, wie starke Haltungsinsuffizienzen bei ausgeprägtem Bewegungsmangel oder deutlich überhöhte, einseitige (sportliche) Belastung, so ist das Kind umgehend zum Arzt zu überweisen. Eine neoplastische Erkrankung wäre möglich.

RED FLAG
Trotz des vollzogenen Wandels in puncto Aktivitätsmangel sollten Schmerzen des Bewegungsapparates bei Kindern weiterhin als ungewöhnlich erachtet und ernst genommen werden. Ohne eindeutige Erklärung stellen sie ein Red flag dar (➤ Kap. 1.5.1)!

1.4 Evidenz

Auch wenn es zum jetzigen Zeitpunkt keine konkrete Aussicht auf die Umsetzung der Vollakademisierung der Physiotherapie gibt, geht die Entwicklung in der Physiotherapie und den anderen Heilberufen weg von einer reinen Ausbildung und hin zum Upgrade durch Bachelor- und Masterstudiengänge. Die stufenweise Akademisierung der Heilberufe ist an eine evidenzbasierte Ausrichtung der Ausbildung und der Studiengänge geknüpft. Die Beurteilung der Qualität von Untersuchungs- und Behandlungstechniken ist ein wichtiger Baustein in der Physiotherapie und Manuellen Therapie. Auch wenn weniger qualitativ hochwertige Studien produziert werden als in der Medizin oder anderen Fachrichtungen, sollte der Anspruch sein, so studienbasiert bzw. evidenzbasiert wie möglich zu arbeiten.

Dieses Buch verweist auf zahlreiche aktuelle Studien zu Untersuchungstechniken und Behandlungsverfahren. Gibt es aussagekräftige, gute Reviews älteren Datums und keine neueren Studien zum Thema, so werden auch diese aufgeführt.

Bei den in den Folgekapiteln beschriebenen manualtherapeutischen und medizinischen Verfahren ohne Studienbeleg werden die gängigsten Untersuchungen und Anwendungen beschrieben. Des Weiteren beruht das Buch auf 30 Jahren interner Evidenz in der manualtherapeutischen Praxis.

1.4.1 Evidenz von Untersuchungsverfahren

Am Beginn einer Untersuchung steht die Anamnese (➤ Kap. 1.8.1). Anhand der Schilderung des Patienten zu seinen Beschwerden und anhand gezielter Fragen versucht der Therapeut ein Muster zu erkennen. Je mehr Wissen in Anatomie und Neuroanatomie, Pathologie und Leitsymptomatik und je mehr Kenntnis von Heilungsphasen und Schmerzarten vorhanden sind, desto eher ist er dazu in der Lage.

Besteht trotz sorgfältiger Anamnese kein klares Muster, so versucht der Therapeut die Beschwerden des Patienten in die in ➤ Kap. 1.1 beschriebenen Sparten zu sortieren. Die körperliche Untersuchung dient der Bestätigung der daraus resultierenden Vermutung. Außerdem dient sie dem Ausschluss etwaiger Kontraindikationen.

Um die Ergebnisse der körperlichen Untersuchung richtig bewerten zu können, ist es notwendig, die Aussagekraft und Qualität der einzelnen Techniken zu kennen.

Testgütekriterien

Anhand von Testgütekriterien kann beurteilt werden, wie hoch die Aussagekraft von diagnostischen Tests ist. Unterschiedliche Testgütekriterien beschreiben, in welcher Hinsicht ein Test wertvolle Informationen liefern kann. Nachfolgend werden die für Manualtherapeuten ohne wissenschaftlichen Hintergrund wichtigsten Kriterien aufgeführt und erläutert.

Reliabilität

Die Reliabilität beschreibt die Reproduzierbarkeit eines Tests mit wiederholt gleichem Ergebnis. Hierbei wird zwischen Intra-rater- und Inter-rater-Reliabilität unterschieden.

Intra-rater-Reliabilität

Die Intra-rater-Reliabilität misst die Übereinstimmung von Testergebnissen bei mehrfacher Durchführung des gleichen Tests durch einen Untersucher. Je mehr Probanden vom Untersucher getestet und je häufiger die Tests wiederholt werden, desto aussagekräftiger ist die Bewertung.

Beispiel:

Ein Therapeut untersucht bei 50 Patienten mit dem Lever-Sign-Test das vordere Kreuzband und trifft die Aussage, ob es seiner Vermutung nach intakt oder gerissen ist. Diese Untersuchung wiederholt er mehrere Male.

Auswertung: Wie groß war die Reproduzierbarkeit seiner Ergebnisse, also wie häufig kam der Untersucher bei den Patienten wiederholt zum selben Ergebnis? Eine mögliche Fehlerquelle ist, dass sich der Therapeut ggf. an seine Voreinschätzungen erinnern kann.

Inter-rater-Reliabilität

Die Inter-rater-Reliabilität (auch als Inter-tester-Reliabilität bezeichnet) misst die Übereinstimmung von Testergebnissen bei Durchführung von Tests durch mehrere Untersucher. Je mehr Untersucher den Test durchführen und je mehr Patienten untersucht werden, desto aussagekräftiger ist die Bewertung. Die Inter-rater-Reliabilität wird auch als Objektivität bezeichnet. Zur Bewertung von Reliabilität ist eine standardisierte Ausführung des Tests notwendig!

Beispiel:

10 Therapeuten untersuchen bei 50 Patienten mit dem Lever-Sign-Test das vordere Kreuzband und treffen eine Aussage, ob es ihrer Vermutung nach intakt oder gerissen ist.

Auswertung: Wie groß war die Reproduzierbarkeit der Ergebnisse, also wie oft kamen die Untersucher zum selben Ergebnis?

Klassifiziert und angegeben wird die Reliabilität mit dem Kappa-Koeffizienten. Die Einteilung des Kappa-Wertes erfolgt auf einer Skala von -1 bis +1.

EVIDENZ

Die Aussagekraft des Kappa Wertes ist in den Bereichen
- 0,81–1,00 sehr gut,
- 0,61–0,80 gut,
- 0,41–0,60 mittelmäßig,
- 0,21–0,40 leicht,
- 0,00–0,20 schwach,
- > 0,0 schlecht.

Ein diagnostischer Test ist nur für die Praxis tauglich, wenn er einen k-Wert von über 0,4 hat (vgl. May et al. 2006).

Sensitivität (richtig-positive Rate eines Tests)

Ist der Test richtig positiv, wenn die Erkrankung tatsächlich vorliegt?

Die Sensitivität gibt die Häufigkeit an, mit der eine vorliegende Erkrankung mit einem diagnostischen Test auch als vorliegende Erkrankung erkannt wird (vgl. Mangold 2013: 125–127).

Beispiel:

Ein Therapeut untersucht 100 Patienten mit vorliegender Ruptur des vorderen Kreuzbandes mit dem Lever Sign Test. Bei wie vielen Patienten kommt er zu dem richtig positiven Ergebnis, dass das Band gerissen ist?

Spezifität (richtig-negative Rate eines Tests)

Ist der Test richtig negativ, wenn die Erkrankung nicht vorliegt?

Die Spezifität gibt die Häufigkeit an, mit der eine nicht vorliegende Erkrankung mit einem diagnostischen Test auch als nicht vorliegende Erkrankung erkannt wird (vgl. Mangold 2013: 125–127).

Beispiel:

Ein Therapeut untersucht 100 Patienten mit intaktem vorderem Kreuzband mit dem Lever Sign Test. Bei wie vielen Patienten kommt er zu dem richtig negativen Ergebnis, dass das nicht Band gerissen ist? Die Bewertung von Sensitivität und Spezifität erfolgt in Prozent:
- Der Lever-Sign-Test ist bei 37 von 100 Patienten richtig positiv. Die Sensitivität liegt bei 37 Prozent.

- Der Lever-Sign-Test ist bei 100 von 100 Patienten richtig negativ. Die Spezifität liegt bei 100 Prozent.
  Diese Ergebnisse werden wie folgt interpretiert:
- Ein positives Lever-Sign weist auf eine Ruptur des vorderen Kreuzbandes hin. *Begründung:* Die Spezifität liegt bei 100 Prozent. Bei keinem der Patienten mit intaktem Kreuzband gab es ein falsch positives Ergebnis des Tests.
- Ein negatives Lever-Sign liefert keine klaren Hinweise, ob das vordere Kreuzband intakt ist oder nicht. *Begründung:* Sowohl bei 100 Prozent der Patienten mit intaktem als auch bei 63 Prozent der Patienten mit gerissenem vorderem Kreuzband war das Testergebnis negativ.

Anmerkung: In den oben genannten Beispielen wurde die Zahl der Patienten zur einfachen Erklärung auf 100 gebracht. Die Ergebnisse von Validität und Inter-rater-Reliabilität sind jedoch Ergebnisse einer unten aufgeführten Studie (siehe Evidenz-Kasten weiter unten), die mit 94 Patienten durchgeführt wurde.

HINWEIS

Unterschiedliche Studien erzielen unterschiedliche Ergebnisse, da andere Untersucher andere Patienten in anderer Anzahl und möglicherweise mit anderer Ausführung der Tests untersucht haben. Wichtig ist, dass die genaue Ausführung des Tests in der Studie beschrieben und an einer repräsentativen Zahl von Patienten durchgeführt wurde. Höhere Aussagekraft als eine einzelne Studie liefern Reviews, also Arbeiten, in denen die Ergebnisse vieler (möglichst aller) Studien zur selben Fragestellung gesammelt und zusammenfassend analysiert werden.

Beispiel:
Der Lever-Sign-Test hat laut unten aufgeführter Studie eine Inter-rater-Reliabilität von 0,8. Die Reproduzierbarkeit kann als gut bewertet werden. Die Aussagen über Sensitivität und Spezifität können genutzt werden. Jedoch müssen auch hier das Studiendesign und somit die Aussagekraft der Studie kritisch begutachtet werden.

Validität

Mit der Validität wird die Glaubwürdigkeit eines Tests beurteilt:

- Passt der Test zur Fragestellung?
- Ist der Test geeignet, positive Testergebnisse mit hoher Zuverlässigkeit korrekt zu liefern?
- Ist der Test geeignet, negative Testergebnisse mit hoher Zuverlässigkeit korrekt zu liefern?
- Wird mit dem Test tatsächlich das untersucht, was untersucht werden soll?

Validität setzt voraus, dass Tests frei von Messfehlern sind. Ein valider Test muss also reproduzierbar sein und somit über eine hohe Reliabilität verfügen (vgl. Gross Portney und Watkins 2000: 79).

Es gibt mehrere Formen von Validität (vgl. Mangold 2013: 126). Die für die Beurteilung von manualtherapeutischen Untersuchungstests wichtigste Form ist die Kriteriumsvalidität.

Kriteriumsvalidität

Die Kriteriumsvalidität misst, inwieweit die Messergebnisse von Tests mit den Ergebnissen eines Referenztests übereinstimmen. Dieser Referenztest wird als **Gold-Standard** bezeichnet (vgl. Mangold 2013: 200).

Gold-Standard
Um die Möglichkeit zu haben, Sensitivität und Spezifität zu beurteilen, muss es eine Untersuchungsmöglichkeit geben, die zu 100 % beweisen kann, ob eine Erkrankung vorliegt oder nicht.
Beispiel:
Der Gold-Standard zur Feststellung oder zum Ausschluss einer Ruptur des vorderen Kreuzbandes ist eine Arthroskopie.

Selbst eine Magnet-Resonanz-Tomografie (MRT) erfüllt nicht die Anforderungen eines Gold-Standards. Sieht man in der MRT ein rupturiertes vorderes Kreuzband, so kann man von einer Ruptur ausgehen. Erscheint das vordere Kreuzband in der MRT intakt, so kann es dennoch rupturiert sein. Eine MRT verfügt also in der Diagnostik des vorderen Kreuzbandes über eine gute Spezifität, jedoch über eine nicht 100-prozentige Sensitivität.

HINWEIS

Die Qualität von Studien zur Ermittlung von Validität ist auch davon abhängig, ob ein wirklicher Gold-Standard zugrunde gelegt wurde.

Praktikabilität

Praktikabilität bewertet die Anwendbarkeit eines Tests (vgl. Mangold 2013: 126–127):

- Wie hoch sind die Kosten der Durchführung?
- Wie zeitaufwendig ist die Durchführung?
- Wie gut lässt er sich in der Praxis anwenden?

Beispiel:
Unmittelbar nach einem Trauma mit Verdacht auf Ruptur des vorderen Kreuzbandes ist der vordere Schubladentest aufgrund der erforderlichen 90° Flexion wenig praktikabel. Ein Supine-Lachmann-Test aus 15–20° Flexion hingegen ist auch unmittelbar nach einem Trauma anwendbar.

EVIDENZ

Untersucht wurden 94 von Knietraumen Betroffene über 16 Jahren. Getestet wurden Lever-Sign, Pivot-Shift, Lachmann und vordere Schublade.
Das Lever-Sign wies eine Inter-rater-Reliabilität von 0,8 und eine Spezifität von 100 auf. Jedoch war die Sensitivität mit 37 geringer als bei den drei anderen Tests.
Als Gold-Standard wurde eine Arthroskopie genutzt (vgl. Lichtenberg et al. 2018).
Beurteilung:
- Die Anzahl der Patienten ist repräsentativ. Der valide Gold-Standard wurde genutzt.
- Die Inter-rater-Reliabilität liegt bei 0,8.

Ist der Test positiv, so kann von einer Ruptur des vorderen Kreuzbandes ausgegangen werden.

1.4.2 Evidenz von Therapieverfahren

Um sinnvoll und zielgerichtet therapieren zu können, muss bekannt sein, welche Qualität und welche zu erwartenden Effekte manualtherapeutische Techniken und Verfahren haben.

Die Bewertung von Therapieverfahren ist wesentlich komplexer als die Bewertung von Reliabilität, Sensitivität und Spezifität von Untersuchungsverfahren.

Aussagekräftige Studien müssen diverse Qualitätsmerkmale erfüllen, die im Folgenden erläutert werden.

Testgruppen

Soll eine Studie herausfinden, ob ein Medikament, ein Therapieverfahren oder eine Behandlungsmethode effektiv ist, so benötigt man eine Therapiegruppe und eine Kontrollgruppe. Die Therapiegruppe umfasst die Patienten, die die zu bewertende Therapie erhalten, die Kontrollgruppe Patienten, die sie nicht erhalten.

Geht es um ein Medikament, kann die Kontrollgruppe ein Placebo erhalten oder alternativ kein Medikament.

Geht es um manualtherapeutische Techniken oder Behandlungsverfahren, so kann die Kontrollgruppe eine andere Therapie erhalten oder keine Therapie.

Ein Problem bei dem Vergleich zwischen der Therapiegruppe und der Kontrollgruppe ist, dass auch Placebos Effekte haben können. Auch die Wirkung anderer Verfahren kann nicht als Null eingestuft werden. Erhalten Patienten der Kontrollgruppe ein anderes Therapieverfahren, so können die Effekte nur miteinander verglichen werden. Es ist dann nicht möglich zu beurteilen, wie die zu bewertende Therapie im Vergleich zu keiner Therapie wäre.

Randomisierung

Die Randomisierung beschreibt die zufällige Verteilung von Patienten in die beiden Gruppen (Therapie- bzw. Kontrollgruppe). Alle Teilnehmer müssen also eine gleiche Chance haben, in beiden Gruppen zu landen. Idealerweise ist der studienverantwortliche Therapeut nicht in das Randomisierungsverfahren involviert.

Würde keine Randomisierung erfolgen, so bestünde die Gefahr, dass es zu einer willkürlichen Verteilung käme und Patienten mit zum Beispiel besserer Prognose in der Therapiegruppe landen würden (vgl. Mangold 2013: 70).

Dropouts

Mit Dropouts ist die Abbruchrate von Patienten gemeint, die Teil einer Studie waren. Je höher die Abbruchrate, desto schlechter die Validität der Studie. Je schlechter die Verteilung der die Studie verlassenden Patienten, desto geringer die Validität.

Intention-to-Treat-Analyse

Wichtig ist, dass alle Patienten der beiden Gruppen in die Analyse der Studie miteinbezogen wurden, unabhängig, ob sie die Studie abgebrochen haben, die Kriterien der Studie wirklich erfüllten oder die Behandlung tatsächlich erhielten.

Wurden nicht alle teilnehmenden Patienten tatsächlich erfasst, kann der Wert der Ergebnisse reduziert sein. Ablehnungen der Therapie oder Nebenwirkungen würden nicht berücksichtigt (vgl. Mangold 2013: 73).

Verblindung

Wichtig für die Bewertung einer Studienqualität ist, ob es eine einfache oder doppelte Verblindung gegeben hat.

Einfache Verblindung

Die Patienten wissen nicht, ob sie in der Therapie- oder Kontrollgruppe sind.

Doppelte Verblindung

Weder die Patienten noch der Therapeut weiß, welche Patienten in der Therapie- oder Kontrollgruppe sind. Patienten der Therapiegruppe könnten im Wissen dessen von hohen Erwartungen der Therapie beeinflusst werden. Patienten der Kontrollgruppe könnten von Ängsten, dass ihnen nicht oder schlechter geholfen werden kann, beeinflusst werden.

Therapierende könnten sich bei der Therapie mit der neuen Methode mehr Mühe geben als mit der herkömmlichen Therapie der Kontrollgruppe.

Verblindung des Erfassers der Zielgrößen

Auch der Therapeut, der das Outcome, also die Zielgrößen der Studienergebnisse erfasst, sollte verblindet sein. Im besten Falle ist er nicht der Therapeut, der die Therapie durchgeführt hat (vgl. Mangold 2013: 76–77).

Bewertungskriterien

Ein weiterer Aspekt von Studien zu therapeutischen Verfahren ist, dass sowohl ein als auch mehrere Kriterien bewertet werden können, etwa Schmerzen, Funktion, Kraft, Sportfähigkeit und vieles mehr.

Ein Problem ist, dass die Bewertung mancher Parameter durch den Patienten subjektiv ist. Arbeitet man zum Beispiel mit einer Schmerzskala von 1–10, so kann ein und derselbe Schmerz von unterschiedlichen Patienten auch unterschiedlich bewertet werden. Zudem war der Schmerz zu Beginn unterschiedlich. Generell schwer zu beurteilen ist, ob die Veränderung der zu untersuchenden Aspekte kausal oder temporär bedingt ist, also durch die Anwendung bedingt oder von anderen Faktoren verändert wurde. Die Bewertung von Sportfähigkeit, Funktion und Kraft erfolgt anhand des Vorniveaus.

Je größer die Testgruppen, desto hochwertiger die Aussage der Studie.

Follow up

Je länger das Follow up, also die Erhebung von Daten zur Wirksamkeit, desto besser.

Systematische Reviews

Ein systematischer Review hat eine höhere Aussagekraft als eine Primärstudie. Ein systematischer Review sammelt die Ergebnisse möglichst aller Einzelarbeiten zu einer Fragestellung und liefert und analysiert die Ergebnisse in ihrer Gesamtheit.

In Suchmaschinen zur Studiensuche kann gezielt nach Reviews gesucht werden.

1.4.3 Interne Evidenz

Neben der externen Evidenz durch Studien zu Untersuchung und Therapie spielt auch die interne Evidenz des Therapeuten eine Rolle. Je mehr Erfahrung der Therapeut auf dem zu behandelnden Gebiet aufweist (Berufserfahrung und Häufigkeit des Krankheitsbildes innerhalb der Tätigkeit), desto genauer werden die Untersuchungsergebnisse und desto zielgerichteter die Therapie sein.

1.5 Das Flaggensystem

Das Flaggensystem beschreibt Warnhinweise, die das weitere therapeutische Vorgehen beeinflussen können.

Zum einen werden die Beschwerden des Patienten daraufhin geprüft, ob sie Hinweise auf ernsthafte Erkrankungen enthalten, zum anderen wird das private und berufliche Umfeld des Patienten auf psychosoziale und andere Stressfaktoren durchsucht, die ein heilungsverzögernder Faktor sein könnten.

Genau wie die Einteilung der Beschwerden des Patienten in die in ➢ Kap. 1.1 erläuterten pathologischen Sparten hilft das Flaggensystem also dabei, Beschwerden besser analysieren und Heilungsfortschritte besser einschätzen zu können.

1.5.1 Red flags

Unterschiedliche Autoren haben verschiedene Definitionen für Red flags. Auch die Einschätzung darüber, ob ein oder mehrere Red flags vorliegen müssen, um den Patienten zum Arzt (zurück) zu schicken, variiert.

Im weiteren Verlauf des Buches werde ich mit folgender eigener Definition mit Einteilung in drei Kategorien (*A, B* und *C*) arbeiten:

Ein Red flag ist ein klinischer Hinweis, ein Symptom, ein Testergebnis oder eine Reihe von Hinweisen, Symptomen oder Testergebnissen, welcher/e auf eine ernsthafte Pathologie hinweisen könnte/n. Der Patient ist umgehend zum Arzt (zurück) zu überweisen.

Unter ernsthafte Pathologien fallen die Pathologien, die in jedem Fall (auch) in ärztliche Hand gehören:

- Neoplasien
- Zentralneurologische Erkrankungen
- Autoimmunerkrankungen
- Andere Systemerkrankungen
- Frakturen
- Postinfektiöse Erkrankungen
- Gefäßerkrankungen (Aneurismen, Blutungen, zervikale arterielle Dysfunktionen)
- Verdacht auf Herzinfarkt
- Verdacht auf Schlaganfall

Klinische Hinweise

Bei klinischen Hinweisen müssen die Hinweise, die schon als Einzelmerkmal auf eine ernste Pathologie hindeuten können (in der Folge mit *A* markiert), von denen unterschieden werden, die nur im Kontext bzw. bei gemeinsamem Auftreten mit anderen Symptomen oder Hinweisen ein klares Warnsignal darstellen (in der Folge mit *B* markiert). Zudem werden Hinweise benannt, die die Wahrscheinlichkeit auf das Auftreten einer Erkrankung erhöhen (Prädispositionen, in der Folge mit *C* markiert). Hinweise der Kategorie *C* werden zur Kenntnis genommen und im Hinterkopf behalten.

Die Beschwerden, die mit *A* gekennzeichnet sind, sind als Red flag zu sehen. Der Patient ist zum Arzt zu schicken.

Die Hinweise, die mit *B* gekennzeichnet sind, können in Zusammenhang mit weiteren Hinweisen aus Anamnese, Untersuchung und Klinik zum Red flag werden, stellen als Einzelmerkmal jedoch keines dar.

Weitere Red flags stellen die spezifischen Leitsymptome einzelner, ernsthafter Pathologien dar *(A)*. Auf diese wird im Verlauf des Buches eingegangen.

Klinische Hinweise auf Neoplasien

- Großer Gewichtsverlust in kurzer Zeit, ungewollt *A*
- Unerklärliches Fieber oder subfebrile Temperatur *A*

- Unerklärlicher Nachtschweiß *A*
- Bewegungsunabhängige Schmerzen (24 Stunden anwesend, nicht provozierbar, nicht reduzierbar) *A*
- Spezifische Leitsymptome bestimmter Neoplasien (➢ Kap. 9.7) *A*
- Allgemeines Unwohlsein *B*
- Stark reduzierte allgemeine Belastbarkeit *B*
- Alter *C*
- Neoplasien in der Familie *C*
- Neoplastische Vorerkrankungen *C*

Klinische Hinweise auf zentralneurologische Erkrankungen

- Multisegmentale, bilaterale, afferente Störungen *A*
- Afferente und efferente Störungen, die nicht einem Periphernerv oder einem Spinalnerv zuzuordnen sind *A*
- Generalisierte Muskelschwäche *A*
- Unerklärliche Gangunsicherheit, Fallneigung, Gleichgewichtsstörungen *A*
- Spastik *A*
- Hyperkinetische Bewegungsmuster *A*
- Hypokinetische Bewegungsmuster *A*
- Unerklärliche Sprachstörungen *A*
- Unerklärliche Sehstörungen *A*
- Absencen, Synkopen *A*
- Spezifische Leitsymptome bestimmter zentralneurologischer Erkrankungen *A*
- Pathologischer Nystagmus *A*
- Schwindel *B*
- Zentralneurologische Erkrankungen in der Familie *C*

Klinische Hinweise auf Autoimmunerkrankungen

- Entzündliche Beschwerden mehrerer Gelenke *A*
- Schübe und Remissionen der entzündlichen Aktivität *A*
- Beteiligung von Haut, Darm, Muskulatur, Faszien, Augen etc. (im Einzelfall *B*, bei mehreren betroffenen Geweben/Organen *A*)
- Spezifische Leitsymptome bestimmter Autoimmunerkrankungen (➢ Kap. 9.6.1) *A*
- Autoimmunerkrankungen in der Familie *C*
- Positive humane Leukozytenantigene (z. B. HLAB-27) *C*

Klinische Hinweise auf sonstige Systemerkrankungen

- Spezifische Leitsymptome der einzelnen Pathologien (➢ Kap. 9.10) *A*

Klinische Hinweise auf Frakturen

- Offene, sichtbare Frakturen *A*
- Sichtbare Dislokationen *A*
- Adäquates Trauma *A*
- Fehlende Bewegungsbereitschaft *B*

Im weiteren Verlauf des Buches werden in den Kapiteln 2–8 unter dem jeweiligen Unterkapitel „Traumatische Erkrankungen" zudem weitere spezifische klinische Zeichen einzelner Frakturen erläutert.

Klinische Hinweise auf postinfektiöse Erkrankungen

- Erwärmte, gerötete, geschwollene Knochen oder Gelenkregionen ohne vorangegangenes Trauma *A*
- Spezifische Leitsymptome einzelner postinfektiöser Erkrankungen *A*
- Anwesende oder vorangegangene Infekte *B*
- Anhaltende Beschwerden, die bei Bewegung und Belastung stärker werden *B*

Klinische Hinweise auf Gefäßerkrankungen

Abdominales Aortenaneurysma

- Thorakolumbale Schmerzen *B*
- Schmerzen in den dorsalen Oberschenkeln *B*
- Kombination *A*

Dissektion

- Scharfe stechende thorakolumbale Schmerzen *A*

Stenose

- Bilaterale sensible Störungen *A*
- Bilaterale motorische Störungen *A*
- Distale Pulslosigkeit *A*
- Hochgradige Erschöpfung *B*
- Blässe *B*
- Thorakolumbale Schmerzen *B*

HINWEIS

Oben genannte Symptome werden in der Literatur generell bei akuten arteriellen Verschlüssen unter den 6 P's zusammengefasst:
- Pain (Schmerz)
- Paleness (Blässe)
- Pulslessness (Pulslosigkeit distal des Verschlusses)
- Prostration (Zustand totaler Erschöpfung)
- Paraesthesia (stellvertretend für sensible [afferente] Störungen)
- Paralysis (stellvertretend für motorische [efferente] Störungen)

Zervikale arterielle Dysfunktion

- Kopfschmerzen, die als unerträglich beschrieben werden *A*
- Synkopen *A*
- Okzipitaler Kopfschmerz *B*
- Drehschwindel *B*
- Nackenschmerz *B*
- Parästhesien im Gesicht *B*
- Pathologischer Nystagmus *A*

Verdacht auf Herzinfarkt

- Brustschmerz mit Engegefühl *A*
- Todesangst, Angstschweiß *A*
- Schmerzen im linken Arm *B*
- Schmerzen im Unterkiefer *B*
- Schmerzen im Ober- oder Unterbauch *B*
- Blass-graue Gesichtsfarbe *B*
- Geschwächter Patient *B*
- Übelkeit, Erbrechen *B*

Verdacht auf Schlaganfall

Plötzlich auftretende

- Sprachstörungen *A*
- Sprachverständnisstörungen *A*
- Sehstörungen *A*
- Lähmungen *A*
- Taubheit *A*
- Gangunsicherheit *A*
- Massive Kopfschmerzen *A*

Hinweise aus der klinischen Untersuchung

Auch Hinweise aus der klinischen Untersuchung können ein Red flag bedeuten, ohne schon beweisend für eine ernsthafte Pathologie zu sein.

Mögliche Hinweise auf eine Neoplasie

- Leeres Endgefühl *A*
- Sichtbare oder tastbare Hypertrophie von Knochen *A*
- Rezidivierende Serienblockierungen in Wirbelsäulenregionen, die neuroanatomisch der Innervation eines Organs zuzuordnen sind *B*

Mögliche Hinweise auf eine zentralneurologische Erkrankung

- Areflexie oder Hyporeflexie mehrerer Reflexe *A*
- Auffälligkeiten im Mirroring und Placing *A*
- Gestörtes Thermoempfinden *A*
- Gestörtes Kraftempfinden *A*
- Multisegmentale Muskelfunktionsdefizite *A*
- Auffällige zentralneurologische Untersuchung *A* (➤ Kap. 1.8.2)

Mögliche Hinweise auf eine Fraktur

- Positiver Klopftest *A*
- Positive Frakturtests (z. B. Ottawa ankle/knee rules) *A*
- Atypische Bewegungsmuster in der passiven Untersuchung *B*
- Leeres Endgefühl *A*

Im weiteren Verlauf des Buches werden in den Kapiteln 2–8 unter dem jeweiligen Unterkapitel „Traumatische Erkrankungen" zudem weitere, spezifische Untersuchungen nach Frakturen erläutert.

Mögliche Hinweise auf Gefäßerkrankungen

Abdominales Aortenaneurysma

- Distale Pulslosigkeit *A*
- Unterschenkelblutdruck, Differenz im Seitenvergleich von 10 mmHg *B*

Zervikale arterielle Dysfunktion

- Eingeschränktes Gesichtsfeld *A*
- Pathologischer Nystagmus *A*

Unspezifische Red flags

- Ein weiterer Grund, eine Red flag zu hissen, ist ein unsicheres, ungutes Gefühl des Therapeuten *A:* Es ist Therapeuten manchmal sowohl aufgrund anamnestischer Informationen als auch aufgrund von Untersuchungstechniken nicht bewusst, was genau stört oder für ein ungutes Gefühl sorgt. Dennoch ist da irgendetwas, was Zweifel an einer Indikation für Manuelle Therapie sorgt. Ein schlechtes Bauchgefühl ist eine absolute Kontraindikation für Manuelle Therapie.
- Unklare Kasuistiken *A:* Der Therapeut erkennt kein Muster und ist auch nach Einteilung in die Sparten der Pathologie und nach der Untersuchung nicht in der Lage zu erkennen, was für die Beschwerden verantwortlich ist.

Immer wenn ein Therapeut kein klares Bild zu den Ursachen der Beschwerden hat, sollte zum Arzt (zurück) geschickt werden. Eine Alternative ist in diesem Fall, sich eine zweite Meinung innerhalb des Praxisteams einzuholen. Erkennen auch die anderen Therapeuten im Team keine klare Ursache, so ist der Patient wegzuschicken!

HINWEIS

Meinungsaustausch innerhalb des Praxisteams erhöht die Kompetenz jedes Therapeuten. Die wöchentliche Vorstellung komplexer Patientenfälle ist sinnvoll für Patient und Therapeut.

Weitere Red flags, spezifische Merkmale und Untersuchungsstrategien werden in den Folgekapiteln beschrieben.

RED FLAG

Auf Red flags wird im Verlauf dieses Buches mit Hilfe dieses Kastens eingegangen.

1.5.2 Yellow flags

Als Yellow flags werden Hinweise auf psychosoziale Verhaltensmuster bezeichnet, die zu einer Chronifizierung von Krankheiten im Bewegungsapparat führen können. Beispiele hierfür sind neben Angst und Depressionen auch den Heilungsverlauf negativ beeinflussende Verhaltensmuster wie zu passives Verhalten in puncto Bewegung und Belastung. Zu wenig Belastung innerhalb einer Heilungsphase (➤ Kap. 1.6.3) kann sich ebenso heilungsverzögernd auswirken wie zu viel Belastung.

Innerhalb eines Therapieplans werden vom Therapeuten neben den Aufgaben des Therapeuten auch die Aufgaben des Patienten festgelegt. Dazu können neben Übungsaufträgen zu Stabilisation und Muskelaufbau auch Automobilisationen, Cardiotraining, Umstellung der Ernährung, Regulation des Schlaf-Wach Rhythmus etc. gehören.

Angst und der Umgang mit Erkrankungen ist von Einflüssen wie Erfahrungen, Vergleichen und Erinnerungen geprägt, aber auch von Berichten anderer, Internetrecherche und der generellen Verfassung des Patienten abhängig.

Immer wenn der Therapieverlauf und die Heilung nicht physiologisch ablaufen, muss spätestens zum Zeitpunkt einer Belastungs- und Belastbarkeitsanalyse auch an Yellow flags gedacht werden.

YELLOW FLAG

Auf Yellow flags wird im Verlauf dieses Buches mit Hilfe dieses Kastens eingegangen.

1.5.3 Blue flags

Als Blue flags werden die Arbeitsplatzfaktoren beschrieben, die mit der beruflichen Tätigkeit an sich zu tun haben. Zu hohe oder zu niedrige Auslastung, zu viel oder zu wenig Verantwortung, zu viel oder zu wenig Unterstützung bzw. Hilfe durch andere im Team können Stressfaktoren darstellen. Auch die Sorge vor Rezidiven oder Verschlechterung von Beschwerden bei Wiederaufnahme oder Weiterführung der beruflichen Tätigkeit kann zu Stress führen und fällt unter die Blue flags.

Blue flags können auch dazu führen, dass Patienten lieber später als früher wieder zurück an den Arbeitsplatz möchten. Auch dies kann Heilung verzögern.

1.5.4 Black flags

Unter Black flags werden finanzielle Faktoren des Arbeitsplatzes verstanden. Angst vor Einkommensausfall oder Arbeitsplatzverlust können ein heilungsverzögernder Faktor sein.

Blue und Black flags werden im weiteren Verlauf des Buches nicht mehr explizit angesprochen. Innerhalb einer Belastungs- und Belastbarkeitsanalyse bei verzögerter, pathologischer Heilung sollten sie jedoch immer berücksichtigt werden.

1.5.5 Mögliche vegetative Folgen von Yellow, Blue und Black flags

Yellow, Blue und Black flags können Auslöser einer länger bestehenden vegetativen Dysfunktion sein. Sympathikus und Parasympathikus sind nicht in der Lage, adäquat auf Reize zu reagieren, die Trophik wird schlechter, es besteht keine Homöostase. Diese Art der vegetativen Dysfunktion wird im weiteren Verlauf des Buches als aspezifisches Arousal (ASA) bezeichnet.

Vegetatives Nervensystem

Gemeinsam mit dem hormonellen System reguliert das vegetative Nervensystem, bestehend aus Sympathikus und Parasympathikus, die Homöostase. Das vegetative Nervensystem ist in der Lage, schnell auf Reize zu reagieren, das hormonelle System reguliert deutlich langsamer.

Die Schaltzentrale des vegetativen Nervensystems ist die Formatio reticularis im Hirnstamm. Von dort aus wird das vegetative Tuning gesteuert. Die Formatio reticularis hat afferente und efferente Verbindungen zum Neocortex, zum Kleinhirn und zu den Hirnnerven. Afferente Informationen kommen zudem aus allen Sinnesorganen und Hirnarealen, efferente Informationen laufen bis ins gesamte Rückenmark.

Das zur Formatio reticularis aufsteigende System wird als aszendierendes retikuläres aktivierendes System (ARAS), das von der Formatio reticularis absteigende System als deszendierendes retikuläres aktivierendes System (DRAS) bezeichnet.

- **ARAS:** ARAS-Aktivität bedeutet ergotropes Tuning. Ergotrop ist man, wenn man Leistung abrufen muss – bei der Arbeit, im Sport, bei Aktivitäten. Während ergotroper Phasen ist die Aktivität des Sympathikus hoch, die des Parasympathikus niedrig.
- **DRAS:** DRAS-Aktivität bedeutet trophotropes Tuning. Trophotrop ist man in Erholungsphasen, im Schlaf, wenn Verdauungs- und Regenerationsprozesse laufen. Während trophotroper Phasen ist die Aktivität des Sympathikus niedrig, die des Parasympathikus hoch.
- **Parasympathikus:** Parasympathische Fasern liegen ausschließlich in den inneren Organen.
- **Sympathikus:** Jedes neuroanatomische Segment besitzt ein präganglionäres Neuron in den Seitenhörnern des Rückenmarks. Seitenhörner gibt es von C8–L2. Von dort laufen die sympathischen Informationen zum Grenzstrangganglion. Sympathische Fasern gibt es auch im Bewegungsapparat.

Arousal

Der Begriff Arousal bezeichnet das aktuelle Aufmerksamkeitsniveau des vegetativen Nervensystems (Sympathikus und

Parasympathikus). Das vegetative Nervensystem ist immer bestrebt, ein Gleichgewicht im Körper zu erreichen – die Homöostase. Hierzu reagiert es auf interne und externe Reize.

Spezifisches Arousal

Spezifisches Arousal bedeutet eine hohe Aktivität des vegetativen Nervensystems bei hoher Selektivität. Dies ermöglich uns hohe Leistung bei Arbeit, Sport und Spiel.

Beispiele:

- Hoch koordinierte, komplexe Bewegungsabläufe.
- Höchstleistungen im Sport.
- Konzentrierte Arbeit bei Vorträgen, Programmierung oder Analysen.
- Ein Patient mit spezifischem Arousal kann sich im Konzertsaal beim Spielen eines Sinfonieorchesters auf ein Instrument konzentrieren und den Klang herausfiltern.

Aspezifisches Arousal (ASA)

Aspezifisches Arousal bedeutet hohe Aktivität des vegetativen Nervensystems bei niedriger Selektivität. Das vegetative Nervensystem arbeitet nicht optimal. Es herrscht keine Homöostase. Dies führt zu wenig zielgerichtetem Handeln.

Beispiele:

- Keine Konzentration beim Lernen oder Lesen eines Buches möglich.
- Keine maximale Leistungsfähigkeit.
- Der Patient kann im Orchester Nebengeräusche wie Husten oder ähnliche Geräusche nicht filtern.

Ein mehrere Wochen bestehendes ASA mit vorliegenden Gewebeschädigungen oder Pathologien kann durch dauerhaft schlechte Trophik pathologische Veränderungen in den gesamten neuroanatomischen Segmenten, von denen die geschädigten Strukturen versorgt werden, hervorrufen. Das bekannteste aus diesem Phänomen resultierende Erkrankung ist eine CRPS (Complex Regional Pain Syndrome, früher Morbus Sudeck).

Kennzeichen eines ASA sind:

1. Hektisches, nervöses Erscheinungsbild
2. Niedrige Reizschwelle
3. Schlechte Konzentrationsfähigkeit
4. Einschlafstörungen
5. Durchschlafstörungen
6. Müdigkeit/Abgeschlagenheit
7. Trockene Schleimhäute von Augen, Nase und Mund

Ein ASA reduziert die Belastbarkeit und kann heilungsverzögernde Folgen haben.

HINWEIS

In der Anamnese sollten die Punkte 4–7 abgefragt werden. Die Punkte 1–3 beurteilt man anhand der Beobachtung des Patienten.

Therapie eines ASA

Bei der Therapie eines ASA gibt es folgende Ansätze:

- **Aufklärung, Beratung:** Erklärung des Krankheitsbildes, Erläuterung der Therapiestrategie, prognostische Einschätzung und Evaluierung von Möglichkeiten im Berufs- und Privatleben zur Beseitigung der Yellow, Blue und Black flags.
- **Entspannungstechniken:** autogenes Training, progressive Muskelentspannung nach Jacobson, aber auch Spaziergänge, Musikhören etc. können individuell entspannend wirken.
- **Gesunde Ernährung:** Meidung von Alkohol, Nikotin, Reduktion von raffiniertem Zucker, Fett und Milchprodukten.
- **Regelmäßiger Schlaf-Wachrhythmus:** Es geht nicht darum, ob man früh oder spät aufsteht oder ins Bett geht, sondern darum, beides möglichst immer zu ähnlichen Zeiten zu tun.
- **Cardiotraining:** angepasst an die Erkrankung/Heilungsphasen.
- **Private Timeslots mit hoher Priorität terminieren:** Diese sollten für Dinge genutzt werden, die ausschließlich guttun. Sie sind individuell und können aktiv oder passiv sein.
- **Reduzierung der negativ beeinflussenden Faktoren/ Stressmanagement:** Es kann eine Liste erstellt werden, wer/was dem Patienten guttut und wer/was nicht guttut. Dann wird angestrebt, die Faktoren zu verändern, die zu dem Zeitpunkt veränderbar sind. Dieser Vorgang liegt in der Hand des Patienten.
- **Aktives Mitwirken** an der Therapie.

HINWEIS

Betroffenen Patienten sollten tatsächlich erreichte Erfolge innerhalb des Rehabilitationsprozesses regelmäßig vor Augen geführt werden. Verbesserte Gelenkfunktion, Rückgang von Schwellung und Schmerzen, verbesserte Kraft und bessere ADL-Funktion (activities of daily living) sollten hervorgehoben werden.

1.6 Wundheilung

Um nach Anamnese und körperlicher Untersuchung eine fundierte prognostische Eischätzung treffen und innerhalb der Behandlung beurteilen zu können, ob der Heilungsverlauf physiologisch oder pathologisch ist, ist es notwendig, die einzelnen Heilungsphasen zu kennen und zu wissen, welche Beschwerden zu welchem Zeitpunkt des Heilungsverlaufes normal sind. Wissen über Heilungsphasen sorgt auch dafür, Belastbarkeit zu den einzelnen Zeiten der Rehabilitation einschätzen und die Aufgaben von Therapeut und Patient daran anpassen zu können.

1.6.1 Strategien von Heilung

Es ist wichtig, das adaptive Vermögen verschiedener Gewebearten zu kennen und zu wissen, ob Heilung im Sinne von Regeneration überhaupt stattfinden kann. Neben schlechtem oder fehlendem adaptivem Vermögen kann auch die Größe des Schadens oder das Bewegungs- und Belastungsverhalten von Patienten darüber entscheiden, ob Regeneration möglich ist.

Regeneration

Regeneration bedeutet vollständige Heilung mit ursprünglichem Gewebe. Der Zustand nach den Heilungsphasen ist mit dem Originalzustand des Ursprungsgewebes vergleichbar. Regeneration wird auch als Wundheilung bezeichnet.

Reparation

Als Reparation wird die Heilung mit Narben- oder Ersatzgewebe bezeichnet. Reparation findet statt, wenn Gewebe mit schlechtem adaptivem Vermögen verletzt ist, das Bewegungs- und Belastungsverhalten nach Schädigung von Gewebe mit hohem adaptivem Vermögen nicht optimal ist oder sonstige heilungsverzögernde Faktoren den Heilungsprozess negativ beeinflussen. Reparation findet auch statt, wenn ein Gewebeschaden so groß ist, dass Regeneration nicht möglich ist. Reparation wird auch als Defektheilung bezeichnet.

Kompensation

Kompensation findet statt, wenn keine Heilung möglich ist, zum Beispiel bei einer Arthrose. Man unterscheidet zwischen körpereigener und therapeutischer Kompensation:

- Körpereigene Kompensation: Osteophytenbildung zur passiven Stabilisation im Endstadium von Arthrose
- Therapeutische Kompensation: Erarbeitung von aktiven Kompensationsmechanismen im Alltag

Restauration

Restauration beschreibt die normalen Prozesse von Zellabbau, Zellteilung, Zellaufbau und Integration neuer Zellen, die jederzeit in unserem Körper ablaufen. Restauration ist physiologisch und nicht Teil der Bindegewebsheilung.

Restauration von Knochen kann pathologisch gestört sein, etwa bei einer primären Osteoporose Typ 1. Bei dieser Erkrankung ist der Knochenumsatz hoch, allerdings ist der Zellabbau aktiver als der Zellaufbau, und die osteoklastische Aktivität überwiegt.

Voraussetzungen für eine vollständige Regeneration von Bindegewebe sind:

- Hohes adaptives Vermögen des verletzten Gewebes
- Adäquates Belastungs- und Bewegungsverhalten während der unterschiedlichen Heilungsphasen
- Adäquates Tuning des vegetativen Nervensystems
- Angepasste Ernährung

Kollagenes Bindegewebe wie Kapseln, Bänder, Faszien und Muskulatur inklusive Sehnen hat ein sehr hohes adaptives Vermögen. Regeneration ist möglich, wenn die oben genannten Punkte erfüllt sind und der Schaden nicht zu groß ist.

Regeneration ohne operative Intervention ist nicht möglich bei

- kompletten Muskelrupturen,
- kompletten Sehnenabrissen.

Bei kompletten Bandrupturen ist die Strategie der Heilung vom Ligament und der Versorgung abhängig.

Beispiele:

- Ein Innenband des Kniegelenks kann aufgrund der Neigung zu Gerinnselbildung nach Verletzung eigenständig ausheilen. Dafür muss das Knie für 6–12 Wochen mittels Orthese in 20° Flexion ruhiggestellt sein.
- Ein vorderes Kreuzband regeneriert bei einer Komplettruptur beider Bündel oder einem knöchernen Ausriss (femoral oder tibial) nicht.
- Knochen hat ein sehr hohes adaptives Vermögen und heilt durch die Kallusbildung bis zu 120 %. Dies bedeutet, dass die Knochendichte am Ort der Schädigung nach der Verletzung höher ist als vorher. Eine alte Fraktur ist zeitlebens im Röntgenbild sichtbar. Es ist daher fraglich, ob bei der Heilung von Knochen „Regeneration" die richtige Bezeichnung ist, da der Zustand aufgrund der zugenommenen Dichte nicht wie ursprünglich ist. Benutzt wird der Begriff von vielen Autoren dennoch, da die maximale Belastbarkeit des Knochens nach der Heilung wiederhergestellt ist und durch die vergrößerte Dichte kein funktioneller Nachteil zu entstehen scheint.
- Heilung von dislozierten Frakturen ist ohne operative Interventionen (Osteosynthese) nicht möglich.
- Instabile Frakturen müssen mit Orthesen, Gips, Zinkleim o. Ä. ruhiggestellt werden, um Heilung zu ermöglichen. Alternativ kann auch hier eine osteosynthetische Versorgung notwendig sein.
- Hyaliner Knorpel, also der Knorpel der Gelenkflächen, hat prinzipiell das höchste adaptive Vermögen aller Gewebe (> 600 %). Allerdings verhindert das vorherrschende Gelenkmilieu, insbesondere auch durch vorhandene Druck- und Zugkräfte, dass Heilung möglich ist. Züchtet man entnommenen hyalinen Knorpel auf speziellen Nährböden, so ist die Wachstumsrate immens. Auf Knorpelzelltransplantationen wird in den Kapiteln 2–8 noch eingegangen.
- Faserknorpel, wie man ihn in den Bandscheiben, den Menisken, dem Diskus des Handgelenks, der Symphyse, dem Sternoklavikulargelenk und dem Kiefergelenk findet, hat ein schlechtes adaptives Vermögen. Bei Schädigung kann

der Ursprungszustand nicht wieder hergestellt werden.
Die Heilung findet mit Narben- bzw. Ersatzgewebe statt.
Die Strategie der Heilung ist Reparation.

Zur Arbeit eines Manualtherapeuten gehört in jeder Behandlung die Frage, ob der Patient „good in time" ist, also ob die Therapie nach Plan verläuft. Verläuft eine Heilung pathologisch, so kann die Therapie angepasst werden. Zudem sollte dann erneut untersucht und erörtert werden, ob man die Beschwerden des Patienten richtig analysiert hat. Kommt man zum selben Schluss wie in der Erstuntersuchung, sucht man nach heilungsverzögernden Faktoren. Hierzu dient die Belastungs- und Belastbarkeitsanalyse (➤ Kap. 1.8.5). Beste Heilungsvoraussetzungen hat der Patient, der adäquat belastet (wird), also weder zu viel noch zu wenig.

Zusammenfassung

- Kapsel, Bänder, Faszien und Muskeln inkl. Sehnen haben ein hohes adaptives Vermögen. Bei Schädigungen von < 80 % des Gewebequerschnitts ist die Strategie der Heilung bei angepasstem Bewegungs- und Belastungsverhalten die vollständige Regeneration.
- Knochen heilt, wenn keine instabile oder dislozierte Fraktur vorliegt, zu 120 %, dennoch wird in der Literatur von Regeneration gesprochen.
- Hyaliner Gelenkknorpel heilt innerhalb des Gelenks nicht. Strategie der Heilung ist Kompensation.
- Faserknorpel hat ein schlechtes adaptives Vermögen. Strategie der Heilung ist Reparation.

1.6.2 Bindegewebe

Aufbau von Bindegewebe

Bevor der Heilungsablauf von Bindegewebe besprochen und die Einteilung in mehrere Heilungsphasen vorgenommen werden kann, sollte Grundwissen zum Aufbau von Bindegewebe vorhanden sein.

Es gibt viele Arten von Bindegewebe. In der Manuellen Therapie sind faserige straffe Bindegewebe, Knorpelgewebe und Knochengewebe am relevantesten. Zu den faserigen straffen Bindegeweben gehören Kapseln und Faszien (ungeformte Bindegewebe), aber auch Sehnen und Bänder (geformte Bindegewebe).

Knorpelgewebe wird in hyalines, elastisches und kollagenfaseriges Knorpelgewebe unterteilt. Der grundlegende Aufbau ähnelt sich sehr und wird hier anhand von faserigem, straffen Bindegewebe kurz dargestellt.

Bindegewebe besteht aus Zellen und extrazellulärer Matrix.

Zellen

Bindegewebszellen sind vor allem Fibroblasten und Fibrozyten. Die Fibroblasten sind produzierende Zellen. Sie synthetisieren Zellen und Bestandteile der Grundsubstanz. Fibrozyten sind ortsansässige inaktive Zellen, die nicht mehr synthetisieren.

Je nach Gewebetyp sind auch andere Zellen vorhanden, zum Beispiel Chondroblasten und Chondrozyten (zusätzlich zu Fibroblasten und Fibrozyten) im Faserknorpel (Bandscheibe, Meniskus etc.).

Extrazelluläre Matrix

Die extrazelluläre Matrix besteht aus kollagenen und elastischen Fasern und Grundsubstanz. Gemeinsam sorgen sie für Belastbarkeit und Widerstand gegen Verformung.

Kollagene und elastische Fasern

Es gibt verschiedene Typen von kollagenen und elastischen Fasern mit unterschiedlichem Anforderungsprofil. Während in den beschriebenen faserigen straffen Bindegeweben vor allem Kollagen Typ I mit Widerstandsfähigkeit gegen Zugkräfte vorhanden ist, findet sich in Faserknorpel zudem Kollagen Typ II mit Widerstandsfähigkeit gegen Druckkräfte.

Kollagen Typ III ist vorläufiges Kollagen. Es wird schon in den frühen Heilungsphasen produziert und später zu Kollagen Typ I umgewandelt. Kollagen Typ III ist weniger belastbar.

Grundsubstanz

Die Grundsubstanz besteht aus Proteoglykanaggregaten, Wasser und Elektrolyten. Proteoglykane bestehen aus Glykosaminoglykanen. An eine zentrale Hyaloronsäurekette sind mittels Verbindungs- und Vernetzungsproteinen Sulfate angelagert (Keratansulfat, Heparansulfat, Chondroitinsulfat) und bilden Glykosaminoglykane. Proteoglykanaggregate binden Wasser und sorgen somit für zusätzliche Stabilität von Bindegewebe.

Eigenschaften von Bindegewebe

Viskoelastizität

Bindegewebe kann viskös und elastisch gegen Verformung sein.

Thixotropie

Je mehr Bindegewebe bewegt wird, desto besser wird es durchblutet. Dies erhöht die Elastizität und reduziert die Viskosität. Verbleibt das Gewebe wieder in Ruhe, so geht es wieder in einen visköseren Zustand über. Dieses Phänomen wird als Thixotropie bezeichnet.

Bei Immobilisation oder Passivität verliert Bindegewebe seine viskoelastischen Eigenschaften. Kontrakturen entstehen.

Vor dem Ausüben von Sport sollten Patienten sich aufwärmen, um das Bindegewebe vorzubereiten und elastischer zu machen. Im elastischen Zustand ist die Belastbarkeit von Bindegewebe deutlich erhöht.

1.6.3 Heilungsphasen

Die Wundheilung kann in vier Heilungsphasen unterteilt werden (➢ Abb. 1.18): die Entzündungsphase, Proliferationsphase, Konsolidierungsphase und die Umbauphase.

Entzündungsphase

Die erste Heilungsphase ist die Entzündungsphase. Die Entzündungsphase als Start der Wundheilung ist physiologisch und nicht vergleichbar mit pathologischen Entzündungen bei Infekten oder Autoimmunerkrankungen. Die Entzündungsphase dauert je nach Größe des Schadens und je nach den umliegenden Einflüssen zwischen 5 und 7 Tagen.

Während einer Entzündungsphase nach Gewebeschädigung hat der Patient mittelstarke bis starke Schmerzen.
Zum besseren Verständnis wird die Entzündungsphase in zwei Phasen unterteilt:

- Vaskuläre Phase
- Zelluläre Phase

Vaskuläre Phase

Einblutungsphase
Die Einblutungsphase dauert etwa bis 15 Minuten nach einer Verletzung und beschreibt den starken Blutstrom durch die in der Regel bei Gewebeschädigungen mitbetroffenen Blutgefäße. Alle Bestandteile des Blutes verteilen sich im Gewebe. Bei großen Verletzungen mit starken Schmerzen und großer Einblutung kann es sinnvoll sein, die Einblutungsphase einzudämmen (➢ Kap. 1.7). Grundsätzlich jedoch ist sie physiologisch und ein wichtiger Bestandteil der Wundheilung. Es ist also von Fall zu Fall abzuwägen, ob ein Eingreifen in den physiologischen Heilungsprozess sinnvoll ist.

Gerinnungsphase
Im weiteren Verlauf der vaskulären Phase steht die Blutgerinnung im Vordergrund. Freigesetztes Kalzium und weitere Gewebefaktoren initiieren diesen Prozess. Eine reflektorische Vasokonstriktion der Gefäße, eine durch Fibrin gebildete Wundmatrix und die anwesenden Thrombozyten forcieren den Gerinnungsprozess.

Eine Degranulation der Thrombozyten setzt die Wachstumsfaktoren connective tissue growth factor (CTGF), platelet-derived growth factor (PDGF), epidermal growth factor (EGF) und den insuline-like growth factor 1 (IGF-1) frei. Mittels Chemotaxis gelangen dadurch neutrophile Granulozyten, Monozyten und Makrophagen (jeweils Leukozyten) zum Abbau von verletzten Zellen und Gewebe und zur Vermeidung bzw. Bekämpfung drohender Infektionen zum Ort der Entzündung.

Die Synthese von Prostaglandinen und Thromboxan wird katalysiert.

Nach der zunächst eingetretenen Vasokonstriktion wird die Permeabilität (Durchlässigkeit der Gefäße) durch Vasodilatation nun erhöht. Es kommt zu den bekannten Entzündungsparametern Rubor (Rötung), Calor (Temperaturanstieg), Tumor (Schwellung). Dolor (Schmerz) wird unmittelbar bei Verletzung durch Prostaglandine hervorgerufen und an den freien Nervenendigungen ausgelöst. Es folgen primäre und sekundäre Hyperalgesie und primärer und sekundärer Schmerz (➢ Kap. 1.3.6).

Leukozyten sind in dieser Phase in erhöhtem Maße anwesend, forcieren den Abbau des verletzten Gewebes und leiten gemeinsam mit Zytokinen (Interleukinen) die notwendige Immunabwehr ein (➢ Kap. 1.1.3).

Durch die Vasodilatation steigen der PH-Wert und der Sauerstoffgehalt im Blut, die Makrophagen setzen weitere Wachstumsfaktoren frei. Diese locken, wiederum mittels Chemotaxis, Endothelzellen, Epithelzellen und Fibroblasten in das entzündete Gebiet.

Die Zellteilung von zunächst Kollagen Typ III durch Myofibroblasten beginnt. Kollagen Typ III ist eine Vorstufe des Kollagen Typ I.

Zelluläre Phase

Während in den ersten zwei Tagen der Entzündung (vaskuläre Phase) die Gerinnung der wichtigste Prozess in der Wundheilung ist, steht in den Tagen 3–5 (bzw. 7) das Zellwachstum zum bindegewebigen Verschluss der Wunde im Vordergrund.

Immer mehr Myofibroblasten und Fibroblasten werden gebildet, mehr Kollagen Typ III wird produziert. Makrophagen sind immer weniger vorzufinden.

Da während der Entzündungsphase Stabilität des Gewebes durch Kollagen erzeugt wird und noch kaum Glykosaminoglykane und Proteoglykane synthetisiert werden, ist die Belastbarkeit in dieser Phase sehr gering.

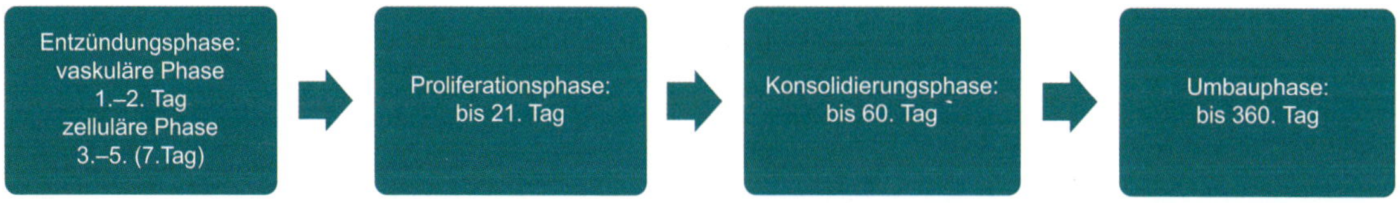

Abb. 1.18 Die vier Heilungsphasen der Wundheilung. [M1410]

HINWEIS

Immobilisation und Entlastung müssen in dieser Zeit im Vordergrund stehen. Während bei inadäquaten Entzündungen mit massiver Schwellung und starken Schmerzen abgewogen werden muss, ob es Sinn macht, mit physikalischer Therapie Entzündung zu normalisieren, sollte bei normalem Heilungsverlauf in dieser Phase nicht therapiert werden.

Proliferationsphase

Bei physiologischem Heilungsverlauf dauert die Proliferationsphase bis etwa zum 21. Tag. Während der Proliferationsphase hat der Patient noch Schmerzen, allerdings weniger stark als in der Entzündungsphase. Die Schmerzen nehmen zum Ende der Proliferationsphase ab.

Der Übergang von der Entzündungsphase zur Proliferationsphase ist fließend, da schon während der Entzündungsphase durch Myofibroblasten Kollagen proliferiert wird.

Der Wundverschluss findet von außen nach innen statt, da sich die Fibroblasten zunächst nur am äußeren Wundrand befinden.

Monozyten, Lymphozyten und Makrophagen verlassen mehr und mehr den Ort des Geschehens, Fibrozyten und Myofibrozyten sind vermehrt und nach einigen Tagen, neben Mastzellen am Wundrand, allein anwesend.

In der Proliferationsphase steht die Neubildung von Kollagen im Vordergrund. Neu gebildete Fasern sind noch dünn und liegen nah beieinander. Die Organisation des Kollagens ist abhängig von nun für die Heilung wichtigen Belastungsreizen. Aufgrund der immer noch kaum synthetisierten Grundsubstanz mit Glykosaminoglykanen und Proteoglykanen ist die Belastbarkeit jedoch noch gering.

HINWEIS

Passive Mobilisationen zur Erarbeitung der physiologischen Gelenkmechanik sind nun im schmerzfreien Bereich erlaubt. Hubarmes, aktives Bewegen ist sinnvoll.

Konsolidierungsphase

Bei physiologischer Heilung dauert die Konsolidierungsphase etwa bis zum 60. Tag. In der Konsolidierungsphase sollte der Patient keine Schmerzen mehr haben.

Die Stabilisierung des Kollagens steht im Vordergrund. Die Fibroblasten produzieren nun vermehrt Grundsubstanz. Myofibroblasten ziehen sich zurück, Fibroblasten sind vermehrt anwesend. Die Belastbarkeit des Gewebes steigt zunehmend.

Die Grundsubstanz sorgt für mehr Abstand zwischen den kollagenen Fasern, und die Dicke und Widerstandsfähigkeit der Kollagene nimmt zu. Die Durchblutung ist weitestgehend im Normalzustand, die Zahl der anwesenden Zellen nimmt ab. Nichtsdestotrotz wird weiterhin viel Kollagen produziert. Zudem wird das vorab produzierte Kollagen III in Kollagen Typ I umgewandelt. Auch hierdurch steigt die Belastbarkeit.

HINWEIS

Auch die Belastbarkeit innerhalb der Therapie kann gesteigert werden. Innerhalb dieser Phase können Tätigkeiten wie Joggen oder leichtes Werfen wieder ins Training integriert werden, endgradige Mobilisationen sind erlaubt. Voll sportfähig (High-Impact-Sportarten, Maximalbelastung) ist der Patient in dieser Phase jedoch nach größeren Verletzungen noch nicht.

Umbauphase

Die Umbauphase ist erst nach etwa 360 Tagen vollends beendet. Bis zu 120 Tage dauert die Produktion von Kollagen an, danach wird die Produktionsrate immer geringer. Nach 150 Tagen ist der Großteil des produzierten Kollagen Typ III durch dickeres und hochwertigeres Kollagen Typ I ersetzt. Der Kollagenanteil im verletzten Gewebe hat sich im Vergleich zum Zellanteil normalisiert. Wurde während der Proliferationsphase und bis zu diesem Zeitpunkt zu wenig mobilisiert (aktiv und passiv), so sind die entstandenen Kontrakturen nur noch schwer zu therapieren. Je länger immobilisiert wurde, desto schlechter die Prognose.

HINWEIS

Die Sportfähigkeit ist nach größeren strukturellen Schädigungen zumeist innerhalb des ersten Drittels der Umbauphase wiederhergestellt. Siehe hierzu auch ➤ Kap. 1.10 (Mittlere Rehabilitationszeiten). Falls die volle Belastbarkeit bereits in der Konsolidierungsphase erreicht ist, sind in der Umbauphase keine therapeutischen Maßnahmen mehr notwendig.

Zusammenfassung

- Während der **Entzündungsphase** ist die Belastbarkeit des Gewebes sehr gering. Immobilisation und Entlastung sollten im Vordergrund der Therapie stehen. Der Patient hat mittelstarke bis starke Schmerzen.
- Während der **Proliferationsphase** sorgt Kollagen Typ III für etwas mehr Belastbarkeit. Mobilisationen und hubarmes aktives Bewegen sind im schmerzfreien Bereich möglich und wichtig für eine gute Organisation der kollagenen Fasern. Die Schmerzen nehmen ab, sind aber weiterhin vorhanden.
- In der **Konsolidierungsphase** kann die Belastung gesteigert werden. Entstandene Kontrakturen müssen durch endgradige Mobilisationen beseitigt werden, vorsichtige Druckbelastung oder hublastiges Bewegen kann begonnen werden. Joggen oder leichtes Werfen ist, je nach Verletzung, ab Woche 4, 5 oder 6 wieder möglich. Der Patient hat keine Schmerzen mehr.
- Im ersten Drittel der **Umbauphase** beginnt die volle Sportfähigkeit des Patienten. Der Zeitpunkt variiert je nach Verletzung und Sportart. Die volle Wiederherstellung des Gewebes erfolgt jedoch erst nach 360 Tagen. Kontrakturen können nur noch schwer beseitigt werden.

Zum Thema Heilungsphasen und Wundheilung vergleiche auch van den Berg 2011: 67–73 sowie Siegenthaler und Blum 2006: 1008.

Wichtig ist, dass der Manualtherapeut zu jeder Zeit weiß, in welcher Phase der Heilung sich der Patient findet. Nur bei adäquater Belastung kann bestmöglicher Therapieerfolg erzielt werden.

HINWEIS
Es ist ratsam, den Patienten schon zu Beginn der Therapie darauf hinzuweisen, dass bei physiologischer Heilung nach etwa 21 Tagen keine Schmerzen mehr anwesend sein werden, die Belastbarkeit des Gewebes jedoch noch nicht gegeben ist und Sport und viele ADLs weiterhin nicht erlaubt sein werden. Ansonsten ist es schwer, Patienten zu weiterer Entlastung zu bewegen, wenn Beschwerdefreiheit besteht.

1.7 Erstversorgung bei Verletzungen

1.7.1 Grundlagen

Ist ein Therapeut bei einer Verletzung zugegen, zum Beispiel als Betreuer einer Sportveranstaltung, so ist zunächst zu entscheiden, ob ein Arzt hinzugezogen werden muss. Im medizinischen Notfall sollte ein Krankenwagen gerufen werden. Der Notruf sollte an Dritte delegiert werden, um keine weitere Zeit bei der Erstversorgung zu verlieren.

In der Sportbetreuung wird man (sportartabhängig) mit zum Teil schweren und unerwarteten Verletzungen konfrontiert. Häufig ist bei Amateursportarten kein Arzt zugegen, das bedeutet, der Therapeut ist eigenständig verantwortlich für die medizinische Versorgung. Die Erfahrung zeigt, dass sowohl im Verletzungsfall als auch im medizinischen Notfall, beispielsweise von Zuschauern, die Erwartungshaltung der Anwesenden vorherrscht, dass der anwesende Therapeut zuständig ist.

Bei minderschweren Verletzungen, die dennoch ärztliche Diagnose bzw. Therapie erfordern, kann nach der Erstversorgung der Weg zum Arzt oder ins Krankenhaus selbst bestritten werden.

Die Patienten mit Verletzungen, die warten können, sollten bis zum nächsten Werktag auf die ärztliche Diagnose warten.

HINWEIS
- Vor der Sportbetreuung als hauptverantwortlicher Therapeut sollten Erfahrungen durch Assistenzen bei kompetenten Therapeuten gesammelt werden.
- Eine sportphysiotherapeutische Ausbildung ist empfehlenswert.
- Ein Start in Sportarten mit wenig schweren Verletzungen wie zum Beispiel Volleyball ist ratsam.
- Kenntnis in Erster Hilfe ist absolute Voraussetzung.

Folgende Handlungen sollten bei der aufgelisteten Klinik umgesetzt werden:

Notruf
- Bewusstlosigkeit
- Schädel-Hirn Trauma
- Polytraumen
- Offene Frakturen
- Luxationen der großen Gelenke
- Starke Schmerzen
- Starke Blutungen
- Ungutes Gefühl des Therapeuten

RED FLAG
Die oben genannten Symptome sind jeweils Red flags der Kategorie *A* (➤ Kap. 1.5.1).

- Wunsch des Patienten

Begleitung ins Krankenhaus
- Verdacht auf Frakturen
- Verdacht auf Luxationen großer Gelenke
- Verdacht auf Muskel- oder Sehnenrisse
- Verdacht auf multiple Verletzungen des Kapsel-Band-Apparates
- Verletzungen der Augen
- Ungutes Gefühl des Therapeuten
- Wunsch des Patienten
- Notwendigkeit einer Schmerzmedikation

Eigenständiger Arztbesuch
- Verdacht auf einfache Kapsel- oder Bandläsionen
- Verdacht auf Muskelverletzungen geringeren Grades
- Anhaltende oder progrediente Schmerzen
- Anhaltende oder progrediente Schwellung
- Wunsch des Patienten

1.7.2 Bewusstlosigkeit

Ist der Patient bewusstlos, so ist oberste Priorität, die Atemwege freizuhalten. Andere Anwesende sollten zudem delegiert werden, unverzüglich den Rettungsdienst zu alarmieren. Im Falle einer Hirnblutung ist der Patient ggf. in Lebensgefahr.

Verhindert die Zunge den Zugang der Luft zur Luftröhre, so kann mit einer Extension der oberen Kopfgelenke versucht werden, die Zunge zu reponieren. In jedem Fall sollte vermieden werden, in den Mund zu fassen, da beim Patienten ein Beißreflex ausgelöst werden kann. Die Bisskraft im Reflexfall ist enorm und kann bis zum Verlust von Fingern beim Therapeuten führen.

Sind die Atemwege nach dem beschriebenen Manöver nicht wieder frei, so ist es sinnvoll, einen Tubus einzuführen. Dieser sollte fester Bestandteil eines jeden Betreuerkoffers sein. Auch wenn das Intubieren eine Tätigkeit ist, die in ärztliche Hand gehört, kann ein Tubus bis zum Eintreffen des Rettungsdienstes womöglich Leben retten. Vorab wird mit einem sterilen Holzspatel etwaiges Erbrochenes entfernt.

Sind die Atemwege frei, ist der Patient in die stabile Seitenlage zu legen. Der Luftstrom ist regelmäßig zu kontrollieren (vgl. Eder und Hoffmann 2006: 86).

1.7.3 Versorgung eines stumpfen Traumas

Die wohl häufigste Verletzungsart, der Therapeuten in der Sportbetreuung begegnen, sind wohl stumpfe Traumen, also Verletzungen, bei denen die Haut nicht verletzt ist und somit keine äußere Blutung vorliegt. Distorsionen und Kontusionen sind oft schmerzhaft, bei größerem Schaden kommt es zu starker Schwellung.

Die wichtigsten Ziele sind daher die Linderung der Schmerzen und die Eindämmung der Einblutungsphase. Wie in ➤ Kap. 1.6.3 erläutert, ist die Einblutungsphase physiologisch und ein wichtiger Bestandteil der Entzündungsphase. In diese Phase sollte nur bei starken Verletzungen eingegriffen werden. In der Sportbetreuung erfolgen Interventionen zudem, um die Wettkampffähigkeit zu erhalten. Dies erfolgt unter Beeinflussung der physiologischen Heilung und muss im Einzelfall entschieden werden.

PECH-Regel

Die Erstversorgung erfolgt in der Regel durch Anwendung der PECH-Regel. Diese besteht aus:

- **P**ause (Beenden der ursächlichen Aktivität)
- **E**isbehandlung
- Kompressionsbandagierung (**C**ompression)
- **H**ochlagerung der betroffenen Extremität

In der englischen Literatur wird dieses Vorgehen synonym mit dem **RICE-Principle** beschrieben (**r**est, **i**ce, **c**ompression, **e**levation).

Eisbehandlung

In der Einblutungsphase, also in den ersten 15 Minuten nach einem Trauma, kommt es zur starken Vasodilatation. Eine zu starke Einblutung kann durch steigenden Druck die Funktion der zur Heilung beitragenden Zellen negativ beeinflussen und umliegendes Gewebe schädigen, verkleben und in der Funktion hemmen. Da eine zu starke Einblutung somit den Heilungsverlauf verzögert und insbesondere bei Sportlern die Rehabilitationszeit verlängern würde, ist nach starkem Trauma eine Eisbehandlung sinnvoll. Des Weiteren hemmt Eis den Schmerz.

In der Erstbehandlung empfehle ich Chloraethyl. Zum einen gewährleistet es eine Temperatur von ca. –20 °C, welche die am besten geeignete Temperatur zur Schmerzlinderung ist. Zum anderen gewährleistet der Sprühkopf der Glasflasche millimetergenaues Vereisen. So wird die umliegende Haut geschont.

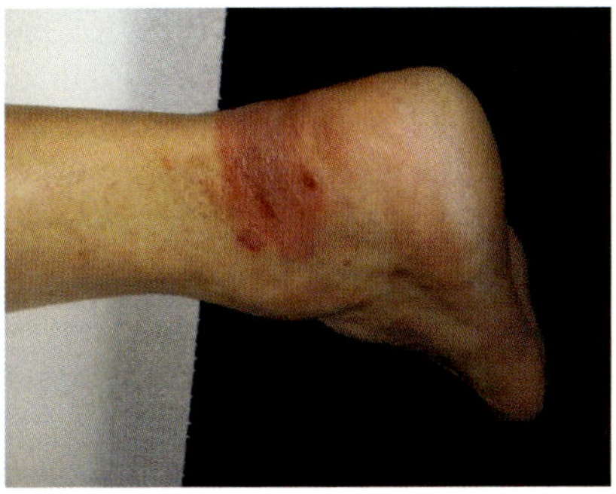

Abb. 1.19 Kälteschädigung nach übermäßiger Anwendung eines Chloraethyl-Sprays. Um solche Erfrierungen zu vermeiden, muss bei der Behandlung ein Mindestabstand von 30 cm eingehalten werden, die Kühlung sollte mit mehreren kurzen Sprühstößen von ca. 5–10 Sekunden Dauer erfolgen, die Therapiedauer nicht länger als eine Minute sein, es sollte sich keine Eiskruste bilden. [H248-002]

CAVE

Chloraethyl darf nicht in offene Wunden geraten oder in der Nähe von Augen, Nase und Mund verwendet werden. Chloraethyl und andere Eissprays dürfen weder zu nah an der Haut noch zu lange ohne Unterbrechung genutzt werden. Hautschädigungen durch Erfrierungen können die Folge sein (➤ Abb. 1.19). Eine einmalige Anwendung, wie zum Beispiel im Fußball üblich, ist kontraproduktiv, da Kurzzeiteis zur reaktiven Hyperämisierung und somit schlussendlich zu stärkerer Einblutung führt.

HINWEIS

Anwendung von Chloraethyl

- Mit 30 cm Abstand.
- Es darf keine Eiskruste zu sehen sein.
- 10–15 Sekunden sprühen.
- 5–10 Sekunden Pause.
- Maximale Anwendungszeit 1 Minute.

Kompressionsverband mit Eiswasser

Im Anschluss an eine Chloraethylbehandlung sollte ein Kompressionsverband um das betroffene Gelenk oder die betroffene Muskulatur gelegt werden. Man kann dazu einen Schwamm oder einen Schaumstoff von zwei Seiten anlegen und mit einer elastischen Binde mit etwas Kompression umwickeln. Diesen Kompressionsverband tränkt man alle 2–3 Minuten mit Eiswasser, um die Kühlung beizubehalten. Hierzu nutzt man Eiswasser aus der Eis-Box. Diese wurde vorab mit kaltem Wasser und möglichst vielen Eiswürfeln gefüllt. Benutzt man die Box mit Eiswasser, so können die Binde und das Polstermaterial vorab schon im Eiswasser gelagert werden.

Alternativ nutzt man Kunststoffflaschen. Diese füllt man zu Hause zu etwa einem Viertel mit Wasser und lagert sie im Gefrierschrank. Vor der Betreuung füllt man sie mit kaltem

1

Wasser auf. Die Behälter lagert man in der Kühlbox. Ich bevorzuge diese Alternative. Erstens läuft so kein Wasser aus, und zweitens kann man den Kompressionsverband gezielter bewässern. Die Binden und das Polstermaterial lagert man ebenfalls in der Eis-Box. So ist auch für andere Materialien, die gekühlt, aber nicht nass werden sollen, Platz.

Die Kühlung sollte mindestens 20–30 Minuten aufrecht erhalten bleiben. Dann bleibt die ungewünschte Hyperämisierung aus.

CAVE

Eiswasser darf nicht in offene Wunden geraten.

Der Nachteil von herkömmlichen Eissprays ist, dass sie oft zu kalt sind (bis –55 °C) und somit die Haut gefährden. Des Weiteren ermöglicht der Sprühkopf keine genaue Arbeit.

Cool packs

Cool packs nutzt man nach Kontusionen des Kopfes und ggf., um es Patienten nach einer Erstversorgung zu ermöglichen, die Kühlung noch weiter aufrecht zu erhalten. Hier empfehlen sich Einmalprodukte. Auch hier sollte man möglichst nahe an den angestrebten –20 °C sein. Niedrigpreisige Präparate weichen oft stark davon ab.

1.7.4 Versorgung offener Wunden

Unabhängig davon, ob der Rettungsdienst verständigt wurde, ist das Ziel, Blutungen zu stillen oder einzudämmen. Die Versorgung offener Wunden sollte grundsätzlich behandschuht erfolgen.

Schürfwunden

Schürfwunden sollten zunächst desinfiziert werden. Octenisept® oder ähnliche Sprays eignen sich hierfür gut. Danach sollte die Wunde mit einer sterilen Kompresse und einer Mullbinde oder bei kleinerer Wunde mit einem sterilen Pflaster abgeklebt werden. Wird weiter Sport betrieben, kann man die Versorgung mit klassischem Tape fixieren. In Sportarten wie Handball ist es üblich, zur Erreichung einer schnelleren Rückkehr auf das Feld Wunden einfach mit Tape zu umwickeln. Dies birgt Infektionsrisiken und sollte vermieden werden. Ein erfahrener Therapeut versorgt kleinere Blessuren in wenigen Sekunden. Mit größeren Verletzungen hingegen sollte nicht weitergespielt werden.

Platzwunden

Kleinere Platzwunden versorgt man mit Cutstrips, stark klebenden Pflasterstreifen. Auch hier macht es Sinn, die Wunde zunächst zu desinfizieren. Zudem kleben Strips auf blutenden Wunden schlecht, daher ist der vorherige Versuch, die Blutung zu stillen, sinnvoll.

Als auch für den Therapeuten zugängliches Hilfsmittel kann hier herkömmliches Nasenspray ohne Öle dienen. Der darin enthaltene Wirkstoff Xylometazolinhydrochlorid führt zu Vasokonstriktion.

Größere und tiefere Cuts werden im Sport mit Adrenalin (Epinephrin) im Verhältnis 1 : 1000 blutstillend behandelt. Es wird entweder selbst mit Natriumchlorid (NaCl) vermischt oder schon in der Apotheke in einer Sprühflasche im richtigen Verhältnis aufbereitet. Ein großes steriles Wattestäbchen wird dann besprüht und die Wunde damit ausgestrichen.

Da Cutstrips schnell an den Einmalhandschuhen des Therapeuten kleben, bringt man sie am besten mit einer Pinzette an.

Bei Cutverletzungen ist zu prüfen, ob die therapeutische Versorgung ausreicht oder es sinnvoll ist, im Krankenhaus nähen oder kleben zu lassen. Auch kosmetische Gründe können dies erfordern. Der Wunsch des Patienten ist zu berücksichtigen.

CAVE

Für die Verwendung von Adrenalin (Suprarenin®) besteht ein Arztvorbehalt. Physiotherapeuten dürfen es weder benutzen noch besitzen. Die Nutzung ist nur auf direkte Weisung und im Beisein eines Arztes erlaubt.
Allerdings ist die Nutzung durch Therapeuten in der Sportbetreuung längst zum Habitus geworden. Es sollte jedoch klar sein, dass zu viel Adrenalin zur Gewebeschädigung (Nekrose) führen kann. Wird dem Patienten ein Schaden zugeführt, so haftet der Therapeut vollumfänglich.

Druckverband

Starke Blutungen sollten mittels Kompressionsverbandes versorgt werden. Zunächst deckt man die betroffene Stelle mit einer sterilen Kompresse ab. Darüber legt man eine noch verpackte Mullbinde. Die der Kompression dienende Mullbinde wird dann mit starkem Druck mit einer elastischen Binde umwickelt (➤ Abb. 1.20). Kann die Blutung nicht gestillt werden, so ist der Rettungsdienst zu rufen.

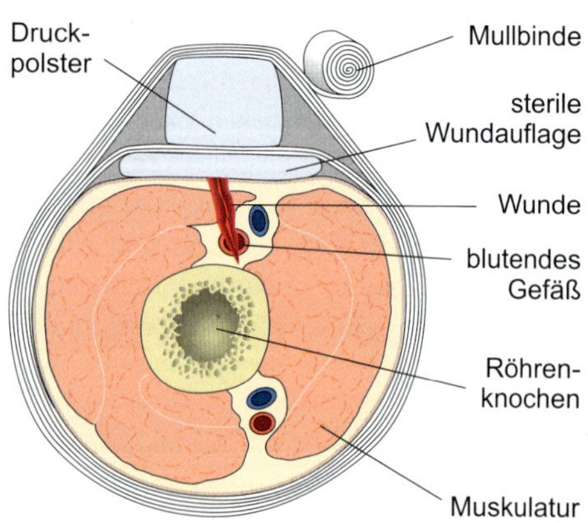

Abb. 1.20 Technik des Druckverbands. [L190]

Kreislaufbeschwerden

Um Kreislaufbeschwerden vorzubeugen, ist auf eine ausreichende Trinkmenge vor und während der sportlichen Aktivität sowie auf zielgerichtete Nahrung vor dem Sport zu achten. Bei beginnenden Kreislaufproblemen ist Traubenzucker zu supplementieren.

1.7.5 Betreuerkoffer

Ein Betreuerkoffer sollte individuell und sportartspezifisch gepackt werden. Nach jedem Einsatz ist er wieder aufzufüllen. Auf Haltbarkeit der Inhalte ist zu achten. Am sinnvollsten ist es, eine Bestandsliste mit Haltbarkeitsdaten zu führen und diese nach jedem Auffüllen zu aktualisieren. Der Therapeut muss genau wissen, was wo genau zu finden ist, um im Verletzungsfall schnell und zielgerichtet handeln zu können.

Die in der Literatur beschriebenen und von den Lieferanten befüllten Inhalte variieren deutlich. Grund sind persönliche therapeutische Präferenzen und die zu betreuende Sportart. Zudem wird der Inhalt von Erfahrungen aus der Vergangenheit, also von der internen Evidenz des Therapeuten, bestimmt. Folgende Inhalte sollten meines Erachtens nicht fehlen:

Schutz des Therapeuten

- Einmalhandschuhe
- Desinfektionsmittel
- FFP2-Masken

Tapeversorgung

Klassisches Tape

- Einmalrasierklingen
- Unterzugbinden (Gazofix®)
- Klebende, elastische Binden (Acrylastic®, Omniplast®)
- Tape, 3,5 cm (Leukotape®, Omnitape®)
- Verbandsschere
- Ggf. Tape-Cutter
- Ggf. Leukospray®
- Ggf. Leukotape® Remover

Kinesiotape

Kinesiotape wird zur sensorischen Stimulation der Haut benutzt. Es gibt tonisierende Anlagen, detonisierende Anlagen, schmerzlindernde Anlagen und drainierende Anlagen.

- Kinesiotape
- Cross Tapes
- Titanschere

Massage

Zur Sport-, Wettkampf- und Entmüdungsmassage benötigt man Folgendes:

- Massagelotion wärmend
- Massagelotion kühlend
- Massagelotion neutral
- Ggf. schmerzlindernde und entzündungshemmende Salben

Wundversorgung

- Desinfektionsspray (Octenisept®)
- Sterile Kompressen
- Sterile Mullbinden
- Sterile Pflaster unterschiedlicher Größen
- Normale Pflaster
- Fingerstrips
- Blasenpflaster
- Elastische Binden
- Sterile Wattepads

Stillen von Blutungen

- Xylometazolinhydrochlorid (Nasenspray ohne Öl)
- Suprarenin 1 : 1000 (siehe Hinweis im Cave-Kasten!)
- Nasenstifte (Stryphnasal®)
- Cutstrips (Leukostrip®)
- Sterile, große Wattestäbchen

Kühlung

- Chloraethyl
- Einmal-Coolpacks
- Eisbox mit Hot Ice
- Polstermaterial für Kompressionsverband (Schwämme oder Schaumstoff)
- Elastische Binden
- Ggf. wiederverwendbare Coolpacks

Weitere Materialien

- Verbandsschere
- Titanschere
- Sterile Lanzetten
- Pinzetten
- Neurologische Lampe
- Reflexhammer
- Blutdruckmessgerät
- Splints zur Frakturschienung
- Fingerschienen
- Stifneck
- Jumpers knee strap
- Zahnbox (zum Zahnerhalt)
- NaCl 0,9 % (zum Ausspülen der Augen)
- Traubenzucker
- Dreiecktuch
- Notfalldecke
- Beatmungsmaske
- Ggf. Defibrillator

Sportlerkoffer

Es bietet sich an, den Sportlern aufzutragen, zudem für einen eigenen Koffer zu sorgen. Darin enthalten sein sollten auch frei erhältliche Schmerzmedikamente, Einmalcoolpacks und Verbandszeug.

1.8 Anamnese, Untersuchung, Therapie

1.8.1 Anamnese

Jeder manualtherapeutische Patientenkontakt beginnt mit einer ausführlichen Anamnese. Durch gezielte Fragen versucht der Therapeut herauszufinden, was für die Beschwerden des Patienten verantwortlich sein kann. Mit Kenntnis in Anatomie, Neurophysiologie und Pathologie sowie von Heilung und heilungsverzögernden Faktoren ist es möglich, Beschwerden von Patienten genau zu analysieren und die Diagnose schon vor der körperlichen Untersuchung auf wenige Möglichkeiten einzugrenzen.

In der Folge werden sinnvolle Fragen aufgeführt. Nicht bei jedem Patienten muss jede Frage gestellt werden. Sieht man ein klares Muster, zum Beispiel nach einem Inversionstrauma des Fußes, und wirkt der Patient zudem selektiv, so kann man schnell zur körperlichen Untersuchung übergehen.

Patientendaten

Name und Anschrift des Patienten zur Führung einer Patientenakte und zur möglichen Abrechnung werden erhoben.

Geburtsdatum

Das Alter des Patienten ist wichtig, da Pathologien unterschiedliche Inzidenzen in ihrer Entstehung haben. Somit ist das Alter eine zusätzliche Information, die für die Analyse wichtig sein kann.

Wichtig ist zudem, ob der Patient volljährig ist. Rechtfertigende Einwilligungen in die Behandlung müssen bei Minderjährigen von den Sorgeberechtigten unterschrieben werden. Minderjährige gesetzlich Versicherte sind von Zuzahlungen befreit.

Beruf und Hobbies

Beruf und Hobbies zeigen auf, welchen Belastungsanforderungen der Patient unterliegt und welche Anforderungen spätestens nach der Rehabilitation wieder auf den Patienten zukommen. Es muss abgewogen werden, ob Beruf, Sport und Hobbies während der Rehabilitation ausgeübt werden können.

Erster Eindruck

Der erste Eindruck des Patienten kann wertvolle Informationen liefern. Auch der Gang vom Wartebereich zum Behandlungsraum sollte beobachtet werden.

- Bestehen Schonhaltungen oder gibt es Beeinträchtigungen des Gangbildes?
- Sieht man dem Patienten Schmerzen an (Mimik, Gestik)?
- Wie ist der Ernährungszustand des Patienten (kachektisch, adipös, leptosom, muskulös)?
- Wie sieht die Haut aus (trocken, feucht, fettig)?

Bekannte Erkrankungen

Bestehen bekannte Erkrankungen? Diese können ggf. heilungsverzögernder Faktor oder sogar Ursache der Beschwerden sein.

Operationen

Gab es operative Eingriffe in der Beschwerderegion oder in umliegenden Regionen? Auch diese können Ursache/Auslöser oder heilungsverzögernder Faktor sein.

Medikamente

- Nimmt der Patient unabhängig von der Erkrankung regelmäßig Medikamente ein?
- Wie ist der Einfluss dieser Medikamente auf Heilung?
- Nimmt der Patient Medikamente in Bezug auf die Beschwerden?
- Sind die Medikamente ärztlich verordnet oder nimmt der Patient sie in Eigenverantwortung?

Schmerzmittel können das klinische Bild und die Heilung verändern.

HINWEIS

Anwendungsgebiete, Nebenwirkungen, Wechselwirkungen, Anwendungsbeschränkungen, Warnhinweise etc. können kostenfrei unter www.rote-liste.de eingesehen werden.

Medizinische Diagnose

- Hat der Patient einen Arzt aufgesucht oder kommt er im Erstkontakt zum Therapeuten?
- Welche Diagnose hat der Arzt gestellt?

CAVE

Auch bei vorliegender ärztlicher Diagnose sind Anamnese und körperliche Untersuchung unverzichtbar! Therapeuten arbeiten auf eigene Verantwortung. Eine eigene Einschätzung ist zwingend erforderlich. Diagnosen können falsch sein, ernsthafte Erkrankungen können übersehen worden sein. Eine manualtherapeutische Untersuchung ist Voraussetzung für die Erstellung eines Therapieplans.

Differenzialdiagnosen

Gibt es Differenzialdiagnosen, die nach Meinung des Arztes in Frage kommen?

Bildgebende Verfahren

Liegen aktuelle oder ältere Röntgenbilder, MRT, CT oder Ähnliches von der Beschwerderegion vor? Befunde sollten gelesen und Bilder wenn möglich betrachtet werden. Aus Ergebnissen von Bildgebungen können sich Kontraindikationen ergeben.

Beschwerden

Die Beschwerden des Patienten werden inklusive der Entstehungsgeschichte erfasst.

Beschwerden können

- Schmerzen,
- Bewegungseinschränkungen,
- Kraftverlust,
- Parästhesien,
- Taubheit,
- Schwindel

oder komplexe Beschreibungen wie

- Gangunsicherheit,
- Verlust von Koordinationsfähigkeit,
- Gleichgewichtsprobleme

beinhalten.

Häufig geben Patienten mehrere, teils zu unterschiedlichen Zeitpunkten entstandene Beschwerden an.

Zeitlinie Vorgeschichte

Wenn es in der betroffenen Region schon früher oder länger Beschwerden gegeben hat, so macht es Sinn, eine Zeitlinie zum Beschwerdeverlauf zu erstellen. Wie waren die Beschwerden vor einem Jahr, vor einigen Monaten oder Wochen, wie unmittelbar vor dem Entstehen der jetzigen Beschwerden?

Vorgeschädigtes Gewebe kann auch bei einem inadäquaten Trauma zu Verletzungen führen. Bestehende Arthrosen können Heilung verzögern.

Zeitlinie Beschwerdeverlauf

Diese Zeitlinie hilft bei der Einschätzung, ob die Beschwerden progredient oder regredient verlaufen. Es wird deutlich, ob der Heilungsverlauf physiologisch oder pathologisch ist.

Beispiele (➤ Tab. 1.1, ➤ Tab. 1.2):

Beurteilung Tab. 1.1: Die Heilung verläuft physiologisch. Nach der Proliferationsphase (nach 21 Tagen) waren die Schmerzen weg, beginnende Sportfähigkeit ist zur Mitte der Konsolidierungsphase wieder hergestellt.

Beurteilung Tab. 1.2: Der Beschwerdeverlauf ist progredient, es findet keine Heilung statt. Während es beim Trauma nur lokalen Schmerz gab, folgte am nächsten Tag Referred pain am Tuber ischiadicum (monosegmental und unilateral L5), nach einer Woche Parästhesien der Großzehe (II-afferente Fasern L5), mittlerweile sogar Taubheit und neuropathische Schmerzen. Eine Radikulopathie von L5 mit V. a. Bandscheibenprolaps liegt vor.

Die Beschreibung von Wirbelsäulenerkrankungen folgt im zweiten Band dieses Buches.

Provozierbarkeit

Sind die Beschwerden durch spezifische Bewegungen oder Belastungen provozierbar oder reduzierbar? Die Kenntnis von Biomechanik hilft bei der Analyse der in Frage kommenden Strukturen.

Tab. 1.1 Zustand nach Inversionstrauma des rechten Fußes vor 6 Wochen

Vor 6 Wochen	Vor 5 Wochen	Vor 3 Wochen	Heute
Starke Schmerzen und Schwellung	Schmerzen geringer, aber anwesend, Schwellung rückläufig	Keine Schwellung und keine Schmerzen mehr	Joggen ist schmerzfrei möglich

Tab. 1.2 Rückenschmerzen nach Heben von Getränkekisten vor 2 Wochen

Vor 2 Wochen	Am nächsten Morgen	Vor 1 Woche	Heute
Starker Rückenschmerz, tieflumbal	Rückenschmerz und Schmerzen am Tuber ischiadicum rechts	Rückenschmerz, Schmerzen am Tuber ischiadicum rechts, Parästhesien am großen Zeh rechts	Rückenschmerz, Schmerzen am Tuber ischiadicum rechts, Taubheit am großen Zeh rechts, zeitweise neuropathische Schmerzen

RED FLAG

Bewegungsunabhängige Schmerzen sind ein Red flag. Schmerzen, die weder provozierbar noch reduzierbar sind, können auf eine mögliche Neoplasie hinweisen (➤ Kap. 1.1.5).

Aspezifisches Arousal (ASA)

Gibt es Hinweise für ein ASA (➤ Kap. 1.5.5), so ist der erste Schritt die Beseitigung.

Yellow, Blue und Black flags sind abzufragen und Strategien zur Beseitigung oder zum besseren Umgang zu beraten.

Red flags

Gibt es Hinweise auf Red flags der Kategorie *A* oder *B*?

Sonstiges

Unter Sonstiges sollte alles vermerkt werden, was dem Therapeuten auffällt und was unter den bisherigen Punkten nicht erfasst wurde. Auch erste Gedanken hinsichtlich möglicher Pathologien können hier erfasst werden.

Bisherige Therapie

- Gab es bisher schon therapeutische Maßnahmen?
  - Medikamente
  - Physiotherapie
  - Physikalische Therapie
  - Sonstiges
- Wenn es schon therapeutische Maßnahmen gegeben hat, inwieweit haben sie geholfen bzw. das Beschwerdebild verändert?

Konklusionen

Zu diesem Zeitpunkt der Anamnese sollte der Therapeut aus den gewonnenen Erkenntnissen Konklusionen ziehen.

Hier gibt es zwei Möglichkeiten:

- Mustererkennung: Der Therapeut erkennt ein klares Muster der Beschwerden und ist sich sicher, was für die Beschwerden des Patienten verantwortlich ist. Es folgen die Zielstellungen der Untersuchung und die Festlegung der Untersuchungsmittel.
- Einteilung der Beschwerden: Der Therapeut erkennt noch kein klares Muster. Es folgt die Einteilung in die verschiedenen Sparten der Pathologie (➤ Kap. 1.1).

➤ Abb. 1.21 hilft bei der Einschätzung, in welche Sparte die Beschwerden des Patienten am ehesten einzusortieren sind.

CAVE

Auch Kombinationen von Sparten sind möglich. Ein Arthrose-Patient kann auch einen Tumor haben, ein Trauma-Patient kann eine vorliegende Rheumatische Grunderkrankung haben usw.

Kongenitale Erkrankungen

- Könnten kongenitale Erkrankungen ursächlich für die Beschwerden verantwortlich sein?
- Könnte der Heilungsverlauf durch eine kongenitale Erkrankung negativ beeinflusst werden?
- Welche kongenitalen Abweichungen gibt es in der betroffenen Region, die sich negativ auf die Heilung auswirken könnten?

Traumatische Erkrankungen

Gab es ein Trauma? Wenn ja, erfolgt eine Traumaanalyse (➤ Kap. 1.1.2).

Entzündliche Erkrankungen

- Gibt es Hinweise auf eine entzündliche Erkrankung wie Autoimmunerkrankungen?
- Gab es in letzter Zeit bakterielle Infekte oder bestehen diese fort?
- Gibt es Hinweise auf eine postinfektiöse Erkrankung?

Degenerative Erkrankungen

- Gibt es Hinweise auf Arthrose? (➤ Kap. 1.1.4)
- Könnten degenerative Veränderungen ursächlich für die Beschwerden verantwortlich oder ein negativ beeinflussender und heilungsverzögernder Faktor sein?

Neoplastische Erkrankungen

- Gibt es Hinweise auf eine Neoplasie? (➤ Kap. 1.1.5)
- Sind die Beschwerden des Patienten atypisch und unklar?

RED FLAG

Hinweise auf Neoplasien sind ein Red flag.

Functio laesa

Gibt es zu erwartende Funktionsstörungen (Hypo- oder Hyperfunktion)? (➤ Kap. 1.1.6)

Sonstiges

Gibt es Hinweise auf Erkrankungen, die keiner der o. g. Sparten zuzuordnen sind? (➤ Kap. 1.1.7)

Erkennt der Therapeut nach Einteilung der Beschwerden in die einzelnen Sparten ein Muster, so folgt die Zielstellung der Untersuchung und die Festlegung der Untersuchungsmittel.

RED FLAG

Unklare Kasuistiken sind ein Red flag. Hat der Therapeut nach Anamnese und trotz Einteilung keine Idee, was für die Beschwerden des Patienten verantwortlich sein könnte, so ist der Patient zum Arzt zu überweisen. Alternativ kann zunächst ein anderer Therapeut zu Rate gezogen werden.

A Anamnestische Informationen B Mögliche Klinik/Befunde	Aus den Informationen resultierender Verdacht/resultierende Möglichkeit	Handlungsempfehlung therapeutisch	Handlungsempfehlung medizinisch	Anmerkungen
	Kongenitale Erkrankungen			
A Bekannte syndromale Erkrankung Bekannte knöcherne kongenitale Abweichungen in anderen Regionen Unklare Schmerzen > 40. Lebensjahr		Überweisung zum Arzt	Bildgebung	Die Therapie richtet sich nach dem spezifischen Krankheitsbild. Die einzelnen Erkrankungen werden im Verlauf dieses Buches ausführlich beschrieben.
B Sichtbare knöcherne Deformierungen Sichtbare Achsabweichungen Heilungsverzögerung oder unklare Schmerzen ohne Trauma, Entzündung, Überlastung, Neoplasien oder Degeneration				
	Traumatische Erkrankungen			
A Zurückliegendes Trauma	Strukturelle Schädigung	Traumaanalyse, siehe Kap. 1.1.2 Ggf. Überweisung zum Arzt Anamnestisches Vorgehen und Traumaanaylysen mit Differenzialdiagnostik der einzelnen in Frage kommenden Strukturen nach traumatischen Ereignissen werden in den Kapiteln 2–8 zu jeder Region in separaten Tabellen im jeweiligen Abschnitt „traumatische Erkrankungen" aufgeführt.	Weitere Diagnostik mittels Bildgebung	Die Therapie richtet sich nach dem spezifischen Krankheitsbild. Die einzelnen Erkrankungen werden im Verlauf dieses Buches ausführlich beschrieben.
B Schmerzen Schwellung Hämatom Bewegungseinschränkung Instabilitätsgefühl Fehlende Bewegungsbereitschaft Keine Bereitschaft/Möglichkeit zu belasten	 Entzündung Entzündung Entzündung Entzündung Ruptur/Fraktur Fraktur Fraktur			
	Entzündliche Erkrankungen			
	Rheumatische Erkrankungen			
A Schübe und Remissionen Beschwerdebeginn zwischen 15. und 20. oder > 50. Lebensjahr (Beginn jederzeit möglich)		Überweisung zum Arzt (internistischer oder orthopädischer Rheumatologe)	Labor, Röntgen Ggf. weitere Konsile (Gastroenterologie, Dermatologie, Ophthalmologie)	Red flag Die Therapie richtet sich nach dem spezifischen Krankheitsbild. Die einzelnen Erkrankungen werden in Kap. 9.6.1 beschrieben. Grundlagen rheumatischer Erkrankungen siehe Kap. 1.1.3
B Mehrere Gelenke betroffen Ggf. Haut-, Darm-, Augen-, Sehnenbeschwerden Ggf. Organbeschwerden				
	Infektionen			
A Zurückliegender Infekt (HNO, Lunge) – endogene Keime Zurückliegende OP, Injektion, Infusion, offene Wunden – exogene Keime Kein Trauma (Ausnahme: offene Wunde)		Überweisung zum Arzt	Labor Antibiose Ggf. Ruhigstellung	Red flag Ggf. Manualtherapeutische Behandlung im Anschluss Infektionen siehe Kap. 1.1.3 und 9.6.2
B Schmerzen Rötung Schwellung Überwärmung Funktionseinschränkung				

Abb. 1.21 Anamnestische Einschätzung. [L329]

A Anamnestische Informationen B Mögliche Klinik/Befunde	Aus den Informationen resultierender Verdacht/resultierende Möglichkeit	Handlungsempfehlung therapeutisch	Handlungsempfehlung medizinisch	Anmerkungen
	Degenerative Erkrankung			
A Hohes Alter Belastender/s Beruf/Hobby Mögliche bekannte kongenitale Erkrankung	Arthrose	Passiv anguläre Untersuchung	Ggf. Röntgen	Die Therapie richtet sich nach dem betroffenen Gelenk und dem Arthrosegrad und wird in den Kapiteln 2–8 für jedes Gelenk ausführlich beschrieben.
B Morgendlicher Anlauf-/Bewegungsschmerz, Morgensteifigkeit Belastungsschmerz, Bewegungseinschränkung (Kapselmuster) Ggf. Krepitationen				
	Neoplastische Erkrankungen			
A Ggf. B-Symptomatik, siehe Kap. 1.1.5 Ggf. bekannte (frühere) Neoplasien		Überweisung zum Arzt	Labor Bildgebung	Red flag Neoplastische Erkrankungen werden in Kap. 1.1.5 und 9.7 beschrieben.
B Unklare Schmerzen Ggf. bewegungsunabhängige Schmerzen (siehe B-Symptomatik) Ggf. Spontanfrakturen				
	Funktionsstörungen			
	Überlastungssyndrome			
A Regelmäßige größere körperliche Belastung (Sport/Beruf)		Spezifische, strukturelle Untersuchung	Ggf. medizinische Interventionen	Informationen zu Vorkommen und Therapie von Funktionsstörungen werden in den Kapiteln 2–8 für jede Region der Extremitäten beschrieben.
B Schmerzen, bei Belastung stärker werdend Repetitive strain injuries				
	Blockierung			
A Einseitige Haltung oder stärkere Belastung		Passiv anguläre Untersuchung		
B Blockierungsgefühl (Schmerzhafte) Bewegungseinschränkung				
	Restriktion			
A Einseitiges Haltungs- und Bewegungsverhalten Einseitiges Training Zurückliegendes Trauma Repetitive strain injuries		Passiv anguläre Untersuchung		
B Bewegungseinschränkungen				

Abb. 1.21 *(Forts.)* Anamnestische Einschätzung. [L329]

A Anamnestische Informationen B Mögliche Klinik/Befunde	Aus den Informationen resultierender Verdacht/resultierende Möglichkeit	Handlungsempfehlung therapeutisch	Handlungsempfehlung medizinisch	Anmerkungen
	Freie Gelenkkörper			
A Degeneration oder zurückliegendes Trauma Idiopathische aseptische Knochennekrose B Twinges (plötzlich stechender Schmerz) Wechselnde Beschwerdelokalisation Giving-way-Phänomen Leeres Endgefühl Ggf. unklare Schmerzen	Knöchern-knorpelig oder knorpelig Immer knöchern-knorpelig	Überweisung zum Arzt	Röntgen	Rein knorpelige Loose bodies können manipulativ verlagert werden. Knöchern-knorpelige Loose bodies sind eine absolute Kontraindikation für Manuelle Therapie. Freie Gelenkkörper werden in Kap. 9.4 und 9.5 beschrieben.
Unklare anamnestische Informationen und Beschwerden	Keine Annahme/ Verdacht	Überweisung zum Arzt	Weitere Diagnostik	Red flag

Abb. 1.21 *(Forts.)* Anamnestische Einschätzung. [L329]

1.8.2 Untersuchung

Jede Untersuchung beginnt standardmäßig mit einer ausführlichen Anamnese. In den im Verlauf des Buches beschriebenen Untersuchungsstrategien werden die klinischen Untersuchungen aufgeführt, die explizit sinnvoll sind, um die nach der Anamnese entstandene Verdachtsdiagnose zu untermauern oder zu widerlegen.

Selbstverständlich gehören zur standardmäßigen Untersuchung der Extremitäten neben einer allgemeinen Inspektion auch Maßnahmen wie Dokumentation des Ausmaßes von etwaiger Schwellung, die Untersuchung von genauen Bewegungsausmaßen und bei der unteren Extremität eine Untersuchung des Gangbildes und ggf. Messungen von anatomischen und funktionellen Beinlängen. Diese sich wiederholenden Maßnahmen werden nicht bei jedem Krankheitsbild wiederholt aufgeführt.

Die körperliche Untersuchung dient der Bestätigung der aus der Anamnese gewonnenen Erkenntnisse und dem Ausschluss von etwaigen Kontraindikationen. Sie eignet sich nicht als alleiniges diagnostisches Mittel.

Generell sollten vor Anwendung eines Untersuchungsverfahrens klare Vermutungen bestehen, die es zu belegen gilt.

Beispiel:
Ein 26-jähriger Patient klagt über Knieschmerz. Ohne Untersuchung oder Anamnese wird eine MRT angeordnet. Der Befund zeigt einen kleinen Schaden am Hinterhorn des Innenmeniskus. Es wird davon ausgegangen, dass dies Grund der Beschwerden ist. Eine OP wird empfohlen.

Risse des Innenmeniskushinterhorns sind in dieser Altersklasse häufig. Viele Patienten haben dadurch keine Beschwerden. Eine Funktionsstörung oder ein Überlastungssyndrom ohne MRT-Sichtbarkeit könnte Grund der Beschwerden sein. Eine operative Intervention würde nicht helfen.

HINWEIS
Ein englisches Sprichwort besagt: "If your only tool is a hammer, every problem looks like a nail" (dt.: Wenn dein einziges Werkzeug ein Hammer ist, sieht jedes Problem wie ein Nagel aus). Dies bedeutet: Wird nur ein einziges diagnostisches Mittel angewendet, ohne dass die Beschwerden mittels Anamnese, sich daraus ergebendem Verdacht und der daraus abgeleiteten klinischen Untersuchung analysiert wurden, so hält man das Resultat der Untersuchung auch für die Ursache der Beschwerden. Hat man jedoch einen fundierten breitgefächerten Gesamteindruck, so können Fehlerquellen reduziert werden.

Beispiel:
Ein 26-jähriger Patient klagt über dorsomedialen Knieschmerz. Seit Monaten trainiert er hart für einen Marathon. Beim Laufen schmerzt es nach wenigen Minuten. In die Hocke gehen ist schmerzhaft. Der Payr-Test und der Steinmann-1-Test sind deutlich positiv. Die sonstige Funktionsuntersuchung ist unauffällig. Eine MRT zeigt einen Schaden des Hinterhorns des Innenmeniskus.

In diesem Fall kann von einem Meniskusschaden als Ursache der Beschwerden ausgegangen werden. Auch isolierte Meniskustests würden keine klare Diagnose ermöglichen. Die Sensitivität und Spezifität von Meniskustests sind zu gering (➤ Kap. 3.2.6). Beschwerden von Patienten sollten daher immer ganzheitlich, also durch Anamnese, Klinik und Untersuchung analysiert werden.

Innerhalb der Untersuchung werden nur die Untersuchungstests durchgeführt, die aus den Zielstellungen resultieren.

Zielstellungen der Untersuchung

Nach einer ausführlichen Anamnese hat der Therapeut eine klare Vermutung, was für die Beschwerden des Patienten verantwortlich sein kann. Zielstellung ist, die Vermutung anhand der Untersuchung zu untermauern oder sogar zu bestätigen.

Beispiel:
Nach der Anamnese besteht der Verdacht auf eine Ruptur des vorderen Kreuzbandes.

- **Untersuchungszielstellung:** Stelle fest/schließe aus, ob eine Ruptur des vorderen Kreuzbandes vorliegt.
- **Untersuchungsmittel:** Kreuzbandtests (Supine-Lachmann, Lever-Sign-Test, Pivot-Shift-Test)

CAVE

Bei der Analyse der Tests muss beachtet werden, dass die Sensitivität und Spezifität manualtherapeutischer Tests nie bei 100 Prozent liegt. Bei sehr deutlich anwesenden Zeichen kann das Vorliegen einer Erkrankung ggf. bewiesen werden, das Nicht-Vorliegen einer Erkrankung jedoch in der Regel nicht.
Klinische Testergebnisse beschreiben lediglich die Wahrscheinlichkeit für das Vorliegen einer Erkrankung. Sie müssen immer in Relation mit den Informationen aus Anamnese und Klinik bewertet und ggf. mit medizinischer Diagnostik belegt werden.
Die wissenschaftliche Aussagekraft von Tests in Bezug auf die Testgütekriterien sollte bekannt sein (➤ Kap. 1.4.1).

Arthrogene Untersuchung

Aktive Bewegungsuntersuchung

Kriterien der aktiven Bewegungsuntersuchung sind:

- Bewegungsbereitschaft
- Bewegungsqualität
- Schmerzen
- Bewegungsausmaß

Passive Bewegungsuntersuchung

Die passive Bewegungsuntersuchung wird im Bereich der Extremitäten mit einer passiv angulären Untersuchung, im Bereich der Wirbelsäule mit dreidimensionalen regionalen und segmentalen Techniken durchgeführt.
Kriterien sind:

- Bewegungsbereitschaft
- Bewegungsqualität
- Schmerzen
- Bewegungsausmaß
- Endgefühl
- Krepitationen (Extremitäten)

Untersuchung der Stabilität

Die Stabilität wird anhand von spezifischen Stabilitätstests untersucht.

Muskuläre Untersuchung

Folgende muskuläre Komponenten können untersucht werden:

- Kraft
- Dehnfähigkeit
- Koordination
- Ausdauer

Neurologische Untersuchung

Bei der Untersuchung einer Radikulopathie können folgende Parameter relevant sein:

- Vibrationsempfinden
- Reflexe
- Oberflächliche Oberflächensensibilität
- Tiefe Oberflächensensibilität
- Kraft
- Neuropathischer Schmerz (Straight leg raise, Upper limb tension Tests)

Bei anderen neurologischen Erkrankungen zusätzlich zu testende Parameter:

- Kraftempfinden
- Mirroring
- Placing
- Temperaturempfinden

In der zentralneurologischen Untersuchung werden folgende Tests durchgeführt:

- Rhomberg-Test
- Unterberger Tretversuch
- Gangprobe nach Babinsky-Weil
- Untersuchung des Gangbildes
- Hautantsche Probe
- Probe von Barre
- Dysdiadochokinese
- Finger-Nase-Versuch
- Ferse-Knie-Versuch
- Ferse-Unterschenkel-Versuch

HNO-Untersuchung

Bei Verdacht auf paroxysmalen Lagerungsschwindel wird zuerst zentralneurologisch untersucht. Bei negativem Ergebnis folgt die Dreh-Stopp-Probe.

Sonstiges

Unter Sonstiges werden weitere Untersuchungsergebnisse und Auffälligkeiten dokumentiert

1.8.3 Therapieplan

Anhand der Ergebnisse der Untersuchung wird ein Therapieplan erstellt. Der Therapieplan enthält die folgenden Punkte:

- **Ziele des Therapeuten:** Therapeutische Ziele in Bezug auf Schmerzen, Beweglichkeit, Stabilität, Kraft und Belastbarkeit werden festgelegt.

- **Zeitlinie Prognose:** Für alle Ziele des Therapeuten wird vorab festgelegt, zu welchem Zeitpunkt der Rehabilitation welche Fortschritte zu erwarten sind und wie lange es dauern wird, bis die Ziele erreicht werden können. Kenntnis von Heilungsphasen und die richtige Beurteilung der Strategie von Heilung sind Voraussetzung.
- **Zeitlinie Therapie:** Der Therapeut sollte vorab festlegen, welche therapeutischen Maßnahmen und Aufträge für den Patienten in welcher Phase der Therapie vorgesehen sind und möglich sein sollten. Anhand der Zeitlinien ist es möglich, in jeder Behandlung zu prüfen, ob die Heilung physiologisch und der Therapieverlauf wie geplant verläuft.
- **Ziele des Patienten:** Wichtig ist, auch die Ziele des Patienten zu erfassen und zu berücksichtigen. Die Ziele des Therapeuten und des Patienten sollten weitestgehend übereinstimmen. Sind diese unrealistisch bzw. nicht erreichbar, so ist dies zu kommunizieren und zu erklären.

1.8.4 Therapie

Während der Therapie wird versucht, die Zeitlinie so gut wie möglich einzuhalten. Die Belastbarkeit während der einzelnen Heilungsphasen wird beachtet. Alle therapeutischen Maßnahmen und Aufgaben für den Patienten werden nach jedem Termin dokumentiert.

In jeder Behandlung wird analysiert, ob der Patient „good in time" ist, der Heilungsverlauf also physiologisch ist. In jeder Behandlung wird dokumentiert, wie es dem Patienten im Vergleich zum Behandlungsbeginn geht, wobei alle Behandlungsparameter berücksichtigt werden.

Schmerz kann anhand einer numerischen Analogskala (NAS) oder visuellen Analogskala (VAS) dokumentiert werden (➤ Abb. 1.22). Beide Methoden messen von „keine Schmerzen" bis zu „unerträglichen Schmerzen".

Es kann sinnvoll sein, eine numerische Skala hinzuzufügen, in der die Schmerzen zu Beginn der Therapie als 10 bezeichnet werden. Dann kann eine Besserung in Richtung null, aber auch eine Verschlechterung in Richtung 20 erfasst werden.
Verläuft die Therapie nicht nach Plan sollte der Therapeut sich folgende Fragen stellen:

- War die Belastung während der Therapie zu hoch?
- War die Belastung während der Therapie zu gering?
- War die Diagnose richtig?
- Ist der Schaden ggf. zu groß?

Beispiel:
Die Konklusion aus Anamnese und Untersuchung war eine Bänderdehnung. In Wirklichkeit war das Band rupturiert. Anders als gedacht, kann keine Heilung stattfinden.

War auch nach nochmaliger Analyse und Untersuchung die Einschätzung richtig und die Therapie durch Therapeut und Patient optimal umgesetzt, folgt eine Belastungs- und Belastbarkeitsanalyse.

1.8.5 Belastungs-Belastbarkeitsanalyse

Gesucht wird nach allen möglichen Faktoren, die die Belastung für den Patienten erhöhen bzw. die Belastbarkeit verringern können und somit den Heilungsverlauf negativ beeinflussen können.

Belastung erhöhende Faktoren

- Arbeit
- Sport
- Hobby
- Ernährung
- Nikotin
- Alkohol
- Drogen
- Medikamente
- Yellow flags

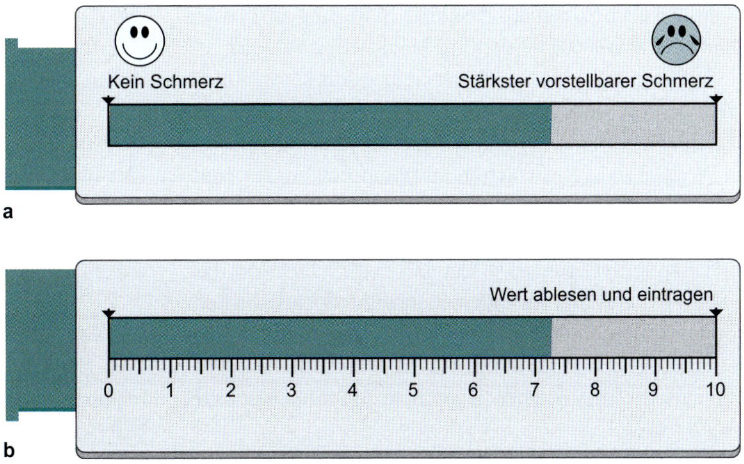

Abb. 1.22 Schmerzskala mit Patientenseite (VAS) und Therapeutenseite mit Dokumentationshilfe (NAS). [L157]

Belastbarkeit reduzierende Faktoren

- Yellow flags
- Blue flags
- Black flags
- Trophik
- Mechanische Obstruktion
- Dispositionen
- Systemerkrankungen
- Ernährung
- Operationen
- Narbengewebe
- Allgemeinzustand
- Alter

Mit dieser Analyse wird versucht, die Gründe für die pathologische Heilung zu eruieren. Sollte auch nach gründlicher Belastungs-Belastbarkeitsanalyse kein Grund für den verzögerten Heilungsverlauf gefunden werden, so sollte eine Zweitmeinung eingeholt werden.

1.9 Ziele der Manuellen Therapie

Die Ziele der Manuellen Therapie sind das bestmögliche Rehabilitieren individueller Patientenbeschwerden. Dabei geht das Behandlungsspektrum weit über rein manuelle Techniken hinaus.

1.9.1 Manualtherapeutische Konzepte

Die europäischen Ausbildungen in Manueller Therapie weichen konzeptionell deutlich voneinander ab. Neben der Dauer der Ausbildung und somit der Tiefe des jeweiligen theoretischen Fundaments variieren auch die genutzten Techniken in der Therapie.

Ich empfehle für die Mobilisation konvex/konkaver Gelenke der Extremitäten Rollgleitmobilisationen, da diese die physiologische arthrokinematische aktive Bewegung am ehesten abbilden. Transversales Gleiten zur Mobilisation nutze ich nur bei Gelenken ohne klaren konvexen bzw. konkaven Anteil. Traktionen zur Mobilisation empfehle ich aufgrund der ebenfalls fehlenden Bewegungsphysiologie allenfalls manipulativ, den Wechsel zwischen Traktion und Kompression zur Stoffwechselförderung hingegen erachte ich als sinnvoll.

Ich bin jedoch der Auffassung, dass die im Buch aufgeführten Therapieempfehlungen so klar und zielgerichtet sind, dass sie ohne Weiteres in jedes andere manualtherapeutische Konzept übertragen werden können. Im Vordergrund manualtherapeutischer Empfehlungen steht, welche Bewegungskomponenten eines Gelenks zu welchem Zeitpunkt bearbeitet werden sollten.

Die Therapieempfehlungen im Verlauf des Buches beschreiben gängige Standards unter Beachtung der Belastbarkeit in den einzelnen Heilungsphasen (➤ Kap. 1.6.3) und beschränken sich auf die wesentlichen Bestandteile der Therapie.

Generell ist es sinnvoll, auch umliegende Muskulatur und Gelenkregionen zu untersuchen und bei Auffälligkeiten zu behandeln. Dies sollte zum Standard jeder Therapie gehören. Im Vordergrund sollte jedoch die Therapie der betroffenen Region zählen, insbesondere da bei verordneten Leistungen häufig weniger Therapieeinheiten zur Verfügung stehen, als zur vollständigen Rehabilitation notwendig wären.

Innerhalb des Funktionstrainings sind die Verbesserung posturaler Fähigkeiten (insbesondere an der unteren Extremität) und die Förderung von Stabilität, Koordination und Kraft (Kraftausdauer, Schnellkraft, Konzentrik, Exzentrik) sowie die Erarbeitung physiologischer Gleitfähigkeit und Länge von Muskelfaszien Standard.

Da sich diese Komponenten in nahezu jeder manualtherapeutischen Therapieempfehlung wiederholen, habe ich, sofern keine besonders dringende Notwendigkeit für einzelne Maßnahmen dieser Art besteht, darauf verzichtet, sie explizit zu benennen. Sie sollten jedoch als obligatorisch angesehen werden.

HINWEIS

Patientenabhängig können individuelle Therapiepläne deutlich von den beschriebenen Standards abweichen. Im Zweifel ist eine Absprache mit dem behandelnden Arzt empfehlenswert.

1.9.2 Manualtherapeutische Techniken

Mit manualtherapeutischen Techniken wird versucht, die Position von Gelenkachsen zu optimieren und das physiologische Bewegungsausmaß in betroffenen Gelenken wieder zu erreichen.

Rollgleitmobilisationen

Rollgleitmobilisationen eignen sich zur Mobilisation peripherer Gelenke mit konvex/konkavem Gelenk. Die Biomechanik des physiologischen Bewegungsverhaltens im Gelenk wird genutzt, um mit passiven Techniken Bewegung wiederherzustellen.

Traktion und Kompression

Mit Traktion und Kompression im Wechsel kann der Stoffwechsel angeregt und somit Durchblutung gefördert und Heilung gepusht werden. Durch Traktion und Kompression wird zudem die Reizschwelle zur Schmerzwahrnehmung erhöht.

Translationen

Translationstechniken nutzt man zur Mobilisation der Gelenkregionen, in denen keine klare Konkavität und Konvexität der Gelenkpartner besteht. Beispiele sind die Gelenke des lateralen und medialen Fußrandes oder die Patellamobilisation gegenüber dem Femur.

Dreidimensionale Mobilisationen

Facettengelenke der Wirbelsäule werden dreidimensional mobilisiert. Dies ist regional und segmental möglich. Möglich ist es zudem, an einem dreidimensionalen Bewegungsende eine Dimension mobilisierend hervorzuheben.

Techniken aus Verriegelung

In der Halswirbelsäule nutzt man zudem Techniken aus Verriegelung, um einzelne Bewegungskomponenten zu mobilisieren.

Manipulationen

Manipulationstechniken werden zum Beseitigen von Gelenkblockierungen genutzt.
Regeln für Manipulationen:

- Hohes Tempo
- Wenig Bewegungsweg
- Wenig Kraft

Manipulationen können zudem durchgeführt werden, um einen knorpeligen Loose body in ein Gelenkkompartiment zu verlagern, in dem er keine Beschwerden verursacht. Hier wird die Ausführung mit wenig Tempo, größerem Bewegungsausmaß und etwas Kraft durchgeführt.

CAVE
Bevor eine Loose-body-Manipulation durchgeführt werden kann, muss durch ein Röntgenbild erwiesen sein, dass er ausschließlich aus hyalinem Knorpel besteht. Ein knöcherner Loose body ist eine absolute Kontraindikation für diese Techniken und kann für größeren Schaden im Gelenk sorgen!

1.9.3 Training

Training zum Muskelaufbau, zur Verbesserung von Kondition und Koordination sowie zur muskulären Stabilisation sind wichtige Bestandteile eines manualtherapeutischen Behandlungsplans. Die Erstellung eines Trainingsplans mit an Heilungsphasen und Belastbarkeit angepasster Steigerung gehört in therapeutische Hand.

Beispiele:

- Mattenprogramm
- Eindimensionales Gerätetraining
- Dreidimensionales Gerätetraining
- Langhanteltraining
- Kurzhanteltraining
- Sportartspezifisches Training

Begleitet werden sollte Training immer auch von Ausdaueranteilen. Vor anspruchsvollem Krafttraining ist ein Warm-up notwendig.

1.9.4 Tuning

Um optimale Therapieergebnisse zu erzielen, sollten Patienten zudem zu den Bereichen Ernährung, Schlaf-Wachrhythmus und Entspannung beraten und in Automobilisationen angeleitet werden. Der Umgang mit der Erkrankung sollte regelmäßig besprochen und der Patient motiviert werden. Bisher erzielte Erfolge sollten hervorgehoben und heilungsverzögernde Faktoren besprochen und wenn möglich beseitigt werden.

1.9.5 Behandlung benachbarter Gelenkregionen

Um eine Möglichkeit zur optimalen Heilung zu haben, ist es wichtig, dass benachbarte Gelenke physiologisch bewegen können und gute muskuläre Stabilität aufweisen.

Die Untersuchung der umliegenden Gelenkregionen auf Mobilität und Stabilität sollte obligatorisch sein. Gefundene Funktionsstörungen sollten in die Therapie miteinbezogen werden. Wichtig ist jedoch, den Fokus auf die ursächlich betroffenen Bereiche zu richten und sich nicht im Anspruch der Ganzheitlichkeit zu verlieren.

Sollte es zu einer verzögerten Heilung kommen, die auch nach Durchführung der Belastungs- und Belastbarkeitsanalyse nicht erklärbar ist, so sollte den umliegenden Regionen neue Aufmerksamkeit geschenkt werden.

1.10 Mittlere Rehabilitationszeiten

Die mittlere Rehabilitationszeit beschreibt die durchschnittliche Dauer vom Zeitpunkt der Verletzung bis zur Wiedererlangung der vollen Wettkampffähigkeit im Sport (Back to competition). Sie ist nicht gleichzusetzen mit der vollen Belastbarkeit.

Je länger die Zeit bis zur vollen Belastbarkeit, desto länger der Trainingsaufwand ab diesem Zeitpunkt, um wieder auf Ursprungsniveau wettkampffähig zu sein.

Lediglich bei kleinen Verletzungen wie z. B. Muskelverhärtungen (➤ Kap. 9.1.2) oder Muskelzerrungen (➤ Kap. 9.1.5) ist die mittlere Rehabilitationszeit mit unter 7 Tagen zum Zeitpunkt der vollen Belastbarkeit erreicht, da innerhalb dieser kurzen Zeiträume keine Trainingsrehabilitation bei voller Belastbarkeit notwendig ist, um auf das ursprüngliche Leistungsniveau zurückzukehren.

HINWEIS

- Konservative und operative Rehabilitationszeiten gleicher Läsionen können voneinander abweichen.
- Unterschiedliche operative Verfahren können unterschiedliche Rehabilitationszeiten nach sich ziehen.

➤ Abb. 1.23 zeigt die mittleren Rehabilitationszeiten aller gängigen Verletzungen der Extremitäten. In der Regel wird die mittlere Rehabilitationszeit mit einer genauen Zeitangabe versehen (z. B. 6 Wochen). Zeitangaben „von … bis" beziehen sich auf einen variablen Zeitraum, der bei konservativer Nachbehandlung von der Größe der Läsion und bei operativen Strategien von der Größe der Läsion und dem gewählten operativen Verfahren abhängt.

Verletzung	Mittlere Rehabilitationszeit Konservativ	Operativ
Fußregion		
Außenbandläsion	6–8 Wochen	> 18 Wochen
Läsion Syndesmosebänder	12–14 Wochen	14–18 Wochen
Läsion Lig. deltoideum	6–8 Wochen	> 18 Wochen
Pfannenbandläsion	6–8 Wochen	12–18 Wochen
Läsion Lig. talocalcaneum interosseum	6–8 Wochen	6–8 Wochen
Läsion Lig. bifurcatum und Lig. talonaviculare dorsale	> 14 Wochen	>14 Wochen
Läsion Ligg. tarsi dorsalia und Ligg. metatarsi dorsalia	6–8 Wochen	
Läsion der Ligamente der Metatarsalen und Zehen	> 3 Wochen	
Kapselläsion talokrural	6–8 Wochen	
Kapselläsion distales TFG	Siehe Syndesmosebänder	
Tibiaschaftfraktur	8–15 Wochen Frakturabhängig	3–4 Monate
Distale Tibiafraktur	8–15 Wochen Frakturabhängig	3–4 Monate
Fibulaschaftfraktur	8–15 Wochen Frakturabhängig	3–4 Monate
Weber-Fraktur	8–12 Wochen	4–6 Monate
Sonstige Frakturen des Fußes	8–12 Wochen	Frakturabhängig 3–4 Monate
Bone bruise/Ermüdungsfraktur	8–12 Wochen	
Achillessehnenruptur	3–4 Monate	6–8 Monate
Loose body, traumatischer	Keine Einschränkung	6–8 Wochen
Knieregion		
Läsion vorderes Kreuzband	12–15 Wochen	Semitendinosus-/Gracilisplastik: Profi > 6 Monate Amateur > 8,5 Monate Ligamys-Implantat: > 5 Monate
Läsion hinteres Kreuzband	3–4 Monate	> 8 Monate
Läsion Kollataralbänder	4–6 Monate	> 6 Monate
Kleine Läsion der Gelenkkapsel	> 3 Wochen	
Große Läsion der Gelenkkapsel	6–8 Wochen	> 12 Wochen
Distale Femurfraktur	8–12 Wochen	4–6 Monate
Tibiakopffraktur	3–5 Monate	4–6 Monate
Patellafraktur	> 8 Wochen	Zuggurtungsosteosynthese > 6 Wochen Plattenosteosynthese > 6 Monate
Bone Bruise/Ermüdungsfraktur	8–12 Wochen	

Abb. 1.23 Mittlere Rehabilitationszeiten. [L329]

Verletzung	Mittlere Rehabilitationszeit Konservativ	Operativ
Knieregion (Forts.)		
Kniegelenkluxation	8–12 Monate	
Patellaluxation	Keine Einschränkung	> 4–6 Monate
Meniskusläsion	> 6 Wochen	Meniskusnaht: 4 Monate Teilresektion: 6 Wochen
Loose body, traumatischer	Keine Einschränkung	6–8 Wochen
Hüftregion		
Läsion Lig. capitis femoris	6–8 Wochen	> 6 Wochen
Kapselläsion	3–6 Wochen	
Labrumläsion	6 Wochen	> 6 Monate
Azetabulumfraktur	3–4 Monate	3–6 Monate
Femurfraktur (Caput, Collum, proximaler Schaft)	> 12 Wochen	3–6 Monate
Schulterregion		
Ligamentäre Läsion sternoklavikular	Grad I: 2–3 Wochen	Grad III mit Narkose-Reposition: > 8 Wochen
	Grad II: 4–6 Wochen	Grad III mit offener Reposition: > 8 Wochen
	Grad III: 6–8 Wochen	
Ligamentäre Läsion akromioklavikular	> 8 Wochen	> 6 Monate
Ligamentäre Läsion glenohumeral	6–8 Wochen	
Glenohumerale Luxation	Vordere Luxation: 6–8 Wochen	3–4 Monate
	Hintere Luxation: 12 Wochen	
Skapulafraktur	> 4 Monate	> 4 Monate
Klavikulafraktur	> 4 Monate	> 4 Monate
Proximale Humerusfraktur	> 4 Monate	Frakturabhängig 3–6 Monate
SLAP-Lesion	6–8 Wochen	> 7 Monate
Bizepssehnenruptur, proximale	Vollbelastung nach 6–8 Wochen	Vollbelastung nach > 4 Monaten
Rotatorenmanschettenruptur	> 8 Wochen	3–6 Monate
Ellenbogenregion		
Läsion Lig. collaterale ulnare	> 8 Wochen	OP bei Valgusinstabilität: 3–4 Monate
Läsion Lig. collaterale radiale	> 8 Wochen	PLRI-OP: 3–4 Monate
Läsion Lig. anulare radii	6–8 Wochen	> 8 Wochen
PLRI		3–4 Monate
Valgusinstabilität		3–4 Monate
Luxation des Ellenbogens	> 6 Wochen	Je nach Verfahren und Begleitverletzungen (3–4 Monate)
Luxation des kindlichen Ellenbogens	> 6 Wochen	6–8 Wochen
Kapselläsion	3–6 Wochen	
Humerusfraktur (Schaft und distale)	8–10 Wochen	Je nach Verfahren und Begleitverletzungen (3–4 Monate)
Proximale Radius-/Ulnafraktur	8–10 Wochen	Je nach Verfahren und Begleitverletzungen (3–4 Monate)
Kindliche Ellenbogenfraktur	> 8 Wochen	Je nach Verfahren und Begleitverletzungen (3–4 Monate)
Loose body, traumatischer	Keine Einschränkung	6–8 Wochen
Bizepssehnenruptur, distale		> 4 Monate

Abb. 1.23 *(Forts.)* Mittlere Rehabilitationszeiten. [L329]

Verletzung	Mittlere Rehabilitationszeit	
	Konservativ	Operativ
Handregion		
DISI	3–6 Monate	3–4 Monate
VISI	3–6 Monate	3–4 Monate
TFCC-Läsion	6–8 Wochen	> 4 Monate
Schaftfraktur (Radius/Ulna)	> 8 Wochen	Je nach Verfahren und Begleitverletzungen (3–4 Monate)
Distale Radiusfraktur	> 8 Wochen	Je nach Verfahren und Begleitverletzungen (3–4 Monate)
Karpale Fraktur	> 8 Wochen	> 8 Wochen
Metakarpale Fraktur	> 8 Wochen	> 8 Wochen
Beugesehnenverletzung		> 4 Monate
Strecksehnenverletzung	> 4 Monate	Je nach Verfahren und Begleitverletzungen (3–4 Monate)
Finger und Daumen		
Ringbandläsion	6 Monate	> 14 Wochen
Kreuzbandläsion	6–8 Wochen	
Kollateralband-/Kapselläsion	6–8 Wochen	Je nach Verfahren und Begleitverletzungen (3–4 Monate)
Skidaumen	6–8 Wochen	8–10 Wochen
Fraktur	> 8 Wochen	8–10 Wochen
Muskelverletzungen		
Muskelverhärtung	< 7 Tage	
Muskelkater	2–3 Tage, < 7 Tage	
Neuromuskuläre Muskelverletzung	< 7 Tage	
Muskelzerrung	< 7 Tage	
Muskelfaserriss	10–14 Tage	
Muskelbündelriss	4–6 Wochen	
Muskelriss	12 Wochen	3–4 Monate
Sehniger Ausriss/Avulsion	12 Wochen	6–8 Monate
Muskelkontusion	ca. 7 Tage	
Lazeration	7 Tage	
Tendinitis	Wochen bis Monate	

Abb. 1.23 *(Forts.)* Mittlere Rehabilitationszeiten. [L329]

KAPITEL

2 Fuß und Unterschenkel

2.1 Knöcherne, kongenitale Erkrankungen

Allgemeines Basiswissen zu knöchernen kongenitalen Erkrankungen wird in ➤ Kap. 1.1.1 vermittelt.

2.1.1 Grundlagen

In der Fußregion gibt es diverse komplexe, kongenitale Erkrankungen. Die Therapie reicht von konservativen therapeutischen Maßnahmen über Orthesen- oder Gipsversorgungen bis zu aufwendigen Tenotomien, Kapsulotomien und Umstellungsosteotomien, teilweise in Mehrfach-OPs. Alle konservativen Maßnahmen zur Behandlung von angeborenen Deformitäten werden unter dem Begriff **Redression** zusammengefasst.

Deformitäten des Fußes kommen angeboren oder frühkindlich, juvenil oder adoleszent erworben vor. Erworbene Fußdeformitäten werden in ➤ Kap. 2.6.7 beschrieben. Zu den kongenitalen Erkrankungen des Fußes vgl. Matzen et al. 2007: 298–307 sowie Breusch et al. 2019: 508–509 und 513–519.

Therapie von angeborenen Fußdeformitäten

Die Therapie von angeborenen Deformitäten des Fußes sollte sowohl in Bezug auf Redressionen als auch in Bezug auf operative Verfahren ausschließlich von Spezialisten durchgeführt werden.

Zur Therapie von Säuglings- und Kleinkindfüßen sind Kenntnisse der spezifischen frühkindlichen anatomischen und funktionell anatomischen Gegebenheiten zwingend erforderlich. Die physiologische (früh-)kindliche Entwicklung des Fußes sollte ebenfalls bekannt sein.

Manualtherapeutische Techniken sind im Gegensatz zur Therapie von Jugendlichen und Erwachsenen an Fixations- und Mobilisationshand in der Regel nur mit Daumen und Zeigefinger durchführbar. Aufgrund des noch fehlenden Längsgewölbes (siehe „Fuß eines Kleinkindes“ weiter unten) haben die Gelenkflächen des medialen und lateralen Fußrandes eine noch andere Ausrichtung, somit verändern sich die Mobilisationsrichtungen.

Endgefühle sind „weicher“, Stabilität während aktiver und passiver Bewegungsabläufe am gesunden Fuß geringer. Die mobilisierende Intensität muss zwingend angepasst reduziert werden. Die Haut des Säuglingsfußes ist dünn und wenig belastbar. Sowohl durch manualtherapeutische Intervention als auch durch Schienen oder Gipsversorgung kommt es häufig zu wunden Stellen oder sogar zu Dekubiti. Bei frühgeborenen Säuglingen erhöht sich die Gefahr. Regelmäßiges Absuchen nach wunden Stellen gehört genauso zur Redressionstherapie wie die Versorgung des Fußes mit Cremes oder Puder.

Schienen- oder Gipsversorgung muss ausgesetzt werden, sobald Druckstellen sichtbar sind. Die Versorgung muss angepasst werden. Insbesondere auch durch zu Beginn schnelles Wachstum gehört die Anpassung von etwaigen Orthesen zum sich häufig wiederholenden Prozedere.

Die spezifische Anatomie des Kleinkindes gehört genauso wenig zum Curriculum einer manualtherapeutischen Ausbildung wie die Entwicklungsphysiologie. Der examinierte Manualtherapeut ist daher nicht in der Lage, Säuglinge oder Kleinkinder adäquat zu therapieren. Das Sammeln von interner Evidenz unter Begleitung erfahrener Therapeuten ist genauso vonnöten wie der Besuch spezifischer Weiterbildungen. Letztere werden in Deutschland jedoch leider wenig angeboten.

Die physiotherapeutische Versorgung im Säuglings- und Kleinkindalter liegt im Wesentlichen in den Händen von Bobath- oder Vojtatherapeuten. Diese leisten gute Arbeit, jedoch fehlt es an erfahrenen Manualtherapeuten im Kinderbereich zur gezielten unterstützenden Mobilisation beeinflussbarer Funktionsstörungen. Die Kombination der Fähigkeiten der genannten Fachbereiche wäre optimal, um gezielte Redressionsmaßnahmen umzusetzen.

In der Fachliteratur werden vornehmlich dreidimensionale Mobilisationstechniken zur Redression von kongenitalen Fußerdeformitäten genutzt. Diese mögen den osteokinematisch möglichen Bewegungen des Fußes entsprechen, berücksichtigen jedoch nicht die Arthrokinematik der einzelnen Fußwurzelgelenke.

Osteokinematik

Die Osteokinematik beschreibt aktive oder passive, oft mehrdimensionale Bewegungen im Raum. Das Bewegungsverhalten der einzelnen beteiligten Gelenke ist je nach Bewegung physiologisch oder aphysiologisch. Nichtsdestotrotz sind osteokinematische Bewegungen durchführbar, allerdings kommt es ggf. zu Kippbewegungen in Gelenken und nicht zu physiologischem Öffnen oder Schließen.

Arthrokinematik

Die Arthrokinematik beschreibt das physiologische Bewegungsverhalten eines Gelenks. Beispiele sind das gegensinnige Rollgleiten beim Bewegen eines konvexen Gelenkpartners, das gleichgerichtete Rollgleitverhalten beim Bewegen des konkaven Gelenkpartners und translatorisches Gleiten von planen Gelenkpartnern.

Gute und kontinuierliche Kommunikation und interdisziplinäre Zusammenarbeit zwischen den Berufsgruppen aus Physiotherapie, Ergotherapie, Medizin und Orthopädietechnik sind erforderlich.

Die Mobilisation der Pronation des Vorfußes in seiner Gesamtheit ist also möglich und wirkt zum Beispiel einem Pes varus (Komponente des Klumpfußes) entgegen. Ideal wäre jedoch die arthrokinematisch physiologische Mobilisation der einzelnen Fußwurzelknochen, um das gleiche Ziel zu erreichen. Hierfür muss die Gelenkspaltausrichtung im spezifischen Fall genauso bekannt sein wie die physiologische Ausrichtung.

In der operativen Versorgung ist sowohl der richtige Zeitpunkt (Wachstum, Entwicklung, Wachstumsfugen) als auch das richtige Ausmaß an Intervention entscheidend für den Erfolg.

Fuß eines Kleinkindes

Kleinkinder weisen bedingt durch noch fehlende Außenrotation und zunächst vorliegende Valgusposition des oberen Sprunggelenks kaum Längsgewölbe auf. In den Anfängen von Standpositionen und Gang belasten sie mit Valgusdruck. Dies sorgt für passive Stabilität des Fußes, die Muskulatur ist dazu alleinig noch nicht in der Lage. Fortlaufend rotiert das obere Sprunggelenk nach außen und erreicht letztendlich 20°, der Talus gelangt in eine horizontale Position. Die Ligamente des oberen Sprunggelenks straffen sich nach und nach und das in den ersten Lebensjahren elastische Lig. deltoideum wirkt ab dem 5. Lebensjahr valgisierenden Kräften entgegen.

Das beschriebene fast gänzlich fehlende Längsgewölbe ist physiologisch und darf nicht mit der Pathologie des Plattfußes verwechselt werden.

Beim gesunden Kind kann das fehlende Längsgewölbe durch passive Pronation des Vorfußes und Supination des Rückfußes herbeigeführt werden. Im Stand führen passive Extension des

Hallux und der daraus resultierende Zug am M. flexur hallucis longus zur Aufrichtung des Längsgewölbes. Beide Manöver wären bei einem kongenitalen Plattfuß nicht möglich.

Die Entwicklung des kindlichen Fußes ist von vielen Faktoren abhängig. Körpergewicht, etwaige Achsenabweichungen in Knien und Hüften, das gewählte Schuhwerk und die Art der Belastung sind beeinflussende Faktoren.

Kleinkinder laufen oft innenrotiert und rollen (fast) nur über den Hallux ab. Grund hierfür ist die erst nach und nach eintretende Antetorsion des Femurhalses. Daher kann dies als physiologisch erachtet werden. Für die Fußentwicklung ist es nicht hinderlich, jedoch fördert es lordotischen Gang und sollte daher nicht zu lange toleriert werden (vgl. Matzen et al. 2007: 298).

Bei den angeborenen Fußdeformitäten werden vorhandene knöcherne Abweichungen von sich regulierenden Fehlpositionen ohne strukturelle Veränderungen unterschieden.

Versorgung mit Einlagen

Füße von Klein- und Schulkindern sollten nur unter strenger Indikationsstellung mit Einlagen versorgt werden. Einlagen beeinflussen die physiologische Entwicklung der Fußmuskulatur und das Wachstum bzw. die Ausrichtung der Fußwurzelknochen.

2.1.2 Aplasie der Fibula

Synonym Fibulare Hemimelie.

Epidemiologie Häufigste Fehlbildung der langen Röhrenknochen, 3–20 : 100.000.

BEFUNDE

Sichtbefund
- Aplasie der Fibula
- Ungesichertes, hypermobiles oberes Sprunggelenk
- Valgus- oder Varusdeformität des Fußes
- Verkürzter Unterschenkel

Mögliche weitere Befunde
- Hypermobilität des Knies

Beschreibung

Die Aplasie der Fibula beschreibt das einseitige Fehlen der Fibula. Auch eine Hypoplasie (Unterentwicklung) oder Fehlen des proximalen Teils der Fibula wird beschrieben. Eine Aplasie der Fibula geht zumeist mit weiteren Längsfehlbildungen des Fußes und der Zehen einher. Die Sicherung durch die Malleolengabel des oberen Sprunggelenks ist nicht gegeben. Es besteht eine massive Instabilität des Rückfußes.

Die Aplasie der Fibula ist zudem mit Fehlbildungen des Kniegelenks und der Kreuzbänder, des Oberschenkels, Synostosen des unteren Sprunggelenks und weiteren Deformitäten der unteren Extremität assoziiert.

Klassifikation

Klassifikation nach Achtermann et al.

- Typ I: Hypoplasie der proximalen Fibula, Malleolengabel intakt
- Typ II: Hypoplasie der proximalen Fibula, Malleolengabel deformiert
- Typ III: Aplasie der Fibula (vgl. Achterman 1979)

Klassifikation nach Paley

- Typ I: stabiles oberes Sprunggelenk
- Typ II: Valgus-Fehlstellung des oberen Sprunggelenks (dynamisch korrigierbar)
- Typ III: fixierte Valgus-Spitzfußstellung des oberen Sprunggelenks
- Typ IV: fixierte Varus-Klumpfußsstellung (vgl. Paley 2016)

Untersuchung

Manualtherapeutisch Lokalisierende Palpation der Fibula, des Fußes und der Zehen. Passiv anguläre Untersuchung von Knie, oberem und unterem Sprunggelenk.

Medizinisch Sonografisch intrauterin darstellbar. Röntgen zur fundierten Darstellung aller bestehenden Deformitäten.

Therapie

Konservativ

- Gipsschienenversorgung zur Redression der Fußfehlstellung im Säuglingsalter, gefolgt von späterer Orthesenversorgung. Bei begleitender Kniegelenkinstabilität mittels Oberschenkelorthese.
- Bei vollständiger Aplasie ist ein operatives Vorgehen in der Folge notwendig.

Operativ

Je nach Ausmaß der Schädigungen kommen unterschiedliche Verfahren in Betracht:
- Umstellungsosteotomie
- Beinverlängerungsosteotomie
- Rekonstruktions-OP zum Längenausgleich

- Paley-SHORT-Verfahren zur Stabilisierung des oberen Sprunggelenks (bei Varusdeformität)
- Supramalleoläre Neuausrichtungsosteotomie (bei Valgusdeformität)
- Tibiotalare Arthrodese
- Amputation

Postoperative Rehabilitation

Die postoperative Rehabilitation variiert stark nach dem durchgeführten Verfahren und sollte dem individuellen Nachbehandlungsschema des Operateurs folgen.

2.1.3 Plattfuß

Synonyme Talus verticalis, Pes planus congenitus, Pes planovalgus congenitus.

Ätiologie Idiopathisch.

Epidemiologie Geschlechtsspezifische Unterschiede konnten nicht nachgewiesen werden. Die Erkrankung kommt zumeist unilateral vor. Sie kann begleitend bei Syndromen wie Arthrogrypose o. Ä. oder auch neurologisch bedingt auftreten (neurogener Plattfuß).

BEFUNDE

Sichtbefund
- Fehlendes Fußgewölbe
- Abduktion des Vorfußes
- Pronation des Rückfußes
- Talus am Fußinnenrand als Doppelknöchel tastbar, ggf. auch sichtbar

Röntgenbefund
- Vergrößerter Winkel zwischen Talus und Kalkaneus
- Talus verticalis
- Kranial positionierter Tuber calcanei
- Nach kranial subluxiertes Os naviculare

Beschreibung

Der Talus steht normalerweise in Horizontalposition. Beim kongenitalen Plattfuß ist das Gelenk zwischen Talus und Os naviculare (Talonavikulargelenk) luxiert oder subluxiert, der Taluskopf kippt nach kaudal, so dass eine fast vertikale Ausrichtung des Talus entsteht (Talus verticalis). Das Os naviculare verschiebt sich durch die (Sub-)luxation nach kranial. Der Kalkaneus fällt ebenfalls von dorsal nach ventral ab (Spitzfußposition) und befindet sich in Valgusstellung. Der Vorfuß steht in Abduktion, der Rückfuß in Pronation.

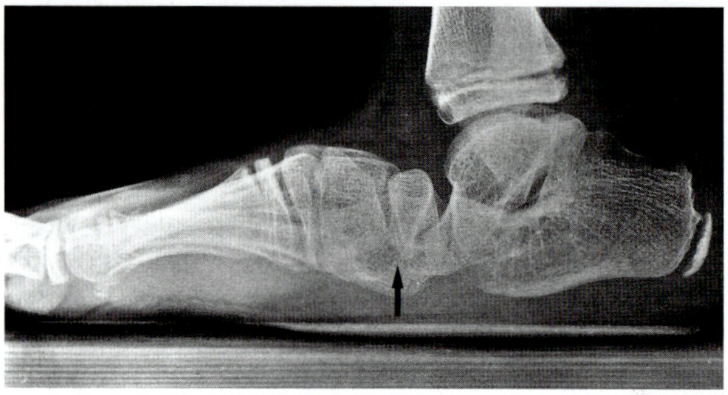

Abb. 2.1 Angeborener Talus verticalis (Plattfuß). Die seitliche Fußaufnahme bei einem 12-jährigen Jungen mit bislang unbehandeltem angeborenem Talus verticalis zeigt eine Luxation in der Art. talonaviculare und der Art. subtalaris. Bestehende Sanduhrdeformität des Talus und die Keilform des Os naviculare (Pfeil). [R390]

In der Röntgenuntersuchung sieht man in beiden Ebenen (dorsoplantare und laterale Aufnahme) einen deutlich vergrößerten Winkel zwischen Talus und Kalkaneus. Auch der kranial stehende Tuber calcanei und der vertikal ausgerichtete Talus sind erkennbar (➤ Abb. 2.1).

Differenzialdiagnosen

- Statischer Plattfuß (erworben) (➤ Kap. 2.6.7)
- Kontraktur der Sehne des M. fibularis brevis mit resultierendem Pes abductus
- Plattfuß bei Myelodysplasiesyndrom

Untersuchung

Manualtherapeutisch Manualtherapeutisch steht der Sichtbefund im Vordergrund. Begutachtet wird der in Abduktion stehende Vorfuß, der in Pronation stehende Rückfuß und das fehlende Längsgewölbe. Der Talus ist medial ggf. als Doppelknöchel tastbar.

Medizinisch Bei der Röntgenuntersuchung wird der Winkel zwischen Talus und Kalkaneus beurteilt. Bei einem Plattfuß zeigt sich ein Talus verticalis und ein kranial positionierter Kalkaneus. Eine etwaige Subluxationsstellung des Os naviculare nach ventral wird beurteilt.

Therapie

Konservativ

Redressionsmaßnahmen bringen häufig nicht den gewünschten Erfolg. Der Versuch kann in den ersten Lebensmonaten unternommen werden.

Operativ

Operiert werden kann vom 4. Lebensmonat bis zum 6. Lebensjahr. Je früher der Eingriff erfolgt, desto besser. Eine Z-förmige Verlängerung der Achillessehne, eine Repositionierung des Talonavikulargelenks und eine Straffung der Sehne des M. tibialis posterior sind das operative Mittel der Wahl.

Postoperative Rehabilitation

Die Nachbehandlung ist abhängig vom durchgeführten OP-Verfahren. Nach mehrwöchiger Ruhigstellung erfolgt die Nachbehandlung unter Beachtung des Nachbehandlungsschemas des Operateurs und der Belastbarkeit in den einzelnen Heilungsphasen. Die Nachbehandlung umfasst die Mobilisation der Gelenke des Fußes und die Aktivierung der Muskulatur durch Anbahnung funktioneller Bewegungsmuster.

2.1.4 Sichelfuß

Synonym Pes adductus congenitus.

Ätiologie Idiopathisch.

Epidemiologie Androtropie. Tritt gehäuft beidseitig auf oder in Kombination mit einem Klumpfuß auf der Gegenseite.

BEFUNDE

Sichtbefund
- Vorfuß in Adduktionsstellung
- Konkavität des medialen Vorfußrandes
- Flächiger Fußkontakt im Stand (bei Kindern im stehfähigen Alter)

Röntgenbefund
- Adduktionsstellung des Vorfußes
- Ggf. Dysplasie der Ossa cuneiformia
- Ggf. Dysplasie der Ossa metatarsalia

Beschreibung

Der Vorfuß befindet sich in Adduktionsstellung, der Rückfuß steht in normaler Position. Auftreten mit normalem Fußkontakt und Abrollen sind möglich. Beschwerden treten durch Druckstellen im Schuh auf, zudem ist der Sichtbefund auffällig.

In der Röntgenuntersuchung sind ggf. zusätzlich zur Adduktionsposition Dysplasien der Ossa cuneiformia oder der Basen der Ossa metatarsalie zu sehen, jeweils medial mehr als lateral (➤ Abb. 2.2b).

Differenzialdiagnosen

Keine. Deviationsrichtung wie beim kongenitalen Hallux varus.

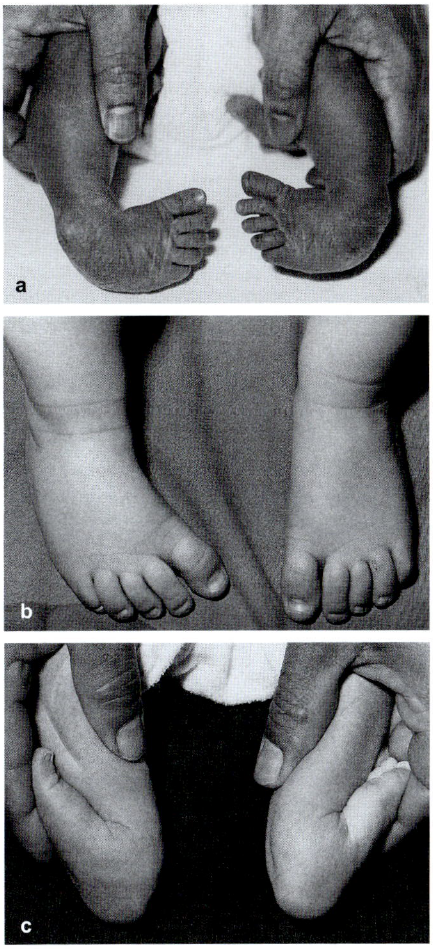

Abb. 2.2 Fußfehlstellungen: a) Neugeborenes mit Klumpfuß; b) Kleinkind mit Sichelfuß; c) Säugling mit Hackenfuß. [O739]

Untersuchung

Manualtherapeutisch Manualtherapeutisch steht der Sichtbefund im Vordergrund. Die Adduktionsstellung des Vorfußes, die mediale Konkavität der Vorfußes und bei Kindern im stehfähigen Alter der flächige Fußkontakt im Stand werden beurteilt.

Medizinisch Mittels Röntgen wird die Adduktionsstellung des Vorfußes beurteilt. Eine Dysplasie der Ossa cuneiformia und/oder eine Dysplasie der Ossa metatarsalia wird überprüft/ausgeschlossen.

Therapie

Konservativ

Der Sichelfuß ist konservativ gut therapierbar. Frühkindliche Gipsversorgung mit Übergang zu Lagerungsschienen im 4.–6. Lebensmonat gepaart mit manualtherapeutischer Behandlung und Anbahnung von Muskelaktivität eignen sich als Redressionsmaßnahmen.

Operativ

Bringen die konservativen Maßnahmen nicht den gewünschten Erfolg, so werden auch operative Verfahren genutzt. Bis zum 6. Lebensjahr eignen sich Kapsulotomien der Tarsometatarsalgelenke (Lisfranc-Gelenklinie, ➤ Kap. 2.2.2), ab dem 6. Lebensjahr können Osteotomien der medialen Metatarsalia vorgenommen werden. Zu einem späteren Zeitpunkt kommt auch eine Osteotomie des Os cuneiforme mediale in Frage.

Postoperative Rehabilitation

Die Nachbehandlung ist abhängig vom durchgeführten OP-Verfahren. Nach mehrwöchiger Ruhigstellung erfolgt die Nachbehandlung unter Beachtung des Nachbehandlungsschemas des Operateurs und der Belastbarkeit in den einzelnen Heilungsphasen. Die Nachbehandlung umfasst die Mobilisation der Gelenke des Fußes und die Aktivierung der Muskulatur durch Anbahnung funktioneller Bewegungsmuster.

2.1.5 Hackenfuß

Synonym Pes calcaneus congenitus.

Ätiologie Die genaue Ätiologie ist nicht bekannt. Diskutiert wird eine intrauterine Raumnot.

Epidemiologie Häufig bei erstgeborenen Kindern vorkommend.

BEFUNDE

Sichtbefund
- Übermäßige Dorsalextensionsposition des Fußes

Beschreibung

Der Fuß ist in starke Dorsalextension positioniert, der Fußrücken kann die ventrale Tibia berühren. Auch wenn der Hackenfuß zu den kongenitalen Erkrankungen des Fußes gezählt wird, liegen keine knöchernen Deformitäten vor (➤ Abb. 2.2c).

Differenzialdiagnosen

Parese des N. tibialis (Lähmungshackenfuß), auch bei Myelodysplasiesyndrom.

Untersuchung

Ein Hackenfuß ist deutlich sichtbar. Die maximale Dorsalextensions- und Plantarflexionsfähigkeit wird passiv angulär untersucht.

Therapie

Die Therapie erfolgt konservativ. Je nach Ausprägung reicht sie von Mobilisationsanleitungen der Eltern bis zu manualtherapeutischer Mobilisation.

Das obere Sprunggelenk wird mit Rollgleitmobilisationen in Plantarflexion mobilisiert, das Endo-, Peri- und Epimysium der Extensoren des Fußes wird gedehnt. In seltenen Fällen ist eine Versorgung mit Gipsschalen oder Kunststofforthesen notwendig.

HINWEIS

Es ist empfehlenswert, Säuglingsfüße vor Mobilisationen einzucremen oder zu pudern. Die dünne Haut neigt zum Wundwerden und zu Verletzungen.

2.1.6 Klumpfuß

Synonyme Pes equinovarus congenitus, Subluxatio sub talo.

Ätiologie Multifaktoriell.

Epidemiologie Die Häufigkeit wird von unterschiedlichen Autoren differierend dargestellt:
- Häufigkeit mit 2 : 1000, Androtropie 2 : 1, familiäre Häufung, bei 10 % der Betroffenen resultiert der Klumpfuß aus einem Fehlbildungssyndrom oder kommt zeitgleich mit anderen kongenitalen Fehlbildungen vor (vgl. Matzen et al. 2007: 304).
- Häufigkeit 1 : 1000, Verhältnis Androtropie 2 : 1 (vgl. Breusch et al. 2019: 511).

Der Klumpfuß tritt gehäuft bei Syndromen wie Arthrogryposis multiplex congenita, komplexen Chromosomopathien, Spina bifida und monogen bedingten Syndromen auf (vgl. Witkowski et al. 1999: 623). Laut Matzen et al. ist der Klumpfuß die zweithäufigste Anomalie des Bewegungsapparates. Als typisch wird ein Klumpfuß gemeinsam mit einem Hackenfuß auf der Gegenseite beschrieben.

BEFUNDE

Sichtbefund
- Plantarflexion des ganzen Fußes, Vorfuß > Rückfuß
- Verstärktes Längsgewölbe
- Supinationsposition des Fußes
- Adduktion des Vorfußes
- Der betroffene Fuß ist kürzer als der der Gegenseite
- Atrophie der Wadenmuskulatur
- Die Fußsohle zeigt nach medial, ggf. nach medial/kranial

Röntgenbefund
- Parallelposition von Talus und Kalkaneus
- Verkleinerung des Winkels zwischen Talus und Kalkaneus

HINWEIS

Röntgen wird meist erst präoperativ durchgeführt.

Beschreibung

Der Klumpfuß ist eine komplexe Fußdeformität unterschiedlicher Ausprägung bestehend aus vier verschiedenen Fehlbildungen. Es liegen knöcherne Anomalien und Kontrakturen vor (➢ Abb. 2.2a).

- **Spitzfuß:** beschreibt die Plantarflexionsposition des gesamten Fußes mit Hochstand des Tuber Calcanei und kontraktem M. triceps surae.
- **Pes excavatus:** beschreibt ein stärker ausgeprägtes Längsgewölbe. Als Ursache wird die stärkere Plantarflexion des Vorfußes im Gegensatz zum Rückfuß beschrieben.
- **Pes varus:** beschreibt die Supinationsstellung des Vorfußes.
- **Pes adductus:** beschreibt die Adduktion des Vorfußes.

Gesamtbild

Die Achillessehne und die Zehenflexoren sind verkürzt. Das Collum tali ist innenrotiert und zeigt nach plantarmedial, das Corpus tali ist außenrotiert, der Talus ist hypoplastisch. Das Kalkaneokuboidalgelenk und das Talonavikulargelenk stehen aufgrund von Kapselkontrakturen nach medial subluxiert, die Tarsometatarsalgelenke stehen in Adduktionsposition. Außerdem wird eine bleibende Atrophie des M. triceps surae beschrieben. Der betroffene Fuß ist kürzer als der andere. Die Zehen zeigen deutlich nach innen. Die Ausprägung der oben beschriebenen Merkmale variiert.

Eine Röntgenuntersuchung wird aufgrund der deutlichen Sichtbarkeit erst präoperativ durchgeführt. Sowohl in a.p.-Aufnahmen als auch in lateralen Aufnahmen zeigt sich eine Parallelstellung zwischen Talus und Kalkaneus. Der Winkel zwischen Talus und Kalkaneus ist in beiden Ebenen stark verkleinert (bis zu negativen Graden möglich, ➢ Abb. 2.3).

Differenzialdiagnosen

- Angeborene Klumphaltung (Supinationsstellung des Fußes ohne knöcherne Anomalien oder Kontrakturen; gut therapierbar durch Redressionen)
- Angeborene Klumpstellung (Supinationsstellung mit Kontrakturen; Redressionstherapie erforderlich und ausreichend)
- Teratogener Klumpfuß (bei Syndomen wie z. B. Arthrogrypose)
- Neurogener Klumpfuß (z. B. durch Zerebralparese oder Myelodysplasie)
- Traumatischer/Entzündlicher Klumpfuß

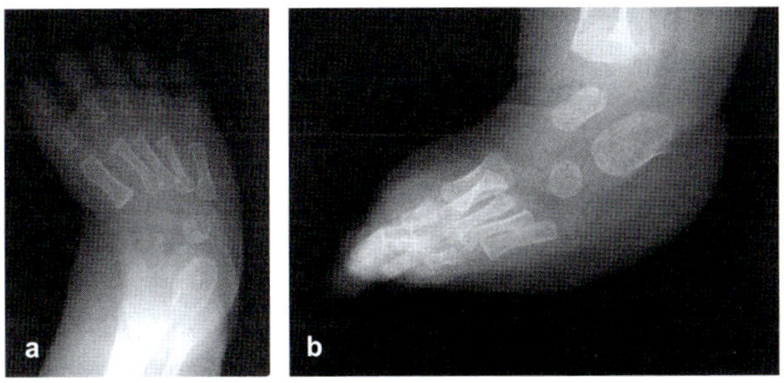

Abb. 2.3 Angeborener Klumpfuß bei einem 4 Monate alten Mädchen: a) Parallelstellung von Talus und Kalkaneus, Vorfußadduktion; b) Parallelstellung von Talus und Kalkaneus, Spitzfuß. [R300]

Untersuchung

Manualtherapeutisch Im Sichtbefund wird das Ausmaß der Abweichungen überprüft. Folgende Aspekte werden begutachtet: zum einen die Ausprägung der Plantarflexion des ganzen Fußes (Vorfuß > Rückfuß), des verstärktes Längsgewölbes, der Supinationsposition des Fußes und der Adduktion des Vorfußes. Zum anderen wird untersucht, inwieweit der betroffene Fuß kürzer ist als der der Gegenseite, eine Atrophie der Wadenmuskulatur vorliegt und die Fußsohle nach medial, ggf. nach medial/kranial zeigt.

Medizinisch Eine Röntgenuntersuchung erfolgt aufgrund der deutlichen Sichtbarkeit nur präoperativ.

Therapie

Die Therapie ist abhängig von der Ausprägung der Erkrankung.

Aufgrund der unterschiedlichen Ausprägung wurde der Klumpfuß 1996 von Dimeglio in ein 20-Punkte-Schema eingeordnet und danach bewertet. Bewertungskriterium ist die Redressierbarkeit. Alle vier Fehlstellungen sowie die Weichteile werden in die Beurteilung einbezogen:

- **Bis 5 Punkte:** keine Verkürzung der Achillessehne, gut konservativ redressierbar. Der Befund entspricht der oben beschriebenen angeborenen Klumpstellung.
- **Bis 10 Punkte:** eine Tenotomie der Achillessehne und eine dorsale Kapsulotomie sind erforderlich. Darüber hinaus gut zu redressieren.
- **Bis 15 Punkte:** subtalares Release ist aufgrund des ausgeprägten Klumpfußes zwingend notwendig. Schlecht redressierbar.
- **Bis 20 Punkte:** dorsomediales Release zwingend erforderlich. Durch Redression kaum zu beeinflussen (vgl. Matzen et al. 2007: 306).

Konservativ

Die konservative Therapie eines Klumpfußes sollte unmittelbar nach der Geburt beginnen.

Therapeutische Ziele sind die

- Beseitigung der Supinationsstellung,
- Beseitigung der Adduktion des Vorfußes,
- Beseitigung der Plantarflexionsstellung des Vorfußes.

In keinem Fall sollte fälschlicherweise das obere Sprunggelenk in Dorsalextension mobilisiert werden, da ein Tintenlöscherfuß bzw. Schaukelfuß die Folge sein kann.

HINWEIS

Bei einem Tintenlöscherfuß, auch Schaukelfuß genannt, liegt eine Aufhebung des Längsgewölbes mit entstehender kaudaler Konvexität vor.

Mobilisationen sollten dezent erarbeitet werden. Erreichte Ergebnisse werden im Gips erhalten. Die Gipsversorgung muss wie beschrieben an das Wachstum angepasst werden.

Operativ

Das operative Vorgehen hängt vom Ausmaß der Deformitäten, den erreichten Redressionserfolgen und dem Alter des Patienten ab. Unterschiedliche operative Vorgehensweisen und Methoden werden beschrieben. Zu den möglichen Maßnahmen gehören:

- **Nach Erfolgen durch Redression:**
  - Die Verlängerung der Achillessehne (Z-förmig oder quere Tenotomie) mit Eröffnung der Gelenkkapsel des oberen und unteren Sprunggelenks. Diese Variante eignet sich nach guten Redressionserfolgen und lediglich bleibendem Spitzfuß und kann ab dem 4. Monat durchgeführt werden.
  - Innenrotation der Tibia durch Osteotomie ab dem 2. Lebensjahr.
- **Ohne gute Redressionserfolge:**
  - Zusätzliche Eröffnung der Gelenkkapseln des Os naviculare (proximal und distal).
  - Tenotomien der Sehne des M. tibialis posterior und bei Bedarf der Sehnen des M. flexor digitorum longus und brevis.

Postoperativ muss der Erfolg durch das Tragen von Gipsschalen zu Beginn und durch Kunststofforthesen in der Folge gewährleistet werden. Beide müssen ggf. mehrfach an das Wachstum angepasst werden. Die Ruhigstellung erfolgt in Dorsalextensions-/Plantarflexions-Nullstellung und geringer Pronation. Nach Erlangen der Gehfähigkeit werden spezielle Klumpfußeinlagen bis ca. zum 3. Lebensjahr verordnet.

Insbesondere Klumpfüße von Syndromkindern neigen zu Rezidiven. Weiterführende Kontrollen und fortlaufende Redressionstherapien sind sinnvoll, um den Erfolg nicht zu gefährden. Erneute operative Eingriffe bei Rezidiven sind möglich, hier kann der identische OP-Zugang wie bei der Erst-OP erfolgen.

➤ Abb. 2.4 zeigt die veränderten Winkel zwischen Talus und Kalkaneus im physiologischen Zustand im Vergleich zu einer Klumpfuß- und einer Knick-Plattfußdeformität.

Während der Talus bei einem Klumpfuß fast horziontal ausgerichtet ist, stellt er sich bei einem Plattfuß fast vertikal dar (Talus verticalis).

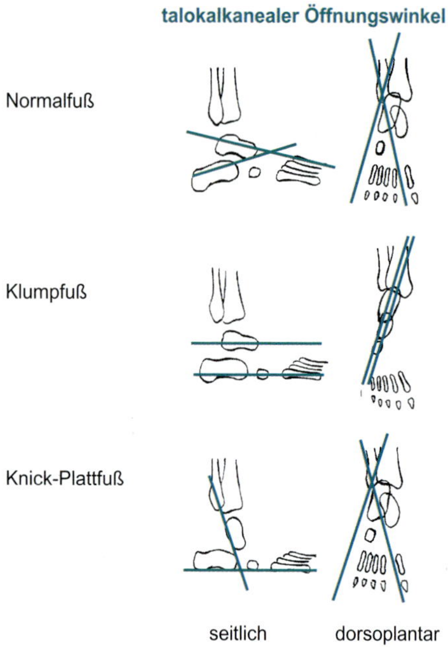

Abb. 2.4 Röntgenologische Darstellung des Talokalkanealwinkels bei physiologischen Verhältnissen, angeborenem Klumpfuß und angeborenem Plattfuß. [L190]

Postoperative Rehabilitation

Die Nachbehandlung ist abhängig vom durchgeführten OP-Verfahren. Nach mehrwöchiger Ruhigstellung erfolgt die Nachbehandlung unter Beachtung des Nachbehandlungsschemas des Operateurs und der Belastbarkeit in den einzelnen Heilungsphasen. Die Nachbehandlung umfasst die Mobilisation der Gelenke des Fußes und die Aktivierung der Muskulatur durch Anbahnung funktioneller Bewegungsmuster.

2.1.7 Coalitio tarsi

Neben den beschriebenen, kongenitalen Fußdeformitäten kommen auch Synostosen der Fußknochen vor. Wie bei Blockwirbeln in der Wirbelsäule kann grundsätzlich jede Verbindung zwischen Knochen des Fußes verknöchert sein. Die häufigsten Synostosen findet man zwischen Talus und Kalkaneus und zwischen Kalkaneus und Os naviculare.

Alle kongenitalen Synostosen gehören für umliegende Gelenke zu den präarthrotischen Deformitäten, da es durch Kompensation von Bewegungen zu vermehrter Belastung kommt.

Coalitio talocalcanearis

Synonym Synostosis talocalcanearis.

Ätiologie Unbekannt.

BEFUNDE

Sichtbefund
- Rigider Knick-Plattfuß

Leitsymptom
- Möglicher Belastungsschmerz
- Ggf. intermittierende Schmerzen durch Spasmen von M. peroneus longus et brevis

Beschreibung

Durch Synostose des unteren Sprunggelenks ist keine Bewegung möglich. Der Fuß zeigt sich in Knick-Plattfußstellung.

Untersuchung

Manualtherapeutisch Funktionsuntersuchung der möglicherweise betroffenen Gelenke.

Medizinisch Röntgen.

Therapie

Bei akuten Beschwerden kann eine Ruhigstellung indiziert sein. Zusätzlich ist eine Injektion von Lokalanästhetika möglich.

Im Erwachsenenalter kann eine Arthrodese des Talokalkanealgelenks und Talonavikulargelenks notwendig sein, ggf. sogar zusätzlich des Kalkaneokuboidalgelenks (Triple-Arthrodese).

Coalitio calcaneonavicularis

Synonym Synostosis calcaneonavicularis.

Ätiologie Unbekannt.

BEFUNDE

Sichtbefund
- Primär keiner
- Ggf. Knick-Plattfuß ab dem 6. Lebensjahr
- Ggf. Belastungsschmerz und schnelle Ermüdbarkeit

Röntgenbefund
- Nur in Schrägaufnahmen darstellbar
- MRT oder CT für exakte Darstellung der Synostose

Beschreibung

Es liegt eine Synostose zwischen Kalkaneus und Os naviculare vor, die primär keine Beschwerden verursacht. Als Folge kann sich im Schulalter ein Knick-Plattfuß entwickeln.

Therapie

Frühkindlich ist die Resektion der Synostose möglich. Ansonsten beschwerdeabhängige talonavikulare Injektion von Lokalanästhetika.

2.1.8 Akzessorische Fußknochen

BEFUNDE

Sichtbefund
- Ggf. prominente Knochenhöcker sichtbar oder palpabel

Beschreibung

Im Bereich des Tarsus werden diverse unterschiedliche Lokalisationen für vorkommende akzessorische Knochen beschrieben, die im Wesentlichen harmlos und symptomfrei sind:
- Os accessorium supracalcaneare
- Os trigonum
- Talus secundarius
- Os sustentaculi
- Os supratalare
- Os supranaviculare
- Os naviculare cornutum
- Os infranaviculare
- Sesaneum tibiale anterius
- Os cuneonaviculare mediane
- Os tibiale externum
- Calcaneus secundarius
- Os subfibulare
- Os peroneum
- Os vesalianum
- Os intertarseum
- Os cuneometatarsale I plantare
- Os cuneometatarsale II dorsale
- Os intercuneiforme
- Os cuboideum secundarius

Beschwerden sind durch Druckstellen im Schuh oder Schwielenbildung möglich. Selten resultieren auch Bursitiden daraus.

Differenzialdiagnosen

Insbesondere posttraumatisch muss frakturiertes Material in Erwägung gezogen werden.

Untersuchung

Manualtherapeutisch Palpation.

Medizinisch Röntgen.

Therapie

Schuhentlastung bei Druckschmerz, in seltenen Fällen operative Entfernung (Extirpation).

2

2.1.9 Hallux varus congenitus

Ätiologie Unbekannt.

Epidemiologie Kommt auch in Kombination mit Syndromen vor.

BEFUNDE
Sichtbefund
- Adduktion der Großzehe

Beschreibung

Es liegt eine Adduktionsposition des Hallux bei bestehender Deformität des distalen Os metatarsale I vor.

Untersuchung

Manualtherapeutisch Sichtbefund und Untersuchung der noch vorhandenen Abduktionsfähigkeit der Großzehe.

Medizinisch Röntgen nur präoperativ erforderlich.

Therapie

Frühkindliche Schienenversorgung. Später ist eine operative Intervention möglich. Eine Tenotomie des M. adductor hallucis mit subkapitaler Osteotomie des Os metatarsale I kann indiziert sein.

2.1.10 Digitus quintus varus congenitus

Ätiologie Unbekannt.

Epidemiologie Selten. Kommt einseitig und beidseitig vor. Auch in Kombination mit Syndromen beschrieben.

BEFUNDE
Sichtbefund
- Kleiner Zeh in Adduktions- und Supinationsposition

Beschreibung

Der Digitus V befindet sich in Adduktions- und Supinationsstellung, das Os metatarsale V ist verkürzt. Beschwerden können durch Druckstellen im Schuh entstehen.

Untersuchung

Manualtherapeutisch Sichtbefund und Überprüfung der noch vorhandenen Abduktionsfähigkeit der Kleinzehe.

Medizinisch Röntgen nur präoperativ erforderlich.

Therapie

Frühkindliche Tapeanlagen zur Korrektur. Bei anhaltender Problematik kann ab dem 5. Lebensjahr eine operative Intervention erfolgen. Diese ist jedoch aufwendig. Die Strecksehne wird verlängert, eine Kapsulotomie des Kleinzehengrundgelenks und ggf. eine Osteotomie des Os metatarsale V werden durchgeführt.

2.1.11 Krallenzehe

Epidemiologie Selten.

BEFUNDE
Sichtbefund
- Hyperextension des Zehengrundgelenks
- Hyperflexion der Mittel- und Endgelenke

Beschreibung

Es liegt eine Hyperextension des betroffenen Grundgelenks bei Hyperflexion der Mittel- und Endgelenke vor. Zumeist sind der zweite oder fünfte Zeh betroffen.

Differenzialdiagnosen

Erworbene Krallenzehe.

Untersuchung

Manualtherapeutisch Passiv anguläre Untersuchung der Zehengelenke. Überprüfung der Dehnfähigkeit der Zehenflexoren (M. flexor digitorum longus und brevis).

Medizinisch Präoperativ ggf. MRT.

Therapie

Frühkindliche Tapeanlagen zur Korrektur. Ab dem 5. Lebensjahr sind korrigierende Tenotomien möglich.

Zusammenfassung

Knöcherne, kongenitale Erkrankungen in der Fußregion

In der Fußregion kommen zahlreiche kongenitale Erkrankungen vor. Sie treten insbesondere als Komponente von Syndromen wie z. B. Arthrogrypose auf.

- **Plattfuß:** Redressionen bringen oft nicht den gewünschten Erfolg. Operationen ab dem 4.–6. Lebensmonat sind oft erforderlich.
- **Sichelfuß:** gut redressierbar, frühkindliche Gipsversorgung und Manuelle Therapie eignen sich gut zur Therapie. Operative Intervention nur, wenn der gewünschte Erfolg nicht eintritt.
- **Hackenfuß:** Die Therapie erfolgt konservativ. Mobilisation der Plantarflexion ist zumeist ausreichend. Eine Orthesenversorgung ist nur in seltenen Fällen notwendig.
- **Klumpfuß:** komplexe Fußdeformität aus Spitzfuß, Pes excavatus, Pes varus und Pes adductus. Die Therapie ist abhängig von der Ausprägung und reicht von konservativen Redressionsmaßnahmen über einfache Tenotomien der Achillessehne bis zu komplexen Release-OPs und Osteotomien.
- **Coalitio tarsi:** Die kongenitale Synosthose von Knochen des Tarsus führt zur Mehrbelastung der umliegenden Gelenke und stellt dort eine präarthrotische Deformität dar. Primär erfolgt keine Therapie. Injektionstherapie möglich, bei Coalitio talocalcanearis selten auch Arthrodese subtalar und talonavikular.
- **Akzessorische Fußknochen:** primär keine Therapie notwendig, bei vorhandenen Schuhkonflikten Extirpation möglich.
- **Hallux varus, Digitus quintus varus und Krallenzehe:** Frühkindliche Tapeanlagen sind zumeist ausreichend. Tenotomien sind zu einem späteren Zeitpunkt möglich.

2.2 Traumatische Erkrankungen

Basiswissen zu traumatischen Erkrankungen inkl. Traumaanalyse und Informationen zu Fraktureinteilungen wird in ➤ Kap. 1.1.2 vermittelt.

In ➤ Abb. 2.5 ist das grundlegende anamnestische und diagnostische Vorgehen nach traumatischen Ereignissen in der Fußregion dargestellt.

Die Fußregion ist neben dem Kniegelenk (➤ Kap. 3.2) eine der am häufigsten von Traumen betroffene Gelenkregion des Bewegungsapparates. Neben Läsionen des Kapsel-Band-Apparates werden auch Frakturen, Knorpelschädigungen und muskuläre Verletzungen beschrieben.

HINWEIS

Das Wiedererlangen von voller Belastbarkeit und Sportfähigkeit ist das Ziel der konservativen Therapie und der postoperativen Rehabilitation nach jeder Verletzung im Bereich des Fußes und des Unterschenkels.
Die in der Folge beschriebenen Rehabilitationszeiten sind Empfehlungen, die individuell deutlich abweichen können. Inadäquates Belastungsverhalten ist der Hauptgrund für länger andauernde Rehabilitation. Im Profisport hingegen wird häufig eine frühere Rückkehr entschieden, hier ggf. unter erhöhter Rezidivgefahr.
Vor Freigabe der sportlichen Wettkampfbelastung sind unbedingt Lauf- (Schnelligkeit und Ausdauer), Stabilitäts- und Sprungtests durchzuführen. Die Mobilität sollte vollständig wiederhergestellt sein!

Bei starken Schmerzen und großer Entzündung nach einem Trauma ist eine medikamentöse Therapie mit Einsatz von Analgetika und Antiphlogistika vom Arzt abzuwägen. Neben den gewünschten Effekten stellt sie immer auch eine Beeinflussung der physiologischen Heilung dar.

YELLOW FLAG

Bei Zustand nach Traumen sollte anamnestisch geprüft werden, ob Yellow-, Blue- oder Black flags vorliegen. Sie können ein heilungsverzögernder Faktor sein. Insbesondere Sorgen und Ängste bei möglicher längerfristiger Arbeitsunfähigkeit oder Sportunfähigkeit können Yellow flags auslösen.

2.2.1 Bandläsionen

Aufgrund der deutlich festeren medialen Sicherung und der normalen Bewegungsachsen dominieren Verletzungen des lateralen Kapsel-Band-Apparates gegenüber medialen Bandverletzungen. Verletzungen finden oft bei Hallen- und Platzsportarten statt, aber auch beim Joggen, Turnen und Tanzen. Auch Distorsionen im Alltag werden beschrieben.

EVIDENZ

In einem systematischen Review mit Metaanalyse wurden 181 Studien untersucht, mit folgenden Ergebnissen:

- Frauen haben ein höheres Risiko für Inversionstraumen als Männer, Kinder ein höheres Risiko als Jugendliche und Erwachsene.
- Das Risiko für eine Verletzung des lateralen Kapsel-Band-Apparates ist signifikant höher als das einer Verletzung von Syndesmose oder medialem Kapsel-Band-Apparat (vgl. Doherty et. al 2013).

YELLOW FLAG

Bei Zustand nach Bandläsionen sollte anamnestisch geprüft werden, ob Yellow, Blue oder Black flags vorliegen. Sie können ein heilungsverzögernder Faktor sein.

Anamnestische Informationen/allgemeine mögliche klinische Befunde
Weitere Befunde möglich/Ausbleiben einzelner Befunde möglich
Z.n. nach Trauma: Schmerzen, Schwellung, Hämatom, Bewegungseinschränkung, verringerte Gelenkbelastbarkeit, ggf. Überwärmung, ggf. Krepitationen > **Traumaanalyse**, siehe Kap. 1.1.2

Traumamechanismus/mögliche betroffene Struktur	Untersuchung (therapeutisch oder ärztlich)	Therapie/Handlungsempfehlung
Verletzungen anderer/weiterer Strukturen theoretisch möglich	**Therapeutische Untersuchungstechniken unter Beachtung von Sensitivität, Spezifität und Reliabilität**	**Nachbehandlungsschemata können individuell abweichen Entscheidungen pro/kontra OP müssen individuell getroffen werden**
Inversionstrauma oder Supinationstrauma > **Außenband/Außenbänder**, siehe Kap. 2.2.1	Palpation, vorderer Schubladentest, Anterior drawer sign, Talar-tilt-Test, Röntgen (Ausschluss knöcherner Bandausriss), ggf. MRT	In der Regel konservativ Operativ: Rekonstruktions-OPs oder Kapselbandraffung
IR-Trauma des Unterschenkels Supination des Talus mit Lateral-shift Starke endgradige Dext nach Sprung > **Syndesmosebänder**, siehe Kap. 2.2.1	Ankle-Lunge-Test, Squeeze-Test, Kleiger-Test, Frick-Test, Cotton-Test, Fibula-Translationstest, Varus-Klick-Test (nur bei älteren Verletzungen), MRT, Ausschluss distale Tibiafraktur	Konservativ: Gipsversorgung für 6–8 Wochen Operativ: Bandrekonstruktion mit Stellschraube (Stellschraube und Gips für 6–8 Wochen)
Eversionstrauma oder Pronationstrauma > **Innenband/Innenbänder**, siehe Kap. 2.2.1	Palpation, vorderer Schubladentest, Anterior drawer sign, Talar-tilt-Test, Röntgen (Ausschluss knöcherner Bandausriss), ggf. MRT	In der Regel konservativ Operativ: Bandnaht oder Bandrekonstruktion
Plantarflexionstrauma > **Kapsel**, siehe Kap. 2.2.2	Passiv anguläre Untersuchung, Röntgen (Ausschluss knöcherner Bandausriss), ggf. MRT	Konservativ: Gipsversorgung für 6–8 Wochen
Massive IR des Unterschenkels Massive Supination des Talus mit Lateral-shift Massive endgradige Dext nach Sprung > **distale Tibiafraktur**, siehe Kap. 2.2.3	Ottawa ankle rules, Bernese ankle rules, Tuning fork test, Syndesmose- und Bändertests, MRT (Beurteilung Syndesmosebänder und Ausmaß Fraktur)	Nicht dislozierte Frakturen: 4–6 Wochen Liegegips Dislozierte Frakturen: Osteosynthese, Verfahren je nach Fraktur
Massives In- oder Eversionstrauma > **Weber-Fraktur**, siehe Kap. 2.2.3	Ottawa ankle rules, Bernese ankle rules, Tuning fork test, Syndesmose- und Bändertests, MRT (Beurteilung Syndesmosebänder und Ausmaß Fraktur)	Konservativ: bei Weber A und Weber B Unterschenkelgips 6 Wochen Operativ: • Bei Weber A Schrauben-Zuggurtungsosteosynthese • Bei Weber B Zugschraubenosteosynthese • Bei Weber C Drittelrohrplatte, ggf. Stellschraube
Anprall- oder Sprungtraumen > **Fußfrakturen**, siehe Kap. 2.2.3	Ottawa ankle rules, Bernese ankle rules, Tuning fork test, Röntgen	Konservativ: extraartikuläre Frakturen → 6 Wochen Liegegips Operativ: intraartikuläre Frakturen → Verfahren je nach Fraktur
Unspezifisches Trauma Twinges, wechselnde Beschwerdelokalisation, federndes Endgefühl, Giving way, stechende Schmerzen > **Loose body**, siehe Kap. 2.2.7	Röntgen, MRT	Konservativ: bei knorpeligen Loose bodies → Cyriax-Manipulation Operativ: bei knöchern-knorpeligen Loose bodies → Entfernung, Knorpelglättung, ggf. Microfracturing
Exzentrik, Sprint oder Sprung > **Muskelverletzungen**, siehe Kap. 9.1	Sonografie, MRT	Konservativ: bei Faserriss, kleinem Bündelriss Operativ: bei großem Bündelriss, Muskelriss

Allgemeine Therapiebausteine (spezifische Therapiepläne im jeweiligen Kapitel)				
Immer unter Berücksichtigung der Belastbarkeit in den Heilungsphasen, siehe Kap. 1.6.3				
Frühphase: Ggf. Manuelle Lymphdrainage Ggf. Ruhigstellung →	Erarbeitung von physiologischem Rollgleiten in Dext/Pflex des oberen Sprunggelenks Mobilisation USG in Inversion und Eversion Mobilisation distales TFG Ggf. Mobilisation lateraler/medialer Fußrand →	Stabilitätstraining Posturales Training →	Training der Unterschenkel-/Fußmuskulatur →	Training von posturalen Fähigkeiten Lauf- und Sprungtraining Erarbeiten von Sportfähigkeit

Abb. 2.5 Anamnese und Diagnostik traumatischer Erkrankungen der Fußregion. [L329]

RED FLAG

Bei V. a. Bandverletzungen sind grundsätzlich Frakturzeichen zu prüfen. Knöcherne Bandausrisse und Frakturen sind ein Red flag.

Außenbandläsionen

BEFUNDE

Traumamechanismus
- Distorsion in Inversion (Plantarflexion, Supination, Adduktion)
- Distorsion in Supination

Leitsymptomatik und Sichtbefund
- Lokaler, stechender Schmerz
- Schwellung am lateralen Fußrand
- Reduzierte Bewegungsbereitschaft

Mögliche weitere Symptome und Sichtbefunde
- Sichtbares Hämatom
- Instabilitätsgefühl
- Frakturzeichen bei knöchernem Bandausriss (Ottawa ankle rules)

Anatomische Grundlagen

Das obere Sprunggelenk (Art. talocruralis) wird lateral verstärkend zur Kapsel durch die drei Außenbänder gesichert:

- **Lig. talofibulare anterius:** Das vordere Außenband verläuft vom ventralen, distalen Rand des Malleolus lateralis fibulae nach ventral medial zum Collum tali. Die Ausrichtung des Bandes ist fast horizontal. Das Ligament ist gut palpabel. Das Lig. talofibulare anterius wirkt Inversionsbewegungen (Plantarflexion, Supination, Adduktion) entgegen.
- **Lig. calcaneofibulare:** Das mittlere Außenband verläuft vom Unterrand des Malleolus lateralis fibulae nach dorsal medial zum Kalkaneus. Das Ligament limitiert reine Supinationsbewegungen.
- **Lig. talofibulare posterius:** Das hintere Außenband verläuft vom dorsalen, distalen Rand des Malleolus lateralis fibulae fast horizontal nach medial zum Kalkaneus. Es dient ebenfalls der Limitierung der Supination, ist jedoch nur bei starken Traumen von Verletzungen betroffen.

Anmerkung: In der Regel werden Bandstrukturen nach ihrem Verlauf von proximal nach distal bezeichnet. Synonyme sind daher Lig. fibulotalare anterius, Lig. fibulocalcaneare und Lig. fibulotalare posterius. Bei den Außenbändern des oberen Sprunggelenks hat sich in der deutschsprachigen Literatur jedoch die oben gewählte Schreibweise durchgesetzt.

Traumamechanismus

Die Außenbänder des oberen Sprunggelenks verletzen nach Umknicken des Fußes. Je nach Richtung der Einwirkung der eingehenden Kraft und je nach Stärke des Traumas können eines oder mehrere der Bänder betroffen sein. Distorsionen beschreiben eine schmerzhafte Überdehnung der Bandstrukturen, Teilrupturen oder Rupturen die Schädigung.

Bei einem Trauma in Inversion ist das Lig. talofibulare anterius das erste betroffene Band. Bei einem starken Trauma können jedoch auch das Lig. calcaneofibulare und sehr selten das Lig. talofibulare posterius betroffen sein (➤ Abb. 2.6).

Bei einem reinen Supinationstrauma, also einem Umknicken aus Dorsalextension/Plantarflexion-Nullstellung, kommt zunächst das Lig. calcaneofibulare auf Zug. Bei einem starken Trauma können alle drei Bänder verletzen. In diesem Falle kommt es zu einer temporären Subluxation des oberen Sprunggelenks, die Fußinnensohle zeigt nach dorsal, die Kapsel ist mitbetroffen.

Differenzialdiagnosen

Knöcherne Ausrisse der Außenbänder sind möglich. Bei einem Supinations- oder Inversionstrauma können zudem auch andere Strukturen verletzen. Während die Gelenkkapsel des oberen Sprunggelenks ggf. mitverletzt (sie kommt erst nach den Ligamenten auf Spannung), kann es auch zu Frakturen des Os cuboideum oder der Fibula (Weber-Frakturen) kommen. Begleitend zu Verletzungen der Außenbänder kommen auch Verletzungen der Syndesmosebänder vor. Auch Begleitverletzungen der Sehnen des M. peroneues longus und M. peroneus brevis sind möglich.

Lag schon eine Bandinsuffizienz durch frühere Traumen oder angeborene Hyperlaxität der Bänder vor, so kann es zu einer Kontusion im medialen Talokruralgelenk kommen. Knöcherne oder knorpelige Verletzungen können die Folge sein. In diesem Fall wären aber auch mediale Schmerzen zu erwarten.

Untersuchung

CAVE

Bei V. a. Außenbandruptur müssen knöcherne Bandausrisse ausgeschlossen werden. Das Minimum stellt daher die Miteinbeziehung der Ottawa und Bernese ankle rules in die manualtherapeutische Untersuchung dar. In den medizinischen Leitlinien ist eine Röntgenuntersuchung vorgeschrieben.

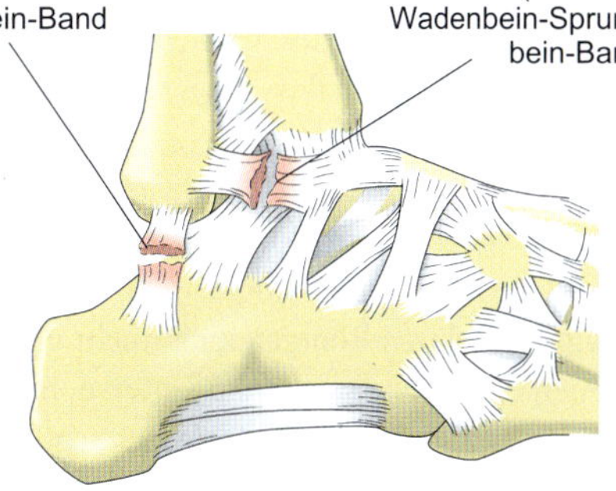

Abb. 2.6 Außenbandrupturen des Lig. talonaviculare anterius und des Lig. calcaneofibulare durch Supinations- oder Inversionstrauma. [L190]

Manualtherapeutisch

Palpation

Die Untersuchung beginnt mit der Palpation der Außenbänder im Verlauf. Zunächst wird eine lokalisierende Palpation im Seitenvergleich mit Beurteilung von palpabler Schwellung und Druckdolenz durchgeführt. Ist das Lig. talofibulare anterius tastbar, so kann man davon ausgehen, dass es intakt ist. Die anderen beiden Bänder sind nach einem Trauma mit Schwellung schwerer palpabel. In einem zweiten Schritt kann die Palpation auch provozierend erfolgen, um festzustellen, von welchem Ligament die Schmerzen primär ausgehen.

Klinische Tests

- Vorderer Schubladentest
- Anterior drawer sign
- Talar-tilt-Test

EVIDENZ

Anterior drawer test	Sensitivität	Spezifität
Lindstrand	80	–
Van Dijk et al.	80	–
Phistkul et al.	75	50
Blanshardt et al.	32	–
Croy et al.	74–83	38–20
Fuji et al.	60	74 (bei isolierten LTFL-Läsionen)

Vgl. Larkins et al. 2020.

Bei ausgeprägten Supinations- oder Inversionstraumen kann es auch zu weiteren strukturellen Schädigungen kommen.

Neben den aufgeführten Tests wird daher eine passiv anguläre Untersuchung des oberen Sprunggelenks zur Beurteilung der Gelenkkapsel und eine Untersuchung des lateralen Fußrandes mit besonderer Beachtung des Os cuboideum durchgeführt.

Obligatorisch sollte zudem die Untersuchung der Syndesmosebänder und die Überprüfung der Wahrscheinlichkeit einer Frakturbeteiligung mittels der Tests der Ottawa ankle rules und Bernese ankle rules sein (➤ Kap. 2.2.3).

Medizinisch In den medizinischen Leitlinien ist eine Röntgenuntersuchung zum Ausschluss eines möglichen knöchernen Bandausrisses festgelegt. Da diese jedoch selten sind, ist eine vorherige Testung nach den Ottawa ankle rules sinnvoll (➤ Kap. 2.2.3). Da gehaltene Röntgenaufnahmen aufgrund der Gefahr einer weiteren Schädigung obsolet sind, kann die Banddiagnostik durch Röntgen nicht mehr gewährleistet werden. Neben einer sonografischen Untersuchung ist hier zur genauen Bestimmung des Ausmaßes der Schädigung eine MRT das Mittel der Wahl. Allerdings ist eine MRT nur dann indiziert, wenn auch eine operative Intervention aus dem Vorgehen resultieren könnte.

EVIDENZ

- Das Lig. talufibulare anterius ist am besten mit der Kombination aus Palpationstest und anterior drawer sign zu untersuchen.
- Der Talar-tilt-Test kann eine Verletzung des Lig. calcaneofibulare ausschließen, ist jedoch nicht sensitiv.
- Es ist unklar, ob eine Einteilung von Bandverletzungen über die Aussage „verletzt" oder „nicht verletzt" hinaus erfolgen kann.
- Die Aussage des Reviews ist getrübt durch fehlende Verblindungen und schlechte Dokumentation und insgesamt schlechte Qualität der einzelnen Studien.

Vgl. Netterström-Wedin et al. 2022 (systematischer Review mit Meta-Analyse).

Therapie

Konservativ

Zunächst werden Außenbandverletzungen konservativ nachbehandelt. Eine operative Intervention erfolgt bei alleiniger Bandbeteilung erst nach ca. 3 Monaten mit trotz konservativer Therapie verbleibender deutlicher Instabilität. Diese sieht man nur nach zweifacher oder dreifacher Bandruptur oder nach wiederholten Traumaereignissen. Eine operative Bandrekonstruktion ist demnach sehr selten notwendig.

Die Nachbehandlung richtet sich nach der Belastbarkeit in den unterschiedlichen Heilungsphasen (➤ Kap. 1.6.3):

Entzündungsphase:

- Unterarmgehstützen (auf Unterarmgehstützen wird, wenn es die Schmerzen erlauben, zunehmend verzichtet, da auch die Orthese die Belastung des betroffenen Gewebes so verhindert, dass Heilung stattfinden kann)
- Schienenversorgung (Aircast, Airloc o. Ä.)
- Grundsätzlich keine Manuelle Therapie
- Bei inadäquater Entzündung und starken Schmerzen:
  - Cryotherapie −32 °C
  - Lymphdrainage

Proliferationsphase:

- Schienenversorgung (Aircast, Airloc o. Ä.)
- Rollgleitmobilisationen in Plantarflexion und Dorsalextension im schmerzfreien Bereich
- Mobilisation des lateralen Fußrandes im schmerzfreien Bereich
- Hubarmes aktives Bewegen im schmerzfreien Bereich

Konsolidierungsphase:

- Intensive Rollgleitmobilisationen (oberes Sprunggelenk), Kontrakturen müssen beseitigt werden
- Mobilisation von In- und Eversion im unteren Sprunggelenk
- Mobilisation des lateralen und medialen Fußrandes
- Mobilisation tibiofibular (proximal und distal)
- Propriozeptives Training
- Training in geschlossener Kette
- Noch keine Sportfähigkeit!

HINWEIS

Immer öfter kehren Patienten schon nach 6 Wochen in den Wettkampfsport zurück. Dies mag funktionieren, allerdings auf Kosten von Heilungsqualität.

Umbauphase:
- Einstieg in sportartspezifisches Training
- Muskelaufbau und Belastung bis zur Wettkampffähigkeit (je nach Ausmaß der Schädigung nach 6–8 Wochen)

Mittlere Rehabilitationszeit 6–8 Wochen.

Operativ

Eine primäre operative Versorgung ist nicht vorgesehen. Eine Operation erfolgt frühestens nach 3 Monaten bei gescheiterter konservativer Therapie. Ansonsten nur bei chronischer anterolateraler Instabilität. Auch wenn eine operative Intervention selten notwendig ist, werden zahlreiche Varianten der Rekonstruktion beschrieben:
- Broström-Gould-Rekonstruktion mit künstlichem Bandersatz (z. B. InternalBrace®)
- Rekonstruktion aus dem Retinaculum extensorum inferior
- Kapsel-Bandraffung bzw. -naht
- Tenodese der Sehne des M. peroneus brevis (nicht anatomische Rekonstruktion)
- Ersatz durch Entnahme der Sehne des M. plantaris longus (anatomische Rekonstruktion)

Postoperative Rehabilitation

Es erfolgt eine Orthesenversorgung (orthopädischer Stiefel) für 6–12 Wochen (befundabhängig). In den ersten 4 Wochen sollte er konsequent und dauerhaft getragen werden. Im Anschluss müssen Kontrakturen durch Rollgleitmobilisationen beseitigt werden. Parallel wird befundabhängig aufbelastet und auftrainiert, genutzt werden die in der konservativen Therapie beschriebenen Methoden.

Weitere 6 Wochen bis zum Erlangen der Sportfähigkeit sollten ein Minimum darstellen.

Mittlere Rehabilitationszeit > 18 Wochen.

Verletzungen der Syndesmosebänder

BEFUNDE

Traumamechanismus
- Geschlossene Kette: massive Innenrotation des Unterschenkels
- Offene Kette: massive Supination des Talus mit Lateral-shift
- Starke, abrupte endgradige Dorsalextension durch Sprung

Leitsymptomatik und Sichtbefund
- Lokaler, stechender Schmerz an der distalen Fibula mit Druckdolenz
- Starke Schmerzen beim Auftreten, Gehen oft nicht möglich
- Schwellung am ventralen oberen Sprunggelenk und lateral der Fibula
- Reduzierte Bewegungsbereitschaft

Mögliche weitere Symptome und Sichtbefunde
- Sichtbares Hämatom
- Symptome einer Außenbandverletzung
- Symptome einer Innenbandverletzung
- Frakturzeichen bei Weber-Frakturen

Anatomische Grundlagen

Die Syndesmosebänder verbinden die distale Tibia an Vorder- und Rückseite mit der distalen Fibula. Tibia und Fibula bilden gemeinsam die Malleolengabel als konkaven Gelenkpartner für den bikonvexen Talus. Die Syndesmosebänder halten die Malleolengabel straff zusammen, ermöglichen jedoch bei maximaler Dorsalextension auch eine Ausdehnung, da die ventral breitere Talusrolle mehr Platz benötigt als die dorsale.
- **Lig. tibiofibulare anterius (Synonym: anterior-inferiores tibiofibulares Ligament [AITFL]):** entspringt ventral lateral an der distalen Tibia und verläuft nach lateral distal zum ventralen Malleolus lateralis der Fibula.
- **Lig. tibiofibulare posterius (Synonym: posterior-inferiores tibiofibulares Ligament [PITFL]):** entspringt dorsal lateral an der distalen Tibia und läuft als breites Band nach lateral distal zum dorsalen Malleolus lateralis der Fibula.
- **Lig. tibiofibulare transversum (TTL):** Das Band setzt das Lig. tibiofibulare posterior fibrocartilagenös distal fort.
- **Lig. tibilofibulare interossare (IOL):** setzt die Verbindung zwischen Fibula und Tibia nach proximal fort und verbindet sie mit der Membrana interossea.

Die Syndesmosebänder wirken starken Dorsalextensionskräften entgegen. Da die Trochlea Tali ventral breiter ist als dorsal, wird die Malleolengabel bei Dorsalextension auseinandergedrückt und die Bänder spannen an. Auch bei einwirkenden Rotationskräften bei fixiertem Fuß werden die Syndesmosebänder beansprucht.

Traumamechanismus

Die Syndesmosebänder verletzen entweder isoliert oder gemeinsam mit den Außenbändern oder der Fibula (Weber-Fraktur). Das medial gelegene Lig. deltoideum unterstützt die Syndesmosebänder durch Verhinderung eines Lateral-shift des Talus. Bei großen Verletzungen mit Diastase der Malleoelengabel kann es daher mitverletzen.

Traumamechanismus ist eine Krafteinwirkung in geschlossener Kette mit massiver Innenrotation des Unterschenkels oder ein Supinationstrauma mit starker Supination des Talus.

Auch eine große Krafteinwirkung in endgradige Dorsalextension, zum Beispiel nach einem Sprung aus größerer Höhe, kann durch abrupte Krafteinwirkung ausgehend von der ventralen Talusrolle die Syndesmose sprengen.

EVIDENZ

Anteil an der distalen tibiofibularen Gesamtstabilität:

TTL: 33 %
AITFL: 36 %
IOL: 22 %
PITFL: 9 %

Bei einer isolierten Ruptur führte die künstliche Durchtrennung des AITFL zur größten Verbreiterung des intermalleolaren Spaltes (vgl. Weber und Buchhorn 2018, Review).

Differenzialdiagnosen

Als Differenzialdiagnosen kommen Verletzungen der Außenbänder und Gelenkkapsel und Frakturen der Fibula (Weber B- oder Weber- C-Frakturen) in Betracht. Eine sorgfältige Untersuchung ist unverzichtbar.

Untersuchung

Manualtherapeutisch

EVIDENZ

- Zunächst sollte bei einem Verdacht auf Verletzung der Syndesmosebänder mit klinischen Tests untersucht werden, allerdings weisen diese geringe Sensitivität und Spezifität auf (vgl. Weber und Buchhorn 2018).
- Die klinische Untersuchung sollte sowohl Tests mit hoher Sensitivität (Ankle Lunge Test) als auch Tests mit hoher Spezifität umfassen (Squeeze-Test). Klinische Tests sind nicht in der Lage, Verletzungen der Syndesmosebänder in stabil oder instabil zu unterteilen. Daher sollte bei Verletzung zur genauen Abklärung eine Bildgebung (MRT) oder eine Arthroskopie erfolgen (vgl. Netterström-Wedin und Bleakley 2021, systematischer Review mit Metaanalyse).

Ankle-Lunge-Test

Der Patient steht im Einbeinkniestand auf dem betroffenen Fuß vor einer Wand und versucht, mit auf dem Boden belassenem Kalkaneus das Knie über die Großzehe gegen die Wand zu bewegen. Begonnen wird mit einem Abstand (großer Zeh – Wand) von 10 cm. Der Abstand des Fußes wird Zentimeter für Zentimeter von der Wand entfernt und gemessen.

1 cm entspricht etwa 3,6° Dorsalextension. Ist der Test mit mehr als 12,5 cm Entfernung zur Wand durchführbar, so geht man von einer Instabilität der Syndesmose aus.

- Norm 10–12 cm
- Kontraktur < 10 cm
- Instabilität > 12 cm

CAVE

Dieser Test darf nicht bei frischen Verletzungen durchgeführt werden. Hierfür ist er zu belastend.

Squeeze-Test

Der Therapeut fasst proximal am Unterschenkel mit einer Hand die Tibia und das Caput mediale des M. gastrocnemius, mit der anderen Hand die Fibula und das Caput laterale des M. gastrocnemius. Nun werden Tibia und Fibula aufeinander zu gepresst (squeeze = quetschen). Der Test wird nach distal fortgesetzt. Kriterium: Je proximaler Schmerzen entstehen, desto größer das Ausmaß der Verletzung.

Kleiger-Test

Mit einer Hand fixiert der Therapeut den Unterschenkel, der Fuß hängt über der Bankkante. Mit der anderen Hand führt der Therapeut aus Plantarflexion eine Außenrotation des Mittelfußes durch. Kriterium sind ventrale Schmerzen in Syndesmosehöhe.

Frick-Test

Mit einer Hand fixiert der Therapeut den Unterschenkel, der Fuß hängt über der Bankkante. Mit der anderen Hand führt der Therapeut aus Dorsalextension eine Außenrotation des Mittelfußes durch. Kriterium sind ventrale Schmerzen in Syndesmosehöhe.

Cotton-Test

Eine Hand des Therapeuten fixiert von dorsal den distalen Unterschenkel. Die andere Hand transliert den Mittelfuß mit Griff am Kalkaneus nach lateral (sehr schlechte Evidenz).

Fibula-Translationstest

Der Patient befindet sich in Seitenlage. Mit einer Hand fixiert der Therapeut von medial die Tibia, mit der anderen wird die Fibula nach ventral und dorsal transliert. Kriterium ist das Translationsausmaß.

Varus-Klick-Test

Der Patient liegt in Rückenlage. Der Therapeut steht am Fußende der Liege und umfasst den Kalkaneus des Patienten mit beiden Händen. Impulsiv wird eine Varus-Bewegung des Kalkaneus durchgeführt. Kriterium ist das Bewegungsausmaß und ein mögliches Klickgeräusch.

CAVE

Dieser Test darf nicht bei frischen Verletzungen durchgeführt werden. Hierfür ist er zu belastend.

EVIDENZ

	Sensitivität	Spezifität
External rotation test (Kleiger-Test)		
De Cesar et al.	75	88
Nussbaum et al.	75	–
Fibula-Translationstest		
Beumer et al.	75	88
Squeeze-Test		
De Cesar et al.	30	93
Nussbaum et al.	33	–

Vgl. Larkins et al. 2020.

Medizinisch Klinische Tests können einen Hinweis auf eine mögliche Verletzung der Syndesmosebänder geben. Eine Beurteilung des Grades der Instabilität ist jedoch nicht möglich. Klinische Tests dienen also zur Evaluierung, ob eine zusätzliche MRT-Diagnostik oder Arthroskopie notwendig erscheint.

Therapie

Die Therapiestrategie ist abhängig vom Grad der tibiofibularen Instabilität. Liegt keine Dislokation oder Diastase von Tibia und Fibula vor, so kann die Therapie konservativ erfolgen. Dafür muss das Lig. tibiofibulare posterius intakt sein.

Konservativ

Zunächst erfolgt eine Ruhigstellung/Gipsversorgung für 6–8 Wochen.

Entzündungsphase:
- Ruhigstellung

Proliferationsphase:
- Ruhigstellung

Konsolidierungsphase/Umbauphase:
- Ruhigstellung
- Therapiestart nach Gipsentfernung (frühestens nach 6 Wochen)
- Rollgleitmobilisationen des oberen Sprunggelenks und Dorsalextension und Plantarflexion
- Mobilisation des unteren Sprunggelenks in Inversion und Eversion
- Mobilisation des proximalen und distalen Tibiofibulargelenks
- Mobilisation des lateralen und medialen Fußrandes
- Propriozeptives Training
- Gangschule
- Training in geschlossener und offener Kette
- Dehnung des M. gastrocnemius
- Dehnung des M. soleus
- Ggf. Manuelle Lymphdrainage
- Ggf. physikalische Therapie
- 3 Wochen nach Gipsentfernung:
  - Lauftraining (Joggen)
  - Einstieg in das sportartspezifische Training
- 6 Wochen nach Gipsentfernung: Erreichen der Sportfähigkeit

Mittlere Rehabilitationszeit 12–14 Wochen.

Operativ

Es gibt diverse Operationsverfahren zur Versorgung einer Syndesmoseverletzung. In jedem der Verfahren werden Tibia und Fibula zunächst mit einer Repositionszange (Sprunggelenkzange) in die ursprüngliche Position zueinander reponiert.

Die Versorgung der Bandverletzung kann dann, auch je nach Ausmaß der Schädigung, mit einer Naht oder einer Bandrekonstruktion mit der Sehne des M. peroneus longus erfolgen.

Die operative Versorgung wird anschließend mit einer Stellschraube fixiert und für 6–8 Wochen mit Unterschenkelgips versorgt. Nach der Gipsentfernung kann auch die Stellschraube entfernt werden.

Postoperative Rehabilitation

Die postoperative Rehabilitation erfolgt nach dem Behandlungsschema der konservativen Therapie. Das Erreichen der Sportfähigkeit sollte jedoch erst 8–10 Wochen nach Entfernung der Stellschraube angestrebt werden.

Mittlere Rehabilitationszeit 14–18 Wochen.

Innenbandläsionen

BEFUNDE

Traumamechanismus
- Distorsion in Eversion (Dorsalextension, Pronation, Abduktion)
- Distorsion in Pronation

Leitsymptomatik und Sichtbefund
- Lokaler, stechender Schmerz
- Schwellung am medialen Fußrand
- Reduzierte Bewegungsbereitschaft

Mögliche weitere Symptome und Sichtbefunde
- Sichtbares Hämatom
- Instabilitätsgefühl
- Frakturzeichen bei knöchernem Bandausriss (Ottawa ankle rules)

Anatomische Grundlagen

Die Innenseite des oberen Sprunggelenks wird durch das Lig. deltoideum gesichert. Es besteht aus vier Anteilen. Sie inserieren am gesamten Malleolus medialis der Tibia und laufen zu Talus, Os naviculare und Kalkaneus. Die mediale Sicherung durch die Innenbänder ist straffer als die laterale durch die Außenbänder, daher ist im oberen Sprunggelenk wesentlich mehr Supination möglich als Pronation und insgesamt mehr Inversion als Eversion.

- **Pars tibiotalaris anterior:** Der ventrale Teil des Lig. deltoideum läuft vom ventralen Malleolus medialis zum medialen anterioren Talus bis zum Collum tali.
- **Pars tibionavicularis:** Der sich nach dorsal fortsetzende Anteil verläuft bis zum posterioren Rand des Os naviculare.
- **Pars tibiocalcanea:** Der dritte Anteil setzt am Unterrand des Malleolus mediale an und besteht aus zwei Schichten. Die tiefer inserierende Schicht läuft zum Oberrand des anterioren Kalkaneus. Der oberflächlichere Anteil läuft zum Sustentaculum tali des Kalkaneus.
- **Pars tibiotalaris posterior:** Der vierte Anteil setzt am dorsalen Malleolus medialis an und verläuft zum posterioren Talus. Er erreicht fast das Tuberculum posterior tali.

Das Lig. deltoideum hemmt Eversions- und isolierte Pronationsbewegungen.

Traumamechanismus

Das Lig. deltoideum kann bei starkem Trauma komplett rupturieren. Häufiger ist die Verletzung einzelner Anteile. Verletzungen kommen auch in Kombination mit den Syndesmosebändern oder Frakturen vor. Traumamechanismus ist eine abrupte Pronation oder Eversion des Fußes bei „Umknicken“ bzw. Distorsionen.

Differenzialdiagnosen

Bei einem Pronations- oder Eversionstrauma können auch andere Strukturen verletzen. Während die Gelenkkapsel des oberen Sprunggelenks ggf. mitverletzt (sie kommt erst nach den Ligamenten auf Spannung), kann es auch zu Verletzungen des Os naviculare, des Lig. bifurcatum oder der Tibia kommen. Bei starken Traumen mit Shift des Talus sind auch die Syndesmosebänder und die distale Fibula (Weber-Frakturen) gefährdet.

Untersuchung

CAVE

Bei V. a. Innenbandruptur müssen knöcherne Bandausrisse ausgeschlossen werden. Das Minimum stellt daher die Miteinbeziehung der Ottawa und Bernese ankle rules in die manualtherapeutische Untersuchung dar. In den medizinischen Leitlinien ist eine Röntgenuntersuchung vorgeschrieben.

Manualtherapeutisch

Palpation

Die Untersuchung beginnt mit der Palpation der einzelnen Anteile im Verlauf. Zunächst wird eine lokalisierende Palpation im Seitenvergleich mit Beurteilung von palpabler Schwellung und Druckdolenz durchgeführt.

Klinische Tests

Als klinische Tests eignen sich die schon für die Beurteilung der Stabilität der Außenbänder beschriebenen Tests. Unterschied ist lediglich die zu untersuchende Bewegungskomponente.

- Vorderer Schubladentest
- Anterior drawer sign
- Talar-tilt-Test

Medizinisch In den medizinischen Leitlinien ist eine Röntgenuntersuchung zum Ausschluss eines möglichen knöchernen Bandausrisses festgelegt. Da diese jedoch selten sind, ist eine vorherige Testung nach den Ottawa ankle rules sinnvoll (➤ Kap. 2.2.3). Da gehaltene Röntgenaufnahmen aufgrund der Gefahr einer weiteren Schädigung obsolet sind, kann die Banddiagnostik durch Röntgen nicht mehr gewährleistet werden. Neben einer sonografischen Untersuchung ist hier zur genauen Bestimmung des Ausmaßes der Schädigung eine MRT das Mittel der Wahl. Allerdings ist eine MRT nur dann indiziert, wenn auch eine operative Intervention aus dem Vorgehen resultieren könnte.

Therapie

Konservativ

Entzündungsphase:

- Unterarmgehstützen (auf Unterarmgehstützen wird, wenn es die Schmerzen erlauben, zunehmend verzichtet, da auch die Orthese die Belastung des betroffenen Gewebes so verhindert, dass Heilung stattfinden kann)
- Schienenversorgung (Aircast, Airloc o. Ä.)
- Grundsätzlich keine Manuelle Therapie
- Bei inadäquater Entzündung und starken Schmerzen:
  - Cryotherapie –32 °C
  - Lymphdrainage

Proliferationsphase:

- Schienenversorgung (Aircast, Airloc o. Ä.)
- Rollgleitmobilisationen in Plantarflexion und Dorsalextension im schmerzfreien Bereich
- Mobilisation des medialen Fußrandes im schmerzfreien Bereich
- Hubarmes aktives Bewegen im schmerzfreien Bereich

Konsolidierungsphase:

- Intensive Rollgleitmobilisationen (oberes Sprunggelenk), Kontrakturen müssen beseitigt werden
- Mobilisation von E- und Inversion im unteren Sprunggelenk
- Mobilisation des medialen und lateralen Fußrandes
- Mobilisation tibiofibular (proximal und distal)
- Propriozeptives Training
- Training in geschlossener Kette
- Noch keine Sportfähigkeit!

HINWEIS
Immer öfter kehren Patienten schon nach 6 Wochen in den Wettkampfsport zurück. Dies mag funktionieren, allerdings auf Kosten von Heilungsqualität.

Umbauphase:
- Einstieg in sportartspezifisches Training
- Muskelaufbau und Belastung bis zur Wettkampffähigkeit (je nach Ausmaß der Schädigung nach 6–8 Wochen)

Mittlere Rehabilitationszeit 6–8 Wochen.

Operativ

Komplexe Schädigungen mehrerer Anteile des Lig. deltoideum mit bleibender anteromedialer Sprunggelenksinstabilität müssen operativ versorgt werden. Bei Nichtbeseitigung der Instabilität droht die Entwicklung eines Plattfußes.

Je nach Ausmaß der Schädigung werden unterschiedliche operative Interventionen genutzt:
- Bandnaht der betroffenen Anteile (mittels Fadenanker oder transossärer Naht)
- Bandrekonstruktion Sehnenmaterial (nur sehr selten erforderlich)
- Bandrekonstruktion mit Implantat: z. B.TightRope® und Bio-Tenodesis™-Schrauben

Postoperative Rehabilitation

- Orthesenversorgung für 6–12 Wochen (befundabhängig).
- Im Anschluss müssen Kontrakturen durch Rollgleitmobilisationen umgehend beseitigt werden. Parallel wird befundabhängig aufbelastet und auftrainiert, genutzt werden die in der konservativen Therapie beschriebenen Methoden.
- Weitere 6 Wochen bis zum Erlangen der Sportfähigkeit sollten ein Minimum darstellen.

Mittlere Rehabilitationszeit > 18 Wochen.

Pfannenbandläsionen

BEFUNDE

Traumamechanismus
- Landung nach Sprung aus großer Höhe

Leitsymptomatik und Sichtbefund
- Lokaler, stechender Schmerz unter dem medialen Fußrand
- Schwellung

Mögliche weitere Symptome und Sichtbefunde
- Sichtbares Hämatom
- Frakturzeichen (Os naviculare, Kalkaneus)

Anatomische Grundlagen

Das Pfannenband (Spring ligament, Lig. calcaneonaviculare plantare) stellt eine Besonderheit dar, da es zwei Knochen verbindet, die keinen direkten gelenkigen Kontakt zueinander haben. Es verläuft vom Sustentaculum tali des Kalkaneus nach distal unter dem medialen Taluskopf zum kaudalen, anterioren Os naviculare und sichert somit die Gelenklinie von Chopart (➤ Kap. 2.2.2). Der kraniale Anteil ist im Verlauf faserknorpelig überlegt, so dass er eine Gelenkpfanne für den plantarmedialen Talus bildet. Das Pfannenband trägt einen Teil zur Sicherung des Längsgewölbes des Fußes bei.

Traumamechanismus

Das Pfannenband ist nur sehr selten Bestandteil traumatischer Verletzungen. Traumamechanismus kann eine abrupte Aufhebung des Längsgewölbes nach Sprung aus großer Höhe sein.

Differenzialdiagnosen

Differenzialdiagnostisch kommen Verletzungen der Plantarfaszie, Frakturen des Os naviculare oder des Kalkaneus oder Verletzungen der Sehne des M. tibialis posterior in Betracht.

Untersuchung

Manualtherapeutisch

Palpation

Zunächst wird eine lokalisierende Palpation im Seitenvergleich mit Beurteilung von palpabler Schwellung und Druckdolenz durchgeführt. Die Plantarfaszie wird in ihrem Verlauf provozierend palpiert.

Klinische Tests
- Inversion und Eversion im unteren Sprunggelenk werden im Seitenvergleich untersucht.
- Die Beweglichkeit zwischen Talus und Os naviculare nach plantarmedial und dorsolateral wird untersucht.
- Die Beweglichkeit zwischen Os naviculare und den Ossa cuneiformia I–III wird nach plantarmedial und dorsolateral untersucht.
- Die Sehne des M. tibialis posterior wird im Verlauf palpiert.
- Der M. tibialis posterior wird provozierend isometrisch in Supination und Adduktion getestet.

Medizinisch Das Pfannenband kann sonografisch oder per MRT dargestellt werden.

Therapie

Konservativ

Ein rupturiertes Pfannenband kann nicht muskulär stabilisiert werden. Fällt die Entscheidung für eine konservative Therapie, so richtet sich das Vorgehen nach der Belastbarkeit in den einzelnen Heilungsphasen (➤ Kap. 1.6.3).

Mittlere Rehabilitationszeit 6–8 Wochen.

Operativ

Da traumatische Rupturen des Pfannenbandes äußerst selten sind, kommen Rekonstruktions-OPs eher als begleitender Anteil bei ausgeprägtem, erworbenem Plattfuß vor. Möglich sind Rekonstruktionen mittels Periostlappen oder Sehnentransplantaten.

Postoperative Rehabilitation

Bandrekonstruktionen werden befundabhängig 6–12 Wochen ruhiggestellt. Danach erfolgt die Aufbelastung bis zur Wettkampffähigkeit innerhalb weiterer 6 Wochen.

Mittlere Rehabilitationszeit 12–18 Wochen.

Verletzungen des Lig. talocalcaneum interosseum

BEFUNDE

Traumamechanismus
- Begleitverletzung nach In- oder Eversionstraumen

Leitsymptomatik
- Lokale Schmerzen

Anatomische Grundlagen

Das Lig. talocalcaneum interosseum verstärkt die Verbindung von Talus und Kalkaneus mit einem anterioren, einem medialen und einem posterioren Anteil. Es ist das Ligament mit den meisten Propriosensoren im Körper.

Bei Verletzung kommt es zu weniger sensorischen Informationen vom Rückfuß zum Kleinhirn. Funktionelle Abnahme von Stabilität und erhöhte Verletzungsanfälligkeit durch verringerte Reflexmechanismen sind die Folge.

Traumamechanismus

Isolierte Verletzungen werden nicht beschrieben. Die Ligamente verletzen bei komplexen Traumen in In- oder Eversion gemeinsam mit der Kapsel des unteren Sprunggelenks.

Differenzialdiagnosen

Sinus-tarsi-Syndom.

Untersuchung

Manualtherapeutisch
Klinische Tests

EVIDENZ

Klinische Tests der subtalaren Ligamente sind nicht gut erforscht (vgl. Netterström-Wedin et al. 2022, systematischer Review mit Meta-Analyse).

Eine Untersuchung der einzelnen Komponenten der In- und Eversion des Subtalargelenks in Bauchlage im Seitenvergleich ist möglich, die Aussagekraft in Bezug auf die Bandanteile jedoch fragwürdig.

Medizinisch Mittels MRT-Untersuchung kann das untere Sprunggelenk beurteilt werden. Eine genaue Interpretation des etwaigen Schadens kann jedoch nur arthroskopisch erfolgen.

Therapie

Konservativ

Aufbelastung und Mobilisation nach Belastbarkeit während der Heilungsphasen.

Manualtherapeutisch
- Mobilisation des unteren Sprunggelenks in alle Einzelkomponenten von In- und Eversion ab der Konsolidierungsphase
- Propriozeptives Training

Medizinisch Injektionstherapie mit Schmerzmitteln, ggf. auch mit Steroiden

Mittlere Rehabilitationszeit 6–8 Wochen.

Operativ

- Arthroskopische Entfernung von etwaigen Knorpelfragmenten und kapsulären und ligamentären Falten.
- Bei ausgeprägtem Sinus tarsi Syndrom in seltenen Fällen Arthrodese des unteren Sprunggelenks (➤ Kap. 2.4.3).

Mittlere Rehabilitationszeit 6–8 Wochen.

Verletzungen der dorsalen Fußwurzel

Lig. bifurcatum und Lig. talonaviculare dorsale

BEFUNDE

Traumamechanismus
- Trauma in Supination und Adduktion
- Anpralltraumen
- Sturz von Gegenständen auf die Fußwurzel

Leitsymptomatik und Sichtbefund
- Lokaler, stechender Schmerz auf dem Mittelfuß
- Schwellung

Mögliche weitere Symptome und Sichtbefunde
- Hämatom
- Frakturzeichen

Anatomische Grundlagen

Die dorsale Fußwurzel wird zwischen Kalkaneus und Os cuboideum (lateral) sowie Talus und Os naviculare (medial) in der Gelenklinie von Chopart (➤ Kap. 2.2.2) neben den Gelenkkapseln durch das Lig. bifurcatum und das Lig. talonaviculare dorsale gesichert.

Traumamechanismus

Kommt es zu einer Verletzung in Supination und Adduktion, so können neben den Außenbändern auch das Lig. bifurcatum und das Lig. talonaviculare dorsale betroffen sein. Aber auch durch Anpralltraumen oder das Fallen schwerer Gegenstände auf die Fußwurzel können Bandverletzungen entstehen.

Differenzialdiagnosen

Differenzialdiagnostisch kommen Frakturen, Knochenabsplitterungen und Knorpelschäden sowie Verletzungen der Gelenkkapseln in Betracht.

Untersuchung

Manualtherapeutisch Die manualtherapeutische Funktionsuntersuchung zwischen Kalkaneus und Os cuboideum und zwischen Talus und Os naviculare nach plantarmedial und dorsolateral wird im Seitenvergleich durchgeführt. Kriterien sind Bewegungsausmaß, Endgefühl und Schmerz. Spezifität und Sensitivität der Beurteilung von Bandverletzungen in dieser Region sind fraglich.

Medizinisch Standarduntersuchung ist eine MRT. Sonografische Beurteilung ist bei ausreichender interner Evidenz des Untersuchers möglich.

Therapie

Konservativ

Bei Riss des Lig. bifurcatum und/oder des Lig. talonaviculare dorsale ist eine Gipsversorgung für 8 Wochen empfehlenswert. Danach erfolgt eine langsame Mobilisation mit schrittweiser Aufbelastung. Sport- und Wettkampffähigkeit besteht frühestens nach 14 Wochen.

Manualtherapeutisch

- Mobilisation zwischen Kalkaneus und Os cuboideum
- Mobilisation zwischen Talus und Os naviculare
- Mobilisation von oberem und unterem Sprunggelenk und Vorfuß
- Propriozeptives Training
- Gangschule
- Muskelaufbau

Mittlere Rehabilitationszeit > 14 Wochen.

Operativ

Knochenfragmente ab 4 mm sollten operativ entfernt werden.

Mittlere Rehabilitationszeit > 14 Wochen.

Ligg. tarsi dorsalia und Ligg. metatarsi dorsalia

BEFUNDE

Traumamechanismus
- Anpralltraumen
- Sturz von Gegenständen auf die Fußwurzel

Leitsymptomatik und Sichtbefund
- Lokaler, stechender Schmerz
- Schwellung

Mögliche weitere Symptome und Sichtbefunde
- Hämatom
- Frakturzeichen

Anatomische Grundlagen

Die Sicherung zwischen Os naviculare und den Ossa cuneiformia findet durch die Ligg. tarsi dorsalia und Sicherung in der Gelenklinie von Lisfranc (➤ Kap. 2.2.2) durch die Ligg. metatarsi dorsalia statt.

Traumamechanismus

Die Ligg. tarsi dorsalia und Ligg. metatarsi dorsalia traumatisieren durch Anpralltraumen oder den Sturz von schweren Gegenständen auf die Fußwurzel zumeist gemeinsam mit den benachbarten Gelenkkapseln. Frakturen müssen ausgeschlossen werden.

Differenzialdiagnosen

Differenzialdiagnostisch kommen neben Kapselverletzungen auch Kontusionen und Frakturen in Betracht.

Untersuchung

Manualtherapeutisch Untersucht wird manualtherapeutisch zwischen dem Os naviculare und den Ossa cuneiformia und in der Gelenklinie von Lisfranc.

Medizinisch Eine Röntgenuntersuchung zum Ausschluss von Frakturen ist empfehlenswert. Da eine zusätzliche MRT keine therapeutische Konsequenz nach sich zieht, kann darauf verzichtet werden.

Therapie

Konservativ

Die konservative Therapie richtet sich nach der Belastbarkeit in den unterschiedlichen Heilungsphasen. Eine Versorgung mit Orthesen oder Unterarmgehstützen ist nicht vorgesehen.

Mittlere Rehabilitationszeit 6–8 Wochen.

Operativ

Eine operative Versorgung mit Osteosynthese erfolgt nur bei zeitgleichen instabilen Frakturen.

2

Verletzungen der plantaren Fußwurzel

Lig. plantare longum

Anatomische Grundlagen

Die plantare Fußwurzel wird neben den Gelenkkapseln durch das Lig. plantare longum und den oberflächlichen Teil, die Plantarfaszie, verstärkt. Das Lig. plantare longum verläuft vom distalen plantaren Kalkaneus bis zum plantaren Os cuboideum. Die oberflächlichen Anteile der Plantarfaszie strahlen plantar in die Ossa metatarsalia II–V ein. Neben dem Pfannenband sichert das Lig. plantare longum das Längsgewölbe.

HINWEIS

Isolierte Verletzungen des Lig. plantare longum werden nicht beschrieben. Verletzungen nach Sprüngen aus großer Höhe durch abrupte Abflachung des Längsgewölbes sind denkbar, dann aber im Zusammenhang mit weiteren strukturellen Schädigungen (Frakturen). Die Therapie (konservativ/operativ) richtet sich nach den begleitenden Verletzungen.

Läsionen der Ligamente der Metatarsalen und der Zehen

BEFUNDE

Traumamechanismus
- Hyperextension
- Anpralltraumen
- Sturz von Gegenständen auf die Zehen

Leitsymptomatik und Sichtbefund
- Lokaler, stechender Schmerz
- Schwellung

Mögliche weitere Symptome und Sichtbefunde
- Hämatom
- Frakturzeichen

Anatomische Grundlagen

Die Metatarsophalangealgelenke werden zur Verstärkung der Gelenkkapseln lateral und medial durch Kollateralbänder gesichert. Zusätzlich sind die proximalen Enden der Metatarsalknochen jeweils durch ein Lig. metatarsale transversum profundum miteinander verbunden.

Traumamechanismus

Die Ligamente der Metatarsophalangeal-und Interphalangealgelenke (proximal und distal) verletzen gemeinsam mit den dazugehörigen Gelenkkapseln bei Anpralltraumen und Hyperextensionstraumen der Zehen.

Differenzialdiagnosen

Frakturen im Bereich der Metatarsalknochen sollten bei Druckdolenz und Klopfschmerz mittels Röntgenuntersuchung ausgeschlossen werden. Auch Kontusionen können lokale Schmerzen in der Nähe der Ligamente der Metatarsalen verursachen.

Untersuchung

Medizinisch Röntgen.

Therapie

Eine manualtherapeutische oder operative Intervention erfolgt in der Regel nicht. Angepasstes Haltungs- und Bewegungsverhalten ist empfehlenswert.

Mittlere Rehabilitationszeit > 3 Wochen.

Zusammenfassung

Traumamechanismen in der Fußregion

Häufigste Traumamechanismen in der Fußregion sind das Supinations- und Inversionstrauma. Zunächst verletzen die Außenbänder, bei starkem Trauma können auch die Syndesmosebänder verletzen und die Fibula frakturieren. Bei isolierten Bandrupturen wird konservativ behandelt, die Therapie richtet sich nach der Belastbarkeit in den einzelnen Heilungszeiten.

Die Syndesmosebänder können durch unterschiedliche Traumamechanismen verletzen, Ihre Stabilität ist nur durch bildgebende Verfahren zu beurteilen. Die Therapie (konservativ oder operativ) ist abhängig vom Ausmaß der verbleibenden Stabilität.

Die Innenbänder verletzen bei Eversions- oder Pronationstraumen. Die Therapie (konservativ oder operativ) ist abhängig vom Ausmaß der Schädigung und reicht von Ruhigstellung über Bandnaht bis zu Rekonstruktions-OPs. Ein knöcherner Bandausriss ist auszuschließen.

Traumatische Läsionen des Pfannenbandes sind äußerst selten. Operative Versorgung gibt es nur bei ausgeprägtem Plattfuß.

Ligamentäre Verletzungen der Ligamente der Fußwurzel, der Metatarsalen und der Zehen werden konservativ behandelt. Nach einer Ruhigstellung erfolgt die Therapie nach der Belastbarkeit in den einzelnen Heilungsphasen.

2.2.2 Kapselläsionen

Kapselläsionen an der Art. talocruralis

BEFUNDE

Traumamechanismus
- Abrupte, endgradige Plantarflexionsbewegung
- Anpralltraumen in der ventralen Talusregion
- Starke Inversions- oder Eversionstraumen (Verletzung gemeinsam mit dem Bandapparat)

Leitsymptomatik und Sichtbefund
- Lokaler, stechender Schmerz auf der ventralen Talusrolle
- Schwellung

Mögliche weitere Symptome oder Sichtbefunde
- Hämatom
- Frakturzeichen
- Zeichen für Bandverletzungen

Anatomische Grundlagen

Das obere Sprunggelenk wird aus der Mallenolengabel (Tibia und Fibula) als bikonkavem und dem Talus als bikonvexem Gelenkpartner gebildet. Die Malleolengabel wird durch die Kapsel des distalen Tibiofibulargelenks und durch die Syndesmosebänder zusammengehalten. Mögliche Bewegungen sind die Dorsalextension (20–30°) und die Plantarflexion (40–50°). Die Gelenkkapsel verläuft rundum an der Knochen-Knorpelgrenze und wird lateral durch die Außenbänder und medial durch die vier Anteile des Lig. deltoideum verstärkt.

Traumamechanismus

Bei Krafteinwirkungen in In- oder Eversion und in Supination oder Pronation verletzen zunächst die die Kapsel verstärkenden Ligamente. Bei größeren Traumen verletzt die Kapsel oft mit.

Maximale, traumatische Plantarflexionsbewegungen hingegen können die Kapsel auch isoliert schädigen. Auch externe Krafteinflüsse durch Anpralltraumen (Tritte, Schläge, fallende Gegenstände) können, dann zumeist ventral über dem Talus, Kapselgewebe schädigen. Im Fußball entstehen Kapselverletzungen des oberen Sprunggelenks auch durch Pressschläge oder durch das Blocken eines Balles.

Durch eine abrupte, maximale Dorsalextension, zum Beispiel bei einer Landung auf ansteigendem Untergrund, verletzen eher die Syndesmosebänder gemeinsam mit der Kapsel des distalen Tibiofibulargelenks.

Differenzialdiagnosen

Differenzialdiagnostisch müssen Bandverletzungen, Periostschmerz durch Kontusionen, Knorpelabsplitterungen oder Frakturen in Betracht gezogen werden.

Untersuchung

Manualtherapeutisch Das obere Sprunggelenk wird passiv angulär in Dorsalextension und Plantarflexion untersucht. Untersuchungskriterien sind hier vor allem die Bewegungsbereitschaft, das Bewegungsausmaß und Schmerz im Seitenvergleich. Zum Ausschluss von Bandbeteiligungen wird das anterior drawer sign oder der Schubladentest für das obere Sprunggelenk durchgeführt.

Medizinisch Medizinisch kann mit einer Röntgenaufnahme in zwei Ebenen eine knöcherne Beteiligung ausgeschlossen werden. Sonografisch kann eine intraartikuläre Schwellung nachgewiesen werden. Zum Ausschluss von Knorpelschäden und zur genauen Analyse der Kapsel bedarf es einer MRT-Untersuchung. Gibt es in der Anamnese und der Untersuchung keine Fraktur- oder Bänderzeichen, reicht eine sonografische Darstellung. Medizinische Leitlinien sehen jedoch generell eine Röntgenuntersuchung zum Ausschluss einer Fraktur vor.

Therapie

Konservativ

Kleinere Kapselläsionen werden nicht manualtherapeutisch nachbehandelt. Bei größeren Schädigungen ähnelt die Therapie der Therapie bei Bandverletzungen:

Entzündungsphase:
- Unterarmgehstützen (auf Unterarmgehstützen wird, wenn es die Schmerzen erlauben, zunehmend verzichtet)
- Schienenversorgung (Aircast, Airloc o. Ä.)
- Grundsätzlich keine Manuelle Therapie
- Bei inadäquater Entzündung und starken Schmerzen:
  - Cryotherapie −32 °C
  - Lymphdrainage

Proliferationsphase:
- Schienenversorgung (Aircast, Airloc o. Ä.)
- Rollgleitmobilisationen in Plantarflexion und Dorsalextension im schmerzfreien Bereich
- Hubarmes aktives Bewegen im schmerzfreien Bereich

Konsolidierungsphase:
- Intensive Rollgleitmobilisationen (oberes Sprunggelenk), Kontrakturen müssen beseitigt werden
- Mobilisation von In- und Eversion im unteren Sprunggelenk
- Mobilisation des lateralen und medialen Fußrandes

HINWEIS

Immer öfter kehren Patienten schon nach 6 Wochen in den Wettkampfsport zurück. Dies mag funktionieren, allerdings auf Kosten von Heilungsqualität.

Operativ

Operative Interventionen sind nur bei Frakturen des oberen Sprunggelenks, Knorpelabsplitterung oder ausgebreiteten ligamentären Begleitverletzungen erforderlich.

2

Mittlere Rehabilitationszeit 6–8 Wochen.

Kapselläsionen an der Art. tibiofibularis distalis

BEFUNDE

Traumamechanismus
- Geschlossene Kette: massive Innenrotation des Unterschenkels
- Offene Kette: massive Supination des Talus mit Lateral-shift
- Starke, abrupte endgradige Dorsalextension durch Sprung

Leitsymptomatik und Sichtbefund
- Lokaler, stechender Schmerz an der distalen Fibula mit Druckdolenz
- Starke Schmerzen beim Auftreten
- Schwellung am ventralen oberen Sprunggelenk und lateral der Fibula
- Reduzierte Bewegungsbereitschaft

Mögliche weitere Symptome und Sichtbefunde
- Sichtbares Hämatom
- Symptome einer Außenbandverletzung
- Symptome einer Innenbandverletzung
- Frakturzeichen bei Weber-Frakturen

Anatomische Grundlagen

Die Gelenkkapsel des distalen Tibiofibulargelenks verläuft an der Knochen-Knorpellinie. Sie wird durch die Syndesmosebänder verstärkt. Der Gelenkspalt verläuft von dorsolateral nach ventromedial.

Traumamechanismus

Die Gelenkkapsel verletzt im Falle einer Schädigung gemeinsam mit den Bändern der Syndesmose. Traumamechanismus ist eine Krafteinwirkung in geschlossener Kette mit massiver Innenrotation des Unterschenkels oder ein Supinationstrauma mit starker Supination des Talus.

Auch eine große Krafteinwirkung in endgradige Dorsalextension, zum Beispiel nach einem Sprung aus größerer Höhe, kann durch abrupte Krafteinwirkung ausgehend von der ventralen Talusrolle die Sysndesmosebänder und die Kapsel verletzen.

Differenzialdiagnosen

Differenzial- bzw. Begleitdiagnosen sind Verletzungen der Außenbänder, der Syndesmosebänder und Frakturen der Fibula (Weber-Frakturen).

Untersuchung

Manualtherapeutisch Untersucht wird die Mobilität des Gelenks nach dorsolateral und vetromedial. Kriterien sind Bewegungsausmaß, Endgefühl und Schmerz. Differenzialdiagnostisch werden Syndesmosetests durchgeführt.

Medizinisch Klinische Tests können einen Hinweis auf eine mögliche Verletzung der Kapsel und der Syndesmosebänder geben. Eine Beurteilung des Grades der Instabilität ist jedoch nicht möglich. Klinische Tests dienen also zur Evaluierung, ob eine zusätzliche MRT-Diagnostik oder Arthroskopie notwendig erscheint.

Therapie

Da Kapselverletzungen nicht isoliert vorkommen, gleicht die Therapie der Therapie von Verletzungen der Syndesmosebänder (➢ Kap. 2.2.1).

Die Therapiestrategie ist abhängig vom Grad der tibiofibularen Instabilität. Liegt keine Dislokation oder Diastase von Tibia und Fibula vor, so kann die Therapie konservativ erfolgen. Dafür muss das Lig. tibiofibulare posterius intakt sein.

Konservativ

Zunächst erfolgt eine Ruhigstellung/Gipsversorgung für 6–8 Wochen.

Entzündungsphase:
- Ruhigstellung

Proliferationsphase:
- Ruhigstellung

Konsolidierungsphase/Umbauphase:
- Ruhigstellung
- Therapiestart nach Gipsentfernung (frühestens nach 6 Wochen)
- Manualtherapeutisch steht das Beseitigen von Kontrakturen im Vordergrund:
  - Rollgleitmobilisationen des oberen Sprunggelenks und Dorsalextension und Plantarflexion
  - Mobilisation des unteren Sprunggelenks in Inversion und Eversion
  - Mobilisation des proximalen und distalen Tibiofibulargelenks
  - Mobilisation des lateralen und medialen Fußrandes
  - Propriozeptives Training
  - Gangschule
  - Training in geschlossener und offener Kette
  - Dehnung des M. gastrocnemius
  - Dehnung des M. soleus
  - Ggf. Manuelle Lymphdrainage
  - Ggf. physikalische Therapie
- **3 Wochen nach Gipsentfernung:**
  - Lauftraining (Joggen)
  - Einstieg in das sportartspezifische Training
- **6 Wochen nach Gipsentfernung:** Erreichen der Sportfähigkeit

Mittlere Rehabilitationszeit 12–14 Wochen (siehe Verletzung der Syndesmosebänder, ➢ Kap. 2.2.1).

Operativ

Es gibt diverse Operationsverfahren zur Versorgung einer Verletzung der Kapsel nebst Syndesmoseverletzung. In jedem der Verfahren werden Tibia und Fibula zunächst mit einer Repositionszange (Sprunggelenkzange) in die ursprüngliche Position zueinander reponiert.

Die Versorgung der Bandverletzung kann dann, auch je nach Ausmaß der Schädigung, mit einer Naht oder einer Bandrekonstruktion mit der Sehne des M. peroneus longus erfolgen.

Die operative Versorgung wird anschließend mit einer Stellschraube fixiert und für 6–8 Wochen mit Unterschenkelgips versorgt. Nach der Gipsentfernung kann auch die Stellschraube entfernt werden.

Postoperative Rehabilitation

Die postoperative Rehabilitation erfolgt nach dem Behandlungsschema der konservativen Therapie. Das Erreichen der Sportfähigkeit sollte jedoch erst 8–10 Wochen nach Entfernung der Stellschraube angestrebt werden.

Mittlere Rehabilitationszeit 14–18 Wochen (siehe Verletzung der Syndesmosebänder, ➤ Kap. 2.2.1).

Kapselläsionen an der Art. subtalaris

Anatomische Grundlagen

Die Art. subtalaris (hinteres unteres Sprunggelenk) besteht aus drei gelenkigen Verbindungen zwischen Kalkaneus und Talus: einer hinteren und zwei vorderen. Die Gelenkkapsel beschreibt die Knochen-Knorpelgrenze, wobei die Kapsel alle drei Gelenkverbindung zwischen Talus und Kalkaneus umfasst. Die aus den drei Gelenkabteilungen resultierende Gesamtinkongruenz lässt keine physiologischen Rollgleitbewegungen zu. Gemeinsam mit der Art. talocalcaneonavikulare (vorderes unteres Sprunggelenk) bildet es das untere Sprunggelenk. Während der Talus eine direkte artikuläre Verbindung zum Os naviculare hat, besteht der Kontakt zwischen Kalkaneus und Os naviculare nur durch das Pfannenband. Mögliche Gelenkbewegungen in den unteren Sprunggelenken sind die In- und Eversion. Zwischen Talus und Os naviculare ist zudem ein transversales Gleiten nach plantarmedial und dorsolateral (Ausrichtung der Gelenkflächen) möglich, wobei der Talus etwas konvex ist.

Zusammenfassung

Band- und Kapselläsionen in der Fußregion

Durch traumatische Inversions- und Eversionsbewegungen verletzten zunächst die Außen- bzw. Innenbänder des oberen Sprunggelenks. Separate Verletzungen der Kapsel der Art. subtalaris werden daher nicht beschrieben. Die Kapsel kann, am ehesten bei starker Inversion mit Lateral-shift des Talus, gemeinsam mit den artikulierenden Knochen und den sichernden Ligamenten verletzen. Die Untersuchung und die daraus resultierende Therapie richten sich nach den begleitenden Verletzungen und werden dort genauer erläutert.

Kapselverletzungen der weiteren Fußwurzelgelenke

BEFUNDE

Traumamechanismus
- Plantarflexionstrauma
- Rotationstraumen
- Kontusionen
- Sturz von Gegenständen auf die Fußwurzel

Leitsymptomatik und Sichtbefund
- Lokaler, stechender Schmerz
- Schwellung

Mögliche weitere Symptome und Sichtbefunde
- Hämatom
- Frakturzeichen

Anatomische Grundlagen

In der Fußwurzel gibt es folgende weitere Gelenkverbindungen:

Gelenklinie von Chopart
- Art. talonaviculare (vorderer Anteil des unteren Sprunggelenks)
- Art. calcaneocuboidea
- Art. cuneonaviculare (Verbindung zwischen dem Os naviculare und den Ossa cuneiformia I–III)

Gelenklinie von Lisfranc
- Verbindung zwischen dem Os cuboideum und den Ossa metatarsalia V und IV
- Verbindung zwischen dem Os cuneiforme laterale und dem Os metatarsale III
- Verbindung zwischen dem Os cuneiforme intermedium und dem Os metatarsale II
- Verbindung zwischen dem Os cuneiforme mediale und dem Os metatarsale I

Traumamechanismus

Traumamechanismen mit Schädigung der Gelenkkapseln dieser Gelenke können Rotations- oder Plantarflexionstraumen sein. Hierbei verletzen Kapsel und Bandapparat gemeinsam. Zudem können Kontusionen und auf den Fuß fallende Gegenstände die Gelenkkapseln schädigen. In diesem Fall kann auch der Knochen betroffen sein.

2

Differenzialdiagnosen

Frakturen und ligamentäre Verletzungen, nach Kontusionen auch Periostschmerzen.

Untersuchung

Manualtherapeutisch Die Untersuchung beginnt mit einer lokalisierenden und provozierenden Palpation. Kriterien sind Schwellung und Schmerz. Im Anschluss werden die betroffenen Gelenke translatorisch, provozierend untersucht. Die Untersuchungsrichtungen sind sowohl für den medialen als auch für den lateralen Fußrand plantarmedial und dorsolateral.

Medizinisch Ein Röntgenbild kann Aufschluss über eine mögliche knöcherne Beteiligung geben.

Therapie

Eine manualtherapeutische oder operative Intervention erfolgt in der Regel nicht. Angepasstes Haltungs- und Bewegungsverhalten sind empfehlenswert.

Liegt eine begleitende Fraktur vor, so ist eine Ruhigstellung und bei instabilen Frakturen auch eine Osteosynthese erforderlich.

Kapselverletzungen der Zehengelenke

BEFUNDE

Traumamechanismus
- Anpralltraumen
- Hyperextensionstraumen

Leitsymptomatik und Sichtbefund
- Lokaler, stechender Schmerz
- Schwellung

Mögliche weitere Symptome und Sichtbefunde
- Hämatom
- Frakturzeichen

Anatomische Grundlagen

Während die Grundgelenke (Metatarsophalangealgelenke) der Zehen I–V einen deutlich proximal konvexen und distal konkaven Gelenkpartner haben (Kugelgelenke), geht diese Gelenkstruktur in den Mittel- und Endgelenken (proximale und distale Interphalangealgelenke) weitestgehend verloren. Hier findet man reine Scharniergelenke.

Traumamechanismus

Die Kapseln der Metatarsal-und Zehengelenke verletzen gemeinsam mit den dazugehörigen Ligamenten bei Anpralltraumen und Hyperextensionstraumen der Zehen. Auch auf die Zehen fallende Gegenstände können die entsprechenden Kapsel-Band-Apparate verletzen.

Differenzialdiagnosen

Frakturen im Bereich der Metatarsalknochen sollten bei Druckdolenz und Klopfschmerz mittels Röntgenuntersuchung ausgeschlossen werden. Nach Anpralltraumen kann der Schmerz bei ausgeschlossenen Frakturen auch Periostschmerz sein. Auch die die Zehengelenke stabilisierenden Ligamente sollten in Betracht gezogen werden.

Untersuchung

Manualtherapeutisch Die Untersuchung beginnt mit einer lokalisierenden und provozierenden Palpation. Kriterien sind Schwellung und Schmerz. Im Anschluss werden die betroffenen Gelenke passiv angulär in Flexion und Extension untersucht.

Medizinisch Röntgen.

Therapie

Eine manualtherapeutische oder operative Intervention erfolgt in der Regel nicht. Angepasstes Haltungs- und Bewegungsverhalten ist empfehlenswert.

Zusammenfassung

Kapselverletzungen in der Fußregion

Kapselverletzungen in der Fußregion werden in der Regel konservativ nachbehandelt. Operationen kommen in Folge von Luxationen, begleitenden Bandläsionen oder Frakturen in Frage. Die Nachbehandlung richtet sich nach der Belastbarkeit in den einzelnen Heilungsphasen.

2.2.3 Frakturen

YELLOW FLAG

Bei Zustand nach Frakturen sollte anamnestisch geprüft werden, ob Yellow, Blue oder Black flags vorliegen. Sie können ein heilungsverzögernder Faktor sein.

RED FLAG

Frakturzeichen sind ein Red flag. Der Patient ist zum Arzt zu überweisen (Informationen zum Flaggensystem sind in ➤ Kap. 1.5 aufgeführt).

Allgemeines

In der Unterschenkel- und Fußregion werden zahlreiche Frakturarten beschrieben. Stürze, Distorsionen, Anfahr- oder Anpralltraumen, aber auch die Belastbarkeit überschreitende, geplante motorische Vorgänge können zu Frakturen führen. Die Versorgung richtet sich nach dem Ausmaß und der Lokalisation der Schädigung.

Während stabile Frakturlinien nur mit Orthesen- oder Gipsversorgung therapiert werden, erfolgt bei instabilen bzw. dislozierten Frakturen eine operative, osteosynthetische Versorgung (➤ Abb. 2.7). Für Trümmer- oder Mehrfragmentfrakturen eignen sich Plattenosteosynthesen mit Schraubenfixierung. Bei komplizierten Brüchen mit offenen Wunden finden auch Fixateurs externes Anwendung, bei Instabilität (z. B. bei Syndesmosesprengung) werden Stellschrauben genutzt.

Für allgemeine Informationen zur Einteilung von Frakturen, zu Möglichkeiten der Ruhigstellung und zu operativen Verfahren siehe ➤ Kap. 1.1.2.

Testreihen bei Verdacht auf Frakturen im Fußbereich

Ottawa ankle rules

Die Ottawa ankle rules beschreiben eine Testreihe nach Traumen im Bereich des Fußes. Dabei ist es unerheblich, welcher Traumamechanismus zugrunde liegt.

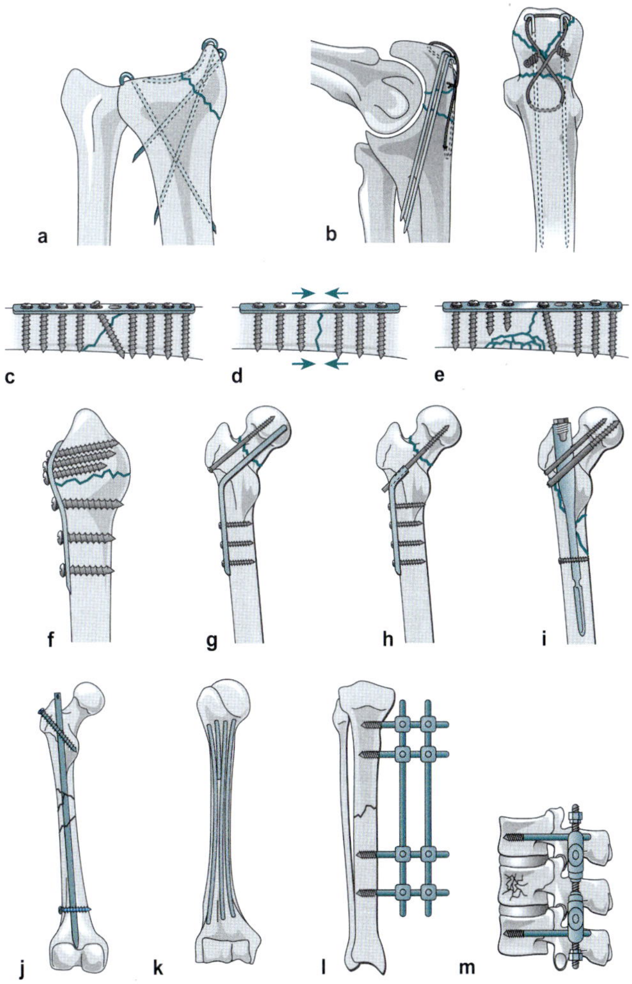

Abb. 2.7 Osteosyntheseverfahren: a) Kirschner-Draht; b) Zuggurtung; c) Zugschraube + Platte; d) Neutralisationsplatte; e) Brückenplatte; f) Abstützplatte; g) winkelstabile Platte; h) Gleitlaschenplatte [DHS®]; i) Zervikotrochantärer Nagel [Gamma-Nagel®]; j) Marknagel; k) Markraumschienung; l) Fixateur externe; m) Fixateur interne. [L106]

Mit der Testreihe wird evaluiert, wie groß die Wahrscheinlichkeit für das Vorliegen einer Fraktur ist. Da die medizinischen Leitlinien nach einem oben beschriebenen Trauma eine Röntgenuntersuchung vorsehen, um knöcherne Bandausrisse und Frakturen auszuschließen, obwohl diese tatsächlich nur selten vorliegen, macht es Sinn, nach einem Trauma zu untersuchen, ob der Patient zum Arzt/in eine Klinik geschickt werden muss.

Die Ottawa ankle rules verfügen über eine hohe Sensitivität, die in mehrere älteren und neueren Studien und Reviews beschrieben wurde.

EVIDENZ

Die Ottawa ankle rules haben in ihrer Gesamtheit eine Sensitivität von 97 % (vgl. Pires et al. 2014, Bachmann et al. 2003, systematischer Review).
Im Vergleich der analysierten Studien liegt die Sensitivität zwischen 92 und 100 % und die Spezifität zwischen 16 und 51 % (vgl. Jonckheer et al. 2022, systematischer Review).

Eine Bildgebung sollte gemäß den Ottawa ankle rules erfolgen, wenn Schmerzen im Sprunggelenk vorliegen und einer der folgenden Tests positiv ist:

1. Druckdolenz an der dorsalen distalen Fibula oder am Unterrand des Malleolus lateralis.
2. Druckdolenz an der dorsalen distalen Tibia oder am Unterrand des Malleolus medialis.
3. Wenn der Patient nicht in der Lage ist, vier Schritte zu gehen.

Eine Bildgebung sollte zudem erfolgen, wenn Schmerzen im Mittelfuß vorliegen und einer der folgenden Tests positiv ist:

1. Druckdolenz an der Basis von Os metatarsale V.
2. Druckdolenz am Os naviculare
3. Wenn der Patient nicht in der Lage ist, vier Schritte zu gehen.

Man geht davon aus, dass durch konsequente Durchführung der Tests 35–40 % der Röntgenuntersuchungen nach Traumen der Fußregion vermieden werden können (➤ Abb. 2.8).

Ein Problem stellt die schlechte Spezifität der Ottawa ankle rules dar. Um diese zu erhöhen, können die Bernese ankle rules mitgetestet werden.

EVIDENZ

Aufgrund der schlechten Spezifität der Ottawa ankle rules sollten diese durch die Tests der Bernese ankle rules ergänzt werden. Auch die Durchführung einer sonografischen Untersuchung oder die Anwendung des Tuning fork tests (Stimmgabel-Test) können helfen zu eruieren, ob eine Röntgenuntersuchung notwendig ist (vgl. Jonckheer et al. 2022, systematischer Review).

Bernese ankle rules

Auch die Bernese ankle rules beschreiben eine Testreihe nach Traumen im Bereich des Fußes. Dabei ist es unerheblich, welcher Traumamechanismus zugrunde liegt.

Eine Bildgebung sollte demnach erfolgen, wenn Schmerzen im Sprunggelenk vorliegen und einer der folgenden Tests positiv ist:

- Schmerz beim Gegeneinanderpressen von Fibula und Tibia ca. 10 cm oberhalb des Malleolus lateralis.

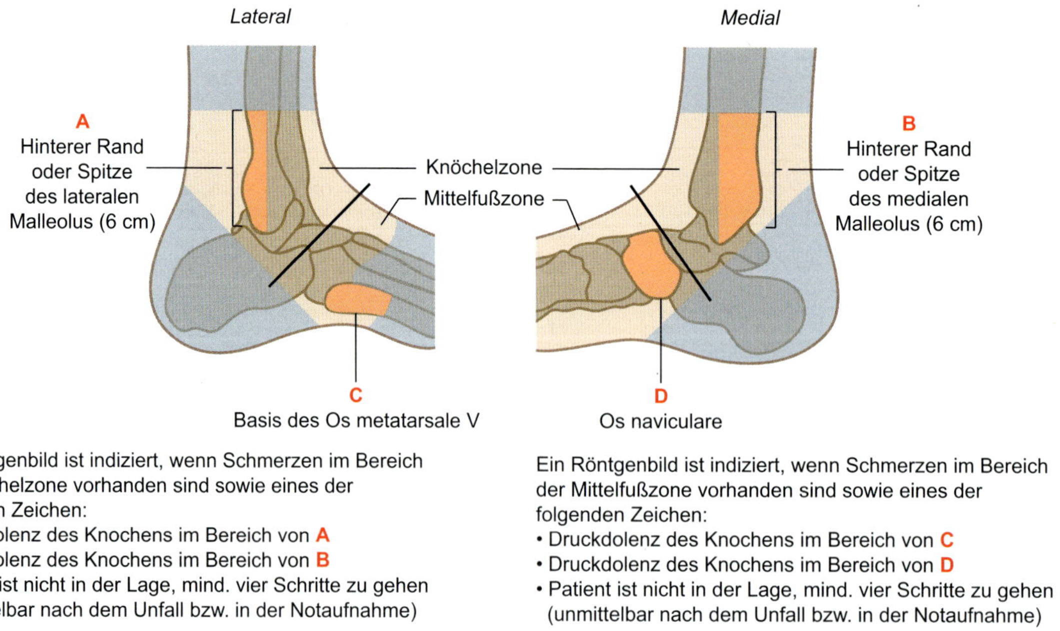

Abb. 2.8 Ottawa ankle rules. [L231]

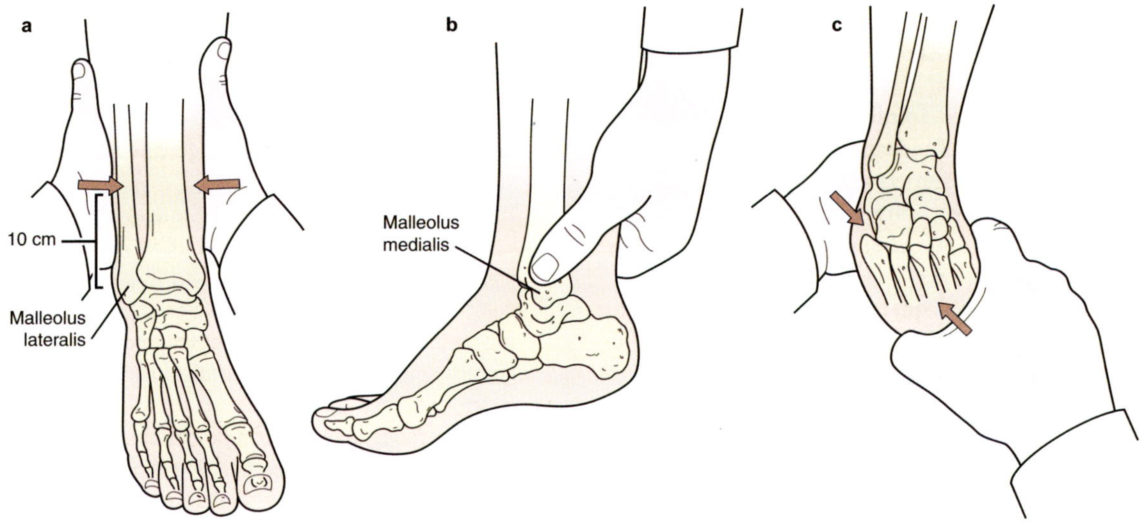

Abb. 2.9 Bernese ankle rules: a) Druck 10 cm proximal des Malleolus lateralis; b) Direkter Druck auf den Malleolus medialis; c) Kompressionsdruck von Mittelfuß auf Rückfuß. [E989-002]

- Schmerzen bei direktem Druck auf den Malleolus medialis.
- Eine Hand des Therapeuten umfasst den Kalkaneus, eine den Vorfuß. Beide Hände erzeugen durch Kompression Druck im lateralen Rück- und Mittelfuß. Bei Schmerzen ist der Test positiv (➤ Abb. 2.9).

Tuning fork test

Ein Stethoskop wird an die Diaphyse der Fibula gelegt. Eine Stimmgabel nach Rydel-Seiffer wird angeschlagen und an den möglicherweise frakturierten Malleolus lateralis gehalten. Der übertragene Ton wird gehört und mit der gesunden Seite verglichen. Der Test ist positiv, wenn der Ton auf der betroffenen Seite schlechter oder gar nicht zu hören ist.

Im Vergleich zu den Ottawa ankle rules wird hier eine hohe Spezifität beschrieben. Dieser Test kann an verschiedensten Knochen durchgeführt werden.

Frakturen von Tibia und Fibula

Anatomische Grundlagen

Tibia und Fibula sind typische Röhrenknochen. Die Tibia bildet proximal einen medialen und einen lateralen Condylus tibiae zur Artikulation mit den Femurkondylen. Unter dem lateralen Tibiaplateau artikuliert sie mit dem Caput fibulae in der Art. tibiofibularis proximalis. Ventral unter dem Tibiaplateau mündet die Tuberositas tibiae als Ansatz für das Lig. patellae aus dem M. quadriceps. Die Tibia verjüngt sich zum mittleren Drittel und wird nach distal wieder breiter. Distal bildet sie den Malleolus medialis. Gemeinsam mit der Fibula, die den Malleolus lateralis bildet, stellt sie den proximalen Gelenkpartner des Talus im oberen Sprunggelenk.

Proximale Frakturen der Tibia (Tibiakopffrakturen) werden in ➤ Kap. 3.2.3 beschrieben. Die Einteilung erfolgt nach der AO-Klassifikation.

Klassifikation

AO-Klassifikation

4 Unterschenkel
42 Unterschenkelschaft
A einfach
B mit Dreh-/Biegungskeil
C komplex

Tibiaschaftfrakturen

Synonym Diaphysäre Tibiafrakturen.

BEFUNDE

Traumamechanismus
- Anpralltraumen (direktes Trauma)
- Torsionen
- Überlastungsfrakturen bei geplanten motorischen Abläufen

Leitsymptomatik und Sichtbefund
- Starke lokale Schmerzen
- Gehen nicht oder nur unter Schmerzen möglich
- Schwellung

Mögliche weitere Symptome und Sichtbefunde
- Sichtbare Dislokation
- Hämatom

Klassifikation

Die Diaphyse der Tibia kann viele verschiedene Frakturmuster zeigen (> Abb. 2.10):

- **Einfache Frakturen, spiralförmig:** Die Fibula kann intakt (42-A1.1), auf anderer (42-A1.2) oder auf gleicher Höhe (42-A1.3) frakturiert sein.
- **Einfache Frakturen, schräg:** Die Fibula kann intakt (42-A2.1), auf anderer (42-A2.2) oder auf gleicher Höhe (42-A2.3) frakturiert sein.
- **Einfache Frakturen, quer:** Die Fibula kann intakt (42-A3.1), auf anderer (42-A3.2) oder auf gleicher Höhe (42-A3.3) frakturiert sein.
- **Frakturen mit Drehkeil:** Die Fibula kann intakt (42-B1.1), auf anderer (42-B1.2) oder auf gleicher Höhe (42-B1.3) frakturiert sein.
- **Frakturen mit Biegungskeil:** Die Fibula kann intakt (42-B2.1), auf anderer (42-B2.2) oder auf gleicher Höhe (42-B2.3) frakturiert sein.
- **Frakturen mit fragmentiertem Keil:** Die Fibula kann intakt (42-B3.1), auf anderer (42-B3.2) oder auf gleicher Höhe (42-B3.3) frakturiert sein.
- **Spiralförmige Frakturen:** Spiralfrakturen treten mit zwei (42-C1.1), drei (42-C1.2) oder mehr als drei (42-C1.3) Zwischenfragmenten auf.
- **Etagenförmige Frakturen:** Sie werden mit einem intermediären segmentalen Zwischenfragment (42-C2.1), mit intermediärem segmentalen Zwischenfragment und zusätzlichem Keilfragment (42-C2.2) und mit intermediären, segmentalen Zwischenfragmenten (42-C2.3) beschrieben.
- **Irregulär komplexe Frakturen:** Sie kommen mit zwei oder drei Zwischenfragmenten (42-C3.1), mit einer Trümmerzone unter 4 mm (42-C3.2) oder über 4 mm (42-C3.3) vor. Unter komplexen Frakturen versteht man Frakturen mit mehreren Frakturlinien oder Fragmentbildung. Diese können spiralförmig, etagenförmig oder irregulär auftreten.

Bei allen Varianten wird zudem beschrieben, ob die benachbarte Fibula intakt, auf gleicher Höhe frakturiert oder auf anderer Höhe frakturiert ist. Zudem wird bei Fragmentbildung unterteilt, ob es zwei, drei oder mehr als drei Zwischenfragmente gibt.

Traumamechanismus

Der Tibiaschaft kann sowohl durch direkte Traumen wie Anpralltraumen, Schläge, Stöße oder Tritte als auch durch Torsionen (z. B. Skifahren) frakturieren.

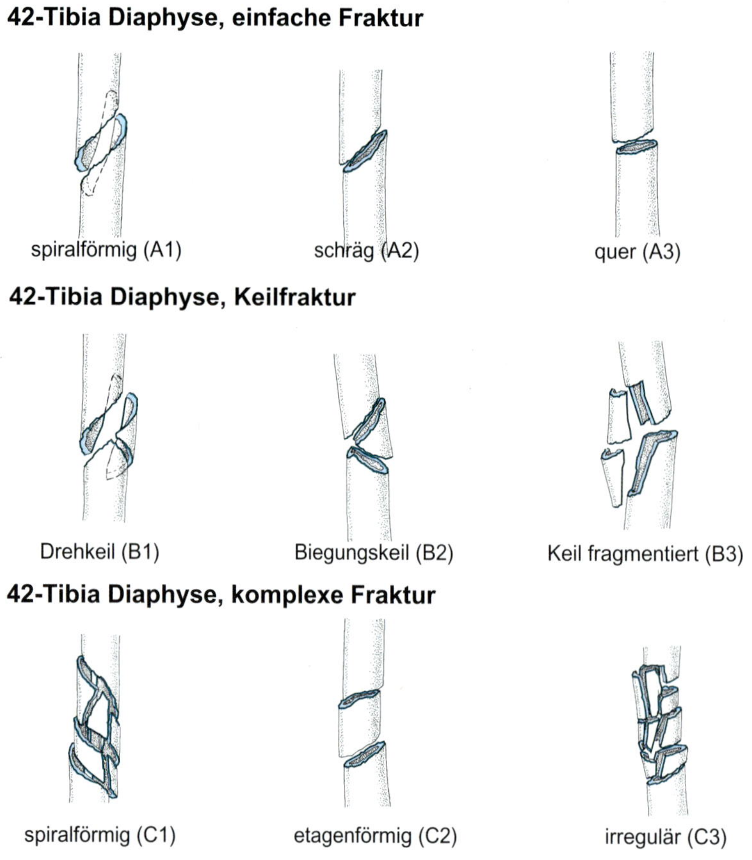

Abb. 2.10 AO-Einteilung der Tibiaschaftfrakturen. [L190]

Differenzialdiagnosen

Differenzialdiagnostisch können Periostschmerzen ohne Fraktur vorliegen. Weichteilläsionen und Kompartmentsyndrome müssen ausgeschlossen werden. Letztes ist insbesondere auch bei vorliegender Bewusstlosigkeit abzuklären.

Untersuchung

Manualtherapeutisch Zunächst wird der schmerzende Bereich auf mögliche Dislokationen abgetastet. Mit einem Klopftest und provozierender Palaption wird das Ausmaß der Schmerzen beurteilt. Ein Tuning fork test kann ergänzend durchgeführt werden. Gibt es Verdacht auf Beteiligung der Sprunggelenke, so werden die Tests der Ottawa ankle rules und Bernese ankle rules durchgeführt.

RED FLAG

Bei positivem Klopftest, positivem Tuning fork test oder einem positiven Test aus der Testreihe der Ottawa oder Bernese ankle rules ist der Patient zum Arzt zu überweisen.

Medizinisch Röntgen in zwei Ebenen ist das diagnostische Mittel der Wahl. Bei Verdacht auf Weichteilverletzungen kann sonografisch untersucht oder eine MRT gemacht werden. Ein mögliches Kompartmentsyndrom ist unbedingt auszuschließen.

Therapie

Konservativ

Nicht dislozierte Frakturen werden wie folgt versorgt:

- Liegegips für 4–6 Wochen.
- Die Folgetherapie richtet sich nach der Belastbarkeit in den einzelnen Heilungsphasen.
- Ggf. schon während der Gipsbelastung aktives Bewegen der nicht ruhiggestellten anliegenden Gelenke mit begleitendem isometrischem Training. Erarbeiten der Vollbelastung bis zur 4.–6. Woche. Volle Belastbarkeit ist, je nach Heilungsverlauf und Art der Fraktur, nach 7–15 Wochen zu erwarten.
- Nach Entfernung des Gipses Rollgleitmobilisationen der nun nicht mehr ruhig gestellten Gelenke bis zum Erreichen des vollen Bewegungsausmaßes.
- Gangschule, propriozeptives Training und Training der Ober- und Unterschenkelmuskulatur.

Mittlere Rehabilitationszeit 8–15 Wochen.

Operativ

Dislozierte und offene Frakturen werden operativ versorgt. Je nach Ausprägung erfolgt die operative Versorgung mit Marknagel, Plattenosteosynthese oder Fixateuer externe. Marknagel- und Osteosyntheseversorgungen werden ggf. zusätzlich für 4–6 Wochen im Liegegips ruhiggestellt. Entfernung von Osteosynthesematerial nach 12–18 Monaten.

Postoperative Rehabilitation

- Unmittelbares aktives Bewegen zur Thromboseprophylaxe.
- Teilbelastung (10–20 kg) nach Heilung der OP-Wunde, Erarbeiten der Vollbelastung nach drei Wochen. Rollgleitmobilisationen unter Beachtung der Schmerzgrenze in der Proliferationsphase bis zum Erreichen des vollen Bewegungsausmaßes in der Konsolidierungsphase.
- Gangschule, propriozeptives Training und Training der Ober- und Unterschenkelmuskulatur.

Mittlere Rehabilitationszeit 3–4 Monate.

Frakturen der distalen Tibia

BEFUNDE

Traumamechanismus
- Anpralltraumen (direktes Trauma)
- In- oder Eversionstraumen des Fußes
- Überlastungsfrakturen bei geplanten motorischen Abläufen

Leitsymptomatik und Sichtbefund
- Starke lokale Schmerzen
- Gehen nicht oder nur unter Schmerzen möglich
- Schwellung

Mögliche weitere Symptome und Sichtbefunde
- Sichtbare Dislokation
- Hämatom

Klassifikation

AO-Klassifikation

Auch die distale Tibia kann viele verschiedene Frakturmuster zeigen. Die Einteilung erfolgt nach der AO-Klassifikation.

Klassifikation

AO-Klassifikation

4 Unterschenkel
43 distaler Unterschenkel
A extraartikulär
B partiell artikulär
C vollständig artikulär

- **Extraartikulär, metaphysär einfache Frakturen:** spiralförmig (43-A1.1), schrägverlaufend (43-A1.2) oder querverlaufend (43-A1.3)
- **Extraartikulär mit metaphysärem Keil:** mit dorsolateraler Impaktierung, (43-A2.1), mit ventromedialem Keil (43-A2.2) oder bis in die Diaphyse reichend (43-A2.3)
- **Extraartikulär metaphysär komplex:** Frakturen mit drei Zwischenfragmenten (43-A3.1), mehr als drei Zwischenfragmenten (43-A3.2) oder bis in die Diaphyse reichend (43-A3.3)

2

- **Partiell artikulär mit reiner Spaltung:** frontale (43-B1.1), sagittale (43-B1.2) und metaphysär mehrfragmentäre (43-B1.3) Spaltung
- **Partiell artikulär mit Spaltimpression:** frontale (43-B2.1), sagittale (43-B2.2) Spaltbildung oder Spaltbildung des zentralen Fragments (43-B2.3)
- **Partiell artikulär mehrfragmentär:** frontal (43-B3.1), sagittal (43-B3.2) oder metaphysär (43-B3.3) mehrfragmentär
- **Artikulär einfach, metaphysär einfach:** ohne Impression (43-C1.1), mit Impression (43-C1.2) oder bis in die Diaphyse reichend (43-C1.3)
- **Artikulär einfach, metaphysär mehrfragmentär:** mit asymmetrischer Impaktierung (43-C2.1), ohne asymmetrische Impaktierung (43-C2.2) oder bis in die Diaphyse reichend (43-C2.3)
- **Artikulär mehrfragmentär:** Epiphysär (43-C3.1), epiphysär-metaphysär (43-C3.2) oder epiphysär-metaphysär-diaphysär (43-C3.3)

Einteilung nach Rüedi und Allgöwer

Rüedi und Allgöwer unterscheiden zudem artikuläre Frakturen ohne wesentliche Dislokation von Frakturen mit wesentlicher Gelenkinkongruenz und Impressionsfrakturen mit Inkongruenz und metaphysärer Trümmerzone.

Traumamechanismus

Sowohl durch ein direktes Trauma als auch als Folge von In- oder Eversionstraumen des Fußes können distale Verletzungen der Tibia entstehen. Auch Überlastungsfrakturen nach Sprüngen werden beschrieben.

Differenzialdiagnosen

Differenzialdiagnostisch können Periostschmerzen ohne Fraktur vorliegen. Zudem sind Syndesmoseverletzungen, Kapsel- und Bandverletzungen und Verletzungen von Weichteilen in Betracht zu ziehen.

Untersuchung

Manualtherapeutisch Zunächst wird der schmerzende Bereich auf mögliche Dislokationen abgetastet. Mit provozierender Palpation wird das Ausmaß der Schmerzen beurteilt. Die Tests der Ottawa ankle rules, der Bernese ankle rules und der Tuning fork test werden durchgeführt.

RED FLAG

Bei positivem Klopftest, positivem Tuning fork test oder einem positiven Test aus der Testreihe der Ottawa oder Bernese ankle rules ist der Patient zum Arzt zu überwiesen.

Liegen keine Frakturzeichen vor, so folgen das anterior drawer sign oder der Schubladentest sowie die Syndesmosetests zur Beurteilung des Bandapparates.

Medizinisch Röntgen in zwei Ebenen ist das diagnostische Mittel der Wahl. Bei Verdacht auf Band- oder Weichteilverletzungen folgt eine MRT. Ein mögliches Kompartmentsyndrom ist unbedingt auszuschließen.

Therapie

Konservativ

Nicht dislozierte Frakturen werden wie folgt versorgt:

- Liegegips für 4–6 Wochen. Bei begleitenden Bandläsionen, insbesondere bei Verletzungen der Syndesmosebänder, kann in Bezug darauf eine operative Intervention dennoch notwendig sein.
- Ggf. schon während der Gipsbelastung aktives Bewegen der nicht ruhiggestellten anliegenden Gelenke mit begleitendem isometrischem Training. Erarbeiten der Vollbelastung bis zur 4.–6. Woche. Volle Belastbarkeit ist, je nach Heilungsverlauf und Art der Fraktur, nach 7–15 Wochen zu erwarten.
- Nach Entfernung des Gipses Rollgleitmobilisationen des oberen und unteren Sprunggelenks und Mobilisationen des lateralen und medialen Fußrandes bis zum Erreichen des vollen Bewegungsausmaßes.
- Gangschule, propriozeptives Training und Training der Ober- und Unterschenkelmuskulatur.

Mittlere Rehabilitationszeit 8–15 Wochen.

Operativ

Dislozierte und offene Frakturen werden operativ versorgt. Je nach Ausprägung erfolgt die operative Versorgung mit Marknagel, Plattenosteosynthese oder Fixateuer externe. Marknagel- und Osteosyntheseversorgungen werden ggf. zusätzlich für 4–6 Wochen im Liegegips ruhiggestellt. Entfernung von Osteosynthesematerial nach 12–18 Monaten. Bei Syndesmosebeteiligung erfolgt eine Fixation mittels Stellschraube.

Postoperative Rehabilitation

- Unmittelbares, aktives Bewegen zur Thromboseprophylaxe.
- Teilbelastung (10–20 kg) nach Heilung der OP-Wunde, Erarbeiten der Vollbelastung nach 3 Wochen.
- Nach Entfernung des Gipses Rollgleitmobilisationen des oberen und unteren Sprunggelenks und Mobilisationen des lateralen und medialen Fußrandes bis zum Erreichen des vollen Bewegungsausmaßes.
- Gangschule, propriozeptives Training und Training der Ober- und Unterschenkelmuskulatur.

Mittlere Rehabilitationszeit 3–4 Monate.

Fibulaschaftfrakturen

Beschreibung

Fibulaschaftfrakturen sieht man überwiegend mit einer einfachen Frakturlinie. Distale Fibulafrakturen kommen einfach oder mehrfragmentär vor. Sie treten gehäuft gemeinsam mit Frakturen der Tibia auf. Durch Anpralltraumen oder durch Tritte und Schläge (Fußball, Kampfsport) frakturiert sie auch isoliert.

Komplexe Verletzungen beinhalten zusätzlich die Schädigung der Membrana interossea (Maisonneuve-Fraktur) oder der Syndesmosebänder (Weber-Frakturen).

Untersuchung und Therapie

Untersuchung, Therapie und mittlere Rehabilitationszeiten ähneln dem Prozedere bei Verletzungen der Tibiaschaftfrakturen und werden daher nicht separat aufgeführt.

Maisonneuve-Fraktur

BEFUNDE

Traumamechanismus
- Direkte oder indirekte Traumen

Leitsymptomatik und Sichtbefund
- Starker, lokaler Schmerz am Fibulaschaft
- Schmerzen im Verlauf des Unterschenkels
- Schmerzen am Malleolus lateralis

Mögliche weitere Symptome und Sichtbefunde
- Schmerzen am medialen Fußrand
- Hämatom(e)
- Schwellung

Beschreibung

Als Maisonneuve-Fraktur wird eine proximale Fraktur des Fibulaschaftes bezeichnet, bei der zudem sowohl die Membrana interossea als auch die Syndesmosebänder rupturiert sind. Sie tritt auch begleitend bei einer Fraktur des Malleolus medialis oder einer Ruptur des Lig. deltoideum auf.

Traumamechanismus

Auslöser einer Maisonneuve Fraktur können direkte und indirekte Traumen sein.

Differenzialdiagnosen

Einfache Fibulaschaftfrakturen, isolierte Verletzungen der Syndesmosebänder und Weber-Frakturen kommen Differenzialdiagnostisch in Frage. Frakturen des Malleolus medialis und Verletzungen des Lig. deltoideum kommen als Begleitverletzungen vor.

Untersuchung

Manualtherapeutisch Zunächst wird der schmerzende Bereich an der proximalen Fibula auf mögliche Dislokationen abgetastet. Mit provozierender Palpation wird das Ausmaß der Schmerzen beurteilt. Testreihen der Ottawa ankle rules und Bernese ankle rules und Tuning fork test werden für die distale Fibula und zur Abklärung von Beteiligung des Malleolus medialis durchgeführt. Die Tests für die Syndesmosebänder werden durchgeführt.

Medizinisch Eine Röntgenuntersuchung erfolgt in zwei Ebenen, die a. p. Aufnahme erfolgt mit 20° Plantarflexion des Fußes. Eine Beteiligung des Malleolus medialis sollte ausgeschlossen werden. Zum Ausschluss von proximalen Fibulafrakturen Röntgen von Unterschenkel und Knie. Zur Beurteilung der Syndesmosebänder und der Membrana interossea eignet sich eine MRT. Bei komplexen knöchernen Verletzungen sollte eine CT gemacht werden.

Therapie

Siehe unter „Weber-Frakturen".

Weber-Frakturen

BEFUNDE

Traumamechanismus (Weber A, B, C)
- Inversions- oder Eversionstraumen

Leitsymptomatik und Sichtbefund
- Starke Schmerzen am Malleolus lateralis

Mögliche weitere Symptome und Sichtbefunde
- Unfähigkeit zu gehen
- Hämatom
- Dislokationen

Beschreibung

- **Weber-A-Fraktur:** Die Frakturlinie der Fibula liegt unterhalb der Syndesmose. Die Syndesmose ist intakt.
- **Weber-B-Fraktur:** Die Frakturlinie der Fibula liegt auf Höhe der Syndesmose. Die Syndesmose kann verletzt oder intakt sein.
- **Weber-C-Fraktur:** Die Frakturlinie der Fibula liegt oberhalb der Syndesmose. Die Syndesmose ist mitverletzt, eine Zerreißung der Membrana interossea ist möglich (➤ Abb. 2.11).

Traumamechanismus

Traumamechanismen können sowohl explosive Inversions- als auch Eversionstraumen sein.

Differenzialdiagnosen

- Isolierte Syndesmoseverletzungen
- Außenbandverletzungen
- Bimalleolare Fraktur
- Trimalleolare Fraktur

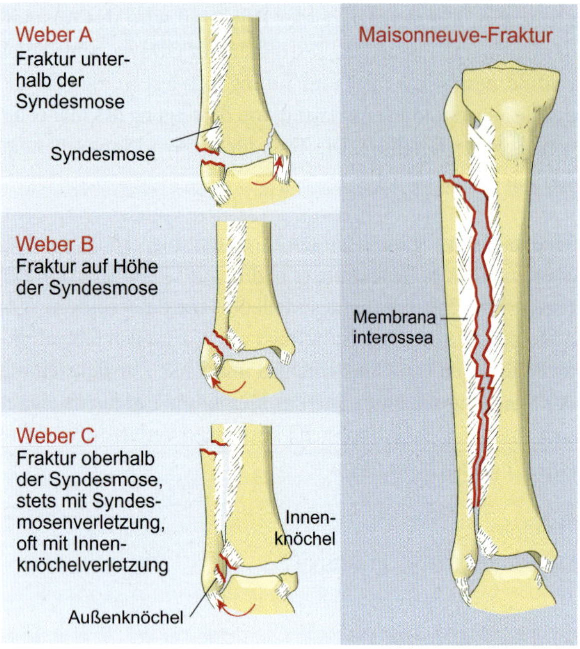

Abb. 2.11 Links: Fibulafrakturen, Einteilung nach Weber. Weber-C-Verletzung ggf. auch mit Verletzung der Membrana interossea. Rechts: Maisonneuve-Fraktur mit Ruptur der Membrana interossea. [L190]

Untersuchung

Manualtherapeutisch Die Testreihen der Ottawa ankle rules und Bernese ankle rules sowie der Tuning fork test werden durchgeführt. Die Syndesmosetests werden durchgeführt. Die Außenbänder werden mit dem anterior drawer sign oder der vorderen Schublade getestet.

Medizinisch Eine Röntgenuntersuchung erfolgt in zwei Ebenen, die a. p. Aufnahme erfolgt mit 20° Plantarflexion des Fußes. Eine Beteiligung des Malleolus medialis sollte ausgeschlossen werden. Zur Beurteilung der Syndesmosebänder eignet sich eine MRT. Bei komplexen knöchernen Verletzungen sollte eine CT gemacht werden.

Therapie (Maisonneuve- und Weber Frakturen)

Konservativ

Eine konservative Therapie erfolgt nur bei stabilen Weber-A- und -B-Frakturen.

- Unterschenkelgips für 6 Wochen.
- Ggf. schon während der Gipsbelastung aktives Bewegen des Knie- und Hüftgelenks sowie der Zehen mit begleitendem isometrischem Training.
- Nach Entfernung des Gipses Rollgleitmobilisationen des oberen und unteren Sprunggelenks, Mobilisation tibiofibular (proximal und distal) und Mobilisationen des lateralen und medialen Fußrandes bis zum Erreichen des vollen Bewegungsausmaßes.
- Gangschule, propriozeptives Training und Training der Ober- und Unterschenkelmuskulatur.

Mittlere Rehabilitationszeit 8–12 Wochen.

Operativ

- **Maisonneuve-Fraktur:** geschlossene oder offene Reposition der Fibula in die exakte anatomische Position. Bandnähte der Syndesmosebänder, Stellschraubenversorgung der Fibula. Unterschenkelgips für 6 Wochen. Entfernung der Stellschraube 6–8 Wochen post OP.
- **Weber-A-Fraktur:** Schrauben- oder Zuggurtungsosteosynthese.
- **Weber-B-Fraktur:** Zugschraubenosteosynthese, ggf. mit Plattenversorgung.
- **Weber-C-Fraktur:** Versorgung mittels Drittelrohrplatte, ggf. Stellschraubenversorgung.
- **Begleitende Innenknöchelfraktur:** Schraubenversorgung mit Spongiosaschrauben.

Postoperative Rehabilitation

- Je nach Osteosyntheseversorgung und möglichen Begleitverletzungen ist entweder eine frühfunktionelle Nachbehandlung mit Teilbelastung für 6–8 Wochen oder eine Versorgung mit Unterschenkelliegegips für 6 Wochen möglich.
- Stellschrauben werden nach 6–8 Wochen, Osteosynthesematerial wie Schrauben und Platten erst nach frühestens 12 Monaten entfernt.
- Unmittelbares, aktives Bewegen zur Thromboseprophylaxe. Nach Entfernung des Gipses Rollgleitmobilisationen des oberen und unteren Sprunggelenks und Mobilisationen des lateralen und medialen Fußrandes bis zum Erreichen des vollen Bewegungsausmaßes.
- Gangschule, propriozeptives Training und Training der Ober- und Unterschenkelmuskulatur.

Mittlere Rehabilitationszeit 4–6 Monate.

Sprunggelenknahe Tibia- und Fibulafrakturen

Klassifikation

Klassifikation nach Lauge-Hansen

Mit dieser Klassifikation wurden sprunggelenknahe Frakturen der Tibia und der Fibula mit oder ohne Beteiligung des Bandapparates nach Traumamechanismus (Stellung des Fußes und Richtung der einwirkenden Kraft) klassifiziert (➤ Tab. 2.1). Ziel ist es, nach einer Anamnese mit Traumaanalyse in Frage kommende Frakturbilder im Hinterkopf zu haben. Die Diagnostik wird aus diesen Erkenntnissen abgeleitet. Zudem existieren konkrete Leitlinien zur operativen Versorgung der einzelnen Frakturen.

Besondere Frakturbezeichnungen

Zur Beschreibung distaler Tibia- und Fibulafrakturen dienen zudem folgende, spezielle Bezeichnungen:

- **Bimalleolare Fraktur:** Malleolus lateralis und medialis sind frakturiert

Tab. 2.1 Klassifikation nach Laugen-Hansen

Supinations-Adduktions-Verletzung (Umknicken über den äußeren Fußrand)	Stadium I	Querfraktur des Malleolus lateralis und Verletzung des lateralen Bandapparats
	Stadium II	zusätzliche Fraktur des Malleolus medialis
Pronations-Abduktions-Verletzung (Umknicken über den inneren Fußrand = seltener)	Stadium I	Fraktur des Malleolus medialis oder Ruptur des Lig. deltoideum
	Stadium II	mit Abriss des distalen Lig. tibiofibulare anterius und häufig mit kleinem Volkmann-Fragment
	Stadium III	zusätzlich Schrägfraktur des Malleolus lateralis
Supinations-Eversions-(Außenrotations)-Verletzung (⅔ aller Frakturen)	Stadium I	Ruptur oder ossärer Ausriss des Lig. tibiofibulare anterius
	Stadium II	zusätzlich Schräg- oder Spiralfraktur des Malleolus lateralis
	Stadium III	zusätzlich kleines Volkmann-Fragment
	Stadium IV	zusätzlich Fraktur des Malleolus medialis oder Ruptur des Lig. deltoideum
Pronations-Eversions-(Außenrotations)-Verletzung	Stadium I	Fraktur des Malleolus medialis oder Ruptur des Lig. deltoideum
	Stadium II	mit Ruptur des Lig. tibiofibulare anterius und Lig. interosseum
	Stadium III	zusätzlich Ruptur der Membrana interossea und Fraktur der Fibula 7–8 cm proximal der Malleolenspitze
	Stadium IV	zusätzlich Volkmann-Fragment
Pronations-Dorsalflexions-Verletzung	Stadium I	Fraktur des Malleolus medialis
	Stadium II	Fraktur des vorderen Randes der Tibia mit großem ventralen Kantenfragment
	Stadium III	Fraktur der Fibula supramalleolär im mittleren oder proximalen Drittel
	Stadium IV	Keilfraktur der posterioren Tibiagelenkkante

- **Dupuytren-Fraktur:** Abriss des Malleolus medialis der Tibia mit Fibulaschaftfraktur nach Pronations- bzw. Eversionstraumen
- **Pott-Fraktur:** Fraktur der Fibula proximal der Syndesmose mit Subluxation des Talus und Ruptur des Lig. deltoideum
- **Tillaux-Chaput-Fraktur:** knöcherner, tibialer Bandausriss der Syndesmosebänder
- **Volkmann-Dreieck:** dreieckiger Ausbruch der posterolateralen Gelenkfläche der Tibia
- **Trimalleolarfraktur:** Kombination aus bimalleolarer Fraktur und Volkmann-Dreieck
- **Trimalleolarluxationsfraktur:** Trimalleolarfraktur mit Luxation des Talus
- **Wagstaffe-Fraktur:** knöcherner, fibularer Bandausriss der Syndesmosebänder

Frakturen des Fußes

Anatomische Grundlagen

Es gibt unterschiedliche Einteilungen der Knochen des Fußes. Die Einteilung erfolgt nach der OTA-Klassifikation.

Klassifikation

OTA-Klassifikation

81–89 Fuß
81 Talus
82 Kalkaneus
83 Os naviculare
84 Os cuboideum
85 Ossa cuneiformia
87 Ossa metatarsalia
89 multiple Fußverletzungen
89-A Rückfuß
89-B Mittelfuß
89-C Vorfuß

Unterteilungen des Fußes

Man unterscheidet zwischen einer anatomischen und einer klinischen Unterteilung des Fußes:

- **Anatomische Unterteilung:** Anatomisch erfolgt eine Einteilung in Tarsus (Kalkaneus, Talus, Os naviculare, Os cuboideum, Ossa cuneiformia I–III), Metatarsus (Ossa metatarsalia I–V) und Antetarsus (Großzehe mit Grund- und Endphalanx und Zehen II–V mit Grund-, Mittel- und Endphalangen).
- **Klinische Unterteilung:** Klinisch wird hingegen in Rückfuß (Kalkaneus, Talus), Mittelfuß (Os naviculare, Os cuboideum, Ossa cuneiformia I–III) und Vorfuß (Ossa metatarsalia I–V und Zehen) unterteilt.

Bei der Beschreibung von Bandverletzungen eignet sich die anatomische Einteilung (Tarsus bzw. Fußwurzel), da auch Ligamente von Vorfuß zu Mittelfuß beschrieben werden. Bei der Einteilung von Frakturen hingegen bietet die klinische Einteilung mehr Struktur.

Gelenklinien

Die Gelenklinie von Chopart und die Gelenklinie von Lisfranc sind ursprünglich Amputationslinien, werden aber auch zur Bezeichnung einer Behandlungs- oder Therapieregion bzw. zur Erklärung der Lokalisation von Pathologien genutzt (➤ Kap. 2.2.2).

Frakturen des Rückfußes

BEFUNDE

Traumamechanismus
- Anprall- oder Sprungtraumen

Leitsymptomatik und Sichtbefund
- Lokaler Schmerz an Talus oder Kalkaneus
- Schwellung

Mögliche weitere Symptome und Sichtbefunde
- Hämatom

Frakturarten

Talusfrakturen

Klassifikation

OTA-Klassifikation

81 Talus
A Avulsionen, Processus- oder Kopffrakturen
B Halsfrakturen
C Korpusfrakturen

Talusfrakturen werden in Frakturen des Processus lateralis tali, des Caput tali, des Collum tali und des Corpus tali unterteilt. Avulsionen (knöcherne Sehnen- oder Bandausrisse) werden von primären Frakturen unterschieden, einfache Frakturen von Mehrfragmentfrakturen.

Unterschieden werden zudem nicht dislozierte von dislozierten Talusfrakturen. Eine Dislokation kann mit (Sub-) luxation des Talus im oberen Sprunggelenk oder subtalar erfolgen.

Weitere Klassifikationen: Hawkins teilt Talusfrakturen nach Dislokationen und Subluxationen in den Sprunggelenken ein, Marti und Weber unterteilen Frakturen des Talus in Grade von Avulsionen oder Flake-Verletzungen (Absplitterung von Knorpel-Knochenmaterial).

Traumatische Osteochondrosis dissecans des Talus

BEFUNDE

Leitsymptomatik
- Twinges (rezidivierende plötzlich auftretender, stechender Schmerz)
- Giving-way Phänomen (rezidivierende Gefühl von Instabilität)
- Ggf. federndes Endgefühl
- Ggf. wechselnde Beschwerdelokalisation

Eine traumatische Osteochondrosis dissecans des Talus sieht man vornehmlich an der ventromedialen Talusrolle. Sie beschreibt eine posttraumatische aseptische Knochennekrose. Durch Kontusion oder Impact kann es zu subchondraler Kompression kommen. Ein osteochondrales Dissekat kann partiell gelöst, vollständig abgelöst im Mausbett sitzend oder aus dem Mausbett disloziert vorkommen. Berndt und Harty haben die traumatische Osteochondrosis dissecans daher in vier Typen unterteilt. Das Krankheitsbild Osteochondrosis dissecans wird ausführlich bei den aseptischen Knochennekrosen in ➤ Kap. 9.5.1 beschrieben.

Kalkaneusfrakturen

Klassifikation

OTA-Klassifikation

82 Kalkaneus
A Avulsion, Processus oder Tuberositas
B extraartikuläre Frakturen des Caput
C artikuläre Frakturen mit Beteiligung der hinteren Facette

Kalkaneusfrakturen werden in Avulsionen (in diesem Fall Achillessehnenausrisse), Processus- oder Tuberositas-Frakturen, extraartikuläre Frakturen des Corpus calcanei und in artikuläre Frakturen mit Beteiligung der distalen Gelenkfacette unterteilt. Grundsätzlich gibt es fünf Regionen, aus denen sich Hauptfragmente bei Kalkaneusfrakturen bilden können:
- Tuber calcanei
- Sustentaculum calcanei
- Distale Gelenkfacette
- Processus anterior calcanei
- Proximale Gelenkfacette

Unterteilt werden einfache von Mehrfragmentfrakturen und dislozierte von nicht dislozierten Frakturen.

Besondere Frakturbezeichnung: Die **Entenschnabelfraktur** bezeichnet den knöchernen Ausriss der Achillessehne.

Differenzialdiagnosen

Differenzialdiagnostisch kommen Periostschmerz ohne Fraktur und Kapsel-Bandverletzungen in Betracht.

Untersuchung

Manualtherapeutisch Die Testreihen der Ottawa ankle rules und Bernese ankle rules sowie der Tuning fork test (➤ Kap. 2.2.3) werden durchgeführt.

Medizinisch Röntgen in zwei Ebenen.

Therapie

Konservativ

Extraartikuläre Frakturen ohne Dislokation werden 6 Wochen im Unterschenkelliegegips und 6 weitere Wochen im Unterschenkelgips versorgt.

Mittlere Rehabilitationszeit 12-14 Wochen.

Operativ

Die operative Versorgung bei Dislokation oder Gelenkbeteiligung ist abhängig von der Art der Fraktur.

Postoperative Rehabilitation

Die manualtherapeutische Therapie hängt vom Nachbehandlungsschema der betreffenden Fraktur ab und richtet sich nach der Belastbarkeit in den einzelnen Heilungsphasen. Ziel ist die volle Belastbarkeit des Fußes bei komplettem Bewegungsausmaß und maximaler Kraft.

Mittlere Rehabilitationszeit 3–4 Monate.

Frakturen des Mittelfußes

BEFUNDE

Traumamechanismus
- Anprall- oder Sprungtraumen
- Sturz von Gegenständen auf den Fuß

Leitsymptomatik und Sichtbefund
- Lokaler Schmerz am betroffenen Knochen
- Schwellung

Mögliche weitere Symptome und Sichtbefunde
- Hämatom

Frakturarten

Frakturen des Os naviculare

Klassifikation

OTA-Klassifikation

83 Os naviculare
A einfach
B mehrfragmentär

Unterschieden werden einfache von mehrfragmentären Frakturen.

Frakturen des Os cuboideum

Klassifikation

OTA-Klassifikation

84 Os cuboideum
A einfach
B mehrfragmentär

Unterschieden werden einfache von mehrfragmentären Frakturen.

Frakturen der Ossa cuneiformia

Klassifikation

OTA-Klassifikation

85 Os cuneiforme
85-A einfach
85-A1 medial
85-A2 Mitte
85-A3 lateral
85-B complex
85-B1 medial
85-B2 Mitte
85-B3 lateral

Unterschieden werden einfache von komplexen Frakturen sowie Frakturen des Os cuneiforme laterale, intermedium und mediale.

Differenzialdiagnosen

Differenzialdiagnostisch kommen Periostschmerz ohne Fraktur und Kapsel-Bandverletzungen in Betracht.

Untersuchung

Manualtherapeutisch Provozierende Palpation/Klopftest.

Medizinisch Röntgen.

Therapie

Konservativ

Stabile, extraartikuläre Frakturen werden konservativ nachbehandelt. Eine Ruhigstellung erfolgt für 6–8 Wochen.

Mittlere Rehabilitationszeit 10–12 Wochen.

Operativ

Eine operative Versorgung bei Dislokation oder Gelenkbeteiligung ist abhängig von der Art der Fraktur.

Postoperative Rehabilitation

Die manualtherapeutische Therapie hängt vom Nachbehandlungsschema der betreffenden Fraktur ab und richtet sich nach der Belastbarkeit in den einzelnen Heilungsphasen. Ziel ist die volle Belastbarkeit des Fußes bei komplettem Bewegungsausmaß und maximaler Kraft.

Mittlere Rehabilitationszeit > 3 Monate.

Frakturen des Vorfußes: Ossa metatarsalia und Zehen

BEFUNDE

Traumamechanismus

- Anprall- oder Sprungtraumen
- Sturz von Gegenständen auf den Vorfuß

Leitsymptomatik und Sichtbefund

- Lokaler Schmerz am betroffenen Knochen
- Schwellung

Mögliche weitere Symptome und Sichtbefunde

- Hämatom

Klassifikation

Klassifikation

OTA-Klassifikation

87 Metatarsalknochen
A proximal und distal partiell artikulär, diaphysär einfach
B proximal und distal partiell artikulär, diaphysär keilförmig
C proximal und distal artikulär, diaphysär mehrfragmentär
88 Phalanges
88-A proximal und distal extraartikulär, metaphysär einfach
88-B proximal und distal partiell artikulär, diaphysär keilförmig

Die Einteilung von Frakturen der Ossa metatarsalia und der Zehen ähneln sich und werden daher in einem behandelt. Unterschieden werden zunächst einfache von mehrfragmentären Frakturen und spiralförmige von quer- oder schrägverlaufenden Frakturen.

Des Weiteren werden proximale von diaphysären und distalen Frakturen unterschieden und extraartikuläre von artikulären. Diaphysäre Frakturen können mit Keilbildung, mit Achsenknickung oder fragmentiert auftreten. Artikuläre Frakturen werden als einfach oder metaphysär beschrieben, beides kommt jedoch auch als Mehrfragmentfraktur vor.

Besondere Frakturbezeichnungen

Die **Jones-Fraktur** beschreibt eine proximale metaphysäre Fraktur des Os metatarsale 5. Die **Pseudo-Jones-Fraktur** beschreibt eine proximale Avulsionsfraktur des Os metatarsale 5.

Zur Einteilung von Frakturen von Unterschenkel- und Fußregion vgl. Baierlein 2011: 94–124 und Journal of Orthopaedic Trauma 2018. Zur operativen Versorgung vgl. Breusch et al. 2019: 485–486 und 492–495.

Differenzialdiagnosen

Differenzialdiagnostisch kommen Periostschmerz ohne Fraktur und Kapsel-Bandverletzungen in Betracht.

Untersuchung

Manualtherapeutisch Provozierende Palpation und Bewegungstest.

Medizinisch Röntgen.

Therapie

Konservativ

Stabile, extraartikuläre Frakturen werden konservativ nachbehandelt. Eine Ruhigstellung erfolgt 6–8 Wochen.

Mittlere Rehabilitationszeit 10–12 Wochen.

Operativ

Eine operative Versorgung bei Dislokation oder Gelenkbeteiligung ist abhängig von der Art der Fraktur.

Postoperative Rehabilitation

Die manualtherapeutische Therapie hängt vom Nachbehandlungsschema der betreffenden Fraktur ab und richtet sich nach den Heilungsphasen. Ziel ist die volle Belastbarkeit des Fußes bei komplettem Bewegungsausmaß und maximaler Kraft.

Frakturen der Zehen II–V werden meistens ohne OP und ohne manualtherapeutische Nachbehandlung durch angepasstes Haltungs- und Bewegungsverhalten therapiert.

Mittlere Rehabilitationszeit > 3 Monate.

Überlastungsfrakturen des Fußes

Bone Bruise

BEFUNDE

Leitsymptomatik

- Dumpfer diffuser Knochenschmerz, zumeist posttraumatisch

Ein Bone Bruise ist ein Knochenmarködem und wird zumeist durch ein Trauma ausgelöst. In einigen Fällen kann es sich jedoch auch durch Überlastung bilden. Histologisch konnte nachgewiesen werden, dass es sich um Microfrakturen der Spongiosa des Knochens handelt. Ein Bone Bruise kann nur in einer MRT nachgewiesen werden, dort sind in der T1- und T2-Wichtung Darstellungen möglich.

Ermüdungsfrakturen

Eine Ermüdungsfraktur ist das fortgeschrittene Stadium eines Bone Bruise. Sie kann ggf. mittels Röntgen, sicher jedoch in MRT oder CT mit Kontrastmittel dargestellt werden.

Therapie

Bone Bruises und Ermüdungsfrakturen werden im orthopädischen Schuh (Air walker oder Air step) für bis zu 6 Wochen ruhiggestellt.

Mittlere Rehabilitationszeit 8–12 Wochen.

Zusammenfassung

Frakturen in der Fuß- und Unterschenkelregion

Es gibt unterschiedlichste Arten von Tibiaschaftfrakturen durch verschiedenste Traumamechanismen. Die Art der Versorgung richtet sich nach dem Ausmaß der Schädigung und reicht von einfacher Ruhigstellung über Plattenosteosynthesen bis zur Nutzung eines Fixateur externe.

Da die Nachbehandlung durch die Ruhigstellung in der Regel erst nach 6 bis 8 Wochen beginnen kann (Konsolidierungsphase), ist danach unmittelbares Aufmobilisieren und Auftrainieren erlaubt.

Sprunggelenksfrakturen können die Fibula (Weber-Frakturen), die Tibia oder den Talus betreffen. Der Bandapparat kann mitbetroffen, die Syndesmose verletzt sein. Auch hier richtet sich die Therapie nach dem Ausmaß der Fraktur.

Frakturen der Fußwurzel und des Vorfußes entstehen durch Anpralltraumen und Stürze von Gegenständen auf den Fuß. Einfache Frakturen werden durch Ruhigstellung versorgt, Mehrfragmentfrakturen oder Frakturen mit Gelenkbeteiligung werden operiert.

Frakturen der proximalen und distalen Interphalangen der Zehen werden in der Regel nicht operiert.

2.2.4 Kompartmentsyndrom

BEFUNDE

Leitsymptomatik
- Progredienter Muskelschmerz
- Schwellung
- Ggf. Parästhesien

Beschreibung

Kompartmentsyndrome können die Folge von Frakturen, aber auch von Frakturversorgungen (Gips, Orthesen etc.) sein. Bei einem Kompartmentsyndrom liegt ein gesteigerter Druck innerhalb der Muskulatur vor. Die Durchblutung ist gestört, Anämie möglich.

In der Unterschenkel- und Fußregion können folgende Regionen betroffen sein:
- Ventrales Kompartment (Loge des M. tibialis anterior)
- Fibulares Kompartment (Mm. fibularis longus et brevis)
- Oberflächliches dorsales Kompartment (M. triceps surae)
- Tiefes, dorsales Kompartment (M. tibialis posterior, M. flexor digitorum longus et brevis)

Therapie

In einem ersten Schritt sollten Gips, Orthesen oder Verbände entfernt werden. Bei progredienten Schmerzen ist eine operative Faszienspaltung notwendig. Ggf. Entfernung von nekrotischem Gewebe (vgl. Breusch et al. 2019: 487–488).

2.2.5 Sinus-tarsi-Syndrom

Ätiologie Entstehung überwiegend posttraumatisch, aber auch bei rheumatoider Arthritis beschrieben.

BEFUNDE

Leitsymptomatik
- Belastungsabhängiger Schmerz am lateralen Fußrand, zumeist posttraumatisch

Anatomische Grundlagen

Der Sinus tarsi ist eine kanalartig verlaufende, laterale Vertiefung zwischen Talus und Kalkaneus. Er beinhaltet Fettgewebe, einen Schleimbeutel, das Lig. talocalcaneum interosseum und weitere Ligamente.

Beschreibung

Ein Sinus-tarsi-Syndrom beschreibt lediglich Beschwerden in der angegebenen Region. Die Ursachen können multipel sein. Da es oft posttraumatisch entsteht, wird es unter „Traumatische Erkrankungen" aufgeführt.

Untersuchung

Manualtherapeutisch
- Palpation: provozierende Palpation im Bereich des Sinus tarsi
- Klinische Tests: Funktionsuntersuchung subtalar, kalkaneokuboidal und talonavikular im Seitenvergleich

Medizinisch Mittels Röntgen nicht zuverlässig darstellbar. MRT im Zusammenhang mit den klinischen Informationen ist Mittel der Wahl.

Therapie

Konservativ

Manualtherapeutisch Begleitende Mobilisation des lateralen Fußrandes und subtalar.

Medizinisch Injektionen von Kortikosteroiden.

Operativ

Eine operative Intervention erfolgt nur, wenn konservativ keine Erfolge erzielt werden konnten. Exzision von störendem Gewebe oder sehr selten eine Arthrodese subtalar, kalkaneokuboidal und talonavikular (Triple Arthrodese).

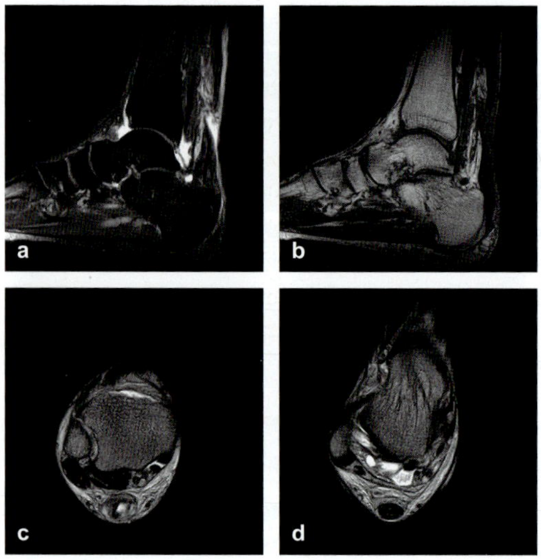

Abb. 2.12 MRT-Darstellung einer Achillessehnenruptur: a) Pdw fatsat sagittal; b) Pdw sagittal; c) T2w axial; d) T2w axial quer, vollständige Ruptur der Achillessehne mit Darstellung der Dehiszenz der Sehnenenden sowie Einblutung in das umgebende Weichgewebe. Pd = Protonendichte; w = gewichtet; fatsat = mit Fettsuppression. [R231]

2.2.6 Muskelläsionen

Achillesehnenruptur

Ätiologie Eine Achillessehne reißt aufgrund ihrer Festigkeit und ihres Durchmessers fast nie durch ein einmaliges Trauma. Nur sehr große Krafteinwirkungen oder Schläge mit zum Beispiel einem Beil oder einer Sichel können eine gesunde Sehne durchtrennen. Meist handelt es sich um Rupturen von vorgeschädigten, degenerativ veränderten Sehnen (➤ Kap. 2.6.6). Die Vorschädigungen entstehen über Jahre durch Belastung bei der Arbeit oder durch Sport (➤ Abb. 2.12).

BEFUNDE

Traumamechanismus
- Sprint oder Sprung

Leitsymptomatik
- Stechender, starker Schmerz an der Rupturstelle, der recht schnell nachlässt
- Peitschenschlaggeräusch

Mögliche weitere Symptome oder Sichtbefunde
- Sichtbare oder tastbare Unterbrechung der Kontinuität der Sehne
- Einblutung/Hämatom

Differenzialdiagnosen

Differenzialdiagnostisch kommen Teilrupturen der Sehne oder ein knöcherner Ausriss der Sehne am Kalkaneus in Betracht (Entenschnabelfraktur). Auch starke Tendinopathien können plötzlich auftreten und Schmerzen verursachen.

Untersuchung

Manualtherapeutisch Palpation der Sehne und isometrisches Anspannen sind adäquate Mittel, um eine Komplettruptur auszuschließen. Zehenspitzenstand und aktive Plantarflexion sind nicht möglich.

Medizinisch Eine Ultraschalluntersuchung eignet sich zur Beurteilung von Komplettrupturen. Laut Leitlinien wird Röntgen zum Ausschluss von Frakturen eingesetzt. Zur genauen Beurteilung des Ausmaßes von Teilrupturen ist eine MRT erforderlich.

Therapie

Konservativ

Eine konservative Therapie ist bei Patienten, bei denen sich in 20° Plantarflexion beide Enden bis zu 5 mm annähern, grundsätzlich möglich. Hier erfolgt eine 6–8-wöchige Ruhigstellung in Spitzfußstellung. Junge und sportliche Patienten werden in der Regel jedoch operiert.

Eine Teilruptur kann ebenso konservativ behandelt werden. Eine Ruhigstellung erfolgt hier nur bei einem großen Anteil an geschädigten Fasern.

Mittlere Rehabilitationszeit 3–4 Monate.

Operativ

Innerhalb der ersten 3 Wochen kann mit einer End-to-End-Naht versorgt werden.

Bei älteren Rupturen sind die Stumpfenden zumeist schon zu weit voneinander entfernt. Daher sind Interventionen mit

Peroneus brevis-Griffelschachtel-OP oder Z-Plastiken notwendig. Liegt eine Entenschnabelfraktur vor, wird die Sehne mit Knochenfragment wieder verschraubt.

Postoperative Rehabilitation

Der Patient wird 6 Wochen mit einem Entlastungsschuh versorgt. Die Versorgung erfolgt in Spitzfußstellung, welche durch Herausnahme von Einlegekeilen Stück für Stück reduziert wird. Auch nach Entlastungsschuhentfernung verbleiben noch für einige Wochen Einlegepolster in den Schuhen.

Der Einstieg in die manualtherapeutische Behandlung variiert bei unterschiedlichen Operateuren und OP-Verfahren. Ich empfehle eine beginnende Mobilisation der Sehne nach Wundheilungsschema:

Entzündungsphase:
- Ruhigstellung

Proliferationsphase:
- Ruhigstellung

Konsolidierungsphase/Umbauphase:
- Ruhigstellung bis Ende 6. Woche
- Therapiestart (für die Sehne) nach Schuhentfernung (frühestens nach 6 Wochen)
- Vorher Lymphdrainage möglich
- Manualtherapeutisch:
  - Mobilisation der Sehne (Dehnung M. soleus und M. gastrocnemius)
  - Detonisierung, Narbenbehandlung
  - Rollgleitmobilisationen des oberen Sprunggelenks und Dorsalextension und Plantarflexion
  - Mobilisation des proximalen und distalen Tibiofibulargelenks
  - Mobilisation des lateralen und medialen Fußrandes
  - Propriozeptives Training
  - Gangschule
  - Training in geschlossener und offener Kette
  - Ggf. Manuelle Lymphdrainage
  - Ggf. physikalische Therapie
  - Lauftraining (Joggen) ab der 10. Woche
  - Einstieg in das sportartspezifische Training frühestens nach 4 Monaten
  - Erreichen der Sportfähigkeit nach 6–8 Monaten

Mittlere Rehabilitationszeit 6–8 Monate.

Luxation der Peronealsehnen

Luxationen der Sehnen des M. peroneus (fibularis) longus und brevis hinter dem Malleolus lateralis können bei Ruptur des Retinaculum superior entstehen. Traumamechanismus ist eine abrupte Dorsalextension.

Die Therapie ist die 6-wöchige Ruhigstellung bei konservativen Verfahren. Operativ werden mehrere Varianten beschrieben (Tenoplastik, Verschiebeplastik oder Rekonstruktions-OPs). Die manualtherapeutische Behandlung beginnt nach der 6. Woche.

Weitere Muskelläsionen

Stadien von Muskelläsionen der Muskelbäuche mit Einteilung in Muskelzerrung, -faserriss, -bündelriss und -ruptur und die Gruppe der Tendinopathien werden aufgrund Ihrer Übertragbarkeit auf andere Regionen der Extremitäten in ➤ Kap. 9.1 beschrieben.

2.2.7 Loose body

Ätiologie Traumatisch oder degenerativ. Auch eine aseptische Knochennekrose (Osteochondrosis dissecans) kann zu Loose bodies führen. Diese sind dann knöchern-knorpelig und kommen in der Fußregion vor allem an der medioventralen Talusrolle vor.

BEFUNDE

Leitsymptomatik
- Twinges
- Giving-way Phänomen
- Wechselnde Beschwerdelokalisation

Mögliche weitere Symptome
- Federndes Endgefühl (im oberen Sprunggelenk)

Beschreibung

Ein Loose body ist ein freier Gelenkkörper mit knorpeligem oder knöchern-knorpeligem Fragment. In der Fußregion sieht man Loose bodies im oberen und unteren Sprunggelenk.

Beschwerden sind rezidivierende plötzlich stechende Schmerzen (Twinges) mit wechselnder Lokalisation. Ein zeitweise kurz auftretendes Gefühl von Instabilität im Sinne von „Wegsacken“ des Fußgelenks (Giving-way-Phänomen) ist möglich. Zwischenzeitlich kann der Loose body zu einem Blockieren des Gelenks führen.

Untersuchung

Manualtherapeutisch In der passiv angulären Untersuchung des oberen Sprunggelenks kann sich ein federndes Endgefühl zeigen, wenn der Loose body die Bewegung stört.

Im unteren Sprunggelenk schränkt er die Beweglichkeit in In- oder Eversion ein.

Medizinisch Bei Klinik eines Loose body sollte ein Röntgenbild gemacht werden. Für eine mögliche manualtherapeutische Intervention muss ein knöcherner Loose body ausgeschlossen werden. Knorpelige Loose bodies können in einer MRT dargestellt werden. Für eine manualtherapeutische Behandlung reicht das Röntgen aus. Sieht man in der Röntgenuntersuchung kein knöchernes Fragment bei bestehender Klinik eines Loose body, so beginnt die manualtherapeutische Behandlung.

Therapie

Konservativ

Cyriax hat Manipulationstechniken zum Verlagern von knorpeligen Loose bodies beschrieben. Anders als bei Manipulationen blockierter Gelenke wird hier mit langsamen Bewegungen, viel Kraft und großer Bewegungsamplitude gearbeitet und versucht, Knorpelfragmente in Gelenkkompartimente zu verlagern, in denen sie nicht mehr stören.

Aufgrund des engen Gelenkspaltes ist eine erfolgreiche Verlagerung im unteren Sprunggelenk schwieriger als im oberen.

CAVE

Loose bodies mit knöchernem Anteil dürfen nicht manipuliert werden. Das Gelenk könnte beschädigt bzw. frakturiert werden. Eine Röntgenuntersuchung vor manualtherapeutischem Handling zum Ausschluss von Knochenfragmenten ist zwingend erforderlich!

Mittlere Rehabilitationszeit Keine Einschränkung, beschwerdeabhängig.

Operativ

Bei knöchern-knorpeligen Loose bodies oder bei knorpeligen Fragmenten ohne manualtherapeutischen Therapieerfolg erfolgt eine arthroskopische Entfernung der freien Gelenkkörper. Diese können bei Bedarf durch Microfracturing, Abrasionsarthroplastiken oder Mosaikplastiken zur Knorpelregeneration ergänzt werden.

OP-Verfahren bei bestehender Osteochondrosis dissecans werden in ➢ Kap. 9.5.1 beschrieben.

Mittlere Rehabilitationszeit 6–8 Wochen.

2.3 Entzündliche Erkrankungen

2.3.1 Rheumatische Erkrankungen

Grundlagen rheumatischer Erkrankungen werden in ➢ Kap. 1.1.3 erklärt.

BEFUNDE

Generelle Leitsymptome und Befunde rheumatischer Erkrankungen

- Schübe und Remissionen der entzündlichen Aktivität wechseln sich ab.
- Multiple Regionen des Körpers sind betroffen.
- Gelenke, Muskeln oder Faszien können betroffen sein.
- Darm, Haut, Augen oder innere Organe können betroffen sein.

Es gibt viele rheumatische Erkrankungen, die mit Entzündungen der Gelenke, der Muskulatur und Faszien sowie der Haut im Bereich der Fußregion einhergehen.

Bei rheumatischer Arthritis, aber auch bei Morbus Bechterew, Psoriasis-Arthritis oder Morbus Crohn können Strukturen der Fußregion mitbetroffen sein (➢ Abb. 2.13).

Aufgrund der Relevanz für alle Regionen der Extremitäten werden die rheumatischen Erkrankungen in ➢ Kap. 9.6.1 umfassend erläutert.

2.3.2 Postinfektiöse Erkrankungen

BEFUNDE

Leitsymptomatik und Befunde

- Persistierende Schmerzen, die bei Belastung stärker werden
- Geschwollene, gerötete und überwärmte Gelenk- oder Muskelregionen

Anamnestische Informationen

- Zurückliegende Infekte oder vorangegangene offene Wunden oder Operationen

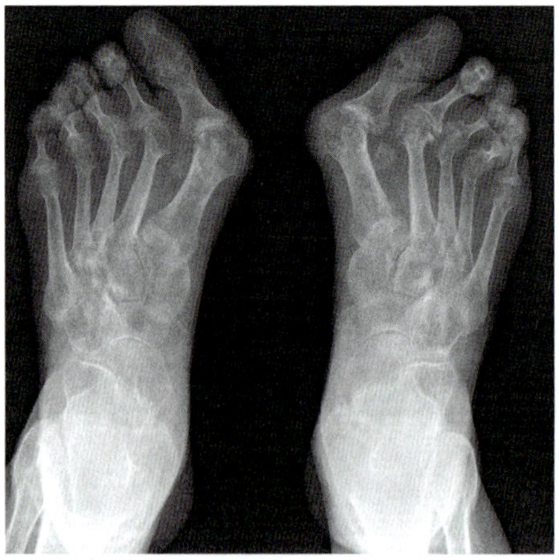

Abb. 2.13 Rheumatikerin mit Arthritis des Vorfußes bds. [M1110 / M1111]

Postinfektiöse Erkrankungen können sowohl durch endogene als auch durch exogene Keime entstehen. Leitsymptomatik sind persistierende Schmerzen, die bei Belastung stärker werden. Oft findet man geschwollene, gerötete und überwärmte Gelenkregionen nach zurückliegendem oder andauerndem infektiösem Geschehen. Häufigstes Krankheitsbild ist die postinfektiöse Osteomyelitis.

Aufgrund der Relevanz für alle Regionen der Extremitäten werden die postinfektiösen Erkrankungen in ➤ Kap. 9.6.2 ausführlich erklärt.

2.4 Degenerative Erkrankungen

Basiswissen zu degenerativen Erkrankungen wird in ➤ Kap. 1.1.4 vermittelt.

2.4.1 Arthrose des oberen Sprunggelenks

Synonym Talokruralarthrose.

Ätiologie Arthrose kann grundsätzlich in jedem Gelenk vorkommen. Während sie in den meisten Gelenken als idiopathisch (ohne erkennbare Ursache) beschrieben wird, kommt eine idiopathische Arthrose des oberen Sprunggelenks äußerst selten vor. Das obere Sprunggelenk degeneriert eher posttraumatisch oder nach rheumatischen Prozessen.

BEFUNDE

Leitsymptomatik

- Morgendlicher Anlaufschmerz
- Morgensteifigkeit im Gelenk
- Belastungsschmerz

Mögliche weitere Symptome

- Progredienter Mobilitätsverlust
- Bei Loose bodies: Twinges, Giving-way-Phänomen, plötzlich stechender Schmerz, wechselnde Beschwerdelokalisation, ggf. federndes Endgefühl
- Bei aktivierter Arthritis: anhaltender, entzündlicher Schmerz

Kapselmuster

- Plantarflexion > Dorsalextension 2 : 1

Untersuchung

Manualtherapeutisch Passiv anguläre Untersuchung der Plantarflexion und Dorsalextension. Hauptkriterien sind das Bewegungsausmaß und das Endgefühl im Seitenvergleich. Weitere Untersuchungskriterien sind Schmerz und etwaige Krepitationen. Bei einer Arthrose geht man von einem festeren Endgefühl bei eingeschränkter Mobilität nach Kapselmuster aus.

Medizinisch Standarduntersuchungsverfahren zur Beurteilung von Arthrose ist Röntgen. Aber auch in MRT und CT können Arthrosen dargestellt werden.

Therapie

Konservativ

Manualtherapeutisch

- Rollgleitmobilisationen in Plantarflexion und Dorsalextension
- Mobilisation tibiofibular proximal und distal. Mobilisation des unteren Sprunggelenks in Inversion und Eversion
- Anleitung zu Automobilisationen des oberen Sprunggelenks
- Kräftigung der Unterschenkelmuskulatur

Medizinisch

- Injektionen von Hyaloronsäure bzw. Glykosaminoglykanen
- Behandlung mit NSAID (non-steroidal anti-inflammatory drugs)
- Orthesenversorgung
- Einlagen

Operativ

Eine operative Versorgung richtet sich nach dem Ausmaß der Arthrose. Zum Knorpelerhalt sind Microfracturing und Abrasionsplastiken möglich. Bei knorpeligen Loose bodies sind Arthroskopien mit Fragmententfernung und Knorpelshaving das Mittel der Wahl. Hierbei sollte so wenig Knorpel wie möglich entfernt werden. Endoprothetische Versorgungen sind selten und finden nur bei sehr ausgeprägter Arthrose mit starken Beschwerden Anwendung. Eine Arthrose stellt die letzte Option bei kompletter Gelenkdestruktion dar.

Microfracturing

Mit Hilfe eines Micromeißels werden an den defekten Stellen mehrere sehr feine Löcher in den Knochen gebohrt. In dem daraufhin austretenden Knochenmark sind unter anderem auch Stammzellen, Cytokine und Wachstumsfaktoren. Diese bilden Blutgerinnsel (Superclots), die eine knorpelähnliche Struktur oberhalb des Knochens bilden sollen.

In der Fußchirurgie wird Microfracturing mittlerweile oft mit einer matrixassoziierten Stammzellentransplantation aus dem Beckenkamm kombiniert.

Abrasionsplastik

Blankliegender Knochen wird mit einer Knochenfräse hauchdünn anrasiert. Durch die Blutung finden ähnliche Prozesse statt wie beim Microfracturing. Auch hier ist das Freisetzen von Stammzellen ein gewollter Effekt.

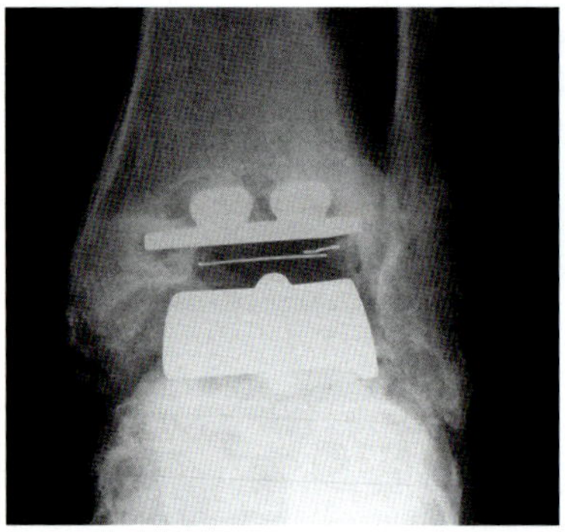

Abb. 2.14 Dreikomponenten-Endoprothese des oberen Sprunggelenks. [P478]

Endoprothese

Endoprothesen kommen nur selten zum Einsatz. Genutzt werden Endoprothesen mit drei Komponenten:

- Eine Taluskappe
- Eine Platte für die Gelenkfläche der Tibia (jeweils aus einer Kobalt-Chrom-Legierung)
- Ein freibeweglicher Gelenkkern aus Polyethylen (➤ Abb. 2.14)

Arthrodese

Eine operative Versteifung des Gelenks ist die letzte Möglichkeit und findet nur bei massivster Arthrose mit Knorpel-Knochendestruktion und starken Schmerzen Anwendung.

Postoperative Rehabilitation

Nach Microfracturing, Abrasionsplastiken oder einer Endoprothesenversorgung erfolgt die Nachbehandlung nach dem Nachbehandlungsschema des Operateurs. Manualtherapeuten sollten sich an den Heilungszeiten und der daraus resultierenden Belastbarkeit orientieren.

Nach einer Arthrodese erfolgt eine 6-wöchige Ruhigstellung, danach die Nachbehandlung ebenfalls orientiert an der Belastbarkeit in den Heilungsphasen.

HINWEIS

Mit Endoprothesen versorgte Gelenke sind aus manualtherapeutischer Sicht keine Gelenke im klassischen Sinne mehr. Es ist fraglich und je nach Versorgung zu betrachten, ob noch ein physiologisches Rollgleitverhalten besteht.
Ansonsten sollten zur Mobilisation anstelle von Rollgleitmobilisationen eher passiv anguläre Techniken genutzt werden.

2.4.2 Tibiofibulararthrose, distale

Ätiologie Das distale Tibiofibulargelenk degeneriert in Folge von Traumen in der Knie-Unterschenkel- oder Fußregion. Auch degenerative Veränderungen bis zur Versteifung als Folge der Implantierung von Knieendoprothesen werden beschrieben.

BEFUNDE

Leitsymptomatik
- Lokale, belastungsabhängige Schmerzen

Kapselmuster
- Einschränkung der Bewegungen nach dorsomedial und ventrolateral

Untersuchung

Manualtherapeutisch Die Mobilität nach dorsomedial und ventrolateral wird im Seitenvergleich getestet. Das Endgefühl wird aufgenommen.

Medizinisch Röntgen in zwei Ebenen.

Therapie

Konservativ

Manualtherapeutisch
- Mobilisation des proximalen und distalen Tibiofibulargelenks
- Mobilisation des oberen Sprunggelenks
- Bei bestehenden Schmerzen physikalische Therapie

Medizinisch
- Bei Bedarf Schmerzmedikation (NSAID)
- Ggf. Injektionstherapie

Operativ

Eine operative Versorgung ist nicht vorgesehen.

2.4.3 Arthrose des unteren Sprunggelenks

Synonym Subtalararthrose.

Ätiologie Posttraumatisch, insbesondere nach Kalkaneusfrakturen.

BEFUNDE

Leitsymtomatik
- Schmerzen im Rückfuß beim Auftreten
- Morgendlicher Anlaufschmerz
- Morgensteifigkeit im Gelenk

Kapselmuster
- Varisierung > Valgisierung (3 : 1)

Beschreibung

Mit Arthrose des unteren Sprunggelenks ist in der Regel das Subtalargelenk gemeint, also das hintere untere Sprunggelenk.

Untersuchung

Manualtherapeutisch In Bauchlage wird der Kalkaneus bei fixiertem Talus in Inversion und Eversion im Seitenvergleich untersucht. Zudem werden die einzelnen Komponenten getestet. Eine varisierende und valgisierende Bewegung wird im Seitenvergleich durchgeführt.

Medizinisch MRT.

Therapie

Konservativ

Manualtherapeutisch
- Mobilisation des unteren Sprunggelenks
- Mobilisation des oberen Sprunggelenks
- Mobilisation des medialen und lateralen Fußrandes, insbesondere der Gelenklinie von Chopart (➤ Kap. 2.2.2)
- Bei bestehenden Schmerzen physikalische Therapie

Medizinisch Injektion von Kortikosteroiden und Lokalanästhetika.

Operativ

Aufgrund des komplexen Aufbaus mit dreigeteilter Gelenkfläche ist eine Endoprothesenversorgung nicht möglich.

Eine Arthrodese kann jedoch bei starken Beschwerden Linderung bringen.

Postoperative Rehabilitation

Nach 6-wöchiger Ruhigstellung erfolgt die Nachbehandlung unter Beachtung der Belastbarkeit während der einzelnen Heilungsphasen.

2.4.4 Fersensporn

Ätiologie Abflachung des Längsgewölbes aus multiplen Gründen: langfristig erhöhte Belastung (Druck und Zug) beim Gang und im Stand, Überbelastung im Sport, Übergewicht, stehende Berufe und daraus resultierende Verkürzung der Wadenmuskulatur. Häufig ist ein Fersensporn die Folge einer Plantarfasziitis (➤ Kap. 2.6.6).

BEFUNDE

Leitsymptomatik und typische Befunde
- Schmerzen unter dem proximalen, medialen Kalkaneus
- Druckdolenz

Möglicher weiterer Befund
- Tastbarer Sporn

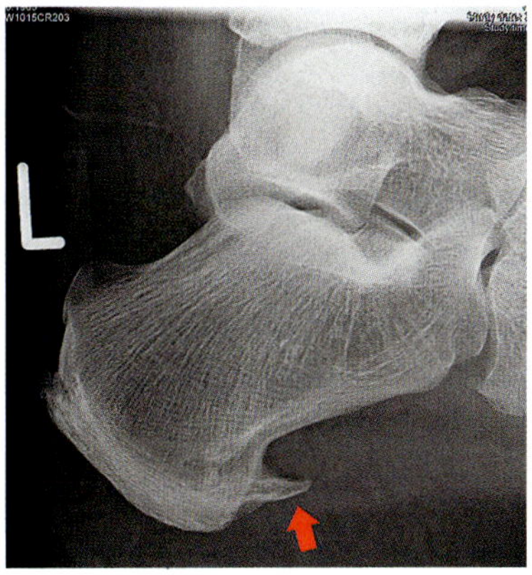

Abb. 2.15 Knöcherner Fersensporn. [M332, P183]

Beschreibung

Ein Fersensporn ist eine kleine Verknöcherung am plantarmedialen Kalkaneus, die Richtung Plantarfaszie reicht (➤ Abb. 2.15).

Differenzialdiagnosen

Plantarfasziitis.

Untersuchung

Manualtherapeutisch Eine Palpationsuntersuchung wird lokalisierend und provozierend durchgeführt.

Medizinisch Eine Röntgenuntersuchung ist Mittel der Wahl. Jedoch können die klinischen Beschwerden vor der möglichen Darstellung anwesend sein (Fasziitis plantaris).

Therapie

Konservativ

Locheinlagen zur Reizminderung, radiale Stoßwellentherapie, Lasertherapie oder fokussierte Stoßwellentherapie sind konservative Behandlungsansätze.

Operativ

In seltenen Fällen Exzision (vgl. Breusch et al. 2019: 519–520).

2.4.5 Haglundferse

Synonym Haglund-Exostose.

Ätiologie Abnutzung durch falsches Schuhwerk.

BEFUNDE

Leitsymptomatik
- Schuhkonflikte am distalen, kranialen Tuber calcanei

Beschreibung

Unter einer Haglundferse versteht man eine erworbene Formabweichung am distalen, kranialen Tuber calcanei.

Untersuchung

Manualtherapeutisch Provozierende und lokalisierende Palpation.

Medizinisch Röntgen.

Therapie

Konservativ

Manualtherapeutisch Keine.

Medizinisch
- Druckentlastung oder Polsterung
- NSAID

Operativ

Operativ ist das Abtragen, ggf. mit Entfernung des ansässigen Schleimbeutels, möglich.

Postoperative Rehabilitation

Ruhigstellung in einer Gipsschale, Narbenbehandlung.

2.4.6 Silfverskjöld-Exostose

Synonym Dorsaler Fußhöcker.

Ätiologie Am ehesten ausgelöst durch Instabilität in den betroffenen Gelenken bei Abflachung des Quergewölbes.

BEFUNDE

Leitsymptomatik
- Schmerzen auf dem Fußrücken, vor allem durch Schuhkonflikte

Beschreibung

Die Silfverskjöld-Exostose beschreibt eine Knochenprominenz am Fußrücken zwischen Os cuneiforme I und Os metatarsale I, gelegentlich auch des Os naviculare.

Untersuchung

Manualtherapeutisch Eine Palpationsuntersuchung wird lokalisierend und provozierend durchgeführt.

Medizinisch Eine Röntgenuntersuchung ist Mittel der Wahl.

Therapie

Konservativ

- Druckentlastung durch Polsterung des Fußrückens
- Injektionen von Lokalanästhetika

Operativ

- Nur bei nicht erfolgreicher konservativer Therapie
- Abmeißelung von knöchernen Randwülsten, ggf. mit Schleimbeutelentfernung
- In seltenen Fällen auch Arthrodese (vgl. Breusch et al. 2019: 519–521)

2.4.7 Arthrose der Fußwurzel

Ätiologie Idiopathisch oder posttraumatisch als Folge von Frakturen.

BEFUNDE

Leitsymptomatik
- Morgendliche Schmerzen auf der Fußwurzel
- Belastungsschmerz

Kapselmuster
- Eingeschränkte Mobilität der betroffenen Gelenkpartner im Seitenvergleich

Untersuchung

Medizinisch Röntgen, ggf. MRT.

Therapie

Konservativ

Manualtherapeutisch
- Mobilisation der betroffenen Gelenkpartner (nach plantarmedial und dorsolateral)
- Ggf. physikalische Therapie

Medizinisch Injektion von Lokalanästhetika, ggf. auch von Steroiden.

Operativ

Selten Arthodese.

2.4.8 Hallux valgus

Synonym Ballenzeh.

Ätiologie Genetische Prädisposition; hochhackiges Schuhwerk kann verstärkend wirken.

BEFUNDE

Leitsymptomatik
- Schmerzen am Großzehengrundgelenk, bei Belastung stärker werdend
- Schmerzhafte Druckstellen am Köpfchen des Os metatasale I

Sichtbefund
- Valgusposition der Großzehe, ggf. mit Subluxationsposition des Grundgelenks
- Hornhaut, Schwielen

Beschreibung

Als Hallux valgus wird die erworbene Valgusposition der Großzehe beschrieben. Das Os metatarsale I weicht nach medial ab, das Metatarsophalangealgelenk (Großzehengrundgelenk) kann subluxieren. Auch wenn erbliche Faktoren dominieren, verschlechtert sich der Verlauf bis zum Alter. Somit gilt er als degenerative Deformität (> Abb. 2.16).

Ab einem gewissen Grad Valgusposition ziehen der M. extensor hallucis longus, der M. extensor hallucis brevis und der M. extensor digitorum den Zeh nicht mehr in Extension, sondern in Abduktion (Valgus); hier entsteht ein „Point of no return".

Untersuchung

Manualtherapeutisch Der Sichtbefund ist deutlich. Zusätzlich wird palpiert, ob schon eine Subluxationsstellung vorliegt.

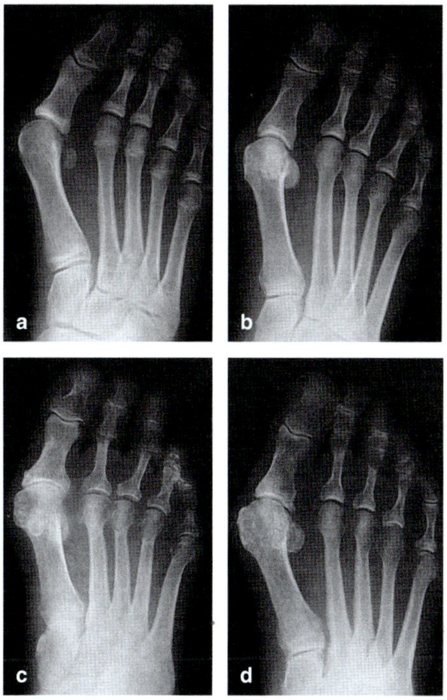

Abb. 2.16 In vier Generationen vererbter Hallux valgus: a) Hallux valgus eines 17-jährigen Mädchens; b) Hallux valgus der 33-jährigen Mutter (stehende berufliche Tätigkeit); c) Hallux valgus der 60-jährigen Großmutter; d) Hallux valgus der 85-jährigen Urgroßmutter (kongenital). [E382-003]

Die aktive Extension der Großzehe wird getestet. Die passive Extension und Adduktion (Varus) wird getestet.

Medizinisch Ein Röntgenbild gibt Aufschluss über den genauen Grad der Abweichung. Zudem wird beurteilt, inwieweit eine Arthrose des Grundgelenks vorliegt.

Therapie

Konservativ

Wenn der beschriebene Point of no return erreicht ist, sind konservative Maßnahmen nicht erfolgversprechend. Schuhpolster und Hallux-valgus-Schienen sind im frühen Stadium möglich.

Operativ

Das operative Vorgehen wird von der Gradzahl der Valgusabweichung (Intermetatarsalwinkel; hier zwischen Os metatarsale I und der Phalanx des Hallux) bestimmt:
- Intermetatarsalwinkel unter 15°:
  - Operation nach Austin und Chevron: Umstellung des Köpfchens von Os metatarsale I mit Schraubenfixation.
    - Postoperative Rehabilitation: orthopädischer Schuh für 4–6 Wochen, danach Schuhentwöhnung mit

manualtherapeutischer Mobilisation und aktivem Bewegungstraining.
- Intermetatarsalwinkel zwischen 15–20°:
  - Operation nach Meyer und Scarf: Z-förmige Durchtrennung des Os metatarsale I mit Korrektur (Fixation mit drei Schrauben).
    - Postoperative Rehabilitation: Orthopädischer Schuh für 6 Wochen, danach Schuhentwöhnung mit manualtherapeutischer Mobilisation und aktivem Bewegungstraining. Der Fuß darf im Schuh belastet werden.
- Intermetatarsalwinkel über 20°:
  - Umstellungsosteotomie Metatarsale I: Osteotomie mittels Plattenosteosynthese. Das Osteosynthesematerial kann zwischen dem 6. und 12. Monat entfernt, alternativ aber auch belassen werden.
    - Postoperative Rehabilitation: Belastung im orthopädischen Schuh möglich.
  - Arthrodese zwischen Os cuneiforme mediale und Os metatarsale (OP nach Lapidus): Schraubenentfernung nach ca. einem Jahr möglich.
    - Postoperative Rehabilitation: Teilbelastung für mehrere Wochen.

2.4.9 Hallux rigidus

Synonyme Hallux dolorosus, Hallux limitus, Hallux malleus.

Ätiologie Degenerativ.

BEFUNDE

Leitsymptomatik und typische Befunde
- Schmerzen im Großzehengrundgelenk
- Gestörte Abrollphase
- Druckdolenz

Sichtbefund
- Abrollen kompensatorisch über den lateralen Fußrand

Beschreibung

Ein Hallux rigidus beschreibt die Versteifung des Großzehengrundgelenks.

Untersuchung

Manualtherapeutisch Das Großzehengrundgelenk wird passiv angulär in Extension und Flexion untersucht.

Medizinisch Röntgen in zwei Ebenen.

Therapie

Konservativ

Manualtherapeutisch Im Frühstadium kann Manuelle Therapie ein Versteifen verhindern.

Operativ

Operativ gibt es mehrere Möglichkeiten: Eine Arthrodese, eine Osteosynthese oder sogar eine Endoprothese sind denkbar.

Postoperative Rehabilitation

Die postoperative Rehabilitation ist abhängig vom operativen Verfahren. Physiotherapie wird in der Regel nur bei Endoprothesenversorgung verordnet. Hier erfolgt eine passiv anguläre Mobilisation nach Behandlungsschema.

2.4.10 Hammerzehe

Synonyme Krallenzehe, Digitus malleus.

Ätiologie Zu kleines Schuhwerk, ggf. Spastik oder Hypertonus der Zehenflexoren zum Beispiel bei Polyneuropathie. Auch resultierend aus Fußdeformitäten (Hohlfuß oder erworbener Senk-Spreizfuß).

BEFUNDE

Leitsymptomatik
- Schmerzen unter dem Grundgelenk oder Endgelenk
- Schuhkonflikte

Sichtbefund
- Hornhaut, Schwielen
- Ggf. Subluxation des distalen Gelenkpartners nach dorsal (zumeist die Mittelphalanx)

Beschreibung

Bei einer oder meist mehreren Hammerzehen besteht eine Kontraktur der Zehenflexoren mit Auswirkung auf das proximale oder distale Interphalangealgelenk der betroffenen Zehen (M. flexor digitorum longus und brevis).

Untersuchung

Manualtherapeutisch Zunächst erfolgt eine provozierende plantare Palpation, gefolgt von einer Überprüfung der Extension der Zehengelenke im Seitenvergleich. Zudem wird die Dorsalextension des Fußes inklusive der Zehen zum Test der Dehnfähigkeit der Zehenflexoren beurteilt.

Medizinisch Eine Röntgendiagnostik erfolgt nur zum Zweck einer OP-Planung.

Therapie

Konservativ

Manualtherapeutisch
- Mobilisation der Extension der Zehengelenke
- Dehnung der Zehenflexoren

Operativ

Das operative Vorgehen ist abhängig vom Ausmaß der Abweichung:
- OP nach Weil: Osteotomie des Os metatarsale mit Anpassung der Länge (Verkürzung)
- Resektionsarthroplastik: operative Neuformung der Gelenkoberfläche des betroffenen Gelenks
- OP nach Hohmann: Durchtrennung der Sehne des M. extensor digitorum mit Eröffnung des Gelenks und anschließender Entfernung des Köpfchens der Mittelphalanx
- OP nach Girglestone: Verlagerung der Flexorensehnen

Postoperative Rehabilitation

Die Rehabilitation ist abhängig vom genutzten Verfahren. Manuelle Therapie wird zur Nachbehandlung zumeist nicht verordnet. Nach einer Ruhigstellung erfolgen Automobilisationen (aktiv und passiv) durch den Patienten.

2.4.11 Arthrose der Zehen

Ätiologie Idiopathisch oder posttraumatisch, auch in Kombination mit rheumatischen Erkrankungen.

BEFUNDE

Leitsymptomatik
- Schmerzen in den Zehengelenken
- Schmerzen beim Abrollen

Sichtbefund
- Ggf. Deformitäten und Valgus-Abweichungen

Kapselmuster
- Flexion > Extension 2 : 1

Untersuchung

Manualtherapeutisch Passiv anguläre Untersuchung in Flexion und Extension im Seitenvergleich.

Medizinisch Röntgen.

Therapie

Konservativ

- Automobilisation der Zehen
- Fuß- bzw. Zehengymnastik

Medizinisch Injektionen mit Lokalanästhetika.

Operativ

Arthrodesen sind denkbar. Eine Endoprothese ist vor allem am Großzehengrundgelenk möglich.

Postoperative Rehabilitation

Eine postoperative therapeutische Intervention erfolgt nur nach Endoprothese, Gangschule und Mobilisation nach Nachbehandlungsschema des Operateurs.

2.4.12 Loose body, degenerativer

Loose bodies können degenerativ und traumatisch vorkommen und werden in ➢ Kap. 3.2.9 beschrieben.

Zusammenfassung

Arthrosen im Fußbereich

Die konservative Behandlung einer Arthrose beinhaltet immer die Mobilisation des betroffenen Gelenks sowie der umliegenden Gelenkregionen. Der Patient sollte zu Automobilisationen angeleitet werden. Training der posturalen Fähigkeiten und Stabilitätstraining gehören zur Therapie.

Bei fortgeschrittener Arthrose ist im oberen Sprunggelenk eine Dreikomponenten Endoprothese möglich. Auch im Großzehengrundgelenk und selten in anderen Zehengelenken wird mit Endoprothesen gearbeitet.

Massive Arthrosen im Subtalargelenk, im Mittel- und Vorfußbereich werden ggf. mit einer Arthrodese versorgt.

Die postoperative Rehabilitation erfolgt dann jeweils nach Ruhigstellung und beginnt somit erst in der Konsolidierungsphase. Hier sind dann Mobilisationen und Trainingssteigerungen bis zur vollen Belastbarkeit erlaubt.

2.5 Neoplastische Erkrankungen

Grundlagen neoplastischer Erkrankungen werden in ➤ Kap. 1.1.5 erklärt.

BEFUNDE

Leitsymptomatik und Befunde
- Unerklärliche Schmerzen
- Unerklärliche Schwellung

Möglicher weiterer Befund
- B-Symptomatik

In der Fußregion gibt es verschieden Arten von Primärtumoren. Ewing-Sarkome, Osteosarkome, Synovialsarkome u. v. m. können dort ihren Ursprung haben (➤ Abb. 2.17). Eine hämatogene Metastasierung erfolgt in der Regel über den Blutweg zur Lunge, von dort aus ist eine weitere Verbreitung möglich. Differenzialdiagnostisch kommen ein Bone Bruise und weitere Überlastungssyndrome in Betracht.

Aufgrund der Relevanz für alle Regionen der Extremitäten werden die neoplastischen Erkrankungen in ➤ Kap. 9.7 umfassend erläutert.

2.6 Funktionsstörungen

Allgemeines Basiswissen zu Funktionsstörungen wird in ➤ Kap. 1.1.6 vermittelt.

2.6.1 Restriktionen

In der Fußregion gibt es zahlreiche Gelenke, die von Restriktionen (Bewegungseinschränkungen) betroffen sein können. Restriktionen in der Fußregion können traumatische, degenerative, postinfektiöse, postentzündliche oder neoplastische Ursachen haben oder durch falsches Belastungs- und Bewegungsverhalten entstehen. Auch durch Immobilisation zum Beispiel nach Ruhigstellung können Kapselkontrakturen entstehen.

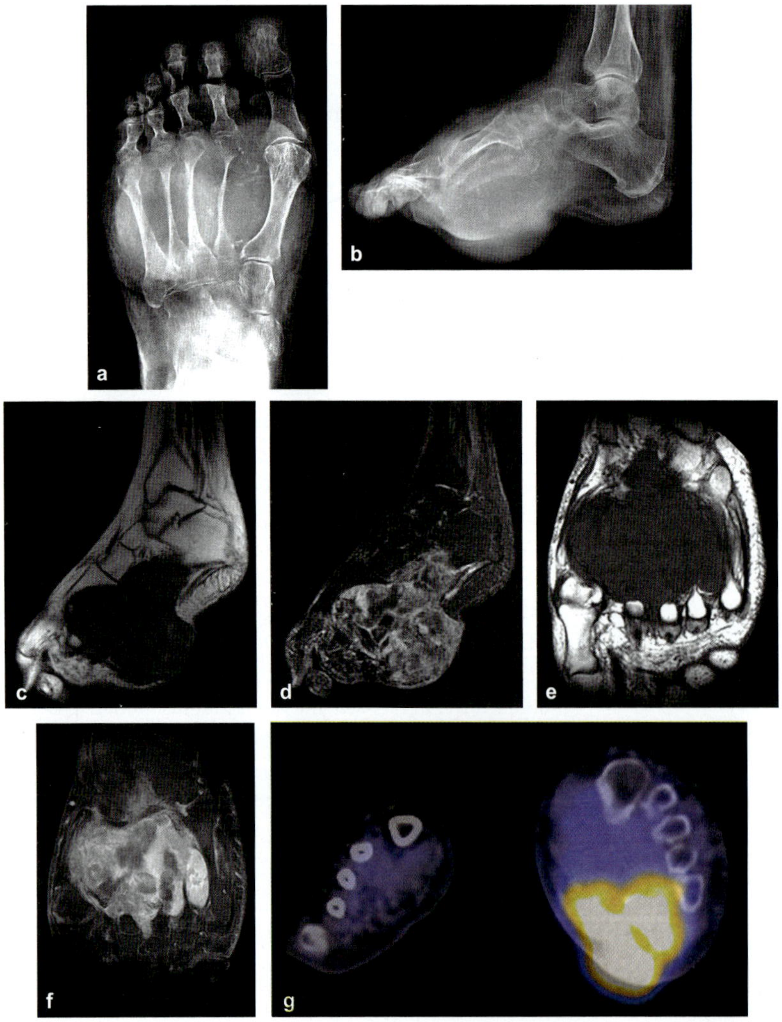

Abb. 2.17 MRT bei Synovialsarkom: a) und b) a.p. und seitliches Röntgenbild des rechten Fußes einer 57 Jahre alten Frau zeigen eine große Weichteilraumforderung mit Verkalkungen darin, die hauptsächlich die Plantarseite des Fußes betrifft. Man beachte die Erosionen von 2., 3. und 4. Mittelfußknochen; c) Das sagittale T1w MRT-Bild zeigt die Raumforderung mit einem mittleren bis schwachen Signal; d) Das sagittale Inversion-Recovery (IR)-MRT-Bild zeigt die heterogene Raumforderung mit einer Mixtur aus geringem, mittelstarkem und starkem Signal (Triple-Signal-Intensity-Zeichen); e) und f) Das axiale koronare T1w MRT-Bild sowie das Bild nach i. v. Gadolinium-Gabe zeigen ein uneinheitliches Tumor-Enhancement; g) Das axiale PET-CT-Fusionsbild beider Füße deckt einen hypermetabolischen Tumor in den Weichteilen des linken Fußes auf. Die Exzisionbiopsie ergab die Diagnose Synovialsarkom. [R390]

Restriktionen begegnet man mit manualtherapeutischen Mobilisationen:

- Das obere Sprunggelenk wird mit Rollgleitmobilisationen in Dorsalextension und Plantarflexion therapiert, der Talus ist konvex und die Malleolengabel konkav.
- Das untere Sprunggelenk kann in die einzelnen Komponenten von Inversion und Eversion bewegt werden.
- Tibiofibular, talonavikular, kalkaneokuboidal, zwischen Os naviculare und Ossa cuneiformia und zwischen Ossa cuneiformia bzw. Os cuboideum gegenüber den Metatarsalen wird translatorisch in Richtung des Gelenkspaltverlaufes mobilisiert.

Bewegungsrichtungen:

- Tibiofibular nach dorsolateral und ventromedial
- Talonavikular nach dorsolateral und plantarmedial
- Kalkaneokuboidal nach dorsolateral und plantarmedial
- Os cuboideum mit Metatarsale V und VI nach dorsolateral und plantarmedial (mit angulierender Komponente)
- Os naviculare und Ossa cuneifomia nach dorsolateral und plantarmedial
- Ossa cuneiformia und Metatarsale I–III nach dorsolateral und plantarmedial (mit angulierender Komponente)

Die Metatarsophalangealgelenke werden in Extension und Flexion mit Rollgleitmobilisationen mobilisiert. Die distalen Gelenkpartner sind eher konkav, die proximalen eher konvex. Die mittleren und distalen Zehengelenke (PIP und DIP) werden passiv angulär in Flexion und Extension mobilisiert.

2.6.2 Blockierungen

Blockierungen kommen durch traumatische Ereignisse oder durch nicht angepasstes Haltungs- und Bewegungsverhalten zustande. Häufig sieht man in der Praxis ein blockiertes Os cuboideum nach Inversionstraumen. Auch tibiofibulare Blockierungen (proximal und distal) können durch Inversionstraumen entstehen. In Lauf- oder Sprungsportarten sieht man durch die intensive Belastung der Sprunggelenke hier oft starke Restriktionen oder Blockierungen.

Auch talonavikulare Blockierungen gehören zum Praxisalltag, Blockierungen in den weiteren Gelenken sieht man selten. Blockierungen werden mit Manipulationstechniken behandelt.

EVIDENZ

Fehlende Evidenz: Es gibt keine aussagekräftigen Studien zur Häufigkeit von Blockierung. Grund ist, dass es keinen Gold-Standard gibt, der sicher belegen könnte, ob eine Blockierung vorliegt oder nicht. Möglich wäre, Reliabilität der Untersuchungsergebnisse zu testen, also zu beurteilen, ob mehrere Untersucher bei mehreren Patienten zu dem gleichen Ergebnis kommen, ob eine Blockierung vorliegt oder nicht. Die Arbeit mit Blockierungen basiert auf interner Evidenz des Therapeuten. Bestätigung sind ein verändertes Endgefühl, ein vergrößertes Bewegungsausmaß und ein besseres Gefühl des Patienten nach der Nutzung manipulativer Techniken.

Zum letzten Punkt gibt es jedoch Untersuchungen, dass Schmerzlinderung nach Manipulationen auch durch eine vegetative Reaktion bedingt sein könnte.

2.6.3 Instabilität

Posttraumatisch, postentzündlich oder durch nicht angepasstes Haltungs- und Belastungsverhalten können Instabilitäten im Sinne von Hyperfunktion, resultierend aus Kapsel-Bandlaxität, entstehen.

Instabilität oder Hypermobilität des oberen und unteren Sprunggelenks kann man mit posturalem Training (Posturomed® oder Galileo-Training®), Stabilitätstraining auf dem Trampolin oder Balance-Pad, durch Halte- und Sprungarbeit und durch Training in geschlossener Kette therapieren.

Instabilität im Mittelfuß mit Abflachung der Fußgewölbe kann man kaum durch Training verändern. Die Fußmuskeln sind zu klein und zu schwach, um Gewölbe gegen die Schwerkraft wieder aufzurichten.

Therapieansatz sind stattdessen Einlagen und Pelotten, um den Fuß wieder in physiologische Positionen zu bringen.

CAVE

Vorsicht bei Einlagen für Kinder. Einlagen beeinflussen das Wachstum und die Ausrichtung von Gelenkflächen. Einlagenversorgung von Kindern sollte daher sehr zurückhaltend und nur dann erfolgen, wenn es keine andere Option gibt.

2.6.4 Lähmung

Komplette Lähmung eines oder mehrerer Muskeln sind Zeichen für eine neurologische Erkrankung, eine periphere Nervenläsion bzw. periphere Entrapments oder eine Radikulopathie.

Neurologische Erkrankungen und Radikulopathien werden in Band II dieser Buchreihe ausführlich beschrieben. Periphere Entrapments werden in ➤ Kap. 9.8 beschrieben.

2.6.5 Spastik

Eine Spastik weist auf eine neurologische Erkrankung hin. Neurologische Erkrankungen werden in Band II dieser Buchreihe beschrieben.

Zusammenfassung

Funktionsstörungen in der Unterschenkel- und Fußregion

Funktionsstörungen gibt es in jedem Gelenk der Unterschenkel- und Fußregion.

Die Beseitigung von Restriktionen und Blockierungen ist die Hauptaufgabe des Manualtherapeuten. Spezifische

Kenntnis der Art der einzelnen Gelenke mit Bewegungsachsen und Funktion ist notwendig, um zielgerichtet mobilisieren und manipulieren zu können. Red flags müssen ausgeschlossen werden können.

Während man eine Instabilität des oberen Sprunggelenks mit Training der Unterschenkel- und Fußmuskulatur therapieren kann, bleibt bei Gelenken des Mittelfußes nur die Versorgung mit Pelotten und Einlagen. Die Entscheidung für Einlagen bei Kindern sollte zurückhaltend getroffen werden.

Lähmung und Spastik resultieren aus Schäden von Spinal- oder Periphernerven oder aus neurologischen Erkrankungen.

2.6.6 Überlastungssyndrome

Achillodynie

Ätiologie Resultierend aus Überlastung bei Lauf-, Sprint- oder Sprungsportarten. Begünstigende Faktoren sind Adipositas oder eine verkürzte Wadenmuskulatur durch z. B. hochhackige Schuhe. Auch nach zu schnell steigender Belastung bei Wiederaufnahme von sportlicher Aktivität nach längeren Pausen oder nach Beginn einer neuen (sportlichen) Aktivität kann es zu Beschwerden kommen.

BEFUNDE

Leitsymptomatik und typische Befunde
- Schmerzen in der Achillessehne, bei Belastung zunehmend
- Druckdolenz
- Dehnschmerz

Mögliche weitere Symptome
- Tastbare Verdickung und Verhärtung (Seitenvergleich)

Beschreibung

Eine Achillodynie beschreibt eine Tendinopathie der Achillessehne durch Überlastung. Eine lange andauernde Achillodynie kann zur Teilruptur oder Ruptur der Sehne führen (➢ Kap. 2.2.6).

Differenzialdiagnosen

Differenzialdiagnostisch kommen eine degenerative Veränderung der Sehne (Kalzifizierung und Auffaserung) und eine Teilruptur der Sehne in Betracht.

Untersuchung

Manualtherapeutisch Eine provozierende Palpation im Seitenvergleich, aktiver Zehenstand (beid- und einbeinig) und passive Dehnung des M. gastrocnemius werden durchgeführt.

Medizinisch Eine sonografische Untersuchung ist das Mittel der Wahl. Zur genauen Beurteilung des Ausmaßes einer etwaigen Teilruptur kann ergänzend eine MRT gemacht werden.

Therapie

Manualtherapeutisch Im Vordergrund steht eine mehrwöchige Entlastung der Sehne. Die ursächliche Tätigkeit/sportliche Aktivität sollte für 2–4 Wochen nicht durchgeführt werden.

Entzündungs- und Proliferationsphase:
- Mobilisation des unteren Sprunggelenks
- Mobilisation des oberen Sprunggelenks
  - Detonisierung der Wadenmuskulatur
  - Cryotherapie (Kaltluft –32 °C)
  - Lasertherapie
  - Radiale Stoßwellentherapie

Ab Konsolidierungsphase:
- Dehnung des M. soleus
- Dehnung des M. gastrocnemius
- Exzentrisches Training des M. gastrocnemius

Medizinisch Von ärztlicher Seite ist fokussierte Stoßwellentherapie eine Möglichkeit. Sie sollte aber nicht zusätzlich zur radialen Stoßwelle, sondern nur stattdessen durchgeführt werden.

Bei vorliegenden Teilrupturen kann eine mehrwöchige Ruhigstellung im orthopädischen chuh sinnvoll sein.

CAVE
Kortisoninjektionen erhöhen die Rupturgefahr.

Shin-Splint

Synonym Schienbeinkantensyndrom.

Ätiologie Überlastungssyndrom in Lauf- oder Ballsportarten, häufig beidseits.

BEFUNDE

Leitsymptomatik und typische Befunde
- Schmerzen an der Tibia (Periostschmerz), bei Belastung zunehmend
- Druckdolenz

Mögliche weitere Symptome
- Schwellung

Beschreibung

Ein Shin-Splint ist ein Überlastungssyndrom des Knochen-Sehnen-Übergangs durch Überlastung im Sport bei Lauf- oder Ballsportarten. Am häufigsten wird es bei Sprintern und im Basketball beschrieben. Auch vorhandene Fußdeformitäten können die Erkrankung begünstigen.

Die Tibia ist für das Auffangen vom Boden übertragener Kräfte zuständig. Durch wiederholte Zugkräfte des M. tibialis anterior oder posterior kommt es zur Überlastung des Knochen-Sehnen-Übergangs.

Shin-Splints werden aufgeteilt in ein anterolateres Shin-Splint und ein anteromediales Shin-Splint. Beim anterolateralen Shin-Splint schmerzt der Übergang zwischen Tibia und dem Ursprung des M. tibialis anterior, beim anteromedialen der Übergang zwischen Tibia und Ursprung des M. tibialis posterior.

Differenzialdiagnosen

Differenzialdiagnostisch kommen ein Kompartmentsyndrom und eine Stressfraktur der Tibia in Betracht.

Untersuchung

Manualtherapeutisch Zur manualtherapeutischen Untersuchung eignet sich eine provozierende Palpation an beiden Muskelansätzen. Auch isometrisches Anspannen des M. tibialis anterior in Dorsalextension und Supination und des M. tibialis posterior in Plantarflexion und Supination kann ein Shin-Splint provozieren.

Zur Differenzialdiagnostischen Abgrenzung gegenüber einer tibialen Stressfraktur sollte der Patient gebeten werden, einige Male auf dem betroffenen Bein zu hüpfen. Bei einer Stressfraktur ist dies nicht möglich.

RED FLAG

Kann der Patient nicht auf einem Bein hüpfen, so ist dies ein Red flag!

Medizinisch Sonografisch ist eine Verdickung des Periosts darstellbar. In einer MRT können Ansammlungen von Flüssigkeit in Sehne, Periost und Knochen dargestellt werden. Eine Szintigrafie oder Spect-CT sind zudem möglich.

Therapie

Konservativ

Shin-Splints werden konservativ therapiert. Eine operative Intervention ist nur sinnvoll, wenn es begleitende Erkrankungen wie z. B. ein Kompartmentsyndrom gibt (➤ Kap. 2.2.4).

Die Haupttherapie bei Belastungssyndromen besteht in Entlastung des betroffenen Muskelursprungs an der Tibia. Sportler sollten ihre Belastung um mindestens 50 % reduzieren. Da Shin-Splints über Monate entstehen, erfordert es viel Zeit, diese in den Griff zu bekommen. Begonnen werden sollte mit einer Entlastung von 2–4 Wochen.

Manualtherapeutisch Mobilisation anhand folgender Untersuchungsergebnisse:
- Analyse von etwaigen Fehlern in Bewegungsabläufen
- Kontrolle der Schuhqualität
- Analyse der Fußgewölbe

Physikalische Maßnahmen wie Cryotherapie, Lasertherapie, therapeutischer Ultraschall oder radiale Stoßwellentherapie können genutzt werden. Klassische Tapeanlagen oder Kinesiotape können Beschwerden lindern.

Medizinisch Fokussierte Stoßwellentherapie und die Gabe von NSAID sind die medizinischen Therapiemöglichkeiten.

Operativ

Eine Indikation für operatives Vorgehen besteht nur bei Kompartmentsyndrom.

Fasziitis plantaris

Synonym Plantarfasziitis.

Ätiologie Abflachung des Längsgewölbes aus multiplen Gründen:
- Eine Fasziitis plantaris entsteht durch langfristig erhöhte Belastung (Druck und Zug) beim Gang und im Stand.
- Überbelastung im Sport, Übergewicht, stehende Berufe und verkürzte Wadenmuskulatur werden als Ursachen beschrieben. Häufig entwickelt sich in der Folge ein Fersensporn (➤ Kap. 2.4.4).
- Auch eine rheumatisch bedingte Entzündung der Plantarfaszie ist möglich. Beispielsweise ist sie häufiges Erscheinungsbild eines Morbus Bechterew.

BEFUNDE

Leitsymptomatik und typische Befunde
- Fersenschmerz
- Schmerz unter der Fußsohle (medial)
- Druckdolenz
- Ggf. im Seitenvergleich tastbare Verhärtung
- Abflachung des Längsgewölbes

Beschreibung

Eine Fasziitis plantaris beschreibt eine Reizung der Plantarfaszie durch Überlastung.

Differenzialdiagnose

Fersensporn.

Untersuchung

Manualtherapeutisch Eine Palpationsuntersuchung wird lokalisierend und provozierend durchgeführt.

Medizinisch Sonografie, ggf. MRT.

Therapie

Konservativ

Manualtherapeutisch
- Dehnung der Wadenmuskulatur (M. soleus und M. gastrocnemius)
- Querdehnung der Plantarfaszie
- Radiale Stoßwellentherapie

Medizinisch
- Fokussierte Stoßwelle
- Lasertherapie
- Injektionen

Operativ

Strenge Indikationsstellung bzw. nur, wenn innerhalb eines Jahres kein konservativer Behandlungserfolg erzielt wurde.

In seltenen Fällen wird eine Plantarfasziotomie (offen oder endoskopisch möglich) durchgeführt. Auch Verlängerungen der Achillessehne (OP nach Strayer) oder Release-OPs der Wadenmuskulatur werden beschrieben.

Tarsaltunnelsyndrom

Synonyme Bei aktiven Läufern auch jogger's foot genannt; Überlastungssyndrom des M. tibialis posterior.

Ätiologie Ein Tarsaltunnelsyndrom kann postraumatisch, durch Tendinitiden nach Überlastung, aber auch durch Fußdeformitäten ausgelöst werden. Etwa 20 % der Syndrome werden als idiopathisch beschrieben.

BEFUNDE

Leitsymptomatik und typische Befunde
- Unklarer Schmerz am medialen Fußrand, nachts anhaltend
- Par-, Dys- oder Hypästhesien am medialen Fußrand, ggf. bis zur Fußsohle oder den Zehen.
- Druckdolenz
- Sensibilitätsstörungen in der Area nervosa des N. Tibialis

Anatomische Grundlagen

Der Tarsaltunnel verläuft vom Malleolus medialis über das Sustentaculum tali bis zum medialen Kalkaneus und wird vom Retinaculum flexorum bedeckt. Durch den osteofibrösen Tunnel verlaufen die Sehnen des M. flexor digitorum, M. tibialis posterior, M. flexor hallucis longus, der N. tibialis und die A. und V. tibialis.

Differenzialdiagnosen

Differenzialdiagnostisch kommt ein Schwannom in Betracht.

Untersuchung

Manualtherapeutisch
- Palpation: Eine provozierende Palpation im Bereich des Retinaculum flexorum kann erste Hinweise liefern.
- Klinische Tests: Klopftest über dem N. tibialis. Bestätigung durch das Hoffmann-Tinel-Zeichen im Sinne von Parästhesien.

Medizinisch Röntgen in zwei Ebenen zur Beurteilung von Fußdeformitäten, -fehlstellungen oder Frakturen. Sonografie zur Beurteilung von Schwellung und Tendinitiden. EMG zur Überprüfung der Leitgeschwindigkeit des N. tibialis.

Therapie

Konservativ

Manualtherapeutisch
- Dehnung des M. gastrocnemius und M. soleus
- Dehnung der Fußgewölbemuskulatur
- Mobilisation des medialen Fußrandes und des unteren Sprunggelenks

Medizinisch
- Einlagenversorgung mit Unterfütterung des medialen Fußrandes
- NSAID
- Injektionen von Kortikosteroiden und Lokalanästhetika

Operativ

Eine operative Intervention erfolgt nur, wenn konservativ keine Erfolge erzielt werden konnten (nach etwa einem Jahr). Möglich sind endoskopische oder offene Eingriffe zur Resektion des einengenden Materials. Auch ein Release des Retinaculum flexorum ist denkbar.

Zusammenfassung

Überlastungssyndrome der Unterschenkel- und Fußregion

Überlastungssyndrome der Unterschenkel- und Fußregion können durch Überlastung im Sport oder Beruf (Shin-Splint, Achillodynie), aber auch durch zu hohes Körpergewicht, falsches Schuhwerk, Bewegungsmangel oder idiopathische Laxität des Kapsel-Band-Apparates entstehen.

Ist tatsächliche körperliche Überlastung die Ursache, so ist Belastungsreduktion die Therapie der Wahl.

Gewölbeabflachungen aus anderen Gründen können auch mit Einlagen, Pelotten oder operativ therapiert werden.

Physikalische Therapie und die Verabreichung von Analgetika sind bei jeglicher Pathogenese möglich.

2.6.7 Erworbene Fußdeformitäten

Erworbene Fußdeformitäten haben die gleichen Entstehungsmechanismen wie Überlastungssyndrome. Sie können aus Übergewicht, Bandlaxität oder Bewegungmangel (nicht ausreichende muskuläre Stabilität) resultieren.

Plattfuß, erworbener

Synonyme Knick-Senkfuß, Knick-Plattfuß, Knick-Senk-Spreizfuß, bei Kindern Pes planovalgus infantum.

Ätiologie Überlastung.

BEFUNDE

Leitsymptomatik und typische Befunde
- Primär nicht schmerzhaft
- Ggf. Schwielen unter den Metatarsalknochen

Sichtbefund
- Abnahme des Längsgewölbes

Möglicher weiterer Sichtbefund
- Abnahme des Quergewölbes mit Spreizfuß

Beschreibung

Bei einem Plattfuß handelt es sich um eine im Kindes- oder Erwachsenenalter durch Überlastung entstehende Abnahme des Längsgewölbes bei Valgusabweichung. Begünstigende Faktoren sind Adipositas, Inaktivität und vorhandene idiopathische Laxität des Kapsel-Band-Apparates. Die Abweichung ist nicht aufhebbar durch Dehnung der Flexorensehnen. Auch das Quergewölbe kann in der Folge abnehmen, es resultiert dann ein Spreizfuß.

Differenzialdiagnosen

Differenzialdiagnostisch kommen ein angeborener, neurogener oder syndrombedingter Plattfuß in Betracht.

Untersuchung

Manualtherapeutisch Sichtbefund.

Medizinisch Röntgen nur zur Abgrenzung zum kongenitalen Plattfuß (➤ Kap. 2.1.3).

Therapie

Manualtherapeutisch
- Bei Restriktionen Mobilisation der eingeschränkten Gelenke
- Training der Unterschenkel- und Fußmuskulatur

Medizinisch Einlagenversorgung (Verordnung sollte bei Kindern zurückhaltend erfolgen).

Hohlfuß

Synonyme Pes excavatus, Ballenhohlfuß.

Ätiologie Muskuläres Ungleichgewicht, neurologische Erkrankungen, aber auch idiopathisch vorkommend.

Epidemiologie Zumeist beginnend im 5. bis 6. Lebensjahr.

BEFUNDE

Leitsymptomatik
- Gestörte Abrollphase im Gang
- Primär nicht schmerzhaft

Beschreibung

Ein Hohlfuß beschreibt ein erworbenes, zu stark ausgeprägtes Längsgewölbe des Fußes mit Supinationsstellung des Rück- und Pronationsstellung des Vorfußes.

Untersuchung

Medizinisch Röntgen in zwei Ebenen. Winkel zwischen Kalkaneus und Metatarsalen zum Boden vergrößert, ggf. subluxierte proximale Interphalangealgelenke der Zehen.

Therapie

Konservativ

Manualtherapeutisch
- Mobilisation kalkaneokuboidal
- Dehnung der Plantarfaszie
- Dehnung des M. flexor digitorum

Medizinisch Befundabhängig Schienen- oder Schuhversorgung.

Operativ

Operative Interventionen können Tenotomien der Plantarfaszie oder des M. tibialis posterior sein, postpubertär sind Osteotomien oder Arthrodesen möglich (vgl. Matzen et al. 2007: 302).

Postoperative Rehabilitation

Eine postoperative Rehabilitation ist abhängig vom durchgeführten Eingriff und dem daraus resultierenden Nachbehandlungsschema.

2

2

2.7 Aseptische Knochennekrosen

2.7.1 Morbus Köhler I

Ätiologie Idiopathisch.

Epidemiologie Häufigkeitsgipfel um das 6. Lebensjahr, Androtropie 4 : 1.

BEFUNDE
Leitsymptomatik
- Unklare Schmerzen auf dem medialen Mittelfuß

Beschreibung

Beim Morbus Köhler I handelt es sich um eine aseptische Knochennekrose des Os naviculare.

Differenzialdiagnosen

Differenzialdiagnostisch kommen Tumoren oder postinfektiös auch Osteomyelitis in Betracht. Abgrenzung zum Müller-Weiss-Syndrom (bei Erwachsenen, selten auftretend).

Untersuchung

Medizinisch Röntgen.

Therapie

Manualtherapeutisch Nach Ausheilung Mobilisation von Restriktionen des medialen Fußrandes.

Medizinisch Gewölbeverstärkende Einlagen, ggf. Ruhigstellung. Eine vollständige Heilung ist möglich.

2.7.2 Morbus Köhler II

Ätiologie Idiopathisch.

Epidemiologie Häufigkeitsgipfel prä- bis postpubertär, Androtropie 4 : 1.

BEFUNDE
Leitsymptomatik
- Unklare Schmerzen auf dem betroffenen Metatarsalknochen

Beschreibung

Unter einem Morbus Köhler II versteht man eine aseptische Nekrose des Köpfchens der Metatarsalknochen I und selten II mit Beteiligung des Gelenkknorpels. Ein Morbus Köhler II ist eine präarthrotische Erkrankung.

Differenzialdiagnosen

Differenzialdiagnostisch kommen Tumoren oder postinfektiös auch Osteomyelitis in Betracht.

Untersuchung

Medizinisch Röntgen in zwei Ebenen.

Therapie

Manualtherapeutisch
- Bei Arthrose Mobilisation des betroffenen Gelenks
- Physikalische Therapie zur Schmerzlinderung (Kaltluft, Ultraschalltherapie)

Medizinisch Einlagen oder Pelotten unter dem betroffenen Metatarsalknochen sind das Mittel der Wahl. Bei starker Arthroseentwicklung ist eine Teilresektion der Grundphalanx möglich.

2.7.3 Osteochondrosis dissecans

Eine Osteochondrosis dissecans beschreibt eine meist idiopathische (gelegentlich auch traumatisch bedingte, ➤ Kap. 2.2.3) aseptische Knochennekrose mit knöchern-knorpeligem Dissekat im Gelenk. Da sie, neben dem oberen Sprunggelenk (medioventrale Talusrolle), auch an anderen Gelenken der Extremitäten vorkommt (Knie, Ellenbogen), wird sie in ➤ Kap. 9.5.1 beschrieben.

Zusammenfassung

Aseptische Knochennekrosen in der Fußregion

Aseptische Knochennekrosen sind zumeist idiopathisch. Eine Osteochondrosis dissecans kann jedoch auch traumatisch entstehen.

Die Therapie von Morbus Köhler I und II ist zumeist konservativ. Während ein Morbus Köhler I fast immer ohne Folgeschäden komplett ausheilt, resultiert aus einem Morbus Köhler II oft eine Arthrose.

Die Osteochondrosis dissecans wird in ➤ Kap. 9.5.1 beschrieben.

KAPITEL

3 Knieregion

3.1 Knöcherne, kongenitale Erkrankungen

Allgemeines Basiswissen zu knöchernen kongenitalen Erkrankungen wird in ➢ Kap. 1.1.1 vermittelt.

3.1.1 Grundlagen

In der Knieregion gibt es zahlreiche kongenitale Erkrankungen. Die Therapie reicht von konservativen therapeutischen Maßnahmen über korrigierende Einlagen bis zu Umstellungsosteotomien.

Versorgung mit Einlagen

Füße von Kleinkindern, Schulkindern und Jugendlichen sollten nur nach strenger Indikationsstellung mit Einlagen versorgt werden.

Einlagen beeinflussen die physiologische Entwicklung der Fußmuskulatur und das Wachstum bzw. die Ausrichtung der Fußwurzelknochen.

Isoliert vorliegende kongenitale Erkrankungen verursachen primär keine Beschwerden. Ab etwa dem 40. Lebensjahr können Folgeerscheinungen wie z. B. Arthrose im betroffenen oder umliegenden Gelenken Beschwerden verursachen. Komplexe, multiple Veränderungen, zum Beispiel auch bei Syndromen, können schon früher zu Beschwerden führen.

Beinachsen in der kindlichen Entwicklung

Zur Beurteilung, ob Achsenabweichungen in Richtung Valgus- oder Varusstellung von Ober- oder Unterschenkel pathologisch oder physiologisch sind, ist es notwendig, die physiologische Entwicklung der Beinachsen zu kennen und zu verstehen.

X- oder O-Beine können durch Abweichungen im Femur, in der Art. genu oder im Crus (Unterschenkel, hier Tibia) ihre Ursache haben.

Mikulicz-Linie

Die Mikulicz-Linie beschreibt die Traglinie des Körpers, eine gedachte Linie zwischen der Mitte des Caput femoris und der Mitte der Talusrolle. Idealerweise liegt das Zentrum des Kniegelenks (im Erwachsenenalter) auf dieser Linie. Geringe Abweichungen des Knies nach medial (Valgus) werden als physiologisch betrachtet.

Säuglinge werden mit einer O-Bein-Position (Varus) zwischen Ober- und Unterschenkel geboren. Diese ist bis zu 20° physiologisch. Bis zum 3. Lebensjahr wandelt sie sich zu einem physiologischen X-Bein (Valgus) mit einer Abweichung von bis zu 10°. Diese sollte sich bis zum 6./7. Lebensjahr weitestgehend neutralisieren. Ab dem 7. Lebensjahr bis zum abgeschlossenen Wachstum gelten 5–7° Valgusposition jedoch weiterhin als physiologisch.

Die meisten Frauen behalten einen kleinen Valguswinkel, Männer häufig eine leichte Varusstellung.

Von einem X-Bein spricht man, wenn das Kniegelenk sich medial der Mikulicz-Linie befindet (Valgus), von einem O-Bein, wenn sich das Kniegelenk lateral davon befindet (Varus).

Beurteilung

Im Zweibeinstand werden die Abstände zwischen den beiden medialen Femurkondylen und den beiden medialen Malleolen beurteilt.

Ein Kondylenabstand von mehr als 3 cm (Genu varum) und ein Malleolenabstand von mehr als 5 cm (Genu valgum) werden als pathologisch beschrieben.

Ätiologie von Achsenabweichungen

Abweichungen von den Beinachsen sind nicht immer angeboren. Multiple Gründe können zu erworbenen Abweichungen führen. Zum einen sind dies Erkrankungen, die für eine schlechtere Mineralisierung der Knochen sorgen:

- Osteomalazie
- Rachitis
- Osteoporose
- Hormonelle Störungen

In diesem Fall sind beidseitige Abweichungen zu erwarten.

Zum anderen gibt es auch degenerativ oder traumatisch (Frakturen) bedingte Achsenabweichungen. Eine Ursache muss unbedingt vor einer Therapieplanung bekannt sein. Genaue Diagnostik ist daher unabdingbar.

Manuelle Therapie bei Säuglingen und Kleinkindern

Um kongenitale Abweichungen wie z. B. eine angeborene Knieluxation adäquat konservativ behandeln zu können, bedarf es spezialisierter Manualtherapeuten mit Kenntnis von Säuglings- und Kleinkindanatomie und Erfahrung in frühkindlicher manueller Therapie.

Auch der Umgang mit Eltern muss gelernt werden, genau wie die etwaige Anleitung dieser zu Übungen für zu Hause. Es fehlt hier an spezifischen Weiterbildungen durch manualtherapeutische Ausbildungsstätten. Manualtherapeutisches Handling ist nicht ohne Weiteres auf Kleinkinder und sicher nicht auf Säuglinge übertragbar.

3.1.2 Genu valgum

Synonym Genu valgum congenita.

Ätiologie Idiopathisch.

BEFUNDE

Sichtbefund
- Knie medial der Mikulicz-Linie
- Im Stand: Abstand zwischen den medialen Malleolen > 5 cm

Röntgenbefund
- Darstellung des Genu valgum mit Ausmaß der Abweichung

Beschreibung

Es liegt eine Achsenabweichung des Unterschenkels nach lateral vor. Es besteht eine Abduktionsposition des Unterschenkels (Valgus-Position). Das Knie befindet sich medial der Mikulicz-Linie.

Differenzialdiagnosen

Differenzialdiagnosen betreffen die Ätiologie. Hier kann ein Genu valgum aufgrund von Rachitis, Osteomalazie, hormonellen Störungen oder Osteoporose entstehen. In diesen Fällen sind die Abweichungen beidseitig zu vermuten.

Untersuchung

Manualtherapeutisch Der Patient wird im Stand begutachtet. Der Abstand zwischen den medialen Malleolen wird gemessen.

Medizinisch Eine Röntgenuntersuchung wird nur gemacht, wenn eine medizinische Intervention folgen soll. Dann erfolgt eine a. p.-Aufnahme im Stand vom Becken bis zu den Füßen. Blutuntersuchung zum Ausschluss von Rachitis, Osteomalazie etc.

Therapie

Konservativ

Einlagen bzw. Erhöhung unter dem Fußinnenrand.

Operativ

Eine operative Versorgung erfolgt nur bei massiver Achsenabweichung und Abstand zwischen den medialen Malleolen von mehr als 10 cm.

Bei Ursache in der Tibia erfolgt eine Umstellungsosteotomie: Ein Keil wird aus der proximalen medialen Tibia entfernt, die Abweichung somit korrigiert und osteosynthetisch versorgt. Im Alter von 10–13 Jahren ist auch eine temporäre Epiphysiodese der Tibia zur Wachstumskorrektur möglich. Bei Ursache im Kniegelenk erfolgt eine suprakondyläre Verschiebeosteotomie (siehe „OP-Verfahren bei Genu valgum und Genu varum", ➤ Kap. 3.1.3).

Postoperative Rehabilitation

Die postoperative Rehabilitation beginnt nach der mehrwöchigen Ruhigstellung und richtet sich nach dem verordneten Nachbehandlungsschema unter Beachtung der Belastbarkeit in den unterschiedlichen Heilungsphasen.

3.1.3 Genu varum

Synonym Genu varum congenita.

Ätiologie Idiopathisch.

BEFUNDE

Sichtbefund
- Knie lateral der Mikulicz-Linie
- Im Stand: Abstand zwischen den medialen Femurkondylen > 3 cm

Röntgenbefund
- Darstellung des Genu varum mit Ausmaß der Abweichung

Beschreibung

Es liegt eine Achsenabweichung des Unterschenkels nach medial vor. Es besteht eine Adduktionsposition des Unterschenkels (Varus-Position). Das Knie befindet sich lateral der Mikulicz-Linie.

Differenzialdiagnosen

Differenzialdiagnosen betreffen die Ätiologie. Hier kann ein Genu varum aufgrund von Rachitis, Osteomalazie, hormonellen Störungen oder Osteoporose entstehen. In diesen Fällen sind die Abweichungen beidseitig zu vermuten.

Untersuchung

Manualtherapeutisch Der Patient wird im Stand begutachtet. Der Abstand zwischen den medialen Femurkondylen wird gemessen.

Medizinisch Eine Röntgenuntersuchung wird nur gemacht, wenn eine medizinische Intervention folgen soll. Dann erfolgt eine a. p.-Aufnahme im Stand vom Becken bis zu den Füßen. Blutuntersuchung zum Ausschluss von Rachitis, Osteomalazie etc.

Therapie

Konservativ

Einlagen bzw. Erhöhung unter dem Fußaußenrand.

Operativ

Eine operative Versorgung erfolgt nur bei massiver Achsenabweichung und Abstand zwischen den Femurkondylen von mehr als 10°.

Bei Ursache in der Tibia erfolgt eine Umstellungsosteotomie: Ein Keil wird aus der proximalen lateralen Tibia entfernt, die Abweichung somit korrigiert und osteosynthetisch versorgt. Im Alter von 10–13 Jahren ist auch eine temporäre Epiphysiodese der Tibia zur Wachstumskorrektur möglich.

Bei Ursache im Kniegelenk erfolgt eine suprakondyläre Verschiebeosteotomie.

Postoperative Rehabilitation

Die postoperative Rehabilitation beginnt nach der mehrwöchigen Ruhigstellung und richtet sich nach dem verordneten Nachbehandlungsschema unter Beachtung der Belastbarkeit in den unterschiedlichen Heilungsphasen.

OP-Verfahren bei Genu valgum und Genu varum

Liegt die Ursache der Abweichung in der Tibia, sind bei verschlossenen Wachstumsfugen Umstellungsosteotomien und davor auch Epiphysiodesen möglich.

Epiphysiodese

Vor Abschluss des Wachstums können Epiphysiodesen genutzt werden, um das Wachstum zu lenken oder zu hemmen. Der Vorteil liegt darin, dass es sich nur um einen kleinen operativen Eingriff handelt.

Vorab muss das Skelettalter nach Greulich und Pyle anhand einer Röntgenuntersuchung der Hand mit Analyse der Wachstumsfugen bestimmt werden, um das noch zu erwartende Wachstum und das Tempo des Wachstums feststellen zu können.

Im Falle eines Genu varum erfolgt dann eine temporäre Hemiepiphysiodese (einseitige Verschraubung der Wachstumsfuge) auf der lateralen Seite der proximalen Tibia. Wächst für eine Zeit nur die mediale Tibia, gleicht sich die O-Bein-Stellung aus. Im Falle eines Genu valgum erfolgt die temporäre Hemiepiphysiodese auf der medialen Tibiaseite.

Die voraussichtliche Dauer der Verschraubung wird durch die Berechnung des Skelettalters vorab festgelegt. Regelmäßige Röntgenkontrollen sind aber notwendig und können den Zeitraum beeinflussen (vgl. Willeger et al. 2022).

Umstellungsosteotomie an der Tibia

Nach Beendigung des Wachstums kommt operativ nur noch eine Umstellungsosteotomie zum Ausgleich eines Genu valgum oder varum in Frage.

Bei einem Genu varum wird ein knöcherner Keil aus der medialen proximalen Tibia entfernt und der Knochen dadurch begradigt. Mit einer Plattenosteosynthese wird die Tibia fixiert.

Nach ca. 8-wöchiger Ruhigstellung kann das Bein therapiert werden. Eine Metallentfernung kann frühestens nach einem Jahr erfolgen.

Suprakondyläre Verschiebeosteotomie

Liegt die Valgus- oder Varusfehlstellung an einer Fehlstellung des femoralen Anteils des Kniegelenks, so muss auch das Femur korrigierend operiert werden. Es erfolgt eine Korrektur mit einer suprakondylären Verschiebeosteotomie. Das Femur wird kondylär transversal osteotomiert, die Fragmente komprimiert und mit Hilfe einer Winkelplatte fixiert.

Nach ca. 8-wöchiger Ruhigstellung kann das Knie nachbehandelt werden. Eine Metallentfernung kann frühestens nach einem Jahr erfolgen.

Umstellungsosteotomie am Femur

Liegt der Grund für die Achsenabweichung im Femur, so muss die Umstellungsosteotomie auch am distalen Femur erfolgen. Allerdings besteht hier eine größere Schwierigkeit in der exakten Bestimmung der Größe des Resektionskeils (vgl. Patzler 2020).

Nach ca. 8-wöchiger Ruhigstellung kann das Knie nachbehandelt werden. Eine Metallentfernung kann frühestens nach einem Jahr erfolgen.

Übliche Nachbehandlung nach Osteotomien

Entzündungsphase:
- Ruhigstellung

Proliferationsphase:
- Ruhigstellung

Konsolidierungsphase:
- Ruhigstellung bis Ende 8. Woche
- Rollgleitmobilisationen in Flexion und Extension
- Mobilisation tibiofibular proximal und distal
- Patellamobilisation
- Propriozeptives Training
- Training der Ober- und Unterschenkelmuskulatur

Umbauphase:
- Rollgleitmobilisationen in Flexion und Extension
- Mobilisation tibiofibular proximal und distal
- Patellamobilisation
- Propriozeptives Training
- Training der Ober- und Unterschenkelmuskulatur

Vor Wiederaufnahme von Wettkampfsport (je nach OP-Verfahren nach 4–6 Monaten möglich) sollte Sprung- und Sprinttraining durchgeführt worden sein.

3.1.4 Genu recurvatum

Synonym Genu recurvatum congenita.

Ätiologie Sehr selten kongenital, dann häufig bds. Weitere Ursachen können ein einseitiger Spitzfuß, eine posttraumatische Störung der tibialen Epiphysenfuge, eine Verletzung des hinteren Kreuzbandes (➤ Kap. 3.2.1) oder auch eine

Lähmung des M. quadriceps sein. Für eine sinnvolle Therapie ist es zwingend notwendig, die Ursache zu kennen (vgl. Matzen et al. 2007: 254 und Breusch et al. 2019: 481).

BEFUNDE

Sichtbefund
- Deutlich überstrecktes Kniegelenk im Stand, ggf. bds.
- Passive Extension > 10°

Röntgenbefund
- Eine Röntgenuntersuchung wird nur präoperativ oder bei Verdacht auf knöcherne Schädigung durchgeführt

Beschreibung

Es liegt ein deutlich überstreckbares Kniegelenk vor. Bei Kindern sind 10°, bei Frauen bis 5° physiologisch. Es besteht eine deutliche Kapsel-Bandlaxität.

Differenzialdiagnosen

Angeborene Knieluxation. Weitere Differenzialdiagnosen betreffen die Ätiologie. Differenzialdiagnosen zur kongenitalen Ursache:
- Posttraumatische Störung der Epiphysenfuge
- Ruptur des hinteren Kreuzbandes
- Z. n. Hyperextensionstrauma
- Läsion des N. femoralis mit Quadrizepslähmung/-schwäche

Untersuchung

Manualtherapeutisch Es erfolgt eine Analyse im Stand. Des Weiteren wird die passiv anguläre Extension im Seitenvergleich getestet. Der Kapsel-Band-Apparat wird zur Feststellung einer etwaigen generellen Laxität untersucht.

Medizinisch Röntgen bei V. a. knöcherne Schädigung oder präoperativ.

Therapie

Die Therapie ist abhängig von der tatsächlichen Ursache.

Konservativ

- Muskuläres Stabilitätstraining
- Posttraumatisch: Orthesenversorgung in 10–20° Flexion für 12 Wochen

Operativ

- Bei vorliegenden Wachstumsstörungen: Osteotomie der proximalen Tibia
- Bei Ruptur des Lig. cruciatum posterius: hintere Kreuzbandplastik (➤ Kap. 3.2.1)

Postoperative Rehabilitation

Die postoperative Behandlung ist abhängig von der durchgeführten Operation. Sie folgt dem Behandlungsschema unter Beachtung der Belastbarkeit in den jeweiligen Heilungsphasen.

3.1.5 Kniegelenkluxation, angeborene

Ätiologie Idiopathisch, vermehrt nach Beckenendlage

Epidemiologie < 2 : 100.000, bei zwei Dritteln der Patienten bds.

BEFUNDE

Sichtbefund
- Starke Hyperextensionsfähigkeit des Kniegelenks
- Eingeschränkte Flexion

Weitere mögliche Befunde
- Femurkondylen ggf. in der Kniekehle tastbar

Röntgenbefund
- Subluxation der Tibia nach ventral, proximal

Beschreibung

Es liegt eine Subluxation der Tibia (zumeist) nach ventral proximal vor, die häufig gepaart ist mit Patelladysplasie oder Insuffiziens des vorderen Kreuzbandes (➤ Abb. 3.1). Eine Hyperextension bis 40° ist möglich, die Flexion ist eingeschränkt. Seltener besteht die Luxation nach dorsal bei insgesamt deutlich schlechterer Prognose.

Differenzialdiagnosen

Genu recurvatum.

Untersuchung

Manualtherapeutisch Untersucht werden die passiv anguläre Flexion und Extension des Kniegelenks. Die Kniekehlenregion wird orientierend palpiert.

Medizinisch Röntgen.

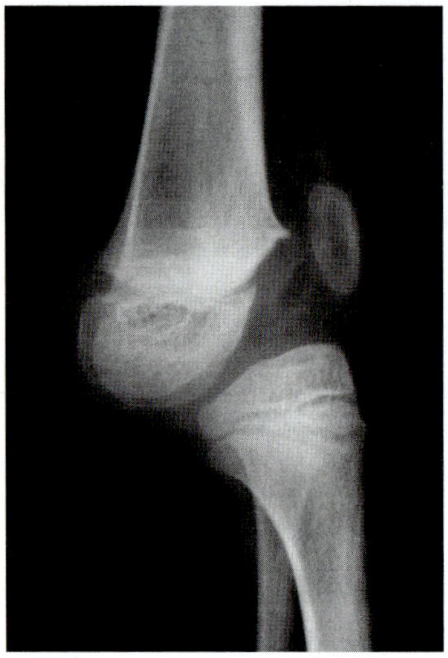

Abb. 3.1 Angeborene Luxation des Kniegelenks nach ventral bei einem 7-jährigen Jungen. [R300]

Therapie

Konservativ

- Behandlung 1–2-mal wöchentlich
- Gipsversorgung (Ruhigstellung) zwischen den Behandlungen
- Therapieziel sind 90° Flexion
- Mobilisation der Tibia nach distal, dorsal und medial direkt nach der Geburt

HINWEIS
Ein gelenknaher Griff (Tuberositas tibiae) mit der mobilisierenden Hand ist wichtig, um keine Deformitäten der Tibia zu generieren!

Operativ

Bei zu spätem Behandlungsbeginn können operative Maßnahmen notwendig sein.

Bei vorliegenden insuffizienten Kreuzbändern kann frühestens ab dem 10. Lebensjahr operiert werden.

Postoperative Rehabilitation

Die postoperative Behandlung ist abhängig von der durchgeführten Operation. Sie folgt dem Behandlungsschema unter Beachtung der Belastbarkeit in den jeweiligen Heilungsphasen.

3.1.6 Patelladysplasie

Ätiologie Idiopathisch, häufig in Kombination mit Fehlbildungssyndromen (Trisomie 21, Arthrogrypose u. Ä.).

BEFUNDE

Sichtbefund
- Ggf. lateralisierte Patella
- Patellahochstand

Röntgenbefund
- Patelladysplasie Typ II–V; Darstellung mit Defilee-Aufnahmen

Anatomische Grundlagen

Die Patella liegt der Trochlea ossis femoris (Facies patellaris femoris) gelenkig auf. Sie bildet zwei Gelenkfacetten. Normalerweise ist die laterale Facette leicht konvex, die mediale Facette ist leicht konkav gegenüber der Trochlea. Die Trochlea bietet den beiden Facetten einen Öffnungswinkel von physiologischen 120 bis 140°.

Beschreibung

Bei der Patelladysplasie handelt es sich um eine atypische Ausbildung der patellaren Facetten.

Einteilung nach Wiberg und Baumgartl

- Typ I: Normalbefund. Die laterale und mediale Facette haben die gleiche Größe und sind jeweils konkav geformt (Anmerkung des Autors: Andere Autoren beschreiben eine Konvexität der lateralen Facette als Norm, siehe „Anatomische Grundlagen".)
- Typ II: Die mediale Facette ist kleiner als die laterale (von zentral nach medial ventral verkürzt). Beide Facetten sind konkav oder plan geformt.
- Typ III: Die mediale Facette ist kleiner als die laterale und konvex geformt.
- Typ IV: Die mediale Facette ist kleiner als die laterale und kronenförmig deformiert.
- Typ V: Es gibt keine mediale Facette (Jägerhutpatella).

Differenzialdiagnosen

Trochleadysplasie.

Untersuchung

Defilee-Aufnahmen in 30°, 60° und 90° Flexion. Die Bewegung der Patella im femoralen Gleitlager kann beurteilt werden.

Therapie

Konservativ

Training des Vastus medialis quadriceps ist empfehlenswert.

Operativ

Operatives Vorgehen erfolgt nur bei habitueller Patellaluxation (➤ Kap. 3.2.5).

3.1.7 Trochleadysplasie

BEFUNDE

Sichtbefund
- Ggf. lateralisierte Patella
- Patellahochstand

Röntgenbefund
- Trochleadysplasie; Darstellung mit Defilee-Aufnahmen

Beschreibung

Es liegt eine geringere Ausprägung der Trochlea ossis femoris mit vergrößertem Öffnungswinkel für die Patella vor. Daraus resultiert eine schlechtere patellare Sicherung mit Instabilität und Luxationsgefahr.

Differenzialdiagnosen

Patelladysplasie.

Untersuchung

Defilee-Aufnahmen in 30, 60 und 90° Flexion. Die Bewegung der Patella im femoralen Gleitlager kann beurteilt werden.

Therapie

Konservativ

Training des Vastus medialis quadriceps ist empfehlenswert.

Operativ

Operatives Vorgehen mittels Trochleaplastik erfolgt nur bei habitueller Patellaluxation (➤ Kap. 3.2.5).

3.1.8 Patella alta

Synonym Patellahochstand.

BEFUNDE

Sichtbefund
- Im Seitenvergleich tastbarer Hochstand der Patella, ggf. sichtbar

Beschreibung

Die Patella alta beschreibt den Hochstand der Patella.

Differenzialdiagnosen

Differenzialdiagnostisch kommen Patella- und Trochleadysplasien in Betracht. Weitere Differenzialdiagnosen betreffen die Ätiologie:
- Degenerativer Patellahochstand
- Z. n. nach Quadricepssehnenruptur

Untersuchung

- Sicht- und Palpationsbefund
- Ggf. Defilee-Aufnahmen zum Ausschluss einer Patella- bzw. Trochleadeformität

Therapie

Konservativ

Mobilisation nach distal, wenn arthrokinematisch möglich.

Operativ

Eine operative Intervention erfolgt nur bei habitueller Patellaluxation.

3.1.9 Patellaluxation, angeborene

Ätiologie Idiopathisch.

Epidemiologie Fast nur bei bestehenden Fehlbildungssyndromen.

BEFUNDE

Sicht- und Palpationsbefund
- Nach lateral subluxierte Patella

Beschreibung

Es besteht eine Luxation der Patella nach lateral, die zumeist mit weiteren Deformitäten des Oberschenkels einhergeht.

Untersuchung

Medizinisch Eine Sonografie ist Mittel der Wahl. Mittels Röntgen sind Patellaluxationen erst nach dem 2. Lebensjahr darstellbar.

3

Therapie

Operativ

Eine Operation erfolgt unmittelbar nach der Diagnosestellung. OP-Verfahren bei Z. n. Patellaluxation ➤ Kap. 3.2.5.

3.1.10 Patella partita

BEFUNDE

Palpationsbefund

- Ggf. tastbar ab dem 6./7. Lebensjahr

Beschreibung

Eine Patella partita beschreibt die ausbleibende Fusion der aus mehreren Knochenkernen bis zum 6./7. Lebensjahr wachsenden Patella.

Häufigstes Bild ist der als Einzelknochen verbleibende laterale proximale Anteil, **Patella bipartita** genannt. Besteht dieser Anteil aus mehreren Fragmenten, so lautet die Bezeichnung **Patella multipartita**, die aber klinisch eher bedeutungslos ist. Eine Fusionierung ist mit fortschreitendem Alter möglich.

Untersuchung

Manualtherapeutisch Zur Untersuchung eignet sich die Palpation.

Medizinisch Röntgen ist erst nach der zu erwartenden Fusionierung sinnvoll.

Therapie

Keine.

3.1.11 Anatomische Beinlängendifferenz

BEFUNDE

Sichtbefund

- Nur bei deutlicher Differenz sichtbar

Beschreibung

Hierbei handelt es sich um eine Differenz der Knochenlänge im Seitenvergleich.

Differenzialdiagnosen

Funktionelle Beinlängendifferenz durch Kontrakturen oder Achsenfehlstellungen.

Untersuchung

Manualtherapeutisch Die Messung der Beinlängendifferenz erfolgt in Rückenlage.

Funktionelle Beinlängendifferenz
Gemessen wird von der Spina iliaca anterior superior bis zum Unterrand des Malleolus medialis oder lateralis. Die Messung erfolgt im Seitenvergleich.

Anatomische Beinlängendifferenz
Der Oberschenkel wird vom Oberrand oder Unterrand des Trochanter major bis zum lateralen Kniegelenkspalt gemessen.

Der Unterschenkel wird vom lateralen Kniegelenkspalt bis zum Unterrand des Malleolus lateralis gemessen. Die Messung erfolgt im Seitenvergleich.

Sowohl die beschriebenen Messergebnisse als auch das Arbeiten mit Beckenwaagen und Messplättchen im Stand liefern nur Anhaltspunkte und keine genauen Messwerte. Aussagekräftig sind diese Verfahren nur bei größeren Abweichungen.

Medizinisch Bei Verdacht auf anatomische Beinlängendifferenz sollte mittels Bildgebung ein genauer Seitenvergleich durchgeführt werden. Möglichkeiten sind einfaches Röntgen mit Maßstab, ein EOS-Röntgenscan zur dreidimensionalen Darstellung oder eine Computertomografie.

Häufig wird eine Röntgenuntersuchung der Lendenwirbelsäule und des Beckens im Stand durchgeführt und begutachtet, ob eine Verbindungslinie der Oberränder der beiden Cristae des Iliums in der Waage ist. Dies kann eine Beinlängendifferenz jedoch nicht in anatomisch und funktionell unterscheiden. Zudem könnte eine Beckenverwringung zu einem falsch positiven Ergebnis führen.

Therapie

Konservativ

Gibt es Verdacht auf eine funktionelle Beinlängendifferenz, so wird die Mobilität der Hüft-, Knie- und Sprunggelenke passiv angulär im Seitenvergleich überprüft. Kapsuläre Restriktionen werden mobilisiert. Zudem werden Muskeldehntests der unteren Extremität im Seitenvergleich durchgeführt. Kontraktes Epi-, Peri- oder Endomysium wird mobilisiert.

Anatomische Beinlängendifferenzen können, je nach Ausprägung, mit einseitigen Schuherhöhungen, Verkürzungsinnenschuhen oder Orthesen behandelt werden.

Operativ

Osteotomien zur Beinverlängerung oder Beinverkürzung sind möglich. Die Indikation sollte streng gestellt und nur bei deutlichen Abweichungen in Erwägung gezogen werden.

Postoperative Rehabilitation

Die postoperative Operation entspricht der Nachbehandlung von Tibia- und Femurosteotomien (➤ Kap. 3.1.3).

Zusammenfassung

Knöcherne, kongenitale Erkrankungen der Knieregion

Ein Genu valgum oder Genu varum kann ursächlich aus Veränderungen des Femurs, des Kniegelenks oder der Tibia resultieren. Die Therapie richtet sich nach der Ausprägung der Abweichung. Während kleinere Abweichungen mit Einlagen (im Sinne von einseitigen Sohlenerhöhungen) behandelt werden können, können größere Abweichungen operativ versorgt werden. Hier stellen neben Umstellungsosteotomien auch temporäre Epiphysiodesen eine Option dar.

Ein Genu recurvatum wird in der Regel konservativ behandelt, bei vorliegenden Wachstumsstörungen oder rupturiertem bzw. nicht angelegtem hinterem Kreuzband sind operative Interventionen möglich.

Eine angeborene Knieluxation sollte unmittelbar nach der Geburt manualtherapeutisch behandelt werden. Bei zu spätem Behandlungsbeginn kann operatives Eingreifen notwendig sein.

Kongenitale Abweichungen der Patella oder der Trochlea ossis femoris werden nur operativ therapiert, wenn es zur habituellen Patellaluxation kommt (➤ Kap. 3.2.5).

3.2 Traumatische Erkrankungen

Basiswissen zu traumatischen Erkrankungen inkl. Traumaanalyse und Informationen zu Fraktureinteilungen wird in ➤ Kap. 1.1.2 vermittelt.

In ➤ Abb. 3.2 ist das grundlegende anamnestische und diagnostische Vorgehen nach traumatischen Ereignissen in der Knieregion dargestellt.

Das Kniegelenk ist das am häufigsten von Sportverletzungen betroffene Gelenk.

EVIDENZ

19.530 Sportverletzungen bei 17.397 Patienten wurden in einem Zeitraum von 10 Jahren untersucht:

- 39,8 % der Verletzungen waren Knieverletzungen.
- 43,1 % der Betroffenen waren zum Zeitpunkt der Verletzung zwischen 20 und 29 Jahre alt.
- 35 % der Knieverletzungen entstanden beim Fußball, 26 % beim Skifahren (vgl. Majewski et al. 2006).

HINWEIS

Das Wiedererlangen von voller Belastbarkeit und Sportfähigkeit ist das Ziel der konservativen Therapie und der postoperativen Rehabilitation nach jeder Verletzung der Knieregion.

Die in der Folge beschriebenen Rehabilitationszeiten sind Empfehlungen, die individuell deutlich abweichen können. Inadäquates Belastungsverhalten ist der Hauptgrund für länger andauernde Rehabilitation. Im Profisport hingegen wird häufig eine frühere Rückkehr entschieden, hier ggf. unter erhöhter Rezidivgefahr.

Vor Freigabe der sportlichen Wettkampfbelastung sind unbedingt Lauf- (Schnelligkeit und Ausdauer), Stabilitäts- und Sprungtests durchzuführen. Die Mobilität sollte vollständig wiederhergestellt sein!

Bei starken Schmerzen und großer Entzündung nach einem Trauma ist eine medikamentöse Therapie mit Einsatz von Analgetika und Antiphlogistika vom Arzt abzuwägen. Neben den gewünschten Effekten stellt sie immer auch eine Beeinflussung der physiologischen Heilung dar.

YELLOW FLAG

Bei Zustand nach Traumen sollte anamnestisch geprüft werden, ob Yellow, Blue oder Black flags vorliegen. Sie können ein heilungsverzögernder Faktor sein.

Insbesondere Sorgen und Ängste bei möglicher längerfristiger Arbeitsunfähigkeit oder Sportunfähigkeit können Yellow flags auslösen.

3.2.1 Bandläsionen

Das Kniegelenk wird durch feste Bandstrukturen gesichert. Von einem Trauma können, je nach Richtung der einwirkenden Kraft, Kreuzbänder und/oder Kollateralbänder betroffen sein. Isolierte Verletzungen des Lig. meniscofemorale posterius auf der Rückseite des Knies oder des Lig. transversum genus auf der Vorderseite sieht man hingegen selten. Beide dienen der Stabilisation der Menisken bei Bewegung und verletzen eher im Zusammenhang mit Meniskusläsionen (➤ Kap. 3.2.6). Das Lig. meniscofemorale posterius kann zudem gemeinsam mit dem hinteren Kreuzband verletzen, da beide im Ursprungsbereich miteinander verwachsen sind.

Das Lig. patellae wird in Zusammenhang mit Funktionsstörungen besprochen, da es selten anreißt oder reißt, aber bei Überbelastung anhaltende Schmerzen verursachen kann (➤ Kap. 3.6.6).

Das Lig. popliteum obliquum und das Lig. popliteum arcuatum sind Verstärkungen der dorsalen Kniegelenkskapsel und werden daher bei den Kapselläsionen besprochen (➤ Kap. 3.2.2).

Verletzungen der Ligamente des proximalen Tibiofibulargelenks (Lig. capitis fibulae anterius und posterius) sieht man zumeist in Kombination mit proximalen Fibulafrakturen (➤ Kap. 3.2.3).

3

Anamnestische Informationen/allgemeine mögliche klinische Befunde
Weitere Befunde möglich/Ausbleiben einzelner Befunde möglich
Z.n. nach Trauma: Schmerzen, Schwellung, Hämatom, Bewegungseinschränkung, verringerte Gelenkbelastbarkeit, ggf. Überwärmung, ggf. Krepitationen > **Traumaanalyse,** siehe Kap. 1.1.2

Traumamechanismus/ mögliche betroffene Struktur	Untersuchung (therapeutisch oder ärztlich)	Therapie/Handlungsempfehlung
Verletzungen anderer/weiterer Strukturen theoretisch möglich	**Therapeutische Untersuchungstechniken unter Beachtung von Sensitivität, Spezifität und Reliabilität**	**Nachbehandlungsschemata können individuell abweichen** **Entscheidungen pro/kontra OP müssen individuell getroffen werden**
Valgustrauma > **Innenband,** siehe Kap. 3.2.1	Valgus-Stresstest in 15–20° Flexion Ggf. MRT	Konservativ: • Bei Ruptur → Orthese in 20° 6–12 Wochen • Bei Dehnung/Teilruptur → allg. Therapiebausteine
Valgustrauma oder Verdrehtrauma > **mediale Kapsel,** siehe Kap. 3.2.2	Valgus-Stresstest 5–10° Flexion Ggf. MRT	Konservativ: • Bei großem Schaden → Orthese in 10° • Bei kleinerem Schaden → allg. Therapiebausteine
Valgustrauma, Kontusion oder RSI > **Innenmeniskus,** siehe Kap. 3.2.6	Payr-Test, weitere Meniskustests, MRT	Konservativ: bei kleiner Läsion → allg. Therapiebausteine Operativ: bei akutem Riss → Naht, Teilresektion
Flexions-Valgustrauma > **anteromediale Kniegelenksinstabilität:** Innenmeniskus, Innenband, vorderes Kreuzband (auch isoliert möglich), siehe Kap. 3.2.1 und 3.2.6	Lachmann-Test, Valgus-Stresstest, Payr-Test MRT	Operativ: Meniskus-OP, Innenbandorthese 6–12 Wochen, vordere Kreuzbandplastik
Hyperextensionstrauma > **vorderes Kreuzband** (ggf. Fraktur, Luxation, Kapselläsion), siehe Kap. 3.2.1	Lachmann-Test, MRT	Konservativ: möglich Operativ: vordere Kreuzbandplastik, mehrere Verfahren möglich
Varustrauma > **Außenband,** siehe Kap. 3.2.1	Varus-Stresstest in 15–20° Flexion Ggf. MRT	Konservativ: • Bei Ruptur → Orthese in 20° 6–12 Wochen • Bei Dehnung/Teilruptur → allg. Therapiebausteine
Varustrauma oder Verdrehtrauma > **laterale Kapsel,** siehe Kap. 3.2.2	Varus-Stresstest 5–10° Flexion Ggf. MRT	Konservativ: • Bei großem Schaden → Orthese in 10° • Bei kleinerem Schaden → allg. Therapiebausteine
Varustrauma, Kontusion oder RSI > **Außenmeniskus,** siehe Kap. 3.2.6	Meniskustests, MRT	Konservativ: bei kleiner Läsion → allg. Therapiebausteine Operativ: bei akutem Riss → Naht, Teilresektion
Flexions-Varustrauma > **posterolaterale Kniegelenksinstabilität:** Außenmeniskus, Außenband, hinteres Kreuzband (auch isoliert möglich), siehe Kap. 3.2.1 und 3.2.6	Gravity-Sign, hintere Schublade, Varus-Stresstest, Meniskustests, MRT	Operativ: Meniskus-OP, Außenbandorthese 6–12 Wochen, hintere Kreuzbandplastik
Hyperflexionstrauma > **hinteres Kreuzband** (ggf. Fraktur, Luxation, Kapselläsion), siehe Kap. 3.2.1	Gravity-Sign, hintere Schublade, MRT	Konservativ: möglich Operativ: hintere Kreuzbandplastik
Starkes Anpralltrauma, Sturz oder Kontusion Keine Bewegungsbereitschaft, starker Schmerz > **V.a. Fraktur,** siehe Kap. 3.2.3	Klopftest, Ottawa und Pittsburgh knee rules Tastbefund/Suche nach Dislokation Röntgen	Konservativ: nicht disloziert → Ruhigstellung Operativ: disloziert → Osteosynthese, Verfahren je nach Fraktur
Unspezifisches Trauma Twinges, wechselnde Beschwerdelokalisation, federndes Endgefühl, Giving way, stechende Schmerzen > **Loose body,** siehe Kap. 3.2.9	Röntgen, MRT	Konservativ: bei knorpeligen Loose bodies → Cyriax-Manipulation Operativ: bei knöchern-knorpeligen Loose bodies → Entfernung, Knorpelglättung, ggf. Microfracturing
Exzentrik, Sprint oder Sprung > **Muskelverletzungen,** siehe Kap. 9.1	Sonografie, MRT	Konservativ: bei Faserriss, kleinem Bündelriss Operativ: bei großem Bündelriss, Muskelriss

Allgemeine Therapiebausteine (spezifische Therapiepläne im jeweiligen Kapitel)						
Immer unter Berücksichtigung der Belastbarkeit in den Heilungsphasen, siehe Kap. 1.6.3						
Frühphase: Ggf. Manuelle Lymphdrainage Ggf. Ruhigstellung	→	Erarbeitung von physiologischem Rollgleiten in Flex und Ext Patellamobilisation nach distal	→	Ggf. Mobilisation umliegender Gelenke Training von Quadriceps, ischiocruraler Muskulatur und Gastrocnemius	→	Training von posturalen Fähigkeiten Lauf- und Sprungtraining Erarbeiten von Sportfähigkeit

Abb. 3.2 Anamnese und Diagnostik traumatischer Erkrankungen der Knieregion. [L329]

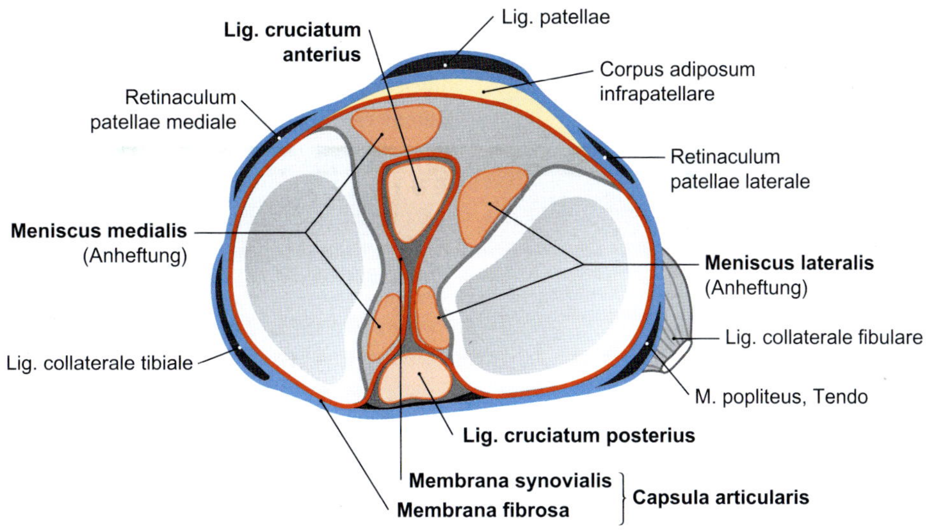

Abb. 3.3 Schematische Darstellung der Kapsel des Kniegelenks. Intrakapsuläre, aber extrasynoviale Lage der Kreuzbänder. [S702-L126]

Kreuzbandläsionen

Anatomische Grundlagen

Die Kreuzbänder liegen innerhalb der Membrana fibrosa des Kniegelenks, also intrakapsulär. Allerdings liegen sie außerhalb der Membrana synovialis, also extrasynovial (> Abb. 3.3).

Das **vordere Kreuzband** verläuft von der Innenfläche des Condylus lateralis femoris zur vorderen Eminentia intercondylaris tibiae. Es besteht aus zwei zusammenhängenden Faserbündeln, einem anteromedialen (AM) und einem posterolateralen (PL) Bündel. Beide Bündel bestehen aus mehreren, wie ein Tau verdrehten Kollagensträngen und werden durch dünnes Bindegewebe voneinander getrennt. Sie werden jeweils von Fettgewebe ummantelt und liegen gemeinsam innerhalb eines eigenen Synovialschlauchs.

Gemeinsam helfen sie, während des kompletten Bewegungsverlaufes von Extension zu Flexion die Stabilität des Kniegelenks aufrecht zu erhalten, und verhindern unkontrollierte Translation (Giving way).

In Extension liegen beide Bündel parallel zueinander, das PL-Bündel ist gespannt. Bei maximaler Extension ist auch das AM-Bündel gespannt und wird gegen die Fossa intercondylaris (Notch) gedrückt. Bei zunehmender Flexion verdrehen sich beide Bündel umeinander, das AM-Bündel kommt zunehmend auf Spannung. Bei endgradiger Flexion kommt auch das PL-Bündel auf Spannung, da sich sein Insertionspunkt nach ventral verlagert.

Das AM-Bündel verhindert die ventrale Translation der Tibia gegenüber dem Femur, das PL-Bündel stabilisiert die Kniegelenksrotation in Extension.

Das **hintere Kreuzband** verläuft von der Innenfläche des Condylus medialis femoris zur hinteren Eminentia intercondylaris tibiae. Es besteht aus mehreren verflochtenen Faserbündeln und ist dicker als das vordere Kreuzband. Das Ligamentum meniscofemorale posterius entspringt direkt posterior des Bandes und ist proximal mit ihm verwachsen. Im weiteren Verlauf zieht es nach lateral kaudal und strahlt dorsomedial in den Meniscus laterale ein. Aufgrund des identischen Ursprungs und der proximalen Verwachsung wird es von einigen Autoren zum hinteren Kreuzband gezählt.

Zusammen mit dem vorderen Kreuzband hilft es bei der Stabilität während der Kniebewegungen. Es verhindert ein Dorsalgleiten der Tibia gegenüber dem Femur und stoppt unfunktionelle Flexionsbewegungen.

Vorderes und hinteres Kreuzband verdrehen sich bei Innenrotation und limitieren die Bewegungen.

Die Blutversorgung der Kreuzbänder in den Insertionsbereichen an der Tibia erfolgt durch die A. genus media. Nach Versorgung der dorsalen Gelenkkapsel gehen kleinere Äste zum Synovialschlauch der Kreuzbänder. Von hier aus werden die Kreuzbänder durch ein Netz aus kleinen Gefäßen versorgt.

Die Versorgungsdichte nimmt zur Mitte der Kreuzbänder ab. Das vordere Kreuzband kann daher bei Ruptur, anders als zum Beispiel das Innenband, nicht oder nur sehr schlecht heilen. Bei einer Totalruptur in der Mitte des Bandes ist keine Heilung möglich. Proximale Rupturen weisen die größten Heilungschancen auf.

Aufgrund der etwas besseren Durchblutung verfügt das hintere Kreuzband über eine größere Adaptationsfähigkeit als das vordere.

Vorderes Kreuzband (Lig. cruciatum anterius)

BEFUNDE

Traumamechanismus
- Trauma in Extension, Innenrotation oder in Flexion-Valgus

Leitsymptomatik und Befunde
- Starker, stechender lokaler Schmerz
- Zumeist starke Schwellung
- Anhaltende Gonalgie, bei Bewegung und Belastung stärker werdend

- Vermehrte Translation, ggf. mit Giving-way-Gefühl (Instabilitätsgefühl)

Möglicher weiterer Sichtbefund
- Hämatom

Mögliche Zusatzdiagnosen
- Meniskusläsionen
- Läsionen der Kollateralbänder

Traumamechanismus

EVIDENZ
- 20,3 % der Knieverletzungen betreffen das vordere Kreuzband.
- Die meisten Verletzungen des vorderen Kreuzbandes entstanden beim Handball und Volleyball (vgl. Majewski et al. 2006).

Verletzungen des vorderen Kreuzbandes entstehen bei High-impact-Sportarten wie Handball, Fußball oder Basketball, aber auch beim Volleyball oder im Kampfsport. Das vordere Kreuzband verletzt häufig gemeinsam mit dem Innenband, den Menisken und dem subchondralen Knochen des Tibiaplateaus (➤ Abb. 3.4).

Eine isolierte Ruptur des vorderen Kreuzbandes kann sowohl durch eine starke Innenrotation als auch durch Hyperextension mit Innenrotation entstehen.

Durch ein Trauma in Flexion und Valgusstellung kann eine anteromediale Kniegelenksinstabilität, auch unhappy triad genannt, entstehen. Hier verletzt das vordere Kreuzband gemeinsam mit Innenband und Innenmeniskus, seltener mit dem Außenmeniskus. Bei Sportverletzungen von Frauen besteht ein größeres Risiko im Vergleich zu Männern, da Frauen physiologisch über einen größeren Valguswinkel verfügen. Bei Zunahme des Östrogenspiegels durch den weiblichen Zyklus wird eine um 30 % verringerte Bandstabilität diskutiert. Der Höhepunkt des Östrogenwertes liegt einen Tag vor dem Eisprung.

Das AM-Bündel wird zumeist durch explosive Krafteinwirkung geschädigt, während das PL-Bündel auch mit weniger Energie durch Verdrehtraumen geschädigt werden kann. Die Bündel können isoliert oder gemeinsam verletzen.

Verletzungen beider Bündel können sowohl als isolierte Bandruptur als auch mit knöchernem Ausriss entstehen. Bei Erwachsenen sieht man häufig einen knöchernen Bandausriss aus dem Condylus lateralis femoris oder einen Riss ohne knöcherne Beteiligung. Einen knöchernen Abriss aus der Eminentia intercondylaris tibiae sieht man hingegen selten. Bei Kindern kommt es oft zu einem knöchernen Ausriss an der Tibia.

EVIDENZ
121 untersuchte Kreuzbandrupturen:
- 75 % der Risse betrafen beide Faserbündel.
- Häufigstes Muster war eine komplette proximale, femurnahe Ruptur.
- Das anteromediale Bündel war immer betroffen.
- Das posterolaterale Bündel war bei 12 % der Betroffenen intakt, bei 13 % angerissen (vgl. Zantop et al. 2007).

CAVE
Bei Verdacht auf große Verletzungen in der Knieregion ist eine Schmerzmedikation zu prüfen. Daher ist die Überweisung ins Krankenhaus sinnvoll.

HINWEIS
Wenn die Entscheidung für eine OP gefallen ist, sollte diese von Operateuren durchgeführt werden, die erfahren sind und in großer Frequenz Kreuzbänder operieren, da nur mit optimaler Länge und Dicke des Transplantats und perfekter Lage der Bohrkanäle ein gutes OP-Ergebnis erzielt werden kann.

Differenzialdiagnosen

Differenzialdiagnostisch kommen Verletzungen des hinteren Kreuzbandes und Verletzungen des Innenbandes in Frage. Begleitend können die Menisken verletzen. Knöcherne Bandausrisse sind möglich.

Untersuchung

Manualtherapeutisch Therapeutisch gibt es mehrere Tests mit unterschiedlicher Validität.

- Der **Lachmann-Test (Supine-Lachmann)** verfügt über eine sehr gute Sensitivität und Spezifität. Er wird in 15–30° Knieflexion ausgeführt und ist somit auch direkt nach einem Trauma durchführbar. Allerdings steht in den ersten Minuten die Erstversorgung immer im Vordergrund, um die Einblutungsphase weitestgehend einzudämmen (➤ Kap. 1.6).

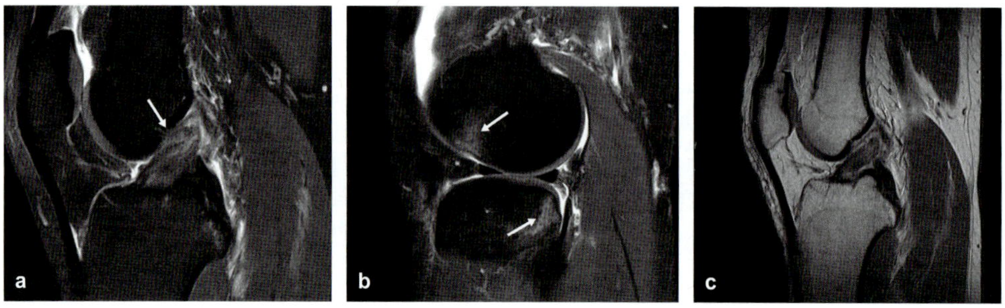

Abb. 3.4 Vordere Kreuzbandruptur: a) Pdw fatsat; b) Sagittal; c) Pdw sagittal. Vollständige Ruptur des vorderen Kreuzbandes mit Einblutung entlang den Faszikeln und den typischen Knochenkontusionszonen am femoropatellaren Sulkus und an der posterolateralen Tibiakante. Pd = Protonendichte; w = gewichtet; fatsat = mit Fettsuppression. [R231]

- Der **Pivot-Shift-Test** ist schwer durchführbar und gelingt bei manchen Betroffenen nur in Narkose. Allerdings verfügt er über eine hohe Spezifität. Eine leichter durchzuführende Alternative ist das **Lever-Sign.** Es verfügt sogar über eine Spezifität von 100 und eine Inter-rater-Reliabilität von 0,8.
- Weitere Möglichkeiten sind der **vordere Schubladentest** aus 90° Flexion und der **Prone-Lachmann** in Bauchlage, der **Aktive-Lachmann-Test,** der **Stabile-Lachmann-Test** und der **No-Touch-Lachmann-Test.**

In der Praxis empfehle ich den Lachmann-Test und das Lever-Sign.

EVIDENZ

Test	Sensitivität	Spezifität
Supine-Lachmann	94	97
Pivot-Shift	32	100
Vordere Schublade	49	58

Vgl. Benjaminse et al., systematischer Review 2006.

Scholten et al. 2003 und Jackson et al. 2003 kommen in ihren Reviews zu ähnlichen Ergebnissen.

Test	Inter-rater-Reliability
Supine-Lachmann	0,6
Prone-Lachmann	0,81

Vgl. Mulligan et al. 2011.

EVIDENZ

Untersucht wurden 94 von Knietraumen betroffene über 16-Jährige. Getestet wurden Lever-Sign, Pivot-Shift, Lachmann und vordere Schublade.
Das Lever-Sign wies eine Inter-rater-Reliabilität von 0,8 und eine Spezifität von 100 auf. Jedoch war die Sensitivität mit 37 geringer als bei den drei anderen Tests.
Konklusion: Ein positives Lever-Sign weist auf eine Ruptur des vorderen Kreuzbandes hin (vgl. Lichtenberg et al. 2018).

Medizinisch Gold-Standard zur Feststellung bzw. zur Beurteilung einer vorderen Kreuzbandruptur ist die Arthroskopie. Eine MRT-Untersuchung stellt eine Verletzung zwar dar, jedoch ist die Differenzierung zwischen einer Totalruptur im Vergleich zur Verletzung nur eines Bündels oft schwierig.

Therapie

Eine vordere Kreuzbandruptur kann sowohl konservativ als auch operativ nachbehandelt werden. Je jünger und sportlicher Betroffene sind, desto mehr spricht für operatives Handeln.

Konservativ

Entzündungsphase:

- Unterarmgehstützen
- Orthesenversorgung
- Grundsätzlich keine Manuelle Therapie
- Bei inadäquater Entzündung und starken Schmerzen:
  - Cryotherapie −32 °C
  - Lymphdrainage

Proliferationsphase:

- Orthesenversorgung
- Rollgleitmobilisationen in Extension und Flexion
- Patellamobilisation
- Hubarmes aktives Bewegen im schmerzfreien Bereich

Konsolidierungsphase:

- Intensive Rollgleitmobilisationen in Extension und Flexion
- Patellamobilisation
- Mobilisation des proximalen Tibiofibulargelenks
- Propriozeptives Training
- Training in geschlossener Kette (insbesondere M. quadriceps, ischiocrurale Muskulatur)
- Noch keine Sportfähigkeit!

Umbauphase:

- Einstieg in sportartspezifisches Training
- Muskelaufbau und Belastung bis zur Wettkampffähigkeit (je nach Ausmaß der Schädigung nach 12–15 Wochen)

Konservativ Therapierte klagen bei stärkerer körperlicher Belastung oft dauerhaft über Beschwerden und beschreiben einen Rückgang ihrer Sportfähigkeit. Im Alltag sind sie hingegen oft beschwerdefrei. Der Verlust der propriozeptiven Funktion des Bandes führt neben der mechanischen auch zu einer funktionellen Instabilität. Dies erhöht die Gefahr der Entstehung von Meniskusläsionen.

Im Vordergrund der konservativen Therapie sollte neben der Erarbeitung der vollen Beweglichkeit durch Rollgleitmobilisationen in Extension und Flexion und dem Distalgleiten der Patella daher vor allem das Erarbeiten von phasischer Aktivität der ischiocruralen Muskulatur zur bestmöglichen Kompensation der verlorenen Propriozeption stehen. Propriozeptives Training, zum Beispiel auf dem Posturomed oder Vibrationsplattformen wie Galileo® o. Ä. sind eine wichtige Ergänzung. Zusätzlich ist ein Training des M. quadriceps zur Verbesserung der aktiven Stabilität des Kniegelenks sinnvoll.

Mittlere Rehabilitationszeit 12–15 Wochen.

Operativ

Operativ gibt es mittlerweile eine Vielzahl von Methoden, um ein Kreuzband zu versorgen. Im Vergleich zu einer Patellasehnenplastik hat sich in Deutschland die Nutzung von Transplantaten aus der Sehne des M. semitendinosus (ggf. M. gracilis) des betroffenen Beins durchgesetzt. Einige Operateure nutzen standardmäßig sowohl die Sehne des M. semitendinosus als auch die des M. gracilis, um ein stabiles Transplantat zu erhalten.

Auch wenn es keine langfristigen Unterschiede in Bezug auf postoperativ erreichte Merkmale wie Bewegungsausmaß, Kraft oder Knorpelstatus gibt, ist die Erstellung von Strängen aus der Patellasehne komplizierter, das therapeutische Erarbeiten der Flexion erschwert, das Hinknien lange schmerzhaft und die maximale Kraft des M. quadriceps erst später wieder erreicht. Bei Kindern ist keine Patellasehnenplastik möglich, solange die Wachstumsfugen nicht geschlossen sind. Bei Re-Ruptur einer Semitendinosusplastik kann zudem sofort eine Patellasehnenplastik eingesetzt werden, während bei einer gerissenen Patellasehnenplastik zunächst die Bohrkanäle aufgefüllt werden müssten. Erst 4 Monate später wäre dann die erneute OP möglich.

Sportartspezifisch wird abweichend teilweise Sehnenmaterial aus dem M. quadriceps entnommen. Beispiele hierfür sind Betroffene aus Judo, Tanz, Eishockey oder auch American Football.

Semitendinosussehnenplastik

Zumeist wird mit zwei Bohrkanälen (Tunnel) gearbeitet, einem tibialen und einem femoralen. Versuche, mit vier Kanälen beide Bündel getrennt voneinander zu ersetzen, haben sich nicht durchgesetzt. Die OP ist aufwendiger, liefert aber langfristig keine erkennbare höhere Qualität des Transplantates.

Wichtigster Erfolgsgarant für die Kreuzbandplastik ist die anatomische Bohrkanalposition (Footprint), also die Positionierung der Bohrkanäle an den ursprünglichen Insertionsstellen des Kreuzbandes sowohl im Femur als auch in der Tibia. Nicht optimale Tunnelpositionen begünstigen Funktionsstörungen und Schmerzen und erhöhen das Arthroserisiko ab der zweiten postoperativen Dekade.

Sind die Bohrkanäle semianatomisch oder extraanatomisch gesetzt, ist oft die Notwendigkeit eines korrigierenden Eingriffes gegeben.

Eine Besonderheit stellt die Kreuzband-OP bei Kindern dar, da die Wachstumsfugen dann noch offen sind. Hier ist eine extraepiphysäre, eine fugenkreuzende (transphysär) oder eine rein epiphysäre Einbringung des Transplantates erforderlich (➢ Abb. 3.5).

Bei Erwachsenen orientiert sich der tibiale Bohrkanal an der Parallellinie zum Dach des Notch des Femurs (Blumensaat-Linie). Der femorale Bohrkanal kann über den tibialen Bohrkanal (transtibiale Technik) oder über ein anteromediales Arthroskopieportal (anteromediale Portaltechnik) eingebracht werden. Während das Transplantat im Femur üblicherweise mit einem Endobutton fixiert wird, können tibial bioresorbierbare Interferenzschrauben genutzt werden.

Das Transplantatmaterial wird in einem Sehnenboard in mehrere Stränge gelegt, um die Stabilität zu erhöhen und der Physiologie des gesunden Kreuzbandes so nahe wie möglich zu kommen. Hier sind unterschiedliche Techniken möglich. Drei- bis Sechsstrangtransplantate sind nutzbar, wobei eine Dreistrangtechnik am seltensten und eine Vierstrangtechnik am häufigsten durchgeführt wird.

Immer häufiger wird versucht, so viel ursprüngliches Sehnenmaterial zu erhalten wie möglich. Insbesondere, wenn nur eines der beiden Faserbündel verletzt ist, kann man nur das betroffene Bündel durch ein Transplantat ersetzen (Augmentationstechnik). Bei einer Komplettruptur ist es möglich, den Reststumpf an der Tibia zu erhalten (Remnant-Erhalt).

Postoperative Rehabilitation

Postoperativ erfolgt bei Z. n. Semitendinosusplastik häufig eine Schienenversorgung mit langsam steigender Bewegungsfreiheit. Die ersten Wochen wird dann in 0/0/90 limitiert. Die postoperative Rehabilitation wie folgt durchgeführt:

Entzündungsphase:

- Unterarmgehstützen
- Extensionsschiene am 1. Tag
- Orthesenversorgung ab 2. Tag (Extension/Flexion 0/0/90)
- Passives Durchbewegen im erlaubten Bewegungsumfang
- Aktive Thromboseprophylaxe
- Aktive Kniestreckung aus Rückenlage
- Gangschule
- Isometrisches Anspannen ab 3. Tag
- Manuelle Lymphdrainage
- Bei inadäquater Entzündung und starken Schmerzen: Cryotherapie –32 °C

Proliferationsphase:

- Orthesenversorgung (Extension/Flexion 0/0/90)
- Rollgleitmobilisationen in Extension und Flexion im erlaubten Bereich
- Patellamobilisation
- Hubarmes aktives Bewegen im schmerzfreien Bereich
- Aktive Thromboseprophylaxe
- Gangschule, auch auf dem Laufband (bis zu 7 % Steigung)
- Isometrisches Training

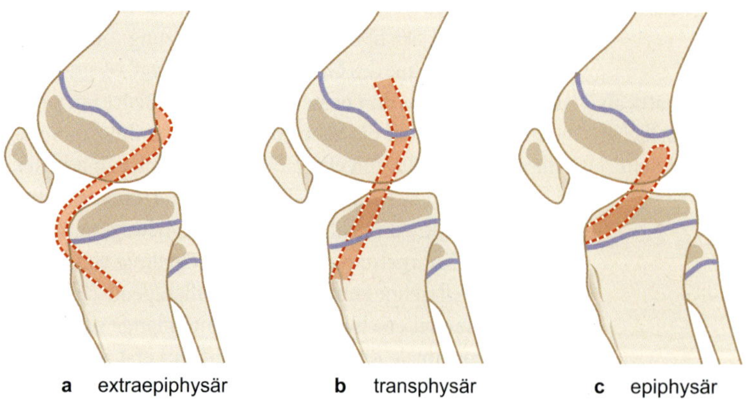

Abb. 3.5 Vordere Kreuzbandplastik: unterschiedliche Prinzipien der Bohrkanalanlage bei offenen Wachstumsfugen: a) Extraepiphysär; b) Transphysär; c) Epiphysär. [L126]

Konsolidierungsphase:
- Orthesenversorgung (Extension/Flexion 0/0/90) bis Ende 6. Woche
- Intensive Rollgleitmobilisationen in Extension und Flexion (0/0/90 - 0/0/120 ab 7. Woche)
- Patellamobilisation
- Mobilisation des proximalen und distalen Tibiofibulargelenks
- Radergometer
- Propriozeptives Training
- Training in geschlossener Kette

Umbauphase:
- Training in offener und geschlossener Kette
- Phasisches Training der ischiocruralen Muskulatur
- Lauftraining/Joggen nach frühestens 4 Monaten
- Sprungtraining (Mini-Trampolin, Plyoboxen)
- Langsamer Einstieg in sportartspezifisches Training nach frühestens 6 Monaten
- Muskelaufbau und Belastung bis zur Wettkampffähigkeit (> 8,5 Monate, Profisportler > 6 (7) Monate)

Wichtigste Bausteine in der Rehabilitation nach VKB-Plastik sind das Erarbeiten der vollständigen Beweglichkeit des Knies, die Wiedererlangung der maximalen Kraft und aktiven Stabilität sowie intensives propriozeptives Training.

Zu welchem Zeitpunkt welche Beweglichkeit und Art des Trainings möglich ist, variiert je nach OP-Verfahren deutlich und wird in der Regel durch Operierende festgelegt. Eine Wettkampf-Rückkehr in High-Impact-Sportarten wie Handball oder Fußball wird auch Profisportlern nicht vor dem abgeschlossenen 6. bzw. 7. Monat empfohlen, Amateursportlern sogar erst nach > 8,5 Monaten. Die Freigabe erfolgt jedoch nicht zeitbasiert sondern kriterienbasiert! Die vollständige Integration des Bandgewebes ist frühestens nach 12 Monaten gegeben. Die Kriterien, welche herangezogen werden, um eine Freigabe für den Wettkampfsport, insbesondere für High-Impact-Sportarten, zu erteilen, sollten standardmäßig aus einer klinischen Kontrolluntersuchung mit Untersuchung von Stabilität und Funktion, aus isokinetischen Tests, der Untersuchung der posturalen Kontrolle, Sprung- und Sprinttests, der Überprüfung von Schnelligkeit und Agilität (Richtungswechsel), der Überprüfung der Ausdauer (durch Spiroergometrie) und Sprungstests nach Vorermüdung erfolgen. Die Auswahl und Bewertung der ausgewählten Tests variiert hier in verschiedenen Empfehlungen deutlich.

Als Leitfaden kann das im Internet frei einsehbare Testmanual der VBG, das in Zusammenarbeit mit dem Zentrum für Gesundheit an der Deutschen Sporthochschule Köln entstanden ist, dienen.

Mittlere Rehabilitationszeit Profi > 6/(7) Monate, Amateur > 8,5 Monate.

Ligamys-Implantat

Eine neuere OP-Technik, bei der ursprüngliches Kreuzbandmaterial genutzt wird, ist das Ligamys-Implantat.

Bei Verwendung eines Ligamys-Implantats wird ein Polyethylenfaden in zwei kleinen Bohrkanälen tibial und femoral fixiert. Ein Flipanker aus Titan fixiert den Faden am Femur und hält ihn auf Spannung, während ein Monoblock mit Federsystem die Verbindung zur Tibia herstellt. Die Idee ist, das Kreuzbandgewebe zu erhalten und eine Heilung des Bandes zu ermöglichen. Eine OP sollte möglichst früh erfolgen (bis 3 Wochen nach Ruptur). Eine gute Stabilität der Kniemuskulatur ist von Vorteil.

Die Rehabilitation und Back-to-Competition können schneller (nach 5 Monaten) erfolgen als bei anderen Verfahren, da sofort Stabilität gegeben ist. Studien zur Überprüfung einer Re-Ruptur-Häufigkeit laufen jedoch noch. Ein Microfracturing zur Stammzellengewinnung kann eine mögliche Heilung unterstützen.

Mittlere Rehabilitationszeit > 5 Monate.

Healing-Response-Methode

Voraussetzung für diese Methode ist entweder eine Teilruptur mit erhaltenem Synovialschlauch oder ein femoraler Ausriss mit gut erhaltenem Kreuzbandstumpf.

Arthroskopisch wird mit einer dem Microfracturing ähnlichen Methode im Bereich des femoralen Ansatzes des Kreuzbandes der Knochen perforiert. Bei femoralem Ausriss wird das Kreuzband wieder in die ursprüngliche Position gelegt. Mit Hilfe der gewonnenen Stammzellen soll eine Heilung des Kreuzbandes ermöglicht werden.

Die Technik eignet sich vor allem für junge Patienten und frische Kreuzbandrisse (nicht älter als 6 Wochen). Sollte keine gewünschte Heilung eintreten, so kann zu einem späteren Zeitpunkt eine Kreuzbandplastik eingesetzt werden.

Postoperativ wird das Bein ca. 4–6 Wochen in 20° Flexion ruhiggestellt. Eine Extension ist insbesondere in den ersten 3 Wochen nicht erlaubt. Nach der Ruhigstellung richtet sich die Nachbehandlung nach der Belastbarkeit in den einzelnen Heilungsphasen.

Für diese Methode spricht die deutlich weniger invasive Operationstechnik und die viel kürzere Rehabilitationszeit. Dagegen spricht, dass viele Kriterien erfüllt sein müssen, damit sie durchgeführt werden kann, und dass die dann erzielte Erfolgsquote nach Beschreibung verschiedener Kliniken bei nur 60–80 % liegt. Bei vielen Patienten kommt sie nicht in Frage (Trauma liegt zu lang zurück, kompletter Durchriss, verletzter Synovialschlauch, tibialer Ausriss bei Kindern und Jugendlichen), bei den verbleibenden bringt sie bei 20–40 Prozent nicht den gewünschten Erfolg. Etwaige Re-Rupturen sind hier noch nicht eingerechnet.

Der Anteil an Patienten, bei denen die OP erfolgreich durchgeführt werden kann, ist also recht gering.

Komplikationen nach Kreuzbandplastik-Verfahren

Als Komplikation kann sich eine postoperative **Arthrofibrose** im Notchbereich entwickeln. Sollte das Gewebe bei Bewegungsabläufen stören, muss es arthroskopisch entfernt werden. Intraoperativ sollte das Gelenk bei jeder OP-Methode gründlich gereinigt und schon entstandenes, arthrofibrotisches Gewebe entfernt werden.

Hinteres Kreuzband (Lig. cruciatum posterius)

BEFUNDE

Traumamechanismus
- Trauma in Flexion mit starker Translation der Tibia nach dorsal
- Trauma in Flexion und Varus

Leitsymptomatik und Befunde
- Starker, stechender Schmerz
- Zumeist starke Schwellung
- Anhaltende Gonalgie, bei Bewegung und Belastung stärker werdend
- Vermehrte Translation, ggf. mit Giving-way-Gefühl

Möglicher weiterer Sichtbefund
- Hämatom

Mögliche Zusatzdiagnosen
- Meniskusläsionen
- Läsionen der Kollateralbänder

Traumamechanismus

EVIDENZ

Nur 0,65 % der Knieverletzungen betreffen das hintere Kreuzband (vgl. Majewski et al. 2006).

Das hintere Kreuzband verletzt, wenn die Tibia in Kniegelenksflexion explosiv nach dorsal transliert wird. Dies passiert zum Beispiel bei Auffahrunfällen, wenn der Unterschenkel gegen das Armaturenbrett prallt. Aber auch beim Skifahren oder bei High-Impact-Sportarten wie Fußball, Handball oder im Kampfsport kann durch Flexionstraumen ein Schaden entstehen.

Das hintere Kreuzband kann komplett rupturieren oder in Teilen. Durch ein Trauma in Flexion und Varusstellung kann eine posterolaterale Kniegelenksinstabilität entstehen. Hier verletzt das hintere Kreuzband gemeinsam mit Außenband und Außenmeniskus, seltener mit dem Innenmeniskus.

CAVE

Bei Verdacht auf große Verletzungen in der Knieregion ist eine Schmerzmedikation zu prüfen. Daher ist die Überweisung ins Krankenhaus sinnvoll.

HINWEIS

Bei Operationen des hinteren Kreuzbandes gibt es weniger erfahrene Operateure, da es nur wenige Fälle gibt. Eine Recherche, in welcher Klinik dies zum Spezialgebiet gehört, ist ratsam.

Differenzialdiagnosen

Differenzialdiagnostisch kommen Verletzungen des vorderen Kreuzbandes in Betracht.

Untersuchung

Manualtherapeutisch Therapeutisch sind der hintere Schubladentest und das Gravity-Sign zu nennen.

EVIDENZ

Test	Sensitivität	Spezifität
Hintere Schublade	90	99
Gravity-Sign	79	100

Vgl. Rubenstein et al. 1994 (sehr alte Studie, eine neuere konnte nicht recherchiert werden). Studie mit vorhandenen chronischen Kreuzbandrupturen. Gravity-Sign zudem in 45° Hüftflexion ausgeführt.

Medizinisch Gold-Standard zur Untersuchung ist auch beim hinteren Kreuzband eine Arthroskopie. Komplettrupturen können gut in einer MRT dargestellt werden, partielle Schädigungen sind jedoch schwer genau zu beurteilen. Eine Variante ist, die hintere Schublade (Posterior-Drawer-Test) in der MRT zu testen.

EVIDENZ

Eine Bandlaxität in Folge einer Verletzung des hinteren Kreuzbandes kann mit Hilfe des MRT-Posterior-Drawer-Tests in Abstufungen (Überdehnung, Teilruptur, Ruptur) zuverlässig quantifiziert werden (vgl. Wollschläger et al. 2021).

Therapie

Eine hintere Kreuzbandruptur kann sowohl konservativ als auch operativ nachbehandelt werden.

Konservativ

Aufgrund der besseren Durchblutung ist das adaptive Vermögen/das Heilungspotenzial höher als bei einer Ruptur des vorderen Kreuzbandes. Ein konservativer Behandlungsversuch ist daher oftmals gerechtfertigt. Hierzu wird das Knie in 0-Position in einer speziellen Orthese bis zu 12 Wochen ruhiggestellt.

Die Therapie wird wie folgt durchgeführt:

Entzündungsphase:
- Unterarmgehstützen
- Orthesenversorgung
- Grundsätzlich keine Manuelle Therapie
- Bei inadäquater Entzündung und starken Schmerzen:
  - Cryotherapie −32 °C
  - Lymphdrainage

Proliferationsphase:
- Orthesenversorgung

Konsolidierungsphase:
- Zunächst weiterhin Orthesenversorgung

- Nach Orthesenversorgung:
  - Rollgleitmobilisationen in Extension und Flexion
  - Patellamobilisation
  - Mobilisation des proximalen Tibiofibulargelenks
  - Propriozeptives Training
  - Training in geschlossener Kette (insbesondere M. quadriceps, ischiocrurale Muskulatur)
  - Noch keine Sportfähigkeit!

Umbauphase:
- Einstieg in sportartspezifisches Training
- Muskelaufbau und Belastung bis zur Wettkampffähigkeit (je nach Ruhigstellung mehrere Monate)

Mittlere Rehabilitationszeit 3–4 Monate.

Operativ

Da in Untersuchungen jedoch bei konservativem Vorgehen Folgeschäden im Bereich der Menisken beschrieben wurden, wird oft zur unmittelbaren operativen Versorgung geraten.

Gibt es anhaltende Beschwerden oder ein bleibendes Instabilitätsgefühl (giving way), sollte ebenfalls operiert werden. Insbesondere, wenn wieder High-Impact-Sportarten geplant sind, ist ein operatives Vorgehen vorzuziehen.

Die OP erfolgt arthroskopisch. Als Transplantat werden entweder die Semitendinosus- und Gracilissehne oder aber die Patellasehne genutzt.

Postoperative Rehabilitation

Postoperativ erfolgt eine Schienenversorgung mit langsam steigender Bewegungsfreiheit. Wichtigste Bausteine in der Rehabilitation nach HKB-Plastik sind das Erarbeiten der vollständigen Beweglichkeit des Knies, die Wiedererlangung der maximalen Kraft und aktiven Stabilität sowie intensives propriozeptives Training.

Zu welchem Zeitpunkt welche Beweglichkeit und Art des Trainings möglich ist, geben Operierende in spezifischen Nachbehandlungsschemata vor.

Die postoperative Rehabilitation wird wie folgt durchgeführt:

Entzündungsphase:
- Unterarmgehstützen
- Orthesenversorgung
- Passives Durchbewegen im erlaubten Bewegungsumfang
- Aktive Thromboseprophylaxe
- Manuelle Lymphdrainage
- Bei inadäquater Entzündung und starken Schmerzen: Cryotherapie −32 °C

Proliferationsphase:
- Orthesenversorgung
- Rollgleitmobilisationen in Extension und Flexion im erlaubten Bereich
- Patellamobilisation
- Hubarmes aktives Bewegen im schmerzfreien Bereich

Konsolidierungsphase:
- Intensive Rollgleitmobilisationen in Extension und Flexion
- Patellamobilisation
- Mobilisation des proximalen und distalen Tibiofibulargelenks
- Radergometer
- Propriozeptives Training
- Training in geschlossener Kette

Umbauphase:
- Training in offener und geschlossener Kette
- Phasisches Training des M. quadriceps
- Lauftraining
- Sprungtraining (Mini-Trampolin, Plyoboxen)
- Langsamer Einstieg in sportartspezifisches Training nach 8 Monaten
- Muskelaufbau und Belastung bis zur Wettkampffähigkeit (> 8 Monate)

Mittlere Rehabilitationszeit Eine Rückkehr in High-Impact-Sportarten wie Handball oder Fußball wird erst nach 8–12 Monaten empfohlen.

Kollateralbandläsionen

Anatomische Grundlagen

Die beiden Kollateralbänder sichern das Knie in der Frontalebene. Sie sind in Extension gespannt und in Flexion entspannt, hier nähern sich die Kontaktpunkte an Femur und Tibia an. In Flexion limitieren die Kollateralbänder die Außenrotation.

Das Innenband läuft vom Außenrand des Epicondylus medialis des Femurs nach distal ventral und inseriert 6–8 cm unter dem Tibiaplateau an der Facies medialis tibiae. Es ist breiter und kräftiger als das Außenband und mit den medialen Anteilen der Gelenkkapsel und dem Innenmeniskus verwachsen. Daher resultieren aus Verletzungen des Innenbandes häufig auch Läsionen des Innenmeniskus (➤ Kap. 3.2.6). Das Innenband verhindert eine Valgusbewegung bzw. Abduktion der Tibia gegenüber dem Femur.

Das Außenband läuft von der Außenseite des Epicondylus lateralis femoris nach distal dorsal zur Außenseite des Caput fibulae. Es hat eine rundliche, strangartige Form. Das Außenband ist nicht mit der Kapsel oder dem Außenmeniskus verwachsen. Es verhindert eine Varusbewegung bzw. Adduktion der Tibia gegenüber dem Femur.

Innenband (Lig. collaterale tibiale)

BEFUNDE

Traumamechanismus
- Trauma mit Valgusstress gegen das leicht flektierte Knie
- Flexions-Valgustrauma

3

Leitsymptomatik und Befunde
- Anhaltende Gonalgie, bei Bewegung und Belastung stärker werdend
- Mediale Druckdolenz
- Vermehrte mediale Aufklappbarkeit des Gelenks

Möglicher weiterer Sichtbefund
- Hämatom

Mögliche Zusatzdiagnosen
- Meniskusläsionen
- Läsion der medialen Kapsel und des vorderen Kreuzbandes

Traumamechanismus

Verletzungen des Innenbandes zählen zu den häufigsten Knieverletzungen. Das Innenband verletzt, wenn es zu einer Krafteinwirkung mit Valgusstress auf das leicht flektierte Knie kommt, zum Beispiel bei einem Tritt von außen gegen das Kniegelenk.

Auch bei einem Flexions-Valgustrauma (siehe auch unter Traumamechanismus des vorderen Kreuzbandes, ➤ Kap. 3.2.1), kann das Innenband mitverletzen.

Differenzialdiagnosen

Verletzung der medialen Kniegelenkskapsel.

Untersuchung

Manualtherapeutisch Die Untersuchung der medialen Aufklappbarkeit (Valgus-Stresstest) gibt im Seitenvergleich eine gute Aussage über eine mögliche Verletzung des Innenbandes. Sie wird in 15–20° Knieflexion durchgeführt. Bei Aufklappbarkeit von weniger als 5° geht man von einer Verletzung des Bandes, jedoch ohne Ruptur aus. Eine Aufklappbarkeit von 5 bis 10° sieht man oft bei Teilrupturen des Bandes. Liegt eine Aufklappbarkeit von mehr als 10° vor, so geht man von einer Ruptur des Innenbandes aus.

EVIDENZ
- Um eine Verletzung der medialen tibiofibularen Kapsel zu untersuchen, sollte der Valgus-Stresstest in 5–10° Flexion durchgeführt werden
- Eine Verletzung des Innenbandes wird hingegen in 15–20° Flexion getestet; hier lässt der Widerstand der medialen Kapsel signifikant nach (vgl. Aronson et al. 2010).

Der Valgus-Stresstest sollte immer auch in 5–10° Flexion durchgeführt werden, um eine zusätzliche Aussage zur medialen Kapsel treffen zu können.

Medizinisch Zur Bestätigung der Schädigung eignet sich eine MRT. Hier sind dann ggf. auch Begleitschädigungen der medialen Kapsel, des Innenmeniskus und des vorderen Kreuzbandes ersichtlich. 100 % Gewissheit über das Ausmaß der Schädigung erlangt man jedoch nur durch eine Arthroskopie.

Therapie

Das Innenband verfügt über ein gutes adaptives Vermögen und muss in den meisten Fällen nicht operiert werden. Bei einer großen medialen Instabilität, Mitverletzung von Kapsel, Meniskus und/oder vorderem Kreuzband kann eine operative Versorgung jedoch sinnvoll sein.

Konservativ

Zur konservativen Versorgung wird das betroffene Knie in einer Orthese für 6 bis 12 Wochen in 20° Flexion ruhiggestellt. Die Therapie wird wie folgt durchgeführt:

Entzündungsphase:
- Unterarmgehstützen
- Orthesenversorgung in 20° Flexion
- Grundsätzlich keine Manuelle Therapie

Proliferationsphase:
- Orthesenversorgung in 20° Flexion

Konsolidierungsphase:
- Zunächst weiterhin Orthesenversorgung in 20° Flexion
- Nach Orthesenversorgung:
  - Rollgleitmobilisationen in Extension und Flexion
  - Patellamobilisation
  - Mobilisation des proximalen Tibiofibulargelenks
  - Propriozeptives Training
  - Training in geschlossener Kette (insbesondere M. quadriceps, ischiocrurale Muskulatur)
  - Noch keine Sportfähigkeit!

Umbauphase:
- Einstieg in sportartspezifisches Training
- Muskelaufbau und Belastung bis zur Wettkampffähigkeit (je nach Ruhigstellung 4–6 Monate)

Mittlere Rehabilitationszeit 4–6 Monate.

Operativ

Operativ kann das Innenband mit einem Transplantat aus Gracilis- oder Semitendinosussehne rekonstruiert werden.

Bei einer anteromedialen Kniegelenksinstabilität, also der gleichzeitigen Verletzung des Innenbandes mit vorderer Kreuzbandruptur und Schädigung des medialen Meniskus, wird in der Regel zunächst der Meniskus operativ versorgt.

Zum Zeitpunkt der Kreuzband-OP muss dann das Innenband entweder komplett verheilt sein oder zeitgleich operiert werden. Eine mediale Kniegelenksinstabilität würde die Gefahr einer Re-Ruptur des rekonstruierten Kreuzbandes erhöhen.

Postoperative Rehabilitation

Bei Rehabilitation nach konservativer Behandlung mittels Orthese kann nach Entwöhnung von der Schiene das Knie in mehreren Schritten bis zum vollen Bewegungsausmaß mobilisiert werden. Ein besonderer Fokus im Muskelaufbau sollte bei der Kräftigung des Vastus medialis des M. quadriceps liegen.

Die postoperative Rehabilitation wird wie folgt durchgeführt:

Entzündungsphase:
- Unterarmgehstützen
- Orthesenversorgung
- Grundsätzlich keine Manuelle Therapie

Proliferationsphase:
- Orthesenversorgung
- Manuelle Lymphdrainage
- Bei inadäquater Entzündung und starken Schmerzen: Cryotherapie –32 °C

Konsolidierungsphase:
- Zunächst weiterhin Orthesenversorgung
- Nach Orthesenversorgung:
  - Rollgleitmobilisationen in Extension und Flexion
  - Patellamobilisation
  - Mobilisation des proximalen Tibiofibulargelenks
  - Propriozeptives Training
  - Training (insbesondere M. quadriceps vastus medialis)
  - Noch keine Sportfähigkeit!

Umbauphase:
- Einstieg in sportartspezifisches Training
- Muskelaufbau und Belastung bis zur Wettkampffähigkeit (6 Monate)

Mittlere Rehabilitationszeit > 6 Monate.

Außenband (Lig. collaterale fibulare)

BEFUNDE

Traumamechanismus
- Trauma mit Varusstress gegen das leicht flektierte Knie
- Flexions-Varustrauma

Leitsymptomatik und Befunde
- Anhaltende Gonalgie, bei Bewegung und Belastung stärker werdend
- Laterale Druckdolenz
- Vermehrte laterale Aufklappbarkeit des Gelenks

Möglicher weiterer Sichtbefund
- Hämatom

Mögliche Zusatzdiagnosen
- Läsionen der lateralen Kapsel, des Außenmeniskus und des hinteren Kreuzbandes

Traumamechanismus

Das Außenband verletzt, wenn es zu einer Krafteinwirkung mit Varusstress auf das leicht flektierte Knie kommt, zum Beispiel bei einem Tritt von innen gegen das Kniegelenk. Isolierte Außenbandverletzungen sind ausgesprochen selten.

Etwas häufiger ist ein Flexions-Varustrauma (siehe auch unter Traumamechanismus des hinteren Kreuzbandes, ➤ Kap. 3.2.1), bei dem neben dem Außenband auch andere posterolaterale Strukturen verletzen können.

Differenzialdiagnosen

Verletzung der lateralen Kniegelenkskapsel.

Untersuchung

Manualtherapeutisch Die Untersuchung der lateralen Aufklappbarkeit **(Varus-Stresstest)** gibt im Seitenvergleich eine gute Aussage über eine mögliche Verletzung des Außenbandes. Sie wird in 15–20° Knieflexion durchgeführt.

Der Varus-Stresstest sollte immer auch in 5–10° Flexion durchgeführt werden, um eine zusätzliche Aussage zur medialen Kapsel treffen zu können.

Medizinisch Zur Bestätigung der Schädigung eignet sich eine MRT. Hier sind dann ggf. auch Begleitschädigungen weiterer posterolateraler Strukturen ersichtlich. 100-prozentige Gewissheit über das Ausmaß der Schädigung erlangt man jedoch nur durch eine Arthroskopie.

Therapie

Das Außenband verfügt über ein gutes adaptives Vermögen und muss in den meisten Fällen nicht operiert werden. Bei einer großen posterolateralen Instabilität oder einer Mitverletzung von Kapsel, Meniskus und/oder hinterem Kreuzband kann eine operative Versorgung jedoch sinnvoll sein.

Konservativ

Die konservative Nachbehandlung ähnelt sehr der der Innenbandläsion (siehe dort). Ein Schwerpunkt sollte auf dem Training des Vastus lateralis des M. quadriceps liegen.

Zur konservativen Versorgung wird das betroffene Knie in einer Orthese für 6–12 Wochen in 20° Flexion ruhiggestellt.

Mittlere Rehabilitationszeit 4–6 Monate.

Operativ

Operativ kann das Außenband mit einem Transplantat aus Gracilis- oder Semitendinosussehne rekonstruiert werden.

Postoperative Rehabilitation

Die postoperative Rehabilitation ähnelt sehr der der Innenbandläsion (siehe dort). Ein Schwerpunkt sollte auf dem Training des Vastus lateralis des M. quadriceps liegen.

Bei Rehabilitation nach konservativer Behandlung mittels Orthese kann das Knie nach Entwöhnung von der Schiene in mehreren Schritten bis zum vollen Bewegungsausmaß mobilisiert werden. Ein besonderer Fokus im Muskelaufbau sollte bei der Kräftigung des Vastus lateralis des M. quadriceps liegen.

Mittlere Rehabilitationszeit > 6 Monate.

Zusammenfassung

Bandläsionen in der Knieregion

Traumatisch verletzen zumeist das vordere Kreuzband und das Innenband. Isolierte Verletzungen des hinteren Kreuzbandes und des Außenbandes sieht man sehr selten.

Das vordere Kreuzband wird oft operativ versorgt. Bei den anderen Bändern kann ein konservativer Versuch gerechtfertigt sein.

Das vordere Kreuzband verletzt oft gemeinsam mit dem Innenband und dem Innenmeniskus.

High-Impact-Sportarten werden postoperativ erst nach 8 (hinteres Kreuzband) bzw. 12 Monaten (vorderes Kreuzband) empfohlen.

3.2.2 Kapselläsionen

Kapsel des Kniegelenks

BEFUNDE

Traumamechanismus
- Rotationstrauma oder Hyperextensionstrauma

Leitsymptomatik
- Starker, stechender Schmerz
- Schwellung
- Anhaltende Gonalgie, bei Bewegung und Belastung stärker werdend

Mögliche Zusatzdiagnosen
- Meniskusläsionen

Anatomische Grundlagen

Die Gelenkkapsel des Kniegelenks inseriert an Femur und Tibia weitestgehend an der Knochen-Knorpelgrenze, weist jedoch einige Besonderheiten auf. Ventral bildet sie ein Fenster für die Patella und ermöglicht ihr somit den gelenkigen Kontakt zum Femur. Dorsolateral und dorsomedial inseriert sie femoral direkt unter den beiden Gastrocnemiusansätzen und bildet für sie die beiden Polkappen. Die mediale Gelenkkapsel ist mit dem Innenband und dem Innenmeniskus verwachsen. Zwischen Ligamentum Patellae und der Area intercondylaris anterior liegt der Corpus adiposum infrapatellare.

Traumamechanismus

Die Gelenkkapsel kann bei nahezu allen impulsiven Traumahergängen (mit-)verletzen, im Vordergrund stehen jedoch Verdrehtraumen oder eine abrupte Hyperextension.

Bei einem Trauma in Hyperextension kann es zudem zur Schädigung des Lig. popliteum obliquum und des Lig. popliteum kommen. Beide sind mit der Kapsel verwachsen. Häufig verletzt die Gelenkkapsel gemeinsam mit anderen Strukturen.

Das Volumen der Gelenkkapsel kann stark variieren und im Falle einer Ergussbildung oder Blutung stark zunehmen. Je nach Gelenkposition findet sich die Flüssigkeit dann im Recessus suprapatellaris oder dorsal in Höhe der Polkappen. Bei einem starken Erguss innerhalb eines chronischen Entzündungsprozesses kann die dorsale Kapselwand durch entstehende Aussackungen eine Bakerzyste bilden (➤ Kap. 3.4.7).

Differenzialdiagnosen

Verletzung des Bandapparates.

Untersuchung

Manualtherapeutisch Therapeutisch unterteilt man die Untersuchung der Gelenkkapsel in zwei Schritte:

Zunächst überprüft man, ob es einen Gelenkerguss gibt. Dieser kann ursächlich durch eine Kapselläsion, aber auch durch Schädigung anderer Strukturen innerhalb der Gelenkkapsel entstehen. Zu Beginn steht die Inspektion und Palpation auf der Suche nach allgemeinen sichtbaren und tastbaren Entzündungszeichen (Rubor, Calor, Tumor). Um einen intrakapsulären Erguss festzustellen, eignet sich der Test **tanzende Patella** von ventral oder die **provozierende Palpation** einer möglichen Bakerzyste von dorsal aus 20° Flexion.

In einem zweiten Schritt wird die **passiv anguläre Untersuchung in Flexion und Extension** sowie das **Distalgleiten der Patella** untersucht. Kriterien sind Bewegungsbereitschaft, Krepitationen, Bewegungsausmaß, Endgefühl und Schmerz. Mit den manualtherapeutischen Tests und der passiv angulären Untersuchung erhält man auch Informationen zu den noch fehlenden Entzündungszeichen (Dolor, Functio laesa).

Begleitend sollten auch Bänder- und Meniskustests durchgeführt werden.

Medizinisch Eine Ultraschalluntersuchung (Sonografie) kann helfen, Läsionen der Kapsel und Schwellungen besser zu beurteilen. Eine MRT kann weitere Informationen liefern.

Therapie

Läsionen der Kapsel werden in den allermeisten Fällen konservativ nachbehandelt.

Konservativ

Die konservative Nachbehandlung richtet sich nach der Belastbarkeit in den einzelnen Heilungsphasen. Inhalte sollten Rollgleitmobilisationen in Extension und Flexion, Patellamobilisation und Muskelaufbau der Oberschenkel- und Unterschenkelmuskulatur sein.

Während Betroffenen mit kleinen Läsionen lediglich bis zu 3 Wochen Sportpause geraten wird, wird bei größeren Läsionen eine Orthesenversorgung in 20° Flexion für 3–6 Wochen genutzt.

Die Dauer einer etwaigen Ruhigstellung sollte jedoch so kurz wie möglich gehalten werden, da schon nach kurzer Immobilisation eine Kontraktur der hinteren Kapsel Probleme bei der Extension verursachen kann.

EVIDENZ

Bei Immobilisation von mehr als 2 Wochen wird die hintere Kapsel des Kniegelenks ohne Hilfe (therapeutische Mobilisation) die Extension des Knies dauerhaft verhindern (vgl. Zhou et al. 2018).

Mittlere Rehabilitationszeit Kleine Läsion > 3 Wochen, große Läsion 6–8 Wochen.

Operativ

Eine operative Raffung der Kapsel oder eine Kapselnaht wird nur bei massivsten Verletzungen oder nach Subluxation vollzogen. Eine Kapselrekonstruktion mittels Sehnentransplantat sollte vermieden werden.

EVIDENZ

Rekonstruktionsmethoden unter Verwendung von Sehnentransplantaten erzeugen keine normale Gelenkfunktion.
Methode: An sieben frischen Präparaten wurden die Eigenschaften von Sehnen mit denen der anterolateralen Kniegelenkskapsel verglichen. Bei der Kapsel wurden multiaxiale Dehnungseigenschaften nachgewiesen, bei Sehnen uniaxiale (vgl. Guenther et al. 2018).

Früher hat man zudem Bakerzysten operativ entfernt. Dies wird, da diese zu Rezidiven neigen, heutzutage kaum noch gemacht. Alternativ wird das Kniegelenk bei zu großem Erguss punktiert.

Postoperative Rehabilitation

Die Aufbelastung richtet sich nach den Empfehlungen zu therapeutischen Maßnahmen in den einzelnen Heilungsphasen (➤ Kap. 1.6.3). Ziel ist die komplette Regeneration bei voller Beweglichkeit und Belastbarkeit.

Mittlere Rehabilitationszeit > 12 Wochen.

Zusammenfassung

Kapselläsionen in der Knieregion

Die Kapsel des Kniegelenks kann bei allen explosiven Traumamechanismen geschädigt werden. Sie verletzt oft gemeinsam mit dem Innenband.

Kapselverletzungen werden in der Regel konservativ nachbehandelt. Eine Ruhigstellung mittels Orthese sollte so kurz wie möglich gehalten werden.

3.2.3 Frakturen

RED FLAG

Frakturzeichen sind ein Red flag. Der Patient ist zum Arzt zu überweisen (Informationen zum Flaggensystem sind in ➤ Kap. 1.5 aufgeführt).

In der Knieregion werden zahlreiche Frakturarten beschrieben. Stürze auf das Knie, Sprünge aus großer Höhe, Distorsionen, Anfahr- oder Anpralltraumen, aber auch die Belastbarkeit überschreitende, geplante motorische Vorgänge können zu Frakturen führen.

Die Versorgung richtet sich nach dem Ausmaß und der Lokalisation der Schädigung. Während stabile Frakturlinien nur mit Orthesen- oder Gipsversorgung therapiert werden, erfolgt bei instabilen bzw. dislozierten Frakturen eine operative, osteosynthetische Versorgung. Für Trümmer- oder Mehrfragmentfrakturen eignen sich Plattenosteosynthesen mit Schraubenfixierung. Bei komplizierten Brüchen mit offenen Wunden finden auch Fixateurs externes Anwendung.

Die Einteilung erfolgt nach der AO-Klassifikation. Allgemeine Informationen zur Einteilung von Frakturen, zu Möglichkeiten der Ruhigstellung und zu operativen Verfahren finden sich in ➤ Kap. 1.1.2.

Manualtherapeutische Untersuchung

Die Manualtherapeutische Untersuchung soll bei der Entscheidung helfen, ob Frakturverdacht besteht und eine Röntgenuntersuchung durchgeführt werden sollte. Hierzu gibt es, wie schon in der Fußregion, Testreihen mit hoher Sensitivität, jedoch nicht so hoher Spezifität.

Ottawa knee rules

Als diagnostisches Mittel werden die Ottawa knee rules genutzt.

Der Patient wird zum Arzt überwiesen, wenn nach einem Trauma eines oder mehrere der folgenden Merkmale erfüllt wird/werden:

- Der Patient ist über 55 Jahre alt.
- Es gibt eine Druckdolenz am Fibulakopf.
- Es gibt eine Druckdolenz an der Patella.
- Eine aktive Flexion von über 90° ist nicht möglich.
- Der Patient ist unfähig, vier Schritte oder mehr zu gehen.

Aufgrund der hohen Sensitivität können so, wie schon in der Fußregion, unnötige Röntgenuntersuchungen vermieden werden. Problem ist auch hier die niedrige Spezifität. Aus diesem Grund kann es sinnvoll sein, die Pittsburgh knee rules hinzuzufügen.

3

Pittsburgh knee rules

Folgende Kriterien werden beschrieben:

- Es gab ein stumpfes Trauma oder einen Sturz.
- Der Patient ist jünger als 12 oder älter als 50 Jahre alt.
- Der Patient ist unfähig, vier oder mehr Schritte zu gehen.

Die Regeln sollten nicht angewandt werden, wenn das Trauma länger als 6 Tage her ist, der Patient nur oberflächliche Wunden hat, eine bekannte Knieverletzung oder ein Zustand nach Knie-OP besteht und wenn es eine Beschwerde-Historie des betroffenen Knies gibt. In diesen Fällen sollte geröntgt werden.

EVIDENZ

110 Patienten wurden nach einem Trauma anhand der Ottawa knee rules untersucht, 12 davon wiesen nach Röntgenkontrolle Frakturen auf. Die Sensitivität der Untersuchung lag bei 100 %, die Spezifität bei 39 % (vgl. Abubakr et al. 2020).
Zudem gibt es viele ältere Studien und Reviews mit ähnlichem Ergebnis. Konan et al. (2013) untersuchten z. B. 106 Patienten und verglichen beide Testreihen.
Ergebnis:

- Ottawa ankle rules: Sensitivität 100 %, Spezifität 23 %
- Pittsburgh ankle rules: Sensitivität 50 %, Spezifität 87 %

Beide Testreihen gemeinsam reduzieren somit die Notwendigkeit einer Röntgenuntersuchung deutlich.

Distale Femurfrakturen

BEFUNDE

Traumamechanismus

- Anpralltraumen (direktes Trauma)
- Sprungtraumen
- Stürze, auch Motorrad- oder Radunfälle
- Distorsionen

Weitere Frakturmuster

- Osteoporotische Spontanfrakturen
- Periprothetische Frakturen, auch ohne Trauma möglich

Leitsymptomatik und Sichtbefund

- Starke lokale Schmerzen
- Gehen nicht oder nur unter Schmerzen möglich
- Schwellung

Mögliche weitere Symptome und Sichtbefunde

- Sichtbare Dislokation
- Hämatom

Beschreibung

Frakturen des distalen Femurs kommen isoliert, aber auch als Bestandteil von Polytraumen vor. Bei älteren Patienten werden osteoporotische Frakturen beschrieben, diese sieht man jedoch gehäuft im proximalen Femur (➤ Kap. 4.2.4).

Intraartikuläre distale Femurfrakturen treten oft gemeinsam mit Verletzungen des Bandapparates, der Menisken und der umliegenden Blutgefäße auf. Auch die Kombination mit proximalen Frakturen der Tibia kommt, insbesondere bei Sprung- oder Anpralltraumen vor. Frakturen nach Prothesenversorgungen gepaart mit einer Lockerung des Prothesenmaterials sind möglich.

Klassifikation

Es gibt viele mögliche Frakturlinien im Bereich des distalen Femurs.

Klassifikation

AO-Klassifikation

3 Femur
33 distales Femur
A extraartikulär
B partiell intraartikulär
C intraartikulär

- **Extraartikulär, suprakondylär, einfache Frakturen:** Diese können apophysär (33-A1.1), metaphysär schräg oder spiralförmig (33-A1.2) oder metaphysär quer (33-A1.3) verlaufen.
- **Extraartikulär, suprakondylär, Keilfrakturen:** Es gibt intakte (33-A2.1) und fragmentierte Keilfrakturen. Knochenfragmente können lateral (33-A2.2) oder medial (33-A2.3) liegen und aus wenigen oder aus multiplen Keilfragmenten bestehen.
- **Extraartikulär, suprakondylär, metaphysäre komplexe Frakturen:** Komplexe metaphysäre Frakturen werden mit intermediärem, vertikal gespaltenem Fragment (33-A3.1), irregulär und auf die Metaphyse beschränkt (33-A3.2) und irregulär, ausgedehnt auf die Diaphyse (33-A3.3) beschrieben.
- **Partiell artikulär, lateraler Kondylus, sagittal:** Frakturverlauf einfach, durch die Fossa intercondylaris (33-B1.1); einfach, durch die Belastungszone der Gelenkfläche (33-B1.2) oder mehrfragmentär (33-B1.3).
- **Partiell artikulär, medialer Kondylus, sagittal:** Frakturverlauf einfach, durch die Fossa intercondylaris (Notch) (33-B2.1); einfach, durch die Belastungszone der Gelenkfläche (33-B2.2) oder mehrfragmentär (33-B2.3).
- **Partiell artikulär, frontal:** Die Frakturlinie kann osteochondral, anterolateral (33.B3.1), unikondylär, dorsal (33-B3.2) oder bikondylär dorsal (33-B3.3) verlaufen.
- **Artikulär einfach, metaphysär einfach:** T- oder Y-förmig mit geringer Dislokation (33-C1.1), T- oder Y-förmig mit schwerer Dislokation (33-C1.2) oder T-förmig epiphysär (33-C1.3).
- **Artikulär einfach, metaphysär mehrfragmentär:** Mit intaktem Keil (33-C2.1), fragmentiertem Keil (33-C2.2) oder komplex (33-C2.3).
- **Artikulär, mehrfragmentär:** Metaphysär einfach (33-C3.1), metaphysär mehrfragmentär (33-C3.2) oder metaphysär-diaphysär mehrfragmentär (33-C3.3).

Einteilung nach Neer und Seinsheimer Neer, Seinsheimer und andere Autoren haben eigene Einteilungen für Frakturen des distalen Femurs beschrieben. Zusätzliche Informationen gehen daraus jedoch nicht hervor.

Besondere Frakturbezeichnung Die **Hoffa Fraktur** beschreibt eine Fraktur mit Abbruch der dorsalen Anteile einer Kondyle.

Traumamechanismus

Eine Fraktur des distalen Femurs kann durch Anpralltraumen, Sprungtraumen, Distorsionen und Stürze entstehen. Zudem sind auch knöcherne Bandausrisse, zum Beispiel der Kreuzbänder, möglich. Bei bestehender Osteoporose oder nach Einsatz von Knieprothesen können auch ohne adäquates Trauma Frakturen entstehen.

Differenzialdiagnosen

Differenzialdiagnosen sind proximale Frakturen der Tibia, Verletzungen der Menisken, des Kapsel-Band-Apparates, der umliegenden Muskulatur sowie Kontusionen.

Untersuchung

Manualtherapeutisch Die Tests der Ottawa und Pittsburgh knee rules werden durchgeführt und die Kriterien abgefragt. Zudem sollten der Kapsel-Band-Apparat und die Menisken untersucht werden.

Medizinisch Röntgen in zwei Ebenen. Bei Verdacht auf Verletzungen des Kapsel-Band-Apparates oder der Muskulatur sollte eine MRT gemacht werden.

Therapie

Konservativ

Eine konservative Therapie ist nur selten und bei nicht dislozierten Frakturen möglich. In diesem Fall erfolgt eine Ruhigstellung für mindestens 6 Wochen, danach Rollgleitmobilisationen in Flexion und Extension, Patellamobilisation und Mobilisation des proximalen und distalen Tibiofibulargelenks. Propriozeptives Training und Training der Oberschenkel- und Unterschenkelmuskulatur sollten ebenfalls erfolgen. Vor Freigabe sportlicher Vollbelastung ist ein Sprint- und Sprungtraining erforderlich.

Mittlere Rehabilitationszeit 8–12 Wochen.

Operativ

Je nach Fraktur erfolgt eine Versorgung mit Kondylenplatten, Spongiosa-Zugschrauben oder retrogradem Nagel. Sehr kleine Fragmente und Absplitterungen können auch mit einer Spongiosaplastik oder resorbierbarem Knochenzement versorgt werden.

Postoperative Rehabilitation

Die postoperative Rehabilitation richtet sich nach der durchgeführten OP-Methode. In den meisten Fällen kann sie wie folgt durchgeführt werden:

Entzündungsphase:
- Keine Manuelle Therapie
- Teilbelastung 10–20 kg
- Manuelle Lymphdrainage

Proliferationsphase:
- Teilbelastung 10–20 kg
- Rollgleitmobilisationen im schmerzfreien Bereich

Konsolidierungsphase:
- Teilbelastung 10–20 kg bis Ende 6. Woche (abhängig vom durchgeführten OP-Verfahren)
- Rollgleitmobilisationen bis zum Erreichen des vollen Bewegungsausmaßes
- Erarbeiten der Vollbelastung
- Posturales Training
- Training der Ober- und Unterschenkelmuskulatur

Umbauphase:
- Volle Sportfähigkeit nach 4–6 Monaten (abhängig vom durchgeführten OP-Verfahren)
- Metallentfernung nach frühestens einem Jahr

In der Regel erfolgt eine Teilbelastung von 10–20 kg für bis zu 6 Wochen. Neben Maßnahmen wie Manueller Lymphdrainage und aktiver Thromboseprophylaxe kann auch eine Motorbewegungsschiene eingesetzt werden. Wie bei der konservativen Therapie besteht die manualtherapeutische Therapie ab der Konsolidierungsphase aus Rollgleitmobilisationen in Flexion und Extension, Patellamobilisation und Mobilisation des proximalen und distalen Tibiofibulargelenks. Propriozeptives Training und Training der Oberschenkel- und Unterschenkelmuskulatur sollte ebenfalls erfolgen.

Vor Freigabe sportlicher Vollbelastung ist ein Sprint- und Sprungtraining erforderlich.

Mittlere Rehabilitationszeit 4–6 Monate.

Tibiakopffrakturen

BEFUNDE

Traumamechanismus
- Sturz auf das Knie
- Anpralltraumen
- Autounfall (Dashboard Injury)
- Sprungtraumen

Weitere Frakturmuster
- Periprothetische Frakturen

Leitsymptomatik und Sichtbefund
- Starke lokale Schmerzen
- Gehen nicht oder nur unter Schmerzen möglich
- Schwellung

Mögliche weitere Symptome und Sichtbefunde
- Sichtbare Dislokation
- Hämatom

Klassifikation

AO-Klassifikation

Klassifikation

AO-Klassifikation

4 Unterschenkel
41 proximaler Unterschenkel
A extraartikulär
B partiell artikulär
C komplett artikulär

- **Extraartikuläre Frakturen, Avulsion:** des Fibulaköpfchens (41-A1.1), der Tuberositas tibia (41-A1.2) oder der Eminentia intercondylaris (Kreuzbandansatz) (41-A1.3)
- **Extraartikulär, metaphysär einfach:** schräg verlaufend in der Frontal- (41-A2.1) oder Sagittalebene (41-A2.2) oder quer verlaufend (41-A2.3)
- **Extraartikulär, metaphysär mehrfragmentär:** mit intaktem Keil (41-A3.1), fragmentiertem Keil (41-A3.2) oder komplex (41-A3.3)
- **Partiell artikulär, Spaltfraktur:** Frakturverlauf lateral (41-B1.1), medial (41-B1.2) oder schräg unter Einbeziehung der Eminentia intercondylaris und eines Tibiaplateaus (41-B1.3)
- **Partiell artikulär, Impressionsfraktur:** lateral vollständig (41-B2.1), lateral umschrieben (41-B2.2) oder medial (41-B2.3)
- **Partiell artikulär, Impressionsspaltfraktur:** lateral (41-B3.1), medial (41-B3.2) oder schräg unter Einbeziehung der Eminentia intercondylaris und eines Tibiaplateaus (41-B3.3)
- **Artikulär einfach, metaphysär einfach:** gering disloziert (41-C1.1), mit disloziertem Kondylus (41-C1.2) oder mit beiden Kondylen disloziert (41-C1.3)
- **Artikulär, einfach, metaphysär mehrfragmentär:** mit intaktem (41-C2.1) oder fragmentiertem Keil (41-C2.2) oder komplex (41-C2.3)
- **Artikulär, mehrfragmentär:** lateral (41-C3.1), medial (41-C3.2) oder lateral und medial (41-C3.3)

Weitere Klassifikationen

Schatzker teilt Frakturen des Tibiakopfes in Impressions- und Spaltfrakturen ein, Moore beschreibt zudem Randimpressionen und Avulsionen im Sinne von knöchernen Kapsel-Band-ausrissen. Bei allen Frakturen wird mitbeschrieben, ob die Fibula ebenfalls frakturiert ist oder nicht.

Traumamechanismus

Traumamechanismen sind Stürze auf das Knie und Anpralltraumen sowie Impressionsfrakturen nach Sprungtraumen. Auch ein Autounfall, bei dem die Tibia gegen das Armaturenbrett geschleudert wird, kann zu Frakturen der Tibia führen. Periprothetische Frakturen kommen auch ohne adäquates Trauma vor.

Differenzialdiagnosen

Differenzialdiagnosen sind distale Frakturen des Femurs, Verletzungen der Menisken, des Kapsel-Band-Apparates, der umliegenden Muskulatur sowie Kontusionen.

Untersuchung

Manualtherapeutisch Die Untersuchung beginnt mit einer lokalisierenden und provozierenden Palpation. Danach werden die Tests der Ottawa und Pittsburgh knee rules durchgeführt und die Kriterien abgefragt. Zudem sollten der Kapsel-Band-Apparat und die Menisken untersucht werden.

Medizinisch Röntgen in zwei Ebenen, ggf. CT mit 3-D-Rekonstruktion oder Doppler-Sonografie.

Therapie

Konservativ

Entzündungsphase:
- Keine Manuelle Therapie
- Ggf. Manuelle Lymphdrainage
- Ggf. physikalische Therapie
- Teilbelastung 10–20 kg

Proliferationsphase:
- Teilbelastung 10–20 kg

Konsolidierungsphase:
- Teilbelastung 10–20 kg (6–10 Wochen)
- Rollgleitmobilisationen in Flexion und Extension
- Training der Ober- und Unterschenkelmuskulatur

Umbauphase:
- Training der Ober- und Unterschenkelmuskulatur
- Vor Freigabe der vollen sportlichen Belastbarkeit Sprint- und Sprungtraining (3–5 Monate)

Eine konservative Therapie ist nur bei nicht dislozierten, stabilen Frakturen möglich. Es erfolgt eine Orthesenversorgung mit Teilbelastung für 6–10 Wochen (je nach Art der Fraktur). Ggf. erfolgt eine Schmerzmedikation, bei ausgeprägter Schwellung ist Manuelle Lymphdrainage empfehlenswert.

Frühestens in der Konsolidierungsphase erfolgen Rollgleitmobilisationen in Flexion und Extension, Patellamobilisation und Mobilisation des proximalen und distalen Tibiofibulargelenks. Propriozeptives Training und Training der Oberschenkel- und Unterschenkelmuskulatur sollten ebenfalls erfolgen.

Vor Freigabe sportlicher Vollbelastung ist ein Sprint- und Sprungtraining erforderlich.

Mittlere Rehabilitationszeit 3–5 Monate.

Operativ

Die OP-Art ist abhängig vom Frakturtyp. Schraubenversorgungen, Plattenosteosynthesen und Fixateurs externes sind möglich. Unter Umständen müssen verletzte Strukturen des Kapsel-Band-Apparates oder der Muskulatur mitversorgt werden (➤ Abb. 3.6).

Postoperative Rehabilitation

Entzündungsphase:
- Keine Manuelle Therapie
- Teilbelastung 10–20 kg
- Manuelle Lymphdrainage

Proliferationsphase:
- Teilbelastung 10–20 kg
- Rollgleitmobilisationen im schmerzfreien Bereich

Konsolidierungsphase:
- Teilbelastung 10–20 kg bis Ende 6. Woche (abhängig vom durchgeführten OP-Verfahren)
- Danach langsam steigende Belastung (abhängig vom durchgeführten OP-Verfahren)
- Erarbeiten der Vollbelastung bis Ende der 12. Woche (abhängig vom durchgeführten OP-Verfahren)
- Rollgleitmobilisationen bis zum Erreichen des vollen Bewegungsausmaßes
- Posturales Training
- Training der Ober- und Unterschenkelmuskulatur

Umbauphase:
- Volle Sportfähigkeit nach 4–6 Monaten (abhängig vom durchgeführten OP-Verfahren)
- Metallentfernung nach frühestens einem Jahr

Eine Teilbelastung erfolgt bis zu 6 Wochen, die Vollbelastung kann bei den meisten OP-Varianten bis zur vollendeten 12. Woche erfolgen. Das Metall kann nach frühestens einem Jahr entnommen werden.

Neben Maßnahmen wie Manueller Lymphdrainage und aktiver Thromboseprophylaxe kann auch eine Motorbewegungsschiene eingesetzt werden. Wie bei der konservativen Therapie besteht die manualtherapeutische Therapie ab der Konsolidierungsphase aus Rollgleitmobilisationen in Flexion und Extension, Patellamobilisation und Mobilisation des proximalen und distalen Tibiofibulargelenks. Propriozeptives Training und Training der Oberschenkel- und Unterschenkelmuskulatur sollten ebenfalls erfolgen.

Vor Freigabe sportlicher Vollbelastung ist ein Sprint- und Sprungtraining erforderlich.

Mittlere Rehabilitationszeit 4–6 Monate.

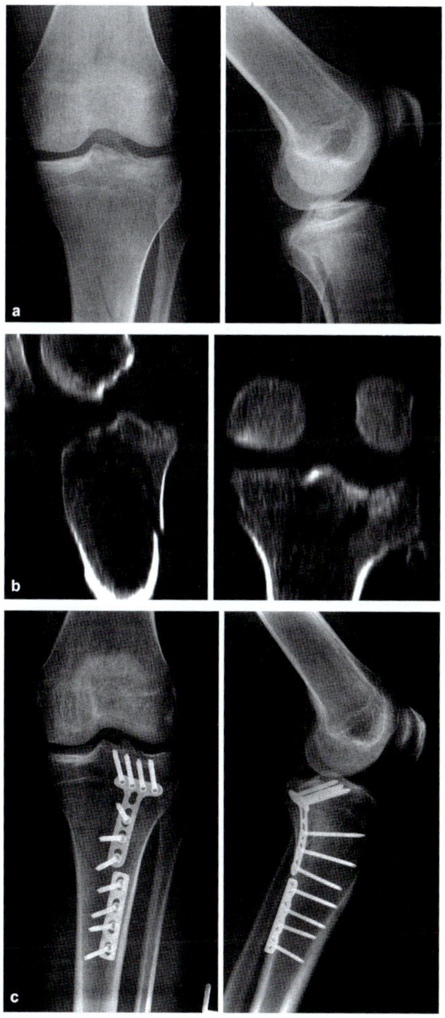

Abb. 3.6 Versorgung einer Tibiakopffraktur (Moore-II-Fraktur) mit einer Antigleitplatte über dem weit distalen Frakturspitz und einer winkelstabilen Radius-T-Platte, in diesem Fall über einen großen dorsalen Zugang. Das Eminentiafragment wurde eingeklemmt.
a) Unfallbild; b) Unfall-CT; c) Postoperatives Bild. [T815]

Frakturen des Fibulaköpfchens

Beschreibung

Eine isolierte Fraktur des Fibulaköpfchens kommt fast nicht vor. Das Fibulaköpfchen frakturiert eher gemeinsam mit dem Tibiakopf, zudem werden knöcherne Bandausrisse (Avulsionen) des Lig. collaterale laterale beschrieben. Die Therapie richtet sich nach den begleitenden Verletzungen.

Patellafrakturen

BEFUNDE

Traumamechanismus
- Sturz auf das flektierte Knie
- Autounfall (Dashboard Injury)
- Anpralltraumen

Leitsymptomatik und Sichtbefund
- Starke lokale Schmerzen
- Gehen nicht oder nur unter Schmerzen möglich
- Schwellung

Mögliche weitere Symptome und Sichtbefunde
- Sichtbare und tastbare Dislokation
- Hämatom

3

Beschreibung

Folgende Frakturformen der Patella werden nach Finkenzeller und Baierlein unterschieden:
- Längsfrakturen
- Querfrakturen
- Sternfrakturen
- Trümmerfrakturen
- Abrissfrakturen
- Osteochondrale Frakturen
- Eierschalenfraktur

Klassifikation

OTA-Klassifikation

Klassifikation

OTA-Klassifikation

34 Patella
A extraartikulär
B partiell artikulär, vertikal
C artikulär, nicht vertikal, quer

In der OTA-Klassifikation (➢ Kap. 1.1.2) werden extraartikuläre, partiell artikuläre und komplett artikuläre Patellafrakturen unterschieden.
- **Extraartikuläre Frakturen:** isolierte Frakturen des Patellakörpers (34-A1) und Avulsionen (34-A2).
- **Partiell artikulär:** lateral einfach (34-B1.1) oder multifragmentär (34-B1.2) oder medial einfach (34-B2.1) oder multifragmentär (34-B2.2).
- **Komplett artikulär:** Hier werden quere Frakturen proximal (34-C1.2), distal (34-C1.3) oder in der Mitte (34-C1.1), komplexe Frakturen proximal (34-C2.2), distal (34-C2.3) oder in der Mitte (34-C2.1) und Frakturen mit drei (34-C3.1) oder mehr als drei Fragmenten (34-C3.2) unterschieden.

Weitere Fraktureinteilungen

Während Speck und Regazzoni Längs- von Quer- und Mehrfragmentfrakturen unterscheiden, unterteilt Sanders nicht dislozierte von dislozierten Frakturen und einfache Frakturen von Trümmerfrakturen. Auch die Autoren Rogge, Oestern und Gosse haben eine Einteilung vorgenommen. Sie unterscheiden Abrissfrakturen des oberen oder unteren Pols von Quer-, Längs-, Stern-Mehrfragment- und Trümmerfrakturen.

Zur Einteilung von Frakturen der Knieregion vgl. Baierlein 2011: 79–93 und Journal of Orthopaedic Trauma 2018.

Traumamechanismus

Am häufigsten tritt eine Patellafraktur durch einen Sturz auf das flektierte Knie auf. Auch ein Autounfall, bei dem die Kniescheibe gegen das Armaturenbrett geschleudert wird (Dashboard Injury), kann für Patellafrakturen sorgen.

Differenzialdiagnosen

Differenzialdiagnostisch sind distale Femurfrakturen, Periostschmerz ohne Fraktur oder Verletzungen des M. quadriceps bzw. Patellasehnenverletzungen in Betracht zu ziehen.

Untersuchung

Manualtherapeutisch Die Untersuchung beginnt mit einer Palpation aller Bereiche der Patella. Dislokationen werden gesucht. Die Sehne des M. quadriceps und das Lig. patellae werden palpiert. Die Tests der Ottawa und Pittsburgh knee rules werden durchgeführt, die Kriterien abgefragt.

Medizinisch Röntgen in zwei Ebenen.

Therapie

Konservativ

Entzündungsphase:
- Keine Manuelle Therapie
- Ggf. Manuelle Lymphdrainage
- Ggf. physikalische Therapie
- Orthesenversorgung (Flexion < 90°)
- Teilbelastung bis maximal 20 kg

Proliferationsphase:
- Orthesenversorgung (Flexion < 90°)
- Teilbelastung bis maximal 20 kg
- Rollgleitmobilisationen im schmerzfreien Bereich
- Noch keine Patellamobilisation

Konsolidierungsphase:
- Teilbelastung bis maximal 20 kg bis Ende der 8. Woche
- Endgradige Rollgleitmobilisationen in Flexion und Extension nach 8 Wochen
- Patellamobilisation
- Training der Ober- und Unterschenkelmuskulatur

Umbauphase:
- Training der Ober- und Unterschenkelmuskulatur
- Vor Freigabe der vollen sportlichen Belastbarkeit Sprint- und Sprungtraining

Nicht dislozierte, stabile Frakturen mit voll erhaltener Funktion des M. quadriceps (zumeist Längsfrakturen) können konservativ erfolgen. Es erfolgt eine Orthesenversorgung, die Flexion sollte auf 90° limitiert werden. Eine Vollbelastung kann innerhalb von 8 Wochen erarbeitet werden. Die Belastung innerhalb der Therapie richtet sich nach den Heilungsphasen. Ab der Konsolidierungsphase kann die Patella nach distal und medial mobilisiert werden. Etwaige Verklebungen in den Recessūs sollten beseitigt werden. Die Rollgleitmobilisation des Kniegelenks in Flexion kann endgradig mit einer Patellamobilisation nach distal kombiniert werden. Training der umliegenden Muskulatur, insbesondere des M. quadriceps, sollte ebenfalls ab der Konsolidierungsphase erfolgen.

Mittlere Rehabilitationszeit > 8 Wochen.

Operativ

Operativ bestehen mehrere Möglichkeiten. Häufigste Therapie ist eine Zuggurtungsosteosynthese. Mittels eines Cerclagedrahtes, der um zwei längsverlaufende Drähte gelegt wird, wird erreicht, dass bei Knieflexion Zugkräfte in Druckkräfte umgeleitet werden können. Die daraus resultierende Kompression der Frakturlinien sorgt für eine gute Heilungsmöglichkeit.

Für Frakturen mit vielen Fragmenten gibt es winkelstabile Platten in vielerlei Größe und Form, um die verschiedenen Fragmente osteosynthetisch zu versorgen.

EVIDENZ

Die Patella-Verriegelungsplatte (winkelstabile Platte) ist eine sichere und wirksame Behandlung von Patellafrakturen, einschließlich Trümmerfrakturen. Die Funktion kann innerhalb von 6 Monaten nach OP wiederhergestellt sein. Die Komplikationsrate ist gering.
Die Komplikationsrate im Vergleich zu einer Zuggurtungsosteosynthese ist geringer einzustufen (vgl. Ellwein et al. 2019).

In sehr seltenen Fällen, bei massiven Trümmerfrakturen, ist auch eine patellofemorale Prothese notwendig. Da diese häufiger bei starker Retropatellararthrose Anwendung findet, wird das Verfahren in ➤ Kap. 3.4.2 beschrieben.

Postoperative Rehabilitation

Zuggurtungsosteosynthese

Die postoperative Rehabilitation bei einer Zuggurtungsosteosynthese ähnelt der konservativen Nachbehandlung. Jedoch wird die Bewegung schon nach 4–6 Wochen freigegeben, und die Vollbelastung kann nach 6 Wochen erreicht werden.

Ab der Konsolidierungsphase kann die Patella nach distal und medial mobilisiert werden. Etwaige Verklebungen in den Recessūs sollten beseitigt werden. Die Rollgleitmobilisation des Kniegelenks in Flexion kann endgradig mit einer Patellamobilisation nach distal kombiniert werden. Training der umliegenden Muskulatur, insbesondere des M. quadriceps, sollte ebenfalls ab der Konsolidierungsphase erfolgen.

Mittlere Rehabilitationszeit > 6 Wochen.

Plattenosteosynthese

Nach Plattenosteosynthesen ist die volle Beweglichkeit erst nach 8 Wochen erlaubt. Eine Metallentfernung ist nicht notwendig und nur indiziert, wenn die Platte beim Hinknien stört. In diesem Fall erfolgt die Metallentfernung nach frühstens einem Jahr.

Mittlere Rehabilitationszeit > 6 Monate.

Überlastungsfrakturen des Knies

Bone Bruise

BEFUNDE

Leitsymptomatik
- Dumpfer diffuser Knochenschmerz, zumeist posttraumatisch

Ein Bone Bruise ist ein Knochenmarködem und wird zumeist durch ein Trauma ausgelöst. In einigen Fällen kann es sich jedoch auch durch Überlastung bilden. Histologisch konnte nachgewiesen werden, dass es sich um Mikrofrakturen der Spongiosa des Knochens handelt. Ein Bone Bruise kann nur in einer MRT nachgewiesen werden, dort sind in der T1- und T2-Wichtung Darstellungen möglich.

Ermüdungsfrakturen

Eine Ermüdungsfraktur ist das fortgeschrittene Stadium eines Bone Bruise. Sie kann ggf. im Röntgen, sicher jedoch in einer MRT oder CT mit Kontrastmittel dargestellt werden.

Therapie

Bone Bruises und Ermüdungsfrakturen werden mittels Unterarmgehstützen und ggf. Orthesenversorgung für 6 Wochen entlastet. Vor Freigabe der Vollbelastung erfolgt eine Kontroll-MRT. Eine Verlängerung der Entlastungsphase ist dann möglich.

Im Bereich des Kniegelenks sieht man Bone Bruises und Ermüdungsfrakturen überwiegend als Folge einer Impression im Tibiakopf. Seltener werden die Erkrankungen an den Femurkondylen beschrieben.

Mittlere Rehabilitationszeit 8–12 Wochen.

Zusammenfassung

Frakturen der Knieregion

In der Knieregion kann es durch verschiedene Traumamechanismen zu Frakturen des distalen Femurs, der proximalen Tibia und der Patella kommen. Im Bereich der Tibia und des Femurs sind auch periprothetische und osteoporotische Frakturen möglich.

Die Therapie ist abhängig vom Ausmaß der Fraktur. Während einfache, nicht dislozierte Frakturen konservativ behandelt werden können, werden artikuläre, mehrfragmentäre und dislozierte Frakturen mit Schrauben, Plattenosteosynthesen oder einem Fixateur extern versorgt.

Die postoperative Rehabilitation richtet sich nach der Belastbarkeit in den einzelnen Heilungsphasen. Eine Sportfähigkeit wird in der Regel erst nach 4–6 Monaten erreicht.

3.2.4 Kniegelenkluxation, traumatische

BEFUNDE

Traumamechanismus
- Hyperextensionstrauma

Leitsymptomatik und Sichtbefund
- Massive Schmerzen
- Hämatom mit starker Einblutung
- Sichtbare Dislokation

RED FLAG

Eine Luxation des Kniegelenks ist ein Red flag und weist auf massive strukturelle Schädigungen hin.

Eine Luxation des Kniegelenks erfolgt nur nach einem massiven Trauma mit begleitender ausgeprägter Schädigung des gesamten Kapsel-Band-Apparates. Patienten müssen umgehend in eine Klinik gebracht werden. Die Therapie richtet sich nach den begleitenden Verletzungen und kann neben Kapsel-Bandrekonstruktionen auch die Versorgung von Frakturen beinhalten. In jedem Fall ist postoperativ eine Ruhigstellung von 6–8 Wochen erforderlich.

Mittlere Rehabilitationszeit 8–12 Monate.

3.2.5 Patellaluxation, traumatische

BEFUNDE

Traumamechanismus
- Sturz auf das flektierte Knie

Leitsymptomatik
- Stechender Schmerz bei (zumeist nach lateral) dislozierter Patella

Mögliche weitere Symptome
- Schmerzen an der Knieinnenseite (Läsion des Lig. patellofemorale mediale und des medialen Retinakulums)

Anatomische Grundlagen

Die Patella liegt der Trochlea ossis femoris gelenkig auf. Sie bildet zwei Gelenkfacetten. Normalerweise ist die laterale Facette leicht konvex, die mediale Facette ist leicht konkav gegenüber der Trochlea. Die Trochlea bietet den beiden Facetten einen Öffnungswinkel von physiologischen 120 bis 140°.

HINWEIS

Laut Wiberg und Baumgartl sind beide Facetten konkav.

Beschreibung

Die Luxation der Patella erfolgt überwiegend nach lateral. Luxationen nach medial oder in beide Richtungen kommen bei ausgeprägter Instabilität oder postoperativ vor.

Begünstigender Faktor einer ersten, oft traumatischen Luxation kann eine zugrunde liegende kongenitale Abweichung im Sinne einer Trochleadysplasie oder Patelladysplasie (➤ Kap. 3.1.5 und ➤ Kap. 3.1.6) sein.

Traumamechanismus

Eine traumatische Patellaluxation tritt infolge eines Sturzes auf das flektierte Knie auf.

Differenzialdiagnosen

Bleibt die Patella in Subluxationsstellung, so ist die Diagnose eindeutig. Begleitende Patellafrakturen und Knorpelschäden sollten ausgeschlossen werden.

Ist die Patella zum Zeitpunkt der Untersuchung wieder in der ursprünglichen Position, so können retropatellare Knorpelschäden und Verletzungen der Endsehnen des M. quadriceps und der Patellasehne möglich sein.

Untersuchung

Manualtherapeutisch Die Patellaposition wird inspiziert. Ist sie an der richtigen Position, wird mit dem Tanzende-Patella-Test überprüft, ob es zu einem intraartikulären Erguss gekommen ist. Mit dem Zohlen-Zeichen kann überprüft werden, ob es retropatellare Schmerzen gibt.

Das mediale Retinakulum und das Lig. patellofemorale mediale werden palpiert. Liegt die Patella in Normposition, wird die laterale Verschieblichkeit vorsichtig im Seitenvergleich kontrolliert.

Reposition der Patella: Befindet sich die Patella zum Zeitpunkt der Untersuchung noch im luxierten Zustand, so sollte sie reponiert werden. Der Therapeut hebt das betroffene Bein im Unterarmgriff durch etwas Hüftflexion an. Mit der anderen Hand wird das Knie langsam gestreckt. Hierdurch ist bereits eine spontane Reposition möglich. Ist die Patella auch in Knieextension noch disloziert, wird sie mit der freien Hand zurück nach medial geschoben. Ein begleitendes Geräusch ist möglich.

HINWEIS

Nach einer Patellaluxation sollte eine Bildgebung erfolgen, um begleitende Frakturen auszuschließen!

Medizinisch Auch medizinisch ist der erste Schritt die Reposition der Patella. Im Anschluss erfolgt eine Bildgebung zum Ausschluss von begleitenden Frakturen.

Therapie

Konservativ

Entzündungsphase:
- Cryotherapie –32 °C
- Bei Schwellung Manuelle Lymphdrainage

Proliferationsphase:
- Traktion und Kompression (nur wenn schmerzfrei)

Konsolidierungsphase:
- Patellamobilisation nach medial
- Training M. quadriceps, vastus medialis (vermeidet keine erneute Luxation)
- Beinachsentraining (vermeidet keine erneute Luxation)

Nach einer Patellaluxation wird diese häufig habituell (frz.: Comme d'habitude = wie gewöhnlich; ➤ Abb. 3.7).

Dem therapeutisch entgegenzuwirken, ist aufgrund der bei der Luxation möglicherweise entstandenen Schäden des medialen Kapsel-Band-Apparates kaum möglich.

Die konservative Therapie beschränkt sich auf abschwellende Maßnahmen in der Entzündungs- und Proliferationsphase und auf Mobilisationen der Patella und des Knies ab der Konsolidierungsphase. Propriozeptives Training und Training des M. quadriceps mit Schwerpunkt auf dem Vastus medialis sind sinnvoll, aber nicht zur alleinigen Sicherung imstande.

Mittlere Rehabilitationszeit Keine Einschränkung, beschwerdeabhängig.

Operativ

Kommt es zur habituellen, also wiederholten Luxation, so ist eine operative Intervention das Mittel der Wahl, um Knorpelschädigungen und Arthrose zu vermeiden.

Es gibt diverse operative Verfahren.

Laterale Retinakulumverlängerung

Die früher genutzte Methode der einfachen Durchtrennung des lateralen Retinakulums (lateral release) ist obsolet und wurde von der Verlängerung des lateralen Retinakulums abgelöst. Hierbei wird zunächst die oberflächliche Schicht und dann auch die tiefe Schicht des lateralen Retinakulums durchtrennt. Im Anschluss wird der proximale oberflächliche Teil mit dem distalen tiefen Teil vernäht. Somit wird das Retinakulum verlängert, wenn auch etwas ausgedünnt.

Diese OP-Methode findet auch bei retropatellaren Schmerzen Anwendung, um bei einer lateralen Chondropathie Druck zu nehmen. Um einer habituellen Patellaluxation erfolgreich entgegenzuwirken, ist es oft nicht ausreichend. Daher haben sich die in der Folge beschriebenen Techniken bewährt.

MPFL-Rekonstruktion

Bei der Rekonstruktion des medialen patellofemoralen Ligamentes (MPFL) wird anders als bei der lateralen Verlängerung des Retinakulums nicht die laterale Seite entspannt, sondern die mediale Sicherung der Patella verstärkt, indem das durch die Luxation zumeist beschädigte Ligament durch ein Sehnentransplantat der Sehne des M. semitendinosus ersetzt wird. Eine MPFL-Rekonstruktion kann auf mehrere Arten durchgeführt werden (➤ Abb. 3.8).

OP nach Slocum-Larson

Bei diesem seltener genutzten Verfahren wird ein laterales Release, also die Ablösung des lateralen Retinakulums, mit einem Versatz des tibialen Ansatzes des Lig. patellae und der Sehne des Quadrizeps nach medial kombiniert.

OP nach Elmslie-Trillat

Bei dieser OP handelt es sich ebenfalls um einen Versatz der Tuberositas tibiae nach medial. Diese wird mit zwei Schrauben fixiert, das Knie wird eine Woche ruhiggestellt. Nach 4 Wochen kann mit Muskelaufbau begonnen werden.

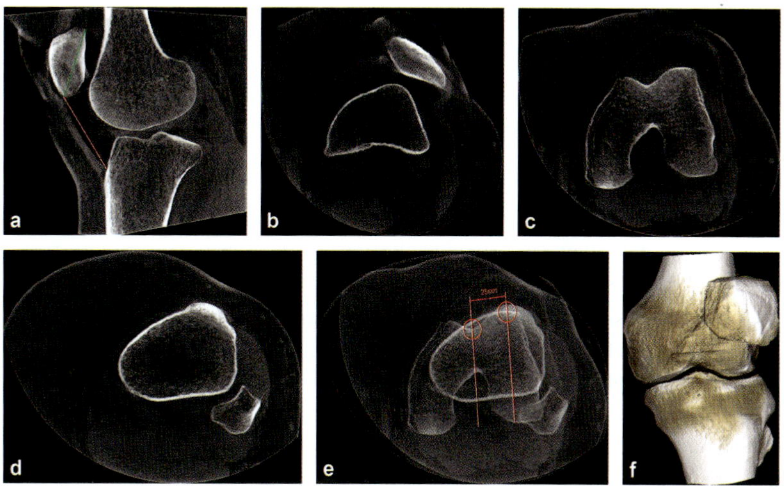

Abb. 3.7 Habituelle Patellaluxation; belastete Aufnahmen: a) Sagittale Ebene; b) Axiale Ebene, Patella-Tilt; c) Axiale Ebene, Trochlea; d) Axiale Ebene, Tuberositas tibiae; e) Übereinander-Projektion von c) und d) zur Darstellung des TT-TG-Abstands (gemessen wird der Abstand zwischen dem tiefsten Punkt der proximalen Trochleagrube und der ventralen Tuberositas tibiae orthograd zur posterioren Kondylenebene); f) 3D-Darstellung. TT-TG = Tuberositas-tibiae-Trochlea-Groove-Abstand. [M719]

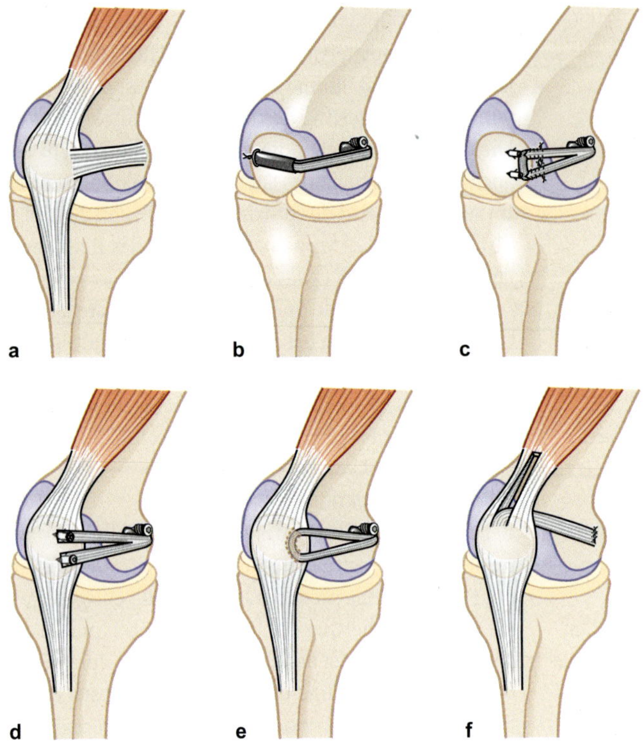

Abb. 3.8 Techniken der MPFL-Plastik: a) Normale Anatomie des MPFL; b) Plastik des MPFL über eine Einzelbündelrekonstruktion mit Fixation über einen transossären Bohrkanal an der Patella und am Femur; c) Doppelbündelrekonstruktion des MPFL mit Fixation über Fadenanker in einer knöchernen Rinne an der medialen Patellafacette; d) „Aperture"-Fixation mit kurzen Bohrkanälen (Sackloch) in der Patella; e) Patellaseitige Fixation des MPFL über einen V-förmigen transossären Kanal; f) Verwendung eines mittleren Quadrizepssehnenstreifens zur MPFL-Plastik. [L126]

Postoperative Rehabilitation

Im Folgenden wird die postoperative Rehabilitation am Beispiel der MPFL-Rekonstruktion dargestellt:

Entzündungsphase:

- Extensionsschiene
- Keine Manuelle Therapie
- Teilbelastung 10–20 kg
- Manuelle Lymphdrainage

Proliferationsphase:

- Orthese mit maximal 30/60/90° Flexion für jeweils 2 Wochen
- Teilbelastung 10–20 kg
- Isometrie des M. quadriceps
- Rollgleitmobilisationen im erlaubten Bewegungsradius

Konsolidierungsphase:

- Orthese mit maximal 30/60/90° Flexion für jeweils 2 Wochen
- Teilbelastung bis Ende 4. Woche
- Erarbeiten der Vollbelastung bis Ende 6. Woche
- Rollgleitmobilisationen im erlaubten Bewegungsradius bis einschl. 7. Woche
- Rollgleitmobilisationen bis zum Erreichen des vollen Bewegungsausmaßes nach der abgeschlossenen 7. Woche
- Patellamobilisation
- Posturales Training
- Training der Ober- und Unterschenkelmuskulatur

Umbauphase:

- Volle Sportfähigkeit nach 4–6 Monaten

Nach einer MPFL-Rekonstruktion wird das Knie für eine Woche in einer Extensionsschiene ruhiggestellt. Danach erfolgt eine Orthesenversorgung mit Limitierung der Flexion auf 30, 60 und 90° für jeweils 2 Wochen. Eine Teilbelastung von 10–20 kg erfolgt für ca. 4 Wochen, die Vollbelastung sollte bis zur Vollendung der 6. Woche erreicht sein.

In der Frühphase sind neben manueller Lymphdrainage Anspannungsübungen für den M. quadriceps erlaubt. Die weitere Behandlung beinhaltet Mobilisationen der Patella und des Knies, posturales und propriozeptives Training.

Eine Sportfähigkeit mit vorangegangenem Sprint- und Sprungtraining sollte erst in den Monaten 4–6 erarbeitet werden.

Mittlere Rehabilitationszeit 4–6 Monate.

Zusammenfassung

Luxationen in der Knieregion

Während eine Kniegelenkluxation nur mit massiven strukturellen Schädigungen des Kapsel-Band-Apparates einhergehen kann, kommt es bei einer Patellaluxation zumeist nur zur Verletzung des medialen patellofemoralen Ligamentes.

Aus einer Patellaluxation kann eine habituelle Luxation entstehen. Habituelle Luxationen sollten zur Vermeidung von Knorpelschädigungen und Arthrose operiert werden.

3.2.6 Meniskusläsionen

BEFUNDE

Traumamechanismus

- Für isolierte Meniskusverletzungen:
  - Hyperextensionstrauma
  - Hyperflexionstrauma
  - Rotationstrauma
- Für kombinierte, strukturelle Schädigungen:
  - Flexions-Valgustrauma
  - Flexions-Varustrauma

Leitsymptomatik

- Unmittelbar nach dem Trauma: stechender Schmerz im Knieinneren
- Bei länger anwesender Läsion: temporär auftretender Schmerz im Knieinneren bei größerer Belastung oder abrupten Bewegungen

Mögliche weitere Symptome und Befunde

- Unmittelbar nach dem Trauma:
  - Unfähigkeit das Knie komplett zu extendieren
  - Beugeschonhaltung
- Bei länger anwesender Läsion:
  - Hocke und Fersensitz sind schmerzhaft

Posttraumatische begleitende Läsionen

- Kreuzbandläsionen
- Kollateralbandläsionen
- Frakturen

Anatomische Grundlagen

Die Menisken bilden eine faserknorpelige mobile Ergänzung der tibialen Gelenkfläche für die Femurkondylen. Beide haben die Form eines Halbmondes und sind ventral und dorsal im Bereich der Area intercondylaris ligamentär verankert. Während der Innenmeniskus nur zur anterioren und posterioren Area intercondylaris läuft und somit die Form einer geöffneten Sichel beschreibt, ist der Außenmeniskus fast kreisförmig, seine ventrale Fixation liegt näher am Zentrum der Area intercondylaris.

Der Innenmeniskus ist mit dem Lig. collaterale mediale und der medialen Kapsel des Kniegelenks verwachsen, der Außenmeniskus hat keine derartige Verbindung zur lateralen Kapsel oder dem Lig. collaterale laterale. Im Querschnitt sind die Menisken keilförmig, der breitere Rand beschreibt die Außenseiten und der plane Teil die Auflagefläche der Tibia. Daraus resultiert eine Konkavität gegenüber dem Femur.

Während die Menisken bei Flexion und Extension der Tibia folgen, verbleiben sie während der Innen- und Außenrotation des Unterschenkels in der Position der Femurkondylen.

Der periphere, äußere Rand der Menisken (rot- rote Zone) wird gut vaskularisiert. Die Durchblutung nimmt nach zentral hin ab, daher wird das mittlere Drittel als rot-weiße Zone und das zentrale Drittel als weiß- weiße Zone bezeichnet. Die weiß- weiße Zone verfügt über keine eigenen Blutgefäße, die Versorgung findet ausschließlich durch Diffusionsprozesse statt (➤ Abb. 3.9).

Die Lokalisation einer Schädigung bestimmt die Möglichkeit der Regeneration.

Beschreibung

Aufgrund der Verwachsung mit Kapsel und Kollateralband und der daraus resultierenden schlechteren Beweglichkeit, verletzt der Innenmeniskus wesentlich häufiger als der Außenmeniskus. Die Ausrichtung der Rissbildung ist abhängig vom zu Grunde liegenden Traumamechanismus.

Es gibt Längsrisse, Querrisse, Risse der Vorderhorn- und Hinterhornlappen und Risse in der Horizontalebene. Aus einem Längsriss kann sich ohne operative Versorgung ein Korbhenkelriss bilden (➤ Abb. 3.10).

Risse werden danach eingeteilt, ob Sie im Vorderhorn, im Mittelstück oder in Hinterhorn liegen, zudem ob sie die rot-rote, die rot-weiße oder die weiß-weiße Zone betreffen.

a
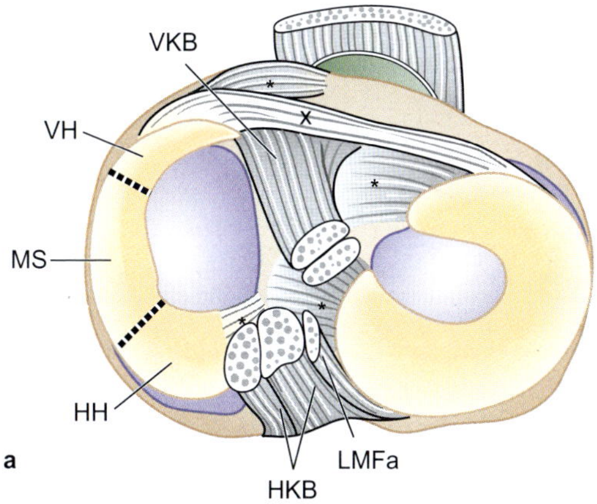

b
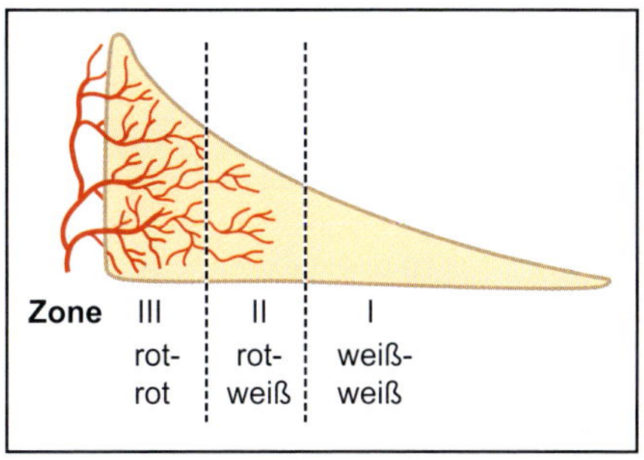

Abb. 3.9 Anatomie und Durchblutung der Menisken: a) Die Menisken lassen sich in ein Vorderhorn (VH), ein Mittelstück (MS) und ein Hinterhorn (HH) einteilen. Die beiden Vorderhörner sind über das Lig. transversum (x) miteinander verbunden. LMF a = Lig. meniscofemorale anterius, VKB = vorderes Kreuzband, HKB = hinteres Kreuzband; b) Vaskularisationszonen der Menisken: rot-rot (durchblutet), rot-weiß (teilweise durchblutet) und weiß-weiß (avaskulär). [L126]

3

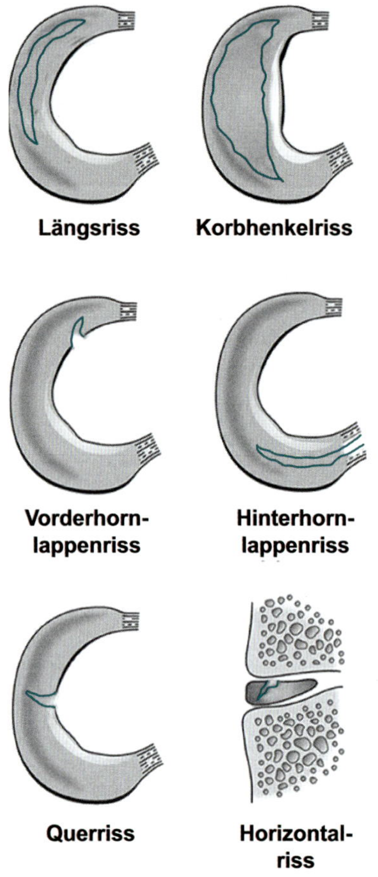

Abb. 3.10 Meniskusrissformen. [L106]

Traumamechanismus

Die Menisken können durch nahezu jede abrupte Bewegung im Knie Schaden nehmen. Im Vordergrund stehen Traumen mit Rotations- oder Hyperextensionskräften. Durch Traumen in Flexion-Valgus oder Flexion-Varus können die Menisken gemeinsam mit den Kreuz- oder Kollateralbändern verletzen.

Innen und Außenmenisken können neben traumatischer Ursache auch degenerativ einreißen. Berufliche, kniende Tätigkeiten (z. B. Fliesenleger) oder das Knie belastende Sportarten (z. B. Jogging) können zu degenerativen Einrissen und Auffaserungen führen.

Differenzialdiagnosen

Differenzialdiagnostisch kommen Knorpelschäden, Loose bodies und Bone Bruises in Betracht.

Untersuchung

Manualtherapeutisch Zur manualtherapeutischen Untersuchung stehen diverse Meniskustests zur Verfügung.

Aufgrund der schlechten Sensitivität und Spezifität dienen sie neben den anamnestischen Informationen nur als zusätzlicher Hinweis. Es sollten immer mehrere Tests ausgeführt werden.

- Steinmann 1
- Steinmann 2
- Payr-Test
- Thessaly-Test
- Apley-Test/Grinding-Test
- McMurray-Test
- Böhler-Krömer-Test
- Joint Line Tenderness
- Ege-Test

EVIDENZ

Die Ergebnisse des Thessaly-Tests allein oder in Kombination mit dem McMurray-Test eignen sich nicht, um das Vorhandensein oder Nicht-Vorhandensein einer Meniskusläsion festzustellen (vgl. Goossens et al. 2015; untersucht wurden 593 Patienten, von denen 493 in einer Arthroskopie eine Meniskusläsion aufwiesen).

EVIDENZ

In einer Metaanalyse wurden in Medline- und Cochrane-Datenbanken alle Studien zu Meniskustests von 1966 bis 2008 zusammengefasst und ausgewertet.
Folgende Sensitivität und Spezifität ging in Summe daraus hervor:

Test	Sensitivität	Spezifität
Thessaly-Test	91 %	97 % (nur eine Studie)
McMurray-Test	51 %	78 %
Apley-Grinding-Test	38 %	84 %
Ege-Test	66 %	86 %

Die Evidenz für Steinmann, Payr und Böhler-Krömer konnte nicht getestet werden (vgl. Ockert et al. 2010).

EVIDENZ

Test	Sensitivität	Spezifität
McMurray -Test	70 %	71 %
Apley-Test	60 %	70 %
Joint Line Tenderness	63 %	77 %

Die Werte in den einzelnen Studien des systematischen Reviews mit Metaanalyse weichen deutlich voneinander ab. Eine Aussage von Klinik plus Untersuchung konnte nicht beurteilt werden. Eine standardisierte Ausführung wäre für genauere Ergebnisse notwendig (vgl. Hegedus et al. 2007).

Auch wenn die Meta-Analysen älteren Datums sind, bleibt ihre Aussagekraft unverändert. Sensitivität und Spezifität von Meniskustests sind nicht ausreichend gut. Durch Meniskustests kann eine Läsion der Menisken weder sicher ausgeschlossen noch bewiesen werden. Meniskustests erhöhen oder erniedrigen lediglich die Wahrscheinlichkeit für das Vorliegen einer Läsion. Sie sollten stets im Zusammenhang mit Anamnese, etwaiger Traumaanalyse und Klinik analysiert und mit einer Bildgebung komplettiert werden.

Medizinisch Bei Verdacht auf Meniskusläsion erfolgt eine MRT. Gold-Standard ist jedoch die Arthroskopie.

Therapie

Das therapeutische Vorgehen richtet sich nach der Genese und dem Ausmaß der Schädigung, der Lokalisation des Schadens, dem Alter und dem Aktivitätsniveau des Patienten sowie dem Ausmaß der Beschwerden und dem daraus resultierenden Leidensdruck.

Konservativ

Bei Patienten mittleren Alters mit degenerativen Meniskusläsionen erfolgt in der Regel zunächst ein konservativer Therapieversuch. In der Akutphase erfolgt die Behandlung, ggf. unter Gabe von NSAIDs, zunächst durch physikalische Therapie (Cryotherapie, Elektrotherapie bzw. Iontophorese).

Im weiteren Behandlungsverlauf startet die manualtherapeutische Behandlung mit Erarbeitung physiologischer Rollgleitmechanismen in Flexion und Extension, Patellamobilisationen und dem Training der Ober- und Unterschenkelmuskulatur.

Ziel der Mobilisationen ist achsengerechtes, physiologisches Bewegungsverhalten. Aphysiologische Bewegungsmuster mit erhöhter Belastung des Läsionsgebietes können Ursache degenerativer Veränderungen und negativ beeinflussender Faktor für Heilung sein.

Bei jungen Patienten, großen Läsionen und bei Läsionen der weiß-weißen und ggf. der rot-weißen Zone werden operative Methoden vorgezogen. Gleiches gilt für Patienten mit therapieresistenten Beschwerden.

Mittlere Rehabilitationszeit > 6 Wochen.

Operativ

Hauptziel der Therapie sollte sein, so viel Meniskusmaterial wie möglich zu erhalten, um arthrotische Folgeläsionen zu vermeiden. Operativ gibt es mehrere Möglichkeiten. Die Indikation für die einzelnen Verfahren ist abhängig vom Ausmaß und der Lokalisation des Schadens.

Meniskusnaht

Die Meniskusnaht und die Refixation des Meniskus stellen die kleinstmögliche Intervention des Meniskus dar.

EVIDENZ

Die Langzeitergebnisse nach Meniskusnaht übertreffen die Ergebnisse einer Teilresektion (vgl. Xu et al. 2013 und Paxton et al. 2011).

Longitudinale Risse in der vaskulären Zone, radiäre Risse und nicht degenerative Korbhenkelrisse sollten, wenn möglich, genäht werden.

Es stehen verschiedene Nahttechniken zur Verfügung. All-inside-Nähte haben sich bei gut zugänglicher Läsionsstelle durchgesetzt. Mit dieser Technik kann der Meniskus direkt durch den arthroskopischen Zugang versorgt werden. Bei Rissen an schwerer zugänglichen Lokalisationen muss jedoch über eine längere Nadel mittels Inside-out-Technik oder mittels zweier eingeführter Kanülen per Outside-in-Technik genäht werden.

Reichen horizontale Risse bis in die Basis des Meniskus, kann eine Naht mit einer Teilmeniskektomie verbunden werden. Diese Technik wird vor allem bei Verletzungen des Außenmeniskus genutzt.

Postoperative Rehabilitation

Die postoperative Rehabilitation wird wie folgt durchgeführt, wobei eine Teilbelastung (20 kg) für 4–6 Wochen, die Vollbelastung nach der 6. Woche erarbeitet wird:

Entzündungsphase:
- Keine Manuelle Therapie
- Ggf. Lymphdrainage

Proliferationsphase:
- Rollgleitmobilisationen im schmerzfreien Bereich

Konsolidierungsphase:
- Rollgleitmobilisationen, endgradig
- Nach der 6. Woche: Vollbelastung; Training in offener und geschlossener Kette
- Ab 4. Monat: beginnendes sportartspezifisches Training
- Ab 5. Monat: Back to competition

Mittlere Rehabilitationszeit > 4 Monate.

Meniskusrefixation

Neben verschiedenen Techniken zur Naht der Menisken ist auch eine Refixation mit Meniskuspfeilen oder -ankern möglich. Die Meniskuspfeile sind resorbierbar und lösen sich innerhalb von ca. 3 Monaten auf. Die Rehabilitation gleicht der Nachbehandlung nach Meniskusnaht.

Mittlere Rehabilitationszeit > 4 Monate.

Teilresektion

Teilresektionen sind indiziert, wenn Risse in der weiß- weißen Zone liegen, aufgrund ihrer Größe nicht mehr durch eine Naht rekonstruierbar sind oder die Substanz des Meniskus schon so stark geschädigt oder degeneriert ist, dass keine Naht mehr möglich ist.

Nachteil der Resektion ist, dass diese eine präarthrotische Deformität darstellt. Je jünger der Patient, desto eher sollte daher eine Naht erwogen werden. Vorteil ist hingegen die deutlich kürzere Rehabilitationszeit.

Postoperative Rehabilitation

Nach Teilresektionen darf schon nach 7 Tagen mit Vollbelastung gelaufen werden. Eine Aufnahme von sportlicher Aktivität ist schon nach 4 Wochen möglich, High-Impact-Sportarten können nach 6 Wochen wieder durchgeführt werden:

Entzündungsphase:
- Keine Manuelle Therapie
- Ggf. Lymphdrainage

Proliferationsphase:
- Nach 7 Tagen Erarbeiten der Vollbelastung
- Rollgleitmobilisationen im schmerzfreien Bereich

Konsolidierungsphase:
- Rollgleitmobilisationen, endgradig
- Training in offener und geschlossener Kette
- Beginnendes sportartspezifisches Training
- Back to competition nach (4)–6 Wochen möglich

Mittlere Rehabilitationszeit > 6 Wochen.

Meniskusimplantat

Bei massiven Schädigungen, insbesondere bei jungen Patienten und vorzugsweise bei Schädigungen des lateralen Meniskus, stehen Meniskusersatz-OPs zur Diskussion. Meniskusimplantate bestehen aus Polyurethan und sind als partieller oder kompletter Meniskusersatz möglich.

Meniskustransplantat

Meniskustransplantate sind in der Regel allogen, in diesem Falle wird meistens bovines (lat. bovin = zum Rind gehörend) Kollagen Typ II genutzt.

Qualitativ hochwertige Langzeitstudien zum Effekt in Bezug auf Knorpelprotektion liegen noch nicht vor.

Kontraindikation für ein Implantat oder Transplantat sind Patienten über 50 Jahre, schon bestehende fortgeschrittene Kniearthrose oder Chondromalazie und größere Defizite in der Extensions- oder Flexionsfähigkeit (vgl. Mosser et al. 2015).

Postoperative Rehabilitation

Die postoperative Rehabilitation von Transplantaten oder Implantaten ähnelt der Therapie nach einer Meniskusnaht. Allerdings erfolgt eine Ruhigstellung des Knies für bis zu 8 Wochen. In der danach schon anwesenden Konsolidierungsphase kann mobilisiert und trainiert werden. Eine Wiederaufnahme der sportlichen Aktivität kann ebenfalls nach dem abgeschlossenem 4. Monat erfolgen.

Mittlere Rehabilitationszeit > 4 Monate.

Zusammenfassung

Meniskusläsionen

Die Therapie von Meniskusläsionen richtet sich nach der Lokalisation und der Größe der Läsion, nach dem Alter des Patienten und nach etwaigen begleitenden strukturellen Schädigungen. Oberstes Ziel ist immer, so viel Meniskusgewebe wie möglich zu erhalten (Knorpelprotektion).

Bei degenerativen Rissen von Patienten ab ca. 40 wird zunächst konservativ therapiert.

Bei jungen Patienten erfolgt in der Regel eine operative Versorgung: Während longitudinale Risse in der rot-roten Zone genäht werden können, ist bei größeren degenerativen Rissen und Rissen der weiß-weißen Zone eine Teilresektion indiziert.

Große Schäden können mit (Teil-)implantaten oder -transplantaten versorgt werden.

3.2.7 Hoffaitis und Hoffa-Kastert-Syndrom

BEFUNDE

Traumamechanismus
- Sturz auf das flektierte Knie
- Andauernde Belastung durch kniende Tätigkeit

Leitsymptomatik
- Schmerzhafte Bewegungseinschränkung
- Schmerzen unter dem Lig. patellae

Mögliche weitere Befunde
- Schwellung
- Blockierungsgefühl

Anatomische Grundlagen

Der Hoffa-Fettkörper (Corpus adiposum infrapatellare) liegt zwischen dem distalen Patellarand und der proximalen Tibia und füllt in der Tiefe unterhalb des Lig. patellae den Raum bis zum Gelenkspalt des Kniegelenks aus.

Beschreibung

Durch ein Trauma oder seltener durch Überlastung der Knieregion kann der Fettkörper hypertrophieren. Diese Veränderung wird als Hoffa Kastert-Syndrom bezeichnet. Der Hypertrophie geht zumeist eine länger anhaltende Entzündung (Hoffaitis) voran.

Traumamechanismus

Traumamechanismus ist ein Sturz auf das flektierte Knie. Ein Hoffa-Kastert-Syndrom kann auch begleitend nach Traumen mit strukturellen Schädigungen des Kniegelenks entstehen. Auch Überlastung durch anhaltende kniende Tätigkeit kann zur Hoffaitis und in der Folge zum Hoffa-Kastert-Syndrom führen.

Differenzialdiagnosen

Morbus Sinding-Larsen-Johansson (➤ Kap. 3.6.6).

Untersuchung

Manualtherapeutisch Mit einer Palpation wird überprüft, ob tastbare Hypertrophien vorliegen. Eine provozierende Palpation wird lateral und medial des Lig. patellae in Richtung dorsal und zentral durchgeführt. Die Flexion und Extension werden passiv angulär untersucht. Differenzialdiagnostisch wird das Lig. patellae provozierend palpiert.

Medizinisch Eine MRT ist das Mittel der Wahl.

Therapie

Konservativ

Therapeutisch stehen neben Dehnung des M. quadriceps und Aufbau der das Kniegelenk stabilisierenden Muskulatur physikalische Maßnahmen wie Cryotherapie im Vordergrund. Bei starker Schwellung kann Manuelle Lymphdrainage vonnöten sein.

Injektionen von antiphlogistisch wirkenden Medikamenten oder auch Cortison finden von ärtztlicher Seite Anwendung.

Gab es ein Trauma mit anderen strukturellen Schädigungen, so steht die Beseitigung dieser Schäden im Vordergrund.

Operativ

Bei starker Hypertrophie mit andauernder deutlicher Bewegungseinschränkung kann eine operative Entfernung des hypertrophen Materials indiziert sein.

Postoperative Rehabilitation

Entzündungsphase:
- Keine Manuelle Therapie

Proliferationsphase:
- Rollgleitmobilisationen im schmerzfreien Bereich
- Aktives Bewegen in offener Kette

Konsolidierungsphase:
- Endgradige Rollgleitmobilisationen in Flexion und Extension
- Patellamobilisation nach distal
- Training in geschlossener Kette

3.2.8 Bursitis praepatellaris

Ätiologie Traumatisch nach Sturz auf das Knie, aber auch durch Überbelastung nach knienden Tätigkeiten (hier auch degenerativ) möglich.

BEFUNDE

Leitsymptomatik und Befunde
- Schmerzen beim Knien
- Schwellung praepatellar

Beschreibung

Eine Bursitis zeigt sich durch Schwellung und Schmerzen und kann durch Hinknien provoziert werden.

Differenzialdiagnosen

Eine Bursitis durch bakterielle Infekte, durch Erkrankungen des Stoffwechsels (Gicht) oder rheumatische Erkrankungen muss ausgeschlossen werden.

Untersuchung

Provozierende Palpation und eine sonografische Untersuchung können die Diagnose sichern. Eine Blutuntersuchung mit Bestimmung von Rheumafaktoren, CRP, Leukos, IGG, BSG zum Ausschluss einer möglichen rheumatischen Erkrankung und von Harnsäure zum Ausschluss von Gicht ist sinnvoll. Bei Verdacht auf eine entzündliche Erkrankung ist eine Punktion zur Bakteriologie erforderlich.

Therapie

Je nach Ausmaß reicht eine Entlastung für einige Wochen aus. Kühlung und bei Bedarf NSAID können etwaige Schmerzen lindern. Eine entlastende Punktion ist möglich, sollte aber vermieden werden, da die Bursa dadurch zusätzlich gereizt wird und die (wenn auch geringe) Gefahr einer Sepsis besteht. Eine Bursektomie wird nur bei eitrigen Bursitiden durchgeführt.

3

3.2.9 Loose body

Ätiologie Ein Loose body kann traumatisch oder degenerativ entstehen. Auch eine aseptische Knochennekrose (Osteochondrosis dissecans) kann zu Loose bodies führen, die dann knöchern-knorpelig sind.

BEFUNDE

Leitsymptomatik und Befunde
- Twinges
- Giving-way-Phänomen
- Wechselnde Beschwerdelokalisation

Mögliche weitere Symptome
- Federndes Endgefühl

Beschreibung

Ein Loose body ist ein freier Gelenkkörper mit knorpeligem oder knöchern-knorpeligem Fragment. Beschwerden sind rezidivierende plötzlich stechende Schmerzen (Twinges) mit wechselnder Lokalisation. Ein zeitweise auftretendes Gefühl von Instabilität im Sinne von „Wegsacken" des Kniegelenks (Giving-way-Phänomen) ist möglich.

Zwischenzeitlich kann der Loose body zu einem Blockieren des Gelenks führen.

Untersuchung

Manualtherapeutisch In der passiv angulären Untersuchung kann sich ein federndes Endgefühl zeigen, wenn der Loose body die Bewegung stört.

Medizinisch Bei Klinik eines Loose body sollte ein Röntgenbild gemacht werden. Für eine mögliche manualtherapeutische Intervention muss ein knöcherner Loose body ausgeschlossen werden. Knorpelige Loose bodies können in einer MRT dargestellt werden. Für eine manualtherapeutische Behandlung reicht das Röntgen aus. Sieht man im Röntgen kein knöchernes Fragment bei bestehender Klinik eines Loose body, so beginnt die manualtherapeutische Behandlung.

Therapie

Konservativ

Cyriax hat Manipulationstechniken zum Verlagern von knorpeligen Loose bodies beschrieben. Anders als bei Manipulationen blockierter Gelenke wird hier mit langsamen Bewegungen, viel Kraft und großer Bewegungsamplitude gearbeitet und versucht, Knorpelfragmente in Gelenkkompartimente zu verlagern, in denen sie nicht mehr stören. Im Kniegelenk ist dies in der interkondylären Zone, also im zentralen Kompartiment der Fall. Loose bodies finden sich überwiegend im medialen Kniegelenkkompartiment.

CAVE

Loose bodies mit knöchernem Anteil dürfen nicht manipuliert werden. Das Kniegelenk könnte beschädigt bzw. frakturiert werden. Eine Röntgenuntersuchung vor manualtherapeutischem Handling zum Ausschluss von Knochenfragmenten ist zwingend erforderlich!

Mittlere Rehabilitationszeit Keine Einschränkung, beschwerdeabhängig.

Operativ

Bei knöchern-knorpeligen Loose bodies oder bei knorpeligen Fragmenten ohne manualtherapeutischen Therapieerfolg erfolgt eine arthroskopische Entfernung der freien Gelenkkörper. Diese können bei Bedarf durch Microfracturing, Abrasionsarthroplastiken oder Mosaikplastiken zur Knorpelregeneration ergänzt werden.

OP-Verfahren bei bestehender Osteochondrosis dissecans werden in ➤ Kap. 9.5.1 beschrieben.

Mittlere Rehabilitationszeit 6–8 Wochen.

Zusammenfassung

Hoffaitis, Bursitis und Loose body

Neben Frakturen und Verletzungen des Kapsel-Band-Apparates und der Menisken können durch traumatische Ereignisse auch Fettkörper, Bursen und Knorpel der Knieregion verletzen. Während bei Bursitiden und Hoffaitis überwiegend konservativ behandelt wird, sind bei vorliegenden Knorpelschäden oft Operationen zur Entfernung von Fragmenten und Knorpelregeneration notwendig.

Bei knorpeligen Loose bodies lohnt der Versuch der Verlagerung durch Cyriax-Manipulationen.

3.2.10 Muskelläsionen

Die Ober- und Unterschenkelmuskulatur ist häufig von Sportverletzungen betroffen. Zerrungen, Faserrisse, Bündelrisse und Komplettrupturen werden beschrieben. Ursachen sind maximale Belastung (Explosivkraft), hohe Leistung nicht ausreichend vorbereiteter (aufgewärmter) Muskulatur oder Dauerbelastung bei ermüdeter Muskulatur.

Stadien von Muskelläsionen der Muskelbäuche mit Einteilung in Muskelzerrung, -faserriss, -bündelriss und -ruptur sowie die Gruppe der Tendinopathien werden aufgrund ihrer Übertragbarkeit auf andere Regionen der Extremitäten in ➤ Kap. 9.1 beschrieben.

3.3 Entzündliche Erkrankungen

3.3.1 Rheumatische Erkrankungen

Grundlagen rheumatischer Erkrankungen werden in ➤ Kap. 1.1.3 erklärt.

BEFUNDE

Generelle Leitsymptome und Befunde rheumatischer Erkrankungen

- Schübe und Remissionen der entzündlichen Aktivität wechseln sich ab.
- Multiple Regionen des Körpers sind betroffen.
- Gelenke, Muskeln oder Faszien können betroffen sein.
- Darm, Haut, Augen oder innere Organe können betroffen sein.

Es gibt viele rheumatische Erkrankungen, die mit Entzündungen der Gelenke, der Muskulatur und Faszien sowie der Haut im Bereich der Knieregion einhergehen.

Bei rheumatischer Arthritis, aber auch bei Morbus Bechterew, Psoriasis-Arthritis oder Morbus Crohn u. a. können Strukturen der Knieregion mitbetroffen sein.

Aufgrund der Relevanz für alle Regionen der Extremitäten werden die rheumatischen Erkrankungen in ➤ Kap. 9.6.1 umfassend erläutert.

3.3.2 Postinfektiöse Erkrankungen

BEFUNDE

Leitsymptomatik und Befunde

- Persistierende Schmerzen, die bei Belastung stärker werden
- Geschwollene, gerötete und überwärmte Gelenk- oder Muskelregionen

Anamnestische Informationen

- Zurückliegende oder bestehende Infekte
- Vorangegangene offene Wunden oder Operationen

Postinfektiöse Erkrankungen können sowohl durch endogene als auch durch exogene Keime entstehen. Leitsymptomatik sind persistierende Schmerzen, die bei Belastung stärker werden. Oft findet man geschwollene, gerötete und überwärmte Gelenkregionen nach zurückliegendem oder andauerndem infektiösem Geschehen. Häufigstes Krankheitsbild ist die postinfektiöse Osteomyelitis.

Aufgrund der Relevanz für alle Regionen der Extremitäten werden die postinfektiösen Erkrankungen in ➤ Kap. 9.6.2 ausführlich erklärt.

3.4 Degenerative Erkrankungen

Basiswissen zu degenerativen Erkrankungen wird in ➤ Kap. 1.1.4 vermittelt.

3.4.1 Gonarthrose

Ätiologie Eine primäre Arthrose des Kniegelenks ist idiopathisch. Ursachen für eine sekundäre Arthrose können kongenitale Erkrankungen (z. B. Genu valgum oder varum), aber auch traumatische Ereignisse, zurückliegende Entzündungen (auch rheumatisch), Knochennekrosen, Tumoren oder Stoffwechselerkrankungen (z. B. Gicht) sein.

BEFUNDE

Leitsymptomatik

- Morgendlicher Anlaufschmerz
- Morgensteifigkeit im Gelenk
- Belastungsschmerz, im Tagesverlauf stärker werdend

Mögliche weitere Befunde

- Progredienter Mobilitätsverlust
- Bei vorhandenen Loose bodies: Twinges, Giving-way-Phänomen, plötzlich stechender Schmerz, wechselnde Beschwerdelokalisation, ggf. federndes Endgefühl
- Bei aktivierter Arthritis: anhaltender, entzündlicher Schmerz

Kapselmuster

- Flexion/Extension 5 : 1

Beschreibung

Radiologisch kann eine Kniearthrose in vier Grade unterteilt werden:

- Grad 1: leichte Auffaserung der Knorpeloberfläche
- Grad 2: breitere Auffaserungen mit halbschichtigen Einrissen
- Grad 3: starke Auffaserung, die Knorpeldefekte reichen bis zum Knochen
- Grad 4: freiliegender Knochen, massive Knorpeldestruktion

Differenzialdiagnosen

Differenzialdiagnostisch kommen ein Meniskusschaden, Stoffwechselerkrankungen (Gicht), eine Osteochondrosis dissecans und ein Morbus Ahlbäck in Betracht.

Untersuchung

Manualtherapeutisch Wichtiger Bestandteil ist die Analyse der aus der Anamnese gewonnen Erkenntnisse. Das Alter des Patienten, die berufliche und private Belastung des Gelenks und etwaige zurückliegende Erkrankungen mit Beteiligung des Kniegelenks werden abgefragt. Das Auftreten und die Art der Beschwerden werden aufgenommen.

In der Inspektion werden etwaige Achsenfehlstellungen gesucht. Die Flexion und Extension des Kniegelenks werden passiv angulär im Seitenvergleich untersucht. Kriterien sind

Bewegungsausmaß, Bewegungsbereitschaft, Krepitationen, Schmerzen und das Endgefühl. Das Vorliegen eines möglichen Kapselmusters wird geprüft. Bei fortgeschrittener Arthrose können auch sichtbare Deformierungen des betroffenen Gelenks vorliegen.

Medizinisch Röntgen in zwei Ebenen.

Therapie

Konservativ

Manualtherapeutisch Mit Rollgleitmobilisationen in Flexion und Extension werden physiologische Bewegungen erarbeitet, insbesondere die Flexion wird verbessert. Die Patella wird nach distal mobilisiert. Die endgradige Rollgleitmobilisation in Flexion kann mit einer Patellamobilisation kombiniert werden. In Bauchlage wird in 90° Flexion mit fixiertem Oberschenkel im Wechsel eine Traktion und Kompression durchgeführt, um den Stoffwechsel anzukurbeln. Wichtig: Die Traktion wird nicht mobilisierend und die Kompression nicht provozierend durchgeführt.

Darüber hinaus stehen das aktive Bewegen und Trainieren im schmerzfreien Bereich im Vordergrund. Fahren auf dem Radergometer und Schwimmen sowie Spaziergänge sollten empfohlen werden. Massive Beanspruchung hingegen sollte gemieden werden.

Die Ober- und Unterschenkelmuskulatur sollte gekräftigt und Beinachsentraining durchgeführt werden.

Bei starken Schmerzen können Cryotherapie (Kaltluft –32 °C) und andere physikalische Maßnahmen angewandt werden.

Ein wichtiger Bestandteil ist die Erarbeitung von Kompensationsstrategien im beruflichen Alltag.

Medizinisch Von ärztlicher Seite kommt bei starken Schmerzen eine medikamentöse Therapie in Betracht (NSAID, seltener Steroide).

Injektionen von Hyaluronsäure sollen bei einer möglichen Knorpelregeneration helfen. Dieser Effekt ist jedoch aus wissenschaftlicher Sicht bisher fraglich, Patienten berichten eher von temporärer Linderung. Nicht körpereigene Glykosaminoglykane werden offenbar einfach resorbiert. Eine Regeneration von hyalinem Knorpel in dem physiologisch im Gelenk bestehenden Milieu scheint nicht möglich.

Bei starker Schwellung sind Punktionen möglich, ein etwaiges Risiko einer Sepsis ist mit dem Nutzen abzuwägen.

Bei vorliegenden Achsenabweichungen sind korrigierende Einlagen möglich. Bei massiver Arthrose mit schmerzbedingter Gangunsicherheit ist eine einseitige Unterarmgehstütze eine therapeutische Möglichkeit.

Operativ

Eine mögliche operative Intervention richtet sich nach dem Ausmaß der Arthrose und der möglichen Ursache.

Arthroskopie

Arthroskopische Verfahren dienen dem Erhalt des noch intakten Knorpels und der Knorpelregeneration. Bei bestehenden Loose bodies kann eine Arthroskopie mit Entfernung der Knorpelfragmente mit anschließendem **Shaving** und einer **Gelenkspülung** mit NaCl (Kochsalzlösung) durchgeführt werden. Diese kann Symptome lindern, ändert aber nichts am progredienten Verlauf der Arthrose. Ziel muss sein, so wenig wie möglich vom noch intakten Knorpel zu entfernen.

Microfracturing und bei Schäden Grad IV auch Abrasionsarthroplastiken werden genutzt, um durch Stimulation des Knochenmarks eine Gewinnung von Stammzellen zu erzielen.

Microfracturing Mit Hilfe eines Micromeißels werden an den defekten Stellen mehrere sehr feine Löcher in den Knochen gebohrt. In dem daraufhin austretenden Knochenmark sind unter anderem auch Stammzellen, Cytokine und Wachstumsfaktoren enthalten. Diese bilden Blutgerinnsel (Superclots), die eine knorpelähnliche Struktur oberhalb des Knochens bilden sollen.

Abrasionsplastik Blankliegender Knochen wird mit einer Knochenfräse hauchdünn anrasiert. Durch die Blutung finden ähnliche Prozesse statt wie beim Microfracturing. Auch hier ist das Freisetzen von Stammzellen ein gewollter Effekt.

Knorpel-Knochen-Transplantation (Mosaikplastik) Mit einer Knorpel-Knochen-Transplantation (Mosaikplastik) können bei kleineren Defekten Knochen-Knorpel- bzw. Knorpelzylinder aus wenig belasteten Gelenkregionen entnommen und in Defektregionen platziert werden. Das Kniegelenk ist das einzige Gelenk, in dem es mit hyalinem Knorpel bedeckte Areale gibt, die während keiner Phase der Bewegung arthrogene Belastung erfahren.

Als Ergänzung zu den Methoden der Stammzellengewinnung werden auch **knorpelfreie Matrixnetze** in den Defektbereich eingefügt. Die Matrix soll einwandernden Zellen einen leichteren Ein- und Umbau ermöglichen.

Bei jungen Patienten mit traumatischen Knorpelschäden kommen **Knorpelzellzüchtungen** und **autologe Knorpelzelltransplantationen** in Frage. Kleine Knorpelteile werden aus wenig belasteten Regionen entnommen und auf einer Zellkultur gezüchtet. Auf einer **Matrix** aus Kollagen-Chondroitinsulfat werden die gezüchteten Zellen wenige Wochen später dann in den Defektbereich gelegt.

Postoperative Rehabilitation Die postoperative Rehabilitation nach autologer Knorpelzelltransplantation wird wie folgt durchgeführt:

Entzündungsphase:
- Motorbewegungsschiene
- Orthesenversorgung zur Limitierung der Flexion
- Keine Manuelle Therapie
- Manuelle Lymphdrainage

Proliferationsphase:
- Motorbewegungsschiene mit stufenweiser Flexionserweiterung
- Orthesenversorgung zur Limitierung der Flexion
- Assistives Bewegen im erlaubten Bewegungsradius
- Teilbelastung (10–20 kg)
- Medizinisch: ggf. Injektionen von autologem Plasma oder Hyaloronsäure

Konsolidierungsphase:
- Endgradige Rollgleitmobilisationen in Flexion und Extension
- Vollbelastung ab der 9. Woche
- Propriozeptives Training
- Training in offener und geschlossener Kette

Umbauphase:
- Ausdauertraining
- Dosiertes Krafttraining (keine Maximalkraft, keine Explosivkraft)

Das Erreichen der Sportfähigkeit ist abhängig vom Heilungsverlauf (MRT) und der Größe des Schadens:
- Joggen ab 9. Monat
- Skifahren nach einem Jahr
- High-Impact-Sportarten nach 1,5 Jahren

Umstellungsosteotomie

Bei sekundären Arthrosen durch (kongenitale) Achsenabweichungen kann eine Umstellungsosteotomie das operative Mittel der Wahl sein, um die Belastung von einer Seite des Knies auf eine symmetrische Verteilung zu verlagern (➤ Kap. 3.1.1 und ➤ Kap. 3.1.2.

Arthroplastik

Für die operative Versorgung des Kniegelenks stehen viele verschiedene uni- oder bikondyläre Endoprothesenarten zur Verfügung. Laut Breusch et al. 2019 werden bis zu 150.000 endoprothetische Versorgungen von Kniegelenken in Deutschland pro Jahr durchgeführt.

Schlittenprothese

Synonym Unikondylärer Gelenkersatz

Mit einer Schlittenprothese wird minimalinvasiv nur die Seite des Kniegelenks ersetzt, die die arthrotische Deformität aufweist. Vorteil einer Schlittenprothese ist der weitestgehend bestehen bleibende Kapsel-Band-Apparat.

Tibia und Femur erhalten jeweils einen Aufsatz aus Metall; in den Zwischenraum wird ein Gleitlager aus Kunststoff eingebettet.

Postoperative Rehabilitation nach Einsatz einer Schlittenprothese

Entzündungsphase:
- Schmerzmedikation
- Passives Bewegen des Kniegelenks
- Manuelle Lymphdrainage

Proliferationsphase
- Unterarmgehstützen, Belasten bis Schmerzgrenze
- Mobilisation in Flexion und Extension
- Detonisierung verspannter Muskulatur

Konsolidierungsphase:
- Unterarmgehstützen, Belasten bis Schmerzgrenze (4–6 Wochen)
- Mobilisation in Flexion und Extension
- Patellamobilisation
- Training in offener und geschlossener Kette

Umbauphase:
- Erarbeiten der Sportfähigkeit

> **HINWEIS**
> High-Impact-Sportarten und Joggen sollten vermieden werden. Skifahren, Radfahren, Wandern und Fitness sind perspektivisch möglich. Die vollständige Heilung in Bezug auf Einwachsung und Belastbarkeit wird nach 12–18 Monaten beschrieben.

Ungekoppelte Prothese

Synonym Bikondylärer Oberflächenersatz oder Doppelschlittenprothese.

Bei ungekoppelten Prothesen sind der femorale und der tibiale Gelenkersatz nicht miteinander verbunden. Sie kommen in Frage, wenn die Kollateralbänder und das hintere Kreuzbank intakt und ausreichend stabil sind. Das vordere Kreuzband wird in der Regel bei der Operation entfernt (➤ Abb. 3.11).

Teilgekoppelte Prothese

Der femorale und tibiale Teil werden aufgrund nicht ausreichender Stabilität durch die Kreuzbänder mit einem Scharnier verbunden.

Achsengeführte Endoprothese

Wenn auch die Kollateralbänder keine ausreichende Stabilität mehr aufweisen, sind achsengeführte Prothesen nötig. Diese werden tibial mit langem Prothesenschaft fixiert. Grundsätzlich sind zementierte und zementfreie Prothesen möglich. Teilweise wird auch tibial zementiert und femoral nicht. In Deutschland wird der Großteil der achsengeführten Endoprothesen zementiert.

Die postoperative Rehabilitation der bikondylären Endoprothesen variiert und wird nach Nachbehandlungsschema des operierenden Arztes durchgeführt. Während zementierte Prothesen unmittelbar belastet werden dürfen, gleicht die Nachbehandlung nicht- oder teilzementierter Endoprothesen der der Schlittenprothesen. Die Therapie richtet sich zudem immer nach der Belastbarkeit in den einzelnen Heilungsphasen.

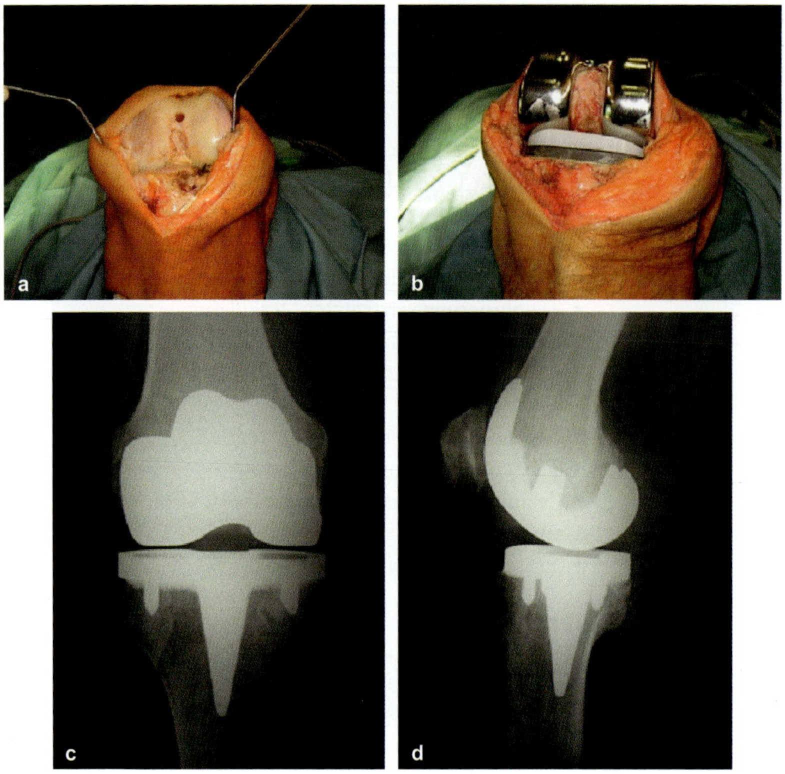

Abb. 3.11 Endoprothese des Kniegelenks: a) Intraoperativer Befund vor Prothesenimplantation; b) Intraoperativer Befund nach Implantation eines bikondylären Oberflächenersatzes; c–d) Postoperatives Röntgenbild in zwei Ebenen. [M561]

Arthrodese

Bei massiver Arthrose mit starker Instabilität oder auch nach notwendiger Entfernung einer Endoprothese (Sepsis, Trauma), sowie nach Gelenkdestruktion durch Tumoren kann eine Arthrodese notwendig sein. Eine gute Funktion des anderen Knies und beider Hüftgelenke ist notwendig, um die Gehfähigkeit zu erhalten.

3.4.2 Retropatellararthrose

Ätiologie Die primäre Arthrose ist idiopathisch. Sekundäre Arthrosen entstehen aus Patella- oder Trochleadysplasien, posttraumatisch oder durch kniende Tätigkeiten im Beruf.

BEFUNDE

Leitsymptomatik
- Schmerzen unter der Kniescheibe
- Schmerzen beim Aufstehen aus dem Sitz
- Schmerzen beim Treppabgehen

Mögliche weitere Befunde
- Krepitationen
- Schwellung
- Disposition der Patella

Kapselmuster
- Eingeschränktes Distalgleiten
- Ggf. eingeschränktes Gleiten nach medial

Beschreibung

Eine Retropatellararthrose kann schon durch eine Chondropathia patellae im Jugendalter ihren Ursprung haben, wenn in dieser Zeit nicht adäquat entlastet und therapiert wird.

Klassifikation

Die Arthrose wird in vier Grade eingeteilt (Outerbridge-Klassifikation):
- **Grad I** beschreibt eine Knorpelerweichung.
- **Grad II** beschreibt eine beginnende Aufwerfung der Knorpeloberfläche.
- **Grad III** beschreibt ausgebreitete, oberflächliche Knorpelerosionen.
- **Grad IV** beschreibt tiefe, bis zum Knochen gehende Erosionen.

Differenzialdiagnosen

Chondropathia patellae.

Untersuchung

Manualtherapeutisch Ein Erguss wird anhand des Tests tanzende Patella überprüft. Retropatellare Schmerzen können mit dem Zohlen-Zeichen provoziert werden. Anamnestische Informationen zur Klinik und privaten bzw. beruflichen Tätigkeiten werden erfasst. Die Mobilität der Patella nach distal und medial wird überprüft.

Medizinisch Defilee-Aufnahme (Röntgen).

Therapie

Die Therapie ist abhängig vom Ausmaß der Schädigung und dem Alter des Patienten.

Konservativ

Manualtherapeutisch Manualtherapeutisch wird die Patella nach distal und bei Einschränkung nach medial mobilisiert. Der M. quadriceps wird gedehnt.

Mit Kurzzeiteis (Eis-Lolly) und dem Wechsel von Traktion und Kompression aus Ruhestellung (25° Flexion) wird der Stoffwechsel gefördert.

Medizinisch Von ärztlicher Seite kommt bei starken Schmerzen eine medikamentöse Therapie in Betracht (NSAID, seltener Steroide). Auch Hyaloronsäureinjektionen werden genutzt.

Operativ

Operativ sind eine **Verlängerung des lateralen Retinakulums**, eine **MPFL-Rekonstruktion** oder eine **OP nach Slocum-Larson** bzw. nach **Elmslie-Trillat** denkbar, um die retropatellare Belastung etwas nach medial zu korrigieren. Diese Verfahren wurden in ➤ Kap. 3.2.5 bereits beschrieben.

Auch **autologe Knorpelzelltransplantationen** (➤ Kap. 3.4.1) insbesondere bei jungen Patienten mit posttraumatischen oder postoperativen Knorpelschäden kommen hierzu in Frage.

Bei fortgeschrittener Arthrose ist eine **patellofemorale Prothese** möglich. Die Trochlea ossis femoris wird hierbei mit einer Metalloberfläche versehen. Diese wird in der Regel in das Femur geschraubt. Auf die Unterseite der Patella wird eine Gelenkfläche aus Polyethylen gesetzt. Diese ist nicht obligatorisch, auf sie kann bei intaktem retropatellarem Knorpel verzichtet werden.

Postoperative Rehabilitation

Die Rehabilitation nach patellofemoralem Gelenkersatz ist davon abhängig, ob nur die Trochlea oder auch die Patella mit Prothesenmaterial ausgestattet wurde. In jedem Fall richtet sie sich nach der Belastbarkeit in den einzelnen Heilungsphasen.

Entzündungsphase:
- Keine Manuelle Therapie
- Manuelle Lymphdrainage
- Trochleaersatz: erste Schritte mit Vollbelastung nach 2 Tagen erlaubt
- Trochlea- und Patellaversorgung: Teilbelastung mit Unterarmgehstützen

Proliferationsphase:
- Kniemobilisation im schmerzfreien Bereich
- Trochlea- und Patellaversorgung: Teilbelastung mit Unterarmgehstützen

Konsolidierungsphase:
- Rollgleitmobilisationen in Flexion und Extension
- Patellamobilisation
- Training in geschlossener und offener Kette
- Trochleaersatz: Spaziergänge, Radergometer
- Trochlea- und Patellaversorgung: Teilbelastung mit Unterarmgehstützen bis Ende 4. Woche

Umbauphase:
- Erarbeitung von sportlicher Aktivität
- Hohe Sportbelastung erst nach 12 Monaten (Skifahren)

Nach alleinigem Trochleaersatz darf schon nach zwei Tagen mit Vollbelastung aufgetreten werden. In der Proliferationsphase sind Spaziergänge und Ergometertraining erlaubt, manualtherapeutische Mobilisationen sind möglich. Hohe sportliche Belastungen sollten erst nach einem Jahr wieder erfolgen.

Bei Mitversorgung der Patella ist eine Teilbelastung von bis zu 4 Wochen sinnvoll. Die vollständige Rehabilitation dauert auch hier bis zu einem Jahr.

3.4.3 Arthrose im proximalen Tibiofibulargelenk

Ätiologie Selten isoliert vorkommend. Posttraumatisch, postinfektiös, nach Endoprothesenversorgungen und begleitend bei Gonarthrose möglich.

BEFUNDE

Leitsymptomatik
- Schmerzen im Bereich des Caput fibulae, bei Belastung stärker werdend

Mögliche weitere Hinweise
- Traumatische Ereignisse oder Infektionen in der Region
- Gonarthrose

Kapselmuster
- Beide Bewegungsrichtungen eingeschränkt

Untersuchung

Manualtherapeutisch Die Bewegung des Gelenks nach ventrolateral und dorsomedial wird im Seitenvergleich untersucht. Kriterien sind Mobilität, Endgefühl und Schmerz.

Medizinisch Röntgen.

Therapie

Konservativ

Manualtherapeutisch Die konservative Therapie besteht in der Mobilisation des proximalen und distalen Tibiofibulargelenks (Ausnahme ist eine ursächliche Instabilität des Gelenks). Zusätzlich werden Rollgleitmobilisationen des Kniegelenks und des oberen Sprunggelenks sowie Training der Ober- und Unterschenkelmuskulatur durchgeführt. Cryotherapie und andere physikalische Maßnahmen können zur Schmerzlinderung erfolgen.

Medizinisch Injektionen von Lokalanästhetika, ggf. Kortison.

Operativ

Bei vorliegender (traumatischer) Instabilität kann eine Stabilisierung mit einer Gracillissehnenplastik nach Marfulli erfolgen.

EVIDENZ

Mit tibiofibularer Gracilissehnenplastik kann insoweit Stabilität erreicht werden, dass Sportfähigkeit wieder gegeben ist (vgl. Rzepka et al. 2014).

Postoperative Rehabilitation

Entzündungsphase:
- Ruhigstellung in 0°
- Teilbelastung (10–20 kg)
- Keine Manuelle Therapie
- Manuelle Lymphdrainage

Proliferationsphase:
- Ruhigstellung in 0°
- Teilbelastung (20 kg)

Konsolidierungsphase:
- Flexion bis 90° in den Wochen 5–8
- Flexion bis 120° bis Woche 10
- Endgradige Rollgleitmobilisationen in Flexion und Extension ab Woche 10
- Mobilisation des proximalen und distalen Tibiofibulargelenks ab Woche 10

Umbauphase:
- Propriozeptives Training
- Muskelaufbau
- Lauftraining ab dem 6. Monat
- Volle Sportfähigkeit nach 12 Monaten

Es erfolgt eine Ruhigstellung in Nullstellung mit Teilbelastung von 10–20 kg für 4 Wochen. In den Wochen 5–8 erfolgt eine Steigerung der Flexion bis 90°, danach die Erarbeitung von 120° bis zur vollen Beweglichkeit. Lauftraining ist ab vollendetem 6. Monat möglich, die volle Sportfähigkeit ist nach einem Jahr erreicht.

Zusammenfassung

Arthrosen in der Knieregion

Das Kniegelenk ist das am häufigsten von Arthrose betroffene Gelenk. Abhängig von der Ursache, dem Alter des Patienten und dem Ausmaß der Degeneration können konservative Maßnahmen, Arthroskopien, Umstellungsosteotomien oder Endoprothesen nötig sein.

Eine laterale Retropatellararthrose kann neben konservativen Maßnahmen mit ähnlichen operativen Verfahren wie bei habitueller Patellaluxation entlastet werden. Bei massiver Arthrose ist auch hier Gelenkersatz möglich.

In beiden Regionen sind, insbesondere bei jungen Menschen autologe Knorpelzelltransplantationen möglich.

Eine isolierte idiopathische proximale Tibiofibulargelenkarthrose kommt so gut wie nicht vor. Massiver Instabilität durch Traumen kann durch eine Gracilissehnenplastik entgegengewirkt werden.

3.4.4 Meniskusganglion

Ätiologie Idiopathisch, betrifft zumeist den Außenmeniskus.

Epidemiologie Androtropie.

BEFUNDE

Leitsymptomatik
- Schmerzen im Kniegelenk, bei Flexion und bei Belastung zunehmend

Beschreibung

Das Meniskusganglion beschreibt ein erworbenes Ganglion im Bereich der Menisken. Die Beschwerden ähneln denen einer Meniskusläsion.

Differenzialdiagnosen

Meniskusläsion.

Untersuchung

Manualtherapeutisch In der manualtherapeutischen Untersuchung ist das Meniskusganglion nicht von einer Meniskusläsion zu trennen.

Medizinisch Aufgrund der niedrigen wissenschaftlichen Aussagekraft von Meniskustests erfolgt bei Verdacht mit Informationen aus Klinik und Untersuchung zumeist eine Bildgebung. Ein Meniskusganglion ist in einer MRT oder einer Sonografie darstellbar.

Therapie

Die Therapie ist die arthroskopische Entfernung des Ganglions.

3.4.5 Loose body, degenerativer

Loose bodies können degenerativ und traumatisch vorkommen und werden in ➤ Kap. 3.2.9 beschrieben.

3.4.6 Plica-Syndrom

BEFUNDE

Leitsymptomatik und Befunde

- Schmerzen bei Belastung des Kniegelenks
- Reibendes Geräusch bei Bewegungen
- Einklemmungs- bzw. Blockierungsgefühl bei Extension

Beschreibung

Die Plica synovialis ist eine kleine Falte in der Synovialhaut. Diese Falte ist bei ca. 60 Prozent der Erwachsenen im Knie vorhanden. Bei großer Beanspruchung oder durch Degeneration kann diese Falte anschwellen und eine leicht wulstige Struktur bekommen. Durch Reiben im Gelenk oder Einklemmen im Gelenkspalt kann sie für Beschwerden sorgen. Bei Nichtbehandlung können Knorpelschäden die Folge sein.

Untersuchung

Manualtherapeutisch In wenigen Fällen ist das Reiben während der Bewegung tastbar.

Medizinisch Eine MRT kann genauen Aufschluss geben.

Therapie

Konservativ

Konservativ kann versucht werden, durch Entlastung, Kühlung und ggf. Medikamente (NSAID) eine Abschwellung und somit Linderung der Beschwerden zu bewirken.

Operativ

Bei fortgeschrittener Schwellung der Plica, insbesondere aber auch bei jungen sportlichen Menschen, sollte die Plica arthroskopisch entfernt werden. Nach dem Eingriff können jedoch schon entstandene Knorpelschäden zurückbleiben. Eine Wiederaufnahme der sportlichen Tätigkeit ist schon nach wenigen Wochen wieder möglich.

3.4.7 Bakerzyste

Ätiologie Bakerzysten können im Rahmen von rezidivierender Arthritis bei bestehender Gonarthrose, posttraumatisch oder durch entzündliche Erkrankungen entstehen.

BEFUNDE

Leitsymptomatik und Befunde

- Spannendes Gefühl in der Kniekehle
- Dorsale Knieschmerzen
- Druckdolenz
- Tastbare Schwellung

Beschreibung

Eine Bakerzyste beschreibt eine zystische Aussackung der dorsalen Kapsel des Kniegelenks. Diese entsteht durch anhaltenden intraartikulären Erguss des Knies durch Traumen, Degeneration oder Entzündung.

Untersuchung

Manualtherapeutisch Provozierende Palpation.

Medizinisch MRT.

Therapie

Kleine symptomarme Bakerzysten werden nicht therapiert.

Konservativ

Macht die Zyste Symptome, können abschwellende und entzündungslindernde Maßnahmen wie Manuelle Lymphdrainage, Cryotherapie und die Gabe von NSAID helfen.

Operativ

Große Bakerzysten kann man operativ entfernen. Wichtiger ist jedoch, die zu Grunde liegende Erkrankung (Meniskusschaden, Arthrose, rheumatische Erkrankung etc.) zu beseitigen.

Ansonsten besteht hohe Rezidivgefahr. Entfernung von Kapselgewebe kann zudem zu Kontrakturen führen.

3.5 Neoplastische Erkrankungen

Grundlagen neoplastischer Erkrankungen werden in ➢ Kap. 1.1.5 erklärt.

BEFUNDE

Leitsymptomatik und Befunde
- Unerklärliche Schmerzen
- Unerklärliche Schwellung

Möglicher weiterer Befund
- B-Symptomatik

In der Knieregion gibt es verschieden Arten von Primärtumoren. Ewing-Sarkome, Osteosarkome, Synovialsarkome u. v. m. können dort ihren Ursprung haben. Eine hämatogene Metastasierung erfolgt in der Regel über den Blutweg zur Lunge, von dort aus ist eine weitere Verbreitung möglich. Differenzialdiagnostisch kommen ein Bone Bruise oder andere Überlastungssyndrome in Betracht.

Aufgrund der Relevanz für alle Regionen der Extremitäten werden die neoplastischen Erkrankungen in ➢ Kap. 9.7 umfassend erläutert.

3.6 Funktionsstörungen

Allgemeines Basiswissen zu Funktionsstörungen wird in ➢ Kap. 1.1.6 vermittelt.

3.6.1 Restriktionen

Restriktionen in der Knieregion können traumatische, degenerative, postinfektiöse, postentzündliche oder neoplastische Ursachen haben oder durch falsches Belastungs- und Bewegungsverhalten entstehen. Auch durch Immobilisation zum Beispiel nach Ruhigstellung können Kapselkontrakturen entstehen.

Restriktionen begegnet man mit manualtherapeutischen Mobilisationen:
- Das Kniegelenk wird mit Rollgleitmobilisationen in Flexion und Extension mobilisiert. Die Tibia ist konkav, die Femurkondylen sind konvex. Die Konkavität der Tibia wird durch die Menisken fortgeführt.
- Die Patella wird nach distal und medial mobilisiert. Sie liegt dem Femur gelenkig auf. Eine Einschränkung der lateralen Beweglichkeit sieht man in der Praxis nicht. Da die Patella bei Flexion nach distal gleitet, können Rollgleitmobilisationen des Kniegelenks in Flexion mit einer Patellamobilisation nach distal kombiniert werden.
- Das proximale Tibiofibulargelenk wird bei vorliegenden Restriktionen nach ventrolateral und dorsomedial mobilisiert. Wichtig ist, in diesem Fall auch das distale Tibiofibulargelenk zu mobilisieren und Rollgleitmobilisationen in Dorsalextension und Plantarflexion durchzuführen, da bei diesen Bewegungen tibiofibular physiologisch mitbewegt wird.

3.6.2 Blockierungen

Blockierungen kommen durch traumatische Ereignisse oder durch nicht angepasstes Haltungs- und Bewegungsverhalten zustande. Blockierungen werden mit Manipulationstechniken behandelt.

Wirkliche Blockierungen in der Knieregion (tibiofemoral oder patellofemoral) sieht man in der Praxis nicht. Manipulationen werden eher zur intensiven, endgradigen Mobilisation genutzt.

Das proximale Tibiofibulargelenk blockiert in Kombinationen mit Funktionsstörungen der Fußregion. Eine Manipulation nach ventrolateral ist die Technik der Wahl.

3.6.3 Instabilität

Instabilität im Kniegelenk gibt es bei angeborener Laxität des Kapsel-Band-Apparates und ist posttraumatisch, degenerativ oder entzündlich bedingt. Eine angeborene Hypermobilität mit Instabilität in Extension und medialer und/oder lateraler Instabilität sollte man zunächst konservativ therapieren.

Instabilität oder Hypermobilität kann man mit posturalem Training (Posturomed® oder Galileo-Training®), Stabilitätstraining auf dem Trampolin oder Balance-Pad, durch Halte- und Sprungarbeit und durch Training in geschlossener Kette therapieren. Ergänzend ist ein genereller Aufbau der Ober- und Unterschenkelmuskulatur sinnvoll.

Bei ausgeprägten posttraumatischen Instabilitäten ist häufig eine operative Intervention sinnvoll.

Patellofemorale Instabilität führt zur habituellen Patellaluxation. Operative Verfahren wurden in ➢ Kap. 3.2.5 erläutert.

Eine Instabilität des proximalen Tibiofibulargelenks sieht man nur posttraumatisch. Ist diese ausgeprägt, so ist eine Gracilissehnenplastik das Mittel der Wahl.

3.6.4 Lähmung

Eine komplette Lähmung eines oder mehrerer Muskeln sind Zeichen für eine neurologische Erkrankung, eine periphere Nervenläsion bzw. periphere Entrapments oder eine Radikulopathie.

Neurologische Erkrankungen und Radikulopathien werden in Band II dieser Buchreihe ausführlich beschrieben. Periphere Entrapments werden in ➤ Kap. 9.8 beschrieben.

3.6.5 Spastik

Eine Spastik weist auf eine neurologische Erkrankung hin. Neurologische Erkrankungen werden in Band II dieser Buchreihe beschrieben.

Zusammenfassung

Funktionsstörungen in der Knieregion

Funktionsstörungen gibt es in jedem Gelenk der Knieregion. Die Beseitigung von Restriktionen und Blockierungen ist die Hauptaufgabe des Manualtherapeuten. Spezifische Kenntnis der Art der einzelnen Gelenke mit Bewegungsachsen und Funktion ist notwendig, um zielgerichtet mobilisieren und manipulieren zu können. Red flags müssen ausgeschlossen werden können.

Wirkliche Blockierungen tibiofemoral und patellofemoral sind selten, Blockierungen der Art. tibiofibularis proximalis hingegen können aus Funktionsstörungen der Fußregion resultieren.

Instabilität des Kniegelenks therapiert man zunächst konservativ, ausgeprägte Instabilität patellofemoral oder tibiofibular (proximal) wird zumeist operativ versorgt.

Lähmung und Spastik resultieren aus Schäden von Spinal- oder Periphernerven oder aus neurologischen Erkrankungen.

3.6.6 Überlastungssyndrome

Runners knee

Synonyme Läuferknie, iliotibiales Bandsyndrom (ITBS), iliotibial band friction syndrome.

Ätiologie Entsteht durch intensives Joggen bei begleitend anwesender kontrakter Muskulatur der Hüfte und des Tractus iliotibialis bzw. des M. tensor fasciae latae.

BEFUNDE

Leitsymptomatik
- Schmerzen am äußeren Knierand
- Bei Belastung, insbesondere durch Joggen stärker werdend

Mögliche weitere Befunde
- Druckdolenz über der iliotibialen Bursa
- Rötung
- Schwellung

Beschreibung

Das Runners knee beschreibt ein Überlastungssyndrom am distalen Ansatz des Tractus iliotibialis. Beim Joggen gleitet dieser Teil des Tractus tausende Male über den Epicondylus femoris lateralis und die unter dem distalen Tractus liegende iliotibiale Bursa. Insbesondere bei schlechtem Laufstil oder Kontrakturen des Tractus und der kleinen Gluteen kommt es zur Überlastung. Entzündung mit Rötung und Schwellung des Tractus und der Bursa sind die Folge.

Differenzialdiagnosen

Differenzialdiagnostisch kommen Meniskus- und Außenbandläsionen in Betracht.

Untersuchung

Manualtherapeutisch Der distale Tractus wird provozierend palpiert. Der M. tensor fasciae latae, der M. gluteus medius und minimus werden auf Länge getestet.

Begleitend wird das Knie passiv angulär untersucht, das Außenband wird palpiert und durch den Varus-Stresstest getestet. Meniskustests werden durchgeführt.

Medizinisch Weitere Diagnostik kann mit einer Sonografie oder einer MRT durchgeführt werden. Eine MRT erfolgt in der Regel jedoch nur bei Verdacht auf Begleitverletzungen.

Therapie

Manualtherapeutisch Die Therapie besteht hauptsächlich aus Entlastung. Patienten sollten für mehrere Wochen nicht joggen, alternative sportliche Aktivität wie Radfahren oder Schwimmen ist erlaubt.

Begleitend kann kontrakte Muskulatur (M. gluteus medius und minimus) gedehnt werden. Zur Schmerztherapie sind physikalische Maßnahmen wie Cryotherapie und Lasertherapie möglich.

Eine Überprüfung der Laufschuhe und eine Laufbandanalyse sind sinnvoll, da mit einer Verbesserung des Laufbildes die Rezidivgefahr reduziert werden kann.

HINWEIS

Friktionen der Sehne sollten unterlassen werden. Wie der englische Name des Krankheitsbildes (iliotibial band friction syndrome) gut beschreibt, ist das Reiben des iliotibialen Ansatzes Ursache der Beschwerden. Zudem ist er entzündet und die Durchblutung in der Regel ausreichend für eine Heilung. Friktionen würden die Beschwerdedauer verlängern!

Medizinisch Eine Gabe von NSAID zur Linderung der Beschwerden ist möglich.

3

Morbus Sinding-Larsen-Johansson

Synonyme Jumpers knee, Patellaspitzensyndrom, aseptische Osteonekrose des Apex patellae.

Ätiologie Überlastungssyndrom durch Repetitive strain injuries, ausgelöst durch Sprung- oder High-Impact-Sportarten (Dreisprung, Basketball, Handball). Oft bei zu schwacher stabilisierender Muskulatur.

Epidemiologie Androtropie 3 : 1, vorwiegend zwischen dem 17. und 25. Lebensjahr auftretend.

BEFUNDE

Leitsymptomatik
- Schmerzen am Unterrand der Patella
- Stärker werdend bei Sprint-Stop-and-go- und Sprungbelastung

Mögliche weitere Befunde
- Druckdolenz
- Schwellung
- Auftreibung der Sehne

Beschreibung

Der Morbus Sinding-Larsen-Johansson beschreibt eine entzündliche Veränderung des Lig. patellae am Unterrand der Patella. Bei Nicht-Behandlung durch Entlastung sind eine Auftreibung der Sehne und eine Entwicklung einer aseptischen Nekrose des Patellaunterrandes möglich.

Untersuchung

Manualtherapeutisch Eine provozierende Palpation liefert zusammen mit den Beschwerden des Patienten zumeist ausreichende Hinweise.

Medizinisch Eine sonografische Untersuchung kann ergänzend durchgeführt werden. Bei Verdacht auf Veränderungen oder Teilrupturen des Lig. patellae kann eine MRT gemacht werden.

Therapie

Konservativ

Entzündungs- und Proliferationsphase:
- Entlastung, die ursächliche sportliche Aktivität sollte 2–4 Wochen unterlassen werden
- Cryotherapie
- Lasertherapie
- Jumpers knee strap oder klassisches Tape bei Wiederaufnahme der sportlichen Aktivität

Konsolidierungsphase:
- Radiale Stoßwellentherapie
- Kurzzeiteis (Eis-Lolly)
- Friktionen

Auch bei einem Jumpers knee besteht der Hauptansatz der Therapie im Aussetzen der sportlichen Aktivität für mehrere Wochen. Cryotherapie kann Schmerzen lindern, Lasertherapie kann Heilung unterstützen.

Ab der Konsolidierungsphase sollte an der Kniegelenkstabilität gearbeitet werden. Training der Ober- und Unterschenkelmuskulatur mit konzentrischen und exzentrischen Anteilen sollte sowohl statisch als auch dynamisch und explosiv durchgeführt werden.

Eine radiale Stoßwellentherapie ist ab der Konsolidierungsphase möglich. Bei Verdacht auf verzögerte Heilung durch schlechten Stoffwechsel kann zusätzlich mit Kurzzeiteis oder Friktionen gearbeitet werden.

Medizinisch

Von ärztlicher Seite ist die Gabe von NSAID möglich, Kortikosteroide sollten vermieden werden (Rupturgefahr).

Morbus Osgood-Schlatter

Synonyme Apophysitis tibialis adolescentium, Osteochondrosis deformans juvenilis der Tuberositas tibiae, aseptische Osteonekrose der Tuberositas tibiae.

Ätiologie Das Überlastungssyndrom entsteht durch Repetitive strain injuries und tritt häufig bds. auf. Übergewicht begünstigt eine Entstehung.

Epidemiologie Betrifft überwiegend Jungen zwischen dem 10. und 15. Lebensjahr.

BEFUNDE

Leitsymptomatik
- Schmerzen an der Tuberositas tibiae
- Stärker werdend bei Sprint-Stop-and-go- und Sprungbelastung

Mögliche weitere Befunde
- Druckdolenz
- Schwellung
- Auftreibung des distalen Lig. patellae

Beschreibung

Der Morbus Osgood-Schlatter beschreibt eine aseptische Knochennekrose der Tuberositas tibiae am Ansatz des Lig. patellae (➤ Abb. 3.12). Bei ausbleibenden therapeutischen Maßnahmen ist eine Nekrose bis zur Frakturierung der Tuberositas möglich.

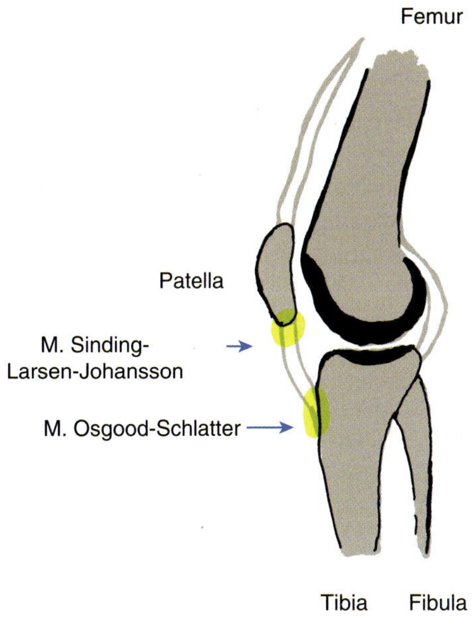

Abb. 3.12 Lokalisation des Morbus Osgood-Schlatter im Vergleich zum Morbus Sinding-Larsen-Johansson. [G1324]

Untersuchung

Manualtherapeutisch Eine provozierende Palpation liefert zusammen mit den Beschwerden des Patienten zumeist ausreichende Hinweise.

Medizinisch Eine sonografische Untersuchung kann ergänzend durchgeführt werden. Bei Verdacht auf knöcherne Auffälligkeiten an der Tuberositas tibiae ist eine Röntgenuntersuchung erforderlich. Bei Verdacht auf Veränderungen oder Teilrupturen des Lig. patellae kann eine MRT gemacht werden.

Therapie

Die Therapie besteht in der Vermeidung sportlicher Belastung für 3–6 Monate (je nach Bildgebung). Eine begleitende Schmerzmedikation sollte nur wenn nötig erfolgen. Kompression der Tuberositas tibiae durch Tapeanlagen ist möglich.

Nach der kompletten Ausheilung erfolgt ein Training der gesamten Beinmuskulatur und falls möglich Gewichtsreduktion durch Cardiotraining.

Etwaige Knochenfragmente können operativ entfernt werden, wenn sie klinisch Beschwerden bereiten.

Poplietales Entrapmentsyndrom

Ätiologie Entsteht durch Distorsionen des Knies oder bei anwesender Hypertrophie des M. gastrocnemius.

Epidemiologie Androtropie 5 : 1.

BEFUNDE

Leitsymptomatik und Befunde
- Pulslosigkeit der A. dorsalis pedis
- Ggf. Parästhesien im Unterschenkel oder Fuß

Beschreibung

Als poplietales Entrapmentsyndrom wird die Kompression der A. poplitea durch den M. gastrocnemius bezeichnet.

Untersuchung

Manualtherapeutisch Der Puls der A. dorsalis pedis wird im Seitenvergleich überprüft.

Medizinisch Doppler-Sonografie.

Therapie

Operative Entfernung komprimierender Anteile des M. gastrocnemius.

Chondromalacia patellae

Synonyme Büdinger-Ludloff-Läwen-Syndrom, Chondropathia patellae, femoropatellares Schmerzsyndrom.

Ätiologie Unklare Pathogenese, diskutiert werden Mikrotraumatismen und erhöhte Belastung durch Patelladysplasien oder Hypermobilität bei insuffizientem Kapsel-Band-Apparat.

Epidemiologie Gynäkotropie 3 : 1.

BEFUNDE

Leitsymptomatik
- Schmerzen unter der Kniescheibe bei Kindern (präpubertär)
- Schmerzen beim Radfahren und Treppensteigen

Möglicher weiterer Befund
- Schwellung

Beschreibung

Die Erkrankung beschreibt eine Aufweichung bzw. Schädigung des retropatellaren Knorpels im frühen Jugendalter.

Klassifikation

Die Einteilung in vier Stadien ähnelt der Einteilung bei Retropatellararthrose:
- Grad I: retropatellare Knorpelerweichung, ggf. intraartikulärer Gelenkerguss

- Grad II: Knorpeldefekte bis zu einem Durchmesser von 1,3 mm
- Grad III: Knorpeldefekte mit Durchmesser von über 1,3 mm mit Auffaserung des Knorpels
- Grad IV: Knorpeldefekte bis zum Knochen

Untersuchung

Manualtherapeutisch Das Zohlen-Zeichen und der Test auf tanzende Patella werden durchgeführt.

Medizinisch Eine Defilee-Aufnahme eignet sich zur Beurteilung etwaiger Patella- oder Trochleaanomalien.

Therapie

Manualtherapeutisch Chondromalacien heilen zumeist spontan aus. Sinnvoll ist eine Zurückhaltung in Bezug auf kniebelastende Sportarten bis zur Ausheilung. Der Stoffwechsel kann durch Kurzzeiteisanwendungen und patellare Traktion/Kompression angekurbelt werden.

Mobilisationen der Patella nach distal und medial sowie Beinachsentraining und Training des Vastus medialis des M. quadriceps können ergänzend durchgeführt werden.

Medizinisch Bei ausgeprägter Schädigung ist eine Verlängerung des lateralen Retinakulums möglich. Bei einem Defekt 4. Grades können Pridie-Bohrungen durchgeführt werden.

Größere OPs kommen nur bei massiven Schädigungen in Betracht und wurden in ➤ Kap. 3.2.5 (Patellaluxation) beschrieben. Die operativen Möglichkeiten bei Retropatellararthrose, habitueller Patellaluxation und Chondromalacia pataellae ähneln sich und dienen generell der lateralen retropatellaren Druckentlastung.

Zusammenfassung

Überlastungssyndrome in der Knieregion

In der Knieregion werden zahlreiche Überlastungssyndrome beschrieben. Während das Runners knee in der Regel komplett regeneriert, können aus einem Morbus-Sinding-Larsen-Johansson und einem Morbus Osgood-Schlatter aseptische Knochennekrosen entstehen.

Eine Chondromalacia patellae heilt aus, wenn sie früh genug erkannt und durch Entlastung behandelt wird. Bei größeren Schäden stehen, je nach Ausmaß, operative Möglichkeiten zur Verfügung.

Ein poplietales Entrapment ist selten und wird operativ behandelt.

3.6.7 Wachstumsschmerzen

Ätiologie Idiopathisch. Überlastungsphänomene und hormonelle Schübe durch nachts produzierte Wachstumshormone werden diskutiert, sind aber nicht erwiesen. Die Diagnose wird aufgrund der nicht zu findenden Ursache auch als Verlegenheitsdiagnose bezeichnet.

Epidemiologie Vorkommen bis etwa zum 10. Lebensjahr.

BEFUNDE

Leitsymptomatik und Befunde
- Nachmittags, abends oder nachts entstehende Schmerzen an Oberschenkeln, Unterschenkeln oder den Armen (uni- oder bilateral)
- Die Beschwerden sind am nächsten Morgen verschwunden
- Reagieren gut auf Zuwendungen
- Bei starken Beschwerden hilft Ibuprofensaft

Beschreibung

Der etwas irreführende Begriff Wachstumsschmerz bezeichnet nachmittags, abends oder nachts auftretende Schmerzen in Ober-, Unterschenkel oder den Armen bei Kindern bis zum 10. Lebensjahr. Eine erkennbare Ursache besteht zumeist nicht, am nächsten Morgen sind die Beschwerden komplett verschwunden. Kleinere Kinder erinnern sich häufig nicht an die Beschwerden des Vortages. Die Beschwerden treten in unregelmäßigen Abständen auf.

Wachstum verursacht keine Beschwerden, eine klare Ursache für das häufige Phänomen ist bis dato nicht gefunden. Wachstumsschmerzen sind harmlos und verschwinden mit zunehmendem Alter von allein. Ein Ausschluss ernsthafter Pathologien ist jedoch sinnvoll.

CAVE

Eine diagnostische Abgrenzung zu ernsthaften Pathologien sollte erfolgen!

Untersuchung

Die beschriebenen Beschwerden sind diagnostisch nicht erfassbar, Blutuntersuchungen und Bildgebungen sind ohne Befund. Bei mehrfach rezidivierenden Beschwerden ist dennoch eine ärztliche Diagnostik sinnvoll, um etwaige ernsthafte Pathologien wie zum Beispiel Neoplasien ausschließen zu können.

Therapie

Elterliche Zuwendung, Massagetechniken (durch die Eltern) und Eisbehandlungen können die Beschwerden oft lindern. In seltenen Fällen muss Ibuprofensaft verabreicht werden. Dies sollte nur in Absprache mit dem Kinderarzt erfolgen.

3.7 Aseptische Knochennekrosen

3.7.1 Osteochondrosis dissecans

Eine Osteochondrosis dissecans beschreibt eine meist idiopathische (gelegentlich auch traumatisch bedingte) aseptische Knochennekrose mit knöchern-knorpeligem Dissekat im Gelenk. Da sie, neben dem Kniegelenk, auch an anderen Gelenken der Extremitäten vorkommt (Fuß, Ellenbogen), wird sie in ➤ Kap. 9.5.1 beschrieben. Eine Osteochondrosis dissecans sieht man im Bereich des Kniegelenks vor allem an der medialen Femurkondyle.

3.7.2 Morbus Osgood-Schlatter

Da die Erkrankung durch Überlastung entsteht, wird sie in ➤ Kap. 3.6.6 beschrieben.

3.7.3 Morbus Sinding-Larsen-Johansson

Da die Erkrankung durch Überlastung entsteht, wird sie in ➤ Kap. 3.6.6 beschrieben.

3.7.4 Morbus Ahlbäck

Ätiologie Idiopathisch. Beidseits möglich.

Epidemiologie Überwiegend bei älteren Patienten.

BEFUNDE

Leitsymptomatik
- Unklarer Schmerz im Kniegelenk bei älteren Patienten

Mögliche weitere Befunde
- Schwellung
- Schonhinken
- Einklemmungsgefühl

RED FLAG

Unklare Schmerzen sind ein Red flag. Der Patient ist zum Arzt zu überweisen, eine Bildgebung sollte erfolgen. Auch Neoplasien oder entzündliche Erkrankungen kommen differenzialdiagnostisch in Frage.

Beschreibung

Der Morbus Ahlbäck beschreibt eine selten vorkommende aseptische Knochennekrose des Kniegelenks, vorzugsweise an der medialen Femurkondyle.

Differenzialdiagnosen

Differenzialdiagnostisch kommen Flake fractures, Loose body, Meniskusläsionen, Arthrose, entzündliche Erkrankungen und Neoplasien in Betracht.

Untersuchung

Röntgen, MRT.

Therapie

Die Therapie richtet sich nach dem Ausmaß der Schädigung. Gehstützen, Orthesen, Schmerztherapie oder auch arthroskopische Eingriffe oder endoprothetische Versorgungen sind denkbar.

3.7.5 Morbus Blount

Beschreibung

Beim Morbus Blount handelt es sich um eine Kinder und Jugendliche betreffende knöcherne Wachstumsstörung an der proximalen Epi- und Metaphyse der Tibia (posteromedial).

Eine infantile, juvenile und adoleszente Form werden unterschieden. Resultat ist die Entwicklung eines Genu varum.

Therapie

Konservativ

Konservativ wird mit valgisierenden Orthesen gearbeitet.

Operativ

Operative Möglichkeiten sind temporäre Epiphysiodesen der proximalen lateralen Tibiaepiphyse oder valgisierende mehrdimensionale Umstellungsosteotomie der proximalen Tibia.

Zusammenfassung

Aseptische Knochennekrosen in der Knieregion

Aseptische Knochennekrosen sind zumeist idiopathisch. Eine Osteochondrosis dissecans kann jedoch auch traumatisch entstehen. Im Bereich des Kniegelenks kommt sie vor allem an der medialen Femurkondyle vor.

KAPITEL

4 Hüftregion

Die Möglichkeit zur genauen Diagnose von Erkrankungen im Bereich der Hüft- und Leistenregion durch isolierte Durchführung klinischer Tests ist gering. Sie wird jedoch durch eine ausführliche Anamnese, insbesondere durch die Klinik des Patienten (Informationen über die regelmäßige Belastung bei Arbeit, Hobby und Sport), signifikant verbessert.

Labrumschäden, Impingements, Rupturen des Lig. capitis femoris und Frakturen zeigen ähnliche klinische Bilder. Auf Leistenhernien, die ebenfalls Leistenschmerzen verursachen können und somit differenzialdiagnostisch in Frage kommen, wird in Band II dieser Buchreihe eingegangen.

EVIDENZ

Die Anamnese des Patienten spielt eine wichtige Rolle bei der klinischen Untersuchung der Hüfte (vgl. Wright et al. 2021).

4.1 Knöcherne, kongenitale Erkrankungen

Allgemeines Basiswissen zu kongenitalen Erkrankungen wird in ➤ Kap. 1.1.1 vermittelt.

4.1.1 Grundlagen

In der Hüftregion gibt es diverse komplexe, kongenitale Erkrankungen. Die Therapie reicht von konservativen therapeutischen Maßnahmen über Spreizhosen und Gipsversorgungen bis zu operativen Interventionen (insbesondere bei zu spätem Behandlungsbeginn).

Kongenitale Abweichungen müssen von Reifungsstörungen in den ersten Lebensmonaten bzw. -jahren unterschieden werden. Um Pathologien im Kindesalter erkennen und beurteilen zu können, muss die physiologische Entwicklung der kindlichen Hüfte bekannt sein.

Das Hüftgelenk im Kindesalter

Säuglinge kommen mit einem Hüftgelenk zur Welt, welches erst im Verlauf der ersten Lebensmonate und -jahre seine bekannten anatomischen Merkmale ausbildet. Zum Zeitpunkt der Geburt bestehen die Epi- und die Metaphyse aus Knorpel; ein Knochenkern des Caput femoris ist erst um den 5. Lebensmonat diagnostisch darstellbar, der Kern des Trochanter major zwischen dem 3. und 5. Lebensjahr und der des Trochanter minor sogar erst zwischen dem 10. und 13. Lebensjahr. Epiphysen- und Apophysenfuge bleiben bis zum präpubertären Alter über eine Knorpelschicht miteinander verbunden. Das Wachstum des Caput femoris geht von gelenknahen Knorpelzellen aus, das Längenwachstum des Femurs von Zellen in der Wachstumsfuge.

CCD-Winkel

Der Winkel zwischen Caput femoris, Collum femoris und der Diaphyse des Femurs (CCD-Winkel) verändert sich sowohl embryonal als auch von der Geburt bis zum Erwachsenenalter (➤ Abb. 4.1). Zum Zeitpunkt der Geburt liegt er im Mittelwert bei 137° und steigt schon ab den ersten Wochen und bis zum ersten Lebensjahr bis auf knapp 150° an. Bis zur Mitte der Pubertät sinkt er auf ca. 133°, im Erwachsenenalter liegt er im Mittelwert bei 126°. Alte Patienten hingegen haben einen Winkel von etwa 120°.

CE-Winkel

Der Zentrumeckenwinkel (CE-Winkel) beschreibt den Winkel zwischen einer vertikalen Linie durch das Zentrum des Caput femoris und dem lateralen Ende (Eck) des Azetabulums. Bei der Geburt liegt er physiologisch bei 10° und steigt innerhalb von drei Jahren auf 20° an.

Pfannenneigungswinkel

Der Pfannenneigungswinkel misst den Abfall des Azetabulums von medial nach lateral. Er beschreibt einen Winkel zwischen einer Horizontalen durch den Knochenkern des Caput femoris und dem Azetabulumunterrand von lateral nach medial. Er liegt bei der Geburt bei etwa 30° und verkleinert sich in den ersten Lebensjahren bis auf 20°.

Antetorsionswinkel

Der Antetorsionswinkel beschreibt den Winkel zwischen einer horizontalen Achse durch die Kondylen des Kniegelenks und einer Achse durch das Collum femoris. Zur Geburt liegt er bei 30°, verkleinert sich bis zur Pubertät auf 14° und erreicht 12° als Mittelwert bei Erwachsenen (vgl. Matzen et al. 2007: 276–277).

4.1.2 Hüftdysplasie und Hüftluxation, angeborene

Ätiologie Reifestörung im Sinne einer nicht altersgemäß entwickelten Gelenkpfanne.

Epidemiologie Die Inzidenz variiert stark in unterschiedlichen Ethnien. Während sie in Mitteleuropa zwischen 0,5 und 2 % der Bevölkerung betrifft, liegt sie bei Afrikanern in Afrika nur bei 0,06 von 1000 Neugeborenen (vgl. Chiari 2022).

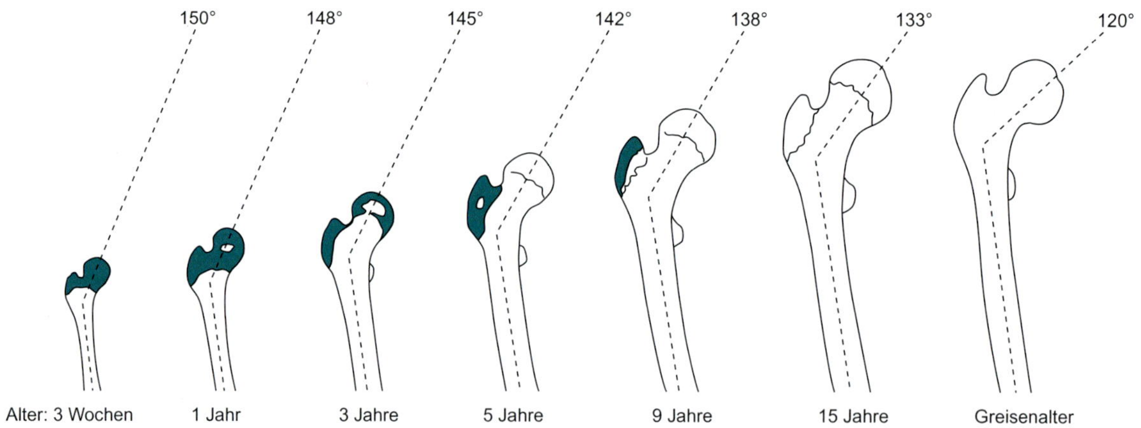

Abb. 4.1 Veränderung des CCD-Winkels (nach Lanz und Wachsmuth 1972). [R300]

BEFUNDE

Sichtbefund bei Hüftdysplasie mit Hüftgelenkluxation
- Asymmetrische Falten des Gesäßes und des Oberschenkels (Seitenvergleich).
- Rima ani und (bei Mädchen) Vulva weichen zur betroffenen Seite ab.
- In Rückenlage in Knie-Hüft-90/90-Flexion ist das betroffene Knie nach proximal verlagert.
- Die Femurachse weist nicht auf das Azetabulum, sondern aufs Ilium.
- Vergrößerter Abstand zwischen Tuber ischiadicum und Trochanter major (Seitenvergleich).

Palpationsbefund bei Hüftdysplasie mit Hüftgelenkluxation
- Ggf. tastbare Gelenkpfanne

Sonografische Untersuchung
- Standardmäßig in der U3 (4.–5. Lebenswoche)
- Bei auffälliger Anamnese oder auffälligem Sichtbefund auch in der U2 (3.–10. Lebenstag)

Beschreibung

Hauptursache der angeborenen Hüftdysplasie ist die durch eine Reifestörung nicht altersgemäß entwickelte und somit dysplastische Gelenkpfanne. Aus ihr resultiert ein in Bezug auf die Pfanne nach lateral und kranial abweichendes Caput femoris mit der Gefahr einer **Hüftgelenkluxation**. Die Hüftdysplasie verursacht wie die meisten kongenitalen Erkrankungen primär keine Beschwerden. Eine Diagnose durch Sichtbefund ist schwer, zumal gängige klinische Zeichen häufig fehlen. Hüftdysplasien gehen häufig mit einer Coxa valga und/oder zu ausgeprägter Antetorsion des Femurs einher.

Einziger möglicher, jedoch nicht zuverlässiger Sichtbefund kann die mit einer Luxation einhergehende laterale und kraniale Position des Caput femoris sein. Die Merkmale sind nicht zuverlässig sichtbar, bei Auftreten geben sie jedoch einen Hinweis.

Hinweise können die fehlende Symmetrie der Gesäß- und Oberschenkelfalten, eine zur betroffenen Seite verlagerte Rima ani und Vulva, ein funktionell kürzeres betroffenes Bein, eine verschobene Femurachse und ein vom Tuber ischiadicum zu weit entfernter Trochanter major sein.

Beidseitig vorliegende Hüftluxationen sind von außen schwer ersichtlich. Eine vergrößerte Rumpflänge bei verkürzter Beinlänge könnte ein Hinweis sein, ebenso ein prominent wirkendes Gesäß und ein unrunder, erst später möglicher Gang.

Untersuchung

Manualtherapeutisch Bei einem Säugling sollte es bei beidseitiger maximaler Hüftflexion und -abduktion mit Knieflexion möglich sein, die Fußsohlen und lateralen Fußränder deckungsgleich aufeinander zu platzieren. Ist dies, zumeist aufgrund eines Abduktionsdefizites der betroffenen Hüfte, nicht möglich, so weist es auf eine mögliche Hüftdysplasie hin.

Eine erneute sonografische Untersuchung (nach der standardmäßig durchgeführten Untersuchung) ist einzuleiten. Zur Sicherheit sei darauf hingewiesen, dass auch andere Funktionsstörungen (eingeschränkte Knieflexion oder verringerte Fußbeweglichkeit) das erfolgreiche Manöver verhindern können. Dies ist im Einzelfall durch weitere Funktionstests auszuschließen.

CAVE

Untersuchungen zum Auslösen von (Sub-)Luxationszeichen wie dem Ortolani-, Roder-Ortolani- und Hilgenreimer-Zeichen sowie dem Dupuytren-Zeichen (Kranialgleiten des Femurs) sollten aufgrund der potenziell knorpelschädigenden Wirkung unterlassen werden.

Medizinisch Das diagnostische Mittel der Wahl ist die sonografische Untersuchung. Genutzt werden die Standards nach Graf. Vorteil gegenüber dem Röntgen ist die Möglichkeit, Knorpelstrukturen im Dach der Gelenkpfanne darzustellen und zudem hyalinen Knorpel von Faserknorpel zu unterscheiden.

Standardmäßig wird eine sonografische Untersuchung in der U3 in der 4. oder 5. Lebenswoche zur Früherkennung durchgeführt. Bei Auffälligkeiten in der Anamnese des Kindes oder in der Familienanamnese sollte, genau wie bei vorliegenden klinischen Hinweisen, schon in der U2 zwischen dem 3. und 10. Lebenstag eine Diagnostik erfolgen.

Die sonografische Untersuchung kann im gesamten ersten Lebensjahr genutzt werden. Danach wird die Sicht auf wichtige Strukturen zur Beurteilung vom epiphysären Knochenkern versperrt.

Einteilung der Sonografie-Ergebnisse nach Graf
- Typ I: normales reifes Hüftgelenk
- Typ II: nicht normale Pfannendachform bei zentriertem Hüftkopf
- Typ IIa+: Pfannendach erreicht im Verlauf der ersten 12 Lebenswochen das durchschnittliche Wachstum
- Typ IIa: Wachstumsrückstand des Pfannendaches, Wachstum ab 4. Lebenswoche < 1° pro Woche
- Typ IIb: nach dem 3. Lebensmonat ungenügende Ausbildung des Pfannendaches, Dysplasie möglich
- Typ IIc: unabhängig vom Alter kritisches Hüftgelenk, erhebliches Risiko auf Dezentrierung des Hüftkopfes
- Typ D: beginnende Dezentrierung des Hüftkopfes
- Typ III: dezentriertes Hüftgelenk
- Typ IIIa: Verdrängtes, aber normal hyalinknorpeliges Pfannendach
- Typ IIIb: Pfannendach ist faserknorpelig ausgebildet (Strukturstörung)
- Typ IV: beschreibt ein dezentriertes Gelenk mit schlechter Prognose

4

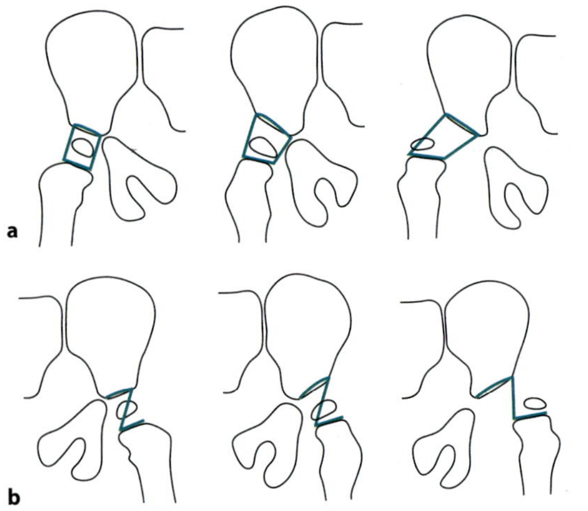

Abb. 4.2 a) Kopits-Viereck: bei gesundem Hüftgelenk annähernd quadratisch, bei Lateralisation des proximalen Femurs verzogen; b) Z-Linie nach Zsernaviczky. Der Kopfkern wird normalerweise zentral getroffen. [R300]

Röntgenuntersuchung

Eine Röntgenuntersuchung erfolgt nur zur Vorbereitung einer Operation und wenn die sonografische Diagnostik nicht aussagekräftig war. Anhaltspunkte sind das Kopits-Viereck und die Z-Linie (➤ Abb. 4.2).

Luxationshüften werden röntgenologisch zudem in vier Grade unterteilt:

- Grad I: Dysplasie
- Grad II: Subluxation
- Grad III: Luxation
- Grad IV: hochstehende Luxation

Therapie

Die Therapie wird durch die Ergebnisse der sonografischen Untersuchungen bestimmt. Bei dezentrierten Gelenken erfolgt eine Repositionsbehandlung (Typ D, III, IV), instabile Gelenke erhalten eine Retentionsbehandlung (Typ IIc) und unreife Gelenke eine Nachreifungsbehandlung (Typ IIa).

Konservativ

Bei frühem Behandlungsbeginn wird zunächst immer konservativ behandelt. Der Behandlungsplan richtet sich nach dem Ausmaß der Dysplasie.

Bei gesunden Hüftgelenken ist breites Wickeln mit ausreichendem Bewegungsspielraum für physiologisches Wachstum empfehlenswert.

Hüften mit Reifungsverzögerung (Typ IIb und IIc) werden in einer Riemenbügelbandage nach Pawlik in über 90° Hüftflexion fixiert. Extension und Adduktion sind nicht möglich, die Abduktionsfähigkeit wird nicht eingeschränkt.

Dezentrierende Hüftgelenke (Typ IIc und D) werden in einer stabileren Spreizbandage oder ggf. auch im Gipsverband fixiert.

Dezentrierte Gelenke (Typ III und IV) werden stationär behandelt und für etwa 4 Wochen in einer Overhead-Extension fixiert. Hierbei wird das Gelenk zunehmend in Abduktion gebracht. Falls erforderlich, kann eine Narkose-Reposition erfolgen. Darauf folgt in der Regel eine Gipsversorgung für bis zu 8 Wochen, gefolgt von einer Versorgung mittels Spreizbandage.

HINWEIS
Unabhängig von der Art der Versorgung sind regelmäßige sonografische Kontrolluntersuchungen durchzuführen!

Operativ

Operationen sind nur notwendig, wenn selbst zweifach durchgeführte Overhead-Extensions-Behandlungen keinen Erfolg gebracht haben.

Grundsätzlich kann schon nach wenigen Lebensmonaten operiert werden, Eingriffe zwischen dem 1. und 3. Lebensjahr sind aufgrund kleinerer postoperativer Nekroserate jedoch zu bevorzugen. Ziel ist die Reposition des Gelenkes.

Folgende Eingriffe sind möglich und richten sich nach dem Alter der Patienten (vgl. Matzen et al. 2007: 278–291):

- Beckenosteotomien:
  - Azetabuloplastik bei zu steil stehenden Azetabulumdächern (2. und 3. Lebensjahr)
  - Osteotomie des Iliums nach Salter (bis zum 10. Lebensjahr)
  - Dreifachosteotomien mit Ilium-, Pubis- und Ischiumkorrektur (nach dem 10. Lebensjahr)
  - Modifizierte Innominatum-Osteotomie nach Salter für Erwachsene
- Femurosteotomien:
  - Varisierend
  - Derotierend

Postoperative Rehabilitation

Die postoperative Rehabilitation variiert je nach OP-Verfahren und Nachbehandlungsschema des zuständigen Operateurs. In der Folge werden exemplarisch die typischen Vorgehensweisen nach Azetabuloplastik, Osteotomie nach Salter und Dreifachosteotomie aufgeführt.

Nachbehandlung nach Azetabuloplastik

Grundsätzliches:

- Beinliegegips für 3 Monate, Gipswechsel nach 6 Wochen
- Entlastung mit Schienenbehandlung für mindestens weitere 4 Wochen

Entzündungs- und Proliferationsphase:

- Keine Manuelle Therapie möglich
- Orthostase- und Thromboseprophylaxe über Bewegungen der Arme

Konsolidierungsphase:
- Keine Manuelle Therapie möglich
- Orthostase- und Thromboseprophylaxe über Bewegungen der Arme

Umbauphase:
- Gangschule
- Rollgleitmobilisationen in alle Richtungen
- Muskelaufbau
- Erarbeiten von normaler Aktivität

Nachbehandlung nach Osteotomie nach Salter bei Kindern

Grundsätzliches:
- Beckenliegegips für 6 Wochen
- Anschließende Mobilisation der Hüfte in alle Richtungen

Entzündungs und Proliferationsphase:
- Orthostaseprophylaxe
- Thromboseprophylaxe

Konsolidierungsphase:
- Rollgleitmobilisationen in alle Richtungen nach Gipsentfernung
- Gangschule mit steigender Belastung

Umbauphase:
- Muskelaufbau
- Erarbeiten der physiologischen Belastbarkeit

Nachbehandlung nach Dreifachosteotomie

Grundsätzliches:
- Unterarmgehstützen für 10–12 Wochen mit Teilbelastung von 10–20 kg
- Erarbeitung der Vollbelastung in den Wochen 13–18
- Hüftflexion bis maximal 90° für 6 Wochen
- Sitzen bis maximal 2 Stunden pro Tag für 6 Wochen

Entzündungsphase:
- Thromboseprophylaxe
- Keine Manuelle Therapie

Proliferationsphase:
- Mobilisation bis 90° Flexion
- Detonisierung verspannter Muskulatur

Konsolidierungsphase:
- Endgradige Rollgleitmobilisationen in alle Bewegungsrichtungen
- Muskelaufbau mit angepasster maximaler Belastung (10–20 kg)

Umbauphase:
- Propriozeptives Training
- Erarbeiten von Sportfähigkeit

Hüftdysplasie im Erwachsenenalter

Es kommt immer wieder vor, dass Hüftdysplasien erst im Erwachsenenalter diagnostiziert werden. Auch wenn die meisten kongenitalen Erkrankungen häufig erst nach dem 40. Lebensjahr Beschwerden machen, zeigen Betroffene schon mit Mitte/Ende 20 Symptome.

BEFUNDE

Leitsymptomatik und Befunde
- Leistenschmerz, bei Belastung schlimmer werdend
- Patientenalter zwischen 25 und 30
- Kein Trauma
- Keine zurückliegenden Infekte

Beschreibung

Leistenschmerzen, die bei Belastung schlimmer werden, rezidivierende Arthritiden und reduzierte Sportfähigkeit mit eingeschränkter Mobilität können Hinweise sein. Liegt bei diesen Symptomen kein Trauma und kein zurückliegender Infekt vor und ist das Alter für eine Arthrose zu gering, sollte an eine Hüftdysplasie gedacht werden. Eine Bildgebung ist dann der nächste Schritt, auch um differenzialdiagnostisch Tumoren o. Ä. ausschließen zu können.

In der Regel gibt es dann nur noch operative Optionen im Sinne von komplexen Beckenosteotomien (Dreifachosteotomien) zur Verbesserung der Azetabulumposition.

Differenzialdiagnosen

Differenzialdiagnostisch sind eine idiopathische Hüftkopfnekrose und Tumoren in Betracht zu ziehen.

Nachbehandlung der Innominatum-Osteotomie nach Salter für Erwachsene

Grundsätzliches:
- Braun-Schiene (20° Abduktion und Außenrotation, Knie- und Hüftflexion)
- Teilbelastung mit 5 kg für 4 Wochen

Entzündungsphase:
- Keine Manuelle Therapie
- Gangschule

Proliferationsphase:
- Gangschule

Konsolidierungsphase:
- Rollgleitmobilisationen in alle Richtungen
- Gangschule mit sich steigernder Belastung
- Beginnender Muskelaufbau

Umbauphase:
- Erarbeiten der vollen Belastbarkeit bis zum Ende des 4. Monats (vgl. Heimkes et al. 2018)

4.1.3 Coxa valga

Ätiologie Kongenital. Eine Coxa valga kann auch erworben sein. Schäden an der Epiphysen- oder Apophysenfuge (traumatisch, entzündlich, neoplastisch) oder Folgen von Lähmungen bei infantiler Zerebralparese oder Spina bifida mit Myelomenigozele können eine Coxa valga nach sich ziehen.

4

BEFUNDE

Sichtbefund
- Nur bei sehr starker Abweichung von außen sichtbar

Röntgenbefund
- CCD-Winkel > 140°

Beschreibung

Der CCD-Winkel ist vergrößert und liegt bei über 140° (➢ Abb. 4.3). Die Patienten haben primär keine Beschwerden. Gemeinsam mit einer zu ausgeprägten Antetorsion des Femurs kann aus ihr eine Hüftgelenkluxation resultieren (➢ Kap. 4.1.2).

Differenzialdiagnosen

Differenzialdiagnostisch sind eine Coxa valga antetorta und eine Hüftgelenkluxation in Betracht zu ziehen.

Untersuchung

Röntgen mit Bestimmung des CCD-Winkels.

Therapie

Bei isolierter kongenitaler Coxa valga ist zumeist keine Therapie notwendig.

Konservativ

Bei sekundärer Coxa valga mit Insuffizienz der Hüftmuskulatur erfolgt Physiotherapie zum Auftrainieren der Becken- und Hüftmuskulatur.

Operativ

Bei Sekundärarthrosen oder therapieresistentem Leistenschmerz wird eine Varisierungsosteotomie vorgenommen.

Postoperative Rehabilitation

Grundsätzliches:
- Schienenversorgung für mehrere Wochen
- Entlastung an Unterarmgehstützen für 6 Wochen

Entzündungsphase:
- Keine Manuelle Therapie
- Gangschule mit Unterarmgehstützen
- Thromboseprophylaxe
- Orthostaseprophylaxe

Proliferationsphase:
- Gangschule mit Unterarmgehstützen

Konsolidierungsphase:
- Nach 6 Wochen beginnendes Erarbeiten der Vollbelastung
- Rollgleitmobilisationen in alle Richtungen
- Training der Hüft-Oberschenkelmuskulatur

Umbauphase:
- Erarbeiten der Sportfähigkeit
- Metallentfernung nach 12–18 Monaten

4.1.4 Coxa antetorta

Ätiologie Fehlentwicklung der Antetorsion (>). Auch posttraumatische Torsionsfehlstellungen sind möglich.

BEFUNDE

Sichtbefund
- Abrollen über die Fußinnenseiten (häufig bds.)
- Ggf. Fußkollisionen beim Gang

Röntgenbefund
- Antetorsionswinkel > 50°

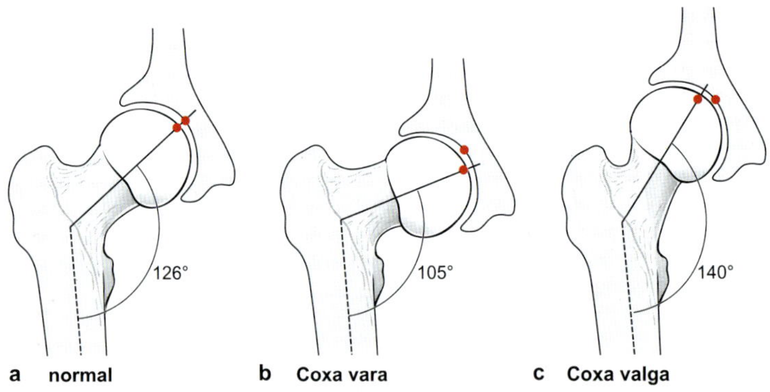

Abb. 4.3 CCD-Winkel: a) Normal; b) Coxa vara; c) Coxa valga. [S700-L126]

Beschreibung

Die Coxa antetorta beschreibt einen Antetorsionswinkel von > 50° im Kleinkindalter.

Differenzialdiagnosen

Der invertierte Gang kann auch durch Klump- oder Sichelfußstellung entstehen. Differenzialdiagnostisch ist zudem eine Hüftgelenkluxation möglich. Auch posttraumatisch können Fehlstellungen zurückbleiben.

Untersuchung

Bestimmung des Antetorsionswinkels mittels Röntgen.

Therapie

Konservativ

Eine konservative Therapie verändert wenig. In der Regel relativiert sich die Antetorsion bis zum vollendeten Wachstum.

Operativ

Derotationsosteotomien werden nur bei Antetorsionswinkeln von deutlich mehr als 50° in Erwägung gezogen.

Postoperative Rehabilitation

Ein Femur ist nach einer Derotationsosteotomie erst in der Umbauphase übungsstabil. Je nach Operateur ist das Mobilisieren der Rotation auch erst in der Umbauphase erlaubt.

Grundsätzliches:
- 10–20 kg Teilbelastung für 8 Wochen
- Erarbeiten der Vollbelastung in den Wochen 9–14

Entzündungsphase:
- Keine Manuelle Therapie
- Gangschule mit Unterarmgehstützen
- Thromboseprophylaxe
- Orthostaseprophylaxe

Proliferationsphase:
- Gangschule mit Unterarmgehstützen

Konsolidierungsphase:
- Nach 8 Wochen Gangschule mit Steigerung der Belastung
- Rollgleitmobilisationen in alle Richtungen

Umbauphase:
- Training der Hüft-Oberschenkelmuskulatur ab Woche 14
- Erarbeiten der Sportfähigkeit
- Metallentfernung nach 12–18 Monaten

4.1.5 Coxa valga antetorta

Beschreibung

Bei einer Coxa valga antetorta handelt es sich um das kombinierte Auftreten von Coxa valga und Coxa antetorta. Sie führt häufig zur Hüftgelenkluxation. Klinische Zeichen, Diagnostik und Therapie siehe unter Hüftdysplasie und Hüftgelenkluxation in ➤ Kap. 4.1.2.

4.1.6 Coxa vara

Ätiologie Kongenital.

BEFUNDE

Sichtbefund
- Trochanterhochstand

Weitere mögliche Befunde
- Insuffizienz der gleichseitigen Abduktoren
- Ggf. Trendelenburg-Zeichen
- Reduzierte Abduktionsfähigkeit

Röntgenbefund
- Verkleinerter CCD-Winkel

Beschreibung

Der CCD-Winkel ist verkleinert und liegt bei unter 120° bzw. unter dem für den Entwicklungsstand typischen Winkelmaß (➤ Abb. 4.3). Die Patienten haben primär keine Beschwerden.

Eine Coxa vara kann auch erworben sein. In diesem Fall ist der CCD-Winkel bei der Geburt physiologisch bei etwa 137°. Eine einseitige Coxa vara verkürzt das betroffene Bein und führt zur Beinlängendifferenz.

Häufig geht eine Coxa vara mit einer Abduktorenschwäche einher. Ein Hochstand des Trochanter major ist möglich

Differenzialdiagnosen

Eine Coxa vara kann auch erworben sein. Eine Hüftkopfnekrose (idiopathisch oder Morbus Perthes), eine Epiphyiolysis, ein Morbus Paget oder eine Hüftluxation können zugrunde liegen.

Untersuchung

Manualtherapeutisch Palpation der Trochanterposition im Seitenvergleich. Begutachtung des Gangbildes. Bestimmung des Muskelfunktionswertes der Abduktoren im Seitenvergleich.

Medizinisch Röntgen mit Bestimmung des CCD-Winkels.

Therapie

Konservativ

Bei geringer Abweichung Beobachtung der Entwicklung mit Röntgenkontrollen. Eine Orthesenversorgung ist möglich. Ziele sind zum einen die Entlastung, zum anderen eine Einstellung der Hüftextension. Bei Abduktorenschwäche werden die kleinen Gluteen und der M. tensor fasciae latae trainiert.

Operativ

Valgisierende Operationen sind nur bei starken Varusabweichungen bei einem CCD-Winkel von unter 100° oder bei fehlender Femuraufrichtung (Reifestörung) eine Option.

Varisierende Osteotomien werden bei einem CCD-Winkel von über 100° intertrochantär durchgeführt und sollten bei Indikation frühestmöglich erfolgen.

Gefahr bei Nichtversorgung kann eine Hirtenstabdeformität des Femurs oder die Entwicklung einer Pseudarthrose sein. Bei zu später operativer Versorgung können trotz OP Arthrosen entstehen.

Postoperative Rehabilitation

Grundsätzliches:
- Schienenversorgung für mehrere Wochen
- Entlastung an Unterarmgehstützen für 6 Wochen

Entzündungsphase:
- Keine Manuelle Therapie
- Gangschule mit Unterarmgehstützen
- Thromboseprophylaxe
- Orthostaseprophylaxe

Proliferationsphase:
- Gangschule mit Unterarmgehstützen

Konsolidierungsphase:
- Nach 6 Wochen beginnendes Erarbeiten der Vollbelastung
- Rollgleitmobilisationen in alle Richtungen
- Training der Hüft-Oberschenkelmuskulatur

Umbauphase:
- Erarbeiten der Sportfähigkeit
- Metallentfernung nach 12–18 Monaten

4.1.7 Cam-Deformität

Beschreibung

Eine Cam-Deformität ist eine (meist) angeborene Verdickung des Collum femoris, häufig im kranialen Bereich des Knochens.

Eine Cam Deformität verursacht primär keine Beschwerden. Durch Überlastung oder posttraumatisch können Leistenschmerzen und Bewegungseinschränkungen entstehen. Man spricht dann von einem Cam-Impingement (➤ Kap. 4.6.6).

4.1.8 Pincer-Deformität

Eine Pincer-Deformität ist eine (meist) angeborene vermehrte Überdachung des Caput femoris durch erweiterte bzw. verdickte Azetabulumstrukturen.

Eine Pincer-Deformität verursacht primär keine Beschwerden. Durch Überlastung oder posttraumatisch können Leistenschmerzen und Bewegungseinschränkungen entstehen. Man spricht dann von einem Pincer-Impingement (➤ Kap. 4.6.6).

Auch kombinierte knöcherne Abweichung mit Cam- und Pincer-Deformität können auftreten. Beschwerden entstehen dann früher bzw. durch geringere Reize.

4.1.9 Femurdefekt, kongenitaler

Epidemiologie 1 : 50.000, oft bds.

BEFUNDE

Sichtbefund
- Coxa vara mit Beinlängendifferenz (wenn einseitig)

Röntgenbefund
- Coxa vara
- Metaphysäre Umbauzone
- (Teilweise) fehlende Femuranlage
- Ggf. Dysplasie des Caput femoris
- Ggf. Dyplasie des Azetabulums

Beschreibung

Bei einem kongenitalen Femurdefekt handelt es sich um eine Fehlbildung des Femurs in longitudinaler Ausrichtung bei zumeist erhaltener distaler Femurepiphyse. Der Femurkopf und das Azetabulum können begleitend dysplastisch verändert oder komplett physiologisch ausgebildet sein. Abweichung des Femurs in Varus.

Untersuchung

Röntgen.

Therapie

Konservativ

Orthesenversorgung.

Operativ

Operationen können erst nach der Stehfähigkeit durchgeführt werden. Das Ausmaß und die Art der Verfahren werden durch die Schwere der Abweichung bestimmt. Aufrichtungs-Osteotomien (ab dem 12. Monat), Femurverlängerungen und die Auffüllung von Knochendefekten mit autogenem oder allogenem Knochenmaterial sind mögliche Interventionen.

Postoperative Rehabilitation

Die Rehabilitation variiert stark je nach Verfahren und wird durch das Nachbehandlungsschema des Operateurs festgelegt.

Zusammenfassung

Knöcherne, kongenitale Erkrankungen in der Hüftregion

Unterschieden werden kongenitale Abweichungen von Reifestörungen.

Alleinige manualtherapeutische Maßnahmen sind nicht ausreichend, um größere Abweichungen vom physiologischen CCD-Winkel, Antetorsionswinkel oder Dysplasien des Azetabulums zu therapieren.

Hüftdysplasien können, insbesondere bei begleitender Coxa valga antetorta, zur Hüftgelenkluxation führen. Sie werden zunächst mit Schienen- oder Gipsversorgung behandelt und nur bei ausbleibendem Therapieerfolg operiert.

Abweichungen des Femurs in Valgus-, Varus- oder zu starke Antetorsionspositionen werden bei zu erwartender Arthrose mit Umstellungsosteotomien korrigiert. Die Nachbehandlung ist abhängig vom gewählten Verfahren.

Cam- und Pincer-Deformitäten verursachen primär keine Beschwerden. Bei hoher Belastung oder posttraumatisch können sie für Beschwerden im Sinne eines Impingements sorgen.

Anamnestische Informationen/allgemeine mögliche klinische Befunde
Weitere Befunde möglich/Ausbleiben einzelner Befunde möglich
Z.n. nach Trauma: Schmerzen, Schwellung, Hämatom, Bewegungseinschränkung, verringerte Gelenkbelastbarkeit, ggf. Überwärmung, ggf. Krepitationen > **Traumaanalyse,** siehe Kap. 1.1.2

Traumamechanismus/mögliche betroffene Struktur	Untersuchung (therapeutisch oder ärztlich)	Therapie/Handlungsempfehlung
Verletzungen anderer/weiterer Strukturen theoretisch möglich	**Therapeutische Untersuchungstechniken unter Beachtung von Sensitivität, Spezifität und Reliabilität**	**Nachbehandlungsschemata können individuell abweichen Entscheidungen pro/kontra OP müssen individuell getroffen werden**
Abrupte Rotation, Hyperextension Starke Kompression durch Landung nach Sprung > **Lig. capitis femoris,** siehe Kap. 4.2.1	Klinische Tests nicht sens./spez. Kompression aus Flex, Add, IR provoziert bei nahezu jeder Hüftpathologie MRT Gold-Standard: Arthroskopie	In der Regel konservativ Operativ: Resektion der Bandstümpfe bei fovealem Impingement
Endgradige traumatische Bewegungen > **Kapsel,** siehe Kap. 4.2.2	Passiv anguläre Untersuchung Röntgen, MRT (Ausschluss von Frakturen)	Konservativ
RSI im Sport Rotationstraumen > **Labrumläsionen,** siehe Kap. 4.2.3	Fitzgerald-Test, Flexion-internal-rotation-Test, Flexion-Adduktion-axialer-Kompressions-Test, Impingement-Tests MRT Gold-Standard: Arthroskopie	Konservativ: bei kleineren Läsionen Operativ: Naht, Entfernung von Labrumanteilen
Stürze, Sprungtraumen, Auto-/Motorradunfälle > **Frakturen:** Azetabulum, Caput, Collum, siehe Kap. 4.2.4	Röntgen in 2 Ebenen	Konservativ: nicht disloziert und stabil Operativ: Osteosynthese
Exzentrik, Sprint oder Sprung > **Muskelverletzungen,** siehe Kap. 9.1	Sonografie, MRT	Konservativ: bei Faserriss, kleinem Bündelriss Operativ: bei großem Bündelriss, Muskelriss

Allgemeine Therapiebausteine (spezifische Therapiepläne im jeweiligen Kapitel)			
Immer unter Berücksichtigung der Belastbarkeit in den Heilungsphasen, siehe Kap. 1.6.3			
Frühphase: Ggf. Manuelle Lymphdrainage Ggf. Ruhigstellung	→ Erarbeitung von physiologischem Rollgleiten in alle Bewegungsrichtungen Ggf. Mobilisationen iliosakral und lumbal Ggf. Traktion/Kompression	→ Training der Becken- und Oberschenkel-muskulatur	→ Gangschule Training von posturalen Fähigkeiten Lauf- und Sprungtraining Erarbeiten von Sportfähigkeit

Abb. 4.4 Anamnese und Diagnostik traumatischer Erkrankungen der Hüftregion. [L329]

4.2 Traumatische Erkrankungen

Basiswissen zu traumatischen Erkrankungen inkl. Traumaanalyse und Informationen zu Fraktureinteilungen wird in ➤ Kap. 1.1.2 vermittelt.

In ➤ Abb. 4.4 ist das grundlegende anamnestische und diagnostische Vorgehen nach traumatischen Ereignissen in der Hüftregion dargestellt.

Bei starken Schmerzen und großer Entzündung nach einem Trauma ist eine medikamentöse Therapie mit Einsatz von Analgetika und Antiphlogistika vom Arzt abzuwägen. Neben den gewünschten Effekten stellt sie immer auch eine Beeinflussung der physiologischen Heilung dar.

YELLOW FLAG

Bei Zustand nach Traumen sollte anamnestisch geprüft werden, ob Yellow, Blue oder Black flags vorliegen. Sie können ein heilungsverzögernder Faktor sein.

Insbesondere Sorgen und Ängste bei möglicher längerfristiger Arbeitsunfähigkeit oder Sportunfähigkeit können Yellow flags auslösen.

Anatomische Grundlagen

Gelenkpartner

Gelenkpartner des Hüftgelenks sind das Caput femoris als konvexer, distaler Gelenkpartner und das die Gelenkpfanne bildende Azetabulum des Beckens. Es setzt sich aus Anteilen des Os ischium, des Os pubis und des Os ilium zusammen. Die Y-förmige Wachstumsfuge verknöchert physiologisch zwischen dem 5. und 7. Lebensjahr. Das Azetabulum wird von einem knorpeligen Rand, dem Labrum acetabuli verstärkt.

Das Hüftgelenk ist ein Nussgelenk, eine Sonderform eines Kugelgelenks, da das Azetabulum mit seinem vergrößernden Labrum acetabuli den Femurkopf bis über seinen Äquator umfasst. Daraus resultieren deutlich geringere Bewegungsradien als bei der Schulter.

Gelenkknorpel

Die hyaline Knorpelfläche des Azetabulums ist halbmondförmig ausgeprägt (Facies lunatum), von unten bis ins Zentrum ragend bleibt eine knöcherne Fläche frei (Fossa acetabuli). Das Caput femoris hingegen ist vollständig hyalin überknorpelt.

Labrum acetabuli

Das Labrum acetabuli umfasst den gesamten Rand des Azetabulums ringförmig.

Lig. transversum acetabuli

Die unten offene Gelenkfläche wird durch das Lig. transversum acetabuli verstärkt.

Lig. capitis femoris

Ebenfalls am Unterrand der Fossa acetabuli, direkt proximal vom Lig. transversum acetabuli, entspringt das Lig. capitis femoris. Es läuft zum Caput femoris, in ihm verläuft die aus der A. obturatoria entspringende A. capitis femoris, die wichtig ist für die Durchblutung des Femurkopfes beim Säugling und Kleinkind. Bei Erwachsenen ist sie obliteriert.

Gelenkkapsel

Der tiefe Teil der Gelenkkapsel, die Membrana synovialis, läuft vom Rand des Azetabulums bis zur Knochen-Knorpelgrenze des Collum femoris. Die darüber liegende Membrana fibrosa strahlt proximal weiter in den knöchernen Beckenring ein und läuft distal bis zur Linea intertrochanterica.

Zona orbicularis

Die Zona orbicularis ist ein ringförmiges Band und umgibt den Femurhals direkt distal des Caput femoris. Sie entsteht aus den tiefen Anteilen der drei folgenden Ligamente und ist mit der unter ihr liegenden Kapsel verwachsen. So dient sie als Luxationsschutz für das Hüftgelenk.

Lig. tibiofemorale, Lig. pubofemorale, Lig. ischiofemorale

Die drei Ligamente verlaufen verstärkend oberflächlich der Membrana synovialis.

Das Lig. tibiofemorale ist das stärkste Ligament des Körpers. Es verhindert im Stand ein Abkippen des Beckens nach dorsal und verstärkt die Kapsel lateral. Es läuft von der Spina iliaca anterior inferior (SIAI) bis zur Linea intertrochanterica. Hier hat es zwei Insertionspunkte, woraus ein Y-förmiger Verlauf resultiert. Es sichert die endgradige Extension und Adduktion des Hüftgelenks.

Das Lig. pubofemorale verstärkt die Gelenkkapsel ventral. Es entspringt am unteren, medialen Rand des Ramus superior ossis pubis und an der Crista obturatoria. Von hier verläuft es zur Linea intertrochanterica und verwächst mit dem Lig. iliofemorale und der Kapsel. Es sichert die Abduktion des Hüftgelenks.

Das Lig. ischiofemorale verstärkt die Gelenkkapsel dorsal. Es entspringt am kaudalen, dorsalen Anteil des Azetabulums und verläuft bis zur Linea intertrochanterica. Es sichert die Innenrotation und die endgradige Adduktion.

4.2.1 Bandläsionen

Isolierte Bandläsionen im Bereich des Hüftgelenks kommen so gut wie nicht vor. Die die Kapsel verstärkenden Bänder verletzen am ehesten gemeinsam mit der Kapsel bei Frakturen des Collum femoris, des Caput femoris oder bei Azetabulumfrakturen.

Eine Ausnahme stellt das Lig. capitis femoris dar, welches bei unterschiedlichen Traumamechanismen Schaden nehmen kann.

Lig. capitis femoris

BEFUNDE

Traumamechanismus
- Abrupte Rotation
- Hyperextension
- Kompression durch Landung nach Sprung

Leitsymptomatik
- Leistenschmerzen für 3 Wochen

Möglicher weiterer Befund
- Einklemmungsgefühl durch foveales Impingement

Traumamechanismus

Durch abrupte Traumen in Rotation, in Hyperextension oder bei starker Kompression in Kombination mit Translation im Gelenk, zum Beispiel bei Landung nach Sprüngen aus größerer Höhe, kann das Lig. capitis femoris rupturieren. Während Patienten in der Entzündungs- und Proliferationsphase über Leistenschmerzen klagen, die durch Kompression verstärkt werden, kann es in der Folge zu einem fovealen Impingement durch Einklemmung der verbliebenen Bandstümpfe kommen (➤ Kap. 4.6.6).

Differenzialdiagnosen

Differenzialdiagnostisch kommen intraartikuläre Frakturen, Loose bodies und Labrumläsionen in Frage. Als Ursache von Einklemmungsbeschwerden ist differenzialdiagnostisch neben dem aus einer Läsion des Bandes ggf. resultierenden fovealen Impingement auch ein Cam- oder Pincer-Impingement möglich.

Häufig verletzt das Ligament gemeinsam mit begleitender Schenkelhalsfraktur.

Untersuchung

Manualtherapeutisch Allein mit klinischen Tests kann eine Bandruptur nicht von einer Labrumläsion, einem Impingement oder einer Fraktur unterschieden werden. Ein Kompressionstest aus Flexion und Adduktion, ggf. mit Innenrotation, provoziert das Hüftgelenk, ist jedoch bei vielen Krankheitsbildern positiv.

RED FLAG

Bei posttraumatischem Leistenschmerz, der bei Kompression (aus Flexion, Adduktion, Innenrotation) stärker wird, sollte eine Bildgebung erfolgen.

Medizinisch Während mittels Röntgenuntersuchung Frakturen ausgeschlossen werden können, sind Labrumläsionen und Weichteilverletzungen nur in einer MRT darstellbar. Gold-Standard zur Feststellung einer Ruptur des Lig. capitis femoris ist eine Arthroskopie.

Therapie

Konservativ

Bei feststehender Diagnose und Ausschluss von Frakturen und Labrumläsionen durch eine MRT kann ein konservativer Behandlungsversuch unternommen werden. Die Therapie folgt der Belastbarkeit in den einzelnen Heilungsphasen:

Entzündungsphase:
- Keine Manuelle Therapie

Proliferationsphase:
- Rollgleitmobilisationen im schmerzfreien Bereich

Konsolidierungsphase:
- Endgradige Rollgleitmobilisationen in alle Richtungen
- Wechsel von Traktion und Kompression aus 90° Flexion zur Stoffwechselförderung
- Sportpause für 6–8 Wochen

Eine Sportfähigkeit sollte erst nach der 6. Woche erarbeitet und von Sprung- und Sprinttraining begleitet werden.

Mittlere Rehabilitationszeit 6–8 Wochen.

Operativ

Wenn konservative Maßnahmen keinen Erfolg bringen oder sich ein foveales Impingement entwickelt, sollte eine arthroskopische Resektion der Bandstümpfe erfolgen. Liegen keine weiteren Schäden im Gelenk vor, so sind die Beschwerden zumeist unmittelbar verschwunden.

Postoperative Rehabilitation

Nur wenn Patienten postoperativ noch über Beschwerden klagen, sollte eine manualtherapeutische Behandlung folgen. Ziel ist die volle Mobilität in alle Bewegungsrichtungen bei guter Muskelfunktion. Die Nachbehandlung umfasst ab der Konsolidierungsphase Rollgleitmobilisationen in alle Richtungen sowie ein Training der Hüftmuskulatur, insbesondere der Abduktoren.

Mittlere Rehabilitationszeit > 6 Wochen.

Zusammenfassung

Bandläsionen in der Hüftregion

Isolierte Bandrupturen im Bereich des Hüftgelenks kommen so gut wie nicht vor. Ligamente verletzen nach großen einwirkenden Kräften traumatisch gemeinsam mit der straffen Gelenkkapsel und dem Femur oder Azetabulum.

Einzige Ausnahme bildet das Lig. capitis femoris. Es kann durch Rotation, Extension oder Kompression verletzen. Aus einem Riss kann ein foveales Impingement resultieren.

4.2.2 Kapselläsionen

Isolierte Rupturen der Kapsel des Hüftgelenks werden aufgrund der starken kapsuloligamentären Sicherung nicht beschrieben. Große Verletzungen der Kapsel können bei intraartikulären Frakturen oder der seltenen traumatischen Hüftluxation entstehen.

BEFUNDE

Traumamechanismus
- Endgradige traumatische Bewegungen (Abduktion, Extension)

Leitsymptomatik
- Leistenschmerz, bei Ausführung der Traumabewegung schlimmer werdend

Traumamechanismus

Verletzungen im Sinne von Überdehnungen des Kapsel-Band-Apparates, ggf. mit kleinen geschädigten Faseranteilen, können bei jeder endgradigen traumatischen Bewegung entstehen. Am häufigsten entsteht dies bei Hyperabduktion oder Hyperextension.

Differenzialdiagnosen

Differenzialdiagnostisch kommen Labrumläsionen, Frakturen und Luxationen in Betracht.

Bei Unsicherheit über das Ausmaß der Schädigung oder auch nach der Proliferationsphase bestehenden Schmerzen sollte eine Bildgebung erfolgen.

Untersuchung

Manualtherapeutisch Eine passiv anguläre Bewegungsuntersuchung wird durchgeführt. Ein positives **Drehmann-Zeichen** deutet auf eine Coxitis hin, ein leeres Endgefühl bei Hüftflexion, ggf. mit neuropathischen Schmerzen **(Sign of the buttock)**, kann auf eine Fraktur hindeuten. Labrumtests können die Notwendigkeit einer Bildgebung untermauern.

Medizinisch Bei unklaren und starken Schmerzen sollten Labrumläsionen und Frakturen mit einer Bildgebung ausgeschlossen werden.

Therapie

Überdehnungen und kleine Läsionen des Kapsel-Band-Apparates bedürfen keiner gesonderten Therapie. Die Belastung sollte sich nach der Belastbarkeit während der einzelnen Heilungsphasen richten. Wenn in der Konsolidierungsphase Funktionsstörungen vorliegen, können diese mit gezielten Rollgleitmobilisationen beseitigt werden.

Mittlere Rehabilitationszeit 3–6 Wochen.

Zusammenfassung

Kapselverletzungen in der Hüftregion

Isolierte Kapselverletzungen im Bereich des Hüftgelenks kommen so gut wie nicht vor. Die Kapsel verletzt nach großen einwirkenden Kräften traumatisch gemeinsam mit den Ligamenten und dem Femur oder Azetabulum.

4.2.3 Labrumläsionen

BEFUNDE

Traumamechanismus
- Repetitive strain injuries (RSI) im Sport
- Rotationstraumen

Begünstige Faktoren
- Hüftdysplasie

Leitsymptomatik
- Einklemmungsgefühl
- Leistenschmerz

Beschreibung

Labrumläsionen bezeichnen Läsionen der knorpeligen Umrandung des Azetabulums.

Klassifikation

Die gängige Klassifikation beschreibt degenerative Labrumläsionen durch RSIs:
- Stadium I: Labrumdegeneration
- Stadium II: Labrumeinriss
- Stadium III: Labrumabriss

Eine spezifische Einteilung zu traumatischen Läsionen gibt es nicht, hier werden ebenfalls die Stadien II und III als Bezeichnung genutzt.

Traumamechanismus

Läsionen des Labrum acetabuli entstehen vor allem durch wiederkehrende Belastungsmuster im Sport (Repetitive strain injuries). Schäden sind zudem durch Rotationstraumen möglich. Das Entstehen von Labrumschäden wird durch Hüftdysplasien begünstigt. Auch degenerative Schäden sind möglich.

Differenzialdiagnosen

Differenzialdiagnostisch kommen Impingements (Cam, Pincer, foveal) und eine Ruptur des Lig. capitis femoris in Frage, beide Krankheitsbilder sorgen ebenfalls für Leistenschmerzen mit Einklemmungsgefühl. In seltenen Fällen können auch Loose bodies für ähnliche Symptome sorgen.

Untersuchung

Manualtherapeutisch In der Literatur werden diverse Labrumtests beschrieben. Während die Sensitivität in den überwiegend älteren Studien als hoch bewertet wurde, wurde die Spezifität entweder niedrig bewertet oder nicht getestet. Ursache für die schlechte Spezifität ist, dass es mehrere Krankheitsbilder mit ähnlicher Leitsymptomatik gibt. So können auch ein Impingement (Cam, Pincer, foveal), eine Bursitis iliopectinea oder eine Ruptur des Lig. capitis femoris positive Testergebnisse herbeiführen.

Eine Untersuchung der Hüfte muss zwingend mit einer ausführlichen Anamnese verbunden werden.

- Fitzgerald-Test
- Impingement-Provokationstest
- Flexion-internal-rotation-Test
- Flexion-Adduktions-axialer-Kompressionstest

EVIDENZ

Die Evidenz zeigt, dass negative Testergebnisse des Fitzgerald-Tests, des Impingement-Provokationstests, des Flexion-internal-rotation-Tests, des Flexion-Adduktions-axialer-Kompressionstests oder Kombinationen dieser Tests geeignet sind, ein Nichtvorhandensein einer Labrumläsion zu erkennen.
Klinische Untersuchungen der Spezifität dieser Tests liegen nicht in ausreichender Zahl vor (vgl. Leibold et al. 2008).

Medizinisch Gold-Standard zur Bewertung eines Labrumschadens ist die Arthroskopie. Mit einer MR-Arthrografie können die verschiedenen Stadien von Labrumläsionen unterschieden werden.

Therapie

Konservativ

Bei kleineren Labrumläsionen kann die Therapie zunächst konservativ erfolgen. Training der stabilisierenden Hüftmuskulatur, Rollgleitmobilisationen zum Erarbeiten von physiologischen Bewegungsabläufen und die Förderung des Stoffwechsels stehen im Vordergrund. Der Stoffwechsel kann passiv (durch Traktion/Kompression im schmerzfreien Bereich) oder aktiv (durch dosiertes Cardiotraining) angeregt werden.

Die Therapie kann durch Gabe von NSAID unterstützt werden. Allerdings sollte der Einfluss auf Bindegewebe und Heilung berücksichtigt werden.

Mittlere Rehabilitationszeit 6 Wochen.

Operativ

Das operative Vorgehen richtet sich nach dem Stadium der Labrumläsion und wird intraoperativ entschieden.

Rechtzeitig erkannte, kleinere Läsionen können arthroskopisch per Naht refixiert werden. Auch eine Glättung (Shaving) mit Entfernung einklemmender Labrumanteile kann erforderlich sein.

Postoperative Rehabilitation

Entzündungsphase:
- Keine Manuelle Therapie
- Entlastung an Unterarmgehstützen

Proliferationsphase:
- Mobilisation im schmerzfreien Bereich
- Entlastung an Unterarmgehstützen

Konsolidierungsphase:
- Rollgleitmobilisationen in alle Richtungen
- Training in offener Kette (mit Teilbelastung)
- Vollbelastung ab 7. Woche

Umbauphase:
- Training in geschlossener Kette
- Schwimmen, Radfahren ab dem 5. Monat
- High-impact Sportarten ab dem 7. Monat

EVIDENZ

Die Einteilung von Labrumläsionen nach den drei Stadien ist wichtig, um die möglichen Auswirkungen auf das Hüftgelenk beurteilen und das richtige Behandlungsverfahren auswählen zu können. Wenn möglich, sollten konservative Behandlungsverfahren bevorzugt werden. Bei vorliegenden Impingements überwiegt der Vorteil eines konservativen Vorgehens jedoch mehr als bei anwesenden Hüftdysplasien (vgl. Savoye-Laurens et al. 2022).

Mittlere Rehabilitationszeit > 6 Monate.

4

Zusammenfassung

Labrumläsionen im Hüftgelenk

Labrumläsionen im Hüftgelenk sind häufig und können degenerativ oder durch Repetitive strain injuries oder Rotationstraumen entstehen.

Mit Labrumtests kann man eine Läsion ausschließen, aber nicht belegen. Die Tests müssen im Zusammenhang mit den Beschwerden des Patienten und einer ausführlichen Anamnese bewertet werden. Die Therapie (konservativ oder operativ) ist abhängig von der Größe der Läsion.

4.2.4 Frakturen

RED FLAG

Frakturzeichen sind ein Red flag. Der Patient ist zum Arzt zu überweisen (Informationen zum Flaggensystem sind in ➤ Kap. 1.5 aufgeführt).

In der Hüftregion werden zahlreiche Frakturarten beschrieben. Stürze auf die Seite, Sprünge aus großer Höhe, Autounfälle, aber auch die Belastbarkeit überschreitende, geplante motorische Vorgänge können zu Frakturen führen. Die Versorgung richtet sich nach dem Ausmaß und der Lokalisation der Schädigung.

Für allgemeine Informationen zur Einteilung von Frakturen, zu Möglichkeiten der Ruhigstellung und zu operativen Verfahren siehe ➤ Kap. 1.1.2.

Azetabulumfrakturen

BEFUNDE

Traumamechanismus
- Stürze auf die Seite
- Sprungtraumen
- Auto-, Motorrad- oder Radunfälle

Weitere Frakturmuster
- Periprothetische Frakturen, auch ohne Trauma möglich

Leitsymptomatik und Befunde
- Starker, posttraumatischer Leistenschmerz
- Gehen nicht oder nur unter Schmerzen möglich

Mögliche weitere Symptome und Befunde
- Fehlende Bewegungsbereitschaft
- Leeres Endgefühl bei Flexion
- Starker Schmerz bei Kompression
- Sichtbare Dislokation bei Luxation
- Hämatom

Beschreibung

Es gibt unzählige Formen von Azetabulumfrakturen. Frakturen des Azetabulums gehören zu den Beckenfrakturen. Beckenfrakturen ohne Azetabulumbeteiligung werden in Band II dieser Buchreihe beschrieben. In der Folge werden die häufigsten Frakturlinien beschrieben.

Zur Beschreibung von Azetabulumfrakturen wird das Becken mit einer Linie durchs Azetabulum in einen ventralen und einen dorsalen Pfeiler unterteilt. Der ventrale Pfeiler besteht aus der vorderen Hälfte des Azetabulums, dem ventralen Ilium mit SIAS und SIAI und dem Ramus superior und inferior ossis pubis. Der dorsale Pfeiler besteht aus der hinteren Hälfte des Azetabulums, der SIPI und dem Ramus ossis ischii.

Klassifikation

OTA-Klassifikation

In der OTA-Klassifikation werden partiell artikuläre Frakturen mit Fraktur eines Pfeilers, partiell artikuläre, quer verlaufende Frakturen und komplett artikuläre Frakturen mit Beteiligung beider Pfeiler unterschieden.

Klassifikation

OTA-Klassifikation

62 Azetabulum
A partiell artikulär, 1 Pfeiler-Fraktur
B partiell artikulär, quer
C komplett artikulär, 2-Pfeiler-Fraktur

- **1-Pfeiler Frakturen, partiell artikulär:**
  - **Reine Luxationsfrakturen:** betreffen nur das Azetabulum. Ein- (62-A1.1) oder Mehrfragmentfrakturen mit (62-A1.3) oder ohne (62-A1.2) Impressionen des Pfannenrandes sind möglich.
  - **Hinterer Pfeiler:** Frakturlinien können durch das Os ischium (62-A2.1) oder durch das Foramen obturatorium (62-A2.2) laufen und mit einer Fraktur des hinteren Pfannenrandes (62-A2.3) kombiniert sein.
  - **Vorderer Pfeiler:** Frakturlinien können ausschließlich den vorderen Pfannenrand (62-A3.1) betreffen, durchs Ilium bis zur Crista iliaca (62-A3.2) laufen oder den ventralen Rand des Os ilium (62-A3.3) betreffen.
- **Querfraktur:** Querfrakturen betreffen beide Pfeiler.
  - **Tiefe Querfraktur beider Pfeiler:** Tiefe Querfrakturen können einfach infratektal (62-B1.1), juxtatektal (62-B1.2), transtektal (62-B1.3) oder T-förmig infratektal (62-B2.1), juxtatektal (62-B2.2), transtektal (62-B2.3) auftreten. Zudem gibt es Querfrakturen, die den vorderen Pfeiler und den posterioren hemitransversen Pfannenrand betreffen (62-B3.1–3).
  - **Hohe Querfraktur beider Pfeiler:**
    - **Hohe Variante:** Bei der hohen Variante kann jeder Pfeiler einfach (62-C1.1), der hintere Pfeiler einfach und der hohe Pfeiler mehrfragmentär (62-C1.2) oder der hintere Pfeiler mit dem tiefen Pfannenrand (62-C1.3) betroffen sein.

- **Tiefe Variante:** Bei der tiefen Variante kann jeder Pfeiler einfach (62-C2.1), der hintere Pfeiler einfach und der hohe Pfeiler mehrfragmentär (62-C2.2) oder der hintere Pfeiler mit dem tiefen Pfannenrand (62-C2.3) betroffen sein.
- **2-Pfeiler-Fraktur mit Beteiligung des Iliosakralgelenks:** Der hintere Pfannenrand kann einfach (62-C3.1), mehrfragmentär mit dem vorderen Pfeiler hoch (62-C3.2) oder tief (62-C3.3) betroffen sein.

Einteilung nach Judet und Letournel

Judet und Letournel haben Azetabulumfrakturen in einfache Frakturformen und Kombinationsfrakturformen unterteilt:

- **Einfache Frakturformen:** können isoliert den vorderen oder hinteren Pfannenrand, den vorderen oder hinteren Pfeiler betreffen oder als Querfraktur auftreten
- **Kombinationsformen:**
  - Hinterer Pfeiler und hinterer Pfannenrand
  - Querfraktur und hinterer Pfannenrand
  - T-Fraktur
  - Vorderer Pfeiler und Hemiquerfraktur
  - 2-Pfeiler-Fraktur

Traumamechanismus

Azetabulumfrakturen entstehen nach starken Traumen bei Auto-, Motorrad oder Fahrradunfällen, Sprüngen aus großer Höhe und Stürzen auf das seitliche Becken.

Differenzialdiagnosen

Differenzialdiagnostisch kommen Labrumläsionen, Femurkopf- bzw. Femurhalsfrakturen, extraartikuläre Beckenfrakturen und Periostschmerz ohne vorliegende Fraktur in Betracht.

Untersuchung

Manualtherapeutisch Frakturzeichen der Hüfte sind:

- Die Unfähigkeit zu Gehen
- Starker, posttraumatischer Leistenschmerz
- Fehlende Bewegungsbereitschaft
- Leeres Endgefühl bei Flexion
- Starker Schmerz bei Kompression

Bei vorliegenden Frakturzeichen hat eine Bildgebung zu erfolgen

Medizinisch Röntgen in zwei Ebenen. Eine Computertomografie kann präoperativ genauere Informationen liefern.

Therapie

Konservativ

Nicht dislozierte kleinere und reponierbare Frakturen können konservativ nachbehandelt werden. Frakturen sind dann erst ab der 7. Woche übungsstabil.

Entzündungsphase:

- Keine Manuelle Therapie
- Thromboseprophylaxe

Proliferationsphase:

- Muskellockerung
- Gehen an Unterarmgehstützen ohne Belastung
- Thromboseprophylaxe

Konsolidierungsphase:

- Gehen ohne Belastung bis Ende 6. Woche (Röntgenkontrolle!)
- Endgradige Rollgleitmobilisationen in alle Richtungen ab Woche 7
- Training in offener Kette ab Woche 7

Umbauphase:

- Muskelaufbau in offener und geschlossener Kette
- Erarbeiten von Sportfähigkeit (nach 3–4 Monaten)

Mittlere Rehabilitationszeit 3–4 Monate.

Operativ

Sollte eine Hüftgelenkluxation vorliegen, ist diese unmittelbar zu reponieren.

Operativ kommen, je nach Frakturart, Plattenosteosynthesen oder Schraubenversorgungen in Frage. Eine operative Intervention sollte schnellstmöglich erfolgen. Bei massiven Schädigungen ist ggf. die Notwendigkeit einer Endoprothese gegeben.

Postoperative Rehabilitation

Entzündungsphase:

- Frühe Mobilisation im schmerzfreien Bereich

Proliferationsphase:

- Rollgleitmobilisationen im schmerzfreien Bereich
- Teilbelastung (15–20 kg)

Konsolidierungsphase:

- Teilbelastung bis Ende 6. Woche (15–20 kg)
- Endgradige Rollgleitmobilisationen in alle Richtungen
- Training in offener Kette

Umbauphase:

- Muskelaufbau in offener und geschlossener Kette
- Erarbeiten von Sportfähigkeit (je nach Verfahren nach 3–6 Monaten)

Mittlere Rehabilitationszeit 3–6 Monate.

Proximale Femurfrakturen

BEFUNDE

Traumamechanismus
- Sprungtraumen
- Stürze, auch Motorrad- oder Radunfälle
- Stürze auf die Seite

Weitere Frakturmuster
- Osteoporotische Spontanfrakturen
- Periprothetische Frakturen, auch ohne Trauma möglich

Leitsymptomatik und Sichtbefund
- Starke, posttraumatische lokale Schmerzen
- Gehen nicht oder nur unter Schmerzen möglich

Mögliche weitere Symptome und Befunde
- Fehlende Bewegungsbereitschaft
- Leeres Endgefühl bei Flexion
- Starker Schmerz bei Kompression
- Sichtbare Dislokation bei Luxation
- Hämatom

Beschreibung

Das proximale Femur wird in die Trochanterregion, den Schenkelhals und den Femurkopf eingeteilt (➤ Abb. 4.5).

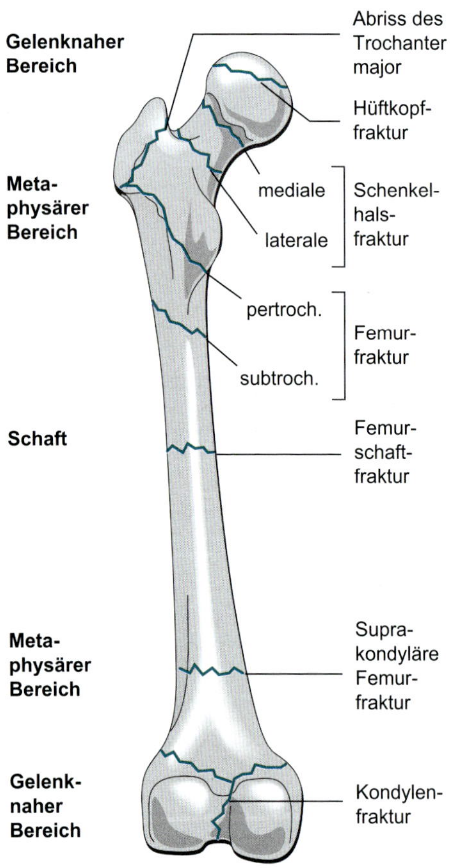

Abb. 4.5 Klassische Lokalisationen von Femurfrakturen. [L106]

Klassifikation

Die Einteilung von proximalen Frakturen des Femurs erfolgt nach der AO-Klassifikation.

Klassifikation

AO-Klassifikation

3 Femur
31 proximales Femur
A Trochanterregion
B Schenkelhals
C Femurkopf

Femurkopffrakturen

AO-Klassifikation
- **Ohne Impression:** Femurkopffrakturen ohne Impression des Femurkopfes werden mit einem ossären Ausriss des Lig. capitis femoris (31-C1.1), in Kombination mit einer Ruptur des Ligaments (31-C1.2) oder als Fraktur durch den Femurkopf mit daraus resultierendem, großem Fragment (31-C1.3) beschrieben.
- **Mit Impression:** Impressionsfrakturen des Femurkopfes kommen mit einer posterior-kranial (31-C2.1) oder anterior-kranial (31-C2.2) liegenden Impression vor. Ggf. kann zusätzlich zur Impression ein abgesprengtes Fragment (31-C2.3) vorliegen.
- **Mit begleitender Fraktur des Collum femoris:** Beschrieben werden abgesprengte Fragmente des Caput femoris in Kombination mit tranzervikalen (31-C3.1) oder subcapitalen (31-C3.2) Kollumfrakturen oder Impressionsfrakturen mit begleitender Schenkelhalsfraktur (31-C3.3).

Einteilung nach Pipkin
- Typ I: horizontal verlaufende Fraktur kaudal der Fovea capitis femoris, also außerhalb der artikulären Belastungszone
- Typ II: vertikal verlaufende Fraktur kranial der Fovea capitis femoris, also innerhalb der artikulären Belastungszone
- Typ III: eine Schenkelhalsfraktur mit begleitendem Typ I oder II
- Typ IV: eine dorsokraniale Fraktur des Azetabulums mit begleitendem Typ I oder II

Weitere Einteilungen
Auch weitere Autoren, wie Brumback et al., haben eigene Einteilungen von Femurkopffrakturen beschrieben.

Schenkelhalsfrakturen

Schenkelhalsfrakturen entstehen oftmals ohne (adäquates) Trauma als osteoporotische Schenkelhalsfraktur (> 50.000 pro

Jahr in Deutschland), seltener durch osteolytische Tumoren als dann pathologische Fraktur. Die Einteilung erfolgt nach der AO-Klassifikation. Weitere Einteilungen wurden von Pauwels und Garden vorgenommen.

AO-Klassifikation
Subkapitale Schenkelhalsfrakturen beschreiben proximal gelegene Frakturlinien des Schenkelhalses:

- Mit geringer Dislokation: treten mit oder ohne Valgusimpaktionen (31-B1.3) auf; unterschieden werden Impaktionen (Einkeilungen) von über (31-B1.1) bzw. unter (31-B1.2) 15° Valgus.
- Transzervikale Frakturen: beschreiben transversale Frakturlinien durch den Schenkelhals. Je nach Lokalisation der Frakturlinie werden basozervikale laterale (31-B2.1) von mediozervikalen (31-B2.2) Frakturen (Adduktionsfrakturen) unterschieden. Mediozervikale Frakturen kommen aufgrund der ursächlich einwirkenden Kraft auch als Abscherfraktur (31-B2.3) vor.
- Subkapitale, dislozierte, nicht impaktierte Frakturen: Diese Art der Fraktur wird in Frakturen mit geringgradiger Dislokation mit Varus- und Außenrotationsposition (31-B3.1), mit Translations- und Außenrotationsposition (31-B3.2) und in Frakturen mit ausgeprägter Dislokation (31-B3.3) unterteilt.

Einteilung nach Pauwels
Pauwels teilt Femurschaftfrakturen nach der Lage der Frakturlinie in Bezug auf die Horizontallinie ein.

- Typ I: Winkel von unter 30°. Stabile Stauchungsfraktur mit guten konservativen Möglichkeiten.
- Typ II: Winkel von 30–70°. Adduktionsfraktur mit Varusposition. Scherkräfte bei Belastung, daher fragliche Heilungschancen bei konservativem Vorgehen.
- Typ III: Winkel von über 70°. Auftreten von erheblichen Scherkräften, keine konservativen Heilungschancen.

Klassifikation nach Garden
Garden unterteilt Schenkelhalsfrakturen nach der Gefahr zur Entwicklung einer Femurkopfnekrose in vier Typen. Typ I beschreibt eine Faktur mit guter Prognose, Typ IV eine Fraktur mit schlechter Prognose und hohem Risiko für eine Femurkopfnekrose.

Besondere Frakturbezeichnungen

- Abduktionsfraktur: instabile Fraktur mit in Valgusrichtung abweichenden Fragmenten
- Adduktionsfraktur: stabile Fraktur mit in Varusrichtung stehenden Fragmenten
- Mediale Schenkelhalsfraktur: intraartikuläre Schenkelhalsfraktur
- Laterale Schenkelhalsfraktur: extraartikuläre Schenkelhalsfraktur

Frakturen der Trochanterregion

Die Einteilung erfolgt nach der AO-Klassifikation.

- **Einfache, zweifragmentäre Frakturen:** Die Frakturlinie kann im Bereich der Linea trochanterica (31-A1.1), durch den Trochanter major (31-A1.2) oder medial des Trochanter major (distal des Trochanter minor) (31-A1.3) verlaufen.
- **Mehrfragmentäre Frakturen:** Mehrfragmentäre Frakturen können ein (31-A2.1) oder mehrere (31-A2.2) Zwischenfragmente bilden. Die Frakturlinie kann zudem medial des Trochanter major und distal des Trochanter minor (31-A2.3) verlaufen.
- **Intertrochantäre Frakturen:** Frakturlinien können einfach schräg (31-A3.1) oder quer (31-A3.2) verlaufen oder mehrfragmentär (31-A3.3) vorkommen.

Auch Kyle (vgl. Kyle et al. 1995: 227–253) und Jensen (vgl. Jensen 1980: 803–810) haben Frakturen der Trochanterregion klassifiziert.

Subtrochantäre Frakturen

Subtrochantäre Frakturen sind laut AO-Klassifikationen alle Frakturen bis 7 cm unterhalb des Trochanter minor. Alle tieferliegenden Frakturen werden zu den Femurschaftfrakturen (distale Femurfrakturen, extraartikulär und suprakondylär) gezählt (➢ Kap. 3.2.3).

Einteilung nach Seinsheimer
Seinsheimer unterteilt die subtrochantären Frakturen in vier Typen:

- Typ I: beschreibt eine nicht dislozierte Fraktur
- Typ II: 2-Fragment-Frakturen
  - A beschreibt eine Querfraktur
  - B Schrägfraktur, Trochanter minor am proximalen Fragment
  - C intertrochantär, Trochanter minor am distalen Fragment
- Typ III: 3-Fragment-Frakturen
  - A Ausbruch des Trochanter minor
  - B Ausbruch eines lateralen Kortikalisfragments

Die Typen IV und V beschreiben Frakturen mit vier oder mehr als vier Fragmenten.

Traumamechanismus

Frakturen des proximalen Femurs können durch verschiedenste Traumamechanismen entstehen. Sprungtraumen, Stürze vom Rad oder Motorrad, Autounfälle oder generell Stürze auf die Seite können Ursache sein. Bei reduzierter Knochendichte (Osteoporose, Rachitis) können auch inadäquate Traumen für Frakturen sorgen.

4

Differenzialdiagnosen

Differenzialdiagnostisch kommen Frakturen des Azetabulums oder Labrumläsionen in Betracht.

Untersuchung

Manualtherapeutisch Es erfolgt eine Traumaanalyse (➤ Kap. 1.1.2). Das Gangbild wird beurteilt. Die passiv anguläre Flexion wird untersucht. Ein leeres Endgefühl kann als Hinweis dienen. Leitsymptomatik sind starke, lokale Schmerzen. Gehen ist nicht oder nur unter starken Schmerzen mit Hinken möglich. Bei Verdacht auf Fraktur sollte eine Bildgebung erfolgen.

Medizinisch Röntgen in zwei Ebenen. Zur genaueren Beurteilung kann eine Computertomografie hilfreich sein.

Therapie

Die Therapie richtet sich nach der Lokalisation und der Stabilität der Fraktur.

Konservativ

Eine konservative Therapie ist nur selten möglich. Stabilität der nicht dislozierten Fraktur ist Voraussetzung. Die Therapie richtet sich nach der Art der Fraktur und wird hier am Beispiel der stabilen Schenkelhalsfraktur dargestellt:

Entzündungsphase:
- Keine Manuelle Therapie
- Thromboseprophylaxe
- Teilbelastung 10–20 kg

Proliferationsphase:
- Muskellockerung
- Gehen an Unterarmgehstützen 10–20 kg
- Thromboseprophylaxe

Konsolidierungsphase:
- Gehen an Unterarmgehstützen 10–20 kg
- Belastungssteigerung ab Woche 7
- Endgradige Rollgleitmobilisationen in alle Richtungen ab Woche 7
- Training in offener Kette ab Woche 7

Umbauphase:
- Muskelaufbau in offener und geschlossener Kette
- Erarbeitung der Vollbelastung bis Ende Woche 12
  Eine mehrfache Röntgenkontrolle ist zwingend erforderlich!

Mittlere Rehabilitationszeit > 12 Wochen.

Operativ

Die operative Versorgung richtet sich nach der Lokalisation und dem Ausmaß der Schädigung. Bei der Entscheidung spielen die Faktoren intraartikulär/extraartikulär, disloziert/nicht disloziert, einfach/mehrfragmentär, osteoporotisch/normale Knochendichte eine entscheidende Rolle.

Mögliche Versorgungen:
- Mit Zugschrauben
- Mit verschraubter Winkelplatte
- Mit dynamischer Hüftschraube
- Mit dynamischem Kondylenplattensystem
- Mit proximalem Femurnagel
- Mit Endoprothese (Standard bei Patienten > 65)

Komplikation einer konservativen oder operativen Versorgung können Hüftkopfnekrosen oder die Bildung von Pseudoarthrosen sein. Auch nach einem halben bzw. einem Jahr sind daher Röntgenkontrollen empfehlenswert.

Postoperative Rehabilitation

Die postoperative Rehabilitation nach osteosynthetischer Versorgung wird wie folgt durchgeführt:

Entzündungsphase:
- Frühe Mobilisation im schmerzfreien Bereich

Proliferationsphase:
- Rollgleitmobilisationen im schmerzfreien Bereich
- Teilbelastung (15–20 kg)

Konsolidierungsphase:
- Teilbelastung bis Ende 6. Woche (15–20 kg)
- Endgradige Rollgleitmobilisationen in alle Richtungen
- Training in offener Kette

Umbauphase:
- Muskelaufbau in offener und geschlossener Kette
- Erarbeiten von Sportfähigkeit (je nach Verfahren nach 3–6 Monaten)

Die postoperative Rehabilitation nach endoprothetischer Versorgung wird in ➤ Kap. 4.4.1 dargestellt.

EVIDENZ

Das Risiko von Hüftfrakturen steigt im Alter. Als Gründe werden die allgemeine Knochengesundheit beeinflussende Altersfaktoren wie mikrovaskuläre Erkrankungen, oxidativer Stress, zunehmend dominanter orthosympathischer Tonus und zunehmender makrovaskulärer Tonus aufgeführt. Auch ernährungsbedingte Folgen durch Konservierungsstoffe können negativen Einfluss auf die Knochengesundheit im Alter haben. Risikofaktoren aus Erkrankungen wie Osteoporose verstärken das Risiko zudem (vgl. Buzkova et al. 2023).

Mittlere Rehabilitationszeit 3–6 Monate.

Periprothetische Frakturen

Beschreibung

Periprothetische Frakturen wurden von vielen verschiedenen Autoren (Johansson et al. 1981, Johansson et al. 1986, Bethea et al. 1982, Cooke und Newman 1988, Mont und Maar 1994,

Brady et al. 1999, Duncan et al. 1995, Whittacker et al. 1974, Beals et al. 1996) klassifiziert. In der AO-Klassifikation kommen sie nicht vor.

Im Wesentlichen geht es jeweils um die Lokalisation der Fraktur (Schaftspitze, Schaftmitte, trochanternah), die Frakturausrichtung (quer oder schräg), die Anzahl von Fragmenten und darum, ob eine stabile oder instabile Fraktur vorliegt.

Klassifikation

2009 hat die Arbeitsgemeinschaft für Alterstraumatologie der deutschen Gesellschaft für Unfallchirurgie (DGU) eine neuere Einteilung vorgenommen (Baierlein et al. 2011: 167):

- Typ A – Fraktur in Höhe des Prothesenschaftes
  - 1 Primärprothese
  - 2 Langschaftprothese
  - 3 gelockerte Prothese
- Typ B – Fraktur distal der Prothese
  - 1 Primärprothese
  - 2 Langschaftprothese
  - 3 gelockerte Prothese
- Typ C – Fraktur im Bereich der Prothesenspitze
  - 1 Primärprothese
  - 2 Langschaftprothese
  - 3 gelockerte Prothese

Traumamechanismus

Periprothetische Frakturen können auch ohne adäquates Trauma entstehen. Darüber hinaus sind Stürze die häufigste Ursache. Osteoporose wirkt als begünstigender Faktor.

Untersuchung

Röntgen.

Therapie

Operativ

Je nach Art der Fraktur gibt es unterschiedliche Möglichkeiten zur operativen Versorgung:

- Osteosynthese mit Platte und Kabelsystem
- Neuer Prothesenschaft (Titanlangschaft) fixiert mit Kabelcerclagen

Postoperative Rehabilitation

Die postoperative Rehabilitation ähnelt der Therapie nach Endoprothesenversorgung (➤ Kap. 4.4.1).

Epiphyseolysis capitis femoris

BEFUNDE

Leitsymptomatik und Befunde

Bei schleichender Entstehung
- Belastungsabhängige Schmerzen (Leiste und/oder Knie)
- Verkürzte Gehstrecke

Bei akuter Entstehung
- Plötzliche Unfähigkeit zu gehen
- Starker Leistenschmerz

Möglicher Untersuchungsbefund
- Positives Drehmann-Zeichen

Beschreibung

Eine Epiphyseoloysis capitis femoris kann akut oder schleichend entstehen. Eine Verschiebung des Caput femoris kann bis zur kompletten Abkippung führen. Gefahr ist unter anderem die Ruptur der den Femurkopf versorgenden Gefäße mit einer möglichen Hüftkopfnekrose als Folge. Betroffen sind vor allem Jugendliche (prä- bis postpubertär).

Untersuchung

Manualtherapeutisch Manualtherapeutisch folgt auf die Analyse des Gangbildes bei Verdacht die Untersuchung auf ein positives Drehmann-Zeichen.

Medizinisch In der Röntgenuntersuchung ist eine mögliche Abkippung in einer axialen Aufnahme sichtbar. Mittels a.p.-Aufnahme kann das Gleiten nach dorsokaudal beurteilt werden.

Therapie

- **Akute Epiphyseolysis:** sofortiges Entlasten im Akutfall mit schnellstmöglicher operativer Versorgung, zumeist mit Schraubenfixation nach Reposition.
- **Epiphyseolysis capitis femoris lenta:** Die schleichend über Wochen und Monate entstehende Form wird, je nach Ausmaß, auf verschiedene Arten operativ versorgt:
  - **Abkippwinkel über 50°:** Umstellungsosteotomie (intertrochantär oder subkapital)
  - **Abkippwinkel zwischen 30 und 50°:** intertrochantäre Umstellungsosteotomie nach Imhäuser
  - **Abkippwinkel unter 30°:** In-situ-Fixation mit Kirschner-Drähten

Eine Metallentfernung erfolgt erst nach Verschluss der Epiphysenfugen (vgl. Breusch et al. 2019: 439–440).

4

Postoperative Rehabilitation

Entzündungsphase:
- Komplette Entlastung
- Gangschule an Unterarmgehstützen, nur wenn komplettes Entlasten möglich
- Muskeldetonisierung
- Ggf. Cryotherapie

Proliferationsphase:
- Komplette Entlastung
- Gangschule an Unterarmgehstützen
- Mobilisation im schmerzfreien Bereich

Konsolidierungsphase:
- Gangschule ab der 7. Woche mit steigernder Belastung
- Training in offener und geschlossener Kette ab 7. Woche
- Rollgleitmobilisationen in alle Richtungen ab 7. Woche

Wichtig sind regelmäßige Röntgenkontrollen. Als mögliche Komplikationen werden Hüftkopfnekrosen (bei Schädigung der Blutgefäße) und frühzeitige Arthrosen beschrieben.

Zusammenfassung

Frakturen in der Hüftregion

Es gibt zahlreiche Frakturlinien von Azetabulum-, Femurkopf- oder Femurschaftfrakturen. Stabile, nicht dislozierte Frakturen können konservativ behandelt werden. Ansonsten erfolgt eine operative Versorgung mit Schrauben oder Plattenosteosynthesen.

Periprothetische Frakturen können auch ohne Trauma entstehen. Eine operative Versorgung erfolgt mit Platte und Kabelsystem oder mit neuem Prothesenschaft und Kabelcerclagen.

Eine Epiphyseolysis capitis femoris sieht man bei Jugendlichen zwischen dem 12. und 16. Lebensjahr. Die Therapie richtet sich nach dem Grad der Abkippung. Eine operative Versorgung erfolgt mit verschiedenen Arten von Umstellungsosteotomien.

4.2.5 Muskelläsionen

Die Oberschenkelmuskulatur ist häufig von Sportverletzungen betroffen. Zerrungen, Faserrisse, Bündelrisse und Komplettrupturen werden beschrieben. Auch die Glutealmuskulatur, die Adduktoren und der M. piriformis können traumatisch geschädigt werden.

Stadien von Muskelläsionen der Muskelbäuche mit Einteilung in Muskelzerrung, -faserriss, -bündelriss und -ruptur sowie die Gruppe der Tendinopathien werden aufgrund ihrer Übertragbarkeit auf andere Regionen der Extremitäten in ➢ Kap. 9.1 beschrieben.

4.3 Entzündliche Erkrankungen

4.3.1 Rheumatische Erkrankungen

Grundlagen rheumatischer Erkrankungen werden in ➢ Kap. 1.1.3 erklärt.

BEFUNDE

Generelle Leitsymptome und Befunde rheumatischer Erkrankungen
- Schübe und Remissionen der entzündlichen Aktivität wechseln sich ab.
- Multiple Regionen des Körpers sind betroffen.
- Gelenke, Muskeln oder Faszien können betroffen sein.
- Darm, Haut, Augen oder innere Organe können betroffen sein.

Es gibt viele rheumatische Erkrankungen, die mit Entzündungen der Gelenke, der Muskulatur und Faszien sowie der Haut im Bereich der peripheren Gelenke einhergehen. Das Hüftgelenk gehört jedoch zu den seltener betroffenen Gelenken.

Aufgrund der Relevanz für alle Regionen der Extremitäten werden die rheumatischen Erkrankungen in ➢ Kap. 9.6.1 umfassend erläutert.

4.3.2 Postinfektiöse Erkrankungen

BEFUNDE

Leitsymptomatik und Befunde
- Persistierende Schmerzen, die bei Belastung stärker werden
- Geschwollene, gerötete und überwärmte Gelenk- oder Muskelregionen

Anamnestische Informationen
- Zurückliegende oder bestehende Infekte
- Vorangegangene offene Wunden oder Operationen

Postinfektiöse Erkrankungen können sowohl durch endogene als auch durch exogene Keime entstehen. Leitsymptomatik sind persistierende Schmerzen, die bei Belastung stärker werden. Oft findet man geschwollene, gerötete und überwärmte Gelenkregionen nach zurückliegenden oder andauernden infektiösen Geschehen. Häufigstes Krankheitsbild ist die postinfektiöse Osteomyelitis.

Aufgrund der Relevanz für alle Regionen der Extremitäten werden die postinfektiösen Erkrankungen in ➢ Kap. 9.6.2 ausführlich erklärt.

Coxitis fugax

Synonyme Hüftschnupfen.

Ätiologie Diskutiert werden die Folgen einer Immunreaktion nach vorangegangenem Infekt.

Epidemiologie Überwiegend bei Kindern zwischen dem 4. und 8. Lebensjahr.

BEFUNDE

Leitsymptomatik
- Entzündlicher Leistenschmerz
- Knieschmerz

Mögliche weitere Befunde
- Vorangegangener Infekt
- Humpeln/Hinken
- Funktionseinschränkungen
- Gering erhöhter Entzündungsparameter im Blut (BSG)

Beschreibung

Die Coxitis fugax ist eine nicht bakterielle temporär auftretende Entzündung des Hüftgelenks. Kennzeichen sind ohne erkennbare Ursache auftretende Leistenschmerzen und Funktionseinschränkungen inkl. einem beeinträchtigten Gangbild.

Differenzialdiagnosen

Morbus Perthes.

Untersuchung

Eine Sonografie ist das Mittel der Wahl. Entzündungsparameter im Blut sollten bestimmt werden. Mittels Röntgen kann ggf. eine durch den Erguss bedingte laterale Position des Caput femoris dargestellt werden.

Therapie

Im Normalfall reichen einige Tage komplette Belastungsreduktion (Bettruhe) zur Spontanheilung aus. Ggf. kann medikamentös mit Analgetika oder Antiphlogistika unterstützt werden. Bei starker Schwellung kann punktiert werden. In diesem Fall sollte zur Sicherheit eine Bakteriologie erfolgen.

CAVE

Bei Verdacht auf Coxitis fugax ist der Ausschluss eines Morbus Perthes wichtiger Bestandteil der Untersuchung. Dauern die Beschwerden über 14 Tage an, so ist ein Morbus Perthes anzunehmen.

4.4 Degenerative Erkrankungen

Basiswissen zu degenerativen Erkrankungen wird in ➤ Kap. 1.1.4 vermittelt.

4.4.1 Coxarthrose

Ätiologie Primäre Arthrose: Idiopathisch. Sekundäre Arthrose: Hüftdysplasien und andere kongenitale Abweichungen der Region können eine Arthrose begünstigen. Auch Neoplasien, Entzündungen (rheumatisch oder postinfektiös) und Traumen können in der Folge für Degeneration des Hüftgelenks sorgen. Weitere mögliche Ursachen sind ein Morbus Perthes oder eine Epiphyseolysis.

BEFUNDE

Leitsymptomatik
- Morgendlicher Anlaufschmerz (Leistenregion)
- Morgensteifigkeit im Gelenk
- Belastungsschmerz, im Tagesverlauf stärker werdend

Mögliche weitere Befunde
- Progredienter Mobilitätsverlust
- Bei aktivierter Arthritis: anhaltender, entzündlicher Schmerz

Kapselmuster
- Innenrotation > Extension > Abduktion > Außenrotation
- Innenrotation > Flexion > Außenrotation > Extension
- Flexion > Abduktion > Innenrotation

Beschreibung

Das Hüftgelenk ist eines der am häufigsten von Arthrose betroffenen Gelenke. Durch die Kraftübertragung von der Wirbelsäule über das Becken auf die untere Extremität ist es enormer Belastung ausgesetzt.

Kapselmuster

Für das Hüftgelenk werden in der Literatur unterschiedliche Kapselmuster beschrieben. Einig sind sich die Verfasser darin, dass mehrere Bewegungskomponenten deutlich eingeschränkt sind.

Da das Hüftgelenk sechs Freiheitsgrade mit hohem Bewegungsausmaß ermöglicht, liegt es nahe, dass auch die ursprünglich zugrunde liegende individuelle Mobilität des Patienten die arthrotische Einschränkung der einzelnen Bewegungskomponenten bestimmt.

Beschriebene Kapselmuster sind:
- Innenrotation > Extension > Abduktion > Außenrotation
- Innenrotation > Flexion > Außenrotation > Extension
- Flexion > Abduktion > Innenrotation

4

Differenzialdiagnosen

Differenzialdiagnostisch kommen Labrumläsionen und Hüftkopfnekrosen in Frage. Auch Leistenhernien, siehe Band II dieser Buchreihe, können Leistenschmerzen verursachen.

Untersuchung

Manualtherapeutisch Wichtiger Bestandteil ist die Analyse der aus der Anamnese gewonnen Erkenntnisse. Das Alter des Patienten, die berufliche und private Belastung des Gelenks und etwaige zurückliegende Erkrankungen mit Beteiligung des Hüftgelenks werden abgefragt. Das Auftreten und die Art der Beschwerden werden aufgenommen. Die sechs Bewegungskomponenten werden passiv angulär und im Seitenvergleich untersucht. Wichtigste Kriterien sind Bewegungsausmaß, Bewegungsqualität, Endgefühl und Schmerz. Das Vorliegen eines möglichen Kapselmusters wird beurteilt.

Aus einer Hüftarthrose können Verkürzungen des M. iliopsoas resultieren. Daher sollte die Dehnfähigkeit in Seitlage oder mittels Thomas'schem Handgriff im Seitenvergleich getestet werden.

Umliegend sollte die Lendenwirbelsäule untersucht werden. Betroffene laufen oft mit einer vermehrten Lordose zur Kompensation der fehlenden Hüftextension.

Es folgt eine Ganganalyse, Schonhinken, Trendelenburg- oder Duchenne-Gang werden dokumentiert.

- Trendelenburg-Gang: Abkippen des Beckens zur Gegenseite während der Standbeinphase des betroffenen Beins.
- Duchenne-Gang: Kompensatorische Lateralflexion des Rumpfes zur betroffenen Seite in der Standbeinphase des betroffenen Beins. Auf diese Art wird ein Trendelenburg-Gang verhindert.

Eine verfrühte Fersenablösung oder eine verkürzte Standbeinphase (Ende vor Erreichen der Knieextension) sind ggf. sichtbar

HINWEIS

Ursache für den Trendelenburg- und Duchenne-Gang ist eine Abschwächung der kleinen Gluteen (M. gluteus minimus, M. gluteus medius) auf der betroffenen Seite. Die muskuläre Zuggurtung zum Erhalt der horizontalen Beckenposition ist nicht mehr gewährleistet. Trendelenburg-Gang oder Duchenne-Gang kommen bei Erkrankungen der Hüfte vor. Auch neurologische Erkrankungen und Muskelerkrankungen (Duchenne Muskeldystrophie) können zum Ausfall der Abduktoren führen.

Medizinisch Röntgen mittels Beckenübersicht, da mehr als die Hälfte aller betroffenen Patienten eine Coxarthrose bds. aufweist.

HINWEIS

Die Beschwerden des Patienten passen nicht immer zum Röntgenbefund. Es gibt Patienten mit starken Beschwerden und geringem Arthrosegrad in der Röntgenuntersuchung und Patienten mit starker Arthrose in der Röntgenuntersuchung und wenig Beschwerden. Die Klinik ist das wichtigste Merkmal und ausschlaggebend für die Therapie.

Eine MRT folgt nur bei notwendiger differenzialdiagnostischer Abklärung (Hüftkopfnekrose, Neoplasie).

Therapie

Konservativ

Eine Therapie bei vorliegender Hüftarthrose sollte zunächst immer konservativ erfolgen. Eine Operation sollte das letzte Mittel darstellen.

Manualtherapeutisch Rollgleitmobilisationen in alle eingeschränkten Bewegungsrichtungen unter Bevorzugung der eingeschränkten Funktionsrichtungen werden durchgeführt. Mittels wechselnder Traktion/Kompression aus Flexionsposition kann der Stoffwechsel verbessert werden. Eine Anleitung zu Automobilisationen in den behandlungsfreien Intervallen ist ratsam.

Bei vorliegenden Funktionsstörungen sollten die LWS und die Iliosakralgelenke mobilisiert werden. Bei vorliegender Beugekontraktur erfolgt eine Dehnung des M. iliopsoas. Im Vordergrund der Therapie steht das Training der Becken- und Oberschenkelmuskulatur, insbesondere der Hüftgelenkabduktoren im schmerzfreien Bereich.

Ein weiterer Schwerpunkt liegt in der Erarbeitung von Kompensationsstrategien am Arbeitsplatz und im Alltag. Medizinisch verordnete Hilfsmittel sollten erklärt und beübt werden.

Mittels Cryotherapie (Kaltluft –32 °C) können Schmerzen gelindert werden. Cardiotraining am Radergometer im schmerzfreien Bereich dient der Stoffwechselförderung. Patienten sollten motiviert werden, angepasst zu belasten, aber viel zu bewegen. Belastungsarme Sportarten wie Schwimmen, Walken oder Radfahren können empfohlen werden.

Medizinisch Von medizinischer Seite sind im Frühstadium Chondroprotektiva (Chondroitinsulfat, Hyluronsäure, Oxaceprol, Glucosaminsulfat), später analgetisch und antiphlogistisch wirkende Medikamente (NSAID) möglich.

Bei fortgeschrittener Arthrose können Hilfsmittel wie Erhöhungen des Toilettenstuhls, Puffereinlagen, Anziehhilfen oder auch ein Gehstock notwendig sein.

Operativ

In Deutschland gibt es mittlerweile fast 200.000 Hüftprothesen-Implantationen pro Jahr. Davon sind ca. 50.000 die Folge einer osteoporotischen Schenkelhalsfraktur. Der Großteil aller Patienten ist älter als 50 Jahre.

Mittlerweile gibt es zahlreiche Arten von Hüftendoprothesen. Bei ursächlicher Arthrose oder Hüftkopfnekrose müssen beide Gelenkteile (Kopf und Pfanne) ersetzt werden (➢ Abb. 4.6). Jedoch wird nach Frakturen des Schenkelhalses vermehrt auch die Pfanne ersetzt, da die hyalinknorpelige Pfanne auf Dauer durch den Prothesenkopf geschädigt würde.

Unterschieden werden Hemiendoprothesen, bei denen nur der Femurschaft ersetzt wird, und Totalendoprothesen mit femoralem und azetabulärem Gelenkersatz.

Prothesenschaft

Bei allen Endoprothesen der Hüfte wird zunächst das Caput femoris entfernt, damit ein Prothesenschaft in den Markraum des Femurs eingebracht werden kann. Es gibt einige Varianten wie Lang-, Normal- oder Kurzschaftprothesen; alle gibt es in gerader oder in anatomischer Form.

Die Einbringung in das Femur kann mittels beschichteter zementfreier oder mittels zementierter Systeme erfolgen. Ziele der OP sind Schmerzlinderung und ein verbessertes Bewegungsverhalten. Mit modernen Prothesenarten wird zudem ein möglichst langer Erhalt der Prothese ohne Komplikationen (Standzeit) angestrebt.

Zementfreier Schaft

Bei Patienten mit guter Knochendichte kann eine zementfreie Schafteinbringung erfolgen. Die genutzten Implantate haben dann einen geringfügig größeren Durchmesser. Aufgrund der Tatsache, dass sie in den Knochen einwachsen müssen, sind sie erst später belastungsstabil. Zementfreie Schäfte bestehen in der Regel aus Titan-Legierungen. Durch eine Anrauung der Oberfläche wird die Einwachsung erleichtert.

Vorteil der zementfreien Varianten ist die längere Standzeit. Da sie jedoch sehr passgenau ausgewählt und eingebracht werden müssen, besteht Frakturrisiko bei der Einbringung.

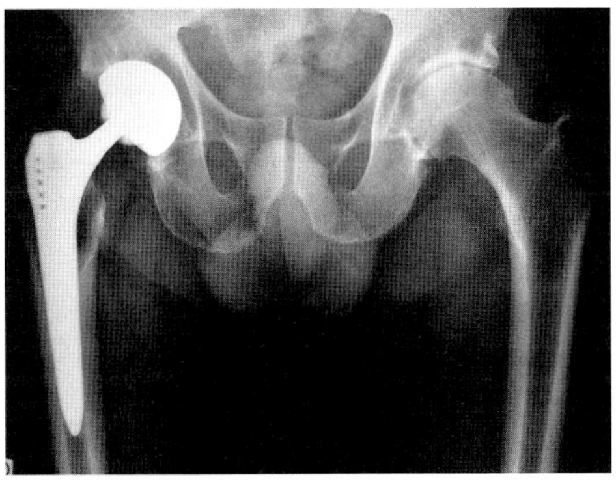

Abb. 4.6 Totalendoprothese rechts, Hüftarthrose links. [E1359]

Zementierter Schaft

Bei verringerter Knochendichte bzw. Knochenstruktur bei älteren Patienten oder bei bestehender Osteoporose kann Stabilität durch eine Zementierung mit schnell aushärtendem Kunststoff (Polymethylmethacrylat) erreicht werden. In diesem Fall ist keine weitere Einwachsung des Schaftes mehr notwendig. Zementierte Schäfte bestehen in der Regel aus einer Kobalt-Chrom-Legierung.

Kurzschaftprothesen

Seit einigen Jahren werden auch Prothesen mit deutlich kürzeren Schäften eingesetzt. Kurzschaftprothesen werden zementfrei eingebracht. Vorteil ist die etwas minimalinvasivere Einbringung aufgrund der Möglichkeit, weniger Knochen entfernen zu müssen. Allerdings ist das Einwachsen in den Knochen erschwert und Stabilität wird schwerer und seltener erreicht.

Prothesenkopf

Moderne Prothesenschäfte sind nach Baukastenprinzip aufgebaut. So können verschiedene Köpfe auf dem Konus des ausgesuchten Schaftes angebracht werden. Als Materialien können Keramikarten, Metall-Legierungen und feste Kunststoffe genutzt werden. Der Kopf wird auch nach dem gewählten Pfannenersatz ausgesucht. Wird die Gelenkpfanne nicht mitersetzt, sorgen Kunststoffköpfe für den geringsten Knorpelabrieb im Azetabulum. Nachteil von Kunststoff ist die theoretisch bestehende Möglichkeit der Materialermüdung (Bruch).

Prothesenpfanne

Auch die Pfanne kann zementiert oder zementfrei eingebracht werden.

Zementfreie Pfanne

Zementfreie Pfannen bestehen in der Regel aus zwei Teilen. Eine Titanschale wird in den Knochen eingelassen, auch hier muss später die Einwachsung in den Knochen erfolgen. Optional kann die Titanschale unterstützend im Azetabulum verschraubt werden. In die Schale wird anschließend ein Inlay aus Keramik oder Kunststoff gesetzt. Dieses artikuliert dann mit dem Kopfersatz.

Zementierte Pfanne

Zementierte Pfannen bestehen in der Regel aus Kunststoff (Polyethylen) und werden nach demselben Prinzip eingebracht wie zementierte Schäfte. Auch hier ist das Gelenk unmittelbar belastungsstabil. Dies ist vor allem bei Patienten ein Vorteil, die durch lange Immobilisation Gefahr laufen würden, nicht mehr gut regenerieren zu können.

Auch die Kombination einer zementierten Gelenkpfanne mit einem zementfreien Schaft (Hybridprothese) findet Anwendung.

Auswahl der Prothese

Bei der Auswahl der Prothese spielen neben den individuellen Voraussetzungen des Patienten auch Vorzüge des Operateurs und bestehende Zusammenarbeit mit Lieferanten eine Rolle.

Die Wahl einer zementierten oder zementfreien Versorgung sollte nach der Knochenstruktur und dem Allgemeinzustand des Patienten in Bezug auf die Rehabilitationsfähigkeit getroffen werden.

Auch die Fähigkeit des Patienten, an Unterarmgehstützen mit Teilbelastung zu gehen, sollte in die Entscheidung miteinbezogen werden. Es ist empfehlenswert, dies vor einer Wahl des Verfahrens anzuleiten und zu testen.

Aufgrund der größeren Wahrscheinlichkeit einer notwendigen Operation zum Wechsel bzw. zur Erneuerung der Endoprothese bei jüngeren Patienten werden hier zementfreie Varianten bevorzugt. Die Entfernung des Knochenzements bei einer Zweit-OP würde zu weiterem und ggf. zu großem Verlust von Knochenmaterial führen. Des Weiteren sind die dokumentierten Standzeiten zementfreier Hüftprothesen signifikant höher.

Oberflächenersatz

Eine Variante, die nur noch selten zum Einsatz kommt, ist der Oberflächenersatz. In diesem Fall wird nur die Oberfläche des Caput femoris und/oder des Azetabulums mit einem Metallaufsatz versorgt. (Sehr geringes) Risiko ist der Abrieb von Metallpartikeln, die zu Gelenkschäden oder Organerkrankungen führen können.

Postoperative Rehabilitation

Das Nachbehandlungsschema ist abhängig vom gewählten Verfahren (zementiert oder zementfrei) und der genutzten Prothesenart.

Zementfreie Endoprothese

Manualtherapeutisch

Entzündungsphase:
- Lagerung in Braunschiene (Innenrotation/Außenrotation-0-Stellung, leichte Abduktionsposition)
- Mobilisation im Bett ab 1. Tag post-OP in Flexion, Extension und Abduktion
- Erarbeiten von Bewegungstransfers (Bett-Sitz-Stand, Stand-Sitz-Bett)
- Sitzen nur mit Sitzerhöhung und ab > 70° Flexion erlaubt
- Teilentlastung mit Sohlenkontakt (6 Wochen) bis zu halbem Körpergewicht (4 Wochen) je nach Prothesenart
- Gangschule mit Unterarmgehstützen

Proliferationsphase:
- Mobilisation in Flexion und Abduktion in Rückenlage
- Mobilisation in Extension in Seitlage
- Beginnendes Training in offener Kette
- Aktives Bewegen in Flexion und Abduktion
- Gangtraining, auch Treppengang
- Aktive Thromboseprophylaxe

Konsolidierungsphase:
- Gangschule mit voller Belastung (ggf. zunächst 4-Punkt-Gang) ab 5. bzw. 7. Woche
- Training in geschlossener Kette
- Endgradige Mobilisationen in Flexion, Extension und Abduktion

Umbauphase:
- Radfahren, Wandern, Schwimmen sind wieder erlaubt
- Tennis und Skifahren nach frühestens einem Jahr empfehlenswert
- High-Impact-Sportarten sollten unterlassen werden

Medizinisch Eine begleitende medikamentöse Therapie ist möglich (Analgetika, Antiphlogistika), Thromboseprophylaxe gehört zum Standard (vgl. Breusch et al. 2019: 419).

Zementierte Endoprothese

Manualtherapeutisch

Entzündungsphase:
- Lagerung in Braunschiene (Innenrotation/Außenrotation-0-Stellung, leichte Abduktionsposition)
- Mobilisation im Bett ab 1. Tag post-OP in Flexion, Extension und Abduktion
- Erarbeiten von Bewegungstransfers (Bett-Sitz-Stand, Stand-Sitz-Bett)
- Sitzen nur mit Sitzerhöhung und ab > 70° Flexion erlaubt
- Gangschule mit Vollbelastung
- Aktive Thromboseprophylaxe
- Orthostaseprophylaxe

Proliferationsphase:
- Mobilisation in Flexion und Abduktion in Rückenlage
- Mobilisation in Extension in Seitlage
- Beginnendes Training in offener Kette
- Aktives Bewegen in Flexion und Abduktion
- Gangschule mit Vollbelastung, auch Treppengang

Konsolidierungsphase:
- Training in geschlossener Kette
- Cardiotraining auf dem Stepper/Crosstrainer
- Endgradige Mobilisationen in Flexion, Extension und Abduktion

Umbauphase:
- Radfahren, Wandern, Schwimmen sind wieder erlaubt
- Tennis und Skifahren nach frühestens einem Jahr empfehlenswert
- High-Impact-Sportarten sollten unterlassen werden

CAVE

Luxationsgefahr bei
- Extension und Außenrotation bei anterolateralem OP-Zugang
- Flexion und Innenrotation bei hinterem OP-Zugang
- „Fallenlassen" in den tiefen Sitz (Sofa, Auto)

Insbesondere in den ersten Wochen sollten Rotationskräfte vermieden werden. Das Erarbeiten von Bewegungstransfers sollte einen hohen Stellenwert haben. Auch auf das Einsteigen in das Auto muss der Patient vorbereitet werden. Wichtig ist hier, dass er im Sektor bleibt, also den Rumpf nicht gegenüber den Beinen rotiert.

Medizinisch Eine begleitende medikamentöse Therapie ist möglich (Analgetika, Antiphlogistika), Thromboseprophylaxe gehört zum Standard (vgl. Breusch et al. 2019: 419).

Lockerung von Hüftgelenksprothesen

BEFUNDE

Leitsymptomatik
- Bewegungsabhängige Schmerzen (bei Belastung stärker werdend)
- Ggf. Ruheschmerz

Untersuchung

Mittels Röntgen können Brüche von Implantaten und veränderte Implantatpositionen nachgewiesen werden.

Differenzialdiagnosen

Differenzialdiagnostisch müssen, insbesondere nach zeitlicher Nähe zur OP und unsicheren Röntgenbefunden, Infektionen ausgeschlossen werden. BSG und CRP gelten als valide Blutparameter, eine Punktion kann genaueren Aufschluss geben.

Therapie

Erneute OP mit Prothesenwechsel.

Periprothetische Frakturen

➤ Kap. 4.2.4

Ossifikation, periprothetisch

BEFUNDE

Leitbefund
- Zunehmende Bewegungseinschränkung (vor allem in Flexion)

Ossifikationen in der Prothesenumgebung sind eine mögliche Komplikation. Patienten entwickeln zunehmende, ggf. schmerzhafte Bewegungseinschränkungen. Insbesondere bei großen Bewegungseinschränkungen mit daraus resultierender verringerter Lebensqualität sollten die Ossifikationen operativ entfernt werden. Allerdings sind Rezidive möglich.

Hüftgelenks-Arthrodese

Eine Arthrodese beschreibt die komplette operative Versteifung des Gelenks mittels Arthrodeseplatten. Indikation besteht nur bei massiven destruierenden Gelenkveränderungen und fehlender Möglichkeit einer Endoprothesenimplantation.

Ein Risiko besteht in der vermehrten Belastung von Kniegelenk und Lendenwirbelsäule durch vermehrte Extensionskompensation im Gang.

Zusammenfassung

Degenerative Erkrankungen in der Hüftregion

Das Hüftgelenk zählt zu den am meisten von Degeneration betroffenen Gelenken. In frühen Stadien erfolgt die Therapie konservativ. In späten Stadien kann eine Endoprothesenversorgung erfolgen. Die Art der Prothese ist abhängig vom Alter, vom Allgemeinzustand und dem individuellen Befund des Patienten.

Eine Arthrodese ist das letzte und seltene Mittel bei massiver Gelenkdestruktion.

4.5 Neoplastische Erkrankungen

Grundlagen neoplastischer Erkrankungen werden in ➤ Kap. 1.1.5 erklärt.

BEFUNDE

Leitsymptomatik und Befunde
- Unerklärliche Schmerzen
- Unerklärliche Schwellung

Möglicher weiterer Befund
- B-Symptomatik

In der Hüftregion gibt es verschieden Arten von Primärtumoren. Ewing-Sarkome, Chondrosarkome (➤ Abb. 4.7), Osteosarkome, Synovialsarkome u. v. m. können dort ihren Ursprung haben. Eine hämatogene Metastasierung erfolgt in der Regel über den Blutweg zur Lunge, von dort aus ist eine weitere Verbreitung möglich.

Aufgrund der Relevanz für alle Regionen der Extremitäten werden die neoplastischen Erkrankungen in ➤ Kap. 9.7 umfassend erläutert.

Differenzialdiagnostisch sind Labrumläsionen und Hüftkopfnekrose in Betracht zu ziehen.

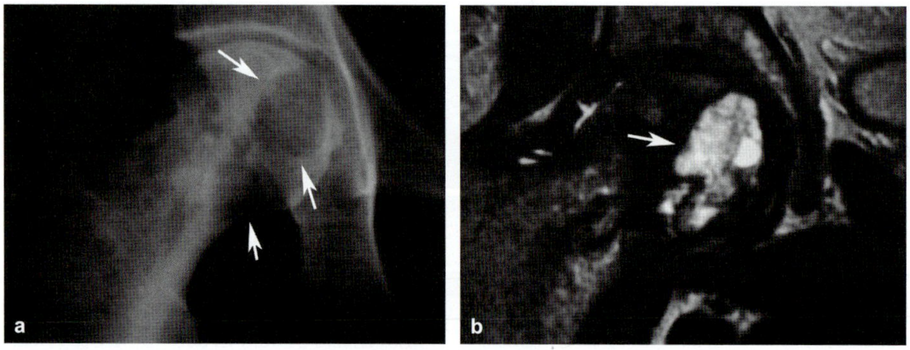

Abb. 4.7 Klarzelliges Chondrosarkom: a) Das a.p.-Röntgenbild der rechten Hüfte eines jungen Mannes zeigt eine unregelmäßige Osteolyse mit sklerotischem Rand im Femurkopf, die auf den Schenkelhals übergreift (Pfeile). b) Das koronare T2w MRT-Bild zeigt einen hypointensen Tumor im Femurkopf, der auf den Femurhals übergreift (Pfeil). Der Tumor ist scharf berandet und zeigt eine schmale Übergangszone sowie ein leichtes Markraumödem der Umgebung im Schenkelhals. [R390]

4.6 Funktionsstörungen

Anatomische Grundlagen

Gelenkpartner des Hüftgelenks sind das die Gelenkpfanne bildende Azetabulum des Beckens und das Caput femoris als konvexer, distaler Gelenkpartner. Das Azetabulum setzt sich aus Anteilen des Os ischium, des Os pubis und des Os ilium zusammen. Die Y-förmige Wachstumsfuge verknöchert physiologisch zwischen dem 5. und 7. Lebensjahr. Das Azetabulum wird von einem knorpeligen Rand, dem Labrum acetabuli verstärkt.

Das Hüftgelenk ist ein Nussgelenk, eine Sonderform eines Kugelgelenks, da das Azetabulum mit seinem vergrößerndem Labrum acetabuli den Femurkopf bis über seinen Äquator umfasst. Bei Bewegungen des Femurs kommt es zu gegensinnigem Rollgleitverhalten im Gelenk.

Ausführlichere anatomische Grundlagen inklusive der Beschreibung des Kapsel-Band-Apparates werden in ➤ Kap. 4.2 erläutert.

4.6.1 Restriktionen

Restriktionen im Hüftgelenk können traumatische, degenerative, postinfektiöse, postentzündliche oder neoplastische Ursachen haben oder durch falsches Belastungs- und Bewegungsverhalten entstehen. Auch durch Immobilisation zum Beispiel nach Ruhigstellung können Kapselkontrakturen entstehen.

Restriktionen begegnet man mit manualtherapeutischen Mobilisationen:

- Das Hüftgelenk kann bei vorliegenden Restriktionen mit Rollgleitmobilisationen in Flexion, Extension, Abduktion, Adduktion, Innenrotation und Außenrotation mobilisiert werden.
- Bei starken Bewegungseinschränkungen können Traktionsmanipulationen aus verschiedenen Ausgangsstellungen unterstützen, Restriktionen zu beseitigen.

4.6.2 Blockierungen

Blockierungen kommen durch traumatische Ereignisse oder durch nicht angepasstes Haltungs- und Bewegungsverhalten zustande. Blockierungen werden mit Manipulationstechniken behandelt.

Wirkliche Blockierungen im Hüftgelenk sieht man in der Praxis nicht. Manipulationen werden eher zur intensiven, endgradigen Mobilisation genutzt. Allerdings beschreiben Patienten mit fovealem Impingement ein Einklemmungsgefühl. Auch diese Symptomatik kann mit einer Traktionsmanipulation behandelt werden.

4.6.3 Instabilität

Postinfektiöse oder posttraumatische Instabilität im Hüftgelenk sieht man in der Praxis nicht. Degeneration sorgt zudem eher für Restriktionen (➤ Kap. 4.6.1).

Instabilität sieht man bei Sportlern, die nach Ausübung einer Sportart mit notwendiger hoher Mobilität (Tanzen, Turnen) die sportliche Aktivität beenden und deren Mobilität bei zurückgehender muskulärer Stabilität erhalten bleibt.

Instabilität oder Hypermobilität kann man mit posturalem Training (Posturomed®oder Galileo-Training®), Stabilitätstraining auf dem Trampolin oder Balance-Pad, durch Halte- und Sprungarbeit und durch Training in geschlossener Kette therapieren. Ergänzend ist genereller Aufbau der Gesäß-, Ober- und Unterschenkelmuskulatur sinnvoll.

Instabilität durch osteolytische Tumoren der Hüftregion ist denkbar, jedoch selten. Darüber hinaus sieht man Instabilität in Kombination mit Dysplasien bei Luxationsneigung. Hier sind operative Interventionen notwendig. In der Literatur werden zudem Arten von Mikroinstabilität durch Dysfunktion oder Ruptur des Lig. capitis femoris beschrieben.

CAVE

Eine Instabilität des Hüftgelenks ist eher untypisch. Eine gründliche Anamnese ist notwendig, um ernsthafte Pathologien nicht zu übersehen.

4.6.4 Lähmung

Komplette Lähmung eines oder mehrerer Muskeln sind Zeichen für eine neurologische Erkrankung, eine periphere Nervenläsion bzw. periphere Entrapments oder eine Radikulopathie.

Neurologische Erkrankungen und Radikulopathien werden in Band II dieser Buchreihe ausführlich beschrieben. Periphere Entrapments werden in ➤ Kap. 9.8 beschrieben.

4.6.5 Spastik

Eine Spastik weist auf eine neurologische Erkrankung hin. Neurologische Erkrankungen werden in Band II dieser Buchreihe beschrieben.

Zusammenfassung

Funktionsstörungen in der Hüftregion

Die Beseitigung von Restriktionen und Blockierungen ist die Hauptaufgabe des Manualtherapeuten. Spezifische Kenntnis der Funktion des Hüftgelenks mit Bewegungsachsen und Funktion ist notwendig, um zielgerichtet mobilisieren und manipulieren zu können. Red flags müssen ausgeschlossen werden können. Wirkliche Blockierungen des Hüftgelenks sind selten.

Eine Instabilität kann nach Beenden von Sportarten entstehen, bei denen hohe Mobilität Voraussetzung ist.

Lähmung und Spastik resultieren aus Schäden von Spinal- oder Periphernerven oder aus neurologischen Erkrankungen.

4.6.6 Überlastungssyndrome

Cam-Impingement

Synonyme Femuroazetabuläres Impingement, Nockenwellen-Impingement.

Ätiologie Kongenitale Cam-Deformität. Nach Schenkelhalsfrakturen durch Kallusbildung auch posttraumatisch möglich. Eine weitere Möglichkeit für die Entstehung ist die Retroversion des Caput femoris nach Epiphyseolysis.

Epidemiologie Androtropie. Beschwerden oft zwischen dem 20. und 30. Lebensjahr.

BEFUNDE

Leitsymptomatik und Befunde
- Leistenschmerzen nach sportlicher Aktivität bei Erwachsenen (M > F)
- Provozierbar durch Flexion, Adduktion, Innenrotation

Beschreibung

Dem Cam-Impingement liegt zumeist eine angeborene Cam-Deformität zugrunde. Es besteht eine fehlende Taillierung des Schenkelhalses oder seltener eine Hypertrophie des Caput femoris. Auch die Folgen einer Epiphyseolysis können durch eine entstandene Retroversion des Caput femoris ein Cam-Impingement verursachen (lenta slip).

Im Erwachsenenalter kann der repetitive Kontakt zum anterioren Azetabulumdach durch Flexion, Adduktion und Innenrotation in Phasen hoher Belastung zu Leistenschmerzen führen. Je nach Ausprägung kann schon eine isolierte Flexion für Beschwerden sorgen.

Eine Cam-Deformität ist eine präarthrotische Deformität. Auch Kombinationen von Cam- und Pincer-Deformitäten kommen vor.

Differenzialdiagnosen

Differenzialdiagnostisch kommen ein Pincer-Impingement, Labrumläsionen oder ein foveales Impingement in Betracht. Ein subspinales Impingement hingegen zeigt gering abweichende Symptome (siehe unter „Subspinales Impingement" weiter unten). Auch Leistenhernien, siehe Band II dieser Buchreihe, können Leistenschmerzen verursachen.

Untersuchung

Manualtherapeutisch Die Untersuchungsstrategie für ein Impingement ähnelt der der Untersuchung bei Verdacht auf Labrumläsionen. Die Untersuchungen können das Vorhandensein eines Labrumschadens oder Impingements (Cam, Pincer, foveal) ausschließen, jedoch nicht belegen. Eine Differenzierung der möglichen Erkrankungen ist nur in Kombination mit der Anamnese denkbar (Alter, Klinik, etwaiges Trauma, momentane Belastung in Sportart bzw. Beruf), jedoch macht bei positiven Tests eine weiterführende medizinische Diagnostik Sinn.

Durchgeführt werden, auch zur Differenzialdiagnostik, Impingement-Test, Impingement-Provokationstest, Fitzgerald-Test, Flexion-internal-rotation-Test und der Flexion-Adduktions-axialer-Kompressionstest (➤ Kap. 4.2.3). Zudem werden alle Bewegungskomponenten mittels passiv angulärer Untersuchung untersucht.

Medizinisch Ein Cam-Impingement kann mittels Röntgen nachgewiesen werden.

Therapie

Konservativ

Zunächst sollte ein konservativer Therapieversuch durchgeführt werden. Entlastung mit Reduktion der die Beschwerden auslösenden Aktivität und Vermeidung von endgradiger

Flexion stehen im Vordergrund. Sportliche Aktivität, in denen Sprünge oder Sprint-Stop-Aktivität im Vordergrund stehen, sollten, wie alle High-impact-Sportarten, gemieden werden. Rollgleitmobilisationen zur Kapselweitung und der Wechsel von Traktion und Kompression zur Verbesserung des Stoffwechsels können unterstützend durchgeführt werden. Stoffwechselförderung, zum Beispiel auf dem Stepper oder Crosstrainer, ist im schmerzfreien Bereich empfehlenswert.

Operativ

Eine operative Möglichkeit ist die arthroskopische Bumpektomie (Bump-Resektion, Cheilektomie), bei der der hypertrophe Knochenteil abgetragen wird.

Postoperative Rehabilitation

Siehe Pincer-Impingement.

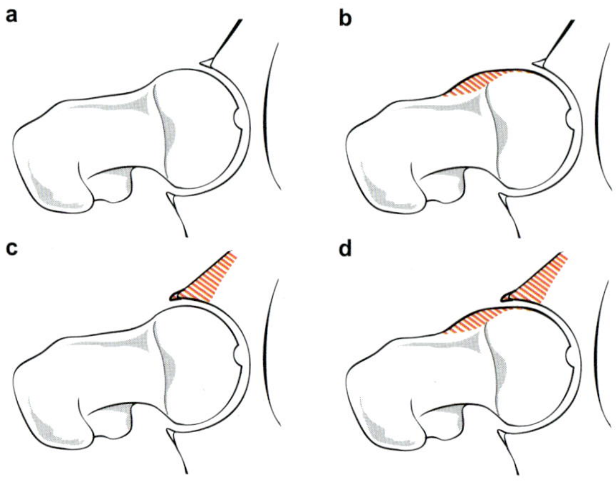

Abb. 4.8 a) Normalsituation; b) Cam-Impingement; c) Pincer-Impingement; d) Kombination aus Cam- und Pincer-Impingement. [G1326]

Pincer-Impingement

Synonyme Femuroazetabuläres Impingement, Beißzangen-Impingement.

Ätiologie Kongenitale Pincer-Deformität. Selten posttraumatisch durch Kallusbildung nach Azetabulumfrakturen.

Epidemiologie Gynäkotropie. Beschwerden oft nach dem 40. Lebensjahr.

BEFUNDE

Leitsymptomatik und Befunde
- Leistenschmerzen nach sportlicher Aktivität bei Erwachsenen (F > M)
- Provozierbar durch Flexion, Adduktion, Innenrotation

Beschreibung

Dem Pincer-Impingement liegt eine zumeist angeborene Pincer-Deformität zugrunde. Es besteht eine vermehrte Ausprägung des ventralen Azetabulumdaches.

In Phasen hoher Belastung führt der repetitive Kontakt zum Collum femoris bei Flexion, Adduktion und Innenrotation zu Leistenschmerzen. Je nach Ausprägung kann schon eine isolierte Flexion für Beschwerden sorgen.

Eine Pincer-Deformität ist eine präarthrotische Deformität. Auch Kombinationen von Pincer- und Cam-Deformitäten kommen vor (➤ Abb. 4.8).

Differenzialdiagnosen

Differenzialdiagnostisch kommen ein Cam-Impingement, Labrumläsionen oder ein foveales Impingement in Betracht. Ein subspinales Impingement hingegen zeigt gering abweichende Symptome (siehe unter „Subspinales Impingement" weiter unten). Auch Leistenhernien, siehe Band II dieser Buchreihe, können Leistenschmerzen verursachen.

Untersuchung

Manualtherapeutisch Die Untersuchungsstrategie für ein Impingement ähnelt der der Untersuchung bei Verdacht auf Labrumläsionen. Die Untersuchungen können das Vorhandensein eines Labrumschadens oder Impingements (Cam, Pincer, foveal, subspinal) ausschließen, jedoch nicht belegen. Eine Differenzierung der möglichen Erkrankungen ist nur in Kombination mit der Anamnese denkbar (Alter, Klinik, etwaiges Trauma, momentane Belastung in Sportart bzw. Beruf), jedoch macht bei positiven Tests eine weiterführende medizinische Diagnostik Sinn.

Durchgeführt werden, auch zur Differenzialdiagnostik, Impingement-Test, Impingement-Provokationstest, Fitzgerald-Test, Flexion-internal-rotation-Test und der Flexion-Adduktions-axialer-Kompressionstest (➤ Kap. 4.2.3).

Zudem werden alle Bewegungskomponenten mittels passiv angulärer Untersuchung untersucht.

Medizinisch Ein Pincer-Impingement kann mittels Röntgen nachgewiesen werden.

Therapie

Konservativ

Zunächst sollte wie beim Cam-Impingement ein konservativer Therapieversuch durchgeführt werden. Entlastung mit Reduktion der die Beschwerden auslösenden Aktivität und Vermeidung von endgradiger Flexion stehen im Vordergrund. Sportliche Aktivität, in denen Sprünge oder Sprint-Stop-Aktivität im Vordergrund stehen, sollten, wie alle High-impact-Sportarten, gemieden werden. Rollgleitmobilisationen zur Kapselweitung und der Wechsel von Traktion und Kompression zur Verbesserung des Stoffwechsels können unterstützend durchgeführt werden. Stoffwechselförderung, zum Beispiel auf dem Stepper oder Crosstrainer, ist im schmerzfreien Bereich empfehlenswert.

Operativ

Mittel der Wahl ist die arthroskopische Verlegung des Pfannenrades nach innen. Labrumdefekte werden versorgt (➤ Kap. 4.2.3), hypertrophe Knochenanteile abgetragen.

Postoperative Rehabilitation

Die postoperative Rehabilitation bei Cam- und Pincer-OPs wird wie folgt durchgeführt:

Entzündungsphase:
- Teilbelastung 15–20 kg
- Keine Manuelle Therapie

Proliferationsphase:
- Teilbelastung 15–20 kg
- Rollgleitmobilisationen im schmerzfreien Bereich

Konsolidierungsphase:
- Teilbelastung 15–20 kg bis Ende 4. Woche
- Unterarmgehstützen bis Ende 6. Woche
- Endgradige Rollgleitmobilisationen
- Training in offener Kette bis Ende 6. Woche
- Training in geschlossener Kette ab 7. Woche

Umbauphase:
- Erarbeiten der vollen Belastbarkeit (ab 4. Monat) durch Mobilisation und Training

Foveales Impingement

Ätiologie Die Entstehung der Beschwerden ist multifaktoriell.
- Kongenital: Anlagestörungen bei Hüftdysplasie.
- Entwicklungsbedingt: Das Band kann durch eine Epiphyseolysis oder einen Morbus Perthes pathomorphologisch verändert werden oder rupturieren.
- Traumatisch:
  - Traumatische Kontusion des Ligaments durch Landung bei Sprung aus großer Höhe
  - Hyperextension
  - Hyperflexion
  - Außenrotation, Adduktion, Extension
- Degenerativ: Auch durch degenerative Prozesse kann das Ligament geschädigt werden.
- Neoplastisch: Neoplasien wie ein tenosynovialer Riesenzelltumor (pigmentierte villonoduläre Synovialitis) oder Osteoidosteome können, wenn auch selten, Ursache eines fovealen Impingements sein.
- Loose bodies: Auch Loose bodies (degenerativ oder traumatisch, selten Osteochondrosis dissecans) können für ein foveales Impingement sorgen.

BEFUNDE

Leitsymptomatik
- Leistenschmerzen
- Ggf. Einklemmungsgefühl

Möglicher weiterer Befund
- Schmerzen bei Kompression aus Flexion, Adduktion, Innenrotation

Beschreibung

Ein foveales Impingement wird zumeist durch eine Ruptur, eine Deformität oder eine Dysfunktion des Lig. capitis femoris ausgelöst. Das Ligament verläuft von der Fossa acetabuli zur Fovea capitis femoris. Der Aufbau ähnelt dem Aufbau des Lig. cruciatum anterior des Kniegelenks, es besteht aus mehreren Fasersträngen aus Kollagen Typ 1, 3 und 4 und reißt erst bei massiver Zugbelastung.

Leitsymptomatik des Impingements ist Leistenschmerz mit Einklemmungsgefühl, dem bei Ruptur ein Trauma vorangegangen ist. Die Symptome ähneln den Symptomen eines Cam- und Pincer-Impingements sowie den Symptomen von Labrumläsionen.

Funktionsstörungen des Ligamentes können zu einer Mikroinstabilität der Hüfte führen. Diese gilt als präarthrotische Funktionsstörung. Auch Tumoren, Degeneration oder Loose bodies können für Impingements in der Fovea capitis femoris sorgen.

Differenzialdiagnosen

Differenzialdiagnostisch kommen ein Cam- oder Pincer-Impingement, Labrumläsionen oder ein subspinales Impingement in Betracht. Ein subspinales Impingement hingegen zeigt gering abweichende Symptome (siehe unter „Subspinales Impingement“ weiter unten). Auch Leistenhernien, siehe Band II dieser Buchreihe, können Leistenschmerzen verursachen.

Untersuchung

Manualtherapeutisch Die Untersuchungsstrategie für ein Impingement ähnelt der Untersuchung bei Verdacht auf Labrumläsionen. Die Untersuchungen können das Vorhandensein eines Labrumschadens oder Impingements (foveal, subspinal, Cam, Pincer) ausschließen, jedoch nicht belegen. Eine Differenzierung der möglichen Erkrankungen ist nur in Kombination mit der Anamnese denkbar (Alter, Klinik, etwaiges Trauma, momentane Belastung in Sportart bzw. Beruf), jedoch ist bei positiven Tests eine weiterführende medizinische Diagnostik sinnvoll.

Durchgeführt werden, auch zur Differenzialdiagnostik, Impingement-Test, Impingement-Provokationstest, Fitzgerald-Test, Flexion-internal-rotation-Test und der Flexion-Adduktions-axialer-Kompressionstest (➤ Kap. 4.2.3).

Zudem werden alle Bewegungskomponenten mittels passiv angulärer Untersuchung untersucht.

Medizinisch Eine MRT kann erste Anhaltspunkte liefern. Gold-Standard zur Beurteilung eines fovealen Impingements ist jedoch eine Arthroskopie.

Die Indikation sollte streng gestellt werden. Erst nach ausführlicher Anamnese, Beurteilung der Klinik, einer manualtherapeutischen Untersuchung und ggf. einer Bildgebung sollte entschieden werden, ob eine diagnostische Arthroskopie einen Mehrwert bringt und eine unmittelbare chirurgische Intervention nach sich zieht (vgl. Sobau et al. 2018: 165–167).

Therapie

Konservativ

Zunächst sollte ein konservativer Therapieversuch durchgeführt werden. Entlastung mit Reduktion der die Beschwerden auslösenden Aktivität und Vermeidung von endgradiger Flexion stehen im Vordergrund. Sportliche Aktivität, in denen Sprünge oder Sprint-Stop-Aktivität im Vordergrund stehen, sollten, wie alle High-impact-Sportarten, gemieden werden. Rollgleitmobilisationen zur Kapselweitung und der Wechsel von Traktion und Kompression zur Verbesserung des Stoffwechsels können unterstützend durchgeführt werden.

Auch Traktionsmanipulationen zur Beseitigung von Beschwerden durch eingeklemmte Ligamentanteile oder Loose bodies können versucht werden. Stoffwechselförderung, zum Beispiel auf dem Stepper oder Crosstrainer, ist im schmerzfreien Bereich empfehlenswert.

Operativ

Operativ können bei vorliegender Bandläsion die Bandstümpfe arthroskopisch entfernt werden. Anwesende Loose bodies werden beseitigt.

Sollte sich intraoperativ herausstellen, dass ein Labrumschaden ggf. mit begleitender Cam- oder Pincer-Deformität besteht, so werden diesbezüglich entsprechende operative Interventionen erfolgen, siehe oben unter Cam- und Pincer-Impingement und ➤ Kap. 4.2.3.

Postoperative Rehabilitation

Die postoperative Rehabilitation richtet sich nach der durchgeführten Intervention. Nach isolierter Entfernung der Bandstümpfe kann eine Belastung gemäß den einzelnen Heilungsphasen erfolgen.

Von einer Schädigung des Lig. capitis femoris ist oft auch die A. capitis femoris (aus der A. obturatoria) betroffen. Während sie für die Versorgung des Hüftkopfes bei Erwachsenen kaum mehr eine Rolle spielt, ist sie bei Kleinkindern wesentlicher Bestandteil der arteriellen Versorgung.

Subspinales Impingement

Ätiologie Veränderung der SIAI kongenital, posttraumatisch oder postoperativ.

BEFUNDE

Leitsymptomatik
- Leistenschmerz bei Hüftflexion
- Leistenschmerz bei Innenrotation

Mögliche weitere Befunde
- Schmerzhafte Flexion gegen Widerstand
- Druckdolenz in der Leistenregion
- Druckdolenz an der SIAI

Beschreibung

Als subspinales Impingement wird ein schmerzhafter Kontakt zwischen Collum femoris und der Spina iliaca anterior inferior (SIAI) bei Hüftflexion bezeichnet.

Differenzialdiagnosen

Differenzialdiagnostisch kommen zwar ein Cam- oder Pincer-Impingement, Labrumläsionen oder ein foveales Impingement zunächst in Betracht, allerdings differieren die Symptome bei genauer Betrachtung. Insbesondere Leistenschmerz bei isometrischer Flexion oder Flexion gegen Widerstand stellt ein Alleinstellungsmerkmal des subspinalen Impingements dar. Das bei den anderen Krankheitsbildern oft berichtete Einklemmungsgefühl hingegen wird bei subspinalem Impingement nicht beschrieben.

Eine Druckdolenz im Bereich der SIAI kann bei allen genannten Erkrankungen anwesend sein.

CAVE

Posttraumatisch sollte insbesondere bei jungen Sportlern auch an eine Sprinters fracture (Abriss des M. rectus femoris an der SIAI) gedacht werden.

Untersuchung

Manualtherapeutisch Die Untersuchungsstrategie für ein Impingement ähnelt der der Untersuchung bei Verdacht auf Labrumläsionen (➤ Kap. 4.2.3). Die Untersuchungen können das Vorhandensein eines Labrumschadens oder Impingements (foveal, subspinal, Cam, Pincer) ausschließen, jedoch nicht belegen. Eine Differenzierung der möglichen Erkrankungen ist nur in Kombination mit der Anamnese denkbar (Alter, Klinik, etwaiges Trauma, momentane Belastung in Sportart bzw. Beruf), jedoch macht bei positiven Tests eine weiterführende medizinische Diagnostik Sinn.

Durchgeführt werden, auch zur Differenzialdiagnostik, Impingement-Test, Impingement-Provokationstest, Fitzgerald-Test, Flexion-internal-rotation-Test und der Flexion-Adduktions-axialer-Kompressionstest (➤ Kap. 4.2.3). Zudem werden alle Bewegungskomponenten mittels passiv angulärer Untersuchung untersucht.

Medizinisch Mittels Röntgen kann die Ausprägung und die Position der SIAI beurteilt werden. Im CT mit 3d-Rekonstruktion können Avulsionsverletzungen der SIAI, Größendifferenzen der SIAI im Seitenvergleich oder einseitige tieferliegende Positionen und kaudale herniation-pits dargestellt werden. Differenzialdiagnostisch können Cam- oder Pincer-Deformitäten erkannt werden. Auch in einer Arthro-MRT sind SIAI-Abweichungen von der Norm darstellbar.

Therapie

Operativ

Bei vorliegendem subspinalem Impingement erfolgt eine operative SIAI-Resektion. Hierbei wird insbesondere der kaudale SIAI-Teil resektiert, um den Ansatz der Ursprungssehne des M. rectus femoris nicht (weiter) zu schädigen.

Postoperative Rehabilitation

Entzündungsphase:
- Keine Manuelle Therapie
- Entlastung mit Unterarmgehstützen

Proliferationsphase:
- Teilbelastung 15–20 kg
- Rollgleitmobilisationen im schmerzfreien Bereich

Konsolidierungsphase:
- Teilbelastung 15–20 kg bis Ende 6. Woche
- Radergometer
- Rollgleitmobilisationen in alle Bewegungsrichtungen
- Training in offener Kette

Umbauphase:
- Training in geschlossener Kette
- Erarbeiten von Sportfähigkeit (7. Monat) (vgl. Hufeland et al. 2013)

EVIDENZ

Athleten mit Z.n. Hüft-Arthroskopie aufgrund eines femoroazetabulären Impingements weisen postoperativ nicht nur signifikante Funktionsverbesserungen auf, sondern auch eine große Wahrscheinlichkeit, auf das ursprüngliche oder sogar auf ein höheres Wettkampfniveau zu gelangen (vgl. Annin et al. 2021).

Zusammenfassung

Differenzialdiagnose und Therapie von Impingementvarianten (ausgenommen Psoas-Impingement)

Eine isolierte Labrumläsion und die Impingementvarianten (Cam-, Pincer-, foveales, subspinales Impingement) können durch klinische Tests nicht oder nur sehr bedingt differenziert werden. Cam- und Pincer-Impingements gehen oft mit Labrumläsionen einher oder sind erst nach entstandener Labrumläsion schmerzhaft.

Die klinischen Tests sind sensitiv, können also ein Vorliegen der Erkrankungen ausschließen. Positive Testergebnisse müssen mit den Informationen aus der Anamnese (Alter, etwaiges Trauma, Beruf, sportliche Aktivität etc.) in Einklang gebracht und ggf. durch medizinische Diagnostik ergänzt werden.

Erzielt konservative Therapie (Entlastung, Mobilisation) nicht den gewünschten Erfolg, so folgen operative Interventionen.

Eine weitere Differenzialdiagnose bei vorliegendem Leistenschmerz sind Leistenhernien.

Psoas-Impingement

Ätiologie Reibung der Psoassehne gegen Schraubenspitzen oder erhabene Zement- oder Pfannenersatzränder (vgl. Hessmann et al. 2007).

BEFUNDE

Leitsymptomatik
- Persistierender Leistenschmerz nach Hüft-Endoprothesen-OP
- Ggf. Schmerzen in der Region des Trochanter major

Mögliche weitere Befunde
- Druckdolenz am M. iliopsoas in der Leistenregion
- Schmerzhafte Hüftflexion gegen Widerstand

Beschreibung

Ein Psoas-Impingement ist eine Reizung der Sehne des M. ilipsoas nach Endoprothesenversorgung. Am ventralen Pfannendach kann es durch Reibung zu Irritationen der Sehne bis zu pathomorphologischen Veränderungen im Sinne von Auffaserungen kommen. Begleitend kann eine Bursitis iliopectinea entstehen. Ursache können Zementränder, Schraubenspitzen oder zu erhabene Pfannenränder sein.

Patienten klagen über persistierende Leistenschmerzen, Druckdolenz bei Palpation der Sehne und im Bereich des Trochanter major. Die isometrische Flexion oder die Flexionsbewegung gegen Widerstand sind schmerzhaft.

Untersuchung

Manualtherapeutisch Der M. iliopsoas wird provozierend palpiert. Die Flexion wird gegen Widerstand getestet. Der Gang wird beurteilt.

Medizinisch In der Röntgenuntersuchung kann eine deutliche Lockerung bzw. auffällige Position der Ersatzpfanne beurteilt werden. In einer CT können Zementränder, Pfannenränder und Schraubenpositionen beurteilt werden. Eine genaue Beurteilung der Sehne ist schwierig.

Therapie

Konservativ

Liegt eine Reizung durch Endoprothesenmaterial vor, so ist eine konservative Therapie nicht erfolgversprechend.

Operativ

Revisions-OP mit Einbringung eines neuen Pfannenersatzes. Sitzt die Pfanne gut und passgenau, können störende Zementränder oder Schraubenspitzen entfernt werden.

Postoperative Rehabilitation

Die postoperative Rehabilitation bei Pfannenrevision gleicht dem Schema der Nachbehandlung nach Endoprothesen-OP und variiert je nach Wahl der Versorgung (zementiert bzw. zementfrei) (➤ Kap. 4.4.1).

Coxa saltans

Ätiologie Hypertropher Trochanter major, Bindegewebsschwäche, verkürzter M. tensor fasciae latae bzw. Tractus iliotibialis.

Epidemiologie Gynäkotropie, präpubertär.

BEFUNDE

Leitsymptomatik
- Schmerzhaftes Springen des Tractus iliotibialis über den Trochanter major
- Ggf. sichtbar und/oder hörbar

Möglicher weiterer Befund
- Verkürzter M. tensor fasciae latae bzw. Tractus iliotibialis

Differenzialdiagnosen

Bursitis subtrochanterica.

Untersuchung

Manualtherapeutisch Zunächst wird eine Ganganalyse durchgeführt und beurteilt, ob das Überspringen des Tractus iliotibialis am Trochanter major sichtbar und/oder hörbar ist. Der Tractus iliotibialis wird im Seitenvergleich auf Länge/Dehnfähigkeit untersucht. Eine provozierende Palpation am Trochanter major wird durchgeführt. Eine mögliche, allgemeine Bindegewebsschwäche wird beurteilt.

Medizinisch Sonografisch kann eine Veränderung bzw. Schwellung/Auftreibung des Tractus iliotibialis nachgewiesen werden. Die Bursa subtrochanterica wird auf eine mögliche Bursitis untersucht. In einer Beckenaufnahme (Röntgen) können beide Trochanter im Seitenvergleich beurteilt werden.

Therapie

Konservativ

Manualtherapeutisch Manualtherapeutisch werden eine Dehnung des Tractus iliotibialis, eine Detonisierung des M. tensor fasciae latae und Rollgleitmobilisationen der Hüfte durchgeführt. Die Adduktion der Hüfte wird aus Nullstellung und horizontal durchgeführt.

Medizinisch Von ärztlicher Seite werden bei stärkeren Schmerzen Lokalanästhetika injiziert (Mepivacain etc.).

Operativ

Eine operative Intervention kommt nur in Frage, wenn konservative Methoden keinerlei Erfolge nach sich ziehen. Je nach Ursache sind unterschiedliche Maßnahmen möglich:
- Fixation des Tractus iliotibialis am Trochanter major (Traktopexie)
- Extirpation der Bursa subtrochanterica
- Abtragen von zu prominenten Trochanter-major-Anteilen (vgl. Breusch et al. 2019: 430)

Postoperative Rehabilitation

Die postoperative Rehabilitation ist abhängig vom operativen Verfahren. Die Belastbarkeit während der verschiedenen Heilungsphasen ist zu beachten.

Bursitis subtrochanterica

Ätiologie Eine Bursitis subtrochanterica kann, wenn auch selten, durch Überlastung entstehen. Häufigste Ursachen sind intensives Laufen, Weitsprung oder Dreisprung, Sturz auf die Seite und vorübergehendes Schlafen auf hartem Untergrund.

BEFUNDE

Leitsymptomatik
- Schmerzen in Seitlage (Trochanterregion)

Mögliche weitere Befunde
- Schmerzen beim Laufen oder Springen
- Druckdolenz subtrochantär

CAVE

Die Diagnose Bursitis subtrochanterica wird oft als Verlegenheitsdiagnose gestellt. An eine mögliche Ausstrahlung (Referred pain) aus der Lendenwirbelsäule wird nicht gedacht. Hauptaufgabe einer Bursa ist das Abfangen von mechanischen Kräften. Eine Bursitis, die aus dieser Aufgabe resultiert, ist daher selten. Eine ausführliche Anamnese mit Abfragen einer möglichen Wirbelsäulenklinik ist, sicher vor möglichen Steroid-Injektionen, unabdingbar.

Differenzialdiagnosen

Auch Referred pain aus dem Duralärmel von L5 kann die Ursache für Schmerzen in der Trochanterregion sein. Der Duralärmel von L5 kann im Recessus lateralis vom Diskus L4/L5 und im Foramen intervertebrale vom Diskus L5/S1 getroffen werden. In beiden Fällen ist eine begleitende Klinik einer Diskuspathologie im Sinne einer großen Protrusion oder eines Prolapses zu erwarten (siehe Band II dieser Buchreihe).

Untersuchung

Manualtherapeutisch Provozierende Palpation der Bursa.

Medizinisch Eine Sonografie ist unbedingt im Seitenvergleich durchzuführen.

Therapie

Konservativ

Manualtherapeutisch Im Vordergrund steht die Belastungsreduktion in Bezug auf die vermeintlich auslösende Tätigkeit. Posttraumatisch ist ein Rückgang der Schmerzen bis zum Ablauf der Proliferationsphase zu erwarten. Begleitende Cryotherapie (Kaltluft –32 °C) während der Entzündungsphase kann bei starken Beschwerden sinnvolle Unterstützung bieten.

Medizinisch Die Indikation für Steroid-Injektionen sollte streng gestellt werden. Es ist anzunehmen, dass eine Bursitis durch einen Infiltrationsvorgang verschlimmert werden bzw. sogar entstehen kann (bei vorangegangener Fehldiagnose).

Operativ

Eine Extirpation der Bursa subtrochanterica sollte nur bei gesicherter therapieresistenter chronischer Bursitis in Erwägung gezogen werden.

Postoperative Rehabilitation

Die Rehabilitation wird unter Berücksichtigung der Belastbarkeit während der unterschiedlichen Heilungsphasen durchgeführt. Eine Entlastung an Unterarmgehstützen ist nicht erforderlich.

4.7 Aseptische Knochennekrosen

4.7.1 Morbus Perthes

Synonyme Morbus Legg-Calvé-Perthes(-Waldenström), Perthes-Krankheit, aseptische Osteonekrose der proximalen Femurepiphyse.

Ätiologie Eine klare Ursache wurde bisher nicht definiert. Gefäßanomalien, Einengungen oder Verschlüsse der A. circumflexa femoris medialis oder hormonelle Fehlregulationen werden als mögliche Ursache diskutiert. Im Vorschulalter findet eine Umstellung der hauptsächlichen Blutversorgung des Caput femoris von der A. circumflexa femoris medialis auf die A. circumflexa femoris lateralis statt. Auch dies kann, wenn fehlgesteuert, nach Meinung einiger Autoren eine Osteonekrose verursachen.

Epidemiologie Die Erkrankung betrifft Kinder zwischen dem 3. und 12. Lebensjahr. Es besteht eine Androtropie von 4 : 1, die Erkrankung betrifft 1 : 1000–1 : 1200 und kommt in 20 % der Fälle bds. vor.

BEFUNDE

Leitsymptomatik
- Leisten- und Knieschmerzen, bei Belastung zunehmend

Mögliche weitere Befunde
- Nächtlicher Ruheschmerz
- Schmerzhaft eingeschränkte Abduktion, Innenrotation und ggf. Extension
- Humpeln/Hinken
- Reduzierte Gehstrecke
- Ggf. Flexions- und Adduktionskontrakturen

Beschreibung

Ein Morbus Perthes ist eine aseptische Hüftkopfnekrose bei Kindern. Kennzeichen sind, ähnlich wie bei der Coxitis fugax Leisten- und Knieschmerzen, die bei Belastung zunehmen.

Klassifikation

Das Ausdehnung des Morbus Perthes wird üblicherweise mittels Catterall-Klassifikation anhand von axialen Röntgenaufnahmen eingeteilt.

Catterall-Klassifikation

- Stadium I: Befall des ventralen Viertels der Epiphyse. Es besteht eine gute Prognose.
- Stadium II: Befall der ventralen Hälfte der Epiphyse mit ventraler Beteiligung der Metaphyse. Es besteht eine relativ gute Prognose.
- Stadium III: Befall von ¾ der Epiphyse mit Beteiligung der Metaphyse. Verbreiterung von Epi- und Metaphyse. Die Prognose ist schlecht.
- Stadium IV: Die gesamte Epiphyse ist befallen, es besteht eine ausgeprägte Beteiligung der Metaphyse. Die Prognose ist schlecht (➤ Abb. 4.9).

Aber auch weitere Autoren haben Einteilungen vorgenommen:

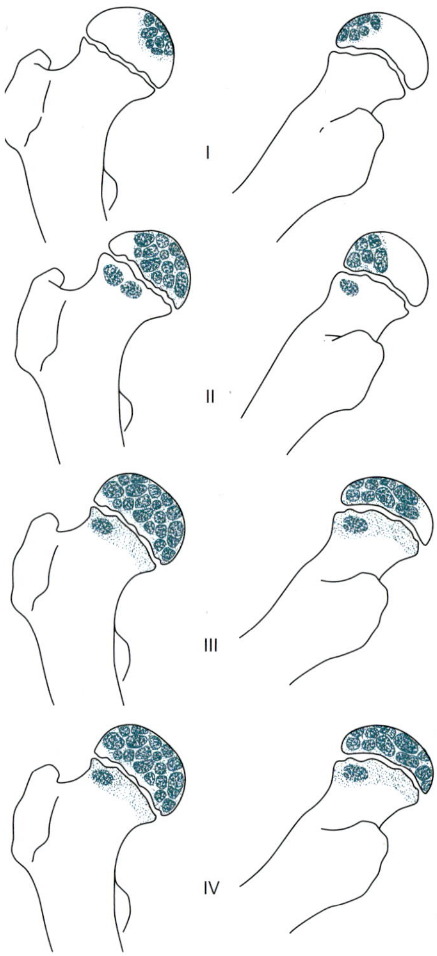

Abb. 4.9 Catterall-Klassifikation des Morbus Perthes. [R300]

Einteilung nach Salter und Thompson

Salter und Thompson unterscheiden nur zwei Varianten:
- Typ A: Beteiligung von bis zu 50 % der Epiphyse
- Typ B: Beteiligung von über 50 % der Epiphyse

Klassifikation nach Herring

Beurteilt wird das laterale Drittel der Epiphyse.
- Typ A: erhalten, gute Prognose
- Typ B: < 50 % Höhenverlust, mäßige Prognose
- Typ C: > 50 % Höhenverlust, schlechte Prognose

HINWEIS

Die Ausdehnung der Erkrankung verändert sich in der Regel nicht. Der Verlauf der Erkrankung wird nach Waldenström-Stadien beschrieben (s. u.).

Röntgenmorphologie/Waldenström-Stadien

Der Verlauf der Erkrankung wird in verschiedene Stadien unterteilt.

Waldenström-Stadien

- **Initialstadium:** beschreibt eine scheinbare Verbreiterung des Gelenkspaltes (keine Einlagerungen von Kalksalzen in neu gebildetes Osteoid [Matrix der Knochensubstanz])
- **Kondensationsstadium:** beschreibt eine abgeflachte Epiphyse mit höherer Kalkdichte.
- **Fragmentationsstadium:** beschreibt eine nicht mehr homogene, zerklüftete Epiphyse, ggf. mit lateraler Verbreiterung. Der Schenkelhals kann mitbetroffen sein.
- **Reparationsstadium:** beschreibt eine Beruhigung der Aktivität mit sichtbarer Endform des Gelenkes.
- **Ausheilungsstadium:** Endresultat. Von Erreichen des Ursprungsstadiums (Restitutio ad integrum) bis zur massiven Deformierung des Hüftgelenks möglich.

Differenzialdiagnosen

Differenzialdiagnostisch kommen eine Coxitis fugax, juvenile rheumatische Arthritis, Neoplasien und septische Arthritis in Betracht. Auch Leistenhernien, siehe Band II dieser Buchreihe, können Leistenschmerzen verursachen.

Untersuchung

Bei beginnender Erkrankung wird eine sonografische Untersuchung zur Beurteilung der Schwellung durchgeführt. In diesem Stadium ist eine Unterscheidung von einer Coxitis fugax noch nicht möglich. Im Blut ist ggf. eine leicht erhöhte Blutsenkungsgeschwindigkeit (BSG) feststellbar. Verbessert sich der Befund nicht spontan innerhalb von 2 Wochen, so liegt der Verdacht auf Morbus Perthes nahe.

In späteren Stadien kann eine Röntgenuntersuchung erfolgen. Die Ausdehnung der Erkrankung sowie die Phase im Verlauf werden beurteilt (s. o.).

Therapie

Die Therapie wird durch die Ausdehnung des Morbus Perthes bestimmt.

Therapie bei Catterall I und II

Konservativ

Manualtherapeutisch
- Reduktion von massiver, sportlicher Belastung
- Radergometer
- Wassergymnastik
- Traktion
- Quadrantenmobilisation (Maitland) in Flexion/Adduktion/Innenrotation
- Rollgleitmobilisation in Extension und Abduktion

Medizinisch
- Ggf. NSAID
- Bei starken Beschwerden Bettruhe für mehrere Tage

Therapie bei Catterall III und IV

Konservativ

Medizinisch
- Ggf. Orthese in 30° Flexion, 30° Abduktion und 30° Außenrotation
- Intertrochantäre varisierende Osteotomie bis zum 8. Lebensjahr
- Beckenosteotomie nach Salter nach dem 8. Lebensjahr (➤ Kap. 4.1.2)
- Dreifach-Osteotomie bei schwerer Erkrankung

Manualtherapeutisch (begleitend)
- Traktion
- Quadrantenmobilisation (Maitland) in Flexion/Adduktion/Innenrotation
- Rollgleitmobilisation in Extension und Abduktion

Operativ

Während bei Ausdehnungen vom Catterall Typ I und II konservative Maßnahmen zumeist ausreichen und der Fokus auf der Reduktion von massiven Belastungen und der manualtherapeutischen Mobilisation liegt, werden Ausdehnungen vom Catteral Typ III und IV oft operativ versorgt. Die operativen Verfahren gleichen der Versorgung der Hüftdysplasie (➤ Kap. 4.1.2).

Postoperative Rehabilitation

Die operativen Verfahren werden auch bei bestehender kongenitaler Hüftdysplasie genutzt. Die Rehabilitation wird daher ausführlich in ➤ Kap. 4.1.2 beschrieben (vgl. Matzen et al. 2007: 439–444).

4.7.2 Idiopathische Hüftkopfnekrose

Ätiologie Idiopathisch.

Epidemiologie Androtropie 4:1, vorwiegend zwischen dem 30. und 60. Lebensjahr, in etwa 50 % der Fälle beidseitig auftretend.

BEFUNDE

Leitsymptomatik
- Progredienter, belastungsabhängiger Leistenschmerz

Mögliche weitere Befunde
- Ruheschmerz
- Funktionseinschränkung

Beschreibung

Die idiopathische Hüftkopfnekrose gehört ebenfalls zu den aseptischen Knochennekrosen.

Klassifikation

Es gibt zwei verschiedenen Einteilungen der idiopathischen Hüftkopfnekrose.

Einteilung nach Ficat und Arlet

- Stadium 0: keine Beschwerden.
- Stadium 1: Leistenschmerz mit geringen Bewegungseinschränkungen in Innenrotation und Abduktion. Unauffälliges Röntgenbild. In der MRT sind sektorenförmige Signalveränderungen sichtbar.
- Stadium 2: erste sichtbare Veränderungen in der Röntgenuntersuchung im Sinne von Sklerosierungen und Zystenbildung im Caput femoris.
- Stadium 3: Sequestrierung des Knorpels.
- Stadium 4: Zusammenbruch des Caput femoris.

ARCO-Klassifikation

In der ARCO-Klassifikation werden unterschiedliche Befundstadien, die Lokalisation der Nekrose sowie ihre Ausdehnung klassifiziert. Sie wurde von der Association Research Circulation Osseus (ARCO) vorgenommen.
- Stadium 0: keine radiologischen Befunde (MRT, Rö, CT), lediglich positiver histologischer Befund
- Stadium I: Röntgen negativ, MRT-Befund positiv
- Stadium II: Röntgen und MRT positiv, die Struktur des Hüftkopfes ist Stadium III: subchondrale Fraktur im Röntgenbild (➤ Abb. 4.10)
- Stadium IV: abgeflachter Femurkopf, noch annähernd weiter Gelenkspalt
- Stadium V: abgeflachter Femurkopf, bestehende Sekundärarthrose
- Stadium VI: vollständige Gelenkzerstörung

Die Lokalisation wird in **medial, zentral** und **lateral** unterschieden.

Die Ausdehnung wird anhand von drei Faktoren bestimmt:
- Nekroseanteil des Femurkopfes
  - **A** < 15 %
  - **B** 15–30 %
  - **C** > 30 %
- Länge der subchondralen Fraktur (in % der Kopfoberfläche)
  - **A** < 15 %
  - **B** 15–30 %
  - **C** > 30 %

4

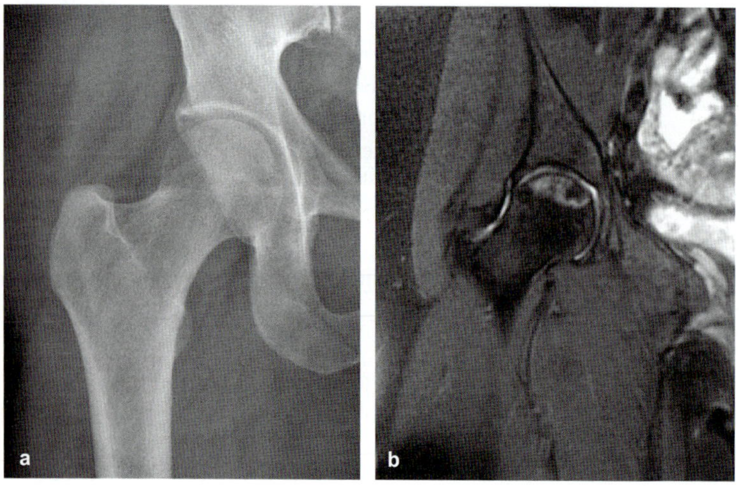

Abb. 4.10 Hüftkopfnekrose im Stadium ARCO II: a) Nativröntgen; b) MRT. [M712/M713]

- Kalottenimpression
  - **A** < 2 mm
  - **B** 2–4 mm
  - **C** > 4 mm

Differenzialdiagnosen

Differenzialdiagnostisch kommen ein Cam-Impingement, Pincer-Impingement, foveales Impingent und Coxarthrose in Betracht. Auch Leistenhernien, siehe Band II dieser Buchreihe, können Leistenschmerzen verursachen.

Untersuchung

Manualtherapeutisch Bei starken Schmerzen bei Flexion, Innenrotation und Adduktion mit Kompression sollte zum Arzt überwiesen werden.

Medizinisch Die MRT ist das Mittel der Wahl zur Beurteilung einer Hüftkopfnekrose. Mit diesem Untersuchungsverfahren ist auch eine Frühdiagnostik möglich, während eine Beckenübersichtsaufnahme (Röntgen) erst im fortgeschrittenerem Stadium Ergebnisse liefert. Mit einer CT kann der Nekrosebereich genau abgegrenzt werden. Eine Knochenszintigrafie kann alternativ zur Früherkennung genutzt werden.

Therapie

Konservativ

Eine konservative Therapie findet nur bei erträglichen Beschwerden statt oder wenn eine OP nicht möglich ist.

Manualtherapeutisch

- Traktion im Wechsel mit vorsichtiger Kompression (Stoffwechselförderung)
- Rollgleitmobilisationen im schmerzfreien Bereich

Medizinisch

- Schmerzmedikation
- Entlastung mit Unterarmgehstützen

Operativ

Im **Stadium I und II** kann eine Forage (Anbohrung des Nekrosebereichs) oder eine Dekompression des Markraums durch Entnahme eines Knochenzylinders, der bis in den nekrotisierten Bereich hineinreicht, ausreichen.

Im fortgeschrittenen **Stadium II** und im **Stadium III** ist keine vielversprechende Therapie möglich. Die Prognose ist schlecht. Dennoch werden verschiedene Verfahren mit unterschiedlichen Zielen genutzt:

- Intertrochantäre Umstellungsosteotomie: Es wird versucht, den Nekroseherd aus der Belastungszone herauszubewegen.
- Einbringung eines gefäßgestielten Becken- oder Fibulaspanes: Das Einbringen birgt großen Aufwand, Langzeitstudien liegen nicht vor.
- Ausräumung der Nekrose: Nach Ausräumung des Nekroseherdes wird der Bereich mit autologer Spongiosa oder Knochenzement unterfüttert (Trap Door Procedure).

Im **Stadium IV** mit Sekundärarthrose ist eine Endoprothesenversorgung empfehlenswert.

Postoperative Rehabilitation

Die postoperative Rehabilitation bei Z. n. Forage oder Markraumdekompression oder intertrochantärer Umstellungsosteotomie wird wie folgt durchgeführt:

Entzündungsphase:
- Komplette Entlastung
- Keine manuelle Therapie

Proliferationsphase:
- Komplette Entlastung
- Gangschule an Unterarmgehstützen, nur wenn komplettes Entlasten möglich
- Defensive Rollgleitbewegungen im schmerzfreien Bereich

Konsolidierungsphase:
- Komplette Entlastung bis Ende 6. Woche
- Gangschule ab der 7. Woche mit steigernder Belastung
- Endgradige Rollgleitmobilisationen ab 7. Woche
- Training in offener Kette bis Ende 6. Woche
- Training in geschlossener Kette ab Anfang 7. Woche

Umbauphase:
- Erarbeiten der Vollbelastung bis Ende 12. Woche (vgl. Breusch et al. 2019: 433–435)

KAPITEL

5 Schultergürtel und Schultergelenk

Aufgrund ihrer großen Bewegungsfreiheit ist die Schulter starken Belastungen ausgesetzt. Daraus resultiert eine große Möglichkeit für das Entstehen von degenerativen und traumatischen Erkrankungen sowie für das Aufkommen von Überlastungssyndromen. Eine ausführliche Anamnese im Zusammenhang mit der Klinik des Patienten und der Bewertung seiner gewohnten privaten (sportlichen, musikalischen) und beruflichen Aktivitäten ist notwendig, um richtige diagnostische Schlüsse zu ziehen. Eine komplexe muskuläre Sicherung erfolgt insbesondere durch die Rotatorenmaschette, jedoch haben auch diverse weitere Muskeln des Schultergelenks und der Wirbelsäule Anteil an einer guten Funktion und Stabilität.

Kenntnis von Anatomie und Funktion sind die Voraussetzung für gezielte Anamnese, Diagnostik und therapeutisches Handeln.

Bei endgradigen Schulterbewegungen bewegen folgende Gelenke/Gelenkregionen physiologisch mit:

- Glenohumeralgelenk
- Akromioklavikulargelenk (ACG)
- Sternoklavikulargelenk (SCG)
- Skapulothorakales Gleitlager
- Zervikothorakalregion
- Rippen 1–4 (kostotransveral und kostovertebral)

Bei bestehenden Funktionsstörungen ist eine Untersuchung aller gelisteten Regionen Standard.

5.1 Knöcherne, kongenitale Erkrankungen

Allgemeines Basiswissen zu knöchernen kongenitalen Erkrankungen wird in ➤ Kap. 1.1.1 vermittelt.

5.1.1 Grundlagen

Auch wenn knöcherne kongenitale Erkrankungen der oberen Extremität weniger Beachtung in der Literatur finden als vergleichbare Abweichungen der unteren Extremität oder der Wirbelsäule, gibt es auch in der Schulterregion kongenitale Abweichungen. Stark ausgeprägt sind sie selten, Abweichungen geringer Intensität sind jedoch häufiger als gedacht und begünstigen Traumen und Degeneration.

Anatomische Grundlagen

In großen Teilen verknöchert die Skapula schon in der 8. Schwangerschaftswoche. Allerdings sind zum Zeitpunkt der Geburt weite Teile der Scapula noch knorpelig präformiert (Margo medialis, Angulus inferior, Teile des Akromions, Glenoid, Proc. coracoideus).

Je nach Studie werden 7–8 Knochenkerne an der Skapula und 2 am Glenoid beschrieben (vgl. Wirth et al. 1993 und McClure und Raney 1975).

Der kraniale Rand des Glenoids verknöchert bis zum 10., der kaudale bis zum 15. Lebensjahr. Als Ursache für die frühere kraniale Verknöcherung wird der Zug des am kranialen Glenoidrand inserierenden M. biceps brachii (Caput longum) diskutiert. Der komplette Verschluss der hufeisenförmigen Epiphyse des Glenoids erfolgt bis ca. zum 17. Lebensjahr. Die physiologische Ausrichtung des Glenoids kann von einer senkrechten Position in Bezug auf das Corpus scapulae bis zu 7°-Abweichung in Richtung Retroversion variieren. Die durchschnittliche Retroversion beträgt 1,4° (vgl. Abboud et al. 2016 und Eichinger et al. 2016). Auch eine superiore Inklination von –6 bis +16° wird als physiologisch beschrieben. Diese variiert in Bezug auf Geschlecht und Ethnizität (vgl. Churchill et al. 2001).

Auch das Akromion und der Proc. coracoideus bilden einige Monate post partum Knochenkerne aus. Die komplette Verknöcherung der Skapula ist erst nach dem 24. Lebensjahr zu erwarten. Auch wenn das knöcherne Glenoid eine konvexe Form hat und erst ab der Pubertät konkav wird, hat es durch das knorpelige Labrum glenoidale von Beginn an einen konkaven Charakter gegenüber dem Caput humeri. Auch die Knochenkerne des Akromions verknöchern spätestens ab dem 25. Lebensjahr.

5.1.2 Glenoiddysplasie

Synonyme Shallow glenoid, hypoplasia of scapular neck.

Ätiologie

- Primäre Glenoiddysplasie: familiäre Häufung, wenig Symptome, kaum gravierende Instabilität des Glenohumeralgelenks. Zumeist radiologischer Zufallsbefund.
- Syndromassoziierte Glenoiddysplasie: bilaterale Glenoiddysplasien mit multiplen multiregionalen, syndrombedingten Fehlbildungen.
- Glenoiddysplasien assoziert mit Mukopolysaccharidosen und Mukolipidosen.
- Glenoiddysplasien in skelettalen Dysplasien: multiple epiphyseala Dysplasie, spondyloepiphyseale Dysplasie (vgl. Eichinger et al. 2016 und Curracino et al. 1998).

Epidemiologie In gravierender Form sehr selten. Häufig in gering ausgeprägter Form. In diesen Fällen begünstigt sie traumatische Vorgänge und degenerative Veränderungen. Die Neigung zur traumatischen Luxation ist verstärkt.

BEFUNDE

Sichtbefund
- Keiner

Röntgenbefund
- Altersabhängige Darstellungsmöglichkeit (späte Verknöcherung des Glenoids)

MRT-Befund
- Unregelmäßige Glenoid-Konturen
- Pathologische, flache Artikulation (Glenoid, Caput humeri)
- Retroversion des Glenoids von mehr als 7°

Mögliche weitere MRT-Befunde
- Gelenkspaltverschmälerung
- Fehlbildung des posterioren, inferioren Glenoids
- Varusabweichung des Humerus
- Hypertrophes Labrum glenoidale
- Hypertrophe kaudale Gelenkparameter

Beschreibung

Die Glenoiddysplasie gehört zu den kongenitalen Erkrankungen der Skapula. Die ursächliche Veränderung ist entweder eine Deformität des Collum scapulae oder des posterior-inferioren Anteils des Glenoids.

Unter Glenoiddysplasien werden alle Abweichungen gezählt, die zu einem Mangel der funktionellen Qualität der Gelenkpfanne führen (➤ Abb. 5.1). Dysplasien (Hyperretroversion), Hypoplasien, Labrumretroversionen, aber auch kapsuloligamentäre Veränderungen zählen dazu. Aus Glenoiddysplasien können Sekundärarthrosen entstehen.

Differenzialdiagnosen

Humerus varus, Labrumhypertrophie.

Untersuchung

Manualtherapeutisch Mit Hilfe klinischer Tests kann eine Dysplasie des Glenoids nicht diagnostiziert werden. Mögliche klinische Befunde können eine Instabilität der Schulter oder auch eine Schulterluxation sein.

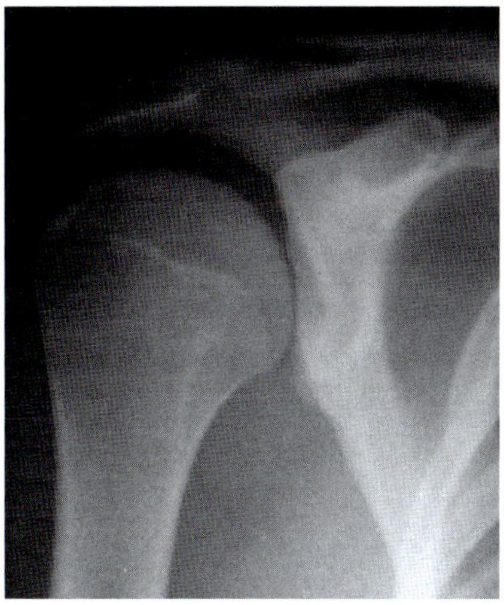

Abb. 5.1 True-a.p.-Röntgenaufnahme einer Glenoiddysplasie mit Korakoiddysplasie. [M863]

Tab. 5.1 Klassifikation der der glenoidalen Dysplasie nach Aboud et al. 2016

Ausmaß der Dysplasie	Röntgen, nativ	MRT
Mild	• Diskret unregelmäßige Fossa	• Runder Rand des posterioren Glenoids nur in einigen Anschnitten sichtbar • Normales Labrum
Mäßig	• Elongierte Fossa • Glenoidale Randwulst nicht abgrenzbar	• Zunehmende Rundung des posterioren Glenoids • Hypertrophes posteriores Labrum
Schwer	• Hypoplasie des inferioren Glenoids • Dysplasie des Humeruskopfes mit Varusstellung • Dysplasien von Akromion und/oder Korakoid	• Markante Rundung des posterioren Glenoids • Hyperthrophes und pathologisch verändertes posteriores Labrum

Medizinisch Da eine Röntgendarstellung aufgrund der späten Verknöcherungen der einzelnen Anteile des Schulterblattes erst in fortgeschrittenem Alter möglich ist, ist eine MRT das Mittel der Wahl (➤ Tab. 5.1). Kleinkinder müssen ggf. aufgrund fehlender Compliance in Narkose untersucht werden. Wichtig für die Beurteilung sind die altersgemäßen anatomischen physiologischen Gegebenheiten, insbesondere auch die physiologische Retroversion.

Weishaupt et al. (2020) klassifizieren drei unterschiedliche Arten der Glenoidausbildung:

- A: spitz zulaufender posterior-inferiorer Rand (Norm)
- B: J-förmige Kontur (lazy-J)
- C: dreieckige knöcherne Läsion (Deltaform)

Bei Erwachsenen wird zudem das Ausmaß der Retroversion und der Inklination beurteilt (vgl. Eichinger et al. 2016).

Therapie

Konservativ

Manualtherapeutisch kann lediglich die muskuläre Stabilität verbessert werden. Rollgleitmobilisationen zur Verbesserung der möglicherweise eingeschränkten Bewegungsrichtungen bergen die Gefahr, die Instabilität zu vergrößern und sind daher im Einzelfall abzuwägen.

Operativ

Operative Maßnahmen werden selten durchgeführt. Dies mag daran liegen, dass die Inzidenz schwerwiegender Glenoiddysplasien äußerst niedrig ist.

Eine moderne Möglichkeit der operativen Versorgung ist die **J-Span-Plastik.** Durch einen arthroskopisch eingebrachten bikortikalen Knochenspan aus dem Beckenkamm wird nach einem physiologisch stattfindenden Umbauprozess eine normale Anatomie des Glenoids angestrebt.

Auch offene operative Verfahren werden mittlerweile mit demselben Ziel genutzt. Ziel ist das Erreichen von Sportfähigkeit.

Weit verbreitet ist der **Korakoidtransfer nach Latarjet** mit nachfolgenden schraubenfixierten Knochenblockaugmentationen als OP-Methode. Hierbei wird das Korakoid abgetrennt und gemeinsam mit dem dort inserierenden Caput brevis des M. biceps brachii durch die Sehne des M. subscapularis an das anteriore Glenoid geschraubt. Die Sehne des M. subscapularis wird vorher mit einem kleinen Schnitt eröffnet (subscapularis split). Ein Vorteil dieser Variante ist die immens schnelle Rehabilitationsfähigkeit, der Patient ist nahezu unmittelbar belastungsstabil.

Wurde die Operation viele Jahre nur offen durchgeführt, ist mittlerweile auch ein mikrochirurgisches Verfahren möglich (vgl. Holschen et al. 2014). Allerdings ist die Liste der Nebenwirkungen groß: Frakturen des Proc. coracoideus, die Entwicklung von Pseudarthrosen und teils massive Schädigungen des Gelenks durch schlechtsitzende Schrauben werden beschrieben.

Postoperative Rehabilitation

Nachbehandlung nach arthroskopischer J-Span-Plastik

Entzündungsphase:

- Adduktionsschiene
- Keine manuelle Therapie

Proliferationsphase:

- Adduktionsschiene bis Ende 3. Woche
- Aktive skapulothorakale Bewegungen in geschlossener Kette (Hand an der Wand)

Konsolidierungsphase:

- Keine Außenrotation bis Ende 6. Woche
- Assistives und aktives eindimensionales Bewegen unter skapulothorakaler Kontrolle

5

- Rollgleitmobilisationen in Elevation, Retroversion, Innenrotation und Abduktion

Umbauphase:

- Stabilitätstraining in offener Kette
- Erarbeiten von beruflicher Belastungsfähigkeit bis Ende 3. Monat (Ausnahme Überkopfarbeit)
- Schnell- und Explosivkrafttraining ab 6. Monat
- High-Impact-Sportarten, Wurfsportarten und Überkopfarbeit (Beruf und Sport) nach 6 Monaten

Nachbehandlung nach Korakoidtransfer nach Latarjet

Entzündungsphase:

- Aktives Bewegen im schmerzfreien Bereich
- Keine Manuelle Therapie

Proliferationsphase:

- Rollgleitmobilisationen im schmerzfreien Bereich
- Dosiertes Training in offener Kette

Konsolidierungsphase:

- Endgradige Rollgleitmobilisationen
- Mobilisationen ACG
- Mobilisation SCG
- Mobilisation skapulothorakal
- Training in offener Kette

Umbauphase:

- Erarbeiten der vollen sportlichen Belastbarkeit

5.1.3 Humerus varus

Synonyme Proximal humerus varus.

Ätiologie Kongenital.

Epidemiologie Selten.

BEFUNDE

Sichtbefund

- Keiner

Röntgenbefund

- Verringerter Neigungswinkel des Humerus
- Mediales Collum humeri weicht nach kaudal ab
- Hochstand des Tuberculum majus

Beschreibung

Der Humerus varus ist das Pendant zur deutlich häufigeren Coxa vara. Das Collum humeri weicht medial nach kaudal ab, das Tuberculum majus steigt etwas nach kranial und wirkt etwas ausgeprägter. Der Neigungswinkel (Winkel zwischen einer Senkrechten auf die Gelenkfläche des Glenoids und der Achse des Collum humeri) kann im Falle eines Humerus varus um mehr als 20° unter der Norm liegen (die Norm beträgt 120–140°).

Differenzialdiagnosen

Glenoiddysplasie, Schulterluxation.

Untersuchung

Manualtherapeutisch Bei Verdacht kann die Höhe des Tuberculum majus mit der der Gegenseite verglichen werden. Die daraus resultierende Information ist jedoch sehr vage. Bei bestehendem Verdacht sollte eine Bildgebung erfolgen.

Medizinisch Röntgen.

Therapie

Konservativ

Konservativ kann mit Rollgleitmobilisationen versucht werden, eingeschränkte Mobilität zu verbessern. Aufgrund der fehlenden physiologischen Bewegungsachsen kann es jedoch zu vermehrten Schmerzen führen. Stabilitätstraining, insbesondere der Rotatorenmanschette, kann unterstützend wirken.

Bei anhaltenden deutlichen Funktionseinschränkungen und Schmerzen ist eine chirurgische Intervention zu prüfen.

Operativ

Valgusosteotomie nach Gill und Waters. Die Fixierung erfolgt mit einer starren Platte, Spanndrähten und Schrauben. In einem zweiten Eingriff wird das Material entfernt (1 Jahr). Vorteil dieser Variante ist die frühe Möglichkeit der Mobilisation.

Früher wurden vermehrt Akromialresektionen nach Lloyd und Roberts und Umstellungsosteotomien mit notwendiger langer Ruhigstellung in Abduktionsschienen durchgeführt (vgl. Tallón-López et al. 2013).

Postoperative Rehabilitation

Nachbehandlung nach Valgusosteotomie nach Gill und Waters

Entzündungsphase:

- Keine Manuelle Therapie
- Assistives Bewegen im schmerzfreien Bereich

Proliferationsphase:

- Rollgleitmobilisationen in alle Bewegungsrichtungen im schmerzfreien Bereich
- Hubarmes Training in offener Kette
- Training des skapulothorakalen Gleitlagers (Bewegen gegen Widerstand)

Konsolidierungsphase:

- Endgradige Rollgleitmobilisationen in alle Richtungen

- Mobilisation sternoklavikular, akromioklavikular und skapulothorakal
- Gerätetraining

Umbauphase:
- Training an Kurzhanteln mit moderatem Gewicht
- Erarbeiten von Stützkraft
- Erarbeiten der vollen Sportfähigkeit
- Metallentfernung nach einem Jahr

5.1.4 Schulterluxation, kongenitale

Ätiologie Eine kongenitale Schulterluxation besteht schon pränatal. Differenzialdiagnostisch kommen geburtstraumatische Luxationen und sekundäre Schulterluxationen bei bestehender Plexuslähmung in Betracht.

Epidemiologie Eine echte kongenitale Schulterluxation ist sehr selten und wird in der Literatur kaum beschrieben. Nachweislich als nicht geburtstraumatisch eingestuft werden kann sie zudem nur bei Geburten per Sectio.

BEFUNDE

Sichtbefund
- Geringe aktive Bewegungsbereitschaft
- Hypertonus des M. deltoideus (Abflachung)

Untersuchungsbefund
- Eingeschränkte Mobilität, insbesondere der Adduktion

Röntgenbefund
- Beurteilung der Position von Skapula, Humerus und Knochenkernen
- Bei positivem Befund MRT zur Weichteilbeurteilung empfehlenswert

Beschreibung

Es liegt eine Luxationsposition des Humerus ohne gelenkigen Kontakt zum Glenoid bei bestehender Bewegungseinschränkung und fehlender aktiver Bewegungsbereitschaft vor. Ggf. geht dies mit einem sichtbaren Hypertonus des M. deltoideus einher.

Untersuchung

Manualtherapeutisch Wird ein Säugling beim Manualtherapeuten vorgestellt, kann eine eingeschränkte Mobilität ein Hinweis sein. Insbesondere eine eingeschränkte Adduktion sollte den Verdacht erhärten.

HINWEIS
Bei Verdacht auf Schulterluxation sollte eine Bildgebung erfolgen.

Medizinisch Röntgen zur Beurteilung der Position von Humerus, Skapula und Knochenkernen. Eine MRT kann Aufschluss über etwaige Auffälligkeiten des Kapsel-Band-Apparates geben. Darstellbare Schäden der Weichteile weisen auf eine geburtstraumatische Luxation hin.

Therapie

Konservativ

RED FLAG
Eine Schulterluxation beim Säugling ist ein Red flag. Für den Manualtherapeuten gilt „hands off".

Operativ

In der Literatur werden, unabhängig von der Ursache, mehrere Verfahren zur operativen Versorgung der Schulterluxation beim Säugling oder Kleinkind beschrieben. Die jeweiligen Vorzüge sind aufgrund fehlender Fallzahlen schwer zu belegen. Mögliche Varianten:
- Subscapularis Release und anteriore Kapsulotomie durch ventralen Zugang
- Dorsaler Zugang bei vorhandener Plexusläsion
- Kombinationen beider Zugänge

Teilweise wird der Humerus mittels Drahtversorgung an der Skapula fixiert (vgl. Raddatz et al. 2019).

Postoperative Rehabilitation

Die Redressionsbehandlung sollte frühestmöglich unter Beachtung der Belastbarkeit in den einzelnen Heilungsphasen erfolgen.

Entzündungsphase:
- Keine Manuelle Therapie

Proliferationsphase:
- Rollgleitmobilisationen im schmerzfreien Bereich (Mimik und Gestik beachten)

Konsolidierungsphase:
- Endgradige Rollgleitmobilisationen für Elevation, Abduktion und Außenrotation
- Rollgleitmobilisationen zur Kontrakturprophylaxe für Retroversion und Innenrotation
- Mobilisation skapulothorakal

Umbauphase:
- Endgradige Rollgleitmobilisationen in alle Richtungen
- Dreidimensionales Bewegen

5.1.5 Sprengel-Deformität

Synonyme Congenital undescended scapula, congenital high scapula.

Ätiologie Kongenital. Fehlende Kaudalmigration der Skapula mit ausbleibender Folgeentwicklung. Vaskuläre Ursachen werden angenommen.

Epidemiologie Die Sprengel-Deformität ist eine der häufigsten kongenitalen Erkrankungen des Schultergürtels. Dennoch wird die Inzidenz als selten beschrieben.

BEFUNDE

Sichtbefund
- Skapulahochstand
- Adduktionsposition der Skapula
- Tastbare Hypoplasie im Seitenvergleich
- Asymmetrische Schulter-Nackenregion

Weitere Befunde
- Ggf. eingeschränkte skapulothorakale Mobilität
- Normale glenohumerale Funktion, ggf. eingeschränkte Abduktion

Röntgenbefund
- Darstellung der Lage und etwaigen Hypoplasie der Skapula
- Ggf. Os omovertebrale

Beschreibung

Als Sprengel-Deformität bezeichnet man eine Hypoplasie der Skapula durch fehlende Migration der Skapula nach kaudal in der 3.–5. Schwangerschaftswoche (➤ Abb. 5.2). Die weitere physiologische Entwicklung der Skapula erfolgt erst nach erfolgreichem Abstieg und bleibt somit aus. Eine Hypoplasie bleibt bestehen, umliegende Muskeln bleiben ggf. hypotroph.

Es besteht ein Skapulahochstand mit Adduktionsposition. Eine eingeschränkte glenohumerale Abduktion kann aus einer Rotationsfehlstellung des Angulus inferior und aus schwach ausgeprägten Abduktoren resultieren. Bis zu 35 % weisen ein Os omovertebrale auf, ein akzessorischer Knochen (ggf. auch Knorpel), der gelenkig, pseudarthrotisch oder synostotisch mit den Proc. spinosi, tranversi oder den Wirbelkörpern der mittleren Halswirbelsäule (C4–C7) artikuliert. Ein Os omovertebrale ist ggf. tastbar. Selten wird eine Verbindung zum Okziput beschrieben.

Sprengel-Deformitäten kommen gehäuft syndromal assoziiert oder begleitend mit anderen kongenitalen Erkrankungen vor. Häufigstes ursächliches Syndrom ist das Klippel-Feil-Syndrom (siehe Band II dieser Buchreihe), begleitend auftretende Erkrankungen können kongenitale Skoliosen, Spina bifida oder andere Abweichungen der Thorakal- oder Schulterregion sein.

Klassifikation

Mehrere Autoren haben Einteilungen zur Klassifikation der Ausprägung vorgenommen.

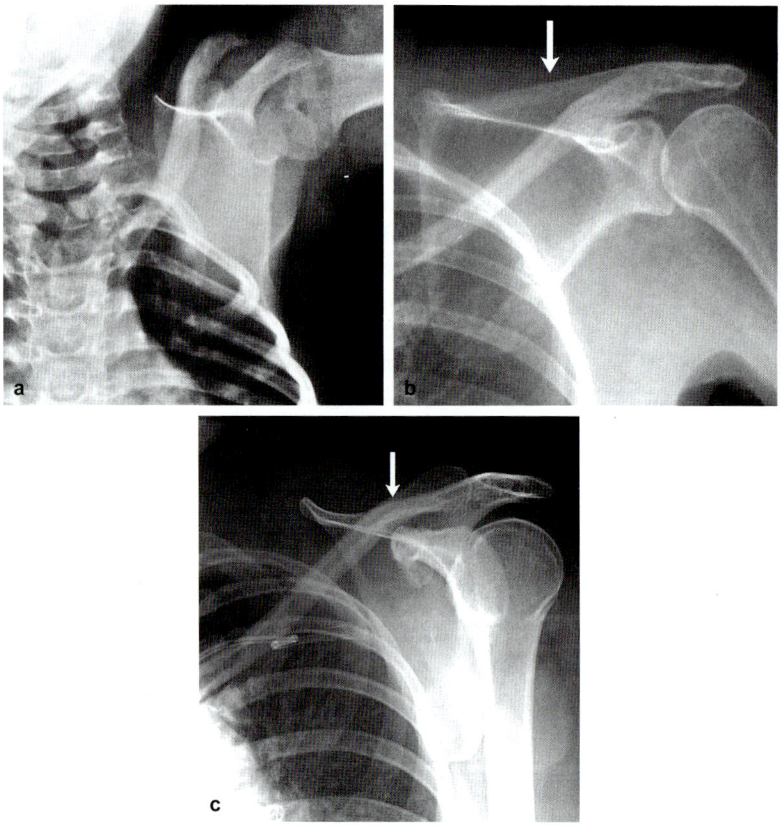

Abb. 5.2 Sprengel-Deformität: a) Die a.p.-Aufnahme der linken Schulter eines 1-jährigen Patienten zeigt eine hohe Position der Skapula, die für die Sprengel-Deformität typisch ist; b) a.p.-Aufnahme und c) schräge Aufnahme der linken Skapula einer 58 Jahre alten Patientin mit angeborenem Hochstand der linken Skapula (Pfeile). [R390]

Klassifikation nach Cavendish

- 1: sehr milde Form; von außen nicht sichtbar, wenn der Patient Kleidung trägt
- 2: milde Form, der Skapulahochstand kann auch am bekleideten Patienten gesehen werden.
- 3: mäßige Form; Schulterblatthochstand 2–5 cm über der Norm
- 4: schwere Form; der Angulus inferior scapulae erreicht nahezu das Okziput.

Klassifikation nach Rigault

- I: Der Angulus superior scapulae befindet sich unterhalb des Korpus von Th2, aber oberhalb des Proc. transversus des Th4.
- II: Der Angulus superior scapulae liegt zwischen dem Korpus von C5 und dem Proc. transverus von Th2.
- III: Der Angulus superior scapulae liegt oberhalb des Proc. transversus von C5.

Untersuchung

Manualtherapeutisch Die Position der Skapula wird im Seitenvergleich beurteilt. Die Größe wird verglichen, der Tonus und die Ausprägung der umliegenden Muskulatur werden überprüft. Ein etwaiges Os omovertebrale wird palpierend gesucht.

Medizinisch Bei Verdacht auf Sprengel-Deformität sollte eine Bildgebung erfolgen. Mittels Röntgen kann die Lage, die Form und die Größe der Skapula dargestellt werden. Ein mögliches Os omovertebrale ist sichtbar. Mögliche weitere Deformitäten bei syndromaler Ursache (Klippel-Feil-Syndrom) können beurteilt werden. Präoperativ erfolgt eine Tomografie (MRT, CT). Damit können umliegende Weichteile und ein ggf. nur knorpelig ausgebildetes Os omovertebrale dargestellt werden.

Therapie

Konservativ

Die Strategie einer konservativen Therapie ist Kompensation. Das Erarbeiten der bestmöglichen Mobilität durch Beseitigen vorhandener Funktionsstörungen skapulothorakal, sternoklavikular, akromioklavikular und glenohumeral sowie Stabilitätstraining der Schulter- und Schultergürtelregion sind therapeutische Maßnahmen.

Des Weiteren erfolgen eine Untersuchung und bei vorliegenden Funktionsstörungen eine Behandlung zervikal, zervikothorakal, kostovertebral, kostotransversal.

Operativ

Bestehen große Funktionsdefizite oder großer Leidensdruck aufgrund des veränderten Erscheinungsbildes, so ist eine operative Intervention das Mittel der Wahl. Eine Operation wird bei Grad III nach Rigault-Klassifikation empfohlen und sollte bis zum 8. Lebensjahr durchgeführt werden.
Dabei kommen drei Verfahren in Betracht:

- **Operation nach Green:** Es erfolgt eine Resektion eines Os omovertebale (wenn vorhanden) und eine Resektion der Fossa supraspinata. Alle an der Skapula inserierenden Muskeln werden abgelöst, die Scapula wird in kaudaler Position fixiert.
- **Operation nach Woodward:** Es erfolgt eine Resektion des Os omovertebrale (wenn vorhanden) und eine Resektion des proximalen medialen Scapularandes. Eine Osteotomie der Klavikula wird durchgeführt. Die Skapula wird in kaudaler Position fixiert, die Rhomboideen und der Latissimus werden abgelöst.
- **Operation nach Mears:** Die medial an der Skapula inserierenden Muskeln sowie der M. triceps brachii (Caput longum) und der M. teres minor werden abgelöst. Es erfolgt eine Osteotomie der Fossa supraspinata. Eine Resektion der Skapula erfolgt bis zur möglichen Abduktion von 160° (vgl. Raddatz et al. 2019, Harvey et al. 2012, Wada et al. 2014).

Postoperative Rehabilitation

Die postoperative Rehabilitation ist abhängig vom durchgeführten Verfahren und dem Nachbehandlungsschema des Operateurs. Sie erfolgt unter Beachtung der Belastbarkeit in den einzelnen Heilungsphasen.

Entzündungsphase:

- Keine Manuelle Therapie

Proliferationsphase:

- Skapulothorakales Gleiten im schmerzfreien Bereich
- Glenohumerale Rollgleitmobilisationen im schmerzfreien Bereich

Konsolidierungsphase:

- Endgradige skapulothorakale Mobilisation
- Endgradige Rollgeitmobilisationen glenohumeral
- Mobilisation SCG und ACG
- Mobilisation zervikal und zervikothorakal
- Mobilisation kostotransversal und kostovertebral (Rippen 1–4)
- Erarbeiten der Schulterblattkontrolle
- Stabilitätstraining ab 6. Woche
- Stütztraining ab 6. Woche
- Koordinationstraining ab 6. Woche

Umbauphase:

- Erarbeiten der Sportfähigkeit

5

HINWEIS
Bei der Behandlung von Kindern ist häufig fehlende Compliance ein Problem. Eltern sollten für die häuslichen Übungen angeleitet und in Verantwortung genommen werden.

5.1.6 Klavikulapseudarthrose

Ätiologie Kongenital. Fehlende Fusionierung der beiden Wachstumskerne um die 6. Schwangerschaftswoche. Als Ursache wird unter anderem Druck durch die A. subclavia oder die erste Rippe (bei Rippenhochstand) vermutet.

Epidemiologie Äußerst selten beschriebene Erkrankung, in etwa 10 % bds. auftretend. Gynäkotropie.

BEFUNDE

Sichtbefund
- Schwellung
- Ggf. sichtbare Diskontinuität
- Tiefer hängender betroffener Arm

Möglicher weiterer Befund
- Ggf. tastbare Diskontinuität im mittleren Drittel

Röntgenbefund
- Pseudarthrose, keine Kallusbildung im Verlauf

Beschreibung

Es liegt eine Kontinuitätsunterbrechung im zumeist mittleren Drittel der Klavikula in Form einer Pseudarthrose vor.

CAVE
Nichtbehandlung kann zu Funktionsstörungen, Schmerzen und zu einem Thoracic-outlet-Syndrom führen.

Differenzialdiagnosen

Differenzialdiagnostisch kommen eine geburtstraumatische Fraktur der Klavikula oder eine kleidokraniale Dysplasie (kleidokraniale Dysostose) in Betracht.

Untersuchung

Manualtherapeutisch Palpation beider Klavikulae im Seitenvergleich. Bei tastbarer Kontinuitätsunterbrechung sollte eine Bildgebung erfolgen.

Medizinisch Mittels Röntgen ist die Pseudarthrose darstellbar. Differenzialdiagnostisch ist eine geburtstraumatische Fraktur auszuschließen. In diesem Fall würde sich im Verlauf eine Kallusbildung vollziehen. Eine MRT liefert präoperative Informationen.

Therapie

Konservativ

Erarbeiten der bestmöglichen Funktion durch Mobilisationen glenohumeral, akromioklavikular und sternoklavikular. Stailisationstraining mit Fokus auf die Muskulatur der Rotatorenmanschette.

Operativ

Als OP-Indikation werden schwere Funktionsstörungen oder stark beeinträchtigende kosmetische Probleme beschrieben. Nach Resektion der Exostosen erfolgt eine osteosynthetische Versorgung, die mit Platten und Drähten versorgt und wahlweise zudem mit Einbringung eines Knochenspans unterstützt werden kann (Bone-graft) (vgl. Raddatz et al. 2019).

Postoperative Rehabilitation

Eine Plattenosteosynthese ist unmittelbar belastungsstabil. Erfolgt die Einbringung eines autologen Knochenspanes, so ist die Rehabilitation zurückhaltender zu gestalten. Das folgende Nachbehandlungsschema bezieht sich auf Z. n. Plattenosteosynthese ohne Bone-graft.

Entzündungsphase:
- Keine Manuelle Therapie
- Ggf. Manuelle Lymphdrainage

Proliferationsphase:
- ACG- und SCG- Mobilisationen im schmerzfreien Bereich
- Glenohumerale Rollgleitmobilisationen im schmerzfreien Bereich

Konsolidierungsphase:
- Endgradige ACG- und SCG-Mobilisationen
- Endgradige Rollgeitmobilisationen glenohumeral
- Mobilisation skapulothorakal
- Mobilisation zervikal und zervikothorakal
- Stabilitätstraining
- Stütztraining
- Koordinationstraining

Umbauphase:
- Erarbeiten der Sportfähigkeit

5.1.7 Dysplasia cleidocranialis

Ätiologie Gen-Mutation (Chromosom 6).

Epidemiologie Vererbbar, Inzidenz 1–9 : 1.000.000.

Beschreibung

Die Dysplasia cleidocranialis beschreibt eine Dysostose der Klavikula assoziiert mit (sichtbar) weit aufklaffenden Schädelfontanellen, deutlichen Zahnveränderungen und möglichen weiteren Veränderungen.

Untersuchung

Im Sichtbefund in Kombination mit Röntgen können folgende mögliche Veränderungen gesehen bzw. dargestellt werden:

- Dysostose oder sogar fehlende Klavikula(e)
- Offene Schädelfontanellen
- Schmale Schultern bei fehlenden Klaviculae
- Enger Thorax
- Ggf. offene Symphyse
- Kurze Mittelphalangen der Kleinfinger
- Ggf. Coxa vara
- Insgesamt verzögerte Knochenreifung

Therapie

Im Vordergrund steht die Zahnbehandlung. Des Weiteren kommen kosmetische Eingriffe in Betracht.

5.1.8 Luxationen, weitere kongenitale

Kongenitale Luxationen des Akromioklavikulargelenks oder des Sternoklavikulargelenks sind sehr selten, aber möglich. Auch hier muss eine mögliche geburtstraumatische Ursache in Betracht gezogen werden. Die Therapie richtet sich nach dem Ausmaß der Abweichung, Kombinationen mit Klavikulapseudarthrosen sind möglich.

HINWEIS

Eine Pseudarthrose oder Fraktur der Klavikula führt unweigerlich zu Instabilität im ACG und SCG.

Zusammenfassung

Knöcherne, kongenitale Erkrankungen in der Schulterregion

Kongenitale Erkrankungen im Bereich des Schultergürtels sind äußerst selten. Eine Glenoiddysplasie kommt in dezenter Ausprägung häufiger vor als in gravierender Form. Dezente Abweichungen können jedoch Traumen und Degeneration begünstigen und perspektivisch Instabilitäten verursachen.

Luxationen können auch geburtstraumatisch entstehen, bei einer Klavikulapseudarthrose ist differenzialdiagnostisch eine Fraktur abzuklären.

Die Indikation zu operativem Handling sollte streng gestellt werden. Starke Beeinträchtigungen der Funktion und kosmetischer Leidensdruck können Indikationen darstellen.

5.2 Traumatische Erkrankungen

Basiswissen zu traumatischen Erkrankungen inkl. Traumaanalyse und Informationen zu Fraktureinteilungen wird in ➤ Kap. 1.1.2 vermittelt.

In ➤ Abb. 5.3 ist das grundlegende anamnestische und diagnostische Vorgehen nach traumatischen Ereignissen in der Schulterregion dargestellt.

HINWEIS

Das Wiedererlangen der vollen Belastbarkeit und Sportfähigkeit ist das Ziel der konservativen Therapie und der postoperativen Rehabilitation nach jeder Verletzung der Schulterregion.

Die in der Folge beschriebenen Rehabilitationszeiten sind Empfehlungen, die individuell deutlich abweichen können. Inadäquates Belastungsverhalten ist der Hauptgrund für länger andauernde Rehabilitation. Im Profisport hingegen wird, wie schon in der Knieregion in ➤ Kap. 3.1 beschrieben, häufig eine frühere Rückkehr entschieden, hier ggf. unter erhöhter Rezidivgefahr.

Vor Freigabe der sportlichen Wettkampfbelastung sind unbedingt sportartspezifische Stabilitäts- und ggf. Wurftests durchzuführen. Die Mobilität sollte vollständig wiederhergestellt sein!

Bei starken Schmerzen und großer Entzündung nach einem Trauma ist eine medikamentöse Therapie mit Einsatz von Analgetika und Antiphlogistika vom Arzt abzuwägen. Neben den gewünschten Effekten stellt sie immer auch eine Beeinflussung der physiologischen Heilung dar.

YELLOW FLAG

Bei Zustand nach Traumen sollte anamnestisch geprüft werden, ob Yellow, Blue oder Black flags vorliegen. Sie können ein heilungsverzögernder Faktor sein. Insbesondere Sorgen und Ängste bei möglicher längerfristiger Arbeitsunfähigkeit oder Sportunfähigkeit können Yellow flags auslösen.

Anamnestische Informationen/allgemeine mögliche klinische Befunde
Weitere Befunde möglich/Ausbleiben einzelner Befunde möglich
Z.n. nach Trauma: Schmerzen, Schwellung, Hämatom, Bewegungseinschränkung, verringerte Gelenkbelastbarkeit, ggf. Überwärmung, ggf. Krepitationen > **Traumaanalyse,** siehe Kap. 1.1.2

Traumamechanismus/mögliche betroffene Struktur	Untersuchung (therapeutisch oder ärztlich)	Therapie/Handlungsempfehlung
Verletzungen anderer/weiterer Strukturen theoretisch möglich	**Therapeutische Untersuchungstechniken unter Beachtung von Sensitivität, Spezifität und Reliabilität**	**Nachbehandlungsschemata können individuell abweichen; Entscheidungen pro/kontra OP müssen individuell getroffen werden**
Starke direkte sternoklavikuläre Krafteinwirkung durch Sport oder Verkehrsunfall > **Kapsel/Ligamente sternoklavikular,** siehe Kap. 5.2.1	Provozierende Palpation, Funktionsuntersuchung Röntgen – ab Grad II darstellbar CT zur Beurteilung von Subluxationen	Konservativ: bei Grad I–III möglich, Rucksackverband und Manuelle Therapie Operativ: • Zurückhaltende Indikationsstellung bei Grad III • Narkose-Reposition, selten Osteotomie mit Kapsel-Band-Rekonstruktion
Sturz auf die Schulter, Sturz auf den gestreckten Arm, jeweils mit akromioklavikulärer Krafteinwirkung > **Kapsel/Ligamente akromioklavikular,** siehe Kap. 5.2.1	Provozierende Palpation, Funktionsuntersuchung Röntgen (Alexander-Aufnahme), MRT	Konservativ: Gilchrist-Verband mit anschließender Tapeversorgung Operativ: • Reposition mit Retention des OP-Erfolges • Zahlreiche OP-Verfahren möglich
Sturz auf die Schulter, abrupte endgradige glenohumerale Bewegungen > **Kapsel/Ligamente glenohumeral,** siehe Kap. 5.2.1	Passiv anguläre Untersuchung Röntgen zum Frakturauschluss MRT zur Beurteilung von Kapsel und Ligamenten	Konservativ: wenn keine Luxation oder Fraktur vorliegt Operativ: bei Luxation oder Fraktur
Explosive Außenrotation Sturz auf den gestreckten Arm mit Handstütz (ggf. auch ACG) > **Schulterluxation** (zumeist von außen sichtbar), siehe Kap. 5.2.2	Sichtbefund, Palpation (Hill-Sachs-Delle) MRT zur Beurteilung von Rotatorenmanschette und Bizeps CT/MRT mit KM zur Beurteilung von Bankart-Läsionen	Reposition Konservativ: • Bei vorderer Luxation → Gilchrist- oder Desault-Verband für 7 Tage • Bei hinterer Luxation → Ruhigstellung in Abd, AR und wenig Elevation 1–3 Wochen Operativ: offene Reposition, mehrere Verfahren möglich
Skapuläres Hochrasanztrauma oder stumpfe Gewalteinwirkung > **Skapulafrakturen,** siehe Kap. 5.2.3	Hochrasanztrauma: Notruf, Ganzkörper-CT Stumpfe Gewalteinwirkung: natives Röntgen	Konservativ: Gilchrist-Verband Operativ: selten, siehe Klassifikation nach Euler und Ruedi
Sturz auf die Schulter, Schlag auf die Klavikula > **Klavikulafrakturen,** siehe Kap. 5.2.3	Röntgen a.p. und zweite Ebene mit 20–45°-Kippung	Konservativ: Gilchrist-Verband Operativ: • Bei neurologischen oder vaskulären Störungen, offenen Frakturen oder Floating-Shoulder • Verfahren je nach Frakturart
Starke direkte Krafteinwirkung durch Sturz oder Schlag Massive Rotation aus Abduktion Bei älteren Patienten auch nach inadäquaten Traumen > **Proximale Humerusfraktur,** siehe Kap. 5.2.3	Überprüfung der Bewegungsbereitschaft, Klopftest Röntgen in mehreren Ebenen	Konservativ: • Bei Kindern → Gilchrist-Verband 3–4 Wochen • Bei Erwachsenen → Gilchrist-Verband, bewegungserhaltende Mobilisationen nach 3–7–14 Tagen Operativ: bei dislozierten Frakturen → Verfahren je nach Frakturart
Sturz auf den gestreckten Arm bei Schulterabduktion Trauma in AR und Abd RSI in Wurf- und Überkopfsportarten > **SLAP-Lesion,** siehe Kap. 5.2.4	O'Brian, Internal rotation resistance strength-Test, Supine-Flexion-Resistance-Test, Yergason, Palm-up, Crank-Zeichen, Slide-Zeichen nach Kibler Arthro-MRT (direkte Kontrastmittelgabe)	Konservativ: nur bei Typ I empfohlen Operativ: Verfahren je nach Grad der Verletzung
Exzentrik, Wurf oder Schlag > **Muskelverletzungen,** siehe Kap. 9.1	Sonografie, MRT	Konservativ: bei Faserriss, kleinem Bündelriss Operativ: bei großem Bündelriss, Muskelriss

Allgemeine Therapiebausteine (spezifische Therapiepläne im jeweiligen Kapitel)			
Immer unter Berücksichtigung der Belastbarkeit in den Heilungsphasen, siehe Kap. 1.6.3			
Frühphase: → Ggf. Manuelle Lymphdrainage Ggf. Ruhigstellung	Erarbeitung von physiologischem glenohumeralem Rollgleiten in alle Bewegungsrichtungen → Mobilisation akromioklavikular Mobilisation sternoklavikular Mobilisation skapulothorakal Mobilisation zervikal, zervikothorakal Mobilisation kostovertebral und kostotransversal	Training der Schultermuskulatur → Training der aufrichtenden Rumpfmuskulatur Stabilitätstraining	Wurftraining Erarbeiten von Sportfähigkeit

Abb. 5.3 Anamnese und Diagnostik traumatischer Erkrankungen in der Schulterregion. [L329]

5.2.1 Band- und Kapselläsionen

Band- und Kapselläsionen an der Art. sternoclaviculare

BEFUNDE

Traumamechanismus
- Krafteinwirkung von ventral auf die Klavikula/das Sternum
- Krafteinwirkung von posterior auf die Schulter
- Verkehrsunfall, Sportunfall

Leitsymptomatik
- Lokaler Schmerz bei Schulterbewegungen stärker werdend

Sichtbefund
- Schwellung
- Ggf. Hämatom

Anatomische Grundlagen

Die Art. sternoclaviculare ist die einzige knöcherne Verbindung zwischen dem Rumpf und der oberen Extremität. Bei der knöchernen Verbindung zwischen dem medialen Ende der Klavikula (Extremitas sternalis) und der deutlich kleiner ausgebildeten sternalen Artikulationsfläche am kraniolateralen Manubrium sterni handelt es sich um ein Sattelgelenk, bei dem die Klavikula in der Sagittalebene konkav und in der Frontalebene nahezu konvex ist. Der intraartikulär liegende Discus sternoclavicularis sorgt für bessere Kongruenz. Das Gelenk verfügt über eine starke ligamentäre Sicherung:

- **Lig. interclaviculare:** Das Lig. interclaviculare verbindet beide Klavikulae mit dem Oberrand des Manubrium sternum.
- **Lig. sternoclaviculare:** Das Lig. sternoclaviculare anterius verläuft als Verstärkung der ventralen Gelenkkapsel.
- **Lig. costoclaviculare:** Das Lig. costoclaviculare, ebenfalls sehr medial und somit gelenknah gelegen, besteht aus zwei Faseranteilen und verbindet den medialen chondrosternalen Übergang der 1. Rippe mit der Extremitas sternalis der Clavicula. Beide Faseranteile sind durch eine Bursa voneinander getrennt. Gemeinsam wirken sie der Translation nach kranial (ventraler Anteil) und kaudal (dorsaler Anteil) der Klavikula entgegen. Eine weitere Verbindung zwischen 1. Rippe und dem mittleren Drittel der Klavikula (Corpus claviculae) besteht durch den M. subclavius, der breitgefächert an beiden Knochen inseriert.
- Der **Discus sternoclavicularis** verläuft vom Unterrand des Lig. interclaviculare bis zum Oberrand des Knorpels der 1. Rippe, ist mit beiden Strukturen verwachsen und teilt das Gelenk in zwei Kammern. Er wird aufgrund seines Verlaufes auch als intraartikuläres Ligament bezeichnet.

Traumamechanismus

Die Bänder der Art. sternoclaviculare verletzen bei starker Krafteinwirkung zumeist durch Verkehrsunfälle oder Sportunfälle. Traumamechanismen können Krafteinwirkungen von dorsal auf die Schulter (indirektes Trauma) oder von ventral auf die Klavikula oder das Sternum (direktes Trauma) sein. Bandverletzungen des Sternoklavikulargelenks sind insgesamt selten, da die Kraftübertragung von der oberen Extremität auf den Rumpf vornehmlich über das Akromioklavikulargelenk stattfindet. Die Bänder verletzen gemeinsam mit der Kapsel und dem Diskus.

CAVE

Bei posteriorer (Sub-)luxation besteht Gefahr für die mediastinalen Gefäße. Auch ein Repositionsversuch kann zur Schädigung führen.

Klassifikation

Verletzungen des Sternoklavikulargelenks werden in drei Grade eingeteilt:

- Grad I: Distorsionsverletzung mit Überdehnung bzw. Zerrung des Kapsel-Band-Apparates
- Grad II: ventrale Subluxation, keine genauen Angaben über das Ausmaß struktureller Schädigungen.
- Grad III: vollständige Luxation der Klavikula nach ventral oder dorsal mit kompletter Zerreißung aller Kapsel-Band-strukturen

Differenzialdiagnosen

Differenzialdiagnostisch sollte in Bezug auf Grad III, insbesondere bei Patienten unter 25 Jahren, an eine Epiphysenlösung (Epiphyseolysis) der medialen Klavikula gedacht werden, da sich die Epiphyse physiologisch erst im 25. Lebensjahr schließt und eine Schädigung bei dislozierenden Traumen wahrscheinlich ist. Auch mögliche Frakturen der Klavikula oder des Sternums müssen in Betracht gezogen werden.

Untersuchung

Manualtherapeutisch Die Untersuchung beginnt mit einer Inspektion. Schwellung und etwaige Dislokationen werden begutachtet. Es folgt eine lokalisierende und provozierende Palpation. Die Mobilität der Klavikula wird nach ventral, dorsal, kranial und kaudal untersucht. Während einer Elevation und Retroversion der Schulter wird das Rotationsverhalten palpierend untersucht. Bei Verdacht auf Verletzungen des Kapsel-Band-Apparates sollte eine Bildgebung erfolgen. Starke Schmerzen mit Schwellung und Dislokation können auch auf Frakturen hindeuten.

RED FLAG

Frakturzeichen sind ein Red flag.

Medizinisch Eine Läsion Grad I zeigt im Röntgenbild (SC-Gelenkaufnahme nach Rockwood) keine veränderte Klavikulaposition, bei Grad II ist die Darstellung einer Subluxation

5

möglich, bei einer Läsion Grad III sicher. Bei Verdacht auf Subluxation ist ein CT das Mittel der Wahl zur genauen Beurteilung. Jedoch ist abzuwägen, welche therapeutische Konsequenz aus der Untersuchung resultiert, wenn im vorherigen Röntgenbild keine Fraktur ersichtlich war.

Therapie

Konservativ

Bei SCG-Verletzung Grad I
- Rucksackverband für einige Tage
- Mobilisation sternoklavikular, akromioklavikular und glenohumeral nur bei anhaltenden Funktionsstörungen, endgradig ab der Konsoldierungsphase

Bei SCG-Verletzung Grad II
- Rucksackverband für maximal 2 Wochen

Entzündungsphase:
- Keine Manuelle Therapie

Proliferationsphase:
- Mobilisation sternoklavikular, akromioklavikular und glenohumeral im schmerzfreien Bereich
- Aktives Bewegen im schmerzfreien Bereich

Konsoldierungsphase:
- Endgradige Mobilisationen im SCG, ACG und glenohumeral nur bei weiterhin bestehenden Funktionsstörungen nötig

Bei SCG-Verletzung Grad III ohne Narkose-Reposition
- Mögliche konservative Reposition in den ersten 2–3 Tagen
- Rucksackverband für 3 Wochen

Entzündungsphase:
- Keine Manuelle Therapie

Proliferationsphase:
- Keine Manuelle Therapie

Konsoldierungsphase:
- Dosiert beginnende und bis zu endgradigen Mobilisationen steigernde Therapie des SCG, ACG und Glenohumeralgelenks
- Stabilitätstraining der gesamten Schultergürtelmuskulatur nach Entfernung des Rucksackverbandes
- Aktives, dreidimensionales Bewegen
- Erarbeiten von Stützfunktion

Mittlere Rehabilitationszeit
- Grad I: 2–3 Wochen
- Grad II 4–6 Wochen
- Grad III: 6–8 Wochen

Operativ

Operative Entscheidungen werden zurückhaltend gestellt und kommen nur bei bestehenden Subluxationen der Klavikula (Läsion Grad III) in Betracht:
- Bei Subluxation der Klavikula nach ventral kann eine Reposition in Narkose erfolgen (Abduktionsreposition). Die Rezidivrate nach Abduktionsrepositionen ist jedoch hoch.
- Bei Subluxation nach dorsal ist die Reposition in Narkose erforderlich (Adduktionsreposition), der mediastinale Druck würde nicht dauerhaft toleriert werden.

Sollte bei einer dorsalen Subluxation kein Erfolg durch die geschlossene Reposition erzielt werden, folgt eine offene Reposition mit Resektion des medialen Teils der Klavikula, Kaspel-Band-Reposition und Fixation der Klavikula an die 1. Rippe. Gelingt die Reposition (bei älteren Luxationen) nicht mehr, kann eine Osteotomie der Extremitas sternalis erfolgen. In diesem Fall sind Kapsel-Band Rekonstruktionen mit autologem Sehnenmaterial vonnöten. In einer zweiten OP einige Monate später erfolgt dann eine Plattenosteosynthese.

Postoperative Rehabiltation

Nachbehandlung nach SCG-Verletzung Grad III mit Narkose-Reposition

Grundsätzliches:
- Rucksackverband für 4–6 Wochen

Entzündungsphase:
- Keine Manuelle Therapie

Proliferationsphase:
- Keine Manuelle Therapie

Konsoldierungsphase:
- Dosiert beginnende und bis zu endgradigen Mobilisationen steigernde Therapie des SCGs, ACGs und Glenohumeralgelenks nach Entfernung des Rucksackverbandes
- Stabilitätstraining der gesamten Schultergürtelmuskulatur nach Entfernung des Rucksackverbandes
- Aktives, dreidimensionales Bewegen
- Erarbeiten von Stützfunktion

Umbauphase:
- Erarbeiten von Sportfähigkeit

Nachbehandlung nach SCG-Verletzung Grad III nach offener Reposition

Grundsätzliches:
- Rucksackverband für 6 Wochen

Entzündungsphase:
- Keine Manuelle Therapie

Proliferationsphase:
- Keine Manuelle Therapie
- Ggf. Manuelle Lymphdrainage

Konsoldierungsphase (nach 6 Wochen):
- Dosiert beginnende und bis zu endgradigen Mobilisationen steigernde Therapie des SCGs, ACGs und Glenohumeralgelenks
- Stabilitätstraining der gesamten Schultergürtelmuskulatur nach Entfernung des Rucksackverbandes
- Aktives, dreidimensionales Bewegen
- Erarbeiten von Stützfunktion

Umbauphase:
- Erarbeiten von Sportfähigkeit

Die Rehabilitation nach Osteotomie der Extremitas sternalis claviculae ist aufgrund der nötigen zweiten Operation nach 5–6 Monaten zur Einbringung der Plattenosteosynthese aufwendig.

5

Nach der ersten Operation ähnelt sie dem Schema nach offener Repositions-OP, in jedem Fall ist jedoch der individuelle Behandlungsplan des Operateurs zu beachten. Nach Einbringung der Platte ist schnelles Belasten möglich, allerdings sollte in Anlehnung an die Belastbarkeit in den einzelnen Heilungsphasen agiert werden (vgl. Habermeyer et al. 2017: 293–297).

Mittlere Rehabilitationszeit

- Grad III mit Narkose-Reposition: > 8 Wochen
- Grad III mit offener Reposition: > 8 Wochen

Band- und Kapselläsionen an der Art. acromioclaviculare

BEFUNDE

Traumamechanismus
- Sturz auf die Schulter (direktes Trauma)
- Sturz auf den ausgestreckten Arm (indirektes Trauma)

Leitsymptomatik
- Lokale Schmerzen

Sichtbefund
- Schwellung
- Ggf. sichtbares Hämatom

Röntgenbefund
- Stadien der Verletzung nach Tossy und Rockwood

Anatomische Grundlagen

Die Art. acromioclaviculare überträgt und puffert den Großteil der von der oberen Extremität auf den Rumpf einwirkenden Kräfte. Gemeinsam mit der Art. sternoclaviculare schafft sie die einzige artikuläre Verbindung zwischen dem Rumpf und der oberen Extremität. Beide Gelenke bewegen bei nahezu allen Bewegungen der Schulter mit, lediglich bei minimalen Amplituden findet keine weiterlaufende Bewegung statt.

Gelenkpartner sind das Akromion des Schulterblattes und das laterale Ende der Extremitas acromialis der Klavikula. Das Akromioklavikulargelenk ist ein nahezu planes, etwas inkongruentes Gelenk. Diese Inkongruenz wird durch den Discus acromioclavicularis (Weitbrecht-Knorpel) ausgeglichen. Dadurch wird das plane Gelenk funktionell zu einer Art Kugelgelenk. Es ermöglicht die Elevation und Depression, die Pro- und Retraktion sowie eine Ante- und Posterorotation der Klavikula gegenüber dem Akromion als Folge von glenohumeralen oder skapulothorakalen Bewegungen. Der Diskus ist mit den die Gelenkkapsel verstärkenden **Ligg. acromioclavicularis superior und inferior** verwachsen und im adoleszenten Alter löchrig verändert. Neben den genannten Ligamenten gibt es zum Auffangen der Kräfte aus der oberen Extremität weitere stabilisierende Bandstrukturen:

- **Lig. coracoclaviculare:** Das Lig. coracoclaviculare läuft mit seinen zwei Anteilen vom Proc. coracoideus der Scapula nach kranial zur Klavikula. Das Lig. conoideum verläuft vertikal und bildet den ventralen Anteil. Das Lig. trapezoideum verläuft dorsal und hat eine horizontalere Ausrichtung. Gemeinsam verlaufen sie V-förmig und bestehen jeweils aus festen verdrillten Fasern. Dadurch vermindern sie die Mobilität der Art. acromioclaviculare deutlich. Beide Anteile werden durch einen kleinen Schleimbeutel voneinander getrennt (Bursa ligamenti coracoclavicularis).
- **Lig. coracoacromiale:** Eine weitere Sicherung erfolgt durch das Lig. coracoacromiale, dessen Verlauf sich namentlich erklärt.

Zusätzliche Stabilität resultiert aus den drei Anteilen des M. deltoideus, die an der Spina scapulae (Pars spinalis), dem Akromion (Pars acromialis) und der Klavikula (Pars clavicularis) entspringen, sowie den von proximal einstrahlenden Fasern des M. trapezius (Pars descendenz – Klavikula, Pars transversa – Akromion, Pars ascendens – Spina scapluae).

Traumamechanismus

Die Bänder des Akromioklavikulargelenks verletzen gemeinsam mit der Kapsel. Häufigster Traumamechanismus ist der ungebremste Sturz auf die Schulter, aber auch ein Sturz auf den ausgestreckten Arm kann durch Kraftübertragung vom Humerus auf das Schulterblatt zu akromioklavikulären Verletzungen führen.

Klassifikation

Tossy et al. und Allman haben getrennt voneinander nahezu vollständig übereinstimmende Einteilungen vorgenommen. Demnach werden Verletzungen des Akromioklavikulargelenks in drei Grade unterteilt:

- I: Überdehnung der Kapsel ohne radiologischen Befund
- II: Kapselruptur mit Verletzungen der akromioklavikulären Ligamente (Lig. acromioclaviculare superior und inferior). Radiologisch ist ein Versatz der lateralen Klavikula bis zu 50 % der klavikulären Schaftbreite sichtbar.
- III: Zusätzliche Ruptur der korakoklavikulären Ligamente (Lig. conoideum, Lig. trapezoideum). Radiologisch ist ein Klavikulaversatz um 100 % der klavikulären Schaftbreite sichtbar.

Erst Rockwood hat 1984 eine Klassifikation zur Einteilung von Verletzungen mit über Grad III hinausgehenden Schädigungen vorgenommen (➤ Abb. 5.4):

- I: Verletzung der Kapsel und der akromioklavikulären Ligamente im Sinne einer Überdehnung oder Teilruptur. Radiologisch lässt sich kein oder nur ein geringer Versatz der Klavikula darstellen.
- II: Ruptur der Kapsel und der akromioklavikulären Ligamente (Lig. acromioclaviculare superior und inferior). Radiologisch ist ein Versatz der lateralen Klavikula bis zu 50 % der klavikulären Schaftbreite sichtbar.

5

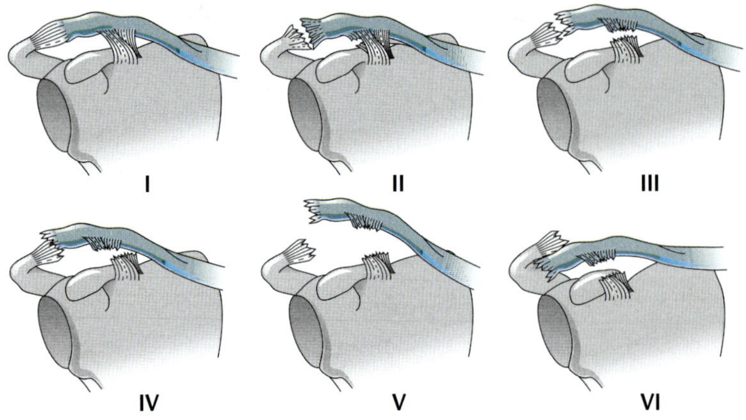

Abb. 5.4 Klassifikation der Akromioklavikularverletzungen nach Rockwood (erweiterte Tossy-Klassifikation). [L106]

- III: Ruptur der Kapsel, der akromioklavikulären und korakoklavikulären Ligamente. Radiologisch ist ein Versatz der lateralen Klavikula bis zu 100 % der klavikulären Schaftbreite sichtbar. Es besteht ein Klaviertastenphänomen.
- IV: Ruptur der Kapsel, der akromioklavikulären und korakoklavikulären Ligamente. Zusätzlich liegt eine Verletzung der Faszie von M. deltoideus und M. trapezius vor, wobei entweder die Pars claviculare des M. deltoideus oder die Pars descendens des M. trapezius noch an der lateralen Klavikula fixiert ist und somit einen massiven Hochstand der Klavikula verhindert.
- V: Kommt bei dem vorherigen Verletzungstyp neben dem Hochstand der Klavikula eine horizontale Disposition der Klavikula hinzu, so besteht eine Verletzung Grad V. Ist die Trapeziusfaszie intakt, so zieht sie die Klavikula nach dorsal, ist die Deltafaszie intakt, so zieht sie die Klavikula nach ventral. Deutlich häufiger reißt die proximale Faszie (Deltoidanteil), und es kommt zu einer Translation nach dorsal.
- VI: Grad VI beschreibt eine Verschiebung der lateralen Klavikula bis unter den Proc. coracoideus und wird in der Literatur praktisch nicht beschrieben.

Auch differente Schädigungen sind möglich. Zum Beispiel kann die Faszie von M. deltoideus und M. trapezius ihre Anheftung an die Klavikula verlieren, jedoch strukturell intakt sein. In diesem Fall würde sie ein deutliches Translieren der Klavikula nach kranial ebenfalls verhindern (Typ III).

HINWEIS

In den Klassifikationen wird davon ausgegangen, dass die Klavikula nach Verletzungen gegenüber der Skapula höher tritt (Klavikulahochstand). Panoramaaufnahmen der Schulter zeigen jedoch, dass die Klavikula ihre Position nicht oder nur geringfügig ändert, während die Skapula skapulothorakal rotiert, abduziert oder tiefer tritt (Depression).

Differenzialdiagnosen

Differenzialdiagnostisch kommen Frakturen der Klavikula oder des Akromions in Betracht. Allerdings treten diese bei gleichem Traumahergang nicht stattdessen, sondern begleitend auf.

Untersuchung

Manualtherapeutisch Die Untersuchung beginnt mit einer Inspektion. Das Ausmaß von Schwellung und etwaige Dislokationen werden begutachtet. Ein etwaiger Versatz zwischen Klavikula und Akromion wird begutachtet. Gibt es keinen Versatz, so folgt eine Funktionsuntersuchung des Gleitens unter Beachtung der Ausrichtung des Gelenkspaltes. Dieser verläuft zumeist von dorsomedial nach ventrolateral. Bei Verdacht auf strukturelle Schädigungen des Kapsel-Band-Apparates erfolgt eine Bildgebung.

RED FLAG

Etwaige Frakturzeichen sind ein Red flag.

Medizinisch Medizinischer Standard sind eine Alexander-Aufnahme und eine native Panoramaaufnahme. Die Untersuchung sollte im Seitenvergleich erfolgen. Eine MRT kann zum Ausschluss bzw. zur Beurteilung zusätzlicher Verletzung von Weichteilen (auch glenohumeral) erfolgen.

Therapie

Verletzungen von Grad I und II werden in der Regel hierzulande konservativ behandelt.

Auch bei Verletzungen Grad III sind konservative Erfolge gleichwertig und die Wiederherstellung der Gelenkfunktion schneller erreicht. Auch wenn einige Operateure bei Wurf- und generell bei Überkopfsportarten hier weiterhin ein operatives Vorgehen empfehlen, gibt es keine Studien, die diesen Ansatz als erforderlich untermauern. Eine OP ist hier nur in Einzelfällen und bei Anforderungen mit massivster Belastung der Schulterregion indiziert.

Jedoch ist bei Läsionen ab Grad IV ein operatives Vorgehen empfehlenswert. Fasziale und muskuläre Verletzungen sollten versorgt werden, da betroffene Faszien ansonsten retrahieren und betroffene Muskeln atrophieren. Beides hat erheblichen Einfluss auf die Prognose.

Konservativ

Entzündungsphase:
- Keine Manuelle Therapie
- Ggf. Gilchrist-Verband/ACG-Bandage

Proliferationsphase:
- Translationen akromioklavikular im schmerzfreien Bereich
- Rollgleitmobilisationen glenohumeral im schmerzfreien Bereich
- Aktives skapulothorakales Bewegen

Konsoldierungsphase:
- Endgradige Translationen akromioklavikular
- Mobilisation sternoklavikular
- Endgradige Rollgleitmobilisationen glenohumeral
- Stabilisationstraining, insbesondere M. deltoideus und M. trapezius
- Kräftigung der Rotatorenmanschette
- Training der skapulothorakalen Muskulatur

Umbauphase:
- Erarbeiten der Sportfähigkeit

Wird eine konservative Reposition versucht, so erfolgt nach Gilchrist-Verband eine Tapefixierung für 4–6 Wochen. In Repositionsposition (angehobene Schulter, kaudalisierte Klavikula) wird mit mehreren Tapestreifen nach ventral und dorsal fixierend getapet.

Die manualtherapeutische Rehabilitation erfolgt dann erst nach 4 bis 6 Wochen und startet (schmerzabhängig und aufbauend) mit den oben in der Konsolidierungsphase beschriebenen Maßnahmen.

Eine alternative Möglichkeit zur Reposition stellt eine 6-wöchige Versorgung in einer Abduktionsschiene (in 30–45° Abduktion) dar. Auch darauf folgen die identischen therapeutischen Maßnahmen.

Einen nicht ausreichenden konservativen Therapieerfolg kann man nach 6 Monaten bewerten. Eine operative Korrektur ist dann möglich.

Mittlere Rehabilitationszeit > 8 Wochen.

Operativ

Hauptziel operativen Vorgehens ist die Reposition des luxierten Gelenks mit anschließender Retention des OP-Erfolges. Je nach Ausmaß der Schädigung müssen verletzte Delta- und Trapeziusfaszien und/oder verletzte Kapsel-Bandstrukturen rekonstruiert werden. Nicht rekonstruierbares Gewebe (Kapsel, Band, Diskus) wird entfernt.

Für die Umsetzung der genannten Ziele stehen zahlreiche OP-Methoden zur Verfügung. Häufig genutzte Varianten sind:
- Hakenplatte nach Balser, Wolter, Dreithaler
- Transartikuläre Kirschner-Draht-Fixation, ggf. mit zusätzlicher Zuggurtung, nach Murray und Phemister
- Stabilisierung mit Akromio- oder korakoklavikulären PDS-Kordeln
- Versorgung mit Polyesterfäden mit zentralem UHMW-Polyethylen und Verankerungsknöpfen an Proc. coracoideus und Klavikula

Die Nutzung einer Hakenplatte ist in Deutschland am häufigsten, die Methode nach Dreithaler ist die modernste Art des Verfahrens.

EVIDENZ

Im direkten Vergleich zur Hakenplattenversorgung zeigte die Versorgung mit Polyesterfäden und Verankerungsknöpfen in Bezug auf alle untersuchten Parameter bessere Ergebnisse (vgl. Natera-Cisneros et al. 2016).

Postoperativ werden Outlet- und Zanca-Aufnahmen zur Beurteilung des operativen Erfolges durchgeführt (Röntgen) (vgl. Habermeyer et al. 2017: 287–293, 297–304).

Postoperative Rehabilitation

Grundsätzliches:
- Gilchrist-Verband für 4–6 Wochen

Entzündungsphase:
- Vermeidung von Zugbelastungen durch einen herabhängenden Arm
- Mobilisation aller Bewegungskomponenten, insbesondere der Innen- und Außenrotation, zur Kontrakturprophylaxe
- Keine Traktion!

Proliferationsphase:
- Vermeidung von Zugbelastungen durch einen herabhängenden Arm
- Mobilisation aller glenohumeralen Bewegungskomponenten zur Kontrakturprophylaxe, insbesondere der Innen- und Außenrotation
- Keine Traktion!
- Kein aktives Bewegen!

Konsolidierungsphase:
- Nach Gilchrist-Entwöhnung endgradige glenohumerale Rollgleitmobilisationen in alle Bewegungsrichtungen
- ACG- und SCG-Mobilisationen
- Mobilisation des skapulothorakalen Gleitlagers
- Aktives Bewegen frühestens nach 3 Wochen!
- Training der Schultermuskulatur
- Training der Skapulastützfunktion

Umbauphase:
- Erreichen der Vollbelastung (nach 4 Monaten)
- Erreichen der Sportfähigkeit (nach 6 Monaten)

CAVE

je nach OP-Verfahren sind Limitierungen einzelner glenohumeraler Bewegungskomponenten möglich. Zum Beispiel wird bei einer Kirschner-Draht-Versorgung üblicherweise für einige Wochen auf 90° Flexion und 70° Abduktion limitiert.

Mittlere Rehabilitationszeit > 6 Monate.

Band- und Kapselläsionen an der Art. glenohumerale

BEFUNDE

Traumamechanismus
- Sturz auf die Schulter (direktes Trauma)
- Endgradige, explosive glenohumerale Bewegungen

Leitsymptomatik
- Lokale Schmerzen

Sichtbefund
- Schwellung
- Ggf. sichtbares Hämatom

Röntgenbefund
- Keiner

Anatomische Grundlagen

Die Art. glenohumerale ist das Gelenk mit dem größten Bewegungsfreiraum im menschlichen Körper. Das Kugelgelenk ermöglicht Elevation, Retroversion, Innen- und Außenrotation sowie Abduktion und Adduktion. Letztere sind auch horizontal aus 90° Elevation möglich. Dreidimensionale Bewegungsmuster sind in allen Kombinationen willkürlich umsetzbar.

Gelenkpartner sind das Caput humeri und die Cavitas glenoidale des Schulterblattes. Die Gelenkpfanne wird durch das knorpelige Labrum glenoidale erweitert.

Gelenkkapsel

Die Membrana synovialis der Kapsel setzt rundherum am Außenrand des Labrumsan. Die Membrana fibrosa ist fest mit dem Labrum verwachsen und wird von Bändern verstärkt.

Die Kapsel inseriert an den Oberrändern von Tuberculum majus und minus und verläuft an der Knochen-Knorpel Grenze des Caput humeri.

Ligamente

Die ventrale Kapsel des Schultergelenks wird durch straffe Bänder verstärkt:

- **Lig. coracohumerale:** Das Lig. coracohumerale verläuft vom Proc. coracoideus zum Humerus. Sein ventraler Teil verläuft vom Tuberculum minus zum lateralen Anteil des Proc. coracoideus. Sein dorsaler Anteil verläuft vom Tuberculum majus zum Lig. acromioclaviculare. Es ist mit der ventralen Kapsel verwachsen.
- **Lig. coracoglenoidale:** Als die Kapsel verstärkendes Band zieht das Lig. coracoglenoidale vom Proc. coracoideus zum Tuberculum supraglenoidale, dem superioren Labrum und der Gelenkkapsel.
- **Lig. glenohumerale superius:** Das Lig. glenohumerale superius inseriert am superioren Labrum, am superioren Glenoid und am Proc. coracoideus. Von dem breit gefächerten Ansatz läuft es zum Tuberculum minus und bis zum Sulcus intertubercularis. Sein Verlauf ist parallel zur Sehne des Caput longum des M. biceps femoris.
- **Lig. glenohumerale mediale:** Das Lig. glenohumerale mediale läuft vom superioren Labrum und Glenois zum Tuberculum minus, wobei sein Ansatz dort unterhalb des Ansatzes des Lig. glenohumerale superius liegt. Es setzt den Verlauf des superioren Bandes nach kaudal fort.
- **Lig. glenohumerale inferius:** Das Lig. glenohumerale inferius besteht aus einem ventralen und einem dorsalen Anteil. Der ventrale Anteil entspringt am anterioren inferioren Labrum glenoidale, der dorsale Anteil am posterioren inferioren Labrum glenoidale. Beide ziehen von ihren Insertionen zum Collum anatomicum des Humerus. Zwischen den beiden Bandanteilen liegt der Recessus axillaris, eine „Reservestreckfalte" der Kapsel, welche bei Elevation komplett verstreicht und bei herabhängendem Arm faltig anliegt. In dieser Region besteht die Gefahr einer Frozen shoulder nach Immobilisation und/oder Entzündung.

Zwischen den drei Anteilen des Lig. glenohumerale liegen zwei Schwachstellen der Kapselwand:

- Foramen von Weitbrecht: Schwachstelle der Kapselwand zwischen dem Lig. glenohumerale superius und mediale
- Foramen von Rouviere: Schwachstelle der Kapselwand zwischen dem Lig. glenohumerale mediale und inferius

Bei ventraler Schulterluxation (➤ Kap. 5.2.2) passiert der Humeruskopf eine dieser beiden Schwachstellen. Die dorsale Kapsel verläuft ohne ligamentäre Verstärkung, zusätzlicher Kontakt zur Skapula wird durch das dünne Lig. transversum scapulae superius und inferius hergestellt.

Traumamechanismus

Verletzungen der glenohumeralen Kapsel und der die Kapsel verstärkenden Ligamente entstehen durch Stürze auf die Schulter oder durch explosive endgradige Bewegungen.

Differenzialdiagnosen

Differenzialdiagnostisch sollten Frakturen und Luxationen ausgeschlossen werden.

Untersuchung

Manualtherapeutisch Manualtherapeutisch erfolgt eine passiv anguläre Untersuchung in alle Bewegungsrichtungen. Die aktive Bewegungsbereitschaft wird überprüft. Die Position des Humerus wird im Seitenvergleich beurteilt.

Medizinisch Die Gelenkkapsel kann in einer MRT beurteilt werden. Zum Ausschluss einer Fraktur eignet sich eine Röntgenaufnahme. Eine Luxation ist zumeist von außen sichtbar. Eine Röntgenuntersuchung kann Informationen liefern, eine Aussage über bestehende Weichteilverletzungen erfolgt durch eine MRT.

Therapie

Wenn keine begleitende Luxation oder Fraktur besteht, erfolgt die Therapie konservativ. Isolierte Kapsel-Bandrekonstruktionen oder -nähte werden glenohumeral ausgesprochen selten durchgeführt. Kommt es zu außergewöhnlichen Schädigungen, so steht die Versorgung der Begleitverletzungen im Vordergrund.

In der Regel wird bei reinen Kapselverletzungen keine Physiotherapie verordnet. Mobilisationen und Muskelaufbau sind nur erforderlich, wenn tatsächliche Defizite aus der Verletzung bzw. der temporären Immobilisation resultieren.

Entzündungsphase:

- Keine Manuelle Therapie
- Aktives Bewegen im schmerzfreien Bereich

Proliferationsphase:

- Physiotherapie selten verordnet
- Ggf. bewegungserhaltende Mobilisationen

Konsolidierungsphase:

- Nur bei entstandenen Kontrakturen endgradige Rollgleitmobilisationen

Mittlere Rehabilitationszeit 6–8 Wochen.

Pulley-Läsionen

Habermeyer et al. haben 2004 Pulley-Läsionen klassifiziert. Es handelt sich um isoliert oder mit Begleitverletzungen kombiniert auftretende Läsionen des Lig. glenohumerale superius. Die Pathogenese kann traumatisch oder atraumatisch sein.

- Gruppe 1: isolierte Ruptur des Lig. glenohumerale superius
- Gruppe 2: Läsion des Lig. glenohumerale superius mit artikularseitiger Supraspinatussehnenpartialruptur
- Gruppe 3: Läsion des Lig. glenohumerale superius mit artikularseitiger Subscapularispartialruptur
- Gruppe 4: Läsion des Lig. glenohumerale superius mit artikularseitiger Supraspinatus- und Subscapularissehnenpartialruptur

Untersuchung

MRT.

Therapie

Das Lig. glenohumerale superius ist von so feiner Struktur, dass es nicht refixiert oder genäht werden kann. Bei persistierenden Beschwerden wird die lange Bizepssehne durchtrennt und ggf. kosmetisch am Caput humeri fixiert.

Das Caput brevis des M. biceps kann den Kraftverlust bei alltäglicher Belastung kompensieren (vgl. Habermeyer et al. 2017: 185).

Mittlere Rehabilitationszeit Bei Pulley-Läsionen ist eine Rückkehr auf das Ursprungsniveau nicht möglich. Die Strategie der Heilung ist Kompensation.

> **Zusammenfassung**
>
> **Band- und Kapselläsionen in der Schulterregion**
>
> Verletzungen des Kapsel-Band-Apparates des Sternoklavikulargelenks sind selten, bei Stürzen auf die Schulter oder den gestreckten Arm verletzen eher die Bänder und die Kapsel des Glenohumeral- und Akromioklavikulargelenks. Begleiterverletzungen sind Frakturen, Luxationen und bleibende Instabilität.

5.2.2 Luxationen, glenohumerale traumatische

BEFUNDE

Traumamechanismus
- Abrupte endgradige Abduktion-Außenrotation
- Sturz auf den ausgestreckten Arm

Leitsymptomatik
- Starke, lokale Schmerzen (je nach Luxationsrichtung ventral oder dorsal)

Sichtbefund
- Humeruskopf sichtbar (nach ventral) disloziert
- Ggf. leere Gelenkpfanne mit lateraler „Delle"

Röntgenbefund
- Dislokation des Humerus

MRT-Befund
- Schäden im Kapsel-Band-Apparat
- Ggf. Läsionen der Bizepssehne und Rotatorenmanschette

CT-Befund
- Ggf. (knöcherne) Bankart-Läsion

Beschreibung

Traumatische Schulterluxationen erfolgen in der Regel nach ventral kaudal (vordere Schulterluxation) und machen 95 % aller Schulterluxationen aus. Hintere Schulterluxationen können leicht übersehen werden, eine gezielte Diagnostik ist daher wichtig.

Mögliche Folgeläsionen

Bankart-Läsion, klassische

In 80 % der Fälle kommt es bei traumatischer Schulterluxation zur Luxation nach anterior. Eine traumatische Schulterluxation kann mit einer Bankart-Läsion, einer Schädigung des anterioren inferioren Labrums, einhergehen. Eine klassische Bankart-Läsion beschreibt eine Unterbrechung der Kontinuität zwischen dem Labrum-Kapsel-Komplex und dem anterioren inferioren Pfannenrand. Es liegt keine Ablösung des periostalen Ansatzes vor.

Bankart-Fraktur

Eine Doppellabrumläsion oder Bankartfraktur (knöcherne Bankart-Läsion) betrifft 3 % der Patienten (➤ Abb. 5.5).

Perthes-Läsion

Eine Perthes-Läsion beschreibt den kompletten Abriss des Labrums mit subperiostalem Abriss des Lig. glenohumerale inferior.

ALPSA-Läsion

Eine anterior labrum periostal sleeve avulsion (ALPSA) ist eine chronische Form der Perthes-Läsion mit periostalem Narbenwulst.

Glad-Läsionen

Hierbei handelt es sich um Knorpelschädigungen am Übergang zum Labrum.

Kapsel-Bandläsionen

Schädigungen des Kapsel-Band-Apparates können in unterschiedlichster Ausprägung entstehen.

Hill-Sachs-Fraktur

Auch eine Hill-Sachs-Fraktur (Hill-Sachs-Delle), eine Impressions-Fraktur am dorsokranialen Caput humeri, welche durch das Anschlagen des Caputs gegen das anterior-inferiore Labrum während des Luxationshergangs entsteht, ist möglich (➤ Abb. 5.6). Eine Hill-Sachs-Fraktur wird in drei Grade eingeteilt:

- Grad I: Läsion der Artikulationsfläche ohne Schädigung des subchondralen Knochens
- Grad II: Läsion der Artikulationsfläche mit Schädigung des subchondralen Knochens
- Grad III: Läsion der Artikulationsfläche mit großer Schädigung des subchondralen Knochens

Folgende Sonderformen werden beschrieben:

- Engaging Hill-Sachs-Defekt: Bei Abduktion und Außenrotation kann der Defektbereich am anterioren Labrum eingehakt werden.
- Reverse-Hill-Sachs-Defekt: Ein Hill-Sachs-Defekt kann auch aus der wesentlich selteneren hinteren Schulterluxation resultieren. Die Läsion ist dann am ventrokranialen Caput und wird als Reverse-Hill-Sachs-Defekt oder **Malgaigne-Läsion** bezeichnet.

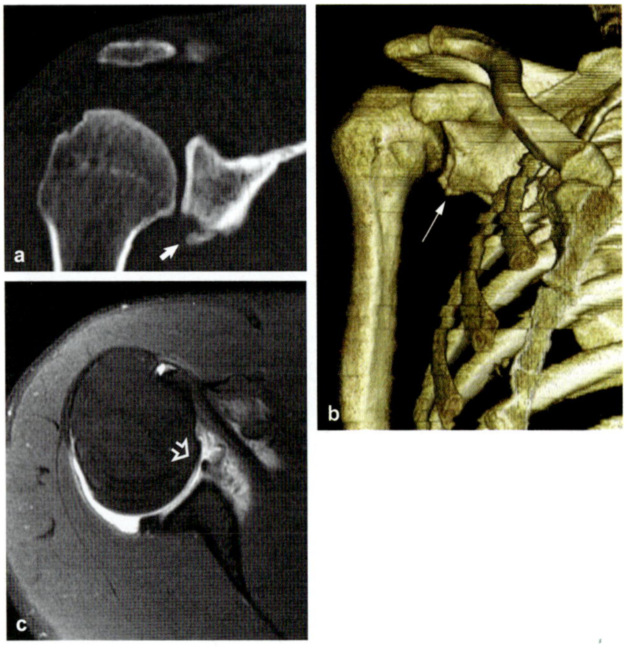

Abb. 5.5 CT- und MRT-Nachweis einer knöchernen und knorpeligen Bankart-Läsion: a) Das koronar rekonstruierte CT-Bild und b) die 3-D-CT der rechten Schulter zeigen nur die knöcherne Bankart-Läsion (Pfeile). c) Das axiale fettgesättigte T1w MRT-Arthrografiebild zeigt hingegen klar die knorpelige Bankart-Läsion (offener Pfeil). [R390]

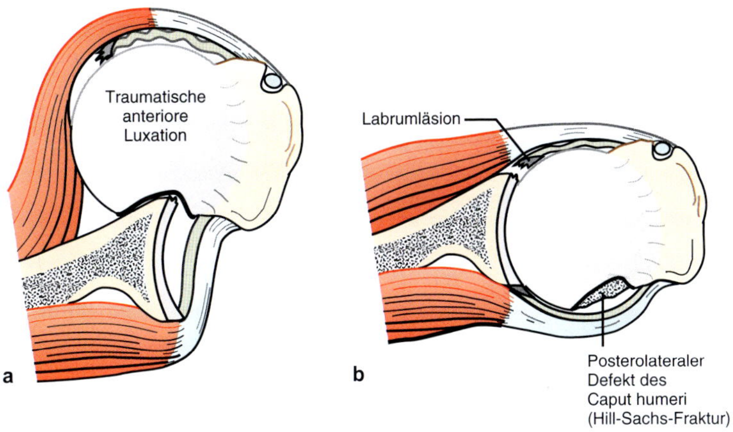

Abb. 5.6 a) Anteriore Schulterluxation in axillarer Aufnahme (Sicht von kranial) mit knöchernem Kontakt zwischen dem dorsokranialen Caput humeri und dem anterior-inferioren Glenoid und resultierender Hill-Sachs-Fraktur. b) Nach der Reposition sieht man eine Bankart-Läsion des Glenoids und die entstandene Hill-Sachs-Fraktur des Caput humeri. [E465-002]

Die ventrale Luxation erfolgt durch das Foramen von Weitbrecht oder das Foramen von Rouviere. Schädigungen der ventralen Kapsel um die Austrittspforte mit daraus resultierender Laxität können eine habituelle Schulterluxation nach sich ziehen. Das Risiko zur Entwicklung eines Habitus sinkt ab dem 30. Lebensjahr deutlich.

Eine dorsale Schulterluxation geht immer mit einer Verletzung der dorsalen Kapsel einher.

Das Ausmaß der zu Grunde liegenden Laxität der Gelenkkapsel und der stabilisierenden Bänder ist ausschlaggebend dafür, wie groß der aus dem Trauma entstehende intraartikuläre Schaden ist. Dabei ist das Risiko für intraartikuläre Schäden bei vorliegender multidirektionaler Laxität am geringsten.

Traumamechanismus

Häufigster Traumamechanismus ist die explosive Abduktion-Außenrotation. Diesen Mechanismus sieht man auch beim Griff eines Gegners in den Arm während einer Wurfbewegung (Handball, Football, Rugby). Alternativ ist auch ein Sturz auf den gestreckten Arm mit Handstütz denkbar. In diesem Falle entsteht die Luxation oft gemeinsam mit Humerusfrakturen und ggf. mit ACG-Läsionen.

Klassifikation

Luxationen des Humerus im Glenohumeralgelenk wurden von unterschiedlichen Autoren im Rahmen der Schulterinstabilitäten klassifiziert. Die Einteilung, in der sowohl traumatische als auch atraumatische Instabilitäten klassifiziert werden, ist daher in ➢ Kap. 5.6.5 zu finden.

Einteilung der Schulterinstabilität nach Gerber

- Typ I: beschreibt eine chronische Luxation (verhakte Luxation)
- Typ II: unidirektionale Instabilität ohne Hyperlaxität
- Typ III: unidirektionale Instabilität mit multidirektionaler Hyperlaxität
- Typ IV: multidirektionale Instabilität ohne Hyperlaxität
- Typ V: multidirektionale Instabilität mit multidirektionaler Hyperlaxität
- Typ VI: willkürliche Luxation möglich

Differenzialdiagnosen

Frakturen und Bizepssehnenverletzungen kommen bei starken posttraumatischen Schmerzen an der ventralen Schulter differenzialdiagnostisch in Betracht. Begleitende Bankart-Läsionen, Hill-Sachs-Frakturen und Verletzungen des Kapsel-Band-Apparates müssen ausgeschlossen werden.

Untersuchung

Manualtherapeutisch Die Humerusposition wird palpatorisch untersucht. Die aktive Bewegungsbereitschaft wird überprüft. Ggf. kann eine Hill-Sachs-Delle getastet werden.

HINWEIS
Die Reposition einer luxierten Schulter erfordert Erfahrung, da insbesondere beim Rückführen des Armes in der zweiten Phase der Plexus brachialis geschädigt werden könnte. Bei Verdacht auf Luxation des Schultergelenks sollte (auch nach möglicher erfolgreicher Reposition) zum Arzt überwiesen werden, um Folgeläsionen auszuschließen.

Medizinisch Röntgen zur Beurteilung der Luxation, MRT zur Darstellung der Rotatorenmanschette und der Bizepssehne, CT zur Beurteilung von Bankart-Läsionen, alternativ MRT mit Kontrastmittel. Eine traumatische, hintere Schulterluxation kann übersehen werden, bei Verdacht muss zwingend in zwei Ebenen geröntgt und bei Zweifel eine CT durchgeführt werden.

Therapie

HINWEIS

Das Behandlungsschema richtet sich nach dem Ausmaß der Schädigung. Traumatische Erstluxationen bei jüngeren (sportlichen) Patienten sollten operiert werden, da fast immer Labrum-Knochen- oder ausgeprägte Weichteilläsionen vorhanden sind.

Erste Maßnahme sollte der Versuch der Reposition sein. Hierfür stehen unterschiedliche Methoden zur Verfügung. Der Therapeut sollte über ausreichende Erfahrung verfügen, also im besten Falle schon einige Male bei einer Reposition dabei gewesen und Hilfestellung geleistet haben. Bei zu starken Schmerzen oder Unsicherheit von Therapeut oder Patient besteht eine Kontraindikation. Der Patient ist in ein Krankenhaus zu überweisen.

CAVE

In den medizinischen Leitlinien wird von einem Repositionsversuch ohne vorheriges Röntgenbild abgeraten, da bei vorliegenden Begleitfrakturen durch ein Repositionsmanöver weitere Schäden entstehen können. Nichtsdestotrotz sollte eine Reposition schnellstmöglich erfolgen, da Schwellung und Hypertonus eine geschlossene Reposition schon nach kurzer Zeit deutlich erschweren.

Repositionsmanöver nach Arlt

Der Patient sitzt seitlich auf einem Stuhl, sein Arm hängt über die (gepolsterte) Armlehne. Aus 90° Flexion des Ellenbogengelenks wird über den Oberarm eine maximale Traktion aufgebaut. Diese wird langsam zurückgeführt. Dem Arm wird Zeit gegeben, „die richtige Position zu finden".

Repositionsmanöver nach Kocher

Der Patient liegt mit leichter Rumpferhöhung auf einer Behandlungsliege, das Ellenbogengelenk ist 90° flektiert. Über den Oberarm wird Traktion in Adduktion, Außenrotation und Elevation gegeben. Der Arm wird im Anschluss zügig in Innenrotation und Adduktion zurückgeführt.

Repositionsmanöver nach Manes

Beim Repositionsmanöver nach Manes wird eine Traktion unter gleichzeitiger Translation des Humeruskopfes nach proximal lateral durchgeführt. Während der Ausführung ist der Ellenbogen des Patienten flektiert. Diese Technik ist insbesondere bei älteren Patienten empfehlenswert.

Repositionsmanöver nach Hippokrates

CAVE

Das Manöver nach Hippokrates ist das wohl bekannteste Manöver zur Reposition des Humerus. Allerdings birgt es auch die größte Gefahr der Plexus- oder Gefäßschädigung bei Rückführung des Armes.

Der Patient liegt auf einer niedrig eingestellten Behandlungsbank oder auf dem Boden. Der Therapeut positioniert seine Ferse in die Achsel des Patienten. In der Folge wird mit Griff am distalen Unterarm starke Traktion auf den gestreckten Arm gebracht. Diese wird langsam zurückgeführt.

Konservativ

Bei vorderer Luxation wird die Therapie folgt durchgeführt:

Entzündungsphase:

- Ruhigstellung im Gilchrist- oder Desault-Verband für 7 Tage

Proliferationsphase:

- Rollgleitmobilisationen im schmerzfreien Bereich

Konsolidierungsphase:

- Erarbeiten der vollen Mobilität
- Stabilitätstraining
- Sportfähigkeit nach 6–8 Wochen

Bei hinterer Luxation wird die Therapie wie folgt durchgeführt:

Entzündungsphase:

- Ruhigstellung in Abduktion, Außenrotation und etwas Elevation für 1–3 Wochen
- Alternativ Thoraxabduktionsgips

Proliferationsphase, wenn keine Ruhigstellung mehr erfolgt:

- Rollgleitmobilisationen im schmerzfreien Bereich

Konsolidierungsphase:

- Langsames Erarbeiten der vollen Mobilität
- Stabilitätstraining
- Sportfähigkeit nach 12 Wochen

Mittlere Rehabilitationszeit

- Vordere Luxation: 6–8 Wochen
- Hintere Luxation: 12 Wochen

Operativ

Das operative Vorgehen richtet sich nach den begleitenden Verletzungen. Es bestehen folgende operative Möglichkeiten:

- Offene Reposition
- Arthroskopie mit Labrumfixation und evtl. Kapselraffung
- OP nach Bristow-Latarjet (Korakoid-Transfer an das anterior-inferiore Glenoid, Durchzug einer Conjoint-Sehne durch die Sehne des M. subscapularis)
- Beckenkammspaninterposition
- OP-nach Bankart (Labrumrekonstruktion mit Kapselrefixation mittels Knochenanker und Raffung nach Neer [Kapselshift]).

Bei Z. n. zu spät diagnostizierter hinterer Schulterluxation mit Humeruskopfnekrose erfolgt ein endoprothetischer Ersatz (vgl. Breusch et al. 2019: 249–251 und Habermeyer et al. 2017: 25–26).

Postoperative Rehabilitation

Die postoperative Rehabilitation ist abhängig vom durchgeführten operativen Verfahren. Sie wird unter Beachtung der Belastbarkeit in den unterschiedlichen Heilungsphasen durchgeführt.

Im Folgenden wird ein Nachbehandlungsschema bei Z. n. Op nach Bankart mit Raffung nach Neer angeführt:

Grundsätzliches:
- Desault-Verband für 3 Tage
- Gilchrist Verband für 2–3 Wochen

Entzündungsphase:
- Keine Manuelle Therapie

Proliferationsphase:
- Bewegungserhaltende Mobilisation (keine Außenrotation!)

Konsolidierungsphase:
- Endgradige Rollgleitmobilisationen (Außenrotation erst nach 4 Wochen)
- Stabilitätstraining ab 4. Woche
- Mobilisation ACG und SCG
- Mobilisation skapulothorakal und thorakal

Umbauphase:
- Trainingstherapie
- Erarbeiten der Sportfähigkeit (nach 3–4 Monaten)

Mittlere Rehabilitationszeit 3–4 Monate.

Zusammenfassung

Traumatische Luxationen des Schultergelenks

Traumatische Luxationen des Schultergelenks finden zu 95 % nach anterior statt. Luxationspforten sind die Foramina von Weitbercht und Rouviere.

Aus einer traumatischen Schulterluxation kann eine habituelle Schulterluxation entstehen. Mögliche Begleitverletzungen sind Labrumläsionen (Bankart-Läsionen), Kapsel-Bandläsionen und eine Hill-Sachs-Fraktur.

5.2.3 Frakturen

YELLOW FLAG

Bei Zustand nach Frakturen sollte anamnestisch geprüft werden, ob Yellow, Blue oder Black flags vorliegen. Sie können ein heilungsverzögernder Faktor sein.

RED FLAG

Frakturzeichen sind ein Red flag. Der Patient ist zum Arzt zu überweisen (Informationen zum Flaggensystem sind in ➤ Kap. 1.5 aufgeführt).

In der Schulterregion werden zahlreiche Frakturarten beschrieben. Stürze, aber auch die Belastbarkeit überschreitende, geplante motorische Vorgänge können zu Frakturen führen. Die Versorgung richtet sich nach dem Ausmaß und der Lokalisation der Schädigung. Für allgemeine Informationen zur Einteilung von Frakturen, zu Möglichkeiten der Ruhigstellung und zu operativen Verfahren siehe ➤ Kap. 1.1.2.

Skapulafrakturen

Synonym Schulterblattfrakturen.

Epidemiologie
- 0,4–1 % aller Frakturen und 3–5 % der Frakturen des Schultergürtels
- ⅔ betreffen das Korpus, ⅓ das Kollum und ¼ die Pfanne (über 100 % wegen multipler Lokalisation)
- 50 % durch Autounfälle, 11–25 % Fußgänger- oder Motorradunfälle (vgl. Habermeyer et al. 2017: 558)

BEFUNDE

Traumamechanismus
- Direktes Trauma: Corpus scapulae, Spina scapulae, Akromion
  - Hochrasanztrauma 85–93 % (Thoraxtrauma, Polytrauma)
  - Stumpfe Gewalteinwirkung (Schlag)
  - Sturz auf den Rücken (Rad, Motorrad, z. B. nach Wheelie, Reiten, Snowboard, Ski)
- Indirektes Trauma: Akromion, Proc. coracoideus
  - Sturz auf den gestreckten Arm
- Indirektes Trauma: Glenoid, Glenoidhals
  - Zug- oder Hebelkraft auf den Arm

Leitsymptomatik und Sichtbefund
- Starke lokale Schmerzen
- Schulterbewegung stark eingeschränkt/nicht möglich

Mögliche weitere Befunde
- Sichtbare Dislokation
- Klopfschmerz
- Fehlfunktion der Atemhilfsmuskulatur
- Hautemphysem (bei Pneumothorax)
- Weichteilemphysem (Lungenperforation)
- Schwellung (diskret)
- Hämatom (diskret)

Klassifikation

OTA-Klassifikation

Frakturen der Skapula werden nach der OTA-Klassifikation eingeteilt.

Klassifikation

OTA-Klassifikation

14 Skapula
A extraartikulär (ohne Glenoid)
B partiell artikulär (Glenoid)
C artikulär (glenoid)

- **Extraartikulär (ohne Glenoidbeteiligung):** Unterschieden werden einfache (14-A1.1) oder mehrfragmentäre (14-A1.2) Frakturen des Akromions, des Korakoids (14-A2.1, 14-A2.2) und des Schulterblattes (Corpus scapulae) (14-A3.1, 14-A3.2).
- **Partiell artikulär:** Unterschieden werden einfache oder mehrfragmentäre Frakturen des vorderen (14-B1.1, 14-B1.2), hinteren (14-B2.1, 14-B2.2) und unteren (14-B3.1, 14-B3.2) Randes des Glenoids.
- **Artikulär:** Unterschieden werden einfache und mehrfragmentäre extraartikuläre Frakturen des Glenoidhalses (14-C1.1, 14-C1.2), intraartikuläre Frakturen des Glenoids (14-C2) und des Glenoidhalses und intraartikuläre Frakturen mit begleitenden Frakturen des Corpus scapulae (14-C3).

Auch einige weitere Autoren haben Fraktureinteilungen für die Skapula vorgenommen.

Klassifikation nach Ada und Miller

- Typ IA: Akromionfraktur
- Typ IB: Fraktur der Spina scapulae
- Typ IC: Korakoidfraktur
- Typ II: Fraktur des Collum scapulae
- Typ IIA: vertikal durch das Kollum verlaufend
- Typ IIB: vertikal durch die Spina verlaufend
- Typ IIC: horizontaler Verlauf der Fraktur
- Typ III: Glenoidfrakturen
- Typ IV: Fraktur des Corpus scapulae

Klassifikation nach Euler und Rüedi

Euler und Habermeyer haben Skapulafrakturen 1992 in drei Gruppen eingeteilt (vgl. Baierlein 2011: 15). Euler und Rüedi ergänzten und erweiterten diese 1996 auf folgende fünf Gruppen (vgl. Habermeyer et al. 2017: 561):

- A: Corpus-scapulae-Frakturen
  - Einfach oder mehrfragmentär
- B Fortsatzfrakturen
  - Spina-scapulae-Frakturen (B1)
  - Korakoidfrakturen (B2)
  - Akromionfrakturen (B3)
- C: Kollumfrakturen
  - Collum anatomicum (C1)
  - Collum chirurgicum C2)
  - Collum chirurgicum mit ACG-Instabilität (Floating Shoulder) durch
    - Begleitfraktur des Akromions oder der Klavikula (C3a)
    - Ruptur der Ligg. acromioclaviculare und coracoclaviculare (C3b)
- D: Gelenkfrakturen (➤ Abb. 5.7)
  - Abbrüche des Glenoidrandes (D1)
  - Fossa-glenoidalis-Frakturen (D2)
    - Mit unterem Pfannenrandfragment (a)
    - Mit horizontaler Skapulaspaltung (b)
    - Mit korakoglenoidaler Blockbildung (c)
    - Trümmerfrakturen (d)
  - Kombinationen aus Frakturen des Kollums und des Korpus (D3)
- E: Kombinationsfrakturen mit Humeruskopffrakturen

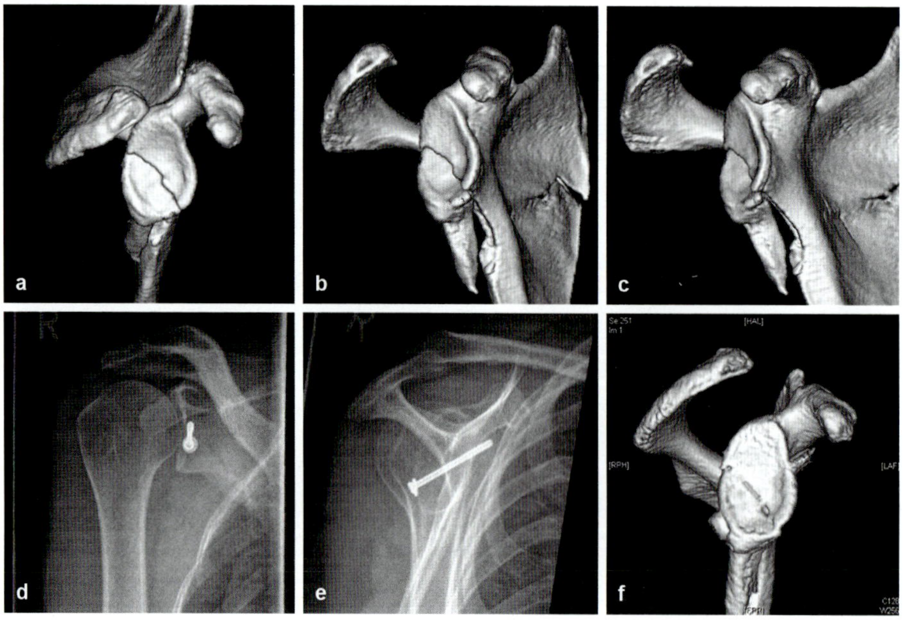

Abb. 5.7 Radiologische Darstellung einer Skapulafraktur mit inferiorem Glenoidfragment (Typ D nach Euler und Rüedi); präoperativ (oben) und nach arthroskopischer Versorgung (unten). [M867]

Klassifikation nach Ideberg

Ideberg hat Glenoidfrakturen eingeteilt. Er unterscheidet Randfrakturen (anterior und posterior) von Frakturen der Fossa glenoidale (schräg und horizontal) und von horizontalen Frakturen (durch das Corpus scapulae und das Glenoid sowie Mehrfragmentfrakturen mit Glenoidbeteiligung).

Klassifikation nach Eyres, Brooks und Stanley

Die drei Autoren haben eine eigene Einteilung für Korakoidfrakturen erstellt. Unterschieden werden (vgl. Baierlein 2011: 10–15 und Journal Of Orthopaedic Trauma 2018):

- Abrissfrakturen der Spitze oder der Epiphyse
- Frakturen des mittleren Korakoids
- Basisfrakturen
- Frakturen mit Beteiligung des oberen Skapularandes
- Frakturen mit Beteiligung der Fossa glenoidalis

Traumamechanismus

Schulterblattfrakturen entstehen zumeist begleitend bei Hochrasanztraumen (Thorax- und Polytraumen). In diesem Fall steht die Versorgung innerer Organe und der Wirbelsäule/Rippen im Vordergrund. Die Fraktur der Skapula wir daher oft übersehen und die Therapie vernachlässigt.

Hauptauslöser sind Verkehrsunfälle, aber auch Stürze aus großer Höhe oder Sportunfälle (Snowboard, Skifahren, Reiten [steigendes Pferd], Rad- und Motorrad [Wheelie]) können zu Frakturen führen.

Das Corpus scapulae und die Spina scapulae frakturieren seltener durch direkte Traumen mit stumpfer Gewalteinwirkung bei Stürzen oder Schlägen auf das Schulterblatt. Hier kommen unter anderem Stürze (rücklings) vom Rad, Motorrad oder Pferd in Betracht. Das Akromion und der Proc. coracoideus können auch durch indirekte Traumen, insbesondere bei Stürzen auf den gestreckten Arm, frakturieren, das Glenoid frakturiert durch Zug- oder Hebelkräfte auf den Arm.

Selten ist eine Avulsion des Caput brevis des M. biceps brachii.

CAVE

Besondere Beachtung finden sollte der N. suprascapularis. Durch seinen Verlauf oberhalb des Collum chirurgicum verletzt er oft mit. Er versorgt die Mm. supra- und infraspinatus.

Differenzialdiagnosen

Differenzialdiagnostisch kommen Weichteilverletzungen und Kontusionen mit Periostschmerz ohne Fraktur in Frage.

Mögliche Begleitverletzungen

Wirbelfrakturen, Rippenfrakturen, Klavikulafrakturen, Plexusläsionen, Periphernervläsionen (N. suprascapularis, N. axilaris), Gefäßverletzungen (Armgefäße).

Untersuchung

Manualtherapeutisch Frakturzeichen werden anamnestisch abgefragt und überprüft. Dazu gehört bei direkten Traumen ohne große Begleitverletzungen neben der Traumaanalyse die Bewegungsbereitschaft des Armes, der Klopftest und die provozierende Palpation. Nach Hochrasanztraumen ist ein Rettungswagen zu rufen und Erste Hilfe zu leisten.

Medizinisch Nach Hochrasanztraumen wird standardmäßig eine Ganzkörper-CT durchgeführt. Bei direkten Traumen mit V. a. isolierte Skapulaverletzung reicht ggf. ein natives Röntgen aus. Zur OP-Planung ist ein CT mit 3D-Rekonstruktion indiziert. Zur Beurteilung des Glenoids ist eine Bernageau-Aufnahme das Mittel der Wahl.

Therapie

Ein Großteil der Skapulafrakturen kann konservativ therapiert werden.

Konservativ

Entzündungsphase:

- Gilchrist-Verband
- Keine Manuelle Therapie

Proliferationsphase:

- Rollgleitmobilisationen der Schulter im schmerzfreien Bereich

Konsolidierungsphase:

- Endgradige Rollgleitmobilisationen der Schulter
- Mobilisation skapulothorakal
- Aktives Bewegen nach 4–6 Wochen

Umbauphase:

- Stabilitätstraining
- Erarbeiten der Sportfähigkeit (4 Monate)

Mittlere Rehabilitationszeit > 4 Monate.

Operativ

Operative Verfahren nach der Klassifikation von Euler und Rüedi:

- A: Die Versorgung erfolgt grundsätzlich konservativ, bei Pseudarthrose (selten) kann mit Kleinfragmentplatten stabilisiert werden. Dislozierte Fragmente können ebenfalls osteosynthetisch versorgt werden.
- B:
  - Nicht dislozierte Frakturen von Spina, Akromion oder Korakoid werden konservativ therapiert.
  - Dislozierte Spina-Frakturen sollten mittels Plattenosteosynthese versorgt werden.
  - Instabile Korakoid-Frakturen können ebenfalls mit einer Plattenosteosynthese versorgt werden, ggf. sind begleitend Bandrekonstruktionen notwendig.

- Abrisse/Avulsionen (M. biceps, Caput brevis, M. coracobrachialis) sollten refixiert werden (Zugschraubenosteosynthese).
- Dislozierte Akromionfrakturen werden osteosynthetisch versorgt, ggf. ist eine Zuggurtungsosteosynthese oder Fixierung mit Zugschrauben notwendig.

- C: Eine konservative Therapie kann stattfinden, wenn keine große Dislokation vorliegt und intakte korakoklavikuläre Ligamente die Stabilität halten. Instabile, dislozierte Frakturen, insbesondere mit begleitender Ruptur der korakoklavikulären Ligamente, werden mit einer Plattenosteosynthese versorgt.
- D: Nicht dislozierte Glenoidfrakturen werden konservativ therapiert. Dislozierte Frakturen können mit Kleinfragmentzugschrauben versorgt werden.
- E: Ggf. muss sowohl eine Osteosynthese des Caput humeri als auch der Skapulafraktur erfolgen (vgl. Habermeyer et al. 2017: 559–576).

Postoperative Rehabilitation

Die postoperative Rehabilitation ist abhängig vom gewählten operativen Verfahren und richtet sich zudem nach der Belastbarkeit in den einzelnen Heilungsphasen. Eine Kontraktur der glenohumeralen Kapsel ist zu vermeiden. Zumeist erfolgt eine Ruhigstellung im Gilchrist-Verband für 2–4 Wochen. Sportfähigkeit ist mit Abschluss des 4. Monats zu erwarten.

Mittlere Rehabilitationszeit > 4 Monate.

5

Klavikulafrakturen

Epidemiologie 64 : 100.000, in 67–69 % ist das mittlere Drittel betroffen, das laterale Drittel in 28–30 %, das mediale nur in 3 % der Fälle.

BEFUNDE

Traumamechanismus
- Sturz auf die Schulter (Sport- und Verkehrsunfälle)
- Schlag auf die Klavikula (Kampfsport)

Leitsymptomatik und Sichtbefund
- Starke lokale Schmerzen
- Ggf. Hämatom
- Ggf. Schwellung
- Dislokation des medialen Klavikulateils nach kranial (M. sternocleidomastoideus)

Röntgenbefund
- Sichtbare Fraktur
- Sichtbare Dislokation

Klassifikation

OTA-Klassifikation

Klavikulafrakturen werden in der OTA-Klassifikation unterteilt. Grundsätzlich werden Frakturen des lateralen, medialen und des mittleren (diaphysären) Klavikuladrittels unterschieden.

Klassifikation

OTA-Klassifikation

15 Klavikula
A medial
B diaphysär
C lateral

- **Medial:** Unterschieden werden extraartikuläre (15-A1), intraartikuläre (Art. sternoclavicularis) (15-A2) und mehrfragmentäre (15-A3) Frakturen.
- **Diaphysär:** Frakturen im mittleren Drittel der Klavikula können unterschiedlichste Frakturbilder zeigen:
  - Einfach (15-B1), keilförmig (15-B2) oder segmental (15-B3)
  - Spiralförmig (15-B1.1), schräg (15-B1.2) oder quer (15-B1.3)
  - Mit Spiralkeil (15-B2.1), mit Biegungskeil (15-B2.2) oder als Trümmerfraktur (15-B2.3)
  - Mehrfragmentäre Spiralfrakturen (15-B3.1), mehrere quere Frakturlinien (15-B3.2), komplexe Trümmerfrakturen (15-B3.3)
- **Lateral:** Unterschieden werden extraartikuläre (15-C1) und intraartikuläre (15-C2) Frakturen:
  - Impaktiert (15-C1.1), nicht mehrfragmentär (15-C1.2), mehrfragmentär (15-C1.3)
  - Geringe Dislokation (15-C2.1)
  - Dislokation (15-C2.2)
  - Dislokation mit Trümmerfraktur (15-C2.3)

Klassifikation nach Allmann

Allmann unterteilt laterale, mittlere und mediale Frakturen jeweils in dislozierte, nicht dislozierte, 2-Fragment-, Mehrfragment- und Trümmerfrakturen.

Einige Autoren haben Klassifikationen von lateralen Klavikulafrakturen durchgeführt:

Klassifikation nach Neer

- Typ I: Fraktur lateral des Ansatzes des Lig. coracoclaviculare (Ligament intakt und stabil)
- Typ II: Fraktur lateral des Ansatzes des Lig. coracoclaviculare (keine Stabilisation des medialen Fragments durch korakoklavikuläre Ligamente [Dislokationsgefahr])
- Typ III: Fraktur mit Gelenkbeteiligung

Klassifikation nach Jäger und Breitner

- Typ I: Fraktur lateral des Lig. coracoclaviculare. Das Lig. acromioclaviculare kann mitverletzt sein.
- Typ IIA: Fraktur im Bereich des Ansatzes des Lig. coracoclaviculare, die Pars coronoidea ist rupturiert.
- Typ IIB: Fraktur im Bereich des Ansatzes des Lig. coracoclaviculare, die Pars trapezoidea ist rupturiert.
- Typ III: Fraktur medial des Lig. coracoclaviculare.
- Typ IV: Fraktur medial der Art. acromioclaviculare.

Traumamechanismus

Als Traumamechanismus stehen indirekte Traumen durch Sturz auf die Schulter im Vordergrund (Sport- und Verkehrsunfälle). Aber auch direkte Krafteinwirkung auf die Klavikula kann zur Fraktur führen (Kampfsport).

Untersuchung

Manualtherapeutisch Frakturzeichen werden anamnestisch abgefragt und überprüft. Dazu gehört bei direkten Traumen ohne große Begleitverletzungen neben der Traumaanalyse die Bewegungsbereitschaft des Armes, der Klopftest und die lokalisierende Palpation. Eine etwaige Dislokation der medialen Klavikula durch Zug des M. sternocleidomastoideus bei herabhängendem Arm wird beurteilt.

Medizinisch Röntgen (a. p.) und zweite Ebene mit 20° bzw. 45° Kippung.

Therapie

Konservativ

Entzündungsphase:

- Gilchrist-Verband
- Keine Manuelle Therapie

Proliferationsphase:

- Rollgleitmobilisationen der Schulter im schmerzfreien Bereich

Konsolidierungsphase:

- Endgradige Rollgleitmobilisationen der Schulter
- Mobilisation akromioklavikular und sternoklavikular
- Aktives Bewegen nach 4–6 Wochen

Umbauphase:

- Stabilitätstraining
- Erarbeiten der Sportfähigkeit (4 Monate)

Mittlere Rehabilitationszeit > 4 Monate.

Operativ

Absolute OP-Indikation sind neurologische und vaskuläre Störungen, offene Frakturen und eine Floating Shoulder. Relative OP-Indikationen sind starke Dislokationen, kosmetische Beweggründe und ausbleibende Erfolge der konservativen Therapie.

Das operative Verfahren richtet sich nach der zugrunde liegenden Fraktur. Plattenosteosynthesen und elastische Markdrahtung sind die Mittel der Wahl bei Schaftfrakturen, laterale Klavikulafrakturen können mit winkelstabilen Platten versorgt werden, ggf. erfolgt zudem eine Augmentation des mitbetroffenen Bandapparates.

Nicht dislozierte Frakturen der medialen Klavikula können konservativ therapiert werden, dislozierte Frakturen werden ebenfalls mit winkelstabilen Platten versorgt (vgl. Habermeyer et al. 2017: 536–548).

Postoperative Rehabilitation

Die postoperative Rehabilitation ist abhängig vom gewählten operativen Verfahren und richtet sich zudem nach der Belastbarkeit in den einzelnen Heilungsphasen. Eine Kontraktur der glenohumeralen Kapsel ist zu vermeiden.

Zumeist erfolgt eine Ruhigstellung im Gilchrist-Verband für 2–4 Wochen (Rucksackverbände weisen einen schlechteren Tragekomfort auf und provozieren nicht selten Schwellung und Schmerzen). Ab der Konsolidierungsphase, jedoch nach Gilchrist-Entwöhnung, sollte glenohumeral, akromioklavikular und sternoklavikular mobilisiert und mit Stabilitätstraining begonnen werden. Sportfähigkeit ist mit Abschluss des 4. Monats zu erwarten.

Mittlere Rehabilitationszeit > 4 Monate.

Humerusfrakturen, proximale

Epidemiologie 5–6 % aller Frakturen und 45 % aller Humerusfrakturen; 70–200 : 100.000 pro Jahr.

BEFUNDE

Traumamechanismus

- Starke direkte Krafteinwirkung durch Sturz oder Schlag
- Massive Rotation aus Abduktion
- Bei älteren Menschen auch inadäquate bzw. minimale Traumen (Osteoporose)

Leitsymptomatik und Sichtbefunde

- Schonhaltung mit eng angelegtem Arm
- Starker lokaler Schmerz
- Keine Bereitschaft zu Armbewegungen

Möglicher weiterer Befund

- Hämatom

Röntgenbefund

- Frakturlinie
- Dislokationen
- Ggf. Luxationspositionen

Klassifikation

AO-Klassifikation

Die Einteilung erfolgt nach der AO-Klassifikation.

5

Klassifikation

AO-Klassifikation

1 Humerus
11 Humerus, proximales Segment
A Extraartikuläre, unifokale, 2-Segment-Frakturen (isolierte Abrisse des Tuberculums und Frakturen des Collum chirurgicum)
B Extraartikuläre, bifokale, 3 Segment-Frakturen (Collum-chirurgicum-Fraktur und eines der Tuberkel sowie ohne oder mit glenohumeraler Dislokation)
C Artikuläre Frakturen (Collum-anatomicum-Frakturen, 3- und 4-Segment-Frakturen ohne oder mit glenohumeraler Dislokation)

- **Extraartikuläre, unifokale 2-Segment-Frakturen**
  - Mit Avulsion bzw. Abriss des Tuberculum majus
    - Ohne Dislokation (11-A1.1)
    - Mit Dislokation (11-A1.2)
    - Mit glenohumeraler Dislokation (11-A1.3)
  - Fraktur des Collum chirurgicum, impaktierte Fraktur
    - Ohne Fehlstellung (11-A2.1)
    - Mit Varus-Fehlstellung (11-A2.2)
    - Mit Valgus-Fehlstellung (11-A2.3)
  - Fraktur des Collum chirurgicum, nicht impaktierte Fraktur
    - Einfach, mit Winkelbildung (11-A3.1)
    - Einfach mit Verschiebung (11-A3.2)
    - Multifragmentär (11-A3.3)
- **Extraartikuläre, bifokale 3-Segment-Frakturen**
  - Metaphysär impaktiert
    - Laterale Impression mit Abriss des Tuberculum majus (11-B1.1)
    - Mediale Impression mit Abriss des Tuberculum minus (11-B1.2)
    - Dorsale Impression mit Abriss des Tuberculum majus (11-B1.3)
  - Nicht metaphysär impaktiert
    - Ohne Rotationsfehlstellung des epiphysealen Fragments (11-B2.1)
    - Mit Rotationsfehlstellung des epiphysealen Fragments (11-B2.2)
    - Metaphysär multifragmentär mit Abriss des Tuberculum majus oder minus (11-B2.3)
  - Mit glenohumeraler Dislokation
    - Vertikal mit ventraler und medialer Dislokation, Abkippung des Tuberculum majus (11-B3.1)
    - Vertikal mit ventraler und medialer Dislokation, Abkippung und Abriss des Tuberculum majus (11-B3.2)
    - Metaphysär mit dorsaler Dislokation und Abriss des Tuberculum minor (11-B3.3)
- **Intraartikuläre Frakturen**
  - Intraartikulär, geringe Dislokation
    - Abriss von Caput und Tuberculum majus, Valgusfehlstellung (11-C1.1)
    - Abriss vom Caput und Tuberculum majus, Varusfehlstellung (11-C1.2)
    - Im Collum anatomicum (11-C1.3)
  - Impaktierte Fraktur mit deutlicher Dislokation
    - Abriss vom Caput und Tuberculum majus, Valgusfehlstellung (11-C2.1)
    - Abriss vom Caput und Tuberculum majus, Varusfehlstellung (11-C2.2)
    - Abriss des Kopfes, zusätzliche Kopffraktur, Abriss Tuberculum majus, Varusfehlstellung (11-C2.3)
  - Intraartikuläre Luxationsfrakturen
    - Collum anatomicum (11-C3.1)
    - Collum anatomicum, Abriss des Tuberculum majus (11-C3.2)
    - Fragmentierung von Caput und Tuberculum majus mit Dislokation (11-C3.3)

Klassifikation nach Neer

Neer unterteilt den proximalen Humerus in seine Kalotte, das Tuberculum majus, das Tuberculum minus und den proximalen Humerusschaft.

- I: nicht dislozierte oder minimal dislozierte Frakturen aller vier Segmente
- II: dislozierte 2-Segment-Fraktur des Collum anatomicum
- III: Collum chirurgicum
  - 2-Segment-Fraktur ad axim (vertikale Dislokation)
  - 2-Segment-Fraktur ad latus (horizontale Dislokation)
  - Trümmerzone
- IV: dislozierte Frakturen des Tuberculum majus
  - 2-Segment-Fraktur
  - 3-Segment-Fraktur mit Collum-chirurgicum-Fraktur
  - 4-Segment-Fraktur mit Collum-chirurgicum- und Tuberculum-minus-Fraktur
- V: Tuberculum minus
  - 2-Segment-Fraktur
  - 3-Segment-Fraktur mit Collum-chirurgicum-Fraktur
  - 4-Segment-Fraktur mit Collum-chirurgicum- und Tuberculum-majus-Fraktur
- VI: Luxationsfrakturen
  - Mit vorderer Kopfluxation
  - Mit hinterer Kopfluxation

Humerusschaftfrakturen werden in ➤ Kap. 6.2.3 beschrieben

Traumamechanismus

Beim jungen/jüngeren Patienten sind große direkte Krafteinwirkungen notwendig (Sturz oder Schlag auf die proximale Schulter), aber auch massive Rotationskräfte (Außenrotation) aus Abduktion sind als Ursache denkbar. Im Alter ist bei bestehender Osteoporose auch durch niedrigste Krafteinwirkungen eine Fraktur auslösbar.

Untersuchung

Manualtherapeutisch Nach Anamnese mit Traumaanalyse wird eine Inspektion mit Suche nach Hämatomen und Dislokationen durchgeführt. Die aktive Bewegungsbereitschaft wird überprüft. Eine Funktionsuntersuchung ist in der Regel nicht möglich.

Medizinisch Röntgen (True-a. p.-, Skapula-Y- und axiale Aufnahme). Zudem wird eine neurovaskuläre Untersuchung durchgeführt. Bei älteren Patienten sollte die Knochendichte bestimmt werden.

Therapie

In der Therapie werden Frakturen bei Kindern, jungen Erwachsenen (Androtropie) und bei älteren Menschen (Gynäkotropie, Osteoporose) unterschieden. Die Therapieentscheidung (konservativ/operativ) im jungen Erwachsenenalter wird sehr kontrovers diskutiert. Die Studienlage ist nicht eindeutig. Luxationsfrakturen und Frakturen mit begleitenden Nerven- oder Gefäßschädigungen sind eine absolute OP-Indikation.

Konservativ

Die konservative Therapie wird bei Kindern wie folgt durchgeführt:

- 3–4 Wochen Gilchrist-Verband
- Danach Eigenmobilisation bis Schmerzgrenze
- Größere Aktivität und Sport nach 6 Wochen
- Physiotherapie nur bei bleibenden Bewegungseinschränkungen

Bei Erwachsenen wird wie folgt vorgegangen:

- Gilchrist-Verband (locker mit entspanntem M. pectoralis)
- Bewegungserhaltende Mobilisationen nach 3–7–14 Tagen (je nach Schwere)

Konsolidierungsphase:

- Belastungsstabilität nach 6–8 Wochen
- Endgradige Rollgleitmobilisationen der Schulter
- Mobilisation akromioklavikular und sternoklavikular

Umbauphase:

- Stabilitätstraining
- Erarbeiten der Sportfähigkeit (4 Monate)

Mittlere Rehabilitationszeit > 4 Monate.

Operativ

Bei Kindern erfolgt bei dislozierten Frakturen eine Fixierung mit aufsteigenden Kirschner-Drähten.

Bei Erwachsenen werden (je nach Operateur und Frakturart) unterschiedliche Versorgungsarten genutzt:

- Plattenosteosynthese
- Nagelosteosynthese
- Winkelstabile Bohrdrahtosteosynthese
- Bohrdraht- und Schraubenstabilisierung
- Winkelstabile Pin-Fixation

Alle Versorgungsarten haben Vor- und Nachteile, eine eindeutige Studienlage fehlt.

- Abrissfrakturen des Tuberculum majus werden mit kleinen Schrauben, Cerclagen oder U-förmigen Schlingen versorgt.
- Frakturen des Collum chirurgicum werden in der Regel mit Schrauben fixiert.
- Luxationsfrakturen erfordern eine komplexere Versorgung und werden mit Plattenosteosynthesen und Schrauben versorgt. Zudem sind Kapsel- und Bandrekonstruktionen notwendig.
- Bei älteren Menschen mit bestehender Osteoporose kann auch eine endoprothetische Versorgung notwendig werden.

CAVE

Frakturen des Collum anatomicum sollten aufgrund der unterbrochenen Blutzufuhr innerhalb von wenigen Stunden operiert werden.

Postoperative Rehabilitation

Die postoperative Rehabilitation ist abhängig vom gewählten operativen Verfahren und richtet sich zudem nach der Belastbarkeit in den einzelnen Heilungsphasen. Eine Kontraktur der glenohumeralen Kapsel ist zu vermeiden (vgl. Habermeyer et al. 2017: 484, 499–500).

Mittlere Rehabilitationszeit Frakturabhängig 3–6 Monate.

Zusammenfassung

Frakturen der Skapula und des proximalen Humerus

Skapulafrakturen entstehen durch Hochrasanztraumen, eine Fraktur der Klavikula hingegen durch direkte Traumen oder Stürze auf die Schulter. Proximale Frakturen des Humerus können durch starke Krafteinwirkung (Sturz oder Schlag), bei älteren Menschen bei bestehender Osteoporose durch geringe Krafteinwirkung entstehen. Die Therapie richtet sich nach dem Ausmaß der Schädigung.

5.2.4 SLAP-Lesions

Synonyme SLAP-Läsionen, superior labrum anterior to posterior lesion, Labrumläsionen.

BEFUNDE

Traumamechanismus

- Sturz auf den gestreckten Arm bei Schulterabduktion
- Trauma in Außenrotation und Abduktion
- Repetitive strain injuries (multiple Mikrotraumen) bei Wurf- und Überkopfsportarten

Leitsymptomatik

- Belastungsabhängiger Schulterschmerz, insbesondere bei Überkopfbelastung (unspezifisch)
- Ggf. zurückliegendes Trauma

Beschreibung

Herbei handelt es sich um eine Läsion des Bizepssehnenursprungs am superioren Glenoid mit Labrumbeteiligung am anterosuperioren und posterosuperioren Limbus. Die Einteilung der SLAP-Lesions hat sich von 1990 bis 2004 weiterentwickelt und wurde durch mehrere Autoren jeweils erweitert.

Klassifikation

Eine erste Einteilung in vier Typen wurde von Snyder et al. vorgenommen. Morgan et al. erweiterten die Beschreibung des Typ II in drei Untertypen. Maffet et al. ergänzten einen 5., 6. und 7. Typ, indem sie Kombinationen von SLAP-Lesions und Bankart- bzw. Andrews-Läsionen beschrieben, Choi und Kim fügten einen 8. Typ hinzu.

Klassifikation nach Snyder et al.

- Typ I: partieller Einriss des Labrum glenoidale in der vorderen und hinteren Zirkumferenz
- Typ II: kompletter Abriss des Labrum-Bizepssehnenankers im Bereich der vorderen und hinteren Zirkumferenz
  - Typ IIa (Morgan et al.): anterior
  - Typ IIb (Morgan et al.): posterior
  - Typ IIc (Morgan et al.): Kombination aus anterior und posterior
- Typ III: korbhenkelartiger Labrumabriss mit intaktem Bizepssehnenanker
- Typ IV: korbhenkelartiger Labrumabriss mit Teilruptur des Caput longum des M. biceps brachii

Ergänzende Klassifikation nach Maffet et al.

- Typ V: SLAP-II-Läsion mit anteroinferiorer Bankart-Läsion
- Typ VI: SLAP-II-Läsion mit instabilem Lappenriss des Labrums im Bereich des Bizepssehnenankers
- Typ VII: SLAP-II-Läsion mit anteriorer Ausdehnung des Labrumabrisses bis zum Lig. glenohumerale mediale (➤ Abb. 5.8)

Ergänzende Klassifikation nach Choi und Kim

- Typ VIII: SLAP-II-Läsion und Adhäsion mit chondralem Fragment (chondro-labro-bicipital monoblock)

Untersuchung

Manualtherapeutisch Klinische Tests können den Verdacht auf eine SLAP-Lesion erhärten, eine Unterteilung in Typen bzw. die Bestimmung des Ausmaßes ist nicht möglich. Folgende Tests werden in der Literatur beschrieben:

- Test nach O'Brian (Active compression test)
- Internal rotation resistance strength test
- Supine-Flexion-Resistance-Test
- Yergason-Test
- Palm-up-Test
- Crank-Zeichen
- Slide-Zeichen nach Kibler

EVIDENZ

Test	Sensitivität	Spezifität
Test nach O'Brian (vgl. Hegedus et al. 2012)	67	37
Test nach O'Brian (vgl. Gismervick et al. 2017)	66	36
Internal rotation resistance strength test (vgl. Zazlav et al. 2001)	88	96

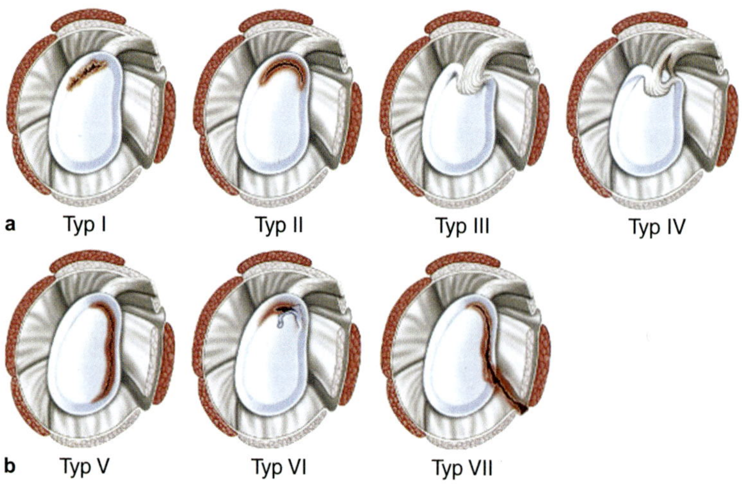

Abb. 5.8 Klassifikation von SLAP-Lesions (Typen I–VII). [E1353]

Medizinisch Arthro-MRT (direkte Kontrastmittelgabe).

Therapie

Konservativ

Ein konservatives Vorgehen kann nur bei Typ I empfohlen werden.

Entzündungsphase:
- Reduktion von Belastung
- Reduktion von Bewegung

Proliferationsphase:
- Rollgleitmobilisationen im schmerzfreien Bereich
- Aktives Bewegen (1D und 3D) im schmerzfreien Bereich

Konsolidierungsphase:
- Endgradige Mobilisationen glenohumeral, akromioklavikular und sternoklavikular
- Stabilitätstraining
- Sportartspezifisches Training nach 6–8 Wochen

Mittlere Rehabilitationszeit 6–8 Wochen.

Operativ

Das operative Vorgehen richtet sich nach dem Grad der Verletzung.
Möglich sind folgende OP-Verfahren:
- Debridement mit SLAP-Repair und Bizepstenodese (Bizepsverankerung) (Typ II)
- Teilresektion des Labrums (Typ III) mit Bizepstenodese (Typ IV)
- SLAP-Repair mit Bizepstenodese (Typ V und VI)
- Bizepstenodese mit Naht des Lig. glenohumerale medius (Typ VII)
- Kapsel-Bandrekonstruktion mit SLAP-repair (Typ VIII)

Alternativ werden Tenotomien (Ablösungen) der Bizepssehne mit anschließender supra- oder infrapektoraler Tenodese (Typ II, IV, V und VI) genutzt.

Postoperative Rehabilitation

Grundsätzliches:
- Gilchrist-Verband für 3 Wochen

Entzündungsphase:
- Keine Manuelle Therapie
- Mehrfach täglich Bewegen des Ellenbogengelenks

Proliferationsphase:
- Keine Manuelle Therapie
- Mehrfach täglich Bewegen des Ellenbogengelenks

Konsolidierungsphase:
- Endgradige Rollgleitmobilisationen
- Aktives Bewegen
- Beginnendes Stabilitätstraining am Zugapparat nach 6 Wochen
- Mobilisation umliegender Gelenkregionen

Umbauphase:
- Koordinationstraining
- Kraftaufbau nach 12 Wochen
- Gewichttraining nach 5 Monaten
- Sportfähigkeit nach 7 Monaten

Mittlere Rehabilitationszeit > 7 Monate.

Zusammenfassung

SLAP-Lesions

SLAP-Lesions entstehen durch Stürze auf den gestreckten, abduzierten Arm, durch Traumen in Außenrotation und Abduktion oder durch Repetitive strain injuries (Sportlerschulter). Eine konservative Therapie wird nur bei Typ I empfohlen.

5.2.5 Muskelläsionen

Bizepssehnenruptur, proximale

BEFUNDE

Traumamechanismus
- Mechanische Überbelastung
- Repetitive strain injuries (mit Degeneration der Sehne)

Leitsymptomatik und Sichtbefunde
- Starke, stechende Schmerzen
- Nach distal verlagerter Muskelbauch
- Isometrische Kraft im Seitenvergleich reduziert
- Starkes Hämatom

Traumamechanismus

Die lange Bizepssehne kann durch Repetitive strain injuries aufgrund lang anhaltender hoher Belastung im Sport abreißen. In diesem Fall liegt eine degenerative Veränderung der Sehne vor. Auch hohe mechanische Einmalbelastung kann zur Ruptur führen, entweder bei massiver Kraftleistung des Muskels oder bei starker Abduktion mit Reibung des Humerus an der Sehne (im Sulcus intertubercularis).

Differenzialdiagnosen

Differenzialdiagnosisch kommen SLAP-Lesions, eine Tendinitis der Bizepssehne und Rotatorenmanschettenläsionen in Betracht.

Untersuchung

Manualtherapeutisch Im Sichtbefund stellt sich der Muskelbauch tiefer dar. Die isometrische Kraft ist im Seitenvergleich geringer (bei älteren Patienten weniger auffällig). In der Regel liegt ein starkes Hämatom vor. Der Patient gibt stechende Schmerzen an.

5

Medizinisch In der Sonografie zeigt sich ein „leerer" Sulcus intertubercularis, bei unklarem Sonografieergebnis und V. a. Begleitpathologien erfolgt eine MRT.

Therapie

Konservativ

Insbesondere bei älteren/alten Patienten erfolgt die Therapie konservativ. Ggf. kann einige Tage im Gilchrist-Verband ruhiggestellt werden. Zur Vermeidung von Kapselkontrakturen sollte schnellstmöglich mit Rollgleitmobilisationen in alle Bewegungsrichtungen gearbeitet werden.

Mittlere Rehabilitationszeit Vollbelastung nach 6–8 Wochen; das ursprüngliche Sportniveau wird nicht erreicht.

Operativ

Eine OP sollte innerhalb der ersten 4 (6) Wochen erfolgen. Sie ist bei jungen, sportlichen Patienten indiziert.
Folgende OP-Methoden kommen in Betracht (vgl. Breusch et al. 2019: 267, 268):

- OP nach Froimson (Refixation der Sehne im Sulcus intertubercularis)
- Versetzung der Sehne an den Proc. coracoideus

HINWEIS

Nachteil des Versatzes an das Korakoid ist das vermehrte Impingementrisiko durch eine Kranialisierung des Humeruskopfes. Eine Alternative stellt eine Transposition an das Caput brevis mit Resektion des proximalen Sehnenstumpfes dar.

Postoperative Rehabilitation

Grundsätzliches:
- Gilchrist-Verband für 2 Wochen

Entzündungsphase:
- Keine Manuelle Therapie

Proliferationsphase:
- Rollgleitmobilisationen im schmerzfreien Bereich ab 3. Woche

Konsolidierungsphase:
- Endgradige Rollgleitmobilisationen
- Aktives Bewegen
- Mobilisation umliegender Gelenkregionen

Umbauphase:
- Koordinationstraining
- Kraftaufbau
- Gewichttraining
- Sportfähigkeit nach 4 Monaten

Mittlere Rehabilitationszeit > 4 Monate; das ursprüngliche Sportniveau wird nicht erreicht.

Rotatorenmanschettenrupturen

Epidemiologie Androtropie 10 : 1.

BEFUNDE

Traumamechanismus
- Sturz auf den abduzierten und außenrotierten Arm

Leitsymptomatik und Befunde
- Starke Schmerzen der zunächst meist nur teilrupturierten Sehne
- Reißendes Geräusch bei traumatischer Komplettruptur
- Ggf. Hämatom
- Schonhaltung

Mögliche weitere Befunde
- Verlust der aktiven Abduktion, Herabfallen des 90° abduzierten Armes (M. supraspinatus)
- Verlust der aktiven Außenrotation (M. infraspinatus)
- Kraftverlust bei Innenrotation (M. subscapularis)

Röntgenbefund
- Humerushochstand

MRT-Befund
- Sensitive und spezifische Darstellung möglich

Anatomische Grundlagen

Die zur Rotatorenmanschette der Schulter gehörenden Muskeln sind der M. subscapularis, der M. supraspinatus, der M. infraspinatus und der M. teres minor.

Traumamechanismus

Rotatorenmanschettenrupturen können durch hochenergetische Traumen sowie (häufiger) degenerativ entstehen. Auch Teilrupturen sind möglich. Eine Begleitverletzung der Bursa subacromialis ist häufig. Häufigster Mechanismus sind Stürze auf den abduzierten, außenrotierten Arm. Auch starke massive Kraftanstrengungen können zur Ruptur von (vorgeschädigten) Sehnen führen.

Untersuchung

Manualtherapeutisch Eine Traumaanalyse wird durchgeführt. Die Abduktion, Außenrotation und Innenrotation werden aktiv und isometrisch im Seitenvergleich getestet. Die Humeruskopfposition wird im Seitenvergleich beurteilt.

Medizinisch Durch Zug des M. deltoideus ist mittels Röntgen ggf. ein Hochstand des Caput humeri zu sehen. Mittel der Wahl zur gezielten Diagnostik ist jedoch eine MRT.

Therapie

Bei Komplettrupturen kommt eine konservative Versorgung nur bei inaktiven älteren Patienten (> 70) oder auf Wunsch des Patienten in Frage. Inkomplette Rupturen hingegen können konservativ oder operativ therapiert werden.

Konservativ

Die Therapie richtet sich nach der Belastbarkeit in den einzelnen Heilungsphasen. Mobilisation (auch umliegender Gelenkregionen), Automobilisationen, Stabilitäts- und Krafttraining sind Bestandteile.

Mittlere Rehabilitationszeit > 8 Wochen; das ursprüngliche Sportniveau wird nicht erreicht.

Operativ

Teilruptur

Bei bestehender Teilruptur kommen die Akromioplastik nach Neer, Exzision des Sehnenraumes und Sehnennaht (Einfach- oder Doppelnahttechnik) in Frage.

Komplettruptur

Das operative Verfahren ist abhängig von der Art und dem Ausmaß der Schädigung.

Folgende Verfahren sind möglich (vgl Breusch et al. 2019: 257–259):

- Akromioplastik nach Neer
- Transossäre Verankerung nach McLaughlin
- Arthroskopische Sehnennaht
- Margin-Convergence-OP
- Plastische Rekonstruktions-OP

Postoperative Rehabilitation

Die Rehabilitation nach operativ versorgten Rotatorenmanschettenrupturen ist langwierig, die Belastbarkeit lange nicht hoch. Das Behandlungsschema variiert je nach durchgeführtem Verfahren.

Grundsätzliches:

- Je nach OP-Verfahren Schulterabduktionskissen (mit oder ohne Keil) für bis zu 6 Wochen
- Keine große Belastung für 3–6 Monate
- Auch nach alleiniger Naht ist eine Rehabilitation von 8–12 Wochen erforderlich
- Bei aufwendigen Verfahren bis zu 6 Monate Physiotherapie

Entzündungs-/Proliferationsphase:

- Keine Manuelle Therapie

Konsolidierungsphase:

- Rollgleitmobilisationen (teilweise erst nach 6 Wochen erlaubt)
- Mobilisation umliegender Gelenke
- Aktives, endgradiges Bewegen nach 6 Wochen

Umbauphase

- Krafttraining nach 3–6 Monaten

Mittlere Rehabilitationszeit 3–6 Monate.

Weitere Muskelläsionen

Stadien von Muskelläsionen der Muskelbäuche mit Einteilung in Muskelzerrung, -faserriss, -bündelriss und -ruptur und die Gruppe der Tendinopathien werden aufgrund ihrer Übertragbarkeit auf andere Regionen der Extremitäten in ➤ Kap. 9.1 beschrieben.

Zusammenfassung

Muskelläsionen in der Schulterregion

In der Schulterregion sieht man Tendinopathien und (Teil-)rupturen häufiger als in anderen Regionen der Extremitäten. Am häufigsten betroffen sind neben dem M. biceps brachii Caput longum die Sehnen der Muskulatur der Rotatorenmanschette. Die Therapie richtet sich nach dem Ausmaß der Schädigung.

5.3 Entzündliche Erkrankungen

5.3.1 Rheumatische Erkrankungen

Grundlagen rheumatischer Erkrankungen werden in ➤ Kap. 1.1.3 erklärt.

BEFUNDE

Generelle Leitsymptome und Befunde rheumatischer Erkrankungen

- Schübe und Remissionen der entzündlichen Aktivität wechseln sich ab.
- Multiple Regionen des Körpers sind betroffen.
- Gelenke, Muskeln oder Faszien können betroffen sein.
- Darm, Haut, Augen oder innere Organe können betroffen sein.

Es gibt viele rheumatische Erkrankungen, die mit Entzündungen der Gelenke, der Muskulatur und Faszien sowie der Haut im Bereich der Schulterregion einhergehen. Bei Rheumatischer Arthritis, aber auch bei Morbus Bechterew, Psoriasis-Arthritis oder Morbus Crohn können Strukturen der Schulterregion mitbetroffen sein.

Aufgrund der Relevanz für alle Regionen der Extremitäten werden die rheumatischen Erkrankungen in ➤ Kap. 9.6.1 umfassend erläutert.

5.3.2 Postinfektiöse Erkrankungen

BEFUNDE

Leitsymptomatik und Befunde

- Persistierende Schmerzen, die bei Belastung stärker werden
- Geschwollene, gerötete und überwärmte Gelenk- oder Muskelregionen

Anamnestische Informationen
- Zurückliegende Infekte oder vorangegangene offene Wunden oder Operationen

Postinfektiöse Erkrankungen können sowohl durch endogene als auch durch exogene Keime entstehen. Leitsymptomatik sind persistierende Schmerzen, die bei Belastung stärker werden. Oft findet man geschwollene, gerötete und überwärmte Gelenkregionen nach zurückliegenden oder andauernden infektiösen Geschehen. Häufigstes Krankheitsbild ist die postinfektiöse Osteomyelitis.

Aufgrund der Relevanz für alle Regionen der Extremitäten werden die postinfektiösen Erkrankungen in ➤ Kap. 9.6.2 ausführlich erklärt.

5.4 Degenerative Erkrankungen

Basiswissen zu degenerativen Erkrankungen wird in ➤ Kap. 1.1.4 vermittelt.

5.4.1 SCG-Arthrose

Patienten mit Beschwerden aufgrund einer Arthrose des SCG sieht man in der Praxis sehr selten. Auch wenn bei 53 % der Patienten über 61 eine Arthrose nachweisbar ist (vgl. Habermeyer et al. 2017: 277), bleibt sie zumeist asymptomatisch. Eine Verordnung von Physiotherapie erfolgt in der Regel nicht.

Beschwerden werden am ehesten bei bestehender temporärer Arthritis ausgelöst. Neben möglichen Infiltrationen ist rumpfaufrichtende Physiotherapie zur sternoklavikulären Druckentlastung die sinnvollste Intervention.

5.4.2 ACG-Arthose

BEFUNDE

Anamnese
30–50-Jährige
- Kraftsportler, Bodybuilder
- Überkopfsportart (Wurfsportarten)
- Berufliche Tätigkeit mit Überkopfaktivität (Kfz-Mechaniker)

Über 50-Jährige
- Fast 100 % der Patienten betroffen

Leitsymptomatik und Befunde
- Druckschmerz im Gelenkspalt
- Abduktionstest schmerzhaft

Röntgenbefund
- Ggf. kaudale Osteophyten

MRT-Befund
- Arthrosezeichen

Beschreibung

Das Akromioklavikulargelenk ist eines der am häufigsten von Arthrose betroffenen Gelenke. Bei über 50-Jährigen geht man von einer Arthroserate von nahezu 100 % aus, wobei der klavikuläre Gelenkpartner häufiger von degenerativen Veränderungen betroffen ist als der akromiale. Der Discus interarticularis wird als erste betroffene Struktur beschrieben, bei fortgeschrittener Arthrose ist er nicht mehr vorhanden. Die Arthrose bleibt oft asymptomatisch, bei Beschwerden liegen eine artikuläre Druckdolenz und Schmerzen bei Abduktion vor. Kaudale Osteophyten können den M. supraspinatus tangieren und ein Impingementsyndrom (Outlet-Impingement) provozieren (➤ Kap. 5.6.8).

Begleitend zu ACG-Arthrosen werden auch weitere Läsionen der Rotatorenmanschette beschrieben. Ob dieser Zusammenhang jedoch kausal (Osteophyten) oder temporär (Alter der Patienten) ist, wird in der Literatur kontrovers diskutiert.

Überkopfsportarten, Bodybuilding und generell Kraftsport sind die ACG-Arthrose begünstigende Sportarten (vgl. Habermeyer et al. 2017: 276).

Untersuchung

Manualtherapeutisch Provozierende Palpation, Bewegungsuntersuchung im Gelenkspaltverlauf, Abduktionstest.

Medizinisch Röntgen zur Darstellung von Osteophyten, MRT zur genaueren Beurteilung der Arthrose.

Therapie

Konservativ

Manualtherapeutisch
- Belastungs- bzw. Sportreduktion
- Mobilisation nach Ausrichtung des Gelenkspaltes (zumeist dorsal medial, ventral lateral)

Medizinisch
- Ggf. fokussierte oder radiale Stoßwellentherapie
- Injektionen von Lokalanästhetika (Mepivacain)
- Ggf. Injektion von Kortikosteroiden (Triamcinolonacetonid).

Operativ

Eine operative Intervention ist selten notwendig. Durchgeführt wird eine OP nach Mumford, eine ca. 1 cm Resektion der lateralen Klavikula mit Entfernung kaudaler Osteophyten (vgl. Breusch et al. 2019: 242).

Postoperative Rehabilitation

Postoperativ sollte für 3–4 Tage eine Ruhigstellung mittels Desault-Verbandes erfolgen. Schmerzfreie Mobilisationen sind ab der Proliferationsphase, endgradiges Bewegen ab der Konsolidierungsphase erlaubt.

5.4.3 Omarthrose

Synonym Glenohumeral-Arthrose.

Epidemiologie Eine primäre Arthrose des Glenohumeralgelenks ist im Vergleich zu den statisch belasteten Gelenken der unteren Extremität selten.

BEFUNDE

Leitsymptomatik und Befunde
- Schmerzhaft eingeschränkte Funktion des Schultergelenks
- Ggf. Krepitationen

Kapselmuster
- Außenrotation, Abduktion, Innenrotation (3 : 2 : 1)

Röntgenbefund
- Gelenkspaltverschmälerung
- Subchondrale Sklerosierungen
- Ggf. osteophytäre Anbauten

Klassifikation

Primäre Arthrose

Die idiopathische Arthrose macht nur etwa 3 % der idiopathischen Arthrosen peripherer Gelenke aus. Im Gegensatz zu den Gelenken der unteren Extremität findet keine statische Belastung durch das Körpergewicht statt.

Sekundäre Arthrose

Eine sekundäre Arthrose kann durch folgende Primärerkrankungen ausgelöst werden:
- **Kongenital:** Kongenitale Veränderungen des Schultergelenks wie eine Glenoiddysplasie, Chondrodysplasien oder ein Humerus varus können sekundäre Arthrosen begünstigen.
- **Postraumatisch:** Traumen der Schulterregion können präarthrotische Schäden nach sich ziehen.
- **Instabilitätsarthrose:** beschreibt eine Arthrose nach habitueller Schulterluxation (➤ Abb. 5.9).
- **Milwaukee-Schulter:** Omarthrose nach Chondrokalzinose oder kristallinduzierten Veränderungen der Membrana synovialis (Synovitis).

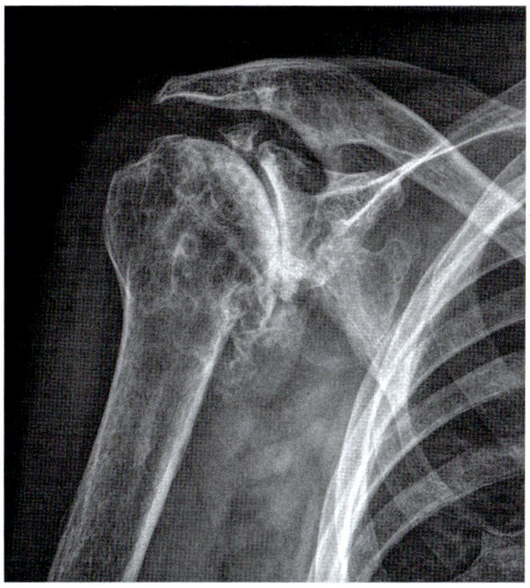

Abb. 5.9 70 Jahre alte Patientin nach rezidivierender Schulterluxation mit ausgeprägter Omarthrose (Instabilitätsarthrose). [R390]

- **Rheumatisch:** Omarthrose nach rezidivierenden rheumatischen Arthritiden, durch verschiedenste rheumatische Erkrankungen möglich.
- **Neurologisch:** Omarthrose kann durch vorliegende Spastik der Muskulatur der oberen Extremität entstehen.
- **Postinfektiös:** Bakterielle Infekte (meist exogene Keime) können eine Degeneration und Destruktion des Schultergelenks auslösen.

Differenzialdiagnosen

Glenohumerales Impingement.

Untersuchung

Manualtherapeutisch In der Anamnese werden neben dem Alter, dem Beruf und Sport bzw. Hobbies etwaige begünstigende Faktoren für die Entstehung einer Sekundärarthrose abgefragt. Es folgt eine aktive und passiv anguläre Bewegungsuntersuchung der Schulter. Kriterien sind Bewegungsbereitschaft, Bewegungsausmaß, Endgefühl, Schmerzen und Krepitationen. Der Kompressions-Rotationstest nach Ellmann (Provokationstest bei glenohumeralem Knorpelschaden) wird durchgeführt. Zur differenzialdiagnostischen Abgrenzung können Impingementtests durchgeführt werden (➤ Kap. 5.6.8).

Medizinisch In der Frühphase radiologisch unauffällig. In späteren Stadien zeigen sich in der Röntgenuntersuchung odie typischen Arthrosezeichen:
- Gelenkspaltverschmälerung
- Subchondrale Sklerosierungen
- Osteophytäre Anbauten

Therapie

Konservativ

Die konservative Therapie besteht aus folgenden Inhalten:

- Reduktion sportlicher Belastung
- Bewegen im schmerzfreien Bereich
- Rollgleitmobilisationen in alle Richtungen
- Stabilitätstraining im schmerzfreien Bereich
- Training der Humerusdepressoren
- ACG-, SCG- und skapulothorakale Mobilisationen
- Mobilisation zervikothorakal und thorakal (Extension, Rotation)
- Mobilisation kostovertebral und kostotransversal (in Inspiration)
- Rumpfaufrichtende Physiotherapie
- Ggf. Wassergymnastik

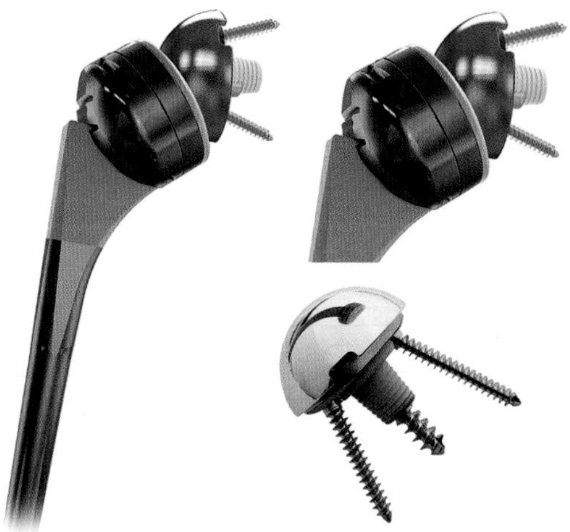

Abb. 5.10 Inverse Schulterprothese. [V397]

Operativ

Operativ stehen unterschiedliche endoprothetische Versorgungen zur Verfügung. Grundsätzlich gilt: Liegt keine Begleitverletzung der Rotatorenmanschette vor, so werden ungekoppelte Endoprothesen bevorzugt. Generell wird versucht, so „knochensparend" wie möglich zu arbeiten, da ggf. in der Zukunft auch ein Prothesenwechsel anstehen kann. Während man früher nur mit stielgeführtem Humerusersatz gearbeitet hat, gibt es heute auch die Möglichkeit, nicht stielgeführte Lösungen umzusetzen.

Humerusersatz, ungekoppelt, nicht stielgeführt

- Kappenprothese: Eine Kappenprothese ist bei symmetrischem humeralem Knorpelabrieb möglich. Das Caput humeri wird lediglich überkront.
- Oberarmkopfteilersatz: Die nächste Stufe stellt der Oberarmkopfteilersatz dar. Er eignet sich bei fokalen humeralen Knorpeldefekten.

Vollprothesen

Gibt es Knorpelabrieb an Caput humeri und Glenoid, so müssen beide Gelenkpartner durch Vollprothesen ersetzt werden. Hierfür kommen zwei Optionen in Frage:

- Knochensparende Vollprothese, nicht stielgeführt: Unter anderem bei Z. n. Humeruskopfnekrose mit intaktem Knorpel eignen sich knochensparende Endoprothesen.
- Normale Vollprothese, stielgeführt: Gelenkpfanne und Humerus werden ersetzt, die Versorgung erfolgt stielgeführt.

Auch nach Humerusfrakturen werden Vollprothesen eingesetzt.

Inverse Prothese

Inverse Prothesen werden implantiert, wenn es auch zu Verletzungen der Rotatorenmanschette gekommen ist oder wenn aus einem anderen Grund keine herkömmliche Prothese mehr implantiert werden kann. Invers bedeutet hier, dass der künstliche Gelenkkopf am Glenoid und die künstliche Pfanne am Humerus implantiert wird. Konvexität und Konkavität werden demnach umgekehrt (➤ Abb. 5.10).

Glenoidersatz

Der glenoidale Gelenkersatz kann zementiert oder zementfrei erfolgen. Genutzt werden Pfannen aus Polyethylen (Kielpfanne, Pfanne mit Verankerungszapfen).

Postoperative Rehabilitation

Die postoperative Rehabilitation ist abhängig vom genutzten Verfahren.

Grundsätzliches:

- Gilchrist-Verband für bis zu 1–4 Wochen (abhängig vom Gelenkersatz)

Entzündungsphase:

- Eindimensionale Mobilisation ab dem 1. Tag post-OP
- Leichtes isometrisches Anspannen

Proliferationsphase:

- Eindimensionales aktives Bewegen
- Eindimensionale Mobilisationen

Konsolidierungsphase:

- Aktives, dreidimensionales Bewegen
- Bewegen gegen leichten Widerstand
- Mobilisation der umliegenden Gelenke

Umbauphase:

- Schulterfreundliche Sportarten wie Schwimmen, Nordic Walking, Joggen, Wandern
- Sturzgefährdete Sportarten, Wurfsportarten und High-Impact-Sportarten sollten gemieden werden

Zusammenfassung

Degenerative Erkrankungen der Schulterregion

Eine Arthrose im SCG ist sehr selten, eine Arthrose des ACG hingegen haben fast 100 % der über 50-Jährigen. Eine primäre glenohumerale Arthrose ist im Vergleich zu den Gelenken der unteren Extremität sehr selten, allerdings gibt es multiple Auslöser von sekundären Arthrosen.

Die Therapie richtet sich nach dem Ausmaß der Arthrose, der bestehenden Knochendichte und möglichen Begleiterkrankungen.

5.5 Neoplastische Erkrankungen

Grundlagen neoplastischer Erkrankungen werden in ➤ Kap. 1.1.5 erklärt.

BEFUNDE

Leitsymptomatik und Befunde
- Unerklärliche Schmerzen
- Unerklärliche Schwellung

Möglicher weiterer Befund
- B-Symptomatik

Beschreibung

In der Schulterregion gibt es verschieden Arten von Primärtumoren. Ewing-Sarkome, Osteosarkome, Synovialsarkome, Osteoblastome u. v. m. können dort ihren Ursprung haben. Eine hämatogene Metastasierung erfolgt in der Regel über den Blutweg zur Lunge, von dort aus ist eine weitere Verbreitung möglich (➤ Abb. 5.11).

Aufgrund der Relevanz für alle Regionen der Extremitäten werden die neoplastischen Erkrankungen in ➤ Kap. 9.7 umfassend erläutert.

Differenzialdiagnosen

Differenzialdiagnostisch kommen Labrumläsionen und eine Humeruskopfnekrose in Betracht.

5.6 Funktionsstörungen

Allgemeines Basiswissen zu Funktionsstörungen wird in ➤ Kap. 1.1.6 vermittelt.

Anatomische Grundlagen

Die Art. sternoclaviculare verbindet die Extremitas sternalis der Klavikula und die sternale Artikulationsfläche am kraniolateralen Manubrium sterni. Sie ist ein Sattelgelenk, dessen intraartikulärer Diskus die Gelenkkongruenz verbessert. Die Klavikula ist in der Frontalebene konvex und in der Sagittalebene konkav.

Die Art. acromioclaviculare ist ein nahezu planes, etwas inkongruentes Gelenk. Diese Inkongruenz wird durch den Discus acromioclavicularis (Weitbrecht-Knorpel) ausgeglichen. Dadurch wird das plane Gelenk funktionell zu einer Art Kugelgelenk. Gelenkpartner sind das Akromion des Schulter-

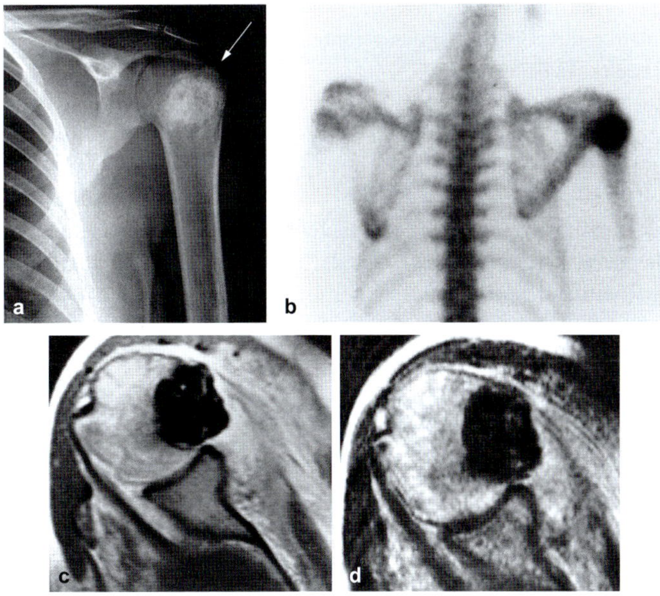

Abb. 5.11 Szintigrafie und MRT bei Osteoblastom. 15-jährige Patientin mit Schulterschmerzen links. a) Die Übersichtsaufnahme zeigt eine scharf begrenzte sklerosierte Läsion in der proximalen Humerusmetaphyse, die die Wachstumsfuge erreicht (Pfeil). b) Das Knochenszintigramm nach Injektion von Kontrastmittel zeigt eine vermehrte und auf den Ort dieser Veränderung begrenzte Nuklidanreicherung. c) Ein axiales T1w Spin-Echo-MRT-Bild weist nach, dass diese Läsion dorsal gelegen ist, die Knochenrinde zerstört ist und sich infiltrierend in die Weichteile ausdehnt. d) Ein axiales T2w Spin-Echo-MRT-Bild zeigt dann, dass die Läsion signalarm ist, was auf Knochengrundsubstanz hindeutet. [R390]

blattes und das laterale Ende der Extremitas acromialis der Klavikula.

Die Art. glenohumerale ist ein Kugelgelenk. Gelenkpartner sind die Cavitas glenoidale und das Caput humeri. Aufgrund der kleinen Gelenkpfanne überragt der Äquator des Gelenkkopfes den Pfannenrand deutlich. Daraus resultiert die größte Gelenkbeweglichkeit des menschlichen Körpers.

Ausführlichere anatomische Grundlagen inklusive der Beschreibung des Kapsel-Band-Apparates werden in ➤ Kap. 5.2.1 erläutert.

5.6.1 Restriktionen

Restriktionen in der Schulterregion können traumatische, degenerative, postinfektiöse, postentzündliche oder neoplastische Ursachen haben oder durch falsches Belastungs- und Bewegungsverhalten entstehen. Auch durch Immobilisation zum Beispiel nach Ruhigstellung können Kapselkontrakturen entstehen. Restriktionen begegnet man mit manualtherapeutischen Mobilisationen.

Art. sternoclaviculare

Restriktionen im Sternoklavikulargelenk sieht man in der Praxis so gut wie gar nicht. Zudem findet, untersucht man einen Patienten in Rückenlage mit sehr gelenknahem Griff an der Klavikula und versucht, diese nach dorsal, kranial oder kaudal zu bewegen, fast keine Bewegung statt. Untersucht wird das Gelenk daher mit einer gelenknahen palpierenden Hand und einer die Schulter inklusive des Akromioklavikulargelenks umfassenden, in Depression, Elevation, Protraktion und Retraktion einbringenden Bewegung initiierenden Hand.

Liegen wirkliche Restriktionen vor, so ist eine Traktionsmanipulation über die Extremitas acromialis der Klavikula das Mittel der Wahl.

Art. acromioclaviculare

Der Gelenkspalt verläuft in der Regel von dorsomedial nach ventrolateral, wobei auch eine rein sagittale Ausrichtung möglich ist. Er verläuft zudem immer von kaudal medial nach kranial lateral. Bei Restriktionen wird unter Beachtung des individuellen Gelenkspaltverlaufes mobilisiert.

Art. glenohumerale

Restriktionen im Glenohumeralgelenk werden mit Rollgleitmobilisationen therapiert. Mobilisiert werden die Elevation, Retroversion, Abduktion, Adduktion, Innenrotation und Außenrotation. Die Abduktion und Adduktion können auch in horizontaler Position (aus 90° Elevation), die Innen- und Außenrotation auch aus 90° Abduktion (mit 90° flektiertem Ellenbogen) mobilisiert werden.

5.6.2 Blockierungen

Blockierungen kommen durch traumatische Ereignisse oder durch nicht angepasstes Haltungs- und Bewegungsverhalten zustande. Blockierungen werden mit Manipulationstechniken behandelt.

Art. sternoclaviculare

Wirkliche Blockierungen im Art. sternoclaviculare sieht man in der Praxis nicht. Eine Traktionsmanipulation wird eher zur intensiven, endgradigen Mobilisation genutzt.

Art. acromioclaviculare

Zu Blockierungen des Akromioklavikulargelenks kann es nach Hyperanteflexionstraumen (Hyperelevationstrauma) oder nach Hyperretroversionstraumen kommen.

Hyperanteflexionstrauma

Der Arm bekommt einen Schlag in endgradige Elevation der Schulter, beispielsweise beim Griff in den Wurfarm eines Handballers. Die Klavikula bleibt in Anterorotation stehen und muss in Posterorotation manipuliert werden.

Hyperretroversionstrauma

Häufigster Traumamechanismus ist das Festhalten an einem Geländer mit dem retrovertierten Arm während eines Treppensturzes. Die Klavikula bleibt in Posterorotation stehen und muss in Anterorotation manipuliert werden. Zudem werden Manipulationen nach ventrolateral oder dorsomedial genutzt, um endgradig und intensiv zu mobilisieren. Auch eine Traktionsmanipulation ist eine Option zur Bewegungserweiterung.

Art. glenohumeralis

Aufgrund des anatomischen Aufbaus des Schultergelenks sieht man in der Praxis keine arthrogenen Blockierungen. Manipulationen bzw. Mobilisationen mit Impuls können zur Behandlung endgradiger Bewegungseinschränkungen genutzt werden.

5.6.3 Skapuladyskinesie

Ätiologie Die Entstehung einer Skapuladykinesie kann aus verschiedenen Ursachen resultieren. Möglich sind kongenitale Veränderungen der BWS und HWS, ACG-Verletzungen, Frakturen der Klavikula, muskuläre Koordinationsstörungen oder glenohumerale Kapselrestriktionen.

BEFUNDE

Sichtbefund
- Prominenter medialer Skapularand oder prominenter Angulus inferior

Bewegungsbefund
- Frühe mitlaufende Skapulaelevation
- Frühe Inferiorrotation der Skapula bei Retroversion aus 180° Elevation

Beschreibung

Unter einer Skapuladyskinesie versteht man eine dynamische asymmetrische Bewegung der Skapula.

Klassifikation

Eine Einteilung in vier Typen erfolgte durch Uhl, Kibler et al.
- Typ I: Prominenz des inferioren medialen Randes der Skapula durch abnorme Rotation um die transversale Achse
- Typ II: Prominenz der gesamten Margo medialis scapulae durch abnorme Rotation um die vertikale Achse
- Typ III: Prominenz des superioren medialen Skapularandes mit superiorer Translation der gesamten Skapula
- Typ IV: normale und symmetrische Skapulabewegung ohne Prominenz des medialen Skapularandes

Komplikationen

Eine Skapuladyskinesie kann zu einem glenohumeralen Impingement führen, da eine protrahierte und nach anterior gekippte Skapula den Subakromialraum funktionell verengt. Auch Läsionen der Rotatorenmanschette können aus Fehlpositionen und Fehlfunktionen resultieren (vgl. Habermeyer et al. 2017: 194).

Untersuchung

Manualtherapeutisch Anamnestisch werden Traumen der Schulterregion, des Akromioklavikulargelenks und der Klavikula abgefragt. Die Untersuchung beginnt mit einer Inspektion von dorsal. Der mediale Skapularand wird mit der Skapula der Gegenseite verglichen. Im Anschluss erfolgt eine Bewegungsuntersuchung. Der Patient steht aufrecht mit hängenden Armen und wird gebeten, den betroffenen Arm langsam zu elevieren. Das Verhalten der Skapula wird beurteilt. Die Untersuchung erfolgt aus Neutralposition und aus Innenrotation und wird im Seitenvergleich getestet.

Medizinisch Anhand von Röntgenbildern können etwaige kongenitale Fehlbildungen und Frakturfolgen beurteilt werden.

Therapie

Therapeutisch sollte versucht werden, die muskulären Komponenten der Dyskinesie weitestgehend zu beseitigen. Beübt werden aktive Bewegungen der Schulter/des Armes unter bewusster aktiver Fixierung der Skapula. Auch das Trainieren des Skapulastützes aus vorderer und hinterer (DIP) Stützposition ist hilfreich.

Eine bewegungserweiternde Mobilisation des skapulothorakalen Gleitlagers ist häufig kontraproduktiv und nur sinnvoll, wenn einzelne Bewegungskomponenten tatsächlich eingeschränkt sind. Allerdings ist eine Mobilisation aus der Fehlposition in die Normposition wichtiger Bestandteil der Therapie. Allerdings ist die Grundvoraussetzung für eine Verbesserung die volle arthrogene Mobilität glenohumeral, akromio- und sternoklavikular.

5.6.4 SICK-Skapula

BEFUNDE

Leitsymptomatik und Befunde
- Druckschmerz auf dem Proc. coracoideus (Insertion des M. pectoralis minor)
- Druckschmerz am Angulus (medialis) superior scapulae (Insertion M. levator scapulae)
- AC-Gelenkschmerz (anteriore Gelenkinkongruenz)
- Subakromialschmerz (verringerter Subakromialraum führt zu Impingement)

Beschreibung

Eine SICK-Skapula sollte von einer Skapuladyskinesie abgegrenzt werden und besteht aus vier zeitgleich anwesenden Befunden:
- **S**capular malposition
- **I**nferior medial border prominence
- **C**oracoid pain
- Malposition and Dys**k**inesis of scapular movement

Folgeläsionen

Aus einer SICK-Skapula können neben einem glenohumeralen Impingement auch Rotatorenmanschettenläsionen, glenohumerale Instabilitäten und Werfer-Schultern resultieren.

5

Untersuchung

Manualtherapeutisch Die Position der Skapula wird im Seitenvergleich begutachtet und die oben beschriebenen Malpositionen gesucht. Eine provozierende Palpation am Proc. coracoideus und am Angulus superior scapulae wird durchgeführt. Das Akromioklavikulargelenk wird provozierend untersucht. Impingementtests werden durchgeführt (➤ Kap. 5.6.8; vgl. Burkhart et al. 2003).

Therapie

Grundsätzlich gleicht das therapeutische Vorgehen der Therapie der Skapuladyskinesie: Therapeutisch sollte versucht werden, die muskulären Komponenten der Störung weitestgehend zu beseitigen. Beübt werden aktive Bewegungen der Schulter/des Armes unter bewusster aktiver Fixierung der Skapula. Auch das Trainieren des Skapulastützes aus vorderer und hinterer (DIP) Stützposition ist hilfreich.

Eine bewegungserweiternde Mobilisation des skapulothorakalen Gleitlagers ist häufig kontraproduktiv und nur sinnvoll, wenn einzelne Bewegungskomponenten tatsächlich eingeschränkt sind. Allerdings ist eine Mobilisation aus der Fehlposition in die Normposition wichtiger Bestandteil der Therapie.

Zusätzlich sollten Techniken zur Vergrößerung des subakromialen und des kostoklavikulären Raumes Bestandteil der Therapie sein:

- Mobilisation der Extension thorakal und zervikothorakal
- Mobilisation der Rippen 1–4 in Inspiration
- Mobilisation ACG und SCG
- Mobilisation der glenohumeralen Elevation, Abduktion und Elevation
- Rumpfaufrichtendes Training

5.6.5 Schulterinstabilität

Ätiologie Mögliche Ursachen einer vorliegenden glenohumeralen Instabilität sind eine angeborene Kapsel-Bandlaxität (zumeist bilateral und multidirektional), ein Trauma mit Luxation (80 % anterior und unidirektional), Repetitive strain injuries (Überkopfsportarten), kongenitale begünstigende Abweichungen (Glenoid-Dysplasie, Humerus varus) und Kombinationen aus den genannten Ursachen.

BEFUNDE

Leitsymptomatik
- Unklarer (ventraler Schulterschmerz)
- Beschwerden bei Überkopfaktivität

Mögliche weitere Befunde
- Zurückliegendes Trauma
- Luxation mit entsprechenden Befunden (➤ Kap. 5.2.2)

Beschreibung

Die Diagnose Schulterinstabilität beschreibt die fehlende Fähigkeit, das Caput humeri zentriert in der Fossa glenoidale zu halten. In der Literatur wird Schulterinstabilität oft gemeinsam mit Schulterluxationen beschrieben oder sogar synonym benutzt. Da Luxationen jedoch oft kongenital (oder geburtstraumatisch) oder durch ein direktes Trauma entstehen, werden die kongenitalen und geburtstraumatischen Luxationen in ➤ Kap. 5.1.4 und die traumatischen Luxationen im ➤ Kap. 5.2.2 beschrieben.

Auch die gängigen Klassifikationen behandeln Instabilitäten und Luxationen zumeist in einem, wobei viele Patienten mit Instabilität niemals eine Luxation erfahren. Temporäres Subluxationsgefühl kann dennoch Teil des Beschwerdebildes sein. Die Grenzen zwischen Instabilität und Luxation sind fließend.

Klassifikation

Klassifikation nach Gerber

➤ Kap. 5.2.2.

Klassifikation nach Baley

- Polar group I – traumatisch strukturell
  - Signifikantes Trauma
  - Häufig mit Bankart-Läsion
  - Gewöhnlich unilateral
  - Keine muskuläre Dysbalance
- Polar group II – atraumatisch strukturell
  - Kein Trauma
  - Strukturelle Schäden im Gelenk
  - Kapsuläre Dysfunktion
  - Keine muskuläre Dysbalance
  - Nicht selten bilateral
- Polar group III – habituell, nicht strukturell
  - Kein Trauma
  - Keine strukturellen Schäden im Gelenk
  - Kapsuläre Dysfunktion
  - Muskuläre Dysbalance
  - Oft bilateral

HINWEIS

Bayley weist darauf hin, dass seine Klassifikation nicht als starres System zu verstehen ist. Die Grenzen zwischen den drei Typen sind fließend und Mischformen sind möglich.

Klassifikation nach Matsen

Matsen unterscheidet in einem ersten Schritt zwischen traumatischer und atraumatischer Schulterinstabilität. Die atraumatische Schulterinstabilität sieht er als Symptomenkomplex, den er unter dem Akronym **AMBRII** zusammengefasst hat:

- **A**traumatischer Ursprung
- **M**ultidirektionale Laxität
- Häufig **b**ilateral
- Behandlungsansatz ist die **R**ehabilitation
- Scheitert der konservative Ansatz erfolgt eine Rekonstruktion mit Verschluss des Rotatoren**i**ntervalls
- Des Weiteren erfolgt ein **i**nferiorer Kapsel-Shift

Die traumatische Schulterinstabilität fasst er unter dem Akronym **TUBS** zusammen (vgl. Habermeyer et al. 2017: 196–197):

- Adäquates **T**rauma.
- **U**nidirektionale Instabilität.
- Meist mit **B**ankart-Läsion.
- Es erfolgt eine chirurgische Intervention (**S**).

Untersuchung

Manualtherapeutisch Folgende manualtherapeutische Tests werden in der Praxis genutzt:

- Sulcus-Zeichen
- Test nach Rowe
- Load and shift
- Apprehension-Test mit Relocation und Release
- Gagey-Test

EVIDENZ

Inter-rater-Reliabilität (vgl. Eshoj et al. 2018):

Test	Kappa-Koeffizient
Apprehension-Test	0,65
Relocation-Test	0,39
Release-Test	0,65
Sulcus-Zeichen	0,43
Load and shift	0,48

Test	Sensitivität	Spezifität
Apprehension-Test	66	96
Relocation-Test	65	90
Release-Test	82	86

Vgl. Hegedus et al. 2012.

Bei Patienten mit Hyperlaxität finden sich ein positives Sulcus-Zeichen, eine vermehrte a. p.-Translation (Load and shift) sowie ein pathologischer Gagey-Test (vgl. Gagey und Gagey 2001).

HINWEIS

Für ein positives Sulcus-Zeichen muss eine massive multidirektionale Kapsellaxität bestehen. Daher sieht man es in der Praxis sehr selten. Zusätzlich würde man eine Hypermobilität in multiple Bewegungsrichtungen mit verändertem Endgefühl in der passiv angulären Untersuchung erwarten.
Der Apprehension-Test mit anschließendem Relocation und Release hat sich in der Praxis bei posttraumatischen (anterioren) Instabilitäten als spezifisch bewährt.

Medizinisch Erstes Mittel der Wahl sind auch in der medizinischen Praxis die klinischen Tests. Bei Verdacht auf Luxation, Bankart-Läsion oder weitere strukturelle Schädigungen folgen bildgebende Verfahren: Röntgen zur Beurteilung einer möglichen Luxation, MRT zur Darstellung der Rotatorenmanschette und der Bizepssehne, CT zur Beurteilung von Bankart-Läsionen, alternativ MRT mit Kontrastmittel. Eine traumatische, hintere Schulterluxation kann übersehen werden, bei Verdacht muss zwingend in zwei Ebenen geröntgt und bei Zweifel eine CT durchgeführt werden.

Therapie

Konservativ

Bei einer atraumatischen Schulterinstabilität erfolgt die Therapie zunächst konservativ:

- Stabilitätstraining
- Mobilisation umliegender Gelenke
- Training der skapulothorakalen Funktion
- Temporäre Vermeidung endgradiger Bewegungen und Überkopfbelastung

Während der konservativen Therapie wird versucht, humerale Fehlstellungen gezielt zu korrigieren, indem eingeschränkte Bewegungsrichtungen (soweit vorliegend) mobilisiert und instabile Bewegungsrichtungen muskulär stabilisiert werden. Umliegende Gelenke sollten frei mobil sein, um Kompensationsaufgaben der Schulter zu vermeiden.

Operativ

Eine atraumatische multidirektionale Instabilität wird nur bei gescheiterter konservativer Therapie operativ versorgt. In diesem Falle sind Rekonstruktions-OPs mit Verschluss des Rotatorenintervalls und einem inferioren Kapselshift indiziert (vgl. Matsen et al. 1994).

Traumatische unidirektionale (meist ventrale) Instabilitäten mit Luxation werden in der Regel operativ versorgt, da sie zumeist mit einer Bankart-Läsion einhergehen.

Die operativen Möglichkeiten und die postoperative Rehabilitation wurden bereits in ➤ Kap. 5.2.2 beschrieben.

Zusammenfassung

Schulterinstabilitäten

Eine Schulterinstabilität kann traumatisch, durch Repetitive strain injuries, aufgrund von kongenitalen Veränderungen oder angeborener Kapsel-Bandlaxität entstehen. Aus Instabilitäten können Luxationen und strukturelle Schäden entstehen.

5.6.6 Lähmung

Eine komplette Lähmung eines oder mehrerer Muskeln sind Zeichen für eine neurologische Erkrankung, eine periphere

Nervenläsion bzw. periphere Entrapments oder eine Radikulopathie.

Neurologische Erkrankungen und Radikulopathien werden in Band II dieser Buchreihe beschrieben. Periphere Entrapments werden in ➤ Kap. 9.8 beschrieben.

5.6.7 Spastik

Eine Spastik weist auf eine neurologische Erkrankung hin. Neurologische Erkrankungen werden in Band II dieser Buchreihe beschrieben.

Zusammenfassung

Funktionsstörungen in der Schulterregion

Die Beseitigung von Restriktionen und Blockierungen ist die Hauptaufgabe des Manualtherapeuten. Spezifische Kenntnis der Anatomie der Schulterregion, der Bewegungsachsen und der daraus resultierenden Funktion ist notwendig, um zielgerichtet mobilisieren und manipulieren zu können. Red flags müssen ausgeschlossen werden können.

Wirkliche Blockierungen des Sternoklavikular- und Glenohumeralgelenks sind selten, posttraumatisch sieht man jedoch Blockierungen des Akromialgelenks.

Lähmung und Spastik resultieren aus Schäden von Spinal- oder Periphernerven oder aus neurologischen Erkrankungen.

5.6.8 Überlastungssyndrome

Impingement-Syndrom

Anatomische Grundlagen

Subakromialraum

Der Subakromialraum wird kranial durch den Proc. coracoideus, das Lig. coracoacromiale und das Akromion (coracoakromialer Raum) und kaudal durch das Caput humeri und das Tuberculum majus begrenzt. Innerhalb dieses Raumes verlaufen die lange Bizepssehne, der M. supraspinatus und das Lig. coracohumerale. Die Bursa subacromialis füllt den Subakromialraum aus und setzt sich als Bursa subdeltoidea fort. Die Bursa subacromiales verfügt über eine Vielzahl freier Nervenendigungen und ist hoch nozisensorisch innerviert.

Subkorakoidalraum

Der Subkorakoidalraum wird kranial durch den posterolateralen Proc. coracoideus und kaudal durch das Caput humeri und das Tuberculum minus begrenzt.

Beschreibung

Die Bezeichnung Impingement-Syndrom der Schulterregion beschreibt noch keine genaue Diagnose, sondern lediglich einen Pathomechanismus, der zur Einengung unterschiedlicher anatomischer Strukturen führen kann.

Laut Gerber et al. 2003 unterscheidet man extraartikuläre von intraartikulären Impingements.

Extrartikuläres Impingement

Extraartikuläre Impingements werden in subakromiale Impingements und subkorakoidale Impingements unterteilt.

Subakromiales Impingement

BEFUNDE

Leitsymptomatik und Befunde
- Schmerzen und Funktionsstörungen bei Elevation und/oder Abduktion zwischen 70 und 120°
- Schmerzen bei endgradigen Bewegungen
- Progredienter Verlauf

Möglicher weiterer Befund
- Painful arc bei Elevation und/oder Abduktion ab 70°

Das subakromiale Impingement wurde von vielen Autoren beschrieben und ist eine der häufigsten Ursachen für Schulterbeschwerden (vgl. Bigliani et al. 1997, Michener et al. 2003, Neer 1972 und 1983, van der Windt et al. 1995, Vecchio et al. 1995, Habermeyer et al. 2017: 36).

Die Raumnot befindet sich subakromial und im Supraspinatus-Outlet (anterolaterale Öffnung des Subakromialraumes, der M. supraspinatus verläuft rechtwinklig darunter, ➤ Abb. 5.12).

Neer (1972) unterscheidet das subakromiale Impingement in ein Outlet- und ein Non-Outlet-Impingement.

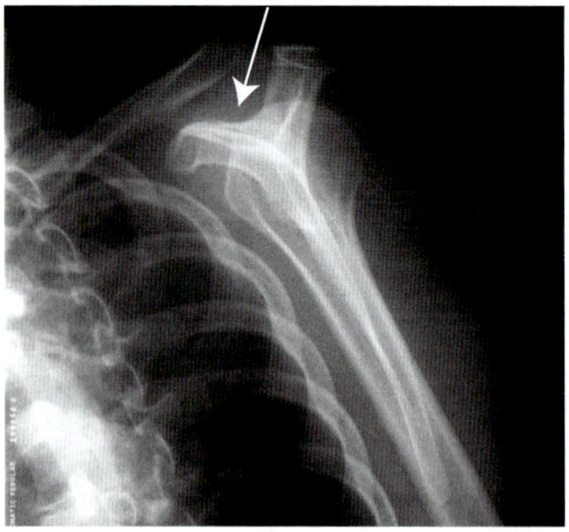

Abb. 5.12 Schulteraufnahme mittels Neer-Methode: Supraspinatus-Outlet (Pfeil). [E530-002]

Outlet-Impingement

Die Verengung des Subakromialraumes findet durch kraniale Strukturen statt:

- Kongenitale Veränderungen des Akromions (Klassifikation nach Bigliani et al. 1997)
- Akromioklavikulargelenkarthrose mit kaudalen Osteophyten

Non-Outlet-Impingement

Die Verengung des Subakromialraumes findet durch mittlere oder kaudale Strukturen statt:

- **Mittlere Strukturen:** Zunahme des Durchmessers der Sehnen der Rotatorenmanschette, der langen Bizepssehne oder der Bursa subacromialis durch Schwellung, Hypertrophie oder Tendinosis calcarea
- **Kaudale Strukturen:** Dyspositionen des Caput humeri nach kranial bzw. ventral (Michener et. al 2003) bedingt durch:
  - Proximale Ruptur des M. biceps Caput longum
  - Dysfunktion der Muskeln der Rotatorenmanschette
  - Dysfunktion des M. deltoideus (Habermeyer et al. 2017: 37)
  - Ventrale Kapsellaxität (kongenital oder durch Repetitive strain injuries; vgl. Azzoni et al. 2004)
  - Dorsale Kapselkontrakturen
  - Labrumläsionen
  - Fehlstellung nach Tuberculum-majus-Fraktur
  - Skapuladyskinesie

HINWEIS

Die beschriebenen Faktoren können auch multifaktoriell auftreten, auch in Kombination von Outlet- und Non-Outlet-Ursachen.

Auch weitere mögliche Ursachen wie hypertrophe fibrokartilagenäre Veränderungen des Lig. coracoacromiale und Traktionssporne am Akromion durch repetitiven Humeruskopfkontakt werden in der Literatur beschrieben.

Subkorakoidales Impingement

BEFUNDE

Leitsymptomatik

- Ventraler Schulterschmerz bei Flexion, Innenrotation, Adduktion (Gerber et al. 2003, Dines et al. 1994)

Das subkorakoidale Impingement hat im Vergleich zum subakromialen Impingement eine deutlich geringere Inzidenz. Die Raumnot befindet sich zwischen dem Tuberculum minus und dem posterolateralen Proc. coracoideus und/oder der Sehne des M. subscapularis.

Es wird zwischen primären und sekundären Ursachen unterschieden:

- **Primär**
  - Kongenitale Fehlbildungen des Proc. coracoideus
  - Frakturen des Tuberculum minus oder des Proc. coracoideus
  - Hypertrophie oder Schwellung des M. subscapularis
  - Hypertrophie oder Schwellung der Bursa subcoracoidea
- **Sekundär**
  - Rotatorenmanschettenläsionen

Intraartikuläre Impingements

Ein intraartikuläres Impingement (internes Impingement) beschreibt das pathomechanische Anstoßen des Caput humeri gegen den Rand des Glenoids. Es handelt sich um ein intrakapsuläres Impingement und wird in ein posteriosuperiores und ein anteriorsuperiores Impingement unterteilt.

Posteriorsuperiores Impingement

BEFUNDE

Leitsymptomatik

- Schmerzen bei Überkopfaktivität
- Überkopfaktivität ggf. nicht mehr möglich

Untersuchungsbefunde

- Positiver Relocation-Test
- Positiver Apprehension-Test aus 120° Abduktion
- Positives Fulcrum-Zeichen
- Röntgenbild unauffällig
- Isometrische Tests unauffällig (vgl. Walch et al. 1991)

Hierbei handelt es sich um eine Einklemmung der Supra- und Infraspinatussehnen zwischen dem Tuberculum majus und dem posteriorsuperioren Glenoid (vor allem bei Überkopfsportlern) mit Einengung und ggf. Schädigungen des posteriosuperioren Labrums und der Ansätze von M. supra- und infraspinatus bei glenohumeraler Abduktion, Außenrotation und Elevation (vgl. Walch et al. 1991).

Ursächlich liegt dem posteriorsuperioren Impingement eine multidirektionale Kapsellaxität (kongenital oder Repetitive strain injuries) oder eine SLAP-Lesion (➤ Kap. 5.2.4) zugrunde.

Untersuchung

Manualtherapeutisch Durch Einengung der Ansätze des Supra- und Infraspinatus sieht man ggf. einen positiven Relocation-Test und einen vorangegangenen positiven Apprehension-Test, jedoch aus 120° Abduktion. Ein möglicher positiver Fulcrum-Test kann auf eine Läsion der ventralen Kapsel hinweisen, SLAP-Lesion-Tests können positiv sein

Medizinisch In einer MRT können folgende Hinweise auf ein posteriorsuperiores Impingement hindeuten:

- Erweitertes Kapselvolumen (anterior) jedoch ohne anteriore Labrumablösung
- SLAP-Lesion II

- Gelenkseitige Teilruptur der Supra- und Infraspinatussehnen

Eine sichere Diagnose ist nur arthroskopisch möglich.

Anteriorsuperiores Impingement

Hierbei handelt es sich um einen pathomechanischen Kontakt zwischen dem Tuberculum minus und dem anterosuperioren Glenoid bei Adduktion, Flexion und Innenrotation. Dadurch entsteht ein einengender Kontakt zur Sehne des M. subscapularis und der langen Bizepssehne.

Als Ursache wird eine durch Repetitive strain injuries bedingte Insuffizienz des Caput longum (M. biceps) diskutiert, die eine ventrale Translation des Humerus nicht mehr verhindern kann. Eine weitere Ursache ist das Zugrundeliegen von Pulley-Läsionen (➤ Kap. 5.2.1).

Untersuchung

Manualtherapeutisch Aufgrund der multiplen möglichen Ursachen für Impingements in der Schulterregion sind die klinischen Tests nicht in der Lage, die genaue Ursache der Störung zu finden.

5

HINWEIS

Weist die klinische Untersuchung auf ein Impingement hin, sollte eine Bildgebung erfolgen, da nicht jede Ursache konservativ therapierbar ist.

Folgende klinische Tests werden in der manualtherapeutischen Praxis genutzt:

- Test nach Neer
- Hawkins-Kennedy-Test
- Painful arc
- Empty-can-Test (Test nach Jobe)
- Resisted-external-rotation-Test
- Fulcrum-Test

EVIDENZ

Werden die erstgenannte fünf Tests als Testreihe durchgeführt und sind drei oder mehr Tests positiv, so liegt die Sensitivität bei 76 % und die Spezifität bei 74 % (vgl. Michener et al. 2009).

Der M. biceps brachii und die einzelnen Muskeln der Rotatorenmanschette können isometrisch auf Kraft und Schmerzen getestet werden. Eine provozierende Palpation im Bereich des Tuberculum majus und minus kann ergänzend durchgeführt werden.

Mit Kranialisierung des Caput humeri kann die Bursa subacromialis provoziert werden.

Medizinisch Sonografie und ggf. eine MRT sind die Mittel der Wahl.

Therapie

Konservativ

HINWEIS

Die Strategie der Therapie ist abhängig von den zugrunde liegenden Pathomechanismen und daher sehr komplex. Es sollte vermieden werden, unspezifisch zu mobilisieren oder zu stabilisieren, da sowohl Kapsellaxität als auch strukturelle Schädigungen an Sehnen die Ursache oder Folge des Impingements sein können. Ist die Ursache für das Impingement behoben, trägt das Erarbeiten physiologischer Mobilität und Stabilität zur Vermeidung von Rezidiven bei.

Grundsätzliches:

- Vermeidung der provozierenden Funktion in Entzündungs- und Proliferationsphase
- Mobilisation in Richtung Aufrichtung in allen Gelenken der Schulterregion

Je nach spezifischer Ursache bestehen folgende konservative Therapiemöglichkeiten:

- **Anteriore Kapsellaxität:** Stabilitätstraining des M. biceps femoris zur Vermeidung ventraler Humerustranslation
- **Dorsale Kapselkontraktur:** Mobilisation der horizontalen Adduktion
- **Bursitis subacromialis:** Drainage durch dezenten Wechsel von Traktion und Kompression
- **Tendinopathien (M. biceps brachii, M. supraspinatus, M. infraspinatus, M. subscapularis):**
  - Laser-Therapie
  - Cryotherapie (–32 °C)
- **Tendinosis calcarea:** Stoßwellentherapie
- **Skapuladyskinesie:** ➤ Kap. 5.6.3

Operativ und postoperative Rehabilitation

Die operative Strategie ist abhängig von der zugrunde liegenden Läsion. Die operativen Methoden und postoperativen Rehabilitationsschemata wurden in den die spezifischen Läsionen erläuternden Abschnitten bereits beschrieben.

Indikationen für ein operatives Vorgehen sind:

- Akromioklavikuläre Osteophyten und kongenitale Veränderungen akromioklavikular: subakromiale Dekompression, arthroskopische Resektion des ACG (ARAC)
- SLAP-Lesions ➤ Kap. 5.2.4
- Rotatorenmanschettenrupturen ➤ Kap. 5.2.5
- Anhaltende multidirektionale Kapsellaxität ➤ Kap. 5.2.2
- Größere Sehnenläsionen: Sehnennaht, Sehnenrekonstruktion
- Kongenitale Veränderungen des Proc. coracoideus: Korakoidplastik, Korakoidosteotomie
- Frakturen (Akromion, Korakoid, Tuberculum minus, Tuberculum majus) ➤ Kap. 5.2.3

Zusammenfassung

Impingement

Die Diagnose Impingement beschreibt die Zusammenfassung diverser Pathomechanismen der Schulter, die zur Einengung von Sehnen und Bursen führen und für strukturelle Schäden sorgen können. Die Therapie richtet sich nach der Ursache und dem Ausmaß der Schädigungen.

Sportlerschulter

Synonym Werferschulter.

Beschreibung

Das Schultergelenk ist bei allen Überkopfsportlern massiven und zum Teil endgradigen Belastungen ausgesetzt. Der Begriff Sportlerschulter fasst alle klinischen Bilder zusammen, bei denen es durch Repetitive strain injuries bei Überkopfsportarten zu Überlastung oder Schädigung von Strukturen der Schulterregion gekommen ist. Ursprünglich ging man davon aus, dass dies explizit aus Wurfsportarten resultieren kann. Zudem wurden Wurfvorgänge verschiedener Sportarten gleichgestellt und von Meister et al. (2000) anhand des Ablaufs der Wurfbewegung eines Pitchers im Baseball analysiert.

Heute weiß man, dass das Bild der Sportlerschulter aus jeder Überkopfsportart resultieren kann (Schwimmen, Volleyball, Tennis, Handball, Baseball, Speerwurf etc.) und dass jede Sportart, auch verschiedene Wurfsportarten, individuelle Belastungsmuster aufweist, so dass die belasteten Strukturen voneinander abweichen können. In Mannschaftssportarten wie z. B. Volleyball können auch verschiedene Positionen (Angreifer im Vergleich zum Mittelblocker) unterschiedliche Verletzungs- und Belastungsmuster aufweisen.

Eine sportart- und positionsspezifische Analyse und klare Diagnose über die betroffene/n Struktur/en sind daher zwingend notwendig, um zielgerichtet therapieren zu können. Die individuelle Biomechanik muss bekannt sein.

HINWEIS

Selbst bei identischen sportlichen Aufgaben (zum Beispiel dem Aufschlag beim Tennis) kommt es bei unterschiedlichen Sportlern auch zu differierenden Belastungsmustern, da die Ausführung individuell und der Treffpunkt des Balles aus einer variierenden Position (Elevationsposition) der Schulter mit individuellem Tempo in (wenn auch minimal) differierende Richtungen stattfindet.

Bewegungsablauf beim Wurf

Ausholbewegung

Um die Zielaktion in Wurf- oder Schlagsportarten präzise und mit großer Geschwindigkeit durchführen zu können, bedarf es einer großen Außenrotationsfähigkeit in der Ausholbewegung. In einer endgradigen Ausholbewegung befindet sich der Humerus in maximaler Außenrotation und etwa 90° Abduktion.

Im Idealfall sollte die Ausholbewegung in der Skapulaebene stattfinden, um eine Überdehnung der ventralen glenohumeralen Kapsel zu vermeiden. In diesem Fall stabilisieren der M. infraspinatus und der M. teres major und verhindern posterior eine Subluxation nach ventral, während der M. subscapularis die Außenrotation kontrolliert und von anterior stabilisiert. Der M. serratus anterior stabilisert die Skapula, der M. levator scapulae kontrolliert die Skapulabewegung.

Beschleunigung

Eine Innenrotation des Humerus von ca. 100° findet in kürzester Zeit (Baseball ca. 0,05 Sek) statt, massive Kräfte wirken auf das Schultergelenk ein. Alle an der Skapula inserierenden Muskeln stabilisieren, eine gute Funktion der Skapulastabilisatoren ist zwingend erforderlich. Ist diese nicht ausreichend vorhanden, ist eine starke repititive Belastung der ventralen Kapsel durch den Humerus die Folge. Zudem ist ein Kontakt zwischen dem Tuberculum majus, dem Glenoid (posterior-superior) und den Sehnen der Rotatorenmanschette das Resultat.

BEFUNDE

Leitbefunde

- Ventrale Kapsellaxität
- Posteriorsuperiores Impingement:
  - Läsionen des posteriorsuperioren Labrums
  - Tendinopathien des M. infraspinatus und des M. supraspinatus

HINWEIS

Meiner Erfahrung nach sieht man Defizite in der Stabilität der Skapulafixatoren vor allem im Mannschaftssport im oberen Hobbybereich (Regionalliga, 3. Liga) im Volleyball und Handball. Die Ursache liegt in fast professioneller Belastung bei im Vergleich deutlich zu geringem Stabilitäts- und Krafttraining.

Abbremsphase

Die Abbremsphase wird in erster Linie vom M. teres minor gebremst. Daraus resultieren bei vielen Sportlern Beschwerden und Läsionen in der dorsalen Rotatorenmanschette.

BEFUNDE

Leitbefund

- Tendinopathie des M. teres minor

Strukturelle Veränderungen

Längere Ausübung von Wurfsportarten (und Überkopf-Schlagsportarten) führt zu strukturellen und anatomischen Veränderungen.

Erwachsene haben physiologisch aus 90° Abduktion eine Innenrotation-Außenrotation-Amplitude von 180°. Beim Wurfsportler verändert sich diese Amplitude nur geringfügig, jedoch findet sich eine stark vermehrte Außenrotation und eine deutlich eingeschränkte Innenrotation aus 90° Abduktion. Die Außenrotation ist vermehrt möglich, da ventrale Strukturen durch die repetitive Ausholbewegung überdehnt werden (Lig. coracohumerale, Kapsel, Rotatorenmanschette).

BEFUNDE

Leitbefunde
- Verringerte Außenrotationskraft
- Gesteigerte Innenrotationskraft
- Vermehrte Außenrotation
- Eingeschränkte Innenrotation

Das glenohumerale Innenrotationsdefizit kommt durch eine Kontraktur der posterioren Gelenkkapsel zustande. Diese dezentriert das Caput humeri (nach posterior). Dies ist ein weiterer Auslöser einer ventralen Kapsellaxität.

Aus dieser Position wird bei der phasischen, maximalen Außenrotation der Anker der langen Bizepssehne stark reponiert. Folgen sind Läsionen des Labrums, SLAP-Lesions und Läsionen der posterioren Rotatorenmanschette (M. supraspinatus). Zudem kann die Bizepssehne entzünden (Tendinitis), oder (teil-)rupturieren (vgl. Altahawi et al. 2020).

5

HINWEIS

Die beschriebenen Veränderungen/Anpassungen der Werferschulter sind physiologisch und funktionell sinnvoll. Beschwerden und Läsionen sollten therapiert werden.

Zu Ausführungen zur Sportlerschulter vgl. Habermeyer et al. 2017: 794–796.

Untersuchung

Manualtherapeutisch Die manualtherapeutische Untersuchung einer Sportlerschulter ist komplex und abhängig von der ausgeübten Sportart, dem individuellen Bewegungsmuster und den Beschwerden des Patienten. Sie umfasst die passiv anguläre Untersuchung, Impingementtests, Instabilitätstests, SLAP-Lesion-Tests, die Untersuchung der Rotatorenmanschette und der Bizepssehne (Caput longum).

Medizinisch Sonografie zur Beurteilung von intraartikulären Ergüssen und Teilrupturen. Röntgen zum Ausschluss einer Tendinosis clacarea, ACG-Arthrose und zur Beurteilung der Humerusposition und negativ beeinflussenden kongenitalen Veränderungen. MRT mit Kontrastmittelgabe zur Labrumbeurteilung und zum Ausschluss von intraartikulären Partialrupturen (vgl. Seil et al. 2005).

Therapie

Die Therapie ist abhängig von den vorliegenden Läsionen und wird in den jeweiligen Kapiteln zu den einzelnen Pathologien spezifisch beschrieben.

Eine spezifische Analyse des individuellen Ablaufs der ursächlichen Bewegung und die Diagnose der entstandenen Läsionen ist unabdingbar für eine zielgerichtete Therapie. Größtes Problem in der Therapie der Sportlerschulter ist die fehlende Compliance bei vielen Amateursportlern und somit die mangelnde Bereitschaft zum Pausieren bzw. zum adäquaten Belasten während der einzelnen Heilungsphasen.

EVIDENZ

In der Auswertung von Verletzungen bei 60 Amateurhandballern sammelten Gebhardt et al. (2021) folgende Ergebnisse:
Trotz Schmerzen würden 85 % der Patienten weiter Handball spielen. Einen Mitspieler, der schmerzbedingt Training oder Spiel abbrechen musste, erwarteten 43 % der Teammitglieder zum nächsten Training zurück, 48 % unmittelbar bei Schmerzfreiheit und nur 8 % hielten eine längere Pause für angemessen. Nach Beendigung der medizinischen Behandlung hatten 46 % der Betroffenen noch Schmerzen. Zugrunde liegende Verletzungen waren Tendinitiden, Partialrupturen, SLAP-Lesions, Instabilitäten und ACG-Läsionen.

Tendinitis calcarea

BEFUNDE

Leitsymptomatik und Befunde
- Oft ohne Symptome, ggf. Zufallsbefund
- Schmerzen bei Impingement oder posttraumatisch
- Provozierbar durch isometrisches Anspannen und provozierende Palpation

Beschreibung

Hierbei handelt es sich um reaktive Kalkablagerungen in Sehnenansätzen (M. supraspinatus, M. infraspinatus) durch Minderdurchblutung, posttraumatisch (nach Teilruptur) oder mechanische Überlastung (Impingement) (➤ Abb. 5.13).

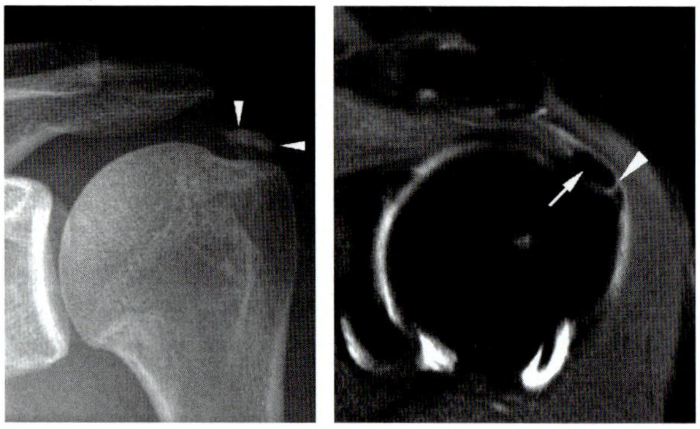

Abb. 5.13 Tendinitis calcarea mit feiner Partialruptur der Supraspinatussehne. a) Das konventionelle Röntgenbild in a.p. Strahlengang zeigt die größtenteils scharf begrenzte Verkalkung (Pfeilspitzen) im Ansatzbereich der Supraspinatussehne. b) In der schräg koronalen Sequenz lässt sich der Kalk als hypointense Struktur (Pfeil) in der Supraspinatussehne gut erkennen. Am lateralen Rand des Kalkherdes tritt wenig Flüssigkeit aus der Bursa in den Sehnenansatz ein (Pfeilspitze) im Sinn einer feinen bursaseitigen Partialruptur der Supraspinatussehne. [R115-04]

Differenzialdiagnosen

Differenzialdiagnostisch kommen Gicht, eine Omarthritis oder eine Rotatorenmanschettenruptur in Betracht.

Untersuchung

Manualtherapeutisch Provozierende Palpation, isometrisches Anspannen.

CAVE
Durch klinische Diagnostik ist die Tendinitis calcarea nicht abgrenzbar von Tendinopathie oder Teilruptur

Medizinisch Röntgen (Kalkherde). MRT zum Ausschluss von Weichteilverletzungen.

Therapie

Die Therapie erfolgt in der Regel konservativ, Kalkherde können sich selbst wieder auflösen.

Bursitis subacromialis, chronische

BEFUNDE
Leitsymptomatik und Befunde
- Schmerzen zwischen 70 und 120° Elevation und Abduktion
- Kompressionsschmerz
- Druckschmerz im Bereich des Tuberculum majus
- Painful arc

Beschreibung

Hierbei handelt es sich um eine chronische Entzündung der Bursa mit Ausdehnung des Kalkherdes. Eine chronische Bursitis ist sehr schmerzhaft.

Untersuchung

Manualtherapeutisch Provozierende Palpation, Painful-arc-Test, Kompression.

Medizinisch Sonografie.

Therapie

Konservativ
- Cryotherapie
- Vermeidung der Überkopfbelastung in der Entzündungs- und Proliferationsphase

Operativ
Die Indikation zur OP sollte streng gestellt werden. Möglich ist eine Entfernung des Kalkdepots.

Postoperative Rehabilitation

Entzündungsphase:
- Keine Manuelle Therapie

Proliferationsphase:
- Rollgleitmobilisationen glenohumeral, Mobilisationen ACG und SCG im schmerzfreien Bereich

Konsolidierungsphase:
- Endgradige Mobilisationen
- Stabilitätstraining
- Sportfähigkeit nach 6 Wochen

Frozen shoulder

Ätiologie Primär: betrifft Patienten mittleren Alters, idiopathisch. Sekundär: posttraumatisch und nach Immobilisation. Voraussetzungen sind Entzündung und Kapselschädigung.

BEFUNDE
Leitsymptomatik und Befunde
- Massiv eingeschränkte multidirektionale Beweglichkeit
- Starke Bewegungschmerzen, insbesondere bei Außenrotation und Abduktion
- Protraktion und Elevation der Schulter

Beschreibung

Unter einer Frozen shoulder versteht man eine massive multidirektionale Kapselkontraktur mit verklebtem Recessus axillaris der Kapsel. Patienten beschreiben zunächst starke Schmerzen, die in einer zweiten Phase bei stärkerer Bewegungseinschränkung abnehmen. Eine weitere Folge ist Atrophie der umliegenden Muskulatur.

Untersuchung

Manualtherapeutisch Passiv anguläre Untersuchung.

Medizinisch Bildgebung zum Ausschluss von Weichteilverletzungen (MRT).

Therapie

Konservativ
Die Therapie erfolgt in der Regel konservativ. Eine vollständige Rehabilitation kann 1–2 Jahre dauern. Neben der Gabe von Analgetika und entzündungshemmenden Maßnahmen in der ersten Phase stehen Rollgleitmobilisationen und Automobilisationen mit dosiertem Stabilitätstraining im Vordergrund.

CAVE
Zu intensives Mobilisieren kann zur erneuten Entzündung führen und die Rehabilitationszeit verlängern. Schmerzen des Patienten sollten daher respektiert werden.

Operativ

Narkosemobilisationen sollten vermieden werden. Eine Indikation muss streng gestellt werden.

Periarthritis humeroscapularis (PHS)

PHS stellt keine fundierte Diagnose dar, sondern ist ein Sammelbegriff für Funktionsstörungen und Läsionen der Schulterregion. Eine differenzierte Diagnostik ist vorzuziehen.

5.7 Aseptische Knochennekrosen

5.7.1 Humeruskopfnekrose

Synonym Morbus Haas

Ätiologie Posttraumatisch, Steroidapplikation, Sichelzellanämie, Alkoholabusus, Syringomyelie, Diabetes mellitus.

BEFUNDE

Leitsymptomatik und Befunde
- Schulterschmerzen
- Bewegungseinschränkungen
- Ggf. Instabilität

Beschreibung

Nach der Hüftkopfnekrose ist die Humeruskopfnekrose die zweithäufigste aseptische Knochennekrose im menschlichen Körper. In der Folge können Arthrose, Frakturen und die komplette Destruktion des Humeruskopfes entstehen.

Untersuchung

Medizinisch MRT.

Therapie

Konservativ

- Therapie der zugrunde liegenden Erkrankung
- Mobilisierende Maßnahmen

Operativ

Je nach Stadium und Ausmaß von Schädigungen können folgende Interventionen anstehen:
- Anbohrung
- Endoprothese
- Arthrodese

Postoperative Rehabilitation

Die postoperative Rehabilitation richtet sich nach dem durchgeführten Verfahren. Die Nachbehandlung von Endoprothesenversorgungen wurde in ➤ Kap. 5.4.3 beschrieben.

5.7.2 Morbus Friedrich

Der Morbus Friedrich ist eine sehr seltene aseptische Knochennekrose der medialen Klavikula und ist gekennzeichnet durch belastungsabhängige Schmerzen. Es werden Störungen der Mikrozirkulation oder RSI als Ursache diskutiert.

Zumeist wird konservativ symptomatisch therapiert. Schmerzmedikation, aber auch temporäre Ruhigstellung sind die Mittel der Wahl.

5

KAPITEL

6 Oberarm und Ellenbogenregion

Patienten mit Erkrankungen und Beschwerden im Bereich des Ellenbogens nehmen einen recht kleinen Anteil in der manualtherapeutischen Praxis ein. Dennoch gibt es einige relevante Krankheitsbilder, die es zu besprechen gilt. Der größte Fokus sollte hierbei auf Traumafolgen (Bandläsionen und Frakturen) und daraus resultierenden Formen von Instabilität liegen.

6.1 Knöcherne, kongenitale Erkrankungen

Allgemeines Basiswissen zu knöchernen kongenitalen Erkrankungen wird in ➤ Kap. 1.1.1 vermittelt.

6.1.1 Grundlagen

In den ersten Lebensjahren ist in der Röntgenuntersuchung nur der Knochenkern des Capitulum humeri darstellbar (➤ Abb. 6.1) Die Epiphysenfugen der proximalen Ulna und des proximalen Radius sind etwa ab dem 10. Lebensjahr zu erkennen (➤ Abb. 6.2). Ab diesem Zeitpunkt entspricht das Skelett bis auf die offenen Wachstumsfugen dem eines Erwachsenen. Ein kompletter Verschluss der Epiphysenfugen kann ab dem 15. Lebensjahr nachgewiesen werden (vgl. Matzen et al. 2007: 161–164).

6.1.2 Aplasie des Ellenbogens

Synonyme Humeroradialsynostose, angeborene Ankylose des Ellenbogens.

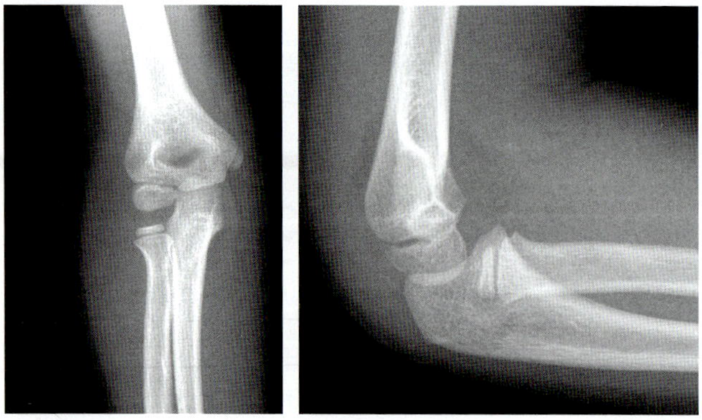

Abb. 6.1 Knochenkerne des Capitulum humeri, des Caput radii und des Epicondylus ulnaris humeri bei einem 6-jährigen Mädchen. [R300]

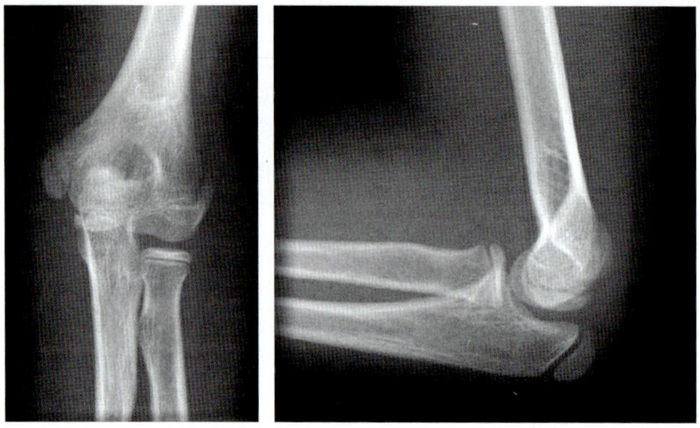

Abb. 6.2 Epiphysenfugen bei einem 10-jährigen Jungen. Alle ellenbogennahen Epiphysen und Apophysen stellen sich dar. [R300]

6

Ätiologie Embryologisch sind Radius und Ulna ab dem 37. Tag sichtbar. Eine Verknorpelung des Radius ist bis zum 41., die der Ulna bis zum 44. Tag erreicht. Zu diesem Zeitpunkt sind Humerus, Ulna und Radius noch miteinander verbunden. Der Aplasie liegt das Ausbleiben der physiologischen Separation zugrunde (vgl. Wood 1998), nicht eine spätere pathologische Fusionierung.

Epidemiologie Sehr selten, oft begleitet von weiteren Veränderungen der gleichen Extremität. Tritt als syndromales (Antley-Bixler-, Apert-, Pfeiffer- und Crouzon-Syndrom) Leitsymptom auf. Androtropie (4 : 3), bei 50 % bds. auftretend.

BEFUNDE

Sichtbefund
- Ellenbogen meist leicht flektiert (0–90° möglich)
- Pronationsstellung des Arms
- Keine Bewegung des Ellenbogengelenks möglich
- Atrophie der Muskulatur des betroffenen Arms

Röntgenbefund
- Sichtbare Verknöcherung (ab dem 5. Lebensmonat)
- Gabelform des distalen Humerus
- Ggf. fehlende oder hypoplastische Ulna

Beschreibung

Bei einer Aplasie des Ellenbogens handelt es sich um eine angeborene Versteifung von Humerus und Ulna, Humerus und Radius oder von allen drei am Ellenbogengelenk beteiligten Knochen. Am häufigsten tritt die Synostose von Humerus und Radius auf, danach folgt die Synostose aller drei Knochen. Die Synostose von Humerus und Ulna ist demnach am seltensten. Funktionell gibt es kein Ellenbogengelenk, bei Synostose von Humerus und Ulna besteht die Fähigkeit zur Pro- und Supination, bei Humeroradialsynostose ist keine Bewegungskomponente im Ellenbogengelenk möglich.

Eine humeroradiale Aplasie ist häufig von einer Hypoplasie der Ulna begleitet, ggf. auch von Hypoplasien der Karpalknochen und der Finger. Eine Hypoplasie des Radius liegt hingegen seltener vor.

Klassifikation

Humeroradialsynostosen werden wie folgt klassifiziert:
- Aplasie des Ellenbogens im Rahmen generalisierter Fehlbildungen mit Synostosen
- Humeroradialsynostose mit Ulnadysplasie (und ggf. Fibuladysplasie) ohne Oligodaktylie (fehlende Finger ulnarseitig)
- Humeroradialsynostose in Begleitung mit longitudinalen ulnaren Defekten und Oligodaktylie

Untersuchung

Manualtherapeutisch Passiv anguläre Funktionsuntersuchung des Humeroradial- und Humeroulnargelenks (in Flexion und Extension) und des Humeroradialgelenks (in Pro- und Supination). Radius und Ulna werden im Verlauf palpiert, das Handgelenk und die Finger auf Funktion untersucht.

Medizinisch Im Säuglingsalter ist eine sonografische Darstellung hilfreich. Ab etwa dem 5. Lebensmonat sind Verknöcherungen im Röntgenbild darstellbar. Ggf. zeigt sich die typische Gabelform des distalen Humerus, eine etwaige Hypoplasie oder ein Fehlen der Ulna kann dargestellt werden.

Therapie

Konservativ

Konservativ steht das Erarbeiten von Kompensationsmechanismen zur möglichst effizienten Nutzung beider Arme im Vordergrund.

HINWEIS
Ergotherapeuten weisen die größere Erfahrung im Erarbeiten von Kompensationsmechanismen bei Activities of daily living auf.

Operativ

Eine korrigierende Osteotomie ist nur bei starken Fehlstellungen indiziert. Eine Korrektur bringt den Ellenbogen in Pro-/Supinations-Nullstellung und fixiert den Ellenbogen in 20° Flexion. Eine Flexion von über 20° muss vermieden werden, da der betroffene Arm meist eine Längendifferenz aufweist. Versorgt wird entweder mittels Steinmann-Nagel oder mit einem Ringfixateur nach Ilsarov. Bei beidseitig vorliegender Erkrankung wird nur ein Arm versorgt.

Versuche, Mobilität über die Einbringung von künstlichem Gelenkersatz oder Interpositionsarthroplastiken zu erreichen, erzielten aufgrund der fehlenden Muskelfunktion nicht die gewünschten Erfolge (vgl. Martini 2003: 125–126).

Postoperative Rehabilitation

Auch in der postoperativen Rehabilitation steht das Erlernen von Kompensationsmechanismen im Vordergrund.

6.1.3 Radioulnare Synostose

Synonym ARUS.

Ätiologie Hemmungsfehlbildung des präkartilagenären Gewebes der Unterarmknochen ab der 7. embryologischen Woche.

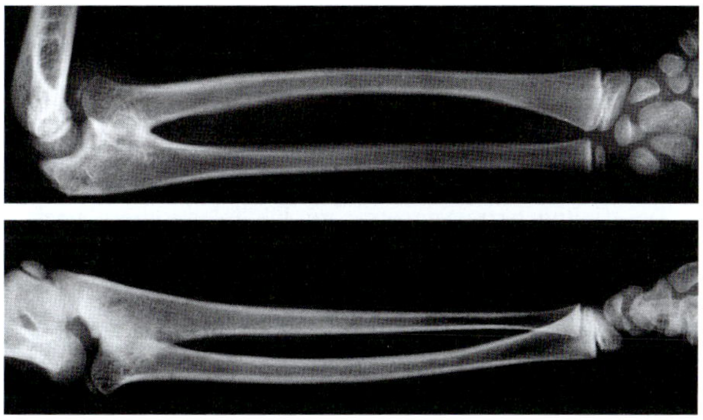

Abb. 6.3 Angeborene radioulnare Synostose mit Luxation des Caput radii bei einem 16-jährigen Patienten. [R300]

Epidemiologie Häufiger bilateral als unilateral. Angaben zu geschlechtsspezifischer Verteilung differieren. Häufig syndromassoziiert oder im Zusammenhang mit weiteren Fehlbildungen.

BEFUNDE

Befunde
- Unterarm fixiert in Pronationsstellung
- Keine Bewegung in Pro- oder Supination möglich
- Hypermobilität des Handgelenks
- Extensionseinschränkung (bei disloziertem Radiuskopf)
- Cubitus valgus oder varus

Röntgenbefund
- Synostose
- Pronationsstellung des Radius
- Cubitus valgus oder varus

Beschreibung

Hierbei handelt es sich um eine ellenbogennahe Synostose durch radioulnare Knochenbrücke in Pronationsstellung des Unterarms (➤ Abb. 6.3). Die Synostose kann faserknorpelig oder knöchern ausgeprägt sein. Die Membrana interossea ist verdickt. Die Mm. supinator, pronator teres und pronator quadratus können fehlen oder stark atrophiert sein.

Klassifikation

Klassifikation nach Wilkie

- Typ I: 3–6 cm lange, proximal gelegene knöcherne Verbindung. Der Radiuskopf fehlt, ist deformiert oder in der Synostose verschmolzen.
- Typ II: geringere knöcherne Verbindung, der Radiuskopf ist frei, jedoch nach ventral oder dorsal subluxiert.

Klassifikation nach Cleary und Omer

- Typ I: fibröse Synostose mit leicht dysplastischem Radiuskopf
- Typ II: knöcherne Synostose ohne weitere Deformität
- Typ III: knöcherne Synostose mit hypoplastischem, nach dorsal disloziertem Radiuskopf
- Typ IV: wie Typ II, jedoch mit ventraler Dislokation und pilzförmiger Verbreiterung des Caput radii

Klassifikation nach Blauth und Rothkirch

- I: Dysplasie des proximalen radioulnaren Gelenks mit Einschränkung von Pro- und Supination
- II: proximale Synostose
- III: breite oder zweiteilige Synostose
- IV: fast vollständige Verschmelzung von Radius und Ulna (selten)

Differenzialdiagnosen

Differenzialdiagnostisch kommen eine posttraumatische Synostose nach Monteggia-Fraktur oder eine Fraktur von Radius und Ulna in Betracht.

Untersuchung

Manualtherapeutisch

- Passiv anguläre Untersuchung des Ellenbogens:
  - Pro-/Supination nicht möglich
  - Flexion frei
  - Extension bei disloziertem Radiuskopf eingeschränkt.
- Passiv anguläre Untersuchung des Handgelenks:
  - Kompensatorische Hypermobilität

Ein Cubitus valgus oder varus und eine auffällige Atrophie der Unterarmmuskulatur können sichtbar sein.

Medizinisch Röntgen in zwei Ebenen. Bei unvollständiger oder faserknorpeliger Synostose MRT oder CT.

Therapie

Konservativ

Eine Kompensation der fehlenden Pro- und Supination durch die Mobilität der Schulter und des Handgelenks ist in der Regel möglich, so dass kein manualtherapeutischer Handlungsbedarf besteht. Resultieren aus der Hyperfunktion in Schulter oder Hand Instabilitäten mit Beschwerden, so ist eine Anleitung zur muskulären Eigenstabilisation empfehlenswert.

Operativ

Eine Indikation zur operativen Intervention ist streng zu stellen und kommt erst ab dem 6. Lebensjahr in Frage. Möglichkeiten sind Verfahren zur Wiederherstellung der Drehbewegung und Drehosteotomien.

Wiederherstellung der Drehbewegung

Synostosenresektion und Interposition eines vaskularisierten Fettlappens

- Ausgiebige Resektion der Synostose, der Kortikalis, des Radius und der Ulna mit Formung einer konkaven Fläche
- Verkürzungsosteotomie des Radius
- Reposition des Radiuskopfes
- Drehen des Unterarms in Pro-/Supinations-Nullstellung
- Osteosynthese (Titanplatte)
- Kapselnaht
- Naht des Lig. anulare radii
- Verlagerung des M. anconeus nach ventral mit Fixation an der Ulna
- Entnahme eines Fett-Faszien-Lappens aus dem Oberarm mit A. collateralis radialis posterior, A. profunda und umliegenden Venen und Positionierung zwischen Radius und Ulna
- Gefäßanastomose mit Empfängergefäßen

HINWEIS

Frühere Verfahren wie die alleinige Resektion oder die Pseudarthrosenbildung werden aufgrund der hohen Rezidivneigung nicht mehr empfohlen.

Drehosteotomie

Die Drehosteotomie dient der Korrektur der endgradigen Pronationsstellung. Liegt die Erkrankung einseitig vor, so wird in 10–20° Supination positioniert. Besteht eine beidseitige Synostose, sollte der dominante Arm bei 20–40° Pronation und am anderen Arm bei 40° Supination eingestellt sein (vgl. Green und Mital 1979, Griffet et al. 1986, Ogino und Hikino 1987 und Lin et al. 1995).

Da die Operation eine hohe Chance auf Komplikationen im Bereich der anliegenden Nerven und Gefäße aufweist, empfehlen Lin et al. und Ogino und Hikino mehrere Methoden zur Vermeidung von Komplikationen (vgl. Martini et al. 2003: 134):

- Entnahme eines Knochenzylinders zur Entspannung der umliegenden Weichteilstrukturen
- Bifokale Osteotomie distal der Synostose mit Stellungskorrektur 10 Tage danach
- Zunehmende Stellungskorrektur mit Ilizarov-Ringfixateur
- Längsspaltung der Synostose und Stellungskorrektur mit Etappengips für 4 Wochen
- Keine interne Osteosynthese. Stattdessen Versorgung mit axialem Steinmann-Nagel damit bei auftretenden vaskulären Störungen eine Rückpositionierung mit späterer erneuter Korrektur erfolgen kann.

Postoperative Rehabilitation

Die postoperative Rehabilitation wird wie folgt durchgeführt (abweichendes Nachbehandlungsschema des Operateurs möglich):

Entzündungs- und Proliferationsphase:

- Oberarmgips für 4 Wochen
- Keine Manuelle Therapie

Konsolidierungsphase:

- Ab 5. Woche Rollgleitmobilisationen humeroradial, humeroulnar und radioulnar
- Beginnendes Stabilitätstraining
- Stützaktivität

Umbauphase:

- Erarbeiten der vollen Belastbarkeit und Sportfähigkeit

6.1.4 Dysplasie des Ellenbogens mit angeborener Luxation des Radiuskopfes

Ätiologie Autosomal-dominant vererbbar. In 40 % der Fälle isoliert, 60 % syndromal (Ehlers-Danlos-, Apert-, Marfan-Syndrom, Arthrogrypose, Dysplasia cleidocranialis) auftretend.

Epidemiologie Die Dysplasie des Ellenbogens mit angeborener Luxation des Radiusköpfchens ist die häufigste kongenitale Erkrankung des Ellenbogengelenks. Sie tritt häufig bilateral auf. Androtropie (60 %). Eine (nicht syndromale) Dysplasie des gesamten Ellenbogens ist selten, eine Dysplasie des lateralen Anteils häufig.

BEFUNDE

Sichtbefunde

- Valgusstellung des Radius
- Ggf. sichtbare Luxation

Mögliche weitere Befunde

- Tastbare Luxation
- Eingeschränkte Flexion (bei ventraler Luxation)
- Eingeschränkte Extension (bei dorsaler Luxation)
- Eingeschränkte Pro- und Supination

Röntgenbefunde

- Luxationsposition des Radius
- Dysplastische Veränderungen (Capitulum humeri)
- Valgusstellung des Radius

MRT

- Ermöglicht die Beurteilung kongenitaler Abweichungen oder Folgeläsionen der umliegenden Weichteile

Beschreibung

Hierbei handelt es sich um eine kongenitale Fehlbildung des (lateralen) Ellenbogens mit Abflachung oder Fehlen des Capitulum humeri und Fehlbildung und Luxation des Caput radii bei bestehender Funktionseinschränkung (➤ Abb. 6.4). In der Literatur wird der zugrunde liegende Defekt am Capitulum humeri beschrieben.

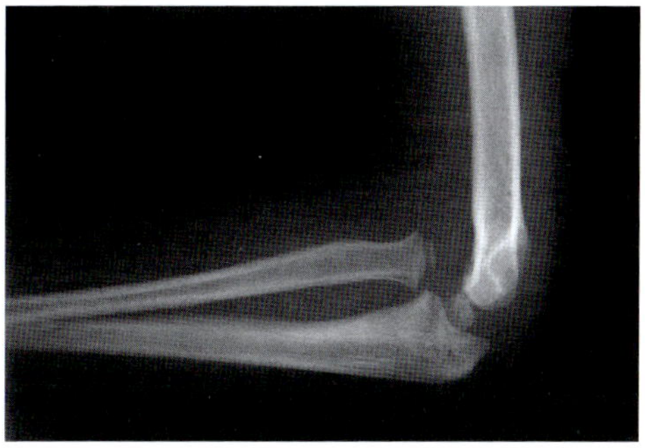

Abb. 6.4 Angeborene solitäre Luxation des Caput radii bei einem 3-jährigen Kind. [R300]

Luxationen können nach ventral, dorsal oder lateral gerichtet sein. Über die Häufigkeit der auftretenden Richtungen gibt es keine Einigkeit unter den Autoren. So geben Mardam-Bey und Ger die dorsale Luxation mit 65 % als häufiger, Miura die anteriore mit 53 % an (vgl. Martini 2003: 127).

Differenzialdiagnosen

Differenzialdiagnostisch kommt eine geburtstraumatische Luxation in Frage, die Differenzierung ist schwierig.

Untersuchung

Manualtherapeutisch Ggf. ist das luxierte Radiusköpfchen palpatorisch zu erfassen oder sogar zu sehen. Eine sichtbare Valgusstellung ist möglich. In der passiv angulären Untersuchung kann sich eine eingeschränkte Flexion (bei ventraler Luxation) oder Extension (bei dorsaler Luxation) zeigen. Ansonsten ist eine eingeschränkte Pro- und Supination in den ersten Lebensjahren das einzige Kriterium, aufgrund dessen man weitere Untersuchungen einleiten sollte.

Medizinisch Röntgen in zwei Ebenen, ggf. MRT zur Beurteilung der Weichteile.

Therapie

Konservativ

Aufgrund der in der Regel geringen Funktionsstörungen ist zumeist keine konservative Therapie indiziert. Bei bestehenden Funktionsstörungen ohne operative Intervention steht das Erarbeiten von Kompensationsmechanismen im Vordergrund.

6

Operativ

Da es in der Regel nur geringfügige Funktionsstörungen gibt, ist ein operatives Vorgehen zumeist nicht notwendig.

Es gibt folgende mögliche OP-Verfahren:

Offene Reposition

Im 1. und ggf. 2. Lebensjahr möglich. Knöcherne Veränderungen dürfen noch nicht zu ausgeprägt sein, eine Anpassungsfähigkeit muss noch bestehen.

- Bei bestehender Längendifferenz von Radius oder Ulna wird der Radius verkürzt **(Verkürzungsosteotomie)** oder die Ulna verlängert **(Kallusdistraktion).**
- Rekonstruktion des Lig. anulare radii.

Resektion des Radiusköpfchens

Die Resektion ist erst nach abgeschlossenem Wachstum möglich und nur bei progredienten Beschwerden (Schmerzen, Funktionsverlust) und fortschreitender Arthrose indiziert.

Allerdings kann das postoperativ stattfindende Verschieben des Radius nach proximal durch den daraus resultierenden Ulnavorschub ein Impingement im Handgelenk auslösen (vgl. Martini 2003: 126–129).

Postoperative Rehabilitation

Entzündungsphase:
- Keine Manuelle Therapie

Proliferationsphase:
- Nach Beenden der Orthesenversorgung aktives und passives Bewegen im schmerzfreien Bereich

Konsolidierungsphase:
- Endgradige Rollgleitmobilisationen in Flexion, Extension, Pro- und Supination

Umbauphase:
- Erarbeiten von voller Belastbarkeit durch Stabilisations- und Krafttraining

6.1.5 Dislokation, angeborene

Epidemiologie Sehr selten. Beidseitig möglich, familiär gehäuft auftretend, assoziiert mit weiteren Fehlbildungen und allgemeiner Kapsel-Bandlaxität.

BEFUNDE

Befunde
- Ggf. sichtbare Deformierung
- Atypische Bewegungsmuster

Röntgenbefund
- Dislokation von Radius, Ulna und Humerus

Beschreibung

Hierbei handelt es sich um eine kongenitale Dislokation der den Ellenbogen bildenden Knochen, die in multiplen Varianten möglich ist.

Die Pathogenese besteht in einer Hypoplasie oder Teilaplasie der Trochlea, des Proc. coronoideus und des Olekranons, einer Abflachung der Incisura trochlearis und/oder in einer allgemeinen Kapsel-Bandlaxität.

Untersuchung

Medizinisch Röntgen.

Therapie

Operativ

Hier kommen verschiedene OP-Verfahren in Betracht (vgl. Martini et al. 2003: 135):

- OP nach Milch: Aufstockung des Proc. coronoideus durch kortikospongiösen Block bei Hypoplasie
- OP nach Reichenheim: Ablösung der Bizepssehne und Refixation am Proc. coronoideus
- OP nach Wood: Kombination von Milch und Reichenheim
- OP nach Kapel: Retention mit Zügeln aus Bizeps- und Trizepssehne
- OP nach Osborne und Cotterill: Knochenversatz medial des Epicondylus medialis (Straffung des Lig. collaterale)
- OP nach Jobe: Bandrekonstruktion durch freies Sehnentransplantat

6.1.6 Pterygium cubitale

Synonyme Flughaut, Flügelfell, cutaneus web, webbed elbow.

Ätiologie Kongenital, idiopathisch.

Epidemiologie Assoziiert mit anderen Fehlbildungen, daher auch **Pterygium-Syndrom** genannt.

BEFUNDE

Sichtbefund
- Sichtbare Schwimmhaut in der Ellenbeuge
- Eingeschränkte Extension

Mögliche weitere Befunde
- Schwache Oberarmmuskulatur
- Insertionsstellen des M. biceps und M. brachialis nach distal verlagert
- Dysplasie des distalen Humerus

- Hypoplasie des proximalen Radioulnargelenks
- Subluxation des Radiuskopfes nach dorsal

Beschreibung

Unter einem Pterygium cubitale versteht man eine Schwimmhaut in der Ellenbeuge mit bestehender Hemmung der Extensionsbewegung.

Untersuchung

Sichtbefund, Röntgen dient der Feststellung möglicher knöcherner Begleitdeformitäten.

Therapie

Die Erkrankung umfasst neben der Hautveränderung auch die Muskulatur und Gelenke. Z-Plastiken und Hauttransplantationen bringen daher nur kleine Verbesserungen. Auch die progressive Streckung mit einem Fixateur externe bringt nur enttäuschende Erfolge (vgl. Martini et al. 2003: 135).

6.1.7 Humerussporn

Synonyme Tuberculum supratrochleare, Proc. supracondylicus, Humeral supracondylar spur.

Ätiologie Familiär gehäuft auftretend. Bei 25 % der Patienten mit Dysmelie-Syndrom vorkommend.

Epidemiologie Betrifft 1–2 % der Bevölkerung, bds. möglich.

BEFUNDE

Palpationsbefund
- Tastbarer Sporn am distalen Humerus (ulnar, ventral)
- Ggf. tastbares Struthers-Ligament

Röntgenbefund
- Sporn, weniger auffällig als der Tastbefund

Leitsymptomatik
- Parästhesien (N. medianus)
- Schmerzen (Druckdolenz)

Beschreibung

Ein Humerussporn ist ein Knochensporn an der ulnaren Seite des ventral distalen Humerus einige Zentimeter proximal des Gelenkspalts. Er wird durch ein Band mit dem Epicondylus ulnaris verbunden **(Struthers-Ligament).** Daraus entsteht der Canalis supracondylicus, durch den der N. medianus und die A. brachialis ziehen.

Patienten können Parästhesien aus dem N. medianus und ggf. auch aus dem N. ulnaris entwickeln. Schmerzen und Druckdolenz sind möglich.

Zusammenfassung

Knöcherne, kongenitale Erkrankungen des Ellenbogens

Kongenitale Erkrankungen des Ellenbogens sind selten. Oft assoziieren sie mit weiteren Fehlbildungen oder haben syndromale Ursachen. In den meisten Fällen liegen Synostosen infolge von ausbleibender embryologischer Separation vor. Die häufigste Synostose ist die von Humerus und Radius, jedoch können auch alle drei Knochen fusioniert bleiben.

Die kongenitalen Abweichungen können mit Luxationen einhergehen; diese sind meist humeroradial lokalisiert.

Untersuchung

Manualtherapeutisch Der Knochensporn und das Struthers-Ligament können palpiert werden. In der Anamnese berichten Patienten über Schmerzen und Parästhesien aus dem N. medianus und ggf. N. ulnaris. Bei endgradiger Extension ist ggf. kein Radialispuls tastbar (je nach Pro-/Supinationsstellung).

Medizinisch Zur ergänzenden Diagnostik kann eine Röntgenuntersuchung erfolgen.

Therapie

Operativ

Operative Abtragung des Knochensporns.

Postoperative Rehabilitation

In der Regel ist keine manualtherapeutische Therapie notwendig. Bei anhaltenden Beschwerden und verbleibenden Funktionsstörungen wird die Therapie wie folgt durchgeführt:

Entzündungsphase:
- Reduktion von Bewegung, ggf. Ruhigstellung

Proliferationsphase:
- Aktives Bewegen im schmerzfreien Bereich

Konsolidierungsphase:
- Endgradiges, aktives Bewegen
- Volle Belastbarkeit ab 7. Woche

6

Anamnestische Informationen/allgemeine mögliche klinische Befunde
Weitere Befunde möglich/Ausbleiben einzelner Befunde möglich
Z.n. nach Trauma: Schmerzen, Schwellung, Hämatom, Bewegungseinschränkung, verringerte Gelenkbelastbarkeit, ggf. Überwärmung, ggf. Krepitationen ➤ **Traumaanalyse,** siehe Kap. 1.1.2

Traumamechanismus/mögliche betroffene Struktur	Untersuchung (therapeutisch oder ärztlich)	Therapie/Handlungsempfehlung
Verletzungen anderer/weiterer Strukturen theoretisch möglich	**Therapeutische Untersuchungstechniken unter Beachtung von Sensitivität, Spezifität und Reliabilität**	**Nachbehandlungsschemata können individuell abweichen Entscheidungen pro/kontra OP müssen individuell getroffen werden**
Valgustrauma, Luxationstrauma Verdrehen des Armes im Kindesalter ➤ **Lig. collaterale ulnare,** siehe Kap. 6.2.1 ➤ **ulnare Kapsel,** siehe Kap. 6.2.2	Provozierende Palpation, Valgus-Stresstest MRT (meist nicht notwendig) Röntgen zum Ausschluss von Frakturen/Luxationen Sono/CT-Angio zum Ausschluss von Gefäßschädigungen	Konservativ: bei Luxation → geschlossene Reposition, Oberarmschiene in 90° für 1 Woche Operativ: Kapsel-Bandrekonstruktion mit autologem Sehnentransplantat
Varustrauma, Luxationstrauma Verdrehen des Armes im Kindesalter ➤ **Lig. collaterale radiale,** siehe Kap. 6.2.1 ➤ **radiale Kapsel,** siehe Kap. 6.2.2	Provozierende Palpation, Varus-Stresstest MRT (meist nicht notwendig) Röntgen zum Ausschluss von Frakturen/Luxationen Sono/CT-Angio zum Ausschluss von Gefäßschädigungen	Konservativ: bei Luxation → geschlossene Reposition, Oberarmschiene in 90° für 1 Woche Operativ: Kapsel-Bandrekonstruktion mit autologem Sehnentransplantat
Varustrauma Zug am kindlichen Unterarm ➤ **Lig. anulare radii,** siehe Kap. 6.2.1	Provozierende Palpation, Varus-Stresstest MRT (meist nicht notwendig) Röntgen zum Ausschluss von Frakturen/Luxationen Sono/CT-Angio zum Ausschluss von Gefäßschädigungen	Konservativ: in den meisten Fällen Operativ: Bandnaht möglich
Sturz auf den gestreckten Arm Valgustrauma, Varustrauma ➤ **Luxation,** siehe Kap. 6.2.1	Beurteilung der Position von Caput radii, Proc. coronoideus und Olekranon Passiv anguläre Untersuchung Röntgen in 2 Ebenen Sono/CT-Angio zum Ausschluss von Gefäßschädigungen	Konservativ: geschlossene Reposition, Oberarmschiene in 90° für 1 Woche Operativ: offene Reposition mit Kapsel-Bandrekonstruktion
Sturz auf den lateralen Arm Sturz auf die gestreckte Hand Rotationskräfte ➤ **Humerusschaftfraktur,** siehe Kap. 6.2.3	Überprüfung der aktiven Bewegungsbereitschaft Röntgen in 2 Ebenen Neurovaskuläre Untersuchung	Konservativ: nicht dislozierte, extraartikuläre Frakturen → Ruhigstellung in Oberarmgips für 4–6 Wochen Operativ: dislozierte und intraartikuläre Frakturen → multiple Osteosyntheseverfahren
Sturz auf den flektierten Ellenbogen Sturz auf den gestreckten Arm ➤ **Frakturen von Radius und Ulna,** siehe Kap. 6.2.3	Überprüfung der aktiven Bewegungsbereitschaft Röntgen in 2 Ebenen Neurovaskuläre Untersuchung	Konservativ: nicht dislozierte, extraartikuläre Frakturen → Ruhigstellung in Oberarmgips für 4–6 Wochen Operativ: bei dislozierten und intraartikulären Frakturen
Unspezifisches Trauma Twinges, wechselnde Beschwerdelokalisation, federndes Endgefühl, Giving way, stechende Schmerzen ➤ **Loose body,** siehe Kap. 6.2.4	Röntgen, MRT	Konservativ: bei knorpeligen Loose bodies → Cyriax-Manipulation Operativ: bei knöchern-knorpeligen Loose bodies → Entfernung, Knorpelglättung, ggf. Microfracturing
Exzentrik, Wurf oder Schlag ➤ **Muskelverletzungen,** siehe Kap. 9.1	Sonografie, MRT	Konservativ: bei Faserriss, kleinem Bündelriss Operativ: bei großem Bündelriss, Muskelriss

Allgemeine Therapiebausteine (spezifische Therapiepläne im jeweiligen Kapitel)			
Immer unter Berücksichtigung der Belastbarkeit in den Heilungsphasen, siehe Kap. 1.6.3			
Frühphase: Ggf. Manuelle Lymphdrainage Ggf. Ruhigstellung	→ Mobilisation humeroulnar und humeroradial Mobilisation radioulnar (proximal und distal) Ggf. Mobilisation radiokarpal und mediokarpal	→ Training der Oberarm- und Unterarmmuskulatur	→ Erarbeiten von Sportfähigkeit

Abb. 6.5 Anamnese und Diagnostik traumatischer Erkrankungen der Ellenbogenregion. [L329]

6.2 Traumatische Erkrankungen

Basiswissen zu traumatischen Erkrankungen inkl. Traumaanalyse und Informationen zu Fraktureinteilungen wird in ➤ Kap. 1.1.2 vermittelt.

In ➤ Abb. 6.5 ist das grundlegende anamnestische und diagnostische Vorgehen nach traumatischen Ereignissen in der Ellenbogenregion dargestellt.

HINWEIS

Das Wiedererlangen von voller Belastbarkeit und Sportfähigkeit ist das Ziel der konservativen Therapie und der postoperativen Rehabilitation nach jeder Verletzung der Ellenbogenregion.
Die in der Folge beschriebenen Rehabilitationszeiten sind Empfehlungen, die individuell deutlich abweichen können. Inadäquates Belastungsverhalten ist der Hauptgrund für länger andauernde Rehabilitation. Im Profisport hingegen wird häufig eine frühere Rückkehr entschieden, hier ggf. unter erhöhter Rezidivgefahr.
Vor Freigabe der sportlichen Wettkampfbelastung ist bei Wurf- und Schlagsportarten ein schrittweises Erarbeiten der für die jeweilige Sportart nötigen Bewegungsabläufe und Belastungsmechanismen durchzuführen, die Mobilität sollte vollständig wiederhergestellt sein!

Bei starken Schmerzen und großer Entzündung nach einem Trauma ist eine medikamentöse Therapie mit Einsatz von Analgetika und Antiphlogistika vom Arzt abzuwägen. Neben den gewünschten Effekten stellt sie immer auch eine Beeinflussung der physiologischen Heilung dar.

YELLOW FLAG

Bei Zustand nach Traumen sollte anamnestisch geprüft werden, ob Yellow, Blue oder Black flags vorliegen. Sie können ein heilungsverzögernder Faktor sein.
Insbesondere Sorgen und Ängste bei möglicher längerfristiger Arbeitsunfähigkeit oder Sportunfähigkeit können Yellow flags auslösen.

Anatomische Grundlagen

Ellenbogengelenk

Das Ellenbogengelenk (Art. cubiti) besteht aus drei Teilgelenken:

- Art. humeroulnaris
- Art. humeroradialis
- Art. radioulnaris proximalis

Die Art. humeroulnaris ist das Führungsgelenk und ermöglicht, wie auch die Art. humeroradialis, die aktive Flexion und Extension. Passiv sind humeroulnar zudem Abduktion und Adduktion möglich. In der Art. radioulnaris proximalis ist im Zusammenspiel mit der Art. radioulnaris distalis die Pronation und Supination des Unterarms möglich, eine Rotationsbewegung, bei der der Radius um die Ulna kreist.

Gelenkkapsel

Alle drei Gelenke werden von einer gemeinsamen Gelenkkapsel weiträumig umschlossen. Am Humerus umschließt die Kapsel ventral die beiden Gelenkflächen und inseriert proximal der Knochen-Knorpelgrenze, dorsal ummantelt sie die Fossa olecrani vollständig. Im Bereich der Ulna inseriert sie ebenfalls an der Knochenknorpelgrenze und ist zudem mit dem Proc. coronoideus und dem Olekranon verwachsen. Am Radius läuft sie weitläufig bis ins Collum radii und bildet den Recessus sacciformis.

Ligamente

Die Gelenkkapsel des Ellenbogengelenks wird von Ligamenten verstärkt. Hierbei unterscheidet sich der eher schlaffe und weite ventrale und dorsale Kapsel-Band-Apparat von der starken, straffen medialen (ulnaren) und lateralen (radialen) Sicherung.

Lig. collaterale ulnare

Das ulnare Kollateralband besteht aus drei Anteilen:

- Pars posterior: Die Pars posterior zieht mit vertikal verlaufenden Fasern vom Unterrand des Epicondylus medialis humeri zum dorsalen Olekranon.
- Pars transversa: Die Pars transversa läuft als Verstärkung der distalen ulnaren Gelenkkapsel vom Unterrand des Olekranons nach ventral distal zum distalen, ventralen Proc. coronoideus.
- Pars anterior: Die Pars anterior verbindet mit horizontalen Fasern den Epicondylus medialis humeri mit dem distalen Ende des Proc. coronoideus.

Gemeinsam verstärken sie die mediale und ventromediale Kapsel und wirken valgisierenden Kräften (Adduktion) entgegen.

Lig. collaterale radiale

Das radiale Kollateralband entspringt am Epicondylus lateralis humeri und verläuft nach distal medial bis zur ventralen, proximalen Ulna. In seinem Verlauf strahlt es zudem in das Lig. anulare radii ein und hat so auch Kontakt zum Radius. Die Sehnen der Handgelenkextensoren können mit ihm verwachsen sein. Das Ligament verstärkt die laterale und ventrolaterale Kapsel und wirkt varisierenden (Abduktion) Kräften entgegen.

Lig. anulare radii

Das Lig. anulare radii umfasst das Caput radii kreisförmig und inseriert ventral und dorsal am jeweiligen Ende der Incisura radialis ulnae. Es fixiert das Caput radii somit an der Ulna, bietet jedoch ausreichend Raum für die große Bewegungsamplitude der Pro- und Supination.

Lig. accessorium

Das Lig. accessorium inseriert unmittelbar distal des Kapselansatzes an der ventralen Ulna und strahlt schräg verlaufend in das Lig. anulare radii ein. Es schafft eine weitere ligamentäre Verbindung zwischen Ulna und Radius und verstärkt die ventrale Gelenkkapsel distal.

Chorda obliqua

Die Chorda obliqua strahlt vom distalen Rand des Proc. coronoideus nach distal radial in den Radius ein, distal der Tuberositas radii.

Membrana interossea antebrachii

Distal des Ansatzes der Chorda obliqua entsteht die Membrana interossea antebrachii als Verbindung zwischen Ulna und Radius. Sie verläuft bis zum Handgelenk und strahlt dort in die Ligg. radioulnare palmare und dorsale ein. Sie verhindert ein zu starkes Divergieren beider Knochen, lässt die Pro- und Supination jedoch endgradig zu.

6.2.1 Bandläsionen

CAVE

Verletzungen des Bandapparates des Ellenbogens sind häufig Folge von Luxationsverletzungen. Liegt zum Befundzeitpunkt keine aktuelle Luxationsposition mehr vor, ist eine zurückliegende spontane Reposition möglich. Mögliche Begleitverletzungen müssen ausgeschlossen werden!

Verletzung des Lig. collaterale ulnare

BEFUNDE

Traumamechanismus
- Valgustrauma
- Verdrehen des Arms im Kindesalter
- Luxationstrauma

Leitsymptomatik und Befunde
- Ulnare Schmerzen
- Schwellung
- Ggf. Hämatom

Mögliche weitere Befunde
- Valgusinstabilität
- Luxation
- Frakturen

Beschreibung

Das Lig. collaterale ulnare verletzt gemeinsam mit der ventromedialen Kapsel. Ernsthafte Schädigungen entstehen oft erst im Zusammenhang mit einer Luxation.

HINWEIS

Aus einer Verletzung des Lig. collaterale ulnare kann eine Valgusinstabilität entstehen. Da diese jedoch häufiger durch Repetitive strain injuries (Flexions-Valgus-Überlastungssyndrom) entsteht, wird sie in ➤ Kap. 6.6.3 beschrieben.

Traumamechanismus

Eine Schädigung kann durch Valgustraumen oder aus Luxationstraumen resultieren. Im Kindesalter kann auch das abrupte Verdrehen des Arms eine Läsion hervorrufen.

Untersuchung

Manualtherapeutisch Provozierende Palpation und Valgus-Stresstest. Eine starke Aufklappbarkeit in Valgus weist auf eine Verletzung des Bandes und der ventromedialen Kapsel hin. Begleitverletzungen sollten jedoch mit einer Bildgebung ausgeschlossen werden.

Durch die Beurteilung der Position von Caput radii, Proc. coronoideus und Olekranon und, falls ausführbar, durch eine passiv anguläre Funktionsuntersuchung kann eine Luxation ausgeschlossen werden. Der aktive Extensionstest und provozierende Palpation können Frakturen hingegen nicht komplett ausschließen. Eine bildgebende Diagnostik sollte obligat sein. Eine neurologische und vaskuläre Untersuchung sollte erfolgen.

Medizinisch Röntgen in zwei Ebenen zum Ausschluss von Frakturen und Luxationspositionen, Doppler-Sonografie oder CT-Angiografie zum Ausschluss von Gefäßschädigungen. Eine MRT zur Beurteilung des Kapsel-Band-Apparates ist meist nicht notwendig.

Therapie

Konservativ

Grundsätzliches:
- Bei vorliegender Luxation zunächst geschlossene bildgestützte Reposition
- Erneute neurovaskuläre Untersuchung nach Reposition
- Oberarmschiene in 90° Beugung für 1 Woche

Entzündungsphase:
- Keine Manuelle Therapie

Proliferationsphase:
- Mobilisationen im schmerzfreien Bereich
- Aktives hubarmes Bewegen in alle Richtungen

Konsolidierungsphase:
- Endgradige Mobilisationen aller drei Teilgelenke
- Volle Belastung und intensiver Muskelaufbau erst nach 6 Wochen

Mittlere Rehabilitationszeit > 8 Wochen.

Operativ

Eine operative Intervention erfolgt bei chronischer Instabilität. In diesem Fall erfolgt eine Kapsel-Bandrekonstruktion mit Einbringung eines autologen Sehnentransplantats.

Postoperative Rehabilitation

Die postoperative Rehabilitation wird im Abschnitt Valgusinstabilität beschrieben (➤ Kap. 6.6.3).

Mittlere Rehabilitationszeit 3–4 Monate.

Verletzung des Lig. collaterale radiale

BEFUNDE

Traumamechanismus
- Varustrauma
- Verdrehen des Arms im Kindesalter
- Luxationstrauma

Leitsymptomatik und Befunde
- Radiale Schmerzen
- Schwellung
- Ggf. Hämatom

Mögliche weitere Befunde
- Posterolaterale rotatorische Instabilität (PLRI)
- Luxation
- Frakturen

Beschreibung

Das Lig. collaterale radiale verletzt gemeinsam mit der ventrolateralen oder ventrodorsalen Kapsel. Schädigungen entstehen oft erst im Zusammenhang mit einer Luxation.

HINWEIS

Aus einer Verletzung des Lig. collaterale radii und der dorsoalateralen Kapsel kann eine posterolaterale rotatorische Instabilität (PLRI) entstehen (siehe „Posterolaterale rotatorische Instabilität [PLRI]"weiter unten).

Traumamechanismus

Eine Schädigung kann durch Varustraumen oder aus Luxationstraumen resultieren. Im Kindesalter kann auch das abrupte Verdrehen des Arms eine Läsion hervorrufen.

Untersuchung

Manualtherapeutisch Provozierende Palpation und Varus-Stresstest. Eine starke Aufklappbarkeit in Varus weist auf eine Verletzung des Bandes und der ventrolateralen Kapsel hin. Begleitverletzungen sollten jedoch mit einer Bildgebung ausgeschlossen werden.

Durch die Beurteilung der Position von Caput radii, Proc. coronoideus und Olekranon und, falls ausführbar, durch eine passiv anguläre Funktionsuntersuchung kann eine Luxation ausgeschlossen werden. Der aktive Extensionstest und provozierende Palpation können Frakturen hingegen nicht komplett ausschließen. Eine bildgebende Diagnostik sollte obligat sein. Eine neurologische und vaskuläre Untersuchung sollte erfolgen.

Medizinisch Röntgen in zwei Ebenen zum Ausschluss von Frakturen und Luxationspositionen, Doppler-Sonografie oder CT-Angiografie zum Ausschluss von Gefäßschädigungen. Eine MRT zur Beurteilung des Kapsel-Band-Apparates ist meist nicht notwendig.

Therapie

Konservativ

Grundsätzliches:
- Bei vorliegender Luxation zunächst geschlossene bildgestützte Reposition
- Erneute neurovaskuläre Untersuchung nach Reposition
- Oberarmschiene in 90° Beugung für 1 Woche

Entzündungsphase:
- Keine Manuelle Therapie

Proliferationsphase:
- Mobilisationen im schmerzfreien Bereich
- Aktives hubarmes Bewegen in alle Richtungen

Konsolidierungsphase:
- Endgradige Mobilisationen aller drei Teilgelenke
- Volle Belastung und intensiver Muskelaufbau erst nach 6 Wochen

Mittlere Rehabilitationszeit > 8 Wochen.

Operativ

Eine operative Intervention erfolgt bei chronischer Instabilität. In diesem Fall erfolgt eine Kapsel-Bandreposition mit Einbringung eines autologen Sehnentransplantats.

Postoperative Rehabilitation

Die postoperative Rehabilitation wird im Abschnitt „Posterolaterale rotatorische Instabilität (PLRI)“ beschrieben.

Mittlere Rehabilitationszeit 3–4 Monate.

Verletzung des Lig. anulare radii

BEFUNDE

Traumamechanismus
- Varustrauma
- Zug am kindlichen Unterarm

Leitsymptomatik
- Radiale Schmerzen

Mögliche weitere Befunde
- Subluxation des Radius
- Chassaignac-Lähmung (siehe weiter unten)

Beschreibung

Isolierte Verletzungen des Lig. anulare radii sieht man selten. Aufgrund der Verwachsung mit dem Lig. accessorium und der Tatsache, dass es vor allem bei Luxationen des Caput radii verletzt, treten Läsionen assoziiert mit Verletzungen der Kapsel, des Lig. collaterale radii und dem Lig. accessorium auf.

Traumamechanismus

Als Traumamechanismus kommen Varustraumen, Stürze auf den Ellenbogen oder den gestreckten Arm und bei Kindern abrupter Zug am Unterarm in Frage.

Untersuchung

Manualtherapeutisch Provozierende Palpation und Varus-Stresstest. Untersuchung der Pro-und Supination. Eine starke Aufklappbarkeit in Varus weist auf eine Verletzung des Bandes und der ventrolateralen Kapsel hin. Begleitverletzungen sollten jedoch mit einer Bildgebung ausgeschlossen werden.

Durch die Beurteilung der Position von Caput radii, Proc. coronoideus und Olekranon und, falls ausführbar, durch eine passiv anguläre Funktionsuntersuchung kann eine Luxation ausgeschlossen werden. Der aktive Extensionstest und provozierende Palpation können Frakturen hingegen nicht komplett ausschließen. Eine bildgebende Diagnostik sollte obligat sein. Eine neurologische und vaskuläre Untersuchung sollte erfolgen.

Medizinisch Röntgen in zwei Ebenen zum Ausschluss von Frakturen und Luxationspositionen, Doppler-Sonografie oder

CT-Angiografie zum Ausschluss von Gefäßschädigungen. Eine MRT zur Beurteilung des Kapsel-Band-Apparates ist meist nicht notwendig.

Therapie

Konservativ

Entzündungsphase:
- Keine Manuelle Therapie

Proliferationsphase:
- Mobilisationen im schmerzfreien Bereich
- Aktives hubarmes Bewegen in alle Richtungen

Konsolidierungsphase:
- Endgradige Mobilisationen aller drei Teilgelenke
- Volle Belastung und intensiver Muskelaufbau erst nach 6 Wochen

Mittlere Rehabilitationszeit 6–8 Wochen.

Operativ

Ein rupturiertes Lig. anulare radii kann genäht werden, allerdings darf die Pro- und Supination dadurch nicht limitiert werden! Begleitverletzungen werden entsprechend der Beschreibung bei Läsionen der einzelnen Strukturen versorgt.

Postoperative Rehabilitation

Die postoperative Versorgung richtet sich nach dem gewählten OP-Verfahren und den zu versorgenden Begleitverletzungen (Luxationen, Frakturen, Kapsel-Band-Schädigungen) und wird in den jeweiligen Kapiteln beschrieben.

Mittlere Rehabilitationszeit > 8 Wochen.

Chassaignac-Lähmung

Epidemiologie Betrifft Kinder zwischen dem 1. und 4. Lebensjahr. Gynäkotropie.

BEFUNDE

Traumamechanismus
- Abrupter Zug am kindlichen Arm

Leitsymptomatik
- Lokale Schmerzen
- Schmerzen am lateralen Ellenbogen
- Eingeschränkte Extension und Supination

Sichtbefund
- Arm hängt schlaff in Flexion und Pronation (Pronatio dolorosa)

Beschreibung

Bei einer Chassaignac-Lähmung handelt es sich um eine posttraumatische humeroradiale Subluxation im Kindesalter.

Traumamechanismus

Häufigster Traumamechanismus ist der abrupte Zug am kindlichen Arm nach Festhalten der Hand bei Stolpern/Sturz des Kindes durch einen Erwachsenen.

Untersuchung

Manualtherapeutisch Anamnese mit Traumaanalyse, Untersuchung der Extension und Supination, Begutachtung der Schonhaltung.

Medizinisch Da die Verletzung in der Regel frei von Begleitverletzungen erfolgt, ist eine Bildgebung nur bei der normalerweise nicht auftretenden Schwellung erforderlich. Wenn eine normalerweise nicht auftretende Schwellung vorhanden ist, besteht Verdacht auf Fraktur.

Therapie

Konservativ

Es wird eine Reposition mittels Chassaignac-Manöver durchgeführt (➤ Abb. 6.6): Daumendruck von dorsal radial nach ventral ulnar auf das Caput radii, während mit der anderen Hand eine Extension und Supination durchgeführt wird. Ggf. zeigt ein schnappendes Geräusch die erfolgreiche Reposition. Nach beendetem Manöver sollte die Beweglichkeit (wenn auch ggf. schmerhaft) wieder frei sein.

Bei frühzeitiger Reposition ist die Prognose gut. Erfolgt sie zu spät oder bestehen Verletzungen des Lig. anulare radii, kann es zu Rezidiven kommen. Eine weitere Therapie ist in der Regel nicht notwendig. Manche Ärzte versorgen nach Reposition bis zu drei Tagen mit Oberarmgips.

Operativ

Eine operative Intervention ist in der Regel nicht notwendig und erfolgt nur bei kompletten Luxationen mit Kapsel-Band-schädigungen oder bestehenden Frakturen.

Posterolaterale rotatorische Instabilität (PLRI)

BEFUNDE

Traumamechanismus
- Sturz auf die abstützende Hand (fall of outstretched hand)
- Varustrauma

Leitsymptomatik
- Lokale, laterale Schmerzen, bei Bewegung stärker werdend
- Schmerzen beim Heben aus Supination

Mögliche weitere Befunde
- Krepitationen bei Bewegung (Chondromalazie, Loose bodies)
- Eingeschränkte Extension

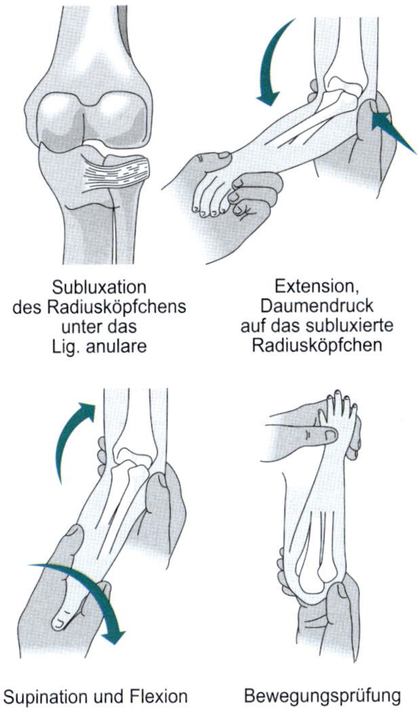

Abb. 6.6 Reposition der Chassaignac-Luxation. [L106]

Beschreibung

Hierbei handelt es sich um eine posttraumatische laterale Instabilität des Ellenbogens bei Schädigung des Lig. collaterale radiale und der (dorsolateralen) Kapsel. Mögliche Begleitverletzungen können Plicarupturen oder Chondromalazien bzw. auch Loose bodies sein.

Traumamechanismus

Häufigstes Trauma ist der Fall auf die abstützende Hand bei leicht gebeugtem oder auch gestrecktem Ellenbogen (fall of outstretched hand), bei der axiale Kompression auf den in Valgus und Supination positionierten Arm auftrifft. Auch ein reines Varustrauma kann eine PLRI hervorrufen.

HINWEIS
Auch aus anhaltender Belastung (Repetitive strain injuries) des posterolateralen Kapsel-Band-Apparates durch Sport oder Beruf kann eine PLRI entstehen. Die traumatische Entstehung ist jedoch häufiger.

Untersuchung

Manualtherapeutisch Für den Nachweis einer möglichen PLRI wurden folgende Tests beschrieben:
- Stand-up-Test nach Regan
- Lateral-Pivot-Shift und Apprehension
- Lateral-Pivot-Shift nach O'Driscoll
- Posterolateral rotatory drawer sign

Die Auffälligkeit der Testergebnisse kann sich diskret zeigen oder sogar ausbleiben (vgl. Imhoff et al. 2018: 80).

EVIDENZ
Die Stabilitätsprüfung mittels Lateral-Pivot-Shift nach O'Driscoll ist beim wachen Patienten nicht immer sicher durchführbar (vgl. O'Driscoll et al. 1991). Regan et al. beschrieben eine Sensitivität des Lateral-Pivot-Shift-Tests von 100 % bei narkotisierten Patienten. Bei wachen Patienten jedoch lag sie nur bei 38 %. Für den Stand-up-Test nach Regan beschrieben sie eine Sensitivität von 88 %. Die Spezifität der Tests wurde nicht untersucht (vgl. Regan et al. 2006).

Medizinisch Auch mittels Röntgen in zwei Ebenen ist die PLRI mitunter nicht sicher darstellbar. Bei anhaltenden unklaren lateralen Ellenbogenschmerzen ist daher eine diagnostische Arthroskopie zu empfehlen. Auch in der MRT können etwaige Mikroschäden des Knorpels ggf. übersehen werden.

Therapie

Konservativ

Eine PLRI besteht aufgrund von nicht rehabilitierbaren Schäden des Lig. collaterale radiale und der (posterolateralen) Gelenkkapsel. Ein konservatives Vorgehen ist daher nicht indiziert.

Operativ

Operativ ist eine Bandrekonstruktion mittels autologem Sehnentranspantat mit Nutzung der Grazilis- oder Trizepssehne das Mittel der Wahl. Auch wenn vereinzelt Kapsel- oder Bandraffungen bzw. -nähte durchgeführt werden, ist (zumindest bei chronischer PLRI) der autologe Sehnen-Graft Gold-Standard (vgl. Imhoff et al. 2018: 80). Die Fixation erfolgt durch eine Tenodeseschraube (ulnar und humeral) oder eine Versorgung mit zwei Endobuttons (Button-Button-Technik).

Postoperative Rehabilitation

HINWEIS
In den ersten 48 Stunden post-OP klagen die Patienten über massive Schmerzen, daher ist ein Schmerzkatheter in dieser Zeit ratsam (vgl. Schoch 2014).

Grundsätzliches:
- Gipsversorgung für 3–5 Tage
- Bewegungslimitierende Orthese für 4 Wochen

Entzündungsphase:
- Keine Manuelle Therapie
- Manuelle Lymphdrainage nach Gipsentfernung

Proliferationsphase:
- Mobilisation im schmerzfreien Bereich

Konsolidierungsphase:
- Endgradige Mobilisationen ab 5. Woche
- Krafttraining ab 6. Woche

Umbauphase:
- Wurfsportarten und Sportarten mit Sturzgefahr sollten erst nach ca. 10 Wochen begonnen und trainiert werden

Mittlere Rehabilitationszeit 3–4 Monate.

Valgusinstabilität

Da eine Valgusinstabilität zumeist durch Repetitive strain injuries bei andauernder Belastung durch Sport oder Beruf und nur deutlich seltener durch ein einmaliges traumatisches Ereignis entsteht, wird das Krankheitsbild in ➤ Kap. 6.6.3 beschrieben.

Luxation des Ellenbogens

BEFUNDE

Traumamechanismus
- Sturz auf den gestreckten Arm
- Valgustrauma
- Varustrauma
- Sturz auf den gebeugten Ellenbogen

Leitsymptomatik und Befunde
- Starke lokale Schmerzen
- Sichtbare Disposition

Mögliche weitere Symptome
- Frakturzeichen
- Motorische oder sensible Störungen
- Vaskuläre Zeichen (Pulslosigkeit)
- Hämatom

Beschreibung

Luxationen des Ellenbogengelenks gehen mit großen Schäden des Kapsel-Band-Apparates einher. Auch die Entstehung von Luxationsfrakturen ist möglich (➤ Abb. 6.7).

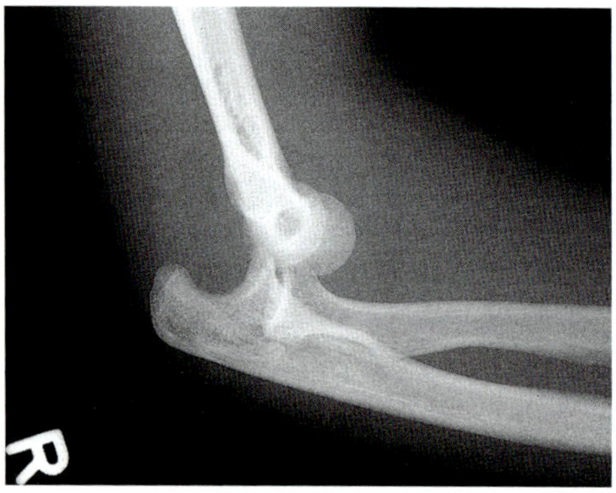

Abb. 6.7 Traumatische Ellenbogenluxation. [R234]

Traumamechanismus

Als Traumamechanismus kommen sämtliche hochenergetische Traumen in Frage. Valgustraumen mit Verletzung des ventroulnaren Kapsel-Band-Apparates, Varustraumen mit Verletzung des ventroradialen Kapsel-Band-Apparates und Stürze auf den gestreckten Arm oder den gebeugten Ellenbogen können Luxationen auslösen.

Untersuchung

Manualtherapeutisch Durch die Beurteilung der Position von Caput radii, Proc. coronoideus und Olekranon und, falls ausführbar, durch eine passiv anguläre Funktionsuntersuchung kann eine Luxation ausgeschlossen werden. Der aktive Extensionstest und provozierende Palpation können Frakturen hingegen nicht komplett ausschließen.

Medizinisch Röntgen in zwei Ebenen zum Ausschluss von Frakturen und Luxationspositionen, Doppler-Sonografie oder CT-Angiografie zum Ausschluss von Gefäßschädigungen. Eine MRT zur Beurteilung des Kapsel-Band-Apparates ist meist nicht notwendig.

Therapie

Konservativ

- Geschlossene bildgestützte Reposition
- Erneute neurovaskuläre Untersuchung nach Reposition
- Oberarmschiene in 90° Beugung für 1 Woche
- Volle Belastung nach 6 Wochen

Mittlere Rehabilitationszeit > 6 Wochen.

Operativ

Eine Indikation zur operativen Intervention besteht bei Z. n. Ellenbogenluxation und folgender Klinik (vgl. Kusche et al. 2012):
- Reluxationstendenz bei Beugung >30°
- Erfolgloser geschlossener Repositionsversuch
- Dislozierte Frakturen und Avulsionsfrakturen
- Reluxationen trotz konservativer Behandlung
- Intraartikuläre knöcherne Fragmente
- Offene Luxationen
- Gefäßverletzungen
- Nervenläsionen
- Kompartmentsyndrome
- Terrible Triad (posteriore Luxation, Fraktur des Caput radii und des Proc. coronoideus)

Ziele sind die Reposition (wenn geschlossen erfolglos), die Versorgung von Gefäßschädigungen und Frakturen und falls notwendig Kapsel-Bandrekonstruktionen.

Postoperative Rehabilitation

Die postoperative Rehabilitation richtet sich nach dem Ausmaß der Verletzung und der gewählten Intervention und folgt dem individuellen Nachbehandlungsschema des Operateurs. Zunächst erfolgt eine Ruhigstellung, bevorzugt in 90° Flexion. Diese kann je nach Fall 3–6 Wochen betragen.
Grundsätzlich wird wie folgt vorgegangen:

Entzündungs- und Proliferationsphase:
- Ruhigstellung
- Keine Manuelle Therapie

Konsolidierungsphase:
- Die Therapie beginnt nach Ende der Ruhigstellung
- Rollgleitmobilisationen humeroradial und humeroulnar in Flexion und Extension
- Mobilisation humeroradial (proximal und distal) in Pro- und Supination
- Mobilisation des Handgelenks
- Aktives Bewegen
- Beginnender Muskelaufbau

Umbauphase:
- Muskeltraining bis zum Erreichen der Sportfähigkeit nach individuellem Nachbehandlungsschema

Mittlere Rehabilitationszeit 3–4 Monate.

Luxation des kindlichen Ellenbogens

BEFUNDE

Traumamechanismus
- Direktes Trauma durch Sturz auf den Ellenbogen

Leitsymptomatik und Befunde
- Lokale Schmerzen
- Tastbare Dislokation
- Ggf. sensible Störungen des N. medianius (Finger I–III und palmare, radiale Seite des IV. Fingers)

Beschreibung

Die Luxation betrifft oft Kinder ab dem Schulalter und ist begleitet von ausgebreiteten Verletzungen des Kapsel-Band-Apparates. Die Luxationsrichtung ist überwiegend nach dorsolateral (vgl. Matzen et al. 2007: 604).

Begleitverletzungen können Abrissfrakturen des Epicondylus ulnaris humeri, Frakturen des Caput radii, des Olekranons oder des Proc. coronoideus sein. Schädigungen des N. medianius und der A. radialis und A. brachialis sind möglich.

Traumamechanismus

Die Luxation entsteht durch direkte Traumen bei Sturz auf den Ellenbogen.

Untersuchung

Medizinisch Röntgen in zwei Ebenen, neurovaskuläre Untersuchung (N. medianus, A. radialis, A. brachialis).

Therapie

Konservativ

Zunächst erfolgt die geschlossene Reposition durch Zug am extendierten Unterarm. Die Position nach Reposition sollte durch ein Röntgenbild festgehalten werden.

Eine konservative Therapie ist nur bei geringen Begleitverletzungen indiziert. Die laterale und mediale Stabilität sollte gewährleistet sein, und es dürfen keine (dislozierten) Frakturen vorliegen.

Entzündungsphase:
- Ruhigstellung in Oberarmgips für 2 Wochen

Proliferationsphase:
- Mobilisation der Ellenbogengelenke in alle Richtungen im schmerzfreien Bereich ab 3. Woche

Konsolidierungsphase:
- Endgradige Mobilisation aller drei Teilgelenke
- Endgradige Mobilisation des distalen Humeroradialgelenks
- Endgradige Mobilisation des Handgelenks
- Muskelaufbau

Mittlere Rehabilitationszeit 6 Wochen.

Operativ

Bei Abriss eines Kollateralbandes erfolgt eine Refixations-OP. Bei Fraktur oder Absprengung des Epicondylus ulnaris erfolgt eine Schraubenversorgung oder eine Plattenosteosynthese.

Postoperative Rehabilitation

Die postoperative Rehabilitation richtet sich nach dem Ausmaß der Verletzung und der gewählten Intervention und folgt dem individuellen Nachbehandlungsschema des Operateurs. Zunächst erfolgt eine Ruhigstellung, bevorzugt in 90° Flexion. Diese kann je nach Fall 3–6 Wochen betragen.
Grundsätzlich wird wie folgt vorgegangen:

Entzündungs- und Proliferationsphase:
- Ruhigstellung
- Keine Manuelle Therapie

Konsolidierungsphase:
- Die Therapie beginnt nach Ende der Ruhigstellung
- Rollgleitmobilisationen humeroradial und humeroulnar in Flexion und Extension
- Mobilisation humeroradial (proximal und distal) in Pro- und Supination
- Mobilisation des Handgelenks
- Aktives Bewegen
- Beginnender, kindgerechter Muskelaufbau
- Freigabe der vollen kindlichen Belastbarkeit nach 6–8 Wochen

Mittlere Rehabilitationszeit 6–8 Wochen.

6.2.2 Kapselläsionen

BEFUNDE

Leitsymptomatik
- Lokale Schmerzen, bei Bewegung zunehmend

Möglicher weiterer Befund
- Hämatom

Beschreibung

Die Gelenkkapsel des Ellenbogengelenks verletzt gemeinsam mit den Kollateralbändern des Ellenbogens.

Traumamechanismus

Traumamechanismen können alle Krafteinwirkungen sein, bei denen spezifische Kapselanteile auf Zug kommen:
- Varustrauma
- Valgustrauma
- Sturz auf den gestrecken Arm

Untersuchung

Manualtherapeutisch Es erfolgt eine passiv anguläre Untersuchung. Alle Bewegungsrichtungen in den drei Teilgelenken werden endgradig untersucht. Eine provozierende Palpation wird durchgeführt. Zum Ausschluss von größeren Kapsel-Band-Läsionen wird der Valgus- bzw. Varus-Stresstest durchgeführt. Frakturzeichen (fehlende Bewegungsbereitschaft, starke Schmerzen, starke Schwellung) werden überprüft.

Medizinisch Eine MRT ist bei V. a. reine Kapselverletzungen in der Regel nicht notwendig. Bei V. a. größere Schäden oder Frakturen sollte dennoch eine Bildgebung erfolgen.

Therapie

Konservativ

Isolierte Kapselzerrungen werden nicht therapeutisch behandelt. Eine Vermeidung von sportlicher Aktivität ist mindestens für 3 Wochen (Entzündungs- und Proliferationsphase) ratsam. Bei größeren Läsionen kann eine Ruhigstellung erfolgen. Die Therapie ähnelt dann der bei Verletzungen der Kollateralbänder und wurde dort genau aufgeführt (➤ Kap. 6.2.1).

Mittlere Rehabilitationszeit 3–6 Wochen.

Operativ

Kapselrekonstruktionen kommen nur bei massiven Schädigungen in Betracht. Diese gehen in der Regel mit Luxationen und ggf. mit Frakturen und Bandläsionen einher. Die operativen Interventionen und die postoperative Rehabilitation werden in den jeweiligen Abschnitten zu den etwaigen Begleitverletzungen eingehend erläutert.

Zusammenfassung

Band- und Kapselläsionen des Ellenbogens

Die Bänder des Ellenbogens verletzen gemeinsam mit der Gelenkkapsel. Begleitverletzungen können Luxationen, Frakturen und Knorpelläsionen sein. Aus Verletzungen können zudem laterale oder mediale Instabilitäten entstehen.

Die Therapie richtet sich nach dem Ausmaß der Begleitverletzungen.

6.2.3 Frakturen

RED FLAG

Frakturzeichen sind ein Red flag. Der Patient ist zum Arzt zu überweisen (Informationen zum Flaggensystem sind in ➤ Kap. 1.5 aufgeführt).

In der Ellenbogenregion werden zahlreiche Frakturarten beschrieben. Stürze auf das Olekranon bei flektiertem Ellenbogen, aber auch Stürze auf den gestreckten Arm können zu Frakturen führen. Seltener sind Schläge oder Anpralltraumen oder die Belastbarkeit überschreitende, geplante motorische Vorgänge.

Die Versorgung richtet sich nach dem Ausmaß und der Lokalisation der Schädigung. Während stabile Frakturlinien nur mit Orthesen- oder Gipsversorgung therapiert werden, erfolgt bei instabilen bzw. dislozierten Frakturen eine operative, osteosynthetische Versorgung. Für Trümmer- oder Mehrfragmentfrakturen eignen sich Plattenosteosynthesen mit Schraubenfixierung. Bei komplizierten Brüchen mit offenen Wunden finden auch Fixateurs externes Anwendung.

Für allgemeine Informationen zur Einteilung von Frakturen, zu Möglichkeiten der Ruhigstellung und zu operativen Verfahren siehe ➤ Kap. 1.1.2.

Frakturarten

Humerusschaftfrakturen

BEFUNDE

Traumamechanismus
- Sturz auf den seitlichen Arm (direktes Trauma)
- Sturz auf die gestreckte Hand (indirektes Trauma)
- Rotationskräfte (z. B. Armdrücken)

Leitsymptomatik und Befunde
- Starke lokale Schmerzen
- Krepitationen

Sichtbefund
- Hämatom
- Ggf. sichtbare Dislokation

Mögliche weitere Befunde
- Keine aktive Bewegungsbereitschaft im Ellenbogengelenk
- Abnorme Beweglichkeit im Bereich des Humerusschafts

Beschreibung
Humerusschaftfrakturen beschreiben die Frakturen der Diaphyse des Humerus.

Klassifikation
Die Einteilung erfolgt nach der AO-Klassifikation.

Klassifikation

AO-Klassifikation

1 Humerus
12 Humerus, diaphysäres Segment
A einfache Frakturen
B Frakturen mit Zusatzsegment (Drehkeil, Biegungskeil)
C Komplexe Frakturen (Trümmer-, Etagenfrakturen)

Einfache Frakturen werden von Frakturen mit Zusatzfragmenten mit Dreh- oder Biegungskeilen und von komplexen Frakturen (Trümmer- oder Etagenfrakturen unterschieden).

Humerusschaftfrakturen, einfache
Die einfachen Frakturen können das proximale, das mittlere oder das distale Drittel betreffen und spiralförmig (12-A1.1, 12-A1.2, 12-A1.3), schräg (12-A2.1, 12-A2.2, 12-A2.3) oder quer (12-A3.1, 12-A3–2, 12-A3.3) verlaufen.

Humerusschaftfrakturen mit Zusatzfragment
- Stückfrakturen mit drei Fragmenten:
  - Bei Spiralfraktur, proximales Drittel (12-B1.1), mittleres Drittel (12-B1.2), distales Drittel (12-B1.3)
  - Stückfrakturen mit Biegungskeil, proximales Drittel (12-B2.1), mittleres Drittel (12-B2.2), distales Drittel (12-B2.3)
- Stückfrakturen mit vier Fragmenten:
  - Proximales Drittel (12-B3.1), mittleres Drittel (12-B3.2), distales Drittel (12-B3.3)

Humerusschaftfrakturen, komplexe
- Spiralförmige Frakturen mit 2 (12-C1.1), 3 (12-C1.2) oder mehr als 3 (12-C1.3) Zwischenfragmenten.
- Etagenförmige Frakturen werden mit
  - einem segmentalen Zwischenfragment (2-Etagen-Fraktur) (12-C2.1),
  - einem segmentalen Zwischenfragment und einem zusätzlichen Stückbruch (12-C2.2),
  - zwei segmentalen Zwischenfragmenten (12-C2.3) beschrieben.
- Irregulär, komplex: Unter die irregulär komplexen Frakturen fallen Frakturen mit zwei oder drei Trümmerfragmenten (12-C3.1), mit einer auf unter 4 cm begrenzten Trümmerzone (12-C3.2) und Frakturen mit auf mehr als 4 cm ausgedehnter Trümmerzone (12-C3.3).

Humerusfrakturen, distale

BEFUNDE

Traumamechanismus
- Sturz auf den seitlichen Arm (direktes Trauma)
- Sturz auf den gestreckten Arm (indirektes Trauma)

Leitsymptomatik und Befunde
- Starke lokale Schmerzen
- Keine aktive Bewegungsbereitschaft des Ellenbogengelenks

Sichtbefund
- Hämatom

Beschreibung
Es gibt viele mögliche Frakturlinien einer distalen Humerusfraktur. Die Versorgung richtet sich nach der Art der Verletzung und ist sehr spezifisch und komplex.

Klassifikation
AO-Klassifikation
Frakturen des distalen Humerus werden in extraartikuläre, partiell artikuläre (monokondyläre) und intraartikuläre (bikondyläre) Frakturen unterteilt.

Klassifikation

AO-Klassifikation

1 Humerus
13 Humerus, distales Segment
A extraartikulär
B partiell artikulär, monokondylär
C intraartikulär, bikondylär

- **Extraartikuläre Frakturen des distalen Humerus**
  - Frakturen der Epikondylen und Apophysenavulsionen: können den Epicondylus lateralis (13-A1.1) oder medialis (13-A1.2) betreffen, zudem kann ein Fragment des Epicondylus medialis humeroulnar einklemmen (13-A1.3).

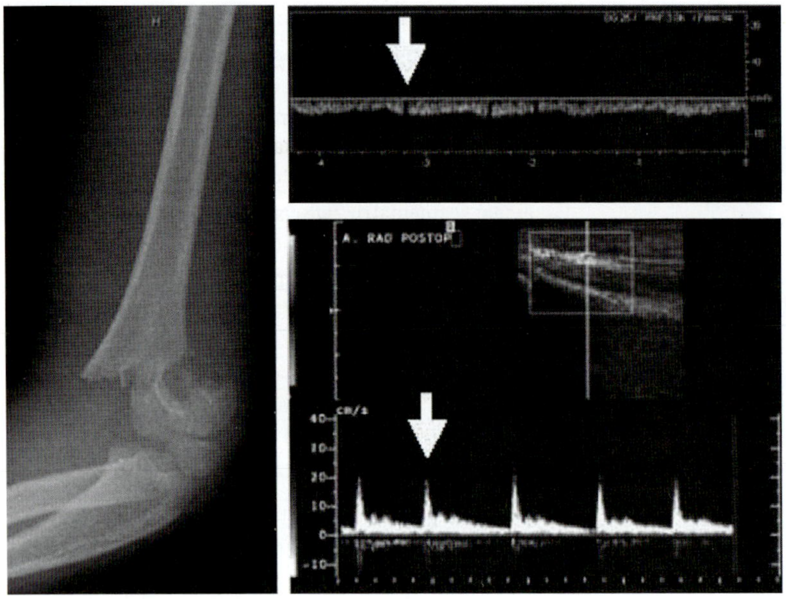

Abb. 6.8 a) Suprakondyläre Humerusfraktur mit erheblichem distalem Pulsdefizit der A. radialis; b) Die initiale Doppler-Sonografie zeigt einen nur gering pulsatilen Fluss mit verlangsamtem systolischem Anstieg (oben), der auf eine hochgradige stenosierende Einengung im Frakturbereich durch eine Gefäßwanddissekation oder eine Einklemmung hinweist; c) Hier Gefäßwandplastik mit einem Venen-Patch, danach sofortige Normalisierung des Flusssignals mit steilem systolischem Geschwindigkeitsanstieg (unten). [R300]

  - Metaphysär einfache Frakturen: Der Frakturverlauf kann schräg (lateroproximal nach mediodistal [13-A2.1] oder medioproximal nach laterodistal [13-A2.2]) oder quer (13-A2.3) sein.
  - Metaphysär mehrfragmentäre Frakturen: Mehrfragmentäre Frakturen der Metaphyse können mit einem intakten suprakondylären Keil (13-A3.1), einem fragmentierten suprakondylären Knochenstück (13-A3.2) oder als Trümmerfraktur (13-A3.3) vorkommen (> Abb. 6.8).
- **Monokondyläre intraartikuläre Frakturen**
  - Lateral, sagittal: Frakturen mit lateral sagittalem Verlauf können das Capitulum humeri (13-B1.1) und die Trochlea humeri als Einfach- (13-B1.2) oder Mehrfachfraktur (13-B1.3) betreffen.
  - Medial, sagittal: Frakturen mit medial sagittalem Verlauf können transtrochlear durch den medialen Gelenkanteil (13-B2.1) oder durch die Gelenkrolle (13-B2.2) laufen und treten mehrfragmentär (13-B2.3) auf.
  - Frontal: Frontal verlaufende Frakturlinien können das Capitulum humeri (13-B3.1), die Trochlea humeri (13-B3.2) oder beides (13-B3.3) betreffen.
- **Bikondyläre artikuläre Frakturen**
  - Artikulär einfach, metaphysär einfach: Die einfachen Frakturen können gering (13-C1.1) oder deutlich disloziert (13-C1.2) sein oder als T-Fraktur (epihysär) (13-C1.3) auftreten.
  - Artikulär einfach, metaphysär mehrfragmentär: Mit intaktem (13-C2.1) oder frakturiertem (13-C2.2) suprakondylärem Keil, zudem als komplexe Mehrfragmentfraktur (13-C2.3) vorkommend.
  - Artikulär und metaphysär mehrfragmentär: Mehrfragmentfrakturen (epiphysär und artikular) kommen in einfacher Form (13-C3.1) mit Keilfrakturen (13-C3.2) und komplex (multifragmentär) (13-C3.3) vor.

Klassifikation nach Jupiter

Einteilung in
- hohe T-Fraktur,
- tiefe T-Fraktur,
- Y-Fraktur,
- mediale Lambda-Fraktur,
- laterale Lambda-Fraktur.

Klassifikation nach Riseborough und Radin

Die Autoren unterteilten interkondyläre Frakturen in nicht dislozierte, gering dislozierte, dislozierte mit Rotation und Mehrfragmentfrakturen.

Klassifikation nach Bryan und Morry

Bryan and Morrey unterteilten Frakturen des Capitulum humeri in drei Typen:
- Typ I: großes Fragment
- Typ II: ostechondrale Absprengung (Flake fracture)
- Typ III: Trümmerfraktur

Besondere Frakturbezeichnungen

- **Hahn-Steinthal-Fragment:** bezeichnet ein großes Fragmentstück des Capitulum humeri.
- **Kocher-Lorenz-Fragment:** bezeichnet eine ventrale, schalenförmige Absprengung eines osteochondralen Fragments des Capitulum humeri.

Frakturen von Radius und Ulna

BEFUNDE

Traumamechanismus
- Sturz auf den Ellenbogen (in Flexion)
- Sturz auf den gestreckten Arm (in Extension)

Leitsymptomatik und Befunde
- Starke lokale Schmerzen
- Keine aktive Bewegungsbereitschaft
- Hämatom

Klassifikation

Klassifikation

AO-Klassifikation

2 Radius/Ulna
21 Radius/Ulna proximales Segment
A extraartikulär
B artikulär, aber nur eine der Gelenkflächen beider Knochen ist betroffen
C intraartikulär

Gemeinsame Frakturen von Radius und Ulna
Sind Radius und Ulna frakturiert, werden in der AO-Klassifikation folgende Möglichkeiten beschrieben:
- Einfache Fraktur von Radius und Ulna (21-A3.1)
- Ein Knochen mit einfacher Fraktur, der andere mit Mehrfragmentfraktur (21-A3.2)
- Beide Knochen mit mehrfragmentärer Fraktur (21-A3.3)
- Ein Knochen mit artikulärer, der andere mit extraartikulärer Fraktur:
  - Ulna artikulär einfach, Radius extraartikulär (21-B3.1)
  - Radius artikulär einfach, Ulna extraartikulär (21-B3.2)
  - Einer der Knochen ist artikulär mehrfragmentär betroffen (21-B3.3)
- Intrartikuläre, einfache Frakturen an Radius und Ulna:
  - Olekranon und Caput radii (21-C1.1)
  - Proc. coronoideus und Caput radii (21-C1.2)
- Intraartikulär einfach eines Knochens, der andere mehrfragmentär:
  - Olekranon mehrfragmentär, Radius einfach (21-C2.1)
  - Olekranon einfach, Caput radii mehrfragmentär (21-C2.2)
  - Proc. coronoideus einfach, Caput radii mehrfragmentär (21-C2.3)
- Intraartikulär mehrfragmentäre Frakturen beider Knochen:
  - 3-Fragmentfrakturen beider Knochen (21-C3.1)
  - Mehr als drei ulnare Fragmente (21-C3.2)
  - Mehr als drei radiale Fragmente (21-C3.3)

Frakturen der Ulna
Frakturen der Epiphyse der Ulna werden als Avulsionsfraktur des Trizepsansatzes vom Olekranon (21-A1.1), als metaphysär einfache (21-A1.2) und mehrfragmentäre (21-A1.3) Fraktur beschrieben. Zudem unterscheidet man unifokale (21-B1.1) von bifokalen (21-B1.2) und bifokal mehrfragmentären (21-B1.3) Frakturen.

Isoliert werden Frakturen des Proc. coronoideus und des Olekranons beschrieben.

Frakturen des Radius
Frakturen des Radius werden als Avulsionsfrakturen des Bizepsansatzes (21-A2.1) sowie als einfache (21-A2.2) und mehrfache (21-A2.3) Fraktur des Collum radii beschrieben. Zudem unterscheidet man einfache (21-B2.1) Frakturen von mehrfragmentären ohne (21-B2.2) oder mit (21-B2.3) Impression (vgl. Baierlein 2011: 24–31 und Journal of Orthopaedic Trauma 2018).

HINWEIS
Aufgrund der zahlreichen möglichen Frakturbilder haben viele Autoren eigene Klassifikationen vorgenommen. Mason (1954) und Morrey (1993, 1995, 2000) haben Frakturen des Caput radii klassifiziert, Schatzker (1996) und Colton (1973) haben weitere Einteilung für Olekranonfrakturen vorgenommen.

Untersuchung bei Verdacht auf Frakturen der Ellenbogenregion

Manualtherapeutisch In einigen älteren Studien ist die Durchführung der beidseitigen aktiven Ellenbogenextension aus 90° Flexion mit zusätzlicher provozierender Palpation als valide beschrieben.

EVIDENZ
Kim et al. (2014) bemängelten jedoch die Qualität der Studien in Bezug auf die geringen Probandenzahlen und nicht ausgeführte Röntgenuntersuchung. In ihrer eigenen Studie kamen sie bei 587 Patienten auf folgendes Ergebnis:
- Sensitivität 88 %
- Spezifität 55 %

Medizinisch Zum Standard der Untersuchung bei Verdacht auf Ellenbogenfrakturen sollte unbedingt eine neurovaskuläre Untersuchung gehören.
- Motorisch
  - N. radialis: aktives Strecken der Fingergrundgelenke
  - N. medianus: aktiver Faustschluss
  - N. ulnaris: aktives Spreizen der Finger
- Sensibel
  - N. radialis: dorsal zwischen Daumen und Zeigefinger
  - N. medianus: Finger I–III und palmare, radiale Seite des IV. Fingers
  - N. ulnaris: V. Finger und die palmare, ulnare Seite des IV. Fingers

Bei Patienten mit stattgehabtem Trauma und starken Schmerzen sollte eine Bildgebung erfolgen: Röntgen in zwei Ebenen, zur weiteren (präoperativen) Diagnostik CT.

Therapie von Frakturen der Ellenbogenregion

Konservativ

Nicht dislozierte, extraartikuläre Frakturen können konservativ therapiert werden. Es erfolgt eine Ruhigstellung für 4–6 Wochen, zumeist im Oberarmgips in 90° Flexion und Pro-/Supinations-Nullstellung. Wird in einer anderen Stellung fixiert, sollte nach 2 Wochen in eine 90°-Position gewechselt werden.

Die Nachbehandlung richtet sich nach der Belastbarkeit innerhalb der einzelnen Heilungsphasen.

Entzündungs- und Proliferationsphase:
- Ruhigstellung
- Keine Manuelle Therapie

Konsolidierungsphase, nach Ruhigstellung:
- Rollgleitmobilisationen humeroradial und humeroulnar in Flexion und Extension
- Mobilisation humeroradial (proximal und distal) in Pro- und Supination
- Mobilisation des Handgelenks
- Aktives Bewegen
- Muskeltraining nicht vor Ende 6. Woche

Umbauphase:
- Muskelaufbau mit Erarbeiten der Sportfähigkeit

Mittlere Rehabilitationszeit 8–10 Wochen.

Operativ

Das operative Verfahren ist abhängig vom Frakturtyp, im Wesentlichen jedoch von folgenden Fragestellungen:
- Alter des Patienten
- Intraartikulär oder extraartikulär
- Disloziert oder nicht disloziert
- Einfach, mehrfragmentär oder Trümmerfraktur
- Begleitverletzungen von Nerven, Gefäßen
- Begleitverletzungen von Muskeln, Kapsel, Bändern

Zur Versorgung kommen Platten und Schrauben, Zugschrauben und Fixateurs externes in Frage. Die Nachbehandlungsschemata weichen daher voneinander ab.

Postoperative Rehabilitation

Die postoperative Rehabilitation richtet sich nach der Frakturart, der Frakturversorgung und folgt dem individuellen Nachbehandlungsschema des Operateurs.
Grundsätzlich wird wie folgt vorgegangen:

Entzündungs- und Proliferationsphase:
- Ruhigstellung
- Keine Manuelle Therapie

Konsolidierungsphase:
Die Therapie beginnt nach Ende der Ruhigstellung:
- Rollgleitmobilisationen humeroradial und humeroulnar in Flexion und Extension
- Mobilisation humeroradial (proximal und distal) in Pro- und Supination
- Mobilisation des Handgelenks
- Aktives Bewegen
- Beginnender Muskelaufbau

Umbauphase:
- Muskeltraining bis zum Erreichen der Sportfähigkeit nach individuellem Nachbehandlungsschema

Mittlere Rehabilitationszeit 3–4 Monate.

HINWEIS
Während Ellenbogen mit Plattenosteosynthesen-Versorgung in der Regel schon nach 4 Wochen mobilisiert werden können und nach 6–8 Wochen belastungsstabil sind, können Rehabilitationen bei komplexen Mehrfragment- und Trümmerfrakturen mit Fixateur-Versorgung erst nach Monaten Belastungsstabilität erreichen.

Besondere Frakturen

Monteggia-Fraktur

BEFUNDE

Traumamechanismus
- Sturz auf den flektierten Ellenbogen

Leitsymptomatik und Befunde
- Starke lokale Schmerzen
- Fehlende Bewegungsbereitschaft des Ellenbogens

Weitere Befunde
- Radius in Ellenbeuge palpierbar
- Ggf. tastbare Fraktur der Ulna

Beschreibung

Als Monteggia-Fraktur wird eine Fraktur des proximalen Ulnaschaftes mit Luxation des Caput radii bezeichnet.

CAVE
Die Fraktur der Ulna wird oft übersehen. Isolierte posttraumatische Luxationen des Caput radii sind jedoch sehr selten. Eine Begleitfraktur der Ulna ist wahrscheinlich.

Therapie

Konservativ

Nicht dislozierte Frakturen bei Kindern können konservativ therapiert werden. Die geschlossene Reposition der Ulna sorgt dann zumeist für eine spontane Reposition des Caput radii.

Operativ

Monteggia-Frakturen bei Erwachsenen sowie dislozierte Varianten bei Kindern werden operativ versorgt.

- OP-Verfahren bei Kindern: elastische stabile intramedulläre Nagelung (ESIN) oder Zuggurtung.
- OP-Verfahren bei Erwachsenen: Plattenosteosynthese der Ulna.

Meißelfraktur

Fraktur des Caput radii mit einem Frakturbild, welches den Anschein erweckt, sie sei mit einem Meißel zugefügt worden.

Galeazzi-Fraktur

Fraktur des Radiusschaftes mit Ruptur der Membrana interossea und Luxation der Ulna im distalen Radioulnargelenk.

CAVE

Es besteht die Gefahr von Gefäß- und peripheren Nervenschädigungen.

Therapie

Plattenosteosynthese des Radius. Falls nicht spontan, zudem Reposition der Ulna.

Essex-Lopresti-Läsion

Fraktur des Caput radii oder des proximalen Radius mit Ruptur der Membrana interossea.

Divergierende radioulnare Luxation

Ruptur der Membrana interossea, Divergenz von Radius und Ulna, Dislokation des Carpus und Luxation im distalen Radioulnargelenk (vgl. Baierlein 2011: 39).

Ellenbogenfrakturen bei Kindern

Für die sichere Diagnosestellung und die adäquate Therapie von Frakturen bei Kindern ist die Kenntnis der frühkindlichen Entwicklung des Ellenbogengelenks und der zeitlichen Abfolge des Auftretens der einzelnen Knochenkerne Voraussetzung (➤ Abb. 6.9). Die Vorstellung in einer Kinderchirurgie ist ratsam.

Suprakondyläre Fraktur im Kindesalter

BEFUNDE

Traumamechanismus

- Sturz auf den gestreckten Arm (Extensionstyp)
- Sturz auf den Ellenbogen bei flektiertem Arm (Flexionstyp)

Beschreibung

Die suprakondyläre Fraktur ist die häufigste Fraktur im Kindesalter (vgl. Matzen et al. 2007: 508).

Klassifikation

Zunächst wird die Richtung der Dislokation (wenn vorhanden) unterschieden. Beim Extensionstyp disloziert das distale Fragment nach dorsal, beim Flexionstyp nach ventral (➤ Abb. 6.10).

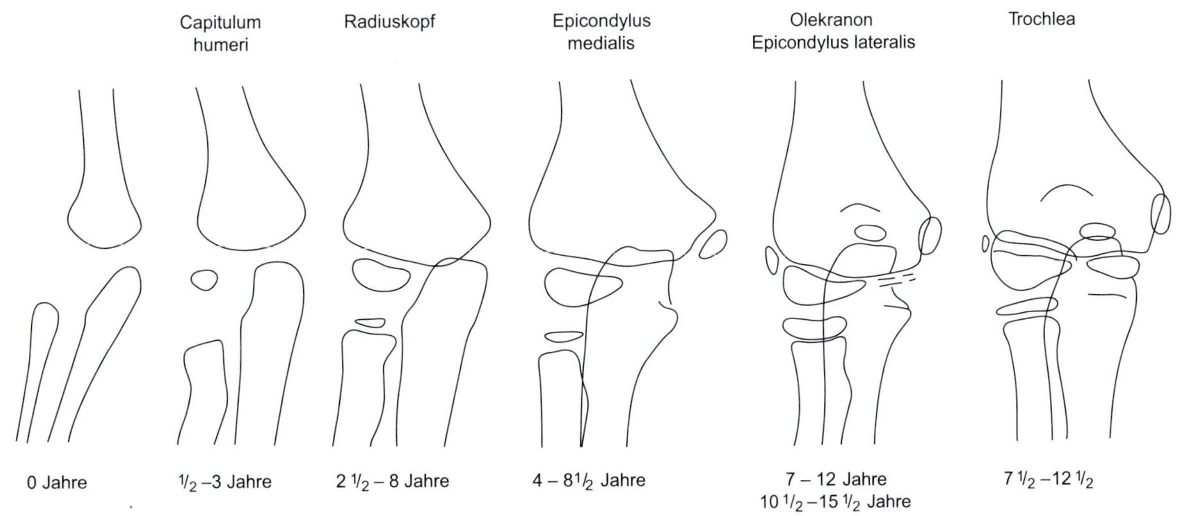

Abb. 6.9 Entwicklung der Ossifikationskerne und ihre Verschmelzung mit der Metaphyse. [R300]

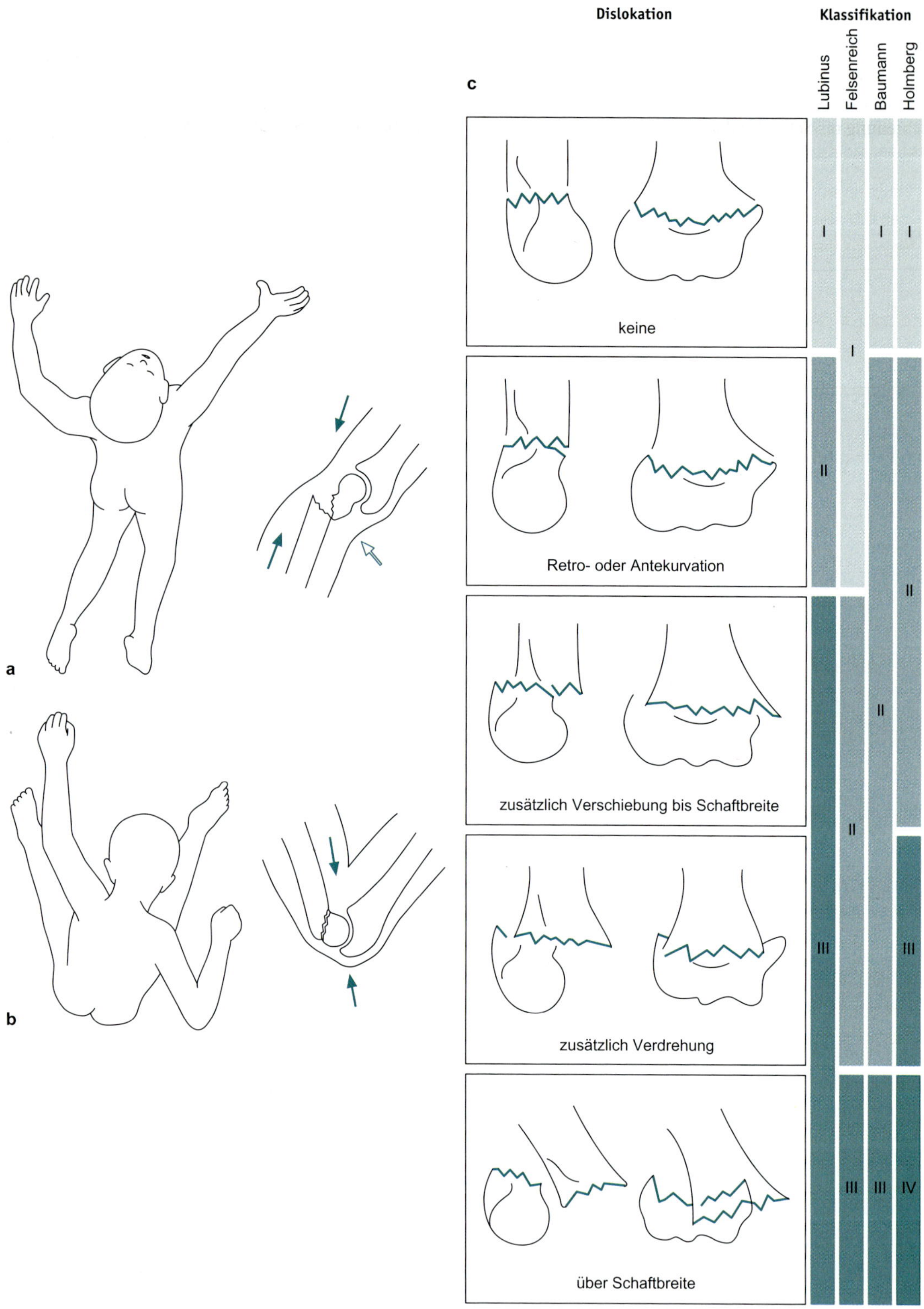

Abb. 6.10 Formen und Einteilung der suprakondylären Humerusfraktur bei Kindern: a) Extensionstyp; b) Flexionstyp; c) Einteilung der Schweregrade bei suprakondylären Humerusfrakturen. [R300]

Darüber hinaus werden folgende fünf Stadien der Dislokation unterteilt:

- Keine Dislokation
- Retro- oder Antekurvation
- Verschiebung bis Schaftbreite
- Zusätzliche Verdrehung
- Dislokation über Schaftbreite

Die Autoren Lubinus, Felsenreich, Baumann, Holmberg sind sich in Bezug auf diese fünf Stadien einig, lediglich die Einteilung in 3–4 Typen variiert (vgl. Matzen et al. 2007: 508).

Weitere Klassifikationen stammen von Garland:

- Keine Dislokation
- Dislokation in einer Ebene
- Dislokation in zwei Ebenen
- Dislokation in drei Ebenen

und von Laer (vgl. Breusch et al. 2017: 272–27).

Traumamechanismus

Sturz auf den extendierten Arm (96 %) oder auf den flektierten Ellenbogen (4 %).

Untersuchung

Medizinisch Röntgen in zwei Ebenen.

Therapie

Konservativ

Oberarmgips für 4 Wochen. Im Anschluss langsames Erarbeiten der Mobilität. Muskelaufbau ab vollendeter 6. Woche. Alternativ ist eine Ruhigstellung in Spitzwinkelstellung möglich (Blount-Verfahren), diese sollte nach 2 Wochen in 90° gewechselt werden.

Mittlere Rehabilitationszeit > 8 Wochen.

Operativ

Zunächst erfolgt der Versuch der geschlossenen Reposition. Die operative Versorgung erfolgt in der Regel mittels Einbringung von Kirschner-Drähten. Alternativ kommen elastische stabile intramedulläre Nagelungen (ESIN) oder ein Fixateur externe zur Anwendung.

Postoperative Rehabilitation

Die postoperative Rehabilitation nach Versorgung mit Kirschner-Drähten wird wie folgt durchgeführt:

Entzündungs- und Proliferationsphase:

- Ruhigstellung in Oberarmgips für 4 Wochen
- Keine Manuelle Therapie

Konsolidierungsphase:

Die Therapie beginnt nach Ende der Ruhigstellung:

- Rollgleitmobilisationen humeroradial und humeroulnar in Flexion und Extension
- Mobilisation humeroradial (proximal und distal) in Pro- und Supination
- Mobilisation des Handgelenks
- Aktives Bewegen
- Beginnender Muskelaufbau

Umbauphase:

- Muskeltraining bis zum Erreichen der vollen Belastbarkeit und Sportfähigkeit

Mittlere Rehabilitationszeit 3–4 Monate.

Zusammenfassung

Frakturen in der Ellenbogenregion

In der Ellenbogenregion werden zahlreiche Frakturmuster des distalen Humerus, der Ulna und des Radius beschrieben. Während nicht dislozierte, nicht artikuläre Frakturen nach Ruhigstellung konservativ therapiert werden können, reichen operative Maßnahmen komplexerer Frakturen von Schraubenversorgungen über Plattenosteosynthesen bis zu Fixateurs externes.

Für die erfolgreiche Versorgung kindlicher Frakturen sollte die Zeitlinie der Entwicklung der einzelnen Knochenkerne bekannt sein. Die Therapie durch einen Kinderchirurgen ist ratsam.

6.2.4 Loose body, traumatischer

Synonym Freie Gelenkkörper.

Ätiologie Ein Loose body kann traumatisch oder degenerativ entstehen. Auch eine aseptische Knochennekrose (Osteochondrosis dissecans) kann zu Loose bodies führen; diese sind dann knöchern-knorpelig.

BEFUNDE

Leitsymptomatik und Befunde

- Twinges
- Wechselnde Beschwerdelokalisation
- Plötzliches Gefühl der Instabilität (Giving way)
- Federndes Endgefühl

Beschreibung

Nach dem Kniegelenk ist das Ellenbogengelenk das am zweithäufigsten von Loose bodies betroffene Gelenk. Loose bodies des Ellenbogens finden sich überwiegend humeroulnar.

Differenzialdiagnosen

Osteochondrosis dissecans, ➤ Kap. 9.5.1.

Untersuchung

Manualtherapeutisch Anamnese und Funktionsuntersuchung.

Medizinisch Röntgen zum Ausschluss knöcherner Loose-body-Anteile und zur Beurteilung des Arthrosegrades, MRT zur genaueren Analyse.

Therapie

Konservativ

Rein knorpelige Loose bodies können ggf. mit Cyriax-Manipulationen in nicht störende Gelenkregionen verlagert werden. Nach dreimaligem erfolglosem Versuch sollte ein operatives Vorgehen folgen.

CAVE
Bei knöchernen Loose bodies besteht eine absolute Kontraindikation für Loose-body-Manipulationen.

Mittlere Rehabilitationszeit Keine Einschränkung, beschwerdeabhängig.

Operativ

- Entfernung der freien Gelenkkörper
- Knorpelglättung
- Ggf. Microfracturing

Postoperative Rehabilitation

Bei isolierter Entfernung freier Gelenkkörper erfolgt keine Ruhigstellung.

Eine manualtherapeutische Mobilisation ist ab dem ersten postoperativen Tag erlaubt. Der Belastungsaufbau erfolgt ab dem 11. postoperativen Tag (nach Fäden ex).

Mittlere Rehabilitationszeit 6–8 Wochen.

6.2.5 Muskelläsionen

Stadien von Muskelläsionen der Muskelbäuche mit Einteilung in Muskelzerrung, -faserriss, -bündelriss und -ruptur und die Gruppe der Tendinopathien werden aufgrund Ihrer Übertragbarkeit auf andere Regionen der Extremitäten in ➤ Kap. 9.1 beschrieben.

Bizepssehnenruptur, distale

Epidemiologie 1,2 : 100.000 pro Jahr (vgl. Morrey et al. 2014), vor allem Männer zwischen 30 und 60 Jahren.

BEFUNDE

Traumamechanismus
- Starke exzentrische Krafteinwirkung auf den flektierten Ellenbogen

Leitsymptomatik und Befunde
- Starke, lokale Schmerzen
- Ausgebreitetes Hämatom
- Muskelbauch nach proximal verschoben

Beschreibung

Hierbei handelt es sich um den Abriss des Bizepssehnenansatzes von der Tuberositas radii, was auch als Avulsionsfraktur möglich ist.

Traumamechanismus

Große, exzentrische Krafteinwirkung auf den flektierten Ellenbogen. Auch durch Repetitive strain injuries mit der die Belastbarkeit überschreitenden Kraft möglich.

Untersuchung

Manualtherapeutisch Eine Komplettruptur der distalen Bizepssehne zeigt ein deutliches klinisches Bild. Eine ansatznahe Palpation der Bizepssehne bei gehaltener isometrischer Flexion wird durchgeführt. Im Rupturfall ist sie nicht palpabel. Die Position des Muskelbauches wird festgestellt, bei Ruptur ist er nach proximal verlagert und stellt sich kürzer und kompakter dar. Aktive Bewegungen und Kraft in Flexion und Supination werden im Seitenvergleich überprüft. Ein deutlicher Kraftverlust in Flexion ist zu erwarten.

Medizinisch Sonografie oder MRT.

Therapie

Konservativ

EVIDENZ
Die operative Therapie ist der konservativen in Bezug auf die Kraft in Flexion und Supination deutlich überlegen (vgl. Chillemi et al. 2007, Nesterenko et al. 2010, Morrey et al. 2014).

Bei sehr alten Patienten wird jedoch nach Abwägung auf eine OP verzichtet. In diesem Fall erfolgt die Therapie nach der Belastbarkeit in den jeweiligen Heilungsphasen.

Eine Versteifung der Schulter durch Schonhaltung ist zu vermeiden, eine Mobilisation des Schultergelenks daher auch schon während der Entzündungsphase empfehlenswert.

Operativ

Ziel der OP ist die Refixation der Bizepssehne an der Tuberositas radii mit Erreichung der bestmöglichen postoperativen Kraft in Flexion und Supination.
Mehrere operative Verfahren werden genutzt (vgl. Imhoff et al. 2018: 128):
- Single-incision-Technik
- Double-incision-Technik
- Refixation (Fadenanker, Endobutton, Interferenzschraube, transossäre Nähte)

Häufige beschriebene Komplikation der Single-incision-Technik ist eine Irritation des N. cutaneus antebrachii lateralis (vgl. Shields et al. 2015, Sharma et al. 2005).

Postoperative Rehabilitation

Entzündungsphase:
- Frühfunktionelle Nachbehandlung mit endgradiger Mobilisation der Ellenbogengelenke
- Orthesenversorgung mit Limitierung der Extension in 20° Flexion (z. B. Epico ROM®-Orthese) für 4 Wochen
- Keine aktive Pro- und Supination

Proliferationsphase:
- Endgradige Mobilisation der Gelenke des Ellenbogens
- Orthesenversorgung mit Limitierung der Extension in 20° Flexion (z. B. Epico ROM®-Orthese) für 4 Wochen
- Keine aktive Pro- und Supination
- Keine Bizepsaktivität > 5 kg

Konsolidierungsphase:
- Orthesenversorgung mit Limitierung der Extension in 20° Flexion bis Ende 4. Woche, in 10° Flexion für 2 weitere Wochen
- Keine aktive Pro- und Supination bis Ende 4. Woche
- Keine Bizepsaktivität > 5 kg bis Ende 6. Woche
- Muskelaufbau und aktives Bewegen in alle Richtungen ab 7. Woche

Umbauphase:
- Erreichen der Sportfähigkeit bis Ende 12. Woche
- Maximalkrafttraining ab Woche 13

Mittlere Rehabilitationszeit > 4 Monate.

6.2.6 Bursitis olecrani

BEFUNDE

Traumamechanismus
- Sturz auf den flektierten Ellenbogen

Leitsymptomatik und Befunde
- Lokale Schmerzen, bei Flexion zunehmend
- Teigige, palpable Schwellung

Beschreibung

Hierbei handelt es sich um eine posttraumatische Entzündung der Bursa olecrani.

Traumamechanismus

Sturz auf den flektierten Ellenbogen. Auch durch Überbelastung (Schreibtischtätigkeit) möglich.

Differenzialdiagnosen

Differenzialdiagnostisch kommen ein Synovialom, eine rheumatische Entzündung, eine bakterielle Entzündung oder ein Lipom (klinisch stumm) in Betracht.

Untersuchung

Manualtherapeutisch Palpation.

Medizinisch Sonografie.

Therapie

Konservativ

Manualtherapeutisch Keine.

Medizinisch Salbenverbände, NSAID, ggf. Punktion.

Operativ

Bei Therapieresistenz Bursektomie.

Postoperative Rehabilitation

Unmittelbarer Beginn mit aktiver und passiver Bewegungstherapie (vgl. Breusch et al. 2019, 283–284).

6.2.7 Chondromatose des Ellenbogengelenks

Synonyme Primäre synoviale Chondromatose, synoviale Osteochondromatose, Reichel-Syndrom, primary synovial chondromatosis, PSC.

6

BEFUNDE

Traumamechanismus
- Rezidivierende Traumen durch wiederkehrende Stürze (Judo, Snowboard)

Leitsymptomatik und Befunde
- Schmerzen
- Schwellung
- Bewegungseinschränkungen mit Blockierungsgefühl

Beschreibung

Unter einer Chondromatose versteht man vielzählige Knorpelneubildungen, die zum Teil verknöchert sind. Es handelt sich um metaplastisch veränderte Synovia, die zur Bildung knorpeliger oder auch knöcherner Loose bodies führt.

Traumamechanismus

Eine Chondromatose entsteht durch rezidivierende Anpralltraumen, am Ellenbogen am ehesten durch repetierende Stürze, zum Beispiel beim Judo.

Differenzialdiagnosen

Differenzialdiagnostisch kommen eine Osteochondrosis dissecans oder degenerative Loose bodies in Betracht.

Untersuchung

Manualtherapeutisch Anamnese, Funktionsuntersuchung.

Medizinisch CT, MRT (Knorpel im Röntgenbild nicht darstellbar).

Therapie

Konservativ

Eine Chondromatose kann nicht konservativ therapiert werden.

HINWEIS

Ein einzelner knorpeliger Loose body (zum Beispiel degenerativen Ursprungs) kann mit einer speziellen Loose-body-Manipulation in eine Gelenkregion verlagert werden, in der er keine Probleme verursacht. Bei einer Chondromatose bestehen jedoch in der Regel multiple freie Gelenkkörper. Daher sind Manipulationen nicht indiziert. Zudem dürfen knöcherne Gelenkkörper nicht manipuliert werden. Eine Manipulation könnte massive strukturelle Schädigungen hervorrufen.

Operativ

Arthroskopische oder offene Entfernung mit Synovektomie (vgl. Breusch et al. 2019: 280).

Postoperative Rehabilitation

Eine manualtherapeutische Nachbehandlung ist nur bei bleibenden Bewegungseinschränkungen notwendig. In diesem Fall kann in der Proliferationsphase im schmerzfreien Bereich, ab der Konsolidierungsphase endgradig mobilisiert werden.

6.2.8 Arthrofibrose des Ellenbogengelenks

BEFUNDE

Traumamechanismus
- Posttraumatische Bewegungseinschränkung nach adäquatem richtungsunabhängigem Trauma

Leitsymptomatik
- > 3 Monate bestehende, therapieresistente Bewegungseinschränkungen

Beschreibung

Hierbei handelt es sich um deutliche posttraumatische Bewegungseinschränkungen des Ellenbogens, die auch nach 3 Monaten weiter bestehen. Die Funktionsstörungen liegen bei der primären Arthrofibrose einer massiven Neubildung von Bindegewebe mit starker Narbenbildung der Gelenkkapsel zugrunde.

Als Pathomechanismus werden Dysregulationen zwischen Mastzellen und Myofibroblasten während der Wundheilung diskutiert. Aber auch weitere Ursachen für eine anhaltende Steifheit sind möglich.

Klassifikation

Klassifikation nach Kay

Kay (1998) hat die posttraumatische Ellenbogensteife in fünf Typen klassifiziert:
- Weichteilkontraktur
- Weichteilkontraktur mit Ossifikationen
- Nicht dislozierte artikuläre Fraktur mit Weichteilkontrakturen
- Dislozierte intraartikuläre Fraktur mit Weichteilkontrakturen
- Posttraumatische knöcherne Blockaden

Klassifikation nach Morrey

- Intrinsische Faktoren:
  - Freie Gelenkkörper
  - Synovitis
  - Intraartikuläre Blockaden
  - Arthrose
- Extrinsische Faktoren:
  - Haut-/Weichteilkontrakturen
  - Kapselkontraktur
  - Bänderkontrakturen
  - Heterope Ossifikation
- Kombinationen aus intrinsischen und extrinsischen Faktoren (vgl. Morrey 1990)

Traumamechanismus

Eine Arthrofibrose kann aus jedem adäquaten Trauma der Ellenbogenregion im Rahmen pathologischer Wundheilung entstehen.

Untersuchung

Manualtherapeutisch Eine klare Differenzierung möglicher die Bewegung hemmender Strukturen durch klinische Tests ist nicht möglich.

Medizinisch Eine MRT eignet sich als bildgebendes Verfahren, allerdings gibt nur eine arthroskopische Untersuchung sicheren Aufschluss über die hemmenden Faktoren. Bei mehrmonatiger therapieresistenter Bewegungseinschränkung ist eine Arthroskopie das diagnostische Mittel der Wahl.

Therapie

Konservativ

Zu Beginn einer Behandlung sollten zunächst die konservativen Möglichkeiten ausgeschöpft werden. Hochfrequente, jedoch dosierte Mobilisationen, falls erforderlich begleitet von einer Schmerzmedikation, sind das Mittel der Wahl.

CAVE
Zu intensive Mobilisationen können das Krankheitsbild verschlimmern und die Entstehung von heterotopen Ossifikationen begünstigen (vgl. Lindenhovius und Jupiter 2007 und Lindenhovius et al. 2007).

Operativ

Es kommen folgende OP-Verfahren in Frage (vgl. Imhoff et al. 2018):
- Resektion von knöchernen Blockaden inkl. Loose bodies
- Kapsulektomie
- Microfracturing
- Knorpelglättung

Postoperative Rehabilitation
- Frühfunktionelle Mobilisationsbehandlung
- Extensionsschiene außerhalb der Therapie für 10 Tage
- Ggf. heterotope-Ossifikationsprophylaxe (mit NSAID)

6.3 Entzündliche Erkrankungen

6.3.1 Rheumatische Erkrankungen

Grundlagen rheumatischer Erkrankungen werden in ➤ Kap. 1.1.3 erklärt.

BEFUNDE
Generelle Leitsymptome und Befunde rheumatischer Erkrankungen
- Schübe und Remissionen der entzündlichen Aktivität wechseln sich ab.
- Multiple Regionen des Körpers sind betroffen.
- Gelenke, Muskeln oder Faszien können betroffen sein.
- Darm, Haut, Augen oder innere Organe können betroffen sein.

Es gibt viele rheumatische Erkrankungen, die mit Entzündungen der Gelenke, der Muskulatur und Faszien sowie der Haut im Bereich der Ellenbogenregion einhergehen.

Bei rheumatische Arthritis, aber auch bei Morbus Bechterew, Psoriasis-Arthritis oder Morbus Crohn können Strukturen der Ellenbogenregion mitbetroffen sein.

Aufgrund der Relevanz für alle Regionen der Extremitäten werden die rheumatischen Erkrankungen in ➤ Kap. 9.6.2 umfassend erläutert.

6.3.2 Postinfektiöse Erkrankungen

BEFUNDE
Leitsymptomatik und Befunde
- Persistierende Schmerzen, die bei Belastung stärker werden
- Geschwollene, gerötete und überwärmte Gelenk- oder Muskelregionen

Anamnestische Informationen
- Zurückliegende Infekte oder vorangegangene offene Wunden oder Operationen

6

Postinfektiöse Erkrankungen können sowohl durch endogene als auch durch exogene Keime entstehen. Leitsymptomatik sind persistierende Schmerzen, die bei Belastung stärker werden. Oft findet man geschwollene, gerötete und überwärmte Gelenkregionen nach zurückliegenden oder andauernden infektiösen Geschehen. Häufigstes Krankheitsbild ist die postinfektiöse Osteomyelitis.

Aufgrund der Relevanz für alle Regionen der Extremitäten werden die postinfektiösen Erkrankungen in ➢ Kap. 9.6.2 ausführlich erklärt.

6.4 Degenerative Erkrankungen

Basiswissen zu degenerativen Erkrankungen wird in ➢ Kap. 1.1.4 vermittelt.

Aufgrund der guten Kongruenz aller drei Teilgelenke des Ellenbogens und der straffen medialen und lateralen Sicherung durch die Kollateralbänder und die Gelenkkapsel ist eine primäre Arthrose im Ellenbogen selten. Sie macht nur etwa 2–3 % der Ellenbogenarthrosen aus. Gründe für die Entstehung sekundärer Arthrosen sind posttraumatische, postinfektöse Entwicklungen oder auch osteonekrotische Ursachen.

Die primäre Arthrose in den Ellenbogengelenken wurde von Hastings und Rettig und die sekundäre von Broberg und Morrey in jeweils drei Grade eingeteilt.

6.4.1 Humeroulnar-Arthrose

Ätiologie

Primär

Entsteht durch hohe langjährige Belastung im Beruf oder beim Sport. Beispiele sind repetitive Extensionsbewegung bei Kampfsportlern (Schlagbewegung), repetitive Flexionsbewegung bei Kraftsportlern, Überkopfaktivität mit hohen Gewichten bei Monteuren, Gerüstbauern etc. Auch langes (bzw. permanentes) Gehen an Gehstützen oder die Nutzung eines Rollstuhls können eine Arthrose hervorrufen.

Sekundär

Posttraumatisch, postinfektiös, rheumatisch, Valgusinstabilität, neoplastisch. Häufigste Ursache der sekundären Arthrose ist eine posttraumatische Entwicklung. Als Auslöser ist eine Knorpel- und ggf. auch subchondrale Knochenschädigung die wahrscheinlichste Annahme, aber auch eine posttraumatische Instabilität kann in der Folge zu Überlastung und daraus resultierender Degeneration führen. Frakturfolgen werden zudem als häufige Ursache beschrieben.

EVIDENZ

80 % der Patienten mit Z. n. distaler intraartikulärer Humerusfraktur entwickeln in der Folge eine Arthrose (vgl. Doornberg et al. 2007).

Epidemiologie Die primäre Arthrose des Humeroulnargelenks ist selten und wird überwiegend bei Männern ab dem 40.–50. Lebensjahr beobachtet. In 80 % der Fälle ist die dominante Extremität betroffen, in 60 % betrifft die Arthrose beide Ellenbogen.

BEFUNDE

Leitsymptomatik und Befunde
- Morgendlicher Bewegungsschmerz
- Morgensteifigkeit im Gelenk
- Belastungsschmerz, im Tagesverlauf stärker werdend

Mögliche weitere Befunde
- Progredienter Mobilitätsverlust
- Osteophytär bedingtes Blockierungsgefühl bei endgradiger Flexion (Proc. coronoideus) oder Extension (Olekranon)
- Bei vorhandenen Loose bodies: Twinges, Giving-way-Phänomen, plötzlich stechender Schmerz, wechselnde Beschwerdelokalisation, ggf. federndes Endgefühl
- Bei aktivierter Arthritis: anhaltender, entzündlicher Schmerz

Kapselmuster
- Flexion > Extension (5 : 1)

Beschreibung

Das Humeroulnargelenk ist das am häufigsten von einer primären Arthrose betroffene Teilgelenk des Ellenbogens. Eine primäre Arthrose entsteht durch anhaltende Belastung und geht daher mit Osteophyten am Proc. coronoideus oder Olekranon einher. Die Gelenkflächen bleiben zumeist auch im späteren Verlauf frei von degenerativen Veränderungen.

CAVE

Distal-mediale Osteophyten am Humerus gefährden den N. ulnaris bei Flexion.

Osteophyten am Olekranon können zur schmerzhaften Einschränkung der Extension, Osteophyten am Proc. coronoideus zur schmerzhaften Einschränkung der Flexion führen. Knorpelige Loose bodies können für Twinges (plötzlich auftretende stechende Schmerzen), federndes Endgefühl, wechselnde Beschwerdelokalisation und temporäres Instabilitätsgefühl (Giving way) sorgen.

Untersuchung

Manualtherapeutisch Wichtiger Bestandteil ist die Analyse der aus der Anamnese gewonnenen Erkenntnisse. Das Alter des Patienten, die berufliche und private (sportliche) Belastung des Gelenks und etwaige zurückliegende Erkrankungen mit Beteiligung des Ellenbogens werden abgefragt.

Die humeroulnare Flexion, Extension, Abduktion und Adduktion wird passiv angulär untersucht. Kriterien der Untersuchung sind Bewegungsbereitschaft, Bewegungsausmaß,

6

Krepitationen, Endgefühl und Schmerz. Die Untersuchung wird im Seitenvergleich durchgeführt.

Medizinisch Röntgen in zwei Ebenen. Eine Untersuchung des N. ulnaris sollte obligatorisch erfolgen.

Therapie

Konservativ

Manualtherapeutisch

- Rollgleitmobilisationen in Flexion und Extension
- Rollgleitmobilisation in Abduktion und Adduktion
- Wechsel von Traktion und Kompression (Stoffwechselförderung)

Physiotherapeutisch

- Armergometertraining im schmerzfreien Bereich
- Training im schmerzfreien Bereich (Ober- und Unterarmmuskulatur)
- Cryotherapie (Kaltluft –32 °C)
- Physikalische Therapie
- Erarbeiten von Arbeitsplatzstrategien

Aufgaben für den Patienten

- Automobilisationen
- Belastung reduzieren/anpassen (Beruf/Hobby)
- Viel Bewegen im schmerzfreien Bereich
- Schwimmen

Medizinisch

- NSAID
- Injektion von Hyaloronsäure/Glykosaminoglykanen
- Motorbewegungsschienen (CPM)
- Quengelschienen

Operativ

Debridement

Eine OP ist indiziert, wenn trotz mehrmonatiger (6–12) konservativer Therapie weiterhin eine schmerzhafte, deutliche Bewegungseinschränkung vorherrscht.

Ein erster Schritt sollte ein arthroskopisches oder offenes Debridement sein. Auch wenn sich die arthroskopischen Techniken stets weiterentwickeln, besteht die Gefahr von peripheren Nervenläsionen. Diese wird bei vorliegenden posttraumatischen Arthrosen durch Vernarbungen und Verklebungen erhöht. Für die Durchführung eines arthroskopischen Debridements ist die Fähigkeit zum sicheren offenen Verfahren Voraussetzung, um ggf. intraoperativ wechseln zu können (vgl. Imhoff et al. 2018: 104). Ziel des Debridements ist in erster Linie das Entfernen vorhandener Osteophyten. Zudem sollten vorhandene Loose bodies entfernt werden. Mit Knorpelglättung und Microfracturing zur Stammzellengewinnung wird das Verfahren komplettiert.

Weitere Maßnahmen können bei Bedarf eine Kapselresektion und eine Neurolyse des N. ulnaris sein.

Endoprothese

Nachteil eines Gelenkersatzes (➤ Abb. 6.11) eines oder mehrerer Teilgelenke des Ellenbogens ist die im Vergleich zu Prothesen für Knie oder Hüfte nach wie vor geringe Haltbarkeit und der problembehaftete Austausch/Wechsel der Prothese.

Gekoppelte Endoprothese

Gekoppelte Prothesen werden bei weitreichender Gelenkdestruktion genutzt, zum Beispiel bei rheumatischen Gelenkveränderungen oder nach tumorösem Geschehen.

HINWEIS

Die Lockerungsrate ist höher als bei ungekoppelten Endoprothesen.

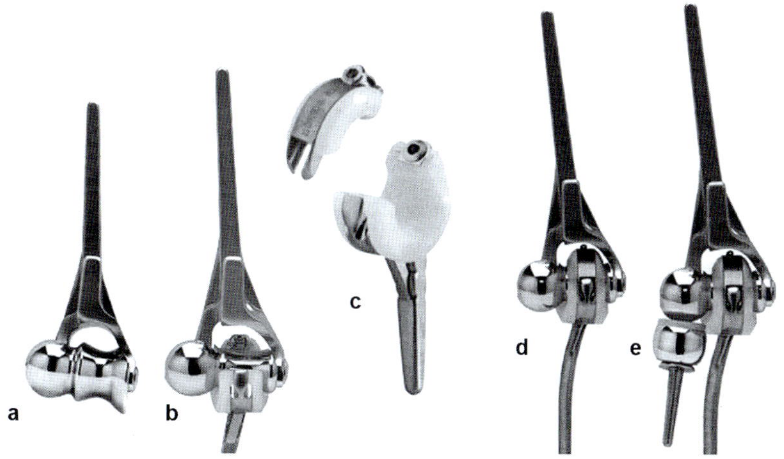

Abb. 6.11 Beispiel für eine modulare, komplett konvertible Ellenbogen-TEP: a) Hemiendoprothese; b) Nicht gekoppelte TEP ohne Radiuskopfersatz; c) Ulnare Komponente mit Kopplungsmechanismus; d) Gekoppelte TEP ohne Radiuskopfersatz; e) Gekoppelte TEP mit Radiuskopfersatz. TEP = Totalendoprothese. [V705]

6

Ungekoppelte Endoprothese

Ungekoppelte humeroulnare Endoprothesen können nur bei intaktem Kapsel-Band-Apparat genutzt werden, da dieser für die postoperative Gelenkstabilität sorgen muss. Aufgrund der geringeren Lockerungsrate ist es der sinnvolle Gelenkersatz bei jüngeren und sportlicheren Patienten.

Postoperative Rehabilitation

Nachbehandlung nach Debridement

Die Nachbehandlung variiert stark nach Verlauf des Debridements. Stand eine Kapselresektion im Vordergrund der Intervention, so sollte zwingend frühfunktionell, also schon in der Entzündungsphase rehabilitiert (bzw. mobilisiert) werden. Muskelaufbau sollte dennoch erst ab der Konsolidierungsphase begonnen werden.

Bei weitreichenden Resektionen von Knochen und Knorpel hingegen kann das Gelenk bis zu 12 Wochen nicht belastungsstabil sein. In diesem Fall wird in der Entzündungsphase ganz und in der Proliferationsphase auf endgradiges Bewegen verzichtet.

Nachbehandlung nach Endoprothese

Entzündungsphase:
- Frühfunktionelle Mobilisation

Proliferationsphase:
- Mobilisation humeroulnar (Flexion, Extension, Abduktion, Adduktion)
- Mobilisation humeroradial (Flexion, Extension)
- Mobilisation radioulnar, proximal und distal (Pro-/Supination)
- Mobilisation radiokarpal
- Aktives Bewegen des Ellenbogens und Handgelenks

Konsoldierungsphase:
- Fortführung der Mobilisationen
- Training der Unter- und Oberarmmuskulatur
- Volle Belastbarkeit nach ca. 6 Wochen

Umbauphase:
- Sportarten mit Schwerpunktbelastung auf der unteren Extremität (Wandern, Joggen Radfahren mit erhöhtem Lenker) sind perspektivisch empfehlenswert

6.4.2 Humeroradial-Arthrose

Ätiologie Primär (selten). Sekundär posttraumatisch, postinfektiös, osteonekrotisch, neoplastisch, durch PLRI.

BEFUNDE

Leitsymptomatik und Befunde
- Morgendlicher Bewegungsschmerz
- Morgensteifigkeit im Gelenk
- Belastungsschmerz, im Tagesverlauf stärker werdend

Mögliche weitere Befunde
- Schmerzen bei Kompression
- Schmerzen bei endgradiger humeroradialer und radioulnarer Bewegung
- Progredienter Mobilitätsverlust
- Druckdolenz am posterolatrelaen Caput radii
- Bei aktivierter Arthritis: anhaltender, entzündlicher Schmerz
- Vermehrte Valgusposition bei Flexion

Kapselmuster
- Flexion > Extension (5 : 1)

Beschreibung

Die primäre humeroradiale Arthrose ist deutlich seltener als die humeroulnare. Sie tritt assoziiert mit einer hypertrophen Plica synovialis zunächst an der radialen Gelenkfläche auf, kann sich bei Progredienz jedoch auf die laterale Trochlea humeri ausbreiten.

Untersuchung

Manualtherapeutisch Wichtiger Bestandteil ist die Analyse der aus der Anamnese gewonnenen Erkenntnisse. Das Alter des Patienten, die berufliche und private (sportliche) Belastung des Gelenks und etwaige zurückliegende Erkrankungen mit Beteiligung des Ellenbogens werden abgefragt.

Die humeradiale Flexion und Extension wird passiv angulär untersucht. Die Pro- und Supination wird, auch wenn sie überwiegend radioulnar stattfindet, untersucht. Kriterien der Untersuchung sind Bewegungsbereitschaft, Bewegungsausmaß, Krepitationen, Endgefühl und Schmerz. Die Untersuchung wird im Seitenvergleich durchgeführt.

Medizinisch Röntgen in zwei Ebenen.

Therapie

Konservativ

Manualtherapeutisch
- Rollgleitmobilisationen in Flexion und Extension
- Rollgleitmobilisation in Pro- und Supination (proximales und distales Radioulnargelenk)
- Wechsel von Traktion und Kompression (Stoffwechselförderung)

Physiotherapeutisch
- Armergometertraining im schmerzfreien Bereich
- Training im schmerzfreien Bereich (Ober- und Unterarmmuskulatur)
- Cryotherapie (Kaltluft –32 °C)
- Physikalische Therapie
- Erarbeiten von Arbeitsplatzstrategien

Aufgaben für den Patienten
- Automobilisationen
- Belastung reduzieren/anpassen (Beruf/Hobby)
- Viel Bewegen im schmerzfreien Bereich
- Schwimmen

Medizinisch
- NSAID
- Injektion von Hyaloronsäure/Glykosaminoglykanen
- Motorbewegungsschienen (CPM)
- Quengelschienen

Operativ

Debridement
Beim humeroradialen Debridement stehen das Entfernen von Loose bodies und die Knorpelglättung mit anschließendem Microfracturing im Vordergrund. Eine Kapselresektion kann erforderlich sein.

Endoprothese
Nachteil eines Gelenkersatzes eines oder mehrerer Teilgelenke des Ellenbogens ist die im Vergleich zu Prothesen für Knie oder Hüfte nach wie vor geringe Haltbarkeit und der problembehaftete Austausch der Prothese.

Radiuskopfprothese
Liegt nur eine arthrotische Veränderung am Caput radii vor, so kann mit einer Teilprothese lediglich das Caput radii versorgt werden.

Postoperative Rehabilitation

Nachbehandlung nach Debridement
Nach Knorpelshaving und Microfracturing ist, auch bei begleitender Kapselresektion, eine mehrwöchige Ruhigstellung ratsam. Die Mobilisation in Flexion, Extension, Pro- und Supination beginnt dann in der Konsolidierungsphase. Hier kann auch mit erster muskulärer Aktivität begonnen werden. Maximalkraft und Explosivtraining sollten jedoch erst in der Umbauphase erfolgen.

Nachbehandlung nach Endoprothese
Entzündungsphase:
- Frühfunktionelle Mobilisation

Proliferationsphase:
- Orthese zur Vermeidung endgradiger, aktiver Bewegungen für 6–8 Wochen
- Mobilisation humeroradial (Flexion, Extension)
- Mobilisation radioulnar, proximal und distal (Pro-/Supination)
- Mobilisation humeroulnar (Flexion, Extension, Abduktion, Adduktion)
- Mobilisation radiokarpal
- Aktives Bewegen des Ellenbogens und Handgelenks

Konsoldierungsphase:
- Orthese zur Vermeidung endgradiger, aktiver Bewegungen für 6–8 Wochen
- Fortführung der Mobilisationen
- Training der Unter- und Oberarmmuskulatur erst nach 6 Wochen

Umbauphase:
- Erarbeiten der vollen Belastbarkeit
- Sportarten mit Schwerpunktbelastung auf der unteren Extremität (Wandern, Joggen Radfahren mit erhöhtem Lenker) sind perspektivisch empfehlenswert

6.4.3 Radioulnararthrose, proximale

Epidemiologie Äußerst selten.

BEFUNDE

Leitsymptomatik und Befunde
- Morgendlicher Bewegungsschmerz
- Morgensteifigkeit im Gelenk
- Schmerzen bei endgradiger Pro- und Supination
- Schmerzen bei radioulnarer Translation
- Schmerzen bei schwerem Heben aus Supination

Kapselmuster
- Supination und Pronation (1 : 1), bei starker Arthrose Einschränkungen humeroradial und humeroulnar

Beschreibung

Arthrose wird vor allem im distalen Radioulnargelenk beschrieben, ➢ Kap. 7.4.2. Eine Arthrose im proximalen Radioulnargelenk hingegen ist äußerst selten und findet in der Literatur kaum Beachtung. Primär kommt sie so gut wie nicht vor, sekundäre Gründe könnten posttraumatischer (Frakturen), postinfektiöser, rheumatischer oder neoplastischer Genese sein. Allerdings ist bei diesen vorangegangenen Faktoren eine radioulnare Synostose die häufigere Folge.

Kapselmuster

Pro- und Supination zeigen sich in etwa gleichem Ausmaß eingeschränkt, bei massiver Arthrose können auch humeroradiale und humeroulnare Bewegungen kapsulär limitiert sein.

Untersuchung

Manualtherapeutisch Wichtiger Bestandteil ist die Analyse der aus der Anamnese gewonnenen Erkenntnisse. Zurück-

6

liegende traumatische Ereignisse, Infektionen oder das Vorliegen rheumatischer Erkrankungen werden abgefragt.

Pro- und Supination werden passiv angulär im Seitenvergleich untersucht. Der Schwerpunkt wird hier zunächst auf das proximale, später auch auf das distale Gelenk gelegt. Kriterien der Untersuchung sind Bewegungsbereitschaft, Bewegungsausmaß, Krepitationen, Endgefühl und Schmerz. Auch das Humeroradial- und Humeroulnargelenk werden in die Untersuchung miteinbezogen.

Medizinisch Röntgen in zwei Ebenen.

Therapie

Konservativ

Manualtherapeutisch
- Rollgleitmobilisation in Pro- und Supination (proximal und distal)
- Rollgleitmobilisationen humeroradial und humeroulnar

Physiotherapeutisch
- Training im schmerzfreien Bereich (Ober- und Unterarmmuskulatur)
- Cryotherapie (Kaltluft –32 °C)
- Physikalische Therapie

Aufgaben für den Patienten
- Automobilisationen
- Belastung reduzieren/anpassen (Beruf/Hobby)
- Viel Bewegen im schmerzfreien Bereich
- Schwimmen

Medizinisch
- NSAID
- Injektion von Hyaluronsäure/Glykosaminoglykanen

Operativ

Ein arthroskopisches Debridement ist denkbar, wird aber in der Literatur nicht beschrieben. Die operativen Möglichkeiten und die postoperative Rehabilitation bei radioulnarer Synostose werden in ➢ Kap. 6.1.4 ausführlich erläutert.

Postoperative Rehabilitation

Die postoperative Rehabilitation beim selten durchgeführten Debridement radioulnar (proximal) folgt dem vom Operateur festgelegten Nachbehandlungsschema. Sie ähnelt der Rehabilitation nach humeroradialem Debridement, ➢ Kap. 6.4.2.

6.4.4 Loose body, degenerativer

Ein Loose body kann traumatisch oder degenerativ entstehen und wird in ➢ Kap. 6.2.4 beschrieben.

Zusammenfassung

Arthrosen der Ellenbogengelenke

Primäre Arthrosen der Ellenbogengelenke sind aufgrund der guten Kongruenz der Gelenke äußerst selten. Sekundärarthrosen können posttraumatischer (Frakturen), postinfektiöser, rheumatischer, osteonekrotischer oder neoplastischer Genese sein. Am häufigsten tritt die Humeroulnararthrose auf.

Mögliche Therapien reichen von Physiotherapie und Manueller Therapie über physikalische Therapie und die Gabe von Analgetika bis zu operativen Interventionen von Debridements bis zu Gelenkersatz.

6.5 Neoplastische Erkrankungen

Grundlagen neoplastischer Erkrankungen werden in ➢ Kap. 1.1.5 erklärt.

BEFUNDE

Leitsymptomatik und Befunde
- Unerklärliche Schmerzen
- Unerklärliche Schwellung

Möglicher weiterer Befund
- B-Symptomatik

In der Ellenbogenregion gibt es verschieden Arten von Primärtumoren. Ewing-Sarkome, Osteosarkome, Synovialsarkome u. v. m. können dort ihren Ursprung haben. Eine hämatogene Metastasierung erfolgt in der Regel über den Blutweg zur Lunge, von dort aus ist eine weitere Verbreitung möglich. Differenzialdiagnostisch kommen ein Bone Bruise und weitere Überlastungssyndrome in Betracht.

Aufgrund der Relevanz für alle Regionen der Extremitäten werden die neoplastischen Erkrankungen in ➢ Kap. 9.7 umfassend erläutert.

6.6 Funktionsstörungen

Allgemeines Basiswissen zu Funktionsstörungen wird in ➢ Kap. 1.1.6 vermittelt.

6

6.6.1 Restriktionen

Restriktionen in den Teilgelenken des Ellenbogens können traumatische, degenerative, postinfektiöse, postentzündliche oder neoplastische Ursachen haben oder durch falsches Belastungs- und Bewegungsverhalten entstehen. Auch durch Immobilisation, zum Beispiel nach Ruhigstellung, können Kapselkontrakturen entstehen.

Restriktionen begegnet man mit manualtherapeutischen Mobilisationen. Das Humeroulnargelenk ist das Führungsgelenk des Ellenbogens. Es ist ein Scharniergelenk mit aktiver Bewegungsfreiheit in Flexion und Extension. Passiv kann auch eine Abduktion (Valgus) und Adduktion (Varus) durchgeführt werden. Die Artikulationsflächen sind die Trochlea humeri (medial) und die Incisura trochlearis ulnae, wobei der Humerus den konvexen, die Ulna den konkaven Gelenkpartner stellt. Mögliche Rollgleitmobilisationen können in Flexion, Extension, Abduktion und Adduktion durchgeführt werden.

Das Humeroradialgelenk ist in Hinsicht auf die knöcherne Ausprägung ein Kugelgelenk. Die Membrana interossea fixiert allerdings den Radius so an der Ulna, dass nur zwei Freiheitsgrade und somit Flexion/Extension und Pronation/Supination möglich sind. Die Gelenkflächen werden durch das Capitulum humeri (lateral) und die Fovea articularis radii des Caput radii gebildet, wobei der Humerus den konvexen, der Radius den konkaven Gelenkpartner stellt. Die Gelenkfläche des Radius wird durch das Lig. anulare radii funktionell erweitert. Mögliche Rollgleitmobilisationen werden in Flexion und Extension durchgeführt. Die Pro- und Supination hingegen werden eher mit radioulnarem Schwerpunkt mobilisiert.

Das dritte Teilgelenk des Ellenbogens ist das proximale Radioulnargelenk. Es handelt sich dabei um ein Drehgelenk (Zapfengelenk), in dem, bei zeitgleicher Bewegung im distalen Radioulnar-und Humeroradialgelenk, der Radius während der Pro- und Supination um die Ulna kreist. Pro und Supination können mit Schwerpunkt auf das proximale oder alternativ auch auf das distale Radioulnargelenk mobilisiert werden.

6.6.2 Blockierungen

Blockierungen kommen durch traumatische Ereignisse oder durch nicht angepasstes Haltungs- und Bewegungsverhalten zustande. Blockierungen werden mit Manipulationstechniken behandelt. Wirkliche arthrogene Blockierungen in der Ellenbogenregion sieht man in der Praxis selten. Manipulationen werden eher zur intensiven, endgradigen Mobilisation genutzt. Gründe für ein Blockierungsgefühl sind eher vorliegende knorpelige oder knöchern-knorpelige Loose bodies (degenerativ, traumatisch, durch Osteochondrosis dissecans).

6.6.3 Instabilität

Instabilität im Ellenbogengelenk kann durch ein einmaliges Trauma oder durch Repetitive strain injuries entstehen. Man unterscheidet Valgusinstabilitäten von posterolateralen rotatorischen Instabilitäten (PLRI).

Valgusinstabilität

Synonym Flexions-Valgus-Überlastungssyndrom.

BEFUNDE

Traumamechanismus
- Repetitive strain injuries in Flexion und Valgus bei Werfern (Baseball, Tennis)
- Valgustrauma (seltener)

Leitsymptomatik und Befunde
- Ulnare Schmerzen, bei Ausführung der ursächlichen (Wurf-)bewegung stärker werdend
- Instabilitätsgefühl

Möglicher weiterer Befund
- Krepitationen (Chondromalazie)

Beschreibung

Bei der Valgusinstabilität handelt es sich um eine Instabilität durch Schädigung des Lig. collaterale ulnare und der posteromedialen Gelenkkapsel.

Mögliche Folgeläsionen

Die vermehrte Aufklappbarkeit in Valgusrichtung kann dauerhaft Folgeläsionen nach sich ziehen (vgl. Imhoff et al. 2018: 92):
- Posteromediale Osteophyten an Olekranon und Fossa olecrani
- Loose bodies
- Arthrose des Humeroradialgelenks
- Beugekontraktur
- Ulnarisneuropathie
- Mechanisches Impingement

Traumamechanismus

Häufigste Ursache sind Repetitive strain injuries bei Überkopf-Wurfsportarten. Insbesondere beim Aufschlag beim Tennis oder beim Wurf beim Baseball resultieren massive Kräfte von bis zu 60 Nm auf den medialen Ellenbogen. Die Belastbarkeit des Lig. collaterale mediale liegt jedoch nur bei 33 Nm (vgl. Callaway et al. 1997).

Diese Kraftdiskrepanz muss von den Flexoren und Pronatoren des Ellenbogengelenks aufgefangen werden. Wird die Kompensationskraft repetitiv überschritten, kommt es sukzessive zur Insuffizienz des Lig. collaterale ulnare.

6

HINWEIS

Auch durch ein einmaliges Valgustrauma kann eine Valgusinstabilität entstehen, anhaltende Belastung (Repetitive strain injuries) des posteromedialen Kapsel-Band-Apparates durch Sport oder Beruf ist jedoch die deutlich häufigere Ursache.

Untersuchung

Manualtherapeutisch

- Valgus-Stresstest: Eine starke Aufklappbarkeit in Valgus weist auf eine Verletzung des Bandes und der ventromedialen Kapsel hin.
- Moving-Valgus-Test

EVIDENZ

Der Moving-valgus-Test hat eine Sensitivität von 100 % und eine Spezifität von 75 % (vgl. O'Driscoll et al. 2005).

Insbesondere bei traumatischer Ursache sollten Begleitverletzungen durch eine Bildgebung ausgeschlossen werden. Durch die Beurteilung der Position von Caput radii, Proc. coronoideus und Olekranon und, falls ausführbar, eine passiv anguläre Funktionsuntersuchung kann eine Luxation ausgeschlossen werden. Eine neurologische und vaskuläre Untersuchung sollte erfolgen.

Medizinisch Röntgen in zwei Ebenen zur Darstellung degenerativer Veränderungen, MRT zur Diagnostik von Knorpelschäden und kleineren Osteophyten. Die gesicherte Diagnose Valgusinstabilität kann nur arthroskopisch untermauert werden (Gold-Standard).

Therapie

Konservativ

Eine Valgusinstabilität besteht aufgrund von nicht rehabilitierbaren Schäden des Lig. collaterale ulnare und der (posteromedialen) Gelenkkapsel. Ein konservatives Vorgehen ist daher nicht indiziert.

Operativ

Das operative Vorgehen richtet sich nach der dominanten Symptomatik:

- Bei Valgus-Aufklappbarkeit in der klinischen Untersuchung, ulnaren Schmerzen ohne Osteophyten oder Knorpelläsionen und fehlendem Extensionsdefizit ist eine Bandplastik mit autologem Sehnentransplantat indiziert.
- Bei mechanischem Impingement mit Streckdefizit oder Schmerzen bei Hyperextension und Blockierungsgefühl durch bestehenden Osteophyten ist ein arthroskopisches Debridement indiziert. Bei anhaltenden Beschwerden kann eine Bandplastik folgen.

Postoperative Rehabilitation

Nachbehandlung nach Debridement

Eine frühfunktionelle Nachbehandlung mit Mobilisationen ist möglich. Bei vorliegender Schwellung Manuelle Lymphdrainage in den ersten Tagen bis Wochen. NSAID bei Bedarf.

Nachbehandlung nach Bandplastik

Grundsätzliches:
- Gipsversorgung für 3–5 Tage
- Bewegungslimitierende Orthese für 4 Wochen

Entzündungsphase:
- Keine Manuelle Therapie
- Manuelle Lymphdrainage nach Gipsentfernung

Proliferationsphase:
- Mobilisation im schmerzfreien Bereich

Konsolidierungsphase:
- Endgradige Mobilisationen ab 5. Woche
- Krafttraining ab 6. Woche

Umbauphase:
- Wurfsportarten und Sportarten mit Sturzgefahr sollten erst nach ca. 10 Wochen begonnen und trainiert werden

Posterolaterale rotatorische Instabilität (PLRI)

Da eine PLRI zumeist durch ein einmaliges Trauma entsteht und deutlich seltener durch Repetitive strain injuries bei anhaltender Belastung im Sport oder Beruf, wird das Krankheitsbild in ➤ Kap. 6.2.1 unter Bandläsionen beschrieben.

Zusammenfassung

Instabilitäten des Ellenbogens

Die Valgusinstabilität entsteht in der Regel durch Repetitive strain injuries in Flexion, Valgus und seltener durch ein einmaliges Valgustrauma.

Die posterolaterale rotatorische Instabilität entsteht am häufigsten durch einen Sturz auf den gestreckten Arm oder ein Varustrauma (seltener).

Instabilitäten des Ellenbogens sollten aufgrund der nicht konservativ therapierbaren strukturellen Schädigungen operativ versorgt werden.

6.6.4 Lähmung

Komplette Lähmung eines oder mehrerer Muskeln sind Zeichen für eine neurologische Erkrankung, eine periphere Nervenläsion bzw. periphere Entrapments oder eine Radikulopathie.

Neurologische Erkrankungen und Radikulopathien werden in Band II dieser Buchreihe ausführlich beschrieben.

6.6.5 Spastik

Eine Spastik weist auf eine neurologische Erkrankung hin. Neurologische Erkrankungen werden in Band II dieser Buchreihe beschrieben.

Zusammenfassung

Funktionsstörungen in den Ellenbogengelenken

Funktionsstörungen kommen in allen drei Teilgelenken des Ellenbogens vor. Die Beseitigung von Restriktionen und Blockierungen ist die Hauptaufgabe des Manualtherapeuten. Spezifische Kenntnis des Aufbaus der einzelnen Gelenke mit Bewegungsachsen und Funktion ist notwendig, um zielgerichtet mobilisieren und manipulieren zu können. Red flags müssen ausgeschlossen werden können.

Lähmung und Spastik resultieren aus Schäden von Spinal- oder Peripherneren oder aus neurologischen Erkrankungen.

6.6.6 Überlastungssyndrome

Epicondylitis humeroradialis

Synonym Tennisellenbogen.

Ätiologie Überlastungssyndrom mit Tendopathien der Ursprünge der Mm. extensores carpi radialis longus und brevis, ggf. mit degenerativen Veränderungen im Sinne von Granulationsgewebe. Kalzifikationen im Übergang Ursprung–Muskelbauch möglich. Eine Instabilität des Ellenbogens kann die Entstehung begünstigen.

BEFUNDE

Leitsymptomatik und Befunde
- Druckdolenz am Epicondylus humeroradialis
- Schmerzen bei isometrischer Anspannung der Mm. extensores carpi radialis longus und brevis
- Schmerzen bei Dehnung der Mm. extensores carpi radialis longus et brevis

Beschreibung

Bei einer Epicondylitis humeroradialis handelt es sich um ein Schmerzsyndrom im Bereich des Epicondylus humeroradialis.

Differenzialdiagnosen

Differenzialdiagnostisch kommen Entzündungsprozesse, Tumoren oder ein Entrapment des N. radialis in Betracht.

Untersuchung

Manualtherapeutisch Provozierende Palpation am Epicondylus humeroradialis. Die Dorsalextension der Hand und der Finger wird (aus Pronation) gegen Widerstand getestet. Der Thomson-Test wird durchgeführt.

Medizinisch Eine Bildgebung ist zunächst nicht erforderlich und dient lediglich zur OP-Vorbereitung.

Therapie

Konservativ
- Vermeidung der provozierenden Aktivität für mehrere Wochen
- Mills-Manipulation (Lösung von faszialen Verklebungen des M. extensor carpi radialis brevis und longus)
- Laser-Therapie
- Stoßwellen-Therapie
- Cryotherapie –32 °C
- Salbenverbände
- NSAID
- Ellenbogenbandage
- Oberam-Gipsschiene (selten)

EVIDENZ

In einem Review wurden fünf Studien ausgewertet und das konservative Vorgehen mittels
- Physiotherapie (Krafttraining),
- Injektionen von plasmaangereichertem Blut (platelet rich plasma),
- Injektionen mit autologem konjugiertem Plasma (autologous blood),
- Kortisoninjektionen,
- keiner Therapie

miteinander verglichen. Es gab keine Unterschiede bezüglich Funktion oder Schmerz bei Anwendung einer der Therapien im Vergleich zu keiner Therapie. Aus wissenschaftlicher Sicht kann keine der untersuchten Therapien empfohlen werden (vgl. Lapner et al. 2022). Anmerkung: Die in der Studie durchgeführten physiotherapeutischen Maßnahmen beschränkten sich auf Krafttraining. Es gilt zu beachten, dass Krafttraining kein (wesentlicher) Bestandteil der empfohlenen therapeutischen Interventionen bei Tendinopathien darstellt. Ausnahmen sind exzentrische Kraftübungen in der Spätphase der Therapie. Die therapeutischen Maßnahmen sollten sich in den ersten Wochen in erster Linie auf entzündungshemmende Maßnahmen beschränken.

CAVE

Die Indikation für Kortisoninjektionen in Sehnen sollte immer streng gestellt werden. Bei mehrfacher Anwendung besteht Rupturgefahr. Zudem gibt es keine Evidenz für einen langfristigen Nutzen.

Operativ

Eine OP-Indikation besteht bei nicht erfolgreicher konservativer Therapie (> 6 Monate).

6

Es gibt folgende mögliche OP-Verfahren:
- OP nach Hohmann: Desinsertion der betroffenen Muskulatur zur Entlastung des Sehnenansatzes (Rezidivgefahr!)
- OP nach Wilhelm: Denervation der Äste des N. radialis und Desinsertion der betroffenen Muskulatur
- OP nach Goldie: Inzision des Sehnenspiegels in Längsrichtung (minimalinvasives Verfahren)

Postoperative Rehabilitation

- Frühfunktionelles aktives Bewegen der Finger und des Handgelenks
- Manuelle Therapie nur bei bleibenden Funktionseinschränkungen

Epicondylitis humeroulnaris

Synonym Golferellenbogen.

Ätiologie Überlastungssyndrom mit möglichen Tendopathien der Ursprünge des M. flexor carpi radialis, M. flexor carpi ulnaris, M. pronator teres und M. palmaris longus, ggf. mit degenerativen Veränderungen im Sinne von Granulationsgewebe. Kalzifikationen im Übergang Ursprung–Muskelbauch möglich. Eine Instabilität des Ellenbogens kann die Entstehung begünstigen.

BEFUNDE

Leitsymptomatik und Befunde
- Druckdolenz am Epicondylus humeroulnaris
- Schmerzen bei isometrischer Anspannung der Mm. flexor carpi radialis, flexor carpi ulnaris, pronator teres und palmaris longus
- Schmerzen bei Dehnung der Mm. flexor carpi radialis, flexor carpi ulnaris, pronator teres und palmaris longus

Beschreibung

Bei einer Epicondylitis humeroulnaris handelt es sich um ein Schmerzsyndrom im Bereich des Epicondylus humeroulnaris.

Differenzialdiagnosen

Differenzialdiagnostisch kommen Entzündungsprozesse, Tumoren oder ein Entrapment des N. ulnaris in Betracht.

Untersuchung

Manualtherapeutisch Provozierende Palpation am Epicondylus humeroulnaris. Die Palmarflexion der Hand wird aus Supination gegen Widerstand getestet.

Medizinisch Eine Bildgebung ist zunächst nicht erforderlich und dient lediglich zur OP-Vorbereitung.

Therapie

Konservativ

- Vermeidung des schweren Tragens/Hebens
- Laser-Therapie
- Stoßwellen-Therapie
- Cryotherapie −32 °C
- Salbenverbände
- NSAID
- Ellenbogenbandage
- Oberam-Gipsschiene (selten)

Langfristige Erfolge nach Injektion von plasmaangereichertem Blut, autologem konjugiertem Plasma und Kortison konnten nicht nachgewiesen werden.

Operativ

Eine OP-Indikation besteht bei nicht erfolgreicher konservativer Therapie (> 6 Monate).
Es gibt folgende mögliche OP-Verfahren:
- OP nach Hohmann: Desinsertion der betroffenen Muskulatur zur Entlastung des Sehnenansatzes (Rezidivgefahr!)
- OP nach Goldie: Inzision des Sehnenspiegels in Längsrichtung (minimalinvasives Verfahren)

Postoperative Rehabilitation

- Frühfunktionelles aktives Bewegen der Finger und des Handgelenks
- Manuelle Therapie nur bei bleibenden Funktionseinschränkungen

Zusammenfassung

Überlastungssyndrome in der Ellenbogenregion

Sowohl am Bereich des lateralen als auch im Bereich des medialen Epicondylus kann es zu Überlastungssyndromen der dort inserierenden Muskulatur kommen. In den meisten Fällen heilt die Erkrankung nach einigen Monaten unter Begleitung konservativer Maßnahmen und Reduktion der provozierenden Aktivitäten aus. Bei nicht erfolgreicher konservativer Therapie nach mehr als 6 Monaten sind operative Eingriffe möglich.

Entrapment des N. ulnaris

HINWEIS

Grundlegende Informationen zu peripheren Entrapments werden in ➤ Kap. 9.8 beschrieben. Aufgrund der Häufigkeit der Entrapments im Bereich des Ellenbogens werden diese hier jedoch gesondert aufgeführt.

Synonyme Sulcus-ulnaris-Syndrom, Kubitaltunnelsyndrom.

Ätiologie Der N. ulnaris kann an folgenden Stellen der Ellenbogenregion komprimiert werden (➤ Abb. 6.12):

- Struthers-Arkade: Eine bei 70 % der Bevölkerung vorhandene, den N. ulnaris überquerende, ca. 8 cm oberhalb des Epicondylus ulnaris liegende Verdickung aus Oberarmfaszie und Septum des Caput mediale des M. triceps brachii.
- Sulcus ulnaris: Im Sulcus ulnaris wird der N. ulnaris vom Osborne-Ligament fixiert. In dieser Loge kann Schwellung für eine Nervenkompression sorgen.
- Faszienzüge des M. flexor carpi ulnaris: Auch die verstärkenden faszialen Züge des M. flexor carpi ulnaris können distal des Sulcus für ein Entrapment sorgen.

BEFUNDE

Leitsymptomatik und Befunde
- Parästhesien Kleinfinger und ggf. Ringfinger
- Parästhesien Handrücken (ulnar)
- Ggf. Atrophie der vom N. ulnaris innervierten Muskulatur bei länger bestehender Erkrankung

Möglicher weiterer Befund
- Froment-Zeichen

Beschreibung

Ein Entrapment des N. ulnaris ist ein Engpasssyndrom durch Kompression des N. ulnaris im Sulcus nervus ulnaris.

Untersuchung

Manualtherapeutisch Unter Palpation wird eine mögliche Subluxation des N. ulnaris bei Flexion getestet. Es wird eine neurologische Untersuchung mit Sensibilitätstests (Wattestäbchen, Holzspatel) und Krafttests durchgeführt. Ein mögliches Froment-Zeichen wird mit dem Papiertest festgestellt.

Medizinisch Statische und dynamische sonografische Darstellung. Röntgen in zwei Ebenen; zum Ausschluss von Engstellen und osteophytären Anbauten Sulcus-ulnaris-Zielaufnahme. CT zur genaueren Darstellung knöcherner Strukturen, MRT zur Beurteilung des Nervs im Verlauf und zur Darstellung von Schwellung, Narbengewebe und Hämatomen. Eine Messung der Leitgeschwindigkeit sollte erfolgen.

Therapie

Konservativ

Konservativ erfolgt eine Ruhigstellung mit dorsaler Schiene in 70–90° Flexion. Ggf. kann die Gabe von NSAID erfolgen.

Operativ

Eine operative Intervention erfolgt bei gescheiterter konservativer Therapie.

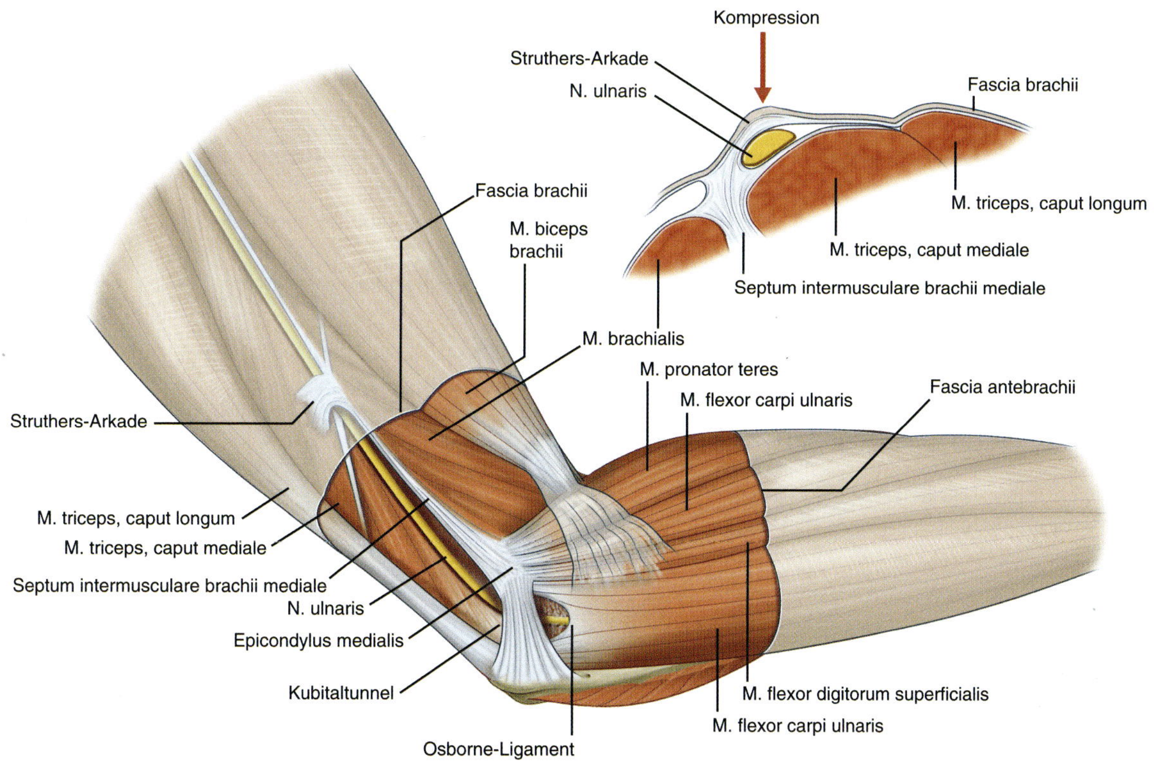

Abb. 6.12 Struthers-Arkade, Sulcus ulnaris und Osborne-Ligament. [G408-008]

Zur Dekompression des Nervus ulnaris gibt es, auch je nach Lokalisation der Kompression, mehrere Möglichkeiten (vgl. Breusch et al. 2019: 296–297 und Imhoff et al. 2018: 124–126):

- In-situ Dekompression
- Endoskopisch assistierte Dekompression
- Submuskuläre Transposition
- Epikondylektomie

Postoperative Rehabilitation

Die Nachbehandlung ist langwierig und schmerzhaft. Einige Operateure versorgen nach endoskopisch assistierter Dekompression 3 Wochen unter Vermeidung von Flexion > 90° und bei In-situ-Dekompression 2–3 Wochen im Oberarmgips (90° Flexion). Sofern keine Gipsversorgung erfolgt, wird in 0/0/90 frühfunktionell durch den Therapeuten und mit Motorbewegungsschiene bewegt. Die Therapie wird muss mit Analgetika, ggf. auch mittels Schmerzkatheter, begleitet werden.

Entzündungsphase:

- Frühfunktionelle Mobilisation in 0/0/90

Proliferationsphase:

- Frühfunktionelle Mobilisation in 0/0/90

Konsolidierungsphase:

- Rollgleitmobilisationen in allen Teilgelenken

Umbauphase:

- Training der Ober- und Unterarmmuskulatur

6

Entrapment des N. medianus

Synonym Pronator-teres-Syndrom.

Ätiologie Die Kompression kann an mehreren Stellen stattfinden: am M. pronator teres (Arkade zwischen Caput ulnare und Caput humerale), M. flexor digitorum superficialis (Sehnenarkade) und M. biceps brachii (Lacertus fibrosus).

Epidemiologie Androtropie.

BEFUNDE

Leitsymptomatik und Befunde

- Lokale Schmerzen
- Druckdolenz am M. pronator teres
- Motorische Schwäche der vom N. medianus innervierten Muskulatur
- Kein Nachtschmerz! (vgl. Karpaltunnelsyndrom)

Beschreibung

Bei einem Entrapment des N. medianus handelt es sich um eine Kompression des N. medianus im Bereich des Ellenbogens, die durch längeres schweres Heben/Tragen oder repetitive Pro- und Supination entstehen kann.

Untersuchung

Manualtherapeutisch

- M. pronator teres Arkade: Pronation gegen Widerstand
- M. flexor digitorum superficialis Arkade: Flexion des Mittelfingers gegen Widerstand (bei Extension der Finger II, IV und V)
- Lacertus fibrosus: Supination gegen Widerstand aus 90° Flexion

Eine neurologische Untersuchung (motorisch und sensibel) wird durchgeführt.

Medizinisch Ggf. MRT.

Therapie

Konservativ

Konservativer Therapieansatz ist die Ruhigstellung in 90° Flexion mittels dorsaler Schiene für einige Wochen. Begleitende Kortikoidinfiltrationen sind abzuwägen (vgl. Breusch et al. 2019: 295).

Operativ

Eine operative Intervention erfolgt bei gescheiterter konservativer Therapie. Es wird eine Dekompression über anteromedialen OP-Zugang durchgeführt.

Postoperative Rehabilitation

Die postoperative Rehabilitation ist langwierig und schmerzhaft und sollte so lange wie nötig von Analgetika begleitet werden.

Entzündungsphase:

- Oberarmgips für 3–5 Tage
- Frühfunktionelle Mobilisation nach Gipsentfernung

Proliferationsphase:

- Rollgleitmobilisationen aller Teilgelenke im schmerzfreien Bereich

Konsolidierungsphase:

- Endgradige Rollgleitmobilisationen, sobald der Patient es zulässt

Umbauphase:

- Training von Ober- und Unterarmmuskulatur

Entrapment des N. radialis, R. profundus

Synonyme Supinatorlogensyndrom, Radialtunnelsyndrom, Nervus-interosseus-posterior-Syndrom.

Ätiologie Die Kompression kann durch mehrere Auslöser entstehen:

- M. extensor carpi radialis brevis
- Humeroradiale Kapsel (fibröse Veränderungen)

- Gefäßkonvult aus der A. recurrens radialis (Leash of Henry)
- M. supinator, proximaler Rand (Frohse-Arkade)
- M. supinator, distaler Rand

BEFUNDE

Leitsymptomatik und Befunde
- Lähmung/Schwäche M. extensor digitorum longus und M. extensor pollicis
- Schmerzen 3–5 cm distal des Epicondylus radii
- Kein Ausfall des M. extensor carpi radialis longus, keine Fallhand

Beschreibung

Bei einem Entrapment des N. radialis, R. profundus handelt es sich um eine Kompression des N. radialis, R. profundus auf Höhe des Caput radii.

Untersuchung

Manualtherapeutisch Neurologische Untersuchung des N. radialis, R. profundus. Der M. extensor digitorum longus und M. extensor pollicis longus werden mit isometrischen Tests untersucht. Eine Druckdolenz im Bereich des Caput radii wird überprüft.

Medizinisch Ggf. MRT.

Therapie

Konservativ

Konservativer Therapieansatz ist die Ruhigstellung in 90° Flexion mittels dorsaler Schiene unter NSAID für einige Wochen. Begleitende Kortikoidinfiltrationen sind abzuwägen (vgl. Breusch et al. 2019: 296).

Operativ

Beseitigung aller Kompressionsstellen durch mediolateralen Zugang.

Postoperative Rehabilitation

Entzündungsphase:
- Oberarmgips für 3–5 Tage
- Frühfunktionelle Mobilisation nach Gipsentfernung

Proliferationsphase:
- Rollgleitmobilisationen aller Teilgelenke im schmerzfreien Bereich

Konsolidierungsphase:
- Endgradige Rollgleitmobilisationen, sobald der Patient es zulässt

Umbauphase:
- Training von Ober- und Unterarmmuskulatur

Zusammenfassung

Entrapments in der Ellenbogenregion

In der Ellenbogenregion werden Entrapments des N. ulnaris, des N. medianus und des N. radialis (R. profundus) beschrieben. Die konservative Therapie beschränkt sich auf Ruhigstellung und die Gabe von Analgetika. Bei erfolgloser konservativer Therapie erfolgt eine Dekompressions-OP.

Die Rehabilitation ist langwierig und schmerzhaft. Patienten sollten vorab darauf hingewiesen werden.

6.7 Aseptische Knochennekrosen

6.7.1 Osteochondrosis dissecans

Eine Osteochondrosis dissecans beschreibt eine meist idiopathische (gelegentlich auch traumatisch bedingte) aseptische Knochennekrose mit knöchern-knorpeligem Dissekat im Gelenk. Da sie, neben dem Ellenbogengelenk, auch an anderen Gelenken der Extremitäten vorkommt (Fuß, Knie), wird sie in ➤ Kap. 9.5.1 beschrieben. Eine Osteochondrosis dissecans sieht man im Bereich des Ellenbogens vor allem humeroulnar, aber auch humeroradial kann sie auftreten.

6.7.2 Morbus Panner

Morbus Panner ist die Bezeichnung für die Osteochondrosis dissecans des Ellenbogens im Bereich des Capitulum humeri. Betroffen sind in der Regel Jungen zwischen dem 4. und 10. Lebensjahr. Die Therapie erfolgt konservativ symptomatisch mit temporärer Ruhigstellung und Analgetika. Die Osteochondrosis dissecans wird in ➤ Kap. 9.5.1 beschrieben.

6.7.3 Morbus Hegemann

Hierbei handelt es sich um eine aseptische Knochennekrose der Trochlea humeri oder des Radiusköpfchens. Die Entstehung erfolgt um das 11. (Radiuskopf) und 14. (Trochlea) Lebensjahr. Die Ursache kann konstitutionell, vaskulär oder traumatischer Genese sein. Die Therapie erfolgt konservativ symptomatisch mit temporärer Ruhigstellung und Analgetika.

KAPITEL

7 Unterarm und Handregion

7.1 Knöcherne, kongenitale Erkrankungen

Allgemeines Basiswissen zu knöchernen kongenitalen Erkrankungen wird in ➤ Kap. 1.1.1 vermittelt.

7.1.1 Pseudarthrose des Unterarms

Ätiologie Als mögliche Ursachen werden pathologische Blutversorgung, Reifestörung der Knochenbildung und eine Entwicklungsstörung der mesodermalen Struktur in der 5. Woche diskutiert. 50 % der Patienten mit Pseudarthrose haben zudem klinische Hinweise auf Neurofibromatose.

Epidemiologie Sehr selten, familiär gehäuft auftretend. Häufig in Zusammenhang mit Neurofibromatose oder fibröser Dysplasie.

BEFUNDE

Sichtbefund
- Einseitig verkürzter, deviierter Unterarm

Mögliche weitere Befunde
- Eingeschränkte Pro- und Supination, ansonsten freie Hand- und Ellenbogenbeweglichkeit
- Hautflecken (Café-au-lait-Flecken)
- Neurofibrome

Röntgenbefunde
- Breiter Defekt
- Spitz auf den Defekt zulaufende Knochenenden
- Sklerose des distalen Fragments (ohne Markraum)

Beschreibung

Es handelt sich um eine Pseudarthrose in der distalen Hälfte des Unterarms. Die Ulna ist häufiger betroffen als der Radius oder beiden Knochen. Ist nur die Ulna betroffen, wächst der Radius weiter und verbiegt (➤ Abb. 7.1). Daraus kann eine Luxation des Radiuskopfes resultieren.

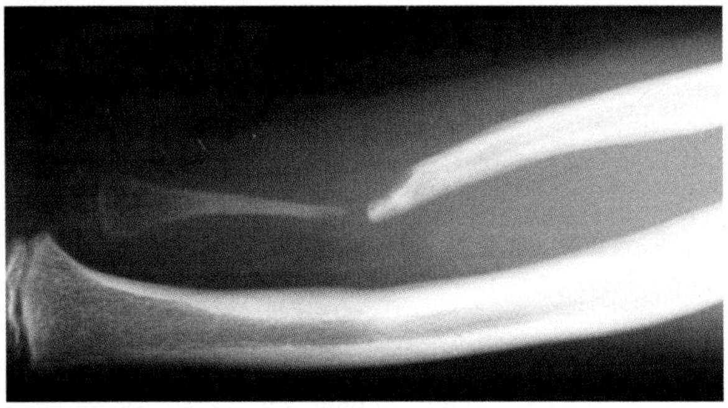

Abb. 7.1 Pseudarthrose der Ulna. Der nicht betroffene Radius ist weiter gewachsen und daher deviiert. [H445]

Klassifikation

- Typ I: ähnelt der fibrösen Dysplasie, entwickelt eine Zyste mit pathologischer Fraktur. Diese führt dann zur Pseudarthrose.
- Typ II: Defektpseudarthrose im Zusammenhang mit Neurofibromatose.

Differenzialdiagnosen

Differenzialdiagnostisch kommen geburtstraumatische oder posttraumatische Pseudarthrosen in Betracht. In diesem Fall wäre Kallusbildung zu erwarten, Anzeichen einer Neurofibromatose oder familiäre Häufung bleiben aus.

Untersuchung

Manualtherapeutisch Im Sichtbefund stellt sich ein verkürzter Unterarm, bei isoliert betroffener Elle ein deviierter Radius dar. Mögliche tastbare Dislokation des Caput radii. Anzeichen einer Neurofibromatose wie Café-au-lait-Flecken oder Neurofibrome. Die Familienanamnese wird abgefragt.

Das Handgelenk und das Ellenbogengelenk werden passiv angulär untersucht. Zu erwarten ist eine eingeschränkte Pro- und Supinationsbewegung bei ansonsten freier Mobilität.

Medizinisch Röntgen mit typischen Merkmalen: Breite Pseudarthrose mit spitz darauf zulaufenden Knochen. Bei isoliert betroffener Ulna längerer, deviierter Radius ggf. mit Radiuskopfluxation.

Therapie

Konservativ

Nur, wenn ein operatives Vorgehen nicht möglich ist. Stabilisation mittels Orthesen.

Operativ

Bei isolierter Ulnapseudarthrose sollte so früh wie möglich operiert werden, um die Deviation des Radius und eine mögliche Luxation des Caput radii zu vermeiden (vgl. Cheng et al. 1994). Die Operation der Radiuspseudarthrose sollte erst ab dem 8. Lebensjahr erfolgen (vgl. Wood 1999).
Je nach Typus sind folgende Maßnahmen erforderlich:
- Typ I
  - Ausräumung der Zyste
  - Spongiosaplastik
- Typ II
  - Resektion der Pseudarthrose
  - Überbrückung der Defektlücke
  - Stabilisierung der Fragmente

Folgende Methoden kommen in Betracht:
- Gefäßgestielte Fibulatransplantation (ggf. zweizeitig)
- Verbindung des proximalen ulnaren Fragments mit dem distalen Radiusfragment (one bone forearm)
- Ilsarov-Technik (in Anlehnung an die OP bei Pseudarthrose der Tibia)

Postoperative Rehabilitation

Die postoperative Rehabilitation ist abhängig von folgenden Faktoren:
- Dem Alter des Patienten
- Der durchgeführten OP-Methode
- Der Dauer der postoperativen Ruhigstellung
- Dem Nachbehandlungsschema des Operateurs

Grundsätzlich wird wie folgt vorgegangen:

Entzündungsphase:
- Ruhigstellung
- Keine Manuelle Therapie

Proliferationsphase:
- Ruhigstellung
- Keine Manuelle Therapie

Konsolidierungsphase:
- Ruhigstellung bis Ende 6. Woche möglich
- Rollgleitmobilisationen humeroulnar und humeroradial
- Rollgleitmobilisationen radiokarpal
- Rollgleitmobilisationen radioulnar (wenn nicht fixiert – one bone forearm)
- Aktives Bewegen von Hand und Ellenbogen in alle Richtungen

Umbauphase:
- Training der Ober- und Unterarmmuskulatur bei OP der Radiuspseudarthrose ab dem 8. Lebensjahr

Zur Pseudarthrose des Unterarms vgl. auch Martini 2003: 139–141.

7.1.2 Madelung-Deformität

Ätiologie Ungeklärt.

Epidemiologie Gynäkotropie 4 : 1, selten einseitig. Isoliert oder syndromassoziiert auftretend (Léri-Weill-Syndrom u. a.).

BEFUNDE

Sichtbefund
- Ggf. Bajonett-Stellung der Hand

Möglicher weiterer Befund
- Extension und Radialabduktion schmerzhaft eingeschränkt

Röntgenbefund
- Radius ulnarseitig verkürzt
- Palmarneigung der distalen Gelenkfläche
- Luxation des distalen Radioulnargelenks
- Dislozierung der distalen Ulna nach dorsal ulnar

Beschreibung

Bei der Madelung-Deformität handelt es sich um eine beidseitig auftretende Wachstumsstörung des Fugenknorpels der distalen Radiusepiphyse mit Subluxation des Karpus (> Abb. 7.2). Unbehandelt kommt es bis zur Pubertät zu einer Palmardeviation der Hand bei dorsal und ulnar prominenter Knochenstruktur der Ulna (Bajonett-Stellung der Hand).

Klassifikation

Einteilung nach Dannenberg et al.

Veränderung des Radius:
1. Krümmung der Radiusdiaphyse mit Konvexität nach dorsolateral
2. Verkürzung des Radius
3. Dreiecksform der distalen Radiusepiphyse
4. Vorzeitiger Schluss der ulnaren Hälfte der distalen Epiphysenfuge
5. Zone mit verminderter Knochendichte auf der ulnaren Seite der distalen Radiusepiphyse
6. Kleine Exostose auf der ulnaren Seite des Radius
7. Vergrößerter Raum zwischen Radius und Ulna
8. Verstärkte Neigung der distalen Gelenkfläche nach ulnar und palmar

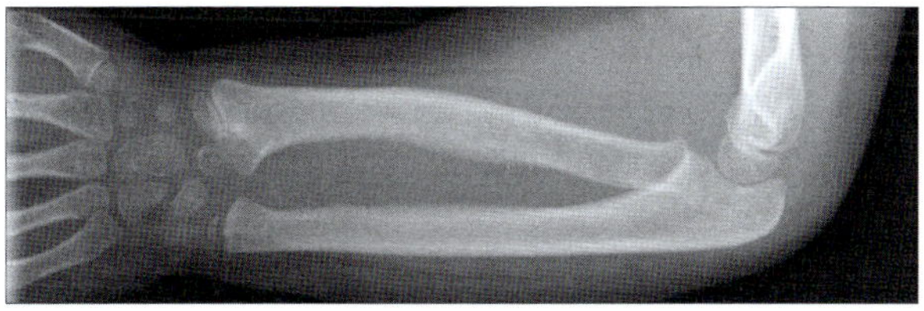

Abb. 7.2 Madelung-Deformität des distalen Radius bei einer 14-jährigen Patientin mit Léri-Weill-Dyschondrosteosis. [E1246]

Veränderung der Ulna:
1. Subluxation oder Luxation des distalen Endes der Ulna nach dorsal
2. Auftreibung mit trabekulärer Verdichtung des Caput ulnae

Veränderung des Karpus:
1. Pyramidenform der Karpalknochen mit Os lunatum an der Spitze
2. Fortsetzung der dorsalen Radiuskrümmung durch die Karpalknochen (vgl. Dannenberg et al. 1939).

Untersuchung

Röntgen.

Therapie

Konservativ

Eine konservative Therapie ist nicht zielführend, eine operative Intervention oft nicht notwendig.

Operativ

Bei Indikation für ein operatives Vorgehen wird eine Korrekturosteotomie mit Resektion des Caput ulnae durchgeführt (vgl. Matzen et al. 2007: 275). Möglich ist zudem die Denervierung und Arthrodese des Handgelenks (vgl. Martini 2003: 160).

Postoperative Rehabilitation

Entzündungs- und Proliferationsphase:
- Ruhigstellung
- Keine Manuelle Therapie

Konsolidierungsphase:
- Ruhigstellung bis Ende 6. Woche möglich
- Rollgleitmobilisationen humeroulnar und humeroradial
- Rollgleitmobilisationen radiokarpal
- Rollgleitmobilisationen radioulnar proximal und distal
- Aktives Bewegen von Hand und Ellenbogen in alle Richtungen

7.1.3 Federnde Elle

Ätiologie Erworben. Bindegewebsschwäche oder Madelung-Deformitäten liegen zugrunde.

BEFUNDE

Palpationsbefund
- Tastbare, reponierbare Subluxation des Caput ulnae nach dorsal

7

Beschreibung

Bei der federnden Elle handelt es sich um eine Subluxation des Caput ulnae nach dorsal überwiegend bei Mädchen ab dem 10. Lebensjahr.

Untersuchung

Manualtherapeutisch Palpation.

Medizinisch Röntgen.

Therapie

Konservativ

In der Regel reicht eine temporäre Stabilisierung durch Handgelenksorthese bzw. -bandagen.

Operativ

Selten erfolgen Kapsel- oder Bandplastiken. Bei Erwachsenen in Ausnahmefällen Resektion des Caput ulnae (vgl. Matzen et al. 2007: 275).

7.1.4 Klumphand, radiale

Synonyme Radial deficiencies, radial club hand, radial ray defect, main bote, radial dysplasia, radial hemimelia.

Ätiologie Sporadisch auftretende Hemmungsfehlbildung ohne nachgewiesene erbliche Komponente. Exogene Noxen werden als Ursache diskutiert. Kann syndromassoziiert auftreten (Holt-Oram-Syndrom, Fanconi-Anämie), selten als Teil von weiteren Skelettanomalien.

Epidemiologie 1 : 30.000–1 : 100.000. Die Häufigkeit bei Mädchen und Jungen sowie das ein- bzw. beidseitige Auftreten wird von unterschiedlichen Autoren different beschrieben.

BEFUND

Sichtbefund
- Verkürzung des Unterarms
- Radialdeviation des Handgelenks
- Hypoplastischer oder fehlender Daumen

Mögliche weitere Befunde
- Eingeschränkte Pro- und Supination
- Eingeschränkte Ellenbogenflexion
- Hypoplastische oder verkürzte Finger
- Hypermobilität des Handgelenks

Röntgenbefund
- Darstellung aller knöcherner Fehlbildungen

Beschreibung

Bei der radialen Klumphand handelt es sich um eine radiale Hemmungsfehlbildung mit Verkürzung des Unterarms und Radialdeviation der Hand. Sie tritt in zwei Varianten auf:
- Radiale Strahlenaplasie
- Radiusaplasie (➤ Abb. 7.3)

Der Radiusdefekt stellt die zentrale Komponente der radialen Klumphand dar. Er kann hypoplastisch angelegt sein oder auch teilweise oder ganz fehlen. Am häufigsten ist die komplette Aplasie, gefolgt von der Hypoplasie des Radius. Im Falle einer Teilaplasie fehlt die distale Epiphyse des Radius (vgl. James et al. 1999 und Martini 1992).

Die Ulna kann verkürzt und nach radial deviiert sein. Begleitende Dysplasien des distalen Humerus und der proximalen Ulna sind, in Kombinationen mit Fehlbildungen der Muskulatur und der Kapsel des Ellenbogens und Streckkontraktur, möglich. Die Ausprägung begleitender Anomalien des Humerus nimmt mit dem Schweregrad der Radiusfehlbildung zu.

Die Knochen der Handwurzel können eine Hypoplasie aufweisen, synostotisch verwachsen oder teilweise nicht angelegt sein. Die Ossifikation kann auch nachträglich entstehen. Eine Daumenhypoplasie oder ein Fehlen des Daumens sind möglich. Die beschriebene Häufigkeit der Daumenbeteiligung variiert je nach Autor von 30–100 %.

Folgende Muskeln können begleitend von einer Hypo- oder sogar Aplasie betroffen sein:
- M. brachioradialis
- Mm. flexor carpi radialis brevis und longus
- M. supinator
- Mm. pronator teres und quadratus
- Mm. extensor carpi radialis brevis und longus
- M. extensor digitorum communis
- Daumenballenmuskulatur
- M. biceps brachii
- M. deltoideus

Die A. radialis kann fehlen, der N. radialis kann auf Höhe des Ellenbogengelenks enden.

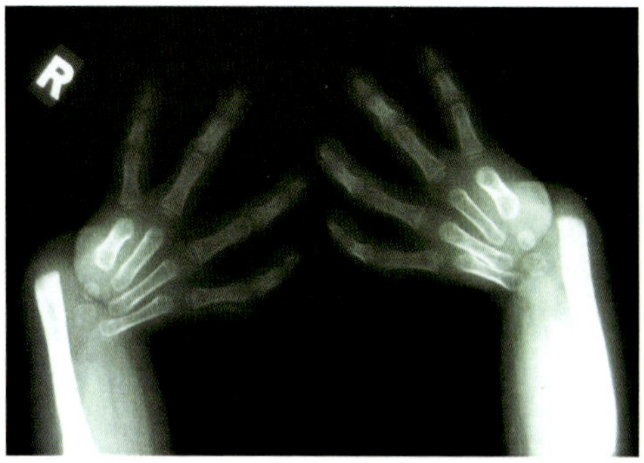

Abb. 7.3 Beidseitige radiale Klumphand bei kompletter Aplasie des Radius und Einsteifung in beiden Ellenbogengelenken. [R334]

Klassifikation

Klassifikation nach Bayne

- Typ I: Verkürzung des distalen Radius
- Typ II: Radiushypoplasie
- Typ III: partielle Radiusaplasie
- Typ IV: totale Radiusaplasie (vgl. Bayne 1982)

Differenzialdiagnosen

Differenzialdiagnostisch kommt eine Schädigung der Wachstumsfugen in Betracht. In diesem Fall bestehen keine Deformitäten der Hand.

Untersuchung

Manualtherapeutisch Neben dem Sichtbefund (siehe Kasten „Befunde") werden Handgelenk und Ellenbogengelenk passiv angulär untersucht. Typisch sind eine Hyperfunktion des Handgelenks, eine eingeschränkte Flexion des Ellenbogens und eine eingeschränkte Pro- und Supination.

Medizinisch Röntgen der Hand, des Unterarms und des Ellenbogens.

Therapie

Konservativ

Die Redressionsmaßnahmen sollten so früh wie möglich starten. Ziele sind das Beseitigen bzw. Reduzieren der Funktionseinschränkung und ein Vermeiden von progredienten Fehlpositionen.

Die genauen Mobilisationsrichtungen richten sich nach dem Ausmaß und der Art der Funktionsstörungen. Die Mobilisationen werden durch eine Schienenversorgung begleitet. Die Schienen werden fortlaufend angepasst.

Operativ

HINWEIS

Betroffene Kinder können die durch die radiale Klumphand bestehenden Funktionsstörungen oft gut kompensieren. Eine operative Intervention erfolgt häufig auf Druck der Eltern aus kosmetischen Gründen.
Die Erfolge in Bezug auf Ästhetik und Akzeptanz werden in der Literatur als gut beschrieben, die Funktion des Handgelenks nimmt jedoch deutlich ab (vgl. Grill et al. 1996 und Bora et al. 1981).

Bei Streckkontraktur ist ein operatives Vorgehen kontraindiziert, da die Begradigung der Hand zu Funktionsdefiziten führen würde. Ggf. wäre die Hand-Mund-Koordination nicht mehr möglich.

Der Zeitpunkt und die generelle Indikation für operatives Vorgehen werden kontrovers diskutiert. Die Verfahren sind abhängig von der Art und dem Ausmaß der Fehlbildungen.

- Radiushypoplasie: Verlängerung des Radius durch Kallusdistraktion
- Totale oder subtotale Radiusaplasie: Zentralisation der Ulna, ggf. zweizeitig
- Mögliche weitere Interventionen:
  - Knöcherne radiale Abstützung
  - Transplantation des Os metatarsale II
  - Verlängerung der Ulna durch Kallusdistraktion

Zur radialen Klumphand vgl. auch Martini 2003: 141–148.

Postoperative Rehabilitation

Die Rehabilitation ist abhängig vom durchgeführten operativen Verfahren und sollte dem Behandlungsschema des Operateurs folgen.
Grundsätzlich wird wie folgt vorgegangen:
Entzündungs-/Proliferationsphase:

- Ruhigstellung
- Keine Manuelle Therapie

Konsolidierungsphase:

- Ruhigstellung bis Ende 6. Woche möglich
- Rollgleitmobilisationen aller Teilgelenke des Ellenbogens
- Mobilisation des Handgelenks und der Handwurzelknochen
- Aktives Bewegen von Hand und Ellenbogen in alle Richtungen

7.1.5 Klumphand, ulnare

Synonyme Ulnar clubhand, Pseudoklumphand, Manus valga, ulnar dysplasia, ulnar absence.

Ätiologie Kongenital, vereinzelt auftretend. Erbliche Veranlagung wird diskutiert, konnte jedoch nicht nachgewiesen werden. Ulnare Ektromelie (Hypoplasie oder Aplasie von Röhrenknochen) kann syndromal assoziiert auftreten (Femur-Fibula-Ulna-Syndrom, Cornelia-de-Lange-Syndrom, Hertwig-Weyers-Syndrom, Schinzel-Giedion-Syndrom, ulnafibulare Dysplasie, Pillay-Syndrom).

Epidemiologie 1 : 100.000–7 : 100.000.

BEFUNDE

Sichtbefunde
- Sichtbare Fehlbildung der ulnaren Seite (Ulna und D5)
- Mögliche Hypoplasie des Ellenbogens und der Schulter
- Verkürzter Arm
- Ulnardeviation der Hand

Röntgenbefund
- Darstellung aller knöchernen Fehlstellungen

Beschreibung

Bei der ulnaren Klumphand handelt es sich um eine Hemmungsfehlbildung mit Befall der ulnaren Seite der Extremität. Sie kommt variabel von der alleinigen Hypoplasie des 5. Fingers bis zur Aplasie der Ulna mit Hypoplasie des Ellenbogens und ggf. der Schulter vor.
Mögliche begleitende Fehlbildungen:
- Humeroradiale Synostose
- Radiuskopfluxation
- Dysplasien des Ellenbogens
- Aplasie des Ellenbogens (radiohumeroulnare Synostose)
- Fehlende Handwurzelknochen (Os triquetrum, Os capitatum, Os hamatum, Os pisiforme)
- Daumenhypoplasie
- Daumenaplasie
- Doppeldaumen
- Fehlender 4. oder 5. Finger
- Fehlende A. ulnaris
- Fehlende A. radialis
- Anomalie oder Fehlen des N. ulnaris
- Aplasien/Hypoplasien der Unter- und Oberarmmuskulatur

HINWEIS

Je gravierender die Deformität der Ulna (Aplasie), desto massiver die Fehlbildungen an Hand und Fingern.

Klassifikation

Klassifikation nach Ogden et al.

- Ulnahypoplasie, vorhandene distale Epiphyse
- Distale Ulnaaplasie
- Totale Ulnaaplasie (vgl. Ogden 1976).

Klassifikation nach Swanson et al.

- Typ I: Hypoplasie oder Teilaplasie der Ulna, Radiuskopfluxation bei guter Ellenbogenfunktion
- Typ II: totale Ulnaaplasie, Flexionskontraktur des Ellenbogens, Radiuskopfluxation
- Typ III: Teil- oder Totalaplasie der Ulna mit humeroradialer Synostose
- Typ IV: Ulnadefekt mit Amputation im Handgelenksbereich (vgl. Swanson et al. 1984)

Weitere Klassifikation wurden von diversen Autoren beschrieben.

Untersuchung

Manualtherapeutisch Typischer Sichtbefund: Ulnardeviation der Hand bei verkürztem Unterarm. ggf. sichtbare Deformitäten, Hypoplasien oder Aplasien von Ellenbogen, Hand, Fingern und Daumen. Funktionsuntersuchung aller Gelenke vom Ellenbogen nach distal.

Medizinisch Darstellung aller knöchernen Fehlstellungen mittels Röntgen.

Therapie

Konservativ

Die Wirkung von konservativen Redressionsmaßnahmen wird kontrovers diskutiert. Bei Beugedefizit des Ellenbogens können Anzieh- und Esshilfen notwendig sein.

Operativ

OP-Indikation besteht bei Radiuskopfluxation, massiven Fehlbildungen der Handregion und einer starken Verkürzung der Ulna. Das operative Vorgehen ist abhängig von den indizierenden Faktoren.
Genutzte Verfahren:
- Exzision der fibrokartilaginären Ulnaanlage
- Radius-pro-ulna-Fusion (one bone forearm)
- Verlängerungsosteotomie der Ulna
- Korrekturosteotomie des Radius
- Radiuskopfresektion
- Umstellungsosteotomien bei Synostose

Zur ulnaren Klumphand vgl. auch Martini 2003: 148–152.

Postoperative Rehabilitation

Die Rehabilitation ist abhängig vom durchgeführten operativen Verfahren und sollte dem Behandlungsschema des Operateurs folgen.
Grundsätzlich wird wie folgt vorgegangen:
Entzündungs-/Proliferationsphase:
- Ruhigstellung
- Keine Manuelle Therapie

Konsolidierungsphase:
- Ruhigstellung bis Ende 6. Woche möglich
- Rollgleitmobilisationen aller Teilgelenke des Ellenbogens

- Mobilisation des Handgelenks und der Handwurzelknochen
- Aktives Bewegen von Hand und Ellenbogen in alle Richtungen

7.1.6 Ulnaverdopplung

Synonyme Mirror hand, Dicheirie, ulnar dimelia, Diplocheirie, Spiegelbild-Deformität der Hand.

Ätiologie Kongenital, einseitig auftretend. Selten mit zeitgleicher Verdopplung der Fibula.

Epidemiologie Sehr selten, < 1 : 100.000.

BEFUND

Sichtbefunde
- Fehlender Daumen
- 7(–9) Finger
- Beugekontraktur der Hand
- Verkürzter Unterarm

Weitere Befunde
- Fehlende Pro- und Supination
- Hyperplasierter Ellenbogen mit Funktionseinschränkungen

Beschreibung

Bei der Ulnaverdopplung handelt es sich um eine spiegelbildliche Verdopplung ulnarer Anteile mit Unterdrückung der einander zugewandten radialen Anteile. Hochgradige Hypermelie, fehlender Daumen, 7–9 Finger. Der Radius kann mit einer der doppelt vorhandenen Ulnae synostotisch verwachsen sein. Verdrehung des proximalen Ulnaanteils, doppelt angelegte ulnarseitige Muskulatur, fehlende, dysplastische oder untypisch inserierende andere Unterarmmuskeln. Fehlender Handbogen. Zwei Aa. ulnaris, zweimal vorhandener N. ulnaris.

Klassifikation

Klassifikation nach Al Qattan et al.

- Ulna dimelia
  - Typ A: vollständige Formation der Ulna
  - Typ B: Hypoplasie der lateralen Ulna
- Übergangstyp: multiple Finger mit drei Übergangsknochen
- Übergangstyp
  - Typ A: normaler Radius
  - Typ B: hypoplastischer Radius
- Als Teil eines Syndroms
  - Multiple Finger, Syndaktilie, Doppelbildung des Fußes, Nasaldefekt, Aplasie der Tibia
  - Typ A: Laurin-Sandrow-Syndrom – Ulnaverdopplung
  - Typ B: Martin-Syndrom – Ulna und Radius sind vorhanden
- Handverdopplung: 2 Daumen bei normalem Unterarm

Differenzialdiagnosen

Polydaktilie.

Untersuchung

Manualtherapeutisch Im Sichtbefund zeigen sich zumeist 7 Finger bei fehlendem Daumen. Es liegt eine Beugekontraktur des Handgelenks vor, die Pro- und Supination sind nicht möglich, die Funktion des Ellenbogens ist eingeschränkt. Der Unterarm zeigt sich verkürzt, der Ellenbogen hyperplastisch.

Medizinisch Im Röntgen fallen neben den von außen sichtbaren Fehlbildungen die fehlenden Skaphoid- und Trapeziumknochen auf. Im Ellenbogen artikuliert das dysplastische Humerusende mit der Ulna.

Therapie

Konservativ

Aufgrund der massiven Fehlbildungen ist eine rein konservative Therapie nicht indiziert.

Operativ

Pollizisation
Im Vordergrund steht die „Bildung" eines Daumens durch Amputation eines überschüssigen Fingers. Die Pollizisation erfolgt mittlerweile durch eine Verkürzungs- und Rotationsosteotomie eines überschüssigen Metakarpalknochens. Zusätzlich werden Muskelversatztechniken genutzt, um der gewünschten Daumenfunktion möglichst nahe zu kommen. Im Vordergrund steht hier das Erlangen einer Oppositionsfähigkeit. Weitere überschüssige Finger werden entfernt.

Korrektur der Beugekontraktur und Handgelenkdeviation
Hierbei werden überflüssige Handwurzelknochen, ggf. sogar die gesamte proximale Handwurzelreihe, entfernt. Kapsulektomien und Sehnenversatztechniken werden zur Korrektur der Beugekontraktur genutzt.

Verbesserung der Ellenbogenfunktion
Die Resektion der proximalen Ulna steht im Vordergrund.

Postoperative Rehabilitation

Die postoperative Rehabilitation ist abhängig vom durchgeführten Verfahren. In der Regel erfolgt eine mehrwöchige Ruhigstellung, so dass Mobilisationen erst ab der zweiten Hälfte der Konsolidierungsphase möglich sind. Die Gesamtrehabilitation benötigt mehrere Monate.

7.1.7 Peromelie

Ätiologie Diskutiert werden hämodynamisch bedingte Koriumschnürungen der embryonalen Anlage der Gliedmaßen. Eine auffällige Häufung wird bei Nikotin- oder Alkoholabusus der Mutter beschrieben.

Epidemiologie Häufige transversale Fehlbildungsform, 1 : 20.000 Lebendgeburten (Unterarm). Im Verhältnis dazu wird sie für den Oberarm mit 1 : 270.000 beschrieben und wurde in ➤ Kap. 6 daher nicht separat beschrieben.

BEFUNDE

Sichtbefund
- Gelenknahe amputationsartige Fehlbildung des Arms

Beschreibung

Eine Peromelie ist eine transversale Fehlbildung des Arms, die bevorzugt den Unteram betrifft. Reste im Sinne von Fingerbürsteln können ggf. vorhanden sein.

Mögliche Schweregrade
Aplasie der Unterarmknochen mit
- Aphalangie (Fehlen einzelner oder mehrere Finger),
- Adaktylie (fingerlose Hand),
- Acheirie (fehlende Hand),
- partieller oder totaler Hemimelie (fehlender Unterarm).

HINWEIS

Es gibt sowohl an der oberen als auch an der unteren Extremität transversale und longitudinale Fehlbildungen, die in diesem Buch nicht alle gesondert dargestellt sind. Die Peromelie des Arms wird aufgrund der Häufigkeit im Vergleich zu den anderen Regionen des Körpers gesondert beschrieben. In ➤ Abb. 7.4 sind neben der Peromelie auch zwei weitere transversale Fehlbildungen abgebildet (Amelie, Phokomelie).

Untersuchung

Das klinische Bild ist eindeutig. Im Röntgenbild können rein transversale von Kombinationen mit longitudinalen Fehlbildungen unterschieden werden.

Therapie

Konservativ

Förderung von motorischer Geschicklichkeit, Greif- und Tastfunktionen. Nutzung des Stumpfes bei Fortbewegung (Robben, Krabbeln), Spiel und Nahrungsaufnahme (Greifen mit beiden Armen).

Orthesen

- Hook (1,5. –2. Lebensjahr)
- Greifwiderlager oder Offenendprothese für Karpal-, Metakarpalstümpfe
- Myoelektrische Prothese (3.–4. Lebensjahr)

Operativ

Bei einseitiger Erkrankung ggf. Entfernung von Fingerbürsteln bzw. Stumpfbegradigung. Bei beidseitigem Befall kommen Zehentransplantationen oder eine Krukenberg-Plastik in Betracht (scherenartige Aufspaltung des Unterams zur Erlangung einer Greiffunktion).

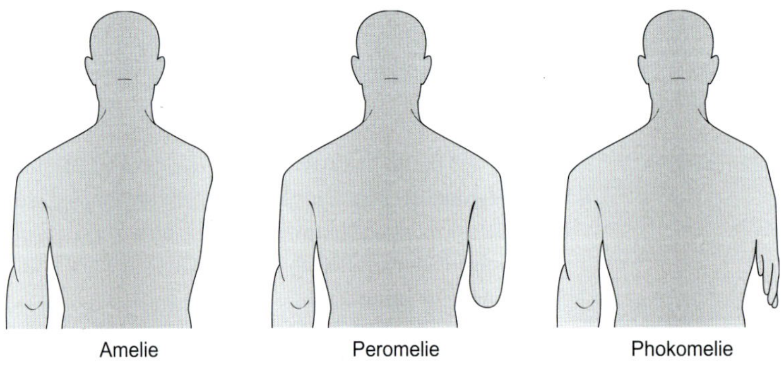

Abb. 7.4 Amelie, Peromelie und Phokomelie. [L141]

Postoperative Rehabilitation

Die Entfernung von Fingerbürsteln bedarf keiner physiotherapeutischen Nachbehandlung. Die postoperative Rehabilitation bei beidseitig erkrankten Patienten ist abhängig vom durchgeführten Verfahren. In der Regel erfolgt eine mehrwöchige Ruhigstellung, so dass Mobilisationen erst ab der zweiten Hälfte der Konsolidierungsphase möglich sind. Die Gesamtrehabilitation benötigt mehrere Monate (vgl. Martini 2003: 155–157).

Zusammenfassung

Kongenitale Erkrankungen der Handregion

In der Literatur werden zahlreiche kongenitale Abweichungen der Handregion beschrieben. Hierbei können sowohl Ulna und Radius (isoliert oder in Kombination) als auch Unterarm, Handwurzel, Finger und Daumen in Kombination (Klumphand) kongenital verändert sein. Fehlbildungen der Handregion können isoliert oder syndromal assoziiert auftreten. Darüber hinaus gibt es transversale und longitudinale Fehlbildungen, ihr Auftreten ist an jeder Höhe des Arms möglich.

7.2 Traumatische Erkrankungen

Basiswissen zu traumatischen Erkrankungen inkl. Traumaanalyse und Informationen zu Fraktureinteilungen wird in ➤ Kap. 1.1.2 vermittelt.

In ➤ Abb. 7.5 ist das grundlegende anamnestische und diagnostische Vorgehen nach traumatischen Ereignissen in der Handregion dargestellt.

Das Handgelenk ist eine häufig von Traumafolgen betroffene Gelenkregion. Stürze werden in der Regel mit dem Stützreflex der Hand abgefangen. Gemeinsam mit den Inversions- und Supinationstraumen der unteren Extremität gehört der Sturz auf die Hand zu den häufigsten traumatischen Ereignissen der Extremitäten.

HINWEIS

Stürze auf die Hand und den gestreckten Arm können auch strukturelle Schäden im Ellenbogen-, Schulter- und Akromioklavikulargelenk nach sich ziehen.

Neben Läsionen des Kapsel-Band-Apparates werden auch Frakturen, Knorpelschädigungen und muskuläre Verletzungen beschrieben.

HINWEIS

Das Wiedererlangen von voller Belastbarkeit und Sportfähigkeit ist das Ziel der konservativen Therapie und der postoperativen Rehabilitation nach jeder Verletzung im Bereich des Handgelenks. Die in der Folge beschriebenen Rehabilitationszeiten sind Empfehlungen, die individuell deutlich abweichen können. Inadäquates Belastungsverhalten ist der Hauptgrund für länger andauernde Rehabilitation. Im Profisport hingegen wird häufig eine frühere Rückkehr entschieden, hier ggf. unter erhöhter Rezidivgefahr.

Bei starken Schmerzen und großer Entzündung nach einem Trauma ist eine medikamentöse Therapie mit Einsatz von Analgetika und Antiphlogistika vom Arzt abzuwägen. Neben den gewünschten Effekten stellt sie immer auch eine Beeinflussung der physiologischen Heilung dar.

YELLOW FLAG

Bei Zustand nach Traumen sollte anamnestisch geprüft werden, ob Yellow, Blue oder Black flags vorliegen. Sie können ein heilungsverzögernder Faktor sein. Insbesondere Sorgen und Ängste bei möglicher längerfristiger Arbeitsunfähigkeit oder Sportunfähigkeit können Yellow flags auslösen.

Anatomische Grundlagen

Gelenke

Die Handregion umfasst das distale Radioulnargelenk und drei Gelenkkompartimente.

HINWEIS

Auch wenn in der Fachliteratur, auch aus didaktischen Gründen, immer nur zwischen dem proximalen und distalen Handgelenk unterschieden wird, finden, insbesondere bei mehrdimensionalen Bewegungen, auch feine Bewegungen zwischen den einzelnen miteinander artikulierenden Handwurzelknochen statt. Zudem können auch das distale Radioulnargelenk und die „dritte Reihe" des Handgelenks (Karpometakarpalgelenke) von Dorsalextensions- oder Palmarflexionstraumen betroffen sein.

Art. radioulnaris distalis
Distale Gelenkverbindung zwischen Radius und Ulna.

Art. radiocarpalis
Gelenk zwischen der Facies articularis carpalis radii, dem Discus triangularis (Discus ulnocarpalis, Discus articularis) und dem Meniskus ulnocarpalis als proximalen Gelenkpartnern und dem Os scaphoideum, Os lunatum und Os triquetrum (von radial nach ulnar) als distalen Gelenkpartnern. Das Gelenk wird auch als proximales Handgelenk bezeichnet.

HINWEIS

Das Os pisiforme wird didaktisch zur proximalen Reihe der Handwurzelknochen gezählt, liegt jedoch dem Os triquetrum von palmar auf und ist somit nicht direkt am Radiokarpalgelenk beteiligt.

Anamnestische Informationen/allgemeine mögliche klinische Befunde
Weitere Befunde möglich/Ausbleiben einzelner Befunde möglich
Z.n. nach Trauma: Schmerzen, Schwellung, Hämatom, Bewegungseinschränkung, verringerte Gelenkbelastbarkeit, ggf. Überwärmung, ggf. Krepitationen > Traumaanalyse, siehe Kap. 1.1.2

Traumamechanismus/mögliche betroffene Struktur	Untersuchung (therapeutisch oder ärztlich)	Therapie/Handlungsempfehlung
Verletzungen anderer/weiterer Strukturen theoretisch möglich	**Therapeutische Untersuchungstechniken unter Beachtung von Sensitivität, Spezifität und Reliabilität**	**Nachbehandlungsschemata können individuell abweichen Entscheidungen pro/kontra OP müssen individuell getroffen werden**
Dorsalextensionstrauma > **DISI oder VISI**, siehe Kap. 7.2.1	Provozierende Palpation Röntgen mit seitlichem Strahlengang zur Beurteilung von Fehlstellungen und Ausschluss von Frakturen	Konservativ: bei inkompletter Bandläsion → Ruhigstellung für Minimum 6 Wochen Operativ: bei kompletter Bandruptur → Bandnaht, -rekonstruktion, Gipsschiene für 14 Tage, danach Unterarmgips für 6 Wochen
Sturz auf die gestreckte Hand RSI (Kraftsport, Handwerker, Turner) in Pronation, Supination oder Handstütz > **TFCC-Läsionen**, siehe Kap. 7.2.1	Grinding-Test MRT mit KM Gold-Standard: diagnostische Arthroskopie	Konservativ: Handgelenksorthese für 3–6 Wochen Operativ: diverse chirurgische Verfahren; Auswahl oft erst intraoperativ möglich, siehe Gold-Standard
Sturz auf den Unterarm Schlag auf den Unterarm > **Schaftfrakturen von Ulna und Radius,** siehe Kap. 7.2.2	Röntgen in 2 Ebenen	Konservativ: nur bei einfachen, nicht dislozierten Frakturen Operativ: Plattenosteosynthesen, ggf. Fixateur externe
Sturz auf die dorsalextendierte oder palmarflektierte Hand > **distale Radiusfraktur,** siehe Kap. 7.2.2	Röntgen in 2 Ebenen Ggf. CT	Konservativ: • Dorsale Gipsschiene bei Extensionsfraktur • Volare Gipsschiene bei Flexionsfraktur, jeweils für 1 Woche • Zirkulärer Unterarmgips für weitere 3–5 Wochen Operativ: Platten-, Schrauben- oder Bohrdrahtosteosynthesen; ggf. Fixateur externe
Sturz auf die Hand > **karpale Frakturen,** siehe Kap. 7.2.2	Röntgen in 2 Ebenen	Konservativ: stabile, nicht dislozierte Frakturen → Unterarmgips für 6 Wochen Operativ: Versorgung mit Doppelgewindeschrauben oder Herbertschraube
Glatte Schnittverletzung > **Beugesehnenverletzung,** siehe Kap. 7.2.3	Anamnese, Sichtbefund Bei Nervenläsionen neurologische Untersuchung	Immer operativ mittels Haupt- oder Kernnaht Ruhigstellung im Kleinert-Gips für 4 Wochen Im Anschluss Beugezügel mittels Armband in Woche 5
Schlag auf den gestreckten Finger > **Strecksehnenverletzung,** siehe Kap. 7.2.3	Klinische Untersuchung Röntgen zum Ausschluss von Avulsionsfrakturen	Konservativ: • Stack-Schiene für 8 Wochen • Weitere nächtliche Schienenbehandlung Woche 9–12 Operativ: nur bei größeren knöchernen Ausrissen oder Luxationen
Exzentrik, RSIs > **Muskelverletzungen,** siehe Kap. 9.1	Sonografie, MRT	Konservativ: Faserriss, kleinem Bündelriss Operativ: großer Bündelriss, Muskelriss

Allgemeine Therapiebausteine (spezifische Therapiepläne im jeweiligen Kapitel)			
Immer unter Berücksichtigung der Belastbarkeit in den Heilungsphasen, siehe Kap. 1.6.3			
Frühphase: Ggf. Manuelle Lymphdrainage Ggf. Ruhigstellung	→ Mobilisation radiokarpal und mediokarpal Mobilisation radioulnar (proximal und distal) Mobilisation karpometakarpal Mobilisation der Fingergelenke	→ Training der Unterarmmuskulatur und Handmuskulatur Koordinationstraining	→ Erarbeiten von Arbeits- und Sportfähigkeit

Abb. 7.5 Anamnese und Diagnostik traumatischer Erkrankungen der Handregion. [L329]

Art. mediocarpalis

Gelenklinie zwischen Os scaphoideum, Os lunatum und Os triquetrum als proximale Gelenkpartner und dem Os trapezium, Os trapezoideum, Os capitatum und Os hamatum als distale Gelenkpartner (jeweils von radial nach ulnar). Das Gelenk wird auch als distales Handgelenk bezeichnet.

HINWEIS

An keinem Handwurzelknochen der proximalen Reihe inserieren Sehnen. Insgesamt ist der M. flexor carpi ulnaris der einzige Muskel überhaupt, der an einem Handwurzelknochen (Os pisiforme) inseriert. Eine muskuläre karpale Stabilität existiert daher nicht.

Karpometakarpalgelenke

Art. carpometacarpale II–V

Gelenke zwischen

- Os trapezoideum und Os metacarpale II,
- Os capitatum und Os metacarpale III
- Os hamatum und Ossa metacarpalia IV und V.

Art. carpometacarpalis pollicis

Daumensattelgelenk zwischen dem Os trapezium und dem Os metacarpale I.

HINWEIS

Traumatische Erkrankungen des Daumens und der Finger werden in ➤ Kap. 8.2 besprochen.

Ligamente

Die Stabilität des Handgelenks hängt massiv von der Suffizienz des komplexen zweischichtigen Kapsel-Band-Apparates ab **(intrinsische und extrinsische Ligamente)**. Das proximale und distale Handgelenk sowie die Karpometakarpalgelenke werden sowohl palmar als auch dorsal netzartig durch eine Vielzahl von Ligamenten und die Gelenkkapsel gesichert.

Die tiefe Schicht des Bandapparates (intrinsische Ligamente) besteht aus zwischen den einzelnen Knochen verlaufenden Bändern, die oberflächliche Schicht (extrinsische Ligamente) ist mit der Kapsel verwachsen und dient ihrer Stabilisierung.

Der Verlauf der einzelnen Bänder variiert individuell geringfügig (➤ Abb. 7.6, ➤ Abb. 7.7).

Triangulärer fibrokartilaginärer Komplex (TFCC)

Die Verbindung zwischen Ulna und Karpus sollte besondere Beachtung finden. Die Ulna läuft im Vergleich zum Radius weiter proximal aus und hat keine direkte Verbindung zum Karpus.

Die Sicherung zwischen Ulna und Karpus findet durch den **triangulären fibrokartilaginären Komplex (TFCC)** statt. Dieser besteht aus

- Ligg. radioulnare palmare und dorsale,
- Lig. collaterale carpi ulnare,
- Discus triangularis (➤ Abb. 7.8),
- Meniscus ulnocarpalis (➤ Abb. 7.8),
- Lig. ulnolunatum (Anteil des Lig. ulnocarpale palmare),
- Lig. ulnotriquetrum (Anteil des Lig. ulnocarpale palmare),
- Lig. radiotriquetrum (Anteil des Lig. radiocarpale dorsale).

Auch das distale Radioulnargelenk wird durch den TFCC gesichert.

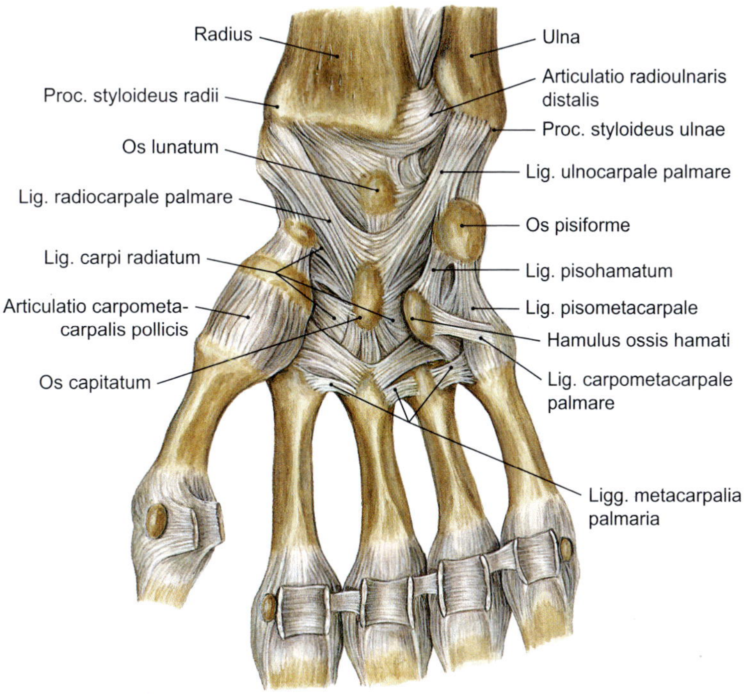

Abb. 7.6 Bänder der Handgelenke der rechten Hand, Ansicht von palmar. [S700-L126]

7

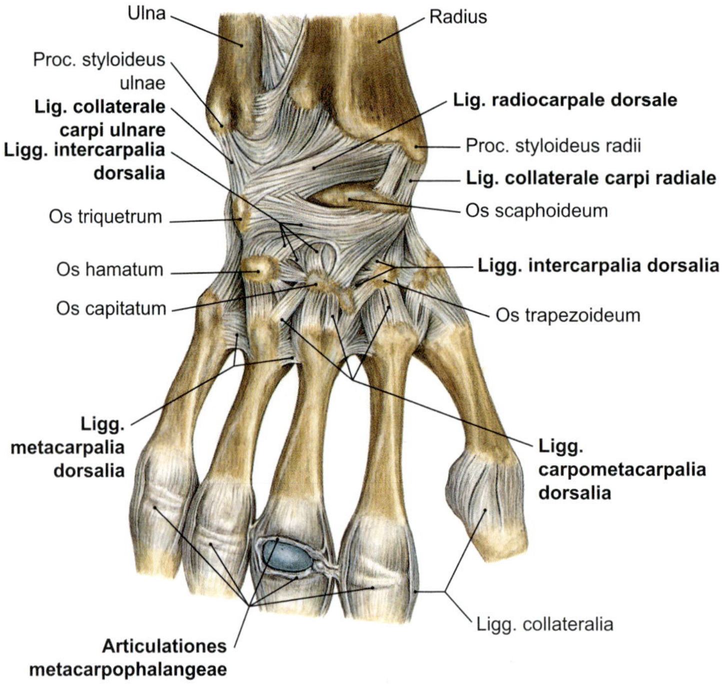

Abb. 7.7 Bänder der Handgelenke der rechten Hand, Ansicht von dorsal. [S700-L126]

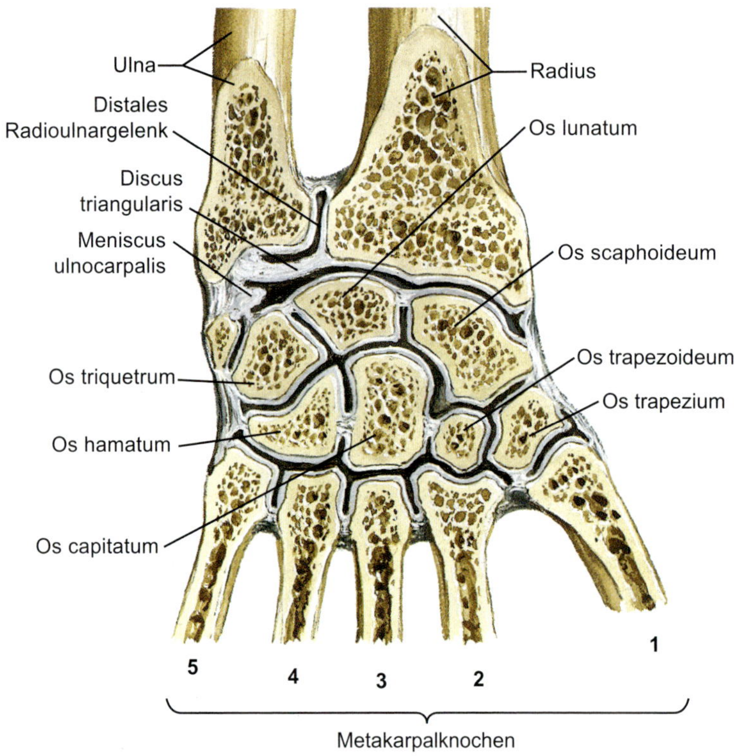

Abb. 7.8 Triangulärer fibrokartilaginärer Komplex (TFCC), Dorsalansicht. [G1323]

Ligg. radioulnare palmare und dorsale

Die ligamentäre Sicherung zwischen Ulna und Radius ist durch das Lig. radioulnare dorsale und das Lig. radioulnare palmare gewährleistet.

Lig. collaterale carpi ulnare

Läuft vom Proc. styloideus ulnae nach distal und hat Insertionsstellen am lateralen Os triquetrum, am Os Hamatum und Os metacarpale V.

Discus triangularis

Der faserknorpelige Discus triangularis (Discus ulnocarpalis, Discus articularis) verläuft vom Radius (distal, lateral) transversal zur Innenfläche des Proc. styloideus ulnae. Dorsal und palmar ist er mit den oberflächlich liegenden Ligamenten verwachsen.

Meniscus ulnocarpalis

Besteht aus kollagenem Bindegewebe und ist dorsal ulnar mit dem Diskus und dem Proc. styloideus ulnae verwachsen und verläuft zur palmaren Seite des Os triquetrum.

Diskus und Meniskus liegen also zwischen Ulna und Os triquetrum/Os lunatum und fungieren gemeinsam mit dem distalen Radius als Gelenkpartner im Radiokarpalgelenk. Beide überbrücken den großen Gelenkspalt zwischen Ulna und proximaler Handwurzelreihe.

Radiokarpale Sicherung

Die radiokarpale Sicherung erfolgt im Wesentlichen durch folgende Ligamente:

- Lig. collaterale carpi radiale
- Lig. radiocarpale dorsale
- Lig. radiocarpale palmare

Interkarpale Sicherung

Intrinsisch

- Lig. scapholunatum
- Lig. lunotriquetrum
- Lig. trapezoideocapitatum
- Lig. capitatohamatum
- Lig. pisohamtum

Extrinsisch

- Ligg. intercarpalia dorsalia und palmaria (oberflächlich verlaufende netzartige Verbindungen zwischen den Handwurzelknochen)

Retinaculum flexorum

Vom Tuberculum ossis trapezii und dem Tuberculum ossis scaphoidei läuft das Retinaculum flexorum zum Os pisiforme und dem Hamulus ossis hamati des Os hamatum. Es bildet gemeinsam mit den beschriebenen ossären Strukturen den osteofibrösen **Karpaltunnel**.

Karpometakarpale Sicherung

Ligg. carpometacarpalia dorsalia und palmaria.

Weitere Bandbezeichnungen

- Lig. carpi radiatum: Sammelbezeichnung für die Ligg. radiocarpale palmaria, intercarpale palmaria und carpometacarpale palmaria
- Ligg. carpometacarpalia: Sammelbezeichnung für die intrinsischen Ligg. intercarpalia palmaria, intercarpalia dorsalia und intercarpalia interossea.

Gelenkkapsel

Die Gelenkkapseln des proximalen und distalen Handgelenks gehen ineinander über, werden durch die extrinsischen Ligamente verstärkt, verlaufen bis zur jeweiligen Knochen-Knorpelgrenze und sind palmar fester als dorsal.

7.2.1 Bandläsionen

Dorsal Intercalated Segment Instability (DISI)

Ätiologie Ursächlich liegt zumeist eine Ruptur der dorsalen Anteile des Lig. scapholunatum vor. Auch als Begleitverletzung einer distalen Radiusfraktur werden skapholunäre Verletzungen beschrieben.

BEFUNDE

Traumamechanismus
- Dorsalextensionstrauma

Leitsymptomatik
- Lokale Schmerzen

Mögliche weitere Befunde
- Schwellung
- Sichtbares Hämatom
- Test nach Watson positiv

Röntgenbefund
- Subluxation des Os lunatum nach palmar
- Konkavität des Os lunatum zeigt nach dorsal
- Ggf. Terry-Thomas-Zeichen

Beschreibung

Als DISI (Dorsal Intercalated Segment Instability) wird eine posttraumatische Dislokation des Os lunatum bezeichnet (➤ Abb. 7.9). Das Os lunatum rotiert hierbei nach dorsal, so dass die konkave Gelenkfläche zum Os capitatum nach dorsal

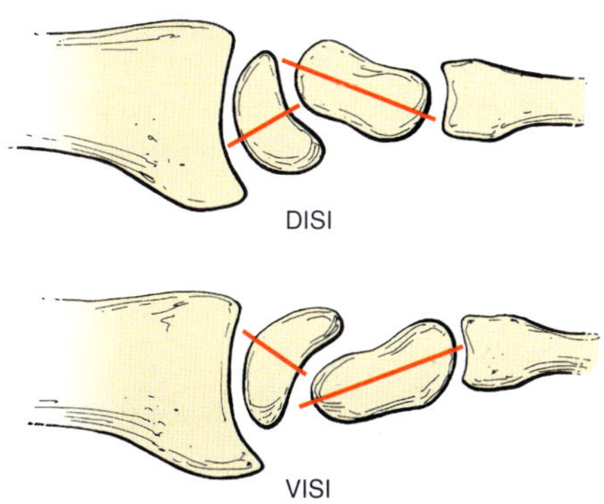

Abb. 7.9 DISI und VISI. [G463-002]

zeigt. Das Os lunatum ist gegenüber dem Os capitatum nach palmar disloziert.

EVIDENZ

Bei 9,1 % der distalen Radiusfrakturen konnten skapholunäre Verletzungen nachgewiesen werden (vgl. Schneiders et al. 2005).

Traumamechanismus

Sturz auf die gestreckte Hand (Dorsalextensionstrauma).

Untersuchung

Manualtherapeutisch Eine provozierende Palpation zur Eingrenzung der Schmerzregion wird durchgeführt. Die passiv anguläre Bewegung in Dorsalextension, Palmarflexion, Radialduktion und Ulnarduktion wird untersucht. Der Test nach Watson wird durchgeführt, bei Provokation der bekannten Schmerzen und ggf. einem Klickgeräusch ist der Test positiv. Die Bewegung zwischen Os scaphoideum und Os lunatum wird im Seitenvergleich getestet. Differenzialdiagnostisch wird auch die Mobilität zwischen Os lunatum und Os triquetrum untersucht. Eine Bildgebung zum Ausschluss von Frakturen ist obligatorisch.

Medizinisch Die Rotationsfehlstellung und Disposition des Os lunatum kann im Röntgenbild im seitlichen Strahlengang beurteilt werden. Ergeben sich aus der klinischen Untersuchung und der Bildgebung keine eindeutigen Erkenntnisse, so kann eine diagnostische Arthroskopie notwendig sein.

Terry-Thomas-Zeichen

Im Röntgenbild im dorsopalmaren Strahlengang kann der Abstand zwischen Os scaphoideum und Os lunatum dargestellt werden. Normalerweise beträgt der Abstand nicht mehr als 3 mm. Ein Abstand über 3 mm (Terry-Thomas-Zeichen) weist auf eine Ruptur des Lig. scapholunatum oder auf eine komplette Ruptur der radioskapholunären Kapsel-Band-Strukturen hin. Oft kann es erst in kinematischen Aufnahmen (dynamische Aufnahmen/Stressaufnahmen) entdeckt werden.

Eine MRT kann ggf. weitere Hinweise über das Ausmaß an kapsuloligamentären Schädigungen geben, die genaue Differenzierung ist jedoch schwierig. Eine CT eignet sich, um etwaige knöcherne Schädigungen genau zu beurteilen. Bei anhaltenden Beschwerden und unklarer Diagnose kann eine diagnostische Arthroskopie indiziert sein.

Therapie

Konservativ

Liegt eine inkomplette Bandverletzung vor (MRT), so erfolgt die Behandlung konservativ. Zunächst ist eine Ruhigstellung mittels Gipsverband oder Orthese für mindestens 6 Wochen erforderlich, wobei Autoren die Dauer der notwendigen Ruhigstellung unterschiedlich von 6 Wochen bis zu 3 Monaten angeben.

Entzündungsphase:
- Keine Manuelle Therapie

Proliferationsphase:
- Keine Manuelle Therapie

Konsolidierungsphase (nach Ende der Ruhigstellung nach frühestens 6 Wochen):
- Rollgleitmobilisationen radiokarpal und mediokarpal
- Spezifische interkarpale Translationen
- Propriozeptives und koordinatives Training
- Muskelaufbau und Hervorhebung der Exzentrik

Umbauphase:
- Fortführung der Therapie bis zur vollen Belastbarkeit (3–6 Monate)

Mittlere Rehabilitationszeit 3–6 Monate.

Operativ

Ergeben sich aus der klinischen Untersuchung und der Bildgebung keine eindeutigen Erkenntnisse, so kann eine diagnostische Arthroskopie notwendig sein.

Komplette skapholunäre Bandrupturen sollten operativ versorgt werden. Begleitverletzungen wie Diskusrupturen und Frakturen werden mit entsprechenden Maßnahmen mitversorgt.

Das SL-Band reißt zumeist direkt am Skaphoid aus. Die Bandnaht wird in der Regel mit ein oder zwei Knochenankern fixiert. Hierbei werden die Anker in das Os scaphoideum eingebracht und die daran befindlichen Fäden in das am Os lunatum verbliebene Band eingeflochten/eingenäht. Beide Knochen werden zudem mit zwei Drähten zusammengefügt.

HINWEIS

Liegt die Bandruptur mehr als 3 Monate zurück, muss ggf. eine Bandplastik durchgeführt werden. In der Literatur werde zahlreiche Methoden beschrieben. Am häufigsten wird eine Plastik mit Extensorensehnen durchgeführt und mittels Drahtversorgung stabilisiert. Dabei werden Sehnenstreifen durch mehrere Bohrkanäle eingezogen.

Postoperative Rehabilitation

Grundsätzliches:
- Gipsschiene für 14 Tage, danach Fäden ziehen
- Unterarmgips für weitere 6 Wochen
- Drahtentfernung mit Lokalanästhesie

Entzündung- und Proliferationsphase:
- Keine Manuelle Therapie

Konsolidierungsphase:
- Therapiebeginn erst in den Tagen 56–60 oder ab Umbauphase möglich

Umbauphase:
- Rollgleitmobilisationen radiokarpal und mediokarpal
- Spezifische interkarpale Translationen

- Propriozeptives und koordinatives Training
- Muskelaufbau und Hervorhebung der Exzentrik
- Erarbeiten der vollen Belastbarkeit bis Ende 3. (ggf. 4.) Monat

Mittlere Rehabilitationszeit 3–4 Monate.

Volar Intercalated Segment Instability (VISI)

Ätiologie Ursächlich liegt zumeist eine Ruptur des Lig. lunotriquetrum vor. Auch eine Ruptur der palmaren Anteile des Lig. scapholunatum ist möglich.

BEFUNDE

Traumamechanismus
- Dorsalextensionstrauma

Leitsymptomatik
- Lokale Schmerzen

Mögliche weitere Befunde
- Schwellung
- Sichtbares Hämatom
- Test nach Watson gering positiv

Röntgenbefund
- Subluxation des Os lunatum nach dorsal
- Konkavität des Os lunatum zeigt nach palmar (volar)

Beschreibung

Als VISI (Volar Intercalated Segment Instability) wird eine posttraumatische Dislokation des Os lunatum bezeichnet (➤ Abb. 7.9). Das Os lunatum rotiert hierbei nach palmar, so dass die konkave Gelenkfläche zum Os capitatum nach palmar (volar) zeigt. Das Os lunatum ist gegenüber dem Os capitatum nach dorsal disloziert.

Traumamechanismus

Sturz auf die gestreckte Hand (Dorsalextensionstrauma).

Untersuchung

Manualtherapeutisch Eine provozierende Palpation zur Eingrenzung der Schmerzregion wird durchgeführt. Die passiv anguläre Bewegung in Dorsalextension, Palmarflexion, Radialduktion und Ulnarduktion wird untersucht. Der Test nach Watson wird durchgeführt. Bei vorliegender VISI ist dieser zumeist nur schwach positiv. Die Bewegung zwischen Os lunatum und Os triquetrum wird im Seitenvergleich getestet.

Differenzialdiagnostisch wird auch die Mobilität zwischen Os scaphoideum und Os lunatum untersucht. Eine Bildgebung zum Ausschluss von Frakturen ist obligatorisch.

Medizinisch Die Rotationsfehlstellung und Disposition des Os lunatum kann im Röntgenbild im seitlichen Strahlengang beurteilt werden. Eine MRT kann ggf. weitere Hinweise über das Ausmaß an kapsuloligamentären Schädigungen geben, die genaue Differenzierung ist jedoch schwierig. Eine CT eignet sich, um etwaige knöcherne Schädigungen genau zu beurteilen. Bei anhaltenden Beschwerden und unklarer Diagnose kann eine diagnostische Arthroskopie indiziert sein.

Therapie

Konservativ

Liegt eine inkomplette Bandverletzung vor (MRT), so erfolgt die Behandlung konservativ. Zunächst ist eine Ruhigstellung mittels Gipsverband oder Orthese für mindestens 6 Wochen erforderlich, wobei Autoren die Dauer der notwendigen Ruhigstellung unterschiedlich von 6 Wochen bis zu 3 Monaten angeben.

Entzündungsphase:
- Keine Manuelle Therapie

Proliferationsphase:
- Keine Manuelle Therapie

Konsolidierungsphase (nach Ende der Ruhigstellung nach frühestens 6 Wochen):
- Rollgleitmobilisationen radiokarpal und mediokarpal
- Spezifische interkarpale Translationen
- Propriozeptives und koordinatives Training
- Muskelaufbau und Hervorhebung der Exzentrik

Umbauphase:
- Fortführung der Therapie bis zur vollen Belastbarkeit (3–6 Monate)

Mittlere Rehabilitationszeit 3–6 Monate.

Operativ

Komplette Rupturen des Lig. lunotriquetrum sollten operativ versorgt werden. Begleitverletzungen wie Diskusrupturen und Frakturen und Rupturen des skapholunären Ligaments werden mit entsprechenden Maßnahmen mitversorgt.

Postoperative Rehabilitation

Grundsätzliches:
- Gipsschiene für 14 Tage, danach Fäden ziehen
- Unterarmgips für weitere 6 Wochen
- Drahtentfernung mit Lokalanästhesie

Entzündung- und Proliferationsphase:
- Keine Manuelle Therapie

Konsolidierungsphase:
- Therapiebeginn erst in den Tagen 56–60 oder ab Umbauphase möglich

Umbauphase:
- Rollgleitmobilisationen radiokarpal und mediokarpal
- Spezifische interkarpale Translationen
- Propriozeptives und koordinatives Training

- Muskelaufbau und Hervorhebung der Exzentrik
- Erarbeiten der vollen Belastbarkeit bis Ende 3. (ggf. 4.) Monat

Mittlere Rehabilitationszeit 3–4 Monate.

SLAC-Wrist

BEFUNDE

Leitsymptomatik und Befunde
- Druckdolenz
- Kraftverlust
- Schwellung
- Funktionseinschränkungen

Beschreibung

Wird eine DISI oder eine VISI nicht operiert und liegt die Verletzung Monate bis Jahre zurück, können Folgeschäden entstehen. Aus einer progredienten Knorpelschädigung kann es in der Folge zum Scapholunate Advanced Collapse (SLAC) kommen.

Klassifikation nach Watson

Die Folgen einer unbehandelten SLAC-Wrist werden nach Watson wie folgt klassifiziert:
- Stadium 1: Arthrose zwischen Proc. styloideus radii und Skaphoid
- Stadium 2: Arthrose zwischen Radius und Skaphoid
- Stadium 3: Arthrose zwischen Os capitatum und Os lunatum
- Stadium 4: Arthrose des gesamten Handgelenks (Panarthrose der Hand)

Untersuchung

Medizinisch Röntgen, ggf. MRT.

Therapie

Konservativ

Schmerzmedikation, Belastungsreduktion.

Operativ

Bei progredienten, die Lebensqualität beeinträchtigenden Beschwerden ist eine (Teil-)Arthrodese des Handgelenks indiziert. Das Os scaphoideum wird entfernt, die übrigen Handwurzelknochen mittels Drahtversorgung fusioniert.

Postoperative Rehabilitation

Grundsätzliches:
- Gipsschiene für 2 Wochen, danach Fäden ziehen
- Unterarmgips für weitere 4 Wochen
- Kontrollröntgen
- Orthese bis Ende 9. Woche
- Metallentfernung unter Lokalanästhesie

Entzündungs-, Proliferations- und Konsolidierungsphase:
- Keine Manuelle Therapie

Umbauphase:
- Aktive Bewegungstherapie
- Ggf. Ergotherapie

HINWEIS

Eine Restmobilität mit Gesamtamplitude von 60° ist zu erwarten. Die Patienten sind in der Regel schmerzfrei, beschreiben jedoch einen Kraftverlust.

Weitere Band- und Kapselverletzungen

BEFUNDE

Leitsymptomatik und Befunde
- Lokale Schmerzen, bei Belastung/Bewegung stärker werdend
- Schwellung

Beschreibung

Durch Stürze auf die gestreckte oder selten auf die flektierte Hand, Schläge, Verdrehtraumen oder durch anhaltende Belastung (Repetitive strain injuries) kann im Prinzip jeder Band- und Kapselanteil der Handregion verletzen.

Weitere Gründe für Läsionen der Ligamente können entzündlicher, neoplastischer, degenerativer oder auch iatrogener (durch medizinische Eingriffe) Pathogenese sein.

Unterschieden werden folgende Lokalisationen (vgl. Frank et al. 2015):
- Radiokarpal
- Mediokarpal
- Distal interkarpal
- Karpometakarpal
- Einzelne Knochen betreffend

Untersuchung

Manualtherapeutisch Eine provozierende passiv anguläre Untersuchung wird durchgeführt. Die Mobilität und Stabilität der betroffenen Handwurzelregion wird untersucht. Ggf. erfolgt eine segmentale Untersuchung der einzelnen Handwurzelknochen.

Eine Bildgebung zum Ausschluss von Frakturen ist obligatorisch.

Medizinisch Röntgen.

HINWEIS

Nach Sturz auf die Hand müssen bei Verdacht auf Band- oder Kapselläsionen begleitende Frakturen ausgeschlossen werden.

Therapie

Konservativ

Entzündungsphase:
- Ruhigstellung
- Keine Manuelle Therapie

Proliferationsphase:
- Rollgleitmobilisationen im schmerzfreien Bereich

Konsolidierungsphase:
- Endgradige Rollgleitmobilisationen radiokarpal, mediokarpal und karpometakarpal
- Training der Handgelenksmuskulatur mit Schwerpunkt auf Exzentrik

Operativ

Eine operative Intervention erfolgt nur bei kompletten Bandrupturen mit vorliegender Instabilität. Das Ausmaß der Operation hängt von der Größe des Schadens und etwaigen Begleitverletzungen ab.

Postoperative Rehabilitation

Nach mehrwöchiger Ruhigstellung und Metallentfernung erfolgt die schrittweise Mobilisation.

Mittlere Rehabilitationszeit 6–12 Wochen.

TFCC-Läsionen

BEFUNDE

Traumamechansimus
- Sturz auf die gestreckte Hand
- Repetitive strain injuries in maximaler Supination (Kraftsport), in Pronation (Handwerker) oder im Handstütz (Kraftsportler, Turner)

Leitsymptomatik
- Schmerzen bei endgradiger Pro- oder Supination
- Schmerzen bei endgradiger Dorsalextension
- Schmerzen bei Stütz auf die gestreckte Hand

Mögliche weitere Befunde
- Schmerzen beim (kräftigen) Faustschluss
- Positiver Grinding-Test I und/oder II

MRT-Befund (mit Kontrastmittel)
- Schäden ggf. nachweisbar
- Das Ausmaß zeigt sich erst arthroskopisch

Beschreibung

Der TFCC (triangulärer fibrokartilaginärer Komplex) hat im Wesentlichen drei Aufgaben:
- Stabilisation des distalen Radioulnargelenks bei Pro- und Supination
- Puffern von Kräften bei Faustschluss und Stützaktivität
- Erweiterung der radiokarpalen Gelenklinie durch Kontakt zu Os lunatum und Os triquetrum

Die Stabilisation im distalen Radioulnargelenk stellt den wichtigsten Aspekt dar. Nähere Informationen zum TFCC finden sich weiter oben unter „Anatomische Grundlagen".

Traumamechanismus

Der TFCC kann sowohl traumatisch als auch durch Repetitive strain injuries oder degenerativ strukturelle Schädigungen erleiden. Neben einem akuten Trauma klagen häufig Kraftsportler (durch repetitive Kraftanstrengung aus Supination [Biceps Curls] oder Stützaktivität [Bankdrücken]), Turner (Stützaktivität) und Handwerker (Schraubendrehen) über degenerative Veränderungen des TFCC.

Als Trauma wird am häufigsten ein Sturz auf die gestreckte Hand beschrieben, aber auch große Krafteinwirkungen bei Umwendbewegungen können zu Läsionen führen.

Untersuchung

Manualtherapeutisch Als TFCC-Test wird der Grinding-Test in seinen beiden Varianten (I und II) beschrieben. Allerdings geben sie lediglich einen Hinweis auf eine mögliche Schädigung. Die möglichen Läsionen der einzelnen Anteile des TFCC, siehe unter anatomische Grundlagen in diesem Kapitel, sowie das Ausmaß (kleine Einrisse, knöcherne Ausrisse, komplexe Schädigungen) können durch klinische Tests nicht unterschieden werden.

HINWEIS
Auch eine skapholunäre oder lunotriquetrale ligamentäre Schädigung kann nach ulnar ausstrahlende Beschwerden verursachen.

Medizinisch Zur bestmöglichen Beurteilung sollte eine MRT mit venöser Kontrastmittelgabe erfolgen. Nichtsdestotrotz bietet erst eine diagnostische Arthroskopie eine genaue Information über das Ausmaß der Schädigung.

Therapie

Konservativ

Die Behandlungsstrategie richtet sich nach dem Ausmaß der Instabilität. Ist diese gering vorhanden, kann ein konservativer Therapieversuch gestartet werden. Eine Operation ist bei ausbleibendem Erfolg auch nach Monaten noch möglich.
- Ruhigstellung in Handgelenksorthese für 3–6 Wochen
- Endgradige Pro- und Supination sollte vermieden werden
- Nach der Ruhigstellung langsam steigernde Mobilisation im distalen Radioulnargelenk und Handgelenk

Bei ausbleibendem Erfolg sollte zumindest eine diagnostische Arthroskopie erfolgen.

Mittlere Rehabilitationszeit 6–8 Wochen.

Operativ

Das operative Verfahren richtet sich nach dem Ausmaß und der Lokalisation der Schädigung. Oft wird der Operateur davon überrascht. Auch auf eine skapholunäre oder lunotriquetäre Läsion sollte er vorbereitet sein.
Mögliche Eingriffe am TFCC:

- Radialseitige Läsionen: chirurgisches Debridement (Shaver oder Resektionszängchen)
- Radialseitiger knöcherner Abriss der palmaren oder dorsalen Bandzüge: Refixation mit Knochenanker
- Zentrale Läsionen: Debridement
- Foveale Ablösungen: foveale Refixations-OP mittels Fadenanker oder Kirschner-Draht
- Komplexe Läsionen: Rekonstruktion mit Sehnenmaterial

Postoperative Rehabilitation

Selbst bei einer einfachen Naht des TFCC ist erst nach 6 Wochen eine Vernarbung mit ausreichender Stabilität zu erwarten. Die Rehabilitation ist daher langwierig.

Ruhigstellung in Oberarmorthese:

- 6 Wochen Immobilisierung der Pro- und Supination
- 3 Wochen Immobilisierung der Dorsalextension und Palmarflexion

Nach Ruhigstellung:

- Weitere 6 Wochen Belastungsreduktion

Entzündungs- und Proliferationsphase:

- Keine Manuelle Therapie

Konsolidierungsphase:

- Aktive Dorsalextension und Palmarflexion in den Wochen 4–6
- Aktive Pro- und Supination ab Woche 7
- Endgradige Mobilisationen ab Woche 8
- Belastungsaufbau nach 3 Monaten
- Sportfähigkeit nach 4 Monaten
  Zu TFCC-Läsionen vgl. auch Sauerbier 2015: 296-302.

Mittlere Rehabilitationszeit > 4 Monate.

7.2.2 Frakturen

RED FLAG

Frakturzeichen sind ein Red flag. Der Patient ist zum Arzt zu überweisen (Informationen zum Flaggensystem sind in ➤ Kap. 1.5 aufgeführt).

In der Handregion werden zahlreiche Frakturarten beschrieben. Stürze auf die gestreckte Hand sind die häufigste Ursache von Handgelenksfrakturen.

Die Versorgung richtet sich nach dem Ausmaß und der Lokalisation der Schädigung. Während stabile Frakturlinien nur mit Orthesen- oder Gipsversorgung therapiert werden, erfolgt bei instabilen bzw. dislozierten Frakturen eine operative, osteosynthetische Versorgung. Für Trümmer- oder Mehrfragmentfrakturen eignen sich Plattenosteosynthesen mit Schraubenfixierung. Bei komplizierten Brüchen mit offenen Wunden finden auch Fixateurs externes Anwendung.

Für allgemeine Informationen zur Einteilung von Frakturen, zu Möglichkeiten der Ruhigstellung und zu operativen Verfahren siehe ➤ Kap. 1.1.2. Proximale Frakturen von Radius und Ulna, insbesondere auch die Monteggia-, Galeazzi-Fraktur und die Essex-Lopresti-Läsion, werden in ➤ Kap. 6.2.3 beschrieben.

Schaftfrakturen von Radius und Ulna

BEFUNDE

Traumamechanismus
- Sturz auf den Unterarm
- Schlag auf den Unterarm

Leitsymptomatik und Befunde
- Starke lokale Schmerzen
- Schonhaltung
- Fehlende Bewegungsbereitschaft

Mögliche weitere Befunde
- Dislokationen
- Krepitationen bei Bewegung
- Ggf. Dislokationen
- Ggf. Hämatom

Beschreibung

Schaftfrakturen betreffen die Diaphysen von Radius und Ulna. Schaftfrakturen von Ulna und Radius gehen, insbesondere bei direkter Krafteinwirkung, häufig mit Weichteilverletzungen einher. Auch Kompartmentsyndrome sind möglich. Eine ausgebreitete Untersuchung ist daher ratsam.

Klassifikation

Die Einteilung erfolgt nach der AO-Klassifikation.

Klassifikation

AO-Klassifikation

2 Radius/Ulna
22 Radius/Ulna diaphysäres Segment
A einfach
B Stück-/Keilfraktur
C komplex

Ulnafrakturen mit intaktem Radius

Frakturen der Ulnadiaphyse kommen einfach, als Schrägfraktur (22-A1.1), als Querfraktur (22-A1.2) und mit Luxation des Caput radii vor (Monteggia-Fraktur) (22-A1.3). Zudem werden Keilfrakturen mit intaktem (22-B1.1) oder fragmentiertem (22-B1.2) Keilfragment beschrieben; auch hier ist eine Luxation des

Caput radii möglich (22-B1.3). Auch eine 2-Etagen Fraktur ohne Beteiligung des Radius (22-C1.1) kommt in der Praxis vor.

Radiusfrakturen mit intakter Ulna

Frakturen der Radiusdiaphyse kommen als Schrägfraktur (22-A2.1), als Querfraktur (22-A2.2) und mit Luxation der Art. radioulnaris distalis (Galeazzi-Fraktur) (22-A2.3) vor. Zudem werden Keilfrakturen mit intaktem (22-B2.1) oder fragmentiertem (22-B2.2) Keilfragment beschrieben; auch hier ist eine Luxation der Art. radioulnaris distalis (22-B2.3) möglich. Auch eine 2-Etagen Fraktur ohne Beteiligung der Ulna (22-C2.1) ist möglich.

Frakturen von Radius und Ulna

Beide Knochen können im proximalen, mittleren oder distalen Bereich der Diaphysen gepaart frakturieren. Die Frakturlinien können einfach verlaufen oder als Keilfraktur auftreten. Auch die Kombination einer einfachen Fraktur des einen und einer Keilfraktur des anderen Knochens ist möglich.

Zudem werden 2-Etagenfrakturen eines Knochens mit einfacher oder mehrfragmentärer Fraktur des anderen Knochens beschrieben:

- Bifokale 2-Etagen-Fraktur der Ulna, Radius frakturiert (22-C1.2)
- Mehrfragmentäre Fraktur der Ulna, Radius frakturiert (22-C1.3)
- Bifokale 2-Etagen-Fraktur des Radius, Ulna frakturiert (22-C2.2)
- Mehrfragmentäre Fraktur des Radius, Ulna frakturiert (22-C2.3)

Die ausgeprägteste Variante ist eine Mehrfragmentfraktur beider Knochen:

- 2 Etagen-Fraktur beider Knochen (22-C3.1)
- 2-Etagen-Fraktur eines Knochens, Mehrfragmentfraktur des anderen (22-C3.2)
- Mehrfragmentfraktur beider Knochen (22-C3.3)

Traumamechanismus

Schaftfrakturen des Unterarms entstehen am häufigsten durch direkte Gewalteinwirkung, also entweder durch einen Sturz auf den Arm, ggf. auf eine Kante, oder durch Schläge mit einem harten Gegenstand. Aber auch indirekte Krafteinwirkungen durch Stürze auf die gestreckte Hand können zu Frakturen führen.

Untersuchung

Manualtherapeutisch Die aktive Bewegungsbereitschaft im Ellenbogen-, Handgelenk und in den Radioulnargelenken wird überprüft. Eine provozierende Palpation wird durchgeführt. Bei bestehenden Frakturzeichen muss der Patient zum Arzt überwiesen werden.

Medizinisch Röntgen in zwei Ebenen. Zur Abklärung eventueller Weichteilverletzungen kann eine MRT gemacht werden. Bei V. a. Kompartmentsyndrom folgen neurologische und vaskuläre Screenings.

Therapie

Konservativ

Eine konservative Therapie ist nur bei einfachen, nicht dislozierten Frakturen (> 10° Achsenabweichung) möglich.

Die Behandlung erfolgt mit 6 Wochen Ruhigstellung im Oberarmgips. Eine physiotherapeutische Nachbehandlung erfolgt nur bei Restriktionen im Ellenbogen oder der Hand. Therapeutisch stehen dann endgradige Rollgleitmobilisationen im Vordergrund. Die volle Mobilität sollte bis zum Ende der Konsolidierungsphase erreicht sein.

Mittlere Rehabilitationszeit > 8 Wochen.

Operativ

Die operative Versorgung erfolgt in der Regel mittels Plattenosteosynthesen. Bei Mehrfragmentfrakturen kann zunächst ein Fixateur externe notwendig sein (vgl. Breusch et al. 2019: 289 und Baierlein 2011: 40–43).

Postoperative Rehabilitation

Die frühfunktionelle Nachbehandlung erfolgt mit Mobilisationen und aktiven Bewegungen (Ellenbogen, Hand). Sollte eine Ruhigstellung notwendig sein, werden endgradige Mobilisationen unmittelbar danach begonnen.

Mittlere Rehabilitationszeit 3–4 Monate.

Distale Radiusfrakturen

BEFUNDE

Traumamechanismus
- Sturz auf die dorsalextendierte oder palmarflektierte Hand

Leitsymptomatik und Befunde
- Starke lokale Schmerzen
- Keine oder stark eingeschränkte Bewegungsbereitschaft der Hand
- Schwellung

Beschreibung

Distale Radiusfrakturen gehören zu den häufigsten Verletzungen der Handregion. Sie entstehen durch Stürze auf die dorsalextendierte oder palmarflektierte Hand. Begleitende Verletzungen der Handwurzelknochen, insbesondere des Os sacphoideum, sind möglich.

Klassifikation

AO-Klassifikation

Die Einteilung erfolgt nach der AO-Klassifikation.

Klassifikation

AO-Klassifikation

2 Unterarm
23 distaler Unterarm
A extraartikulär
B partiell artikuläre Fraktur des Radius
C vollständig artikuläre Fraktur des Radius

- **Extraartikuläre Frakturen:** Die Fraktur kann ohne Fehlstellung (23-A2.1), nach dorsal abgekippt **(Colles-Fraktur)** (23-A2.2) oder nach palmar abgekippt **(Smith-Fraktur)** (23-A2.3) sein. Auch multifragmentäre Frakturen mit axialer Verkürzung, Keilbildung oder komplex werden beschrieben.
- **Partiell artikuläre Frakturen:**
  - Sagittal: Frakturlinien können sagittal lateral einfach (23-B1.1), sagittal lateral mehrfragmentär (23-B1.2) oder sagittal medial (23-B1.3) auftreten.
  - Dorsale Kante: Frakturen werden einfach (23-B2.1), frontal verlaufend (23-B2.2) und mit dorsaler Dislokation der Handwurzel (23-B2.3) beschrieben.
  - Volare Kante: Frakturen können einfach mit kleinem (23-B3.1) oder großem (23-B3.2) Fragment oder mehrfragmentär auftreten (23-B3.3).
- **Intraartikuläre Frakturen:**
  - Einfach artikulär: mit posteriorem Fragment (23-C1.1) oder mit sagittal (23-C1.2) bzw. frontal (23-C1.3) verlaufender Frakturlinie.
  - Einfach artikulär metaphysär, mehrfragmentär: mit sagittaler (23-C2.1) bzw. frontal (23-C2.2) verlaufender Frakturlinie oder bis in die Diaphyse reichend (23-C2.3).
  - Artikulär mehrfragmentär: metaphysär einfach (23-C3.1), metaphysär mehrfragmentär (23-C3.2) oder bis in die Diaphyse reichend (23-C3.3).

Einteilung nach Fernandez

Fernandez hat die Frakturen nach der Art der Krafteinwirkung eingeteilt (vgl. Fernandez 2001: 411–425):

- Typ I: indirekte Biegekräfte (Colles- und Smith-Fraktur)
- Typ II: Abscherung bei axial einwirkenden Kräften der palmaren oder dorsalen Kante
- Typ III: rein axiale Krafteinwirkung mit intraartikulärer Kompressionsfraktur
- Typ IV: Avulsionsfraktur mit ossärem Ausriss radiokarpaler oder ulnokarpaler Bandstrukturen
- Typ V: Kombination der Frakturtypen

Weitere Klassifikationen

Weitere Klassifikationen wurden von diversen Autoren durchgeführt und würden den Rahmen dieses Buches sprengen:

- Frykmann (1967)
- Thomas (1977)
- Melone (1984)
- Pechlaner (2007)

Besondere Frakturbezeichnungen

- **Colles-Fraktur:** Fraktur nach Sturz auf die dorsalextendierte Hand; intra- oder extraartikulär mit Dislokation des distalen Fragments nach dorsal, ggf. mit Abbruch des Proc. styloideus ulnae
- **Smith Fraktur:** Fraktur nach Sturz auf die palmarflektierte Hand; intra- oder extraartikulär mit Dislokation des distalen Fragments nach palmar.
- **Barton-Fraktur:** monofragmentärer, dorsaler Kantenbruch des Radius, partielle Gelenkfraktur.
- **Reversed-Barton-Fraktur:** palmarer Kantenbruch des Radius, partielle Gelenkfraktur (Smith-II-Fraktur).
- **Chauffeur-Fraktur:** intraartikuläre, sagittal verlaufende Fraktur, meist monofragmentär, Abbruch des Proc. styloideus radii, radialer Keilbruch.
- **Die-Punch-Fraktur:** intraartikuläre Kompressionsverletzung durch axiale Krafteinwirkung, die Epiphyse wird in vier Hauptfragmente gesprengt (vgl. Baierlein 2011: 44–51).

Traumamechanismus

Distale Radiusfrakturen entstehen durch Sturz auf die dorsalextendierte oder palmarflektierte Hand.

Untersuchung

Manualtherapeutisch Die aktive Bewegungsbereitschaft im Handgelenk und dem distalen Radioulnargelenk wird überprüft. Eine provozierende Palpation wird durchgeführt. Bei bestehenden Frakturzeichen muss der Patient zum Arzt überwiesen werden.

Medizinisch Röntgen in zwei Ebenen, ggf. CT.

Therapie

Konservativ

Folgende Frakturarten können konservativ behandelt werden:

- Frakturen innerhalb der Toleranzgrenze der Spontankorrektur bei Kindern
- Wulstfrakturen
- Reponierbare Abscherfrakturen mit minimaler Dislokation

- Frakturen bei geriatrischen Patienten mit stabilen Frakturpositionen und impaktierter Fehlstellung.

Repositionen können bei Extensionsfrakturen zumeist geschlossen durchgeführt werden (vgl. Breusch et al. 2019: 291).

Grundsätzliches:
- Dorsale Gipsschiene für 1 Woche in Flexion und Ulnarduktion bei Extensionsfrakturen
- Volare Gipsschiene für 1 Woche in Extension und Ulnarduktion bei Flexionsfrakturen (selten, muss meist operiert werden)
- Zirkulärer UA-Gips für weitere 3–5 Wochen

Entzündungs- und Proliferationsphase:
- Keine Manuelle Therapie

Konsolidierungsphase, nach Gipsentfernung:
- Rollgleitmobilisationen in Dorsalextension, Palmarflexion, Ulnarduktion, Radialduktion
- Rollgleitmobilisationen in Pro- und Supination (proximales und distales Radioulnargelenk)
- Konzentrisches und exzentrisches Muskeltraining
- Koordinationstraining

HINWEIS
Nach geschlossener Reposition sind bei Erwachsenen mehrere Röntgenkontrollen notwendig (1., 4., 7., 10. Tag), bei Kindern reicht zumeist eine Kontrolle am 5.–7. Tag.

Mittlere Rehabilitationszeit > 8 Wochen.

Operativ

Nicht stabile, stark dislozierte Frakturen, Mehrfragmentfrakturen, Luxationsfrakturen und die meisten Frakturen von Radius und Ulna werden operativ versorgt. In den allermeisten Fällen wird heutzutage mit **winkelstabilen Plattenosteosynthesen** versorgt.

Diese sind möglich bei
- offenen Frakturen,
- instabilen Frakturen,
- nicht geschlossen reponierbaren Frakturen,
- Frakturen mit metaphysärer Trümmerzone,
- neurologischen und vaskulären Beeinträchtigungen.

Schraubenosteosynthesen sind bei sagittalen, partiell artikulären Radiusfrakturen möglich.

Bohrdrahtosteosynthesen finden bei einfachen und multifragmentären extraartikulären Radiusfrakturen Anwendung.

Fixateures externes werden nach Frakturen mit großem Weichteilschaden, Trümmer- und Luxationsfrakturen eingesetzt. Üblich ist eine Fixation an Os metacarpale II und an der Radiusdiaphyse mit Kirschner-Draht-Versorgung oder Schraubenosteosynthese und Spongiosaplastik in der Trümmerzone (vgl. Breusch et al. 2019: 291–294).

Postoperative Rehabilitation

Die postoperative Rehabilitation nach winkelstabiler Plattenosteosynthese wird wie folgt durchgeführt:

Grundsätzliches:
- Frühfunktionelle Behandlung nach abgeschlossener Wundheilung

Entzündungsphase:
- Keine Manuelle Therapie

Proliferationsphase:
- Aktives Bewegen von Fingern und Hand (ohne Belastung)
- Rollgleitmobilisationen im schmerzfreien Bereich (Dorsalextension, Palmarflexion, Ulnaduktion, Radialduktion, Pronation, Supination)

Konsolidierungsphase:
- Endgradige Rollgleitmobilisationen
- Kraftaufbau (exzentrisch und konzentrisch)

Die postoperative Rehabilitation nach Bohrdrahtosteosynthese wird wie oben durchgeführt, die Metallentfernung erfolgt nach 4–6 Wochen.

HINWEIS
Winkelstabile Radiusplatten können im Körper verbleiben. Über mögliche Vorteile einer Entnahme nach 1 Jahr gibt es kontroverse Meinungen (vgl. Breyer 2008).

Mittlere Rehabilitationszeit 3–4 Monate.

Distale Ulnafrakturen

Traumamechanismen, Frakturlinien, Symptome, Untersuchung und Therapie distaler Ulnafrakturen ähneln sehr denen der oben beschriebenen distalen Radiusfrakturen.

Aufgrund der geringeren Gelenkbeteiligung der Ulna im Handgelenk treten sie isoliert deutlich seltener auf:
- Fraktur des Proc. styloideus ulnae (23-A1.1)
- Metaphysär einfache Fraktur (23-A1.2)
- Metaphysär mehrfragmentäre Fraktur (23-A1.3)

HINWEIS
Distale Radius- und Ulnafrakturen können isoliert oder gemeinsam auftreten. Oft sieht man sie in der Praxis begleitet von Frakturen der Handwurzel und Kapsel-, Band- oder TFCC-Läsionen. Die operative Therapie richtet sich dann nach dem Ausmaß und der Art der Schädigungen.

Frakturen des Os scaphoideum

BEFUNDE

Traumamechanismus
- Sturz auf die dorsalextendierte Hand
- Ballabwehr mit Überstreckung (Fußball)

Leitsymptomatik und Befunde
- Radiale Schmerzen
- Verringerte Bewegungsbereitschaft
- Druckdolenz und Schmerzen in der Tabatiere

7

Beschreibung

Bei den Frakturen der Handwurzelknochen kommt dem Os scaphoideum besondere Bedeutung zu. Es ist am häufigsten betroffen (50 %), auch in Kombination mit distalen Radiusfrakturen. Aufgrund dessen gibt es viele verschiedene Klassifikationen von Skaphoidfrakturen.

CAVE

Die Blutgefäße des Os scaphoideum sprießen von distal in den Knochen ein. Daher ist die Durchblutung im distalen Drittel gut, im mittleren Drittel mäßig und im proximalen Drittel schlecht. Frakturen des proximalen Drittels sollten immer operativ versorgt werden, da sonst die Gefahr ausbleibender Heilung besteht (Pseudarthrose).

Klassifikation

OTA-Klassifikation

Die Einteilung erfolgt nach der OTA-Klassifikation.

Klassifikation

OTA-Klassifikation

71–79 Hand und Karpus
72 Os scaphoideum

- **Einfache Frakturen:** Einfache Frakturen können den proximalen (72-A1) oder distalen (72-A3) Pol oder die Mitte (72-A2) des Knochens betreffen.
- **Mehrfragmentäre Frakturen:** Mehrfragmentäre Frakturen können den proximalen (72-B1) oder distalen (72-B3) Pol oder die Mitte (72-B2) des Knochens betreffen.

Klassifikation nach Böhler

- **Horizontaler Schrägbruch:** Die Frakturlinie verläuft schräg zur Längsachse des Knochens und orthogonal zur Längsachse des Radius.
- **Querbruch:** Die Frakturlinie verläuft schräg zur Längsachse des Knochens.
- **Vertikaler Schrägbruch:** Die Frakturlinie verläuft schräg zur Längsachse des Knochens und parallel zur Längsachse des Radius (vgl. Böhler et al. 1954).

Klassifikation nach Russe (in Anlehnung an Böhler)

- Typ 1: schräg-horizontal verlaufende Frakturlinie, Kompression, stabil
- Typ 2: quer verlaufende Frakturlinie
- Typ 3: schräg-vertikal verlaufende Frakturlinie, Abscherung, instabil (vgl. Russe 1960)

Weitere Klassifikationen

Weitere Klassifikationen erfolgten durch

- Herbert (1984) in stabile, instabile Frakturen, Frakturen mit verzögerter Heilung oder Bildung einer Pseudarthrose,
- Krimmer, Schmitt und Herbert (2000) nach CT-Befunden,
- Schernberg und Elzein (1987), Einteilung in acht Frakturlinien.

Besondere Frakturbezeichnung

De-Quervain-Fraktur: bezeichnet eine Skaphoidfraktur mit Luxation des Os lunatum.

Traumamechanismus

Das Os scaphoideum frakturiert am häufigsten nach Sturz auf die dorsalextendierte Hand. Aber auch die Abwehr eines Balles mit der gestreckten Hand kann zu Frakturen führen.

Differenzialdiagnosen

Differenzialdiagnostisch kommen Kapsel-Band-Läsionen, insbesondere SL-Band-Läsionen, in Betracht (➤ Kap. 7.2.1).

Untersuchung

Manualtherapeutisch Bei Frakturzeichen (mangelnde Bewegungsbereitschaft, starke Schmerzen, Schwellung nach Sturz/ Trauma) sollte eine Röntgenuntersuchung erfolgen.

Medizinisch Röntgen in zwei Ebenen.

Therapie

Konservativ

Stabile und nicht dislozierte Frakturen des distalen und ggf. proximalen Drittels können konservativ versorgt werden (Durchblutung). Allerdings kann eine Dislokation oftmals erst in einer CT nachgewiesen werden.

Grundsätzliches:

- Ruhigstellung in UA-Gips mit Einschluss der Daumengrundphalanx für 6 Wochen

Entzündungs- und Proliferationsphase:

- Keine Manuelle Therapie

Konsolidierungsphase, nach Gipsentfernung:

- Mobilisation des Handgelenks und der radialen Handwurzelreihe
- Mobilisation des Daumensattelgelenks
- Aktive Bewegungsübungen (Dorsalextension und Palmarflexion des Handgelenks und Extension, Flexion, Abduktion, Adduktion und Opposition und Reposition des Daumens)

Mittlere Rehabilitationszeit > 8 Wochen.

Operativ

Das operative Vorgehen richtet sich nach der Lokalisation der Fraktur (vgl. Breusch et al. 2019: 313–314):

- Frakturen des proximalen Drittels: perkutane Verschraubung mit kanülierter Doppelgewindeschraube

- Frakturen des mittleren Drittels: offenes Verfahren, dorsaler Zugang (Mini-Herbert-Schraube)
- Instabile, dislozierte Frakturen: offene Reposition mit Doppelgewindeschraube

HINWEIS
Bei begleitenden Kapsel-Bandverletzungen kann eine Bandnaht, Bandplastik oder auch eine interkarpale Arthrodese notwendig sein.

Postoperative Rehabilitation

Die postoperative Rehabilitation richtet sich nach dem operativen Verfahren.
Grundsätzliches:
Orthese für 2 Wochen
Entzündungsphase:
- Keine Manuelle Therapie

Proliferationsphase, nach Abnahme der Orthese:
- Mobilisation des Handgelenks und der radialen Handwurzelreihe
- Mobilisation des Daumensattelgelenks
- Aktive Bewegungsübungen (Dorsalextension und Palmarflexion des Handgelenks und Extension, Flexion, Abduktion, Adduktion sowie Opposition und Reposition des Daumens)

Mittlere Rehabilitationszeit > 8 Wochen.

Komplikationen

Skaphoidpseudarthrose

Hierbei handelt es sich um eine nicht ausgeheilte Fraktur mit bindegewebiger Verbindung.

Therapie
Operativ: Die Therapie erfolgt operativ mittels Spanplastik und Schraubenfixierung. Selten Kirschner-Draht Versorgung, sehr selten winkelstabile Plattenosteosynthese. Bei fortgeschrittener Arthrose kann eine Teilarthrodese der Handwurzel notwendig sein.
Postoperative Rehabilitation: Die Mobilisation erfolgt nach 6-wöchiger Ruhigstellung im UA-Gips.

Frakturen der Handwurzel, weitere

BEFUNDE

Traumamechanismus
- Sturz auf die dorsalextendierte oder palmarflektierte Hand
- Schlag auf die Hand mit einem harten Gegenstand
- Abwehr eines Balles

Leitsymptomatik und Befunde
- Lokale Schmerzen
- Geringe Bewegungsbereitschaft
- Schwellung

Klassifikation

Die Einteilung erfolgt nach der OTA-Klassifikation.

Klassifikation

OTA-Klassifikation

71–76 Hand und Karpus
71 Os lunatum
72 Os scaphoideum
73 Os capitatum
74 Os hamatum
75 Os pisiforme, Os triquetrum
76 Os trapezium, Os trapezoideum

Grundsätzlich kann jeder Handwurzelknochen einzeln oder in Kombination mit weiteren und/oder dem Radius, der Ulna und den Metakarpalknochen frakturieren.
- **Os lunatum:** Einfache (71-A) oder mehrfragmentäre (71-B) Frakturen werden laut OTA-Klassifikation beschrieben.
- **Os capitatum:** Einfache (73-A) oder mehrfragmentäre (73-B) Frakturen werden laut OTA-Klassifikation beschrieben.
- **Os hamatum:** Einfache (74-A) oder mehrfragmentäre (74-B) Frakturen werden laut OTA-Klassifikation beschrieben.
- **Os pisiforme:** Einfache (75-A1) oder mehrfragmentäre (75-B1) Frakturen werden laut OTA-Klassifikation beschrieben.
- **Os triquetrum:** Einfache (75-A2) oder mehrfragmentäre (75-B2) Frakturen werden laut OTA-Klassifikation beschrieben.
- **Os trapezium:** Einfache (76-A1) oder mehrfragmentäre (76-B1) Frakturen werden laut OTA-Klassifikation beschrieben.
- **Os trapezoideum:** Einfache (76-A2) oder mehrfragmentäre (76-B2) Frakturen werden laut OTA-Klassifikation beschrieben.

Traumamechanismus

Sturz auf die Hand, Schlag auf die Hand, Abwehr eines Balles.

Untersuchung

Manualtherapeutisch Bei Frakturzeichen (mangelnde Bewegungsbereitschaft, starke Schmerzen, Schwellung nach Sturz) sollte eine Röntgenuntersuchung erfolgen.

Medizinisch Röntgen in zwei Ebenen.

Therapie

Konservativ

Stabile, nicht dislozierte Frakturen können konservativ therapiert werden.

Grundsätzliches:
- Ruhigstellung in UA-Gips (Einschluss der Finger frakturabhängig) für 6 Wochen

Entzündungs- und Proliferationsphase:
- Keine Manuelle Therapie

Konsolidierungsphase, nach Gipsentfernung:
- Mobilisation des Handgelenks und der radialen Handwurzel
- Mobilisation der Finger und des Daumens
- Aktive Bewegungsübungen des Handgelenks und der Finger und des Daumens

Mittlere Rehabilitationszeit > 8 Wochen.

Operativ

Versorgung mit Doppelgewindeschraube oder Herbert-Schraube.

Postoperative Rehabilitation

Grundsätzliches:
Orthese für 2 Wochen

Entzündungsphase:
- Keine Manuelle Therapie

Proliferationsphase, nach Abnahme der Orthese:
- Mobilisation des Handgelenks und der Handwurzel
- Mobilisation des Daumens und der Finger
- Aktive Bewegungsübungen

Mittlere Rehabilitationszeit > 8 Wochen.

Metakarpale Frakturen (II–V)

BEFUNDE

Traumamechanismus
- Sturz auf die Hand
- Faustschlag
- Schlag auf die Hand (harter Gegenstand)

Leitsymptomatik und Befunde
- Lokale Schmerzen
- Schwellung
- Reduzierte Bewegungsbereitschaft

Klassifikation

Die Einteilung erfolgt nach der OTA-Klassifikation.

Klassifikation

OTA-Klassifikation

77 Metakarpale

Frakturen der Metakarpalbasis

- **Extraartikulär**
  - Einfach (77-A1)
  - Mehrfragmentär (77-A2)
- **Partiell artikulär**
  - Spaltbruch (77-B1.1), Avulsion (77-B1.2) oder Impressionsfraktur (77-B1.3)
- **Vollständig artikulär**
  - Einfach artikulär, einfach metaphysär (77-C1.1)
  - Einfach artikulär, mehrfach metaphysär (77-C1.2)
  - Mehrfach artikulär (77-C1.3)

Frakturen des Metakarpalschaftes

- **Diaphysär einfach**
  - Spiralförmig (77-A2.1)
  - Schräg (77-A2.2)
  - Quer (77-A2.3)
- **Diaphysär keilförmig**
  - Spiralförmig mit Keil (77-B2.1)
  - Mit Biegung (77-B2.2)
  - Mit fragmentiertem Keil (77-B2.3)
- **Diaphysär mehrfragmentär**
  - Segmental (77-C2.1)
  - Komplex (77-C2.2)

Frakturen des Metakarpalköpfchens

- **Distal extraartikulär**
  - Einfach (77-A3.1)
  - Mehrfragmentär (77-A3.2)
- **Diaphysär keilförmig**
  - Spaltbruch, Avulsion (77-B3.1)
  - Impressionsfraktur (77-B3.2)
  - Spalt-/Impressionsfraktur (77-B3.3)
- **Distal vollständig artikulär**
  - Einfach artikulär, einfach metaphysär (77-C3.1)
  - Einfach artikulär, mehrfach diaphysär (77-C3.2)
  - Mehrfach artikulär (77-C3.3)

Frakturen der Basis des Os metacarpale I

Frakturen der Basis des Os metacarpale I wurden von Bennet und Rolando beschrieben:
- **Bennet-Fraktur:** intraartikuläre, basisnahe Schrägfraktur
- **Rolando-Fraktur:** intraartikuläre, basisnahe Y- oder T-förmige Fraktur
- **Winterstein-Fraktur (Synonym: Pseudo-Benett-Fraktur):** extraartikuläre, basisnahe Schräg- oder Querfraktur

Traumamechanismus

Sturz, Faustschlag, Schlag auf die Mittelhand mit hartem Gegenstand.

HINWEIS

Eine Fraktur der Metakarpalknochen wird auch als **Boxerverletzung** bezeichnet. Kommt es zum Schlag mit der Faust ins Gesicht, können durch Hautschäden (Beißabwehr) Bakterien in die Hand gelangen. Eine operative Intervention ist dann erst nach ausgestandener Infektion möglich.

Untersuchung

Manualtherapeutisch Funktionsuntersuchung der Karpometakarpalgelenke, Untersuchungen der einzelnen Metakarpalknochen, Klopftest und Test der aktiven Bewegungsbereitschaft werden durchgeführt.

Medizinisch Röntgen.

Therapie

Konservativ

Stabile, nicht dislozierte Frakturen können konservativ behandelt werden.

Grundsätzliches:

- Ruhigstellung für 6 Wochen
  - 1–2 Wochen Unterarmgips unter Einschluss der Finger
  - 4–5 Wochen Schienenversorgung mit Bewegungsfreiheit der Finger

Entzündungs- und Proliferationsphase:

- Keine Manuelle Therapie

Konsolidierungsphase (ab 7. Woche):

- Intermetakarpale Mobilisation
- Karpometakarpale Mobilisation
- Mobilisation der betroffenen Grundgelenke
- Aktives Bewegen des Handgelenks und der Finger mit Faustschluss und Spreizung der Finger
- Koordinatives Training

Mittlere Rehabilitationszeit > 8 Wochen.

Operativ

Die operative Intervention ist abhängig vom Frakturbild. Indikationen:

- Instabile Frakturen
- Dislozierte Frakturen
- Mehrfragmentäre Frakturen
- Frakturen mehrerer Metakarpalknochen

Die Versorgung erfolgt, je nach Fraktur, mit Schrauben, Drähten, Marknägeln, Titanplatten oder auch mit kombinierten Verfahren.

Postoperative Rehabilitation

Grundsätzliches:

- OP-abhängig Ruhigstellung für 2–4 Wochen

Entzündungsphase:

- Keine Manuelle Therapie

Nach Ruhigstellung (Proliferationsphase oder Konsolidierungsphase):

- Intermetakarpale Mobilisation
- Karpometakarpale Mobilisation
- Mobilisation der betroffenen Grundgelenke
- Aktives Bewegen des Handgelenks und der Finger mit Faustschluss und Spreizung der Finger
- Koordinatives Training

Zu Frakturen der Handregion vgl. Baierlein 2011: 40–58 und Journal of Orthopaedic Trauma 2018.

Mittlere Rehabilitationszeit > 8 Wochen.

7.2.3 Sehnenverletzungen

Sehnenverletzungen können sowohl den Beuge- als auch den Streckapparat der Finger betreffen (➤ Abb. 7.10).

Beugesehnenverletzung

BEFUNDE

Traumamechanismus
- Glatte Schnittverletzung
- Ausgedehnte Gewebszerreißung (z. B. Kreissäge)

Leitsymptomatik und Befunde
- Scharfer, brennender lokaler Schmerz
- Verlust von Beugefähigkeit

Beschreibung

Beugesehnenverletzungen treten häufig auf und sind die Folge von Schnitten mit Glas, Messern oder auch Konservendeckeln. Seltener sind ausgedehnte Gewebszerreißungen durch Kreissägen o.Ä. in diesem Fall sind weitere Verletzungen von Weichteilen und Knochen zu erwarten.

Klassifikation

Die Einteilung erfolgt je nach Lokalisation in 5 Zonen von distal nach proximal, die Zonen 6 und 7 beschreiben die möglichen Regionen für Läsionen des M. flexor pollicis. Die Zone 2 wird als kritischster Bereich beschrieben (➤ Abb. 7.11).

Traumamechanismus

Glatte Schnittverletzung oder ausgedehnte Gewebszerreißung der oberflächlichen und/oder tiefen Beugesehnen der Finger. Beim Daumen betrifft sie den M. flexor pollicis longus, hier existiert kein zweischichtiges System.

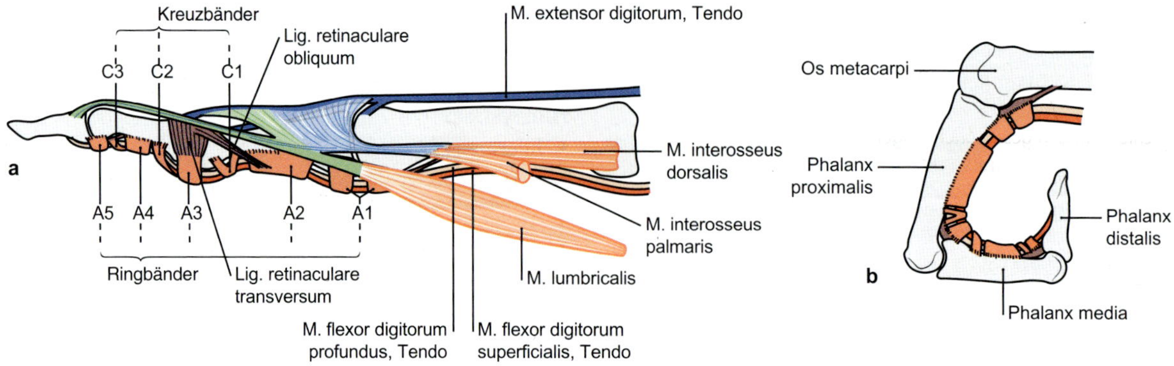

Abb. 7.10 Bau des Beuge- und Strecksehnenapparats der Finger: a) Gestreckter Finger; b) Gebeugter Finger. [S700-L126/G1064, M282]

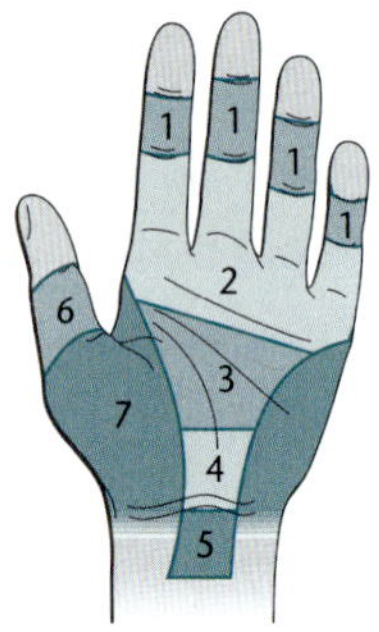

Abb. 7.11 Zoneneinteilung für Beugesehnenverletzungen der Hand (nach Nigst). [A300-106]

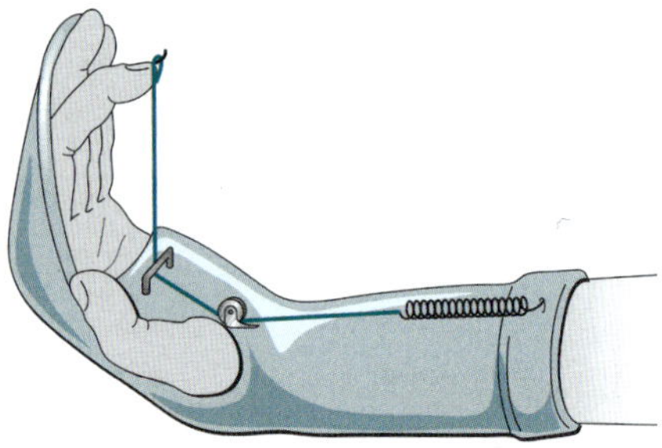

Abb. 7.12 Kleinert-Gips bei Beugesehnenverletzung. [L106]

Untersuchung

Manualtherapeutisch Anamnese, Sichtbefund und Funktionsuntersuchung.

- M. flexor digitorum profundus: Bei durchtrennter Sehne kann das Endgelenk bei gestrecktem Finger und fixiertem Mittelgelenk nicht aktiv flektiert werden.
- M. flexor digitorum superficialis: Bei durchtrennter Sehne kann das Mittelgelenk des betroffenen Fingers nicht aktiv flektiert werden, wenn die umliegenden Finger in Streckstellung fixiert werden.

Medizinisch Nervenläsionen müssen mittels neurologischer Untersuchung ausgeschlossen werden.

Therapie

Konservativ

Keine Option.

Operativ

Die Therapie erfolgt operativ mittels Haupt- oder Kernnaht.

Postoperative Rehabilitation

Grundsätzliches:

- Ruhigstellung im Kleinert-Gips mit Fixation des Handgelenks in 20° Palmarflexion, der betroffenen Grundgelenke in 60–70° Flexion und Flexion in den Mittel- und Endgelenken für 4 Wochen (➤ Abb. 7.12)
- Beugezügel mittels Armband in der 5. Woche

Entzündungs- und Proliferationsphase:

- Passive Mobilisation der betroffenen Finger in Flexion
- Aktive Extension
- Cave: keine aktive Flexion!

Konsolidierungsphase:

- Endgradige Mobilisation von Hand- und Fingergelenken in Extension und Flexion ab 6. Woche
- Aktives Bewegen in Flexion ab 6. Woche
- Intensives Dehnen der operierten Sehne/n erst nach 8 Wochen

Zu Beugesehnenverletzungen der Hand vgl. auch Breusch et al. 2019: 320.

Mittlere Rehabilitationszeit > 4 Monate.

Strecksehnenverletzung

BEFUNDE

Traumamechanismus
- Schlag auf den gestreckten Finger
- Ball gegen den gestreckten Finger

Leitsymptomatik und Befunde
- Dorsale, lokale Schmerzen (Endgelenk)
- Ggf. Hämatom und Schwellung

Beschreibung

Eine Ruptur der Strecksehnen erfolgt zumeist an der Basis der Endphalanx, ggf. als Avulsionsfraktur.

Traumamechanismus

Ruptur der Sehnen durch Schlag auf/gegen den extendierten Finger. Im Basketball, Handball oder Volleyball ist dies durch einen Ball gegen den gestreckten Finger möglich.

Untersuchung

Manualtherapeutisch Klinische Beurteilung und aktiver Extensionstest.

Medizinisch Röntgen in zwei Ebenen zum Ausschluss knöcherner Ausrisse (Avulsionen).

Therapie

Konservativ

Es erfolgt eine Schienenbehandlung mit Stack-Schiene 8 Wochen Tag und Nacht und in den Wochen 9–12 nur nachts. In einer Stack-Schiene ist das Mittelgelenk frei beweglich. Der Finger muss einmal täglich gesäubert und gepudert werden.
Entzündungs-, Proliferations- und Konsolidierungsphase:
- Keine Manuelle Therapie
- Aktives Bewegen des Mittelgelenks in der Schiene erlaubt

Umbauphase:
- Aktives Bewegen
- Manuelle Therapie nur bei bestehenden Kontrakturen

Mittlere Rehabilitationszeit > 4 Monate.

Operativ

Indikation bei größeren knöchernen Ausrissen oder Luxationen.

Postoperative Rehabilitation

Die postoperative Rehabilitation richtet sich nach dem gewählten Verfahren und folgt dem Nachbehandlungsschema des Operateurs (vgl. Breusch et al. 2019, 322).

Mittlere Rehabilitationszeit 3–4 Monate.

Zusammenfassung

Traumatische Erkrankungen in der Handregion

Aus Stürzen, zumeist auf die gestreckte Hand, können vielfältige Verletzungsmuster der Knochen, Kapseln und Ligamente der Handregion entstehen. Insbesondere bei Repetitive strain injuries, aber auch bei einmaligem Trauma können die Strukturen des TFCC geschädigt werden.

Hauptaspekt für die Wahl einer konservativen oder operativen Behandlungsstrategie ist die posttraumatische Stabilität des Handgelenks. Während bei einer konservativen Versorgung in der Regel eine Ruhigstellung von bis zu 6 Wochen notwendig ist, ist postoperativ häufig eine frühfunktionelle Mobilisation möglich.

Rupturen der Beugesehnen erfolgen durch Schnittverletzungen, die Strecksehnen verletzen durch direkte Krafteinwirkung auf den gestreckten Finger (Schlag oder Ballkontakt). Verletzungen der Beugesehnen werden operativ, Verletzungen der Strecksehnen zumeist konservativ nachbehandelt.

7.3 Entzündliche Erkrankungen

7.3.1 Rheumatische Erkrankungen

Grundlagen rheumatischer Erkrankungen werden in ➤ Kap. 1.1.3 erklärt.

BEFUNDE

Generelle Leitsymptome und Befunde rheumatischer Erkrankungen
- Schübe und Remissionen der entzündlichen Aktivität wechseln sich ab.
- Multiple Regionen des Körpers sind betroffen.
- Gelenke, Muskeln oder Faszien können betroffen sein.
- Darm, Haut, Augen oder innere Organe können betroffen sein.

Es gibt viele rheumatische Erkrankungen, die mit Entzündungen der Gelenke, der Muskulatur und Faszien sowie der Haut im Bereich der Handregion einhergehen. Bei rheumatischer Arthritis, aber auch bei Morbus Bechterew, Psoriasis-Arthritis oder Morbus Crohn können Strukturen der Handregion mitbetroffen sein.

Aufgrund der Relevanz für alle Regionen der Extremitäten werden die rheumatischen Erkrankungen in ➤ Kap. 9.6.1 umfassend erläutert.

7.3.2 Postinfektiöse Erkrankungen

BEFUNDE

Leitsymptomatik und Befunde
- Persistierende Schmerzen, die bei Belastung stärker werden
- Geschwollene, gerötete und überwärmte Gelenk- oder Muskelregionen

Anamnestische Informationen
- Zurückliegende Infekte oder vorangegangene offene Wunden oder Operationen

Postinfektiöse Erkrankungen können sowohl durch endogene als auch durch exogene Keime entstehen. Leitsymptomatik sind persistierende Schmerzen, die bei Belastung stärker werden. Oft findet man geschwollene, gerötete und überwärmte Gelenkregionen nach zurückliegenden oder andauernden infektiösen Geschehen. Häufigstes Krankheitsbild ist die postinfektiöse Osteomyelitis.

Aufgrund der Relevanz für alle Regionen der Extremitäten werden die postinfektiösen Erkrankungen in ➢ Kap. 9.6.2 ausführlich erklärt.

7.4 Degenerative Erkrankungen

Basiswissen zu degenerativen Erkrankungen wird in ➢ Kap. 1.1.4 vermittelt.

7.4.1 Arthrose des Handgelenks

Ätiologie Oft posttraumatisch oder als Folge rheumatischer Erkrankungen. Seltener sind Primärarthrosen, postinfektiöse Arthrosen oder Folgen einer neoplastischen Veränderung.

BEFUNDE

Leitsymptomatik
- Morgendliche Schmerzen
- Morgensteifigkeit im Gelenk
- Bei Belastung zunehmende Schmerzen

Kapselmuster
- Dorsalextension und Palmarflexion 1 : 1

Kapselmuster

Dorsalextension und Palmarflexion sind gleichermaßen eingeschränkt (1 : 1).

Untersuchung

Manualtherapeutisch Die Dorsalextension, Palmarflexion, Radial- und Ulnarduktion werden passiv angulär untersucht.

Medizinisch Röntgen in zwei Ebenen.

Therapie

Konservativ

- Belastungsreduktion
- Aktives Bewegen im schmerzfreien Bereich
- Rollgleitmobilisationen in alle Bewegungsrichtungen
- Koordinatives Training
- Ggf. Nutzung von Handgelenksorthesen

Operativ

Reichen konservative Maßnahmen nicht aus und sind die Beschwerden progredient, so stehen, je nach Ausmaß der Arthrose, mehrere operative Verfahren zur Auswahl.

Denervierung des Handgelenks
Indikationen sind Primärarthrosen sowie Sekundärarthrosen (Skaphoidpseudarthrosen, distale Radiusfrakturen, Lunatumnekrosen, Polyarthritis).

Handgelenksendoprothesen
Die Indikation wird kontrovers diskutiert. Insbesondere in der Langzeitbetrachtung gibt es keine zuverlässig guten Erfolge. Moderne Prothesen sind zumeist ungekoppelt und zementfrei einsetzbar. Bei ausbleibendem Erfolg oder Komplikationen ist eine Arthrodese erforderlich.

Arthrodese des Handgelenks
Die Arthrodese stellt die letzte Interventionsmöglichkeit mit Beseitigung der Schmerzen bei totalem Verlust der Mobilität dar. Sie muss nur bei bestehenden Funktionsstörungen der umliegenden Gelenke erfolgen.

Postoperative Rehabilitation

Die postoperative Rehabilitation richtet sich nach dem angewandten Verfahren:
- Bei Z. n. Denervierung reicht zumeist eine frühfunktionelle überwiegend aktive Handtherapie.
- Die Nachbehandlung nach Endoprothesen-OP folgt dem individuellen Nachbehandlungsschema des Operateurs.

7

7.4.2 Arthrose des distalen Radioulnargelenks

Ätiologie Primärarthrose (selten) oder Sekundärarthrose zumeist posttraumatisch. Rheumatisch oder postinfektiös möglich.

BEFUNDE

Leitsymptomatik
- Stark schmerzhafte endgradige Pro- und Supination

Kapselmuster
- Pro- und Supination (1 : 1)

Kapselmuster

Pro- und Supination sind gleichermaßen eingeschränkt (1 : 1).

Untersuchung

Manualtherapeutisch Pro- und Supination werden passiv angulär untersucht.

Medizinisch Röntgen.

Therapie

Konservativ

- Mobilisation in Pro- und Supination im proximalen und distalen Radioulnargelenk
- Mobilisation des Handgelenks
- Belastungsreduktion
- Ggf. Orthesenversorgung

Operativ

Operativ stehen mehrere Verfahren zur Verfügung:
- Hemiresektions-Interpositions-Arthroplastik des Ulnakopfes nach Bowers
- Sauvé-Kapandji-Operation
- Ulnakopfprothese
- Endoprothetischer Komplettersatz
- Radiolulnare Versteifung

Die Hemiresektions-Interpositions-Arthroplastik und die Sauvé-Kapandji-Operation werden heutzutage standardmäßig angewandt. Eine Ulnakopfprothese ist eine Möglichkeit nach missglückter Erst-OP. Standardmäßig sollte sie nicht genutzt werden, da hier die Rückzugsmöglichkeiten begrenzt sind. Möglich wäre noch ein Komplettersatz oder eine Versteifung (vgl. Goehtz 2017).

Postoperative Rehabilitation

Die postoperative Rehabilitation ist abhängig vom gewählten Verfahren und richtet sich nach dem individuellen Nachbehandlungsschema des Operateurs unter Beachtung der Belastbarkeit in den einzelnen Heilungsphasen. Nach Versteifung von Radius und Ulna erfolgt keine Nachbehandlung, nach Hemiresektions-Interpositions-Arthroplastik und Sauvé-Kapandji-Operation folgen mehrwöchige Ruhigstellungen. Endoprothesen können je nach Art frühfunktionell oder nach Ruhigstellung mobilisiert werden.

Zusammenfassung

Arthrosen des Handgelenks

Primäre Arthrosen des Handgelenks sind selten. Gründe für Sekundärarthrosen können posttraumatische Veränderungen, rheumatische Destruktion und in seltenen Fällen auch postinfektiöse oder neoplastische Veränderungen sein.

Die Therapie erfolgt zumeist konservativ. Eine Denervierung oder operative Versteifung stellen den Großteil der operativen Interventionen dar.

Arthrosen im distalen Radioulnargelenk sind sehr schmerzhaft, operative Interventionen sind häufig notwendig.

7.5 Neoplastische Erkrankungen

Grundlagen neoplastischer Erkrankungen werden in ➢ Kap. 1.1.5 erklärt.

BEFUNDE

Leitsymptomatik und Befunde
- Unerklärliche Schmerzen
- Unerklärliche Schwellung

Möglicher weiterer Befund
- B-Symptomatik

In der Handregion gibt es verschieden Arten von Primärtumoren. Ewing-Sarkome, Osteosarkome, Synovialsarkome u. v. m. können dort ihren Ursprung haben. Eine hämatogene Metastasierung erfolgt in der Regel über den Blutweg zur Lunge, von dort aus ist eine weitere Verbreitung möglich. Differenzialdiagnostisch kommen ein Bone Bruise und weitere Überlastungssyndrome in Betracht.

Aufgrund der Relevanz für alle Regionen der Extremitäten werden die neoplastischen Erkrankungen in ➢ Kap. 9.7 umfassend erläutert.

7

7.6 Funktionsstörungen

Allgemeines Basiswissen zu Funktionsstörungen wird in ➤ Kap. 1.1.6 vermittelt.

7.6.1 Restriktionen

Restriktionen in der Handregion können traumatische, degenerative, postinfektiöse, postentzündliche oder neoplastische Ursachen haben oder durch falsches Belastungs- und Bewegungsverhalten entstehen. Auch durch Immobilisation zum Beispiel nach Ruhigstellung können Kapselkontrakturen entstehen.

Radiokarpal und mediokarpal können die Dorsalextension, die Palmarflektion, die Ularduktion und die Radialabduktion mobilisiert werden.

Der Radius ist gegenüber der proximalen Handwurzelreihe konkav. Mediokarpal ist das Os scaphoideum gegenüber dem Os trapezium in der radialen Reihe konvex, in der mittleren Reihe sind das Os lunatum gegenüber dem Os capitatum und das Os triquetrum gegenüber dem Os hamatum konkav. Das Rollgleitverhalten ist daraus abzuleiten. Auch die Mobilität zwischen den einzelnen Handwurzelknochen kann verbessert werden.

Im distalen und proximalen Radioulnargelenk finden die Pro- und die Supination statt. Neben den Gelenkkapseln stoppt die Membrana interossea die Bewegungen. Zusätzliche Stabilisation erfolgt durch den TFCC.

7.6.2 Blockierungen

Blockierungen einzelner Handwurzelknochen sieht man zumeist nach Stürzen auf die dorsalextendierte Hand und in Begleitung von ligamentären Verletzungen. Eine manipulative Reposition kann versucht werden, je nach Ausmaß der Bandläsion kann die Blockierung zum Habitus werden. In diesem Fall steht eine Bandplastik zur Diskussion.

Die in der Praxis am häufigsten genutzten Techniken sind:

- Manipulation des Os lunatum oder Os scaphoideum nach dorsal
- Traktionsmanipulation des Os capitatum nach distal (aus Neutralstellung oder Dorsalextension, auch bei Lunatumblockierungen)
- Rollgleitmanipulation des Os capitatum in Dorsalextension

7.6.3 Instabilität

Instabilitäten des Handgelenks entstehen zumeist durch Verletzungen des zweischichtig angelegten netzartigen Bandsystems oder der Gelenkkapsel. Hauptursache sind Stürze auf die dorsalextendierte Hand.

Klassifikation

Die Einteilung nach Frank et al. und Larsen et al. erfolgt nach sechs verschiedenen Kategorien:

- Kategorie I – Zeit
  - Akut (< 1 Woche)
  - Subakut
  - Chronisch (> 6 Wochen)
- Kategorie II – Konstanz
  - Statisch (nicht reponibel)
  - Statisch (reponibel)
  - Dynamisch
  - Prädynamisch
- Kategorie III – Ätiologie
  - Kongenital
  - Traumatisch
  - Entzündlich
  - Degenerativ
  - Neoplastisch
  - Iatrogen (Folge ärztlicher Maßnahmen)
  - Sonstiges
- Kategorie IV – Lokalisation
  - Radiokarpal
  - Proximal interkarpal
  - Mediokarpal
  - Distal interkarpal
  - Karpometakarpal
  - Einzelne Knochen betreffend
- Kategorie V – Richtung
  - VISI-Rotation
  - DISI-Rotation
  - Ulnare Translation
  - Radiale Translation
  - Palmare Translation
  - Dorsale Translation
  - Proximale Translation
  - Distale Translation
- Kategorie VI – Muster
  - Dissoziative karpale Instabilität (CID)
  - Karpale Instabilität ohne Dissoziation (CIND)
  - Komplexe karpale Instabilität (CIC)
  - Adaptive karpale Instabilität (CIA) (vgl. Sander et al. 2018).

HINWEIS
Ausgeprägte Instabilitäten im Handgelenk sind eine OP-Indikation. Operative Verfahren werden in ➤ Kap. 7.2.1 beschrieben.

7

7.6.4 Lähmung

Komplette Lähmung eines oder mehrerer Muskeln sind Zeichen für eine neurologische Erkrankung, eine periphere Nervenläsion bzw. periphere Entrapments oder eine Radikulopathie.

Neurologische Erkrankungen und Radikulopathien werden Band II dieser Buchreihe ausführlich beschrieben. Periphere Entrapments werden in ➢ Kap. 9.8 beschrieben.

7.6.5 Spastik

Eine Spastik weist auf eine neurologische Erkrankung hin. Neurologische Erkrankungen werden in Band II dieser Buchreihe beschrieben.

Zusammenfassung

Funktionsstörungen der Handregion

Funktionsstörungen im Sinne von Restriktionen, Blockierungen oder Instabilitäten können traumatischer, degenerativer, entzündlicher oder iatrogener Genese sein. Die Therapie ist abhängig vom Ausmaß der Funktionsstörungen. Massive Instabilitäten sollten operativ versorgt werden.

Spastik und Lähmung deuten auf neurologische Erkrankungen oder periphere Nervenentrapments hin.

7.6.6 Überlastungssyndrome

Karpaltunnelsyndrom

Ätiologie Traumatisch (selten), hormonell oder hereditär (vererbbar). Auch degenerativ, rheumatisch oder bei Stoffwechselerkrankungen vorkommend.

Epidemiologie 3–10 % der Bevölkerung, 17 % der Schwangeren, in über 50 % der Fälle bds. auftretend. Häufung zwischen dem 40. und 70. Lebensjahr.

BEFUNDE

Leitsymptomatik und Befunde

Frühphase
- In der Frühphase oft symptomlos
- Einschlafende Hand/Hände

Spätphase
- Medianus-Parästhesien
- Persistierende Taubheit
- Verlust von Koordinationsfähigkeit
- Kraftverlust

Beschreibung

Das Karpaltunnelsyndrom ist das häufigste periphere Engpasssyndrom und somit relevantestes Engpasssyndrom des N. medianus. Ursache ist eine Schwellung des durch den Karpaltunnel verlaufenden Sehnengleitgewebes. Die Volumenzunahme führt zur Kompression des N. medianus.

Klassifikation

- Leicht: ausschließlich Parästhesien, keine manifesten neurologischen Defizite
- Mittelschwer: leichte sensible Defizite
- Schwer: fortgeschrittene sensible und motorische Defizite
- Hochgradig: Thenaratrophie, fehlende Stimulationsfähigkeit des N. medianus

Differenzialdiagnosen

Differenzialdiagnostisch kommen das Nervus-interossea-anterior-Syndrom, Pronatorsyndrom, eine zervikale Radikulopathie von C6 oder C7 oder eine Polyneuropathie in Betracht.

Untersuchung

Manualtherapeutisch Anamnese, Phalen-Test, Drucktest.

Medizinisch Neurografie (ENG), MRT bei Tumorverdacht, Sonografie bei Verdacht auf Zysten und Ganglien.

Therapie

Konservativ
- Belastungsreduktion
- Handgelenksorthese für nachts
- Orale Kortikoidgabe für 2 Wochen
- Einmalige Kortikoidinfiltration

Die Wirksamkeit wurde durch kontrollierte und randomisierte Studien nachgewiesen (vgl. O'Connor et al. 2003).

Operativ

Bei Ausbleiben eines konservativen Behandlungserfolgs ist ein operatives Vorgehen indiziert. Die Spaltung des Retinakulums ist ein Standardverfahren. Als Methoden stehen verschieden Optionen zur Auswahl:
- Offen mit Standardinzision
- Offen mit Miniinzision
- Endoskopisch monoportal
- Endoskopisch biportal

In Deutschland ist die offene Spaltung mit Standardinzision das meistgenutzte Verfahren. Sie ist kostengünstig und nebenwirkungsarm. Nachteil ist die lange Narbe.

Postoperative Rehabilitation

- Watteverband für einige Tage
- Keine Ruhigstellung notwendig
- Frühfunktionelle Nachbehandlung
- Aktives Bewegen
- Rollgleitmobilisationen in Dorsalextension und Palmarflektion

Zum Karpaltunnelsyndrom vgl. auch Sauerbier et al. 2015.

Tendovaginosen

Synonym Sehnenscheidenentzündung, Tendovaginitis, Tendosynovitis, Tendosynovialitis.

BEFUNDE

Leitsymptomatik und Befunde

- Lokale Schwellung
- Lokale Schmerzen, bei Bewegung zunehmend
- Krepitationen

Beschreibung

Tendovaginosen stellt die Zusammenfassung der Termini **Tendosynovialitis** und **Tendovaginitis** dar. Aufgrund der fehlenden Nachweisbarkeit der benannten Umstände fasste die International Federation of Societies for Surgery of the Hand (IFSS) im Jahr 2001 die Beschwerdebilder unter dem Oberbegriff der Tendovaginosen zusammen.

Mit zunehmender Schwellung nimmt die Gleitfähigkeit der betroffenen Sehnen ab. Grundsätzlich ist dies in allen Gleitkanälen der Hand möglich. Häufigste Erscheinungsbilder sind die **Tendovaginitis stenosans de Quervain** und der **schnellende Finger** (➤ Kap. 8.6.6).

Untersuchung

Manualtherapeutisch Klinische Diagnostik durch Palpation, Dehnung und isometrisches Anspannen.

Medizinisch Bildgebung nur zum Ausschluss von begleitenden und differenzialdiagnostisch in Frage kommenden Erkrankungen (Röntgen, MRT).

Therapie

Konservativ

- NSAID
- Salben
- Ggf. Orthese für einige Wochen
- Dehnung der Handgelenksflexoren und -extensoren
- Koordinatives Training für Finger und Hand
- Belastungsreduktion

Operativ

Bei rheumatischer Ursache für Tendosynovialitiden besteht die Möglichkeit einer präventiven Synovialektomie. Währenddessen kann zudem verdicktes Sehnengewebe entfernt werden (vgl. Sauerbier 2015).

Postoperative Rehabilitation

- Ruhigstellung für einige Tage
- Frühfunktionelle Nachbehandlung
- Mobilisation radiocarpal, mediocarpal, carpometacarpal und interphanageal
- Differenziertes Trainieren der oberflächlichen und tiefen Flexorensehen (bei Flexorensynovialektomie)
- Dehnung

Tendovaginitis stenosans de Quervain

BEFUNDE

Leitsymptomatik und Befunde

- Bewegungsabhängige stechende Schmerzen
- Tastbare Schwellung
- Finkelstein-Zeichen

Beschreibung

Bei der Tendovaginitis stenosans de Quervain handelt es sich um eine Stenose des M. abductor pollicis longus und M. extensor pollicis brevis (1. Strecksehnenfach).

Untersuchung

Manualtherapeutisch Finkelstein-Zeichen.

Therapie

Konservativ

Daumengips und Kortikoid-Infiltrationen.

Operativ

Spaltung des Retinaculums.

Postoperative Rehabilitation

Keine Ruhigstellung erforderlich. Frühfunktionelle Nachbehandlung möglich (vgl. Breusch et al. 2019: 318).

Zusammenfassung

Überlastungssyndrome der Handregion

Überlastungssyndrome können die Nerven oder die Muskulatur der Handregion betreffen.

Die Therapie richtet sich nach dem Ausmaß der Erkrankungen. Während in frühen Stadien auf konservative Therapiemethoden zurückgegriffen werden kann, werden ausgeprägte Schädigungen zumeist operativ versorgt.

7.7 Aseptische Knochennekrosen

7.7.1 Osteonekrose des Os lunatum

Synonyme Morbus Kienböck, Lunatumnekrose.

Ätiologie Avaskuläre, multifaktoriell bedingte Osteonekrose. Folgende mögliche Ursachen werden diskutiert:
- Traumatisch (Lunatumfraktur)
- Mechanisch (RSI)
- Vaskuläre Faktoren (venöser Druck)
- Ursächliche Pathologie: Sklerodermie, Sichelzellanämie, Lupus erythematodes, metabolische Erkrankungen
- Kortikoide
- Veränderte Länge der Ulna

Epidemiologie Androtropie, Häufigkeitsgipfel zwischen dem 40. und 60. Lebensjahr.

BEFUNDE

Leitsymptomatik und Befunde
- Lokale Schmerzen, bei Belastung zunehmend
- Schmerzhafter Handstütz
- Druckdolenz
- Schmerzhafte Bewegungseinschränkung

Mögliche Anamnese
- Trauma
- Chronische Vibrationexposition

Beschreibung

Hierbei handelt es sich um eine aseptische Knochennekrose des Os lunatum, die nach Lichtman et al. 2010 in folgende Stadien unterteilt wird (vgl. Sauerbier 2015):
- Stadium 0: intermittierende Ischämie (belastungsinduziert)
- Stadium I: Röntgen o. B.; MRT pathologisch: Schmitt-Lanz-Muster A
- Stadium II: röntgenologische Veränderungen der Binnenstruktur des Os lunatum ohne Lunatumkollaps
- Stadium IIIA: Lunatumkollaps ohne Störung der karpalen Architektur
- Stadium IIIB: Lunatumkollaps mit pathologischem radioskaphoidalem Winkel > 60°
- Stadium IIIC: koronale Fraktur des Os lunatum
- Stadium IV: radiokarpale oder mediokarpale Arthrose

Differenzialdiagnosen

Differenzialdiagnostisch kommen das ulnolunäre Impaktionssyndrom, intraossäre Ganglien oder eine Knochenkontusion in Betracht. Die richtige Diagnose ist essenziell. Nicht jede Signalstörung (MRT) des Os lunatum ist auf eine Nekrose zurückzuführen.

Untersuchung

Manualtherapeutisch Anamnese, Provozierende Palpation, passiv anguläre Untersuchung.

Medizinisch Röntgen in zwei Ebenen, MRT mit Kontrastmittel, Dünnschicht-CT, ggf. Arthroskopie.

Therapie

Konservativ

Immobilisation mit NSAID-Behandlung. Kein Standard, nicht erfolgversprechend.

Operativ

Eine Vielzahl von operativen Verfahren steht zur Verfügung. Die operativen Möglichkeiten werden sehr kontrovers diskutiert. Langzeitergebnisse mit ausreichenden Fallzahlen fehlen.

Druckentlastende Verfahren
- Radiusverkürzungsosteotomie (häufigstes Verfahren)
- Ulnaverlängerungsosteotomie
- Keil- bzw. Wedgeosteotomie
- STT-Arthrodese
- SC-Arthrodese
- Transfixation ST-Gelenk
- Capitatumverkürzungsosteotomie

Revaskularisierende Verfahren
- Implantation eines Gefäßbündels
- Versatz gefäßgestielter Knochenspäne

Rettungsoperationen
- Teilarthrodesen
- Denervierung des Handgelenks (vgl. Sauerbier 2015)

Postoperative Rehabilitation

Aufgrund der zahlreichen völlig unterschiedlichen Verfahren ist eine generelle Nachbehandlungsempfehlung nicht möglich. Nach jedem Eingriff ist eine Ruhigstellung bis zum Abschluss der Wundheilung erforderlich, je nach Operation jedoch auch für viele Wochen länger. Nach Freigabe erfolgt die Nachbehandlung nach dem individuellen Nachbehandlungsschema des Operateurs unter Beachtung der Belastbarkeit in den unterschiedlichen Heilungsphasen.

7.7.2 Osteonekrose des Os scaphoideum

Synonym Morbus Preiser.

Ätiologie Unbekannt.

BEFUNDE

Leitsymptomatik und Befunde
- Starke radiale Schmerzen
- Lokale Schwellung

Beschreibung

Hierbei handelt es sich um eine sehr seltene aseptische Knochennekrose des Os scaphoideum. Die Entstehung wird durch die schlechte Durchblutung begünstigt.

Klassifikation

Einteilung nach Kaleinov et al.

- Typ I: Befall des gesamten Knochens, Prognose ungünstig
- Typ II: partieller Befall des proximalen Knochenanteils, bessere Prognose

Einteilung nach Schmitt et al.

- Typ I: pathologische Veränderungen im proximalen Anteil bei erhaltener Außenkontur.
- Typ II: proximaler Anteil nekrotisch und kollabiert, charakteristische Frakturen innerhalb der Nekrosezone.
- Typ III: Das gesamte Skaphoid ist pathologisch verändert.

Differenzialdiagnosen

Eine Abgrenzung zur Pseudarthrose mit avaskulärem proximalem Fragment ist ausgesprochen diffizil.

Untersuchung

Manualtherapeutisch Anamnese, provozierende Palpation, passiv anguläre Untersuchung.

Medizinisch Röntgen in zwei Ebenen, MRT mit Kontrastmittel, Dünnschicht-CT, ggf. Arthroskopie.

Therapie

Konservativ

Nicht erfolgversprechend.

Operativ

Operative Möglichkeiten sind revaskularisierende Maßnahmen wie die Verpflanzung der gefäßgestielten Basis des Os metacarpale II oder die Einbringung eines gefäßgestielten Radiusspans.

Rettungseingriffe wie die Proximal Row Carpectomy oder eine mediokarpale Teilarthrodese sind das letzte Mittel.

Postoperative Rehabilitation

Aufgrund der völlig unterschiedlichen Verfahren ist eine generelle Nachbehandlungsempfehlung nicht möglich. Nach jedem Eingriff ist eine mehrwöchige Ruhigstellung indiziert. Nach Freigabe erfolgt die Nachbehandlung nach dem individuellen Nachbehandlungsschema des Operateurs unter Beachtung der Belastbarkeit in den unterschiedlichen Heilungsphasen.

7.7.3 Osteonekrose der Metakarpalköpfchen

Synonyme Morbus Mauclaire, Morbus Dieterich.

Epidemiologie Jugendliche und junge Erwachsene.

BEFUNDE

Leitsymptomatik und Befunde
- Lokale Schmerzen
- Lokale Schwellung

Beschreibung

Hierbei handelt es sich um eine seltene aseptische Knochennekrose eines oder mehrerer Metakarpalköpfchen.

Untersuchung

Medizinisch Röntgen, MRT mit Kontrastmittel.

Therapie

Konservativ

- Immobilisation für mehrere Wochen
- NSAID

Operativ

Spongiosaunterfütterung, bei jungen Patienten auch nicht vaskularisierte Transplantation des zweiten Mittelfußknochens.

Postoperative Rehabilitation

Nach jedem Eingriff ist eine mehrwöchige Ruhigstellung indiziert. Nach Freigabe erfolgt die Nachbehandlung nach dem individuellen Nachbehandlungsschema des Operateurs unter Beachtung der Belastbarkeit in den unterschiedlichen Heilungsphasen.

7.7.4 Morbus Thiemann

Hierbei handelt es sich um eine aseptische Nekrose der Basen der Mittelphalangen der Finger. Die Therapie erfolgt konservativ mit bis zu 4-wöchiger Ruhigstellung begleitet von NSAID.

7.8 Sonstige Erkrankungen

7.8.1 Dupuytrensche Kontraktur

Synonym Morbus Dupuytren.

Ätiologie Genetische Prädisposition (differierende Inzidenz in unterschiedlichen Ethnien).

Epidemiologie Androtropie, 10 : 1 bei jüngeren, 2 : 1 bei älteren Patienten. Häufigkeitsgipfel zwischen 40 und 50 bei Männern und zwischen 60 und 70 bei Frauen.

BEFUNDE

Leitsymptomatik und Befunde
- Beugekontraktur der betroffenen Finger und ggf. des Daumens in Grund- und ggf. Mittelgelenken
- Tastbare und ggf. sichtbare fibromatöse Stränge und Knoten

Mögliche weitere Befunde
- Hyperextension des Endgelenks
- Knuckle pads (Verdickung der Mittelgelenke)
- Hauteinziehungen
- Ektope Läsionen (Morbus Ledderhose)

Beschreibung

Bei der Dupuytrenschen Kontraktur handelt es sich um eine Fibromatose der Hohlhandaponeurose und der Retinacula cutis (bindegewebiger Halteapparat der palmaren Haut der Hohlhand) mit Knoten- und Strangbildung. Durch die Kontraktur des fibromatotischen Gewebes kommt es zu progredienten Beugekontrakturen der betroffenen Finger und ggf. auch des Daumes.

Folgende Stränge werden beschrieben (die wesentlichen sind in ➤ Abb. 7.13 und ➤ Abb. 7.14 dargestellt):

- Prätendinöser, zentraler Strang
- Spiralstrang

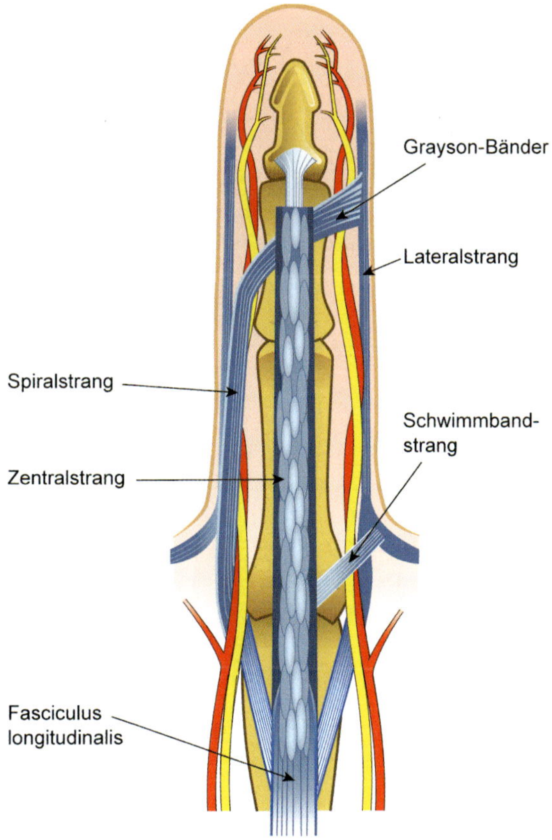

Abb. 7.13 Typische Dupuytren-Stränge I. [L255]

- Schwimmbandstrang
- Lateralstrang
- Retrovaskulärer Strang
- Abduktorstrang
- Komissurstrang
- Radialer Daumenstrang

Klassifikation

Einteilung nach Iselin

- Stadium 1: Knoten und Stränge in der Hohlhand ohne Beugekontraktur
- Stadium 2: Streckdefizit im Grundgelenk
- Stadium 3: Streckdefizite im Grund- und Mittelgelenk
- Stadium 4: Streckdefizite im Grund- und Mittelgelenk, Hyperextension des Endgelenks

Einteilung nach Tubiana

- Stadium 0: keine Veränderungen
- Stadium N: Knoten und Stränge, kein Streckdefizit
- Stadium 1: Gesamtstreckdefizit des Fingers 0–45°

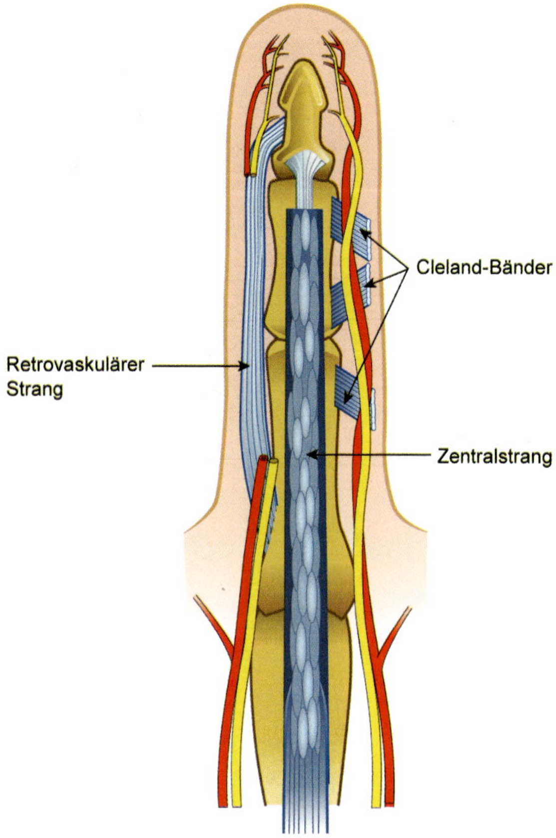

Abb. 7.14 Typische Dupuytren-Stränge II. [L255]

- Stadium 2: Gesamtstreckdefizit des Fingers 45–90°
- Stadium 3: Gesamtstreckdefizit des Fingers 90–135°
- Stadium 4: Gesamtstreckdefizit des Fingers > 135°

Riskiofaktoren

Folgende Krankheiten erhöhen das Risiko auf die Entwicklung einer Dupuytren-Kontraktur: Diabetes mellitus, Epilepsie und HIV. Auch Nikotin- und Alkoholkonsum wirkt krankheitsfördernd.

Untersuchung

Manualtherapeutisch Beurteilung des klinischen Befundes:
- Knoten- und Strangbildung in der Hohlhand
- Zunehmendes Streckdefizit betroffener Finger
- Freie Flexion
- Hauteinziehungen
- Ggf. Knuckle pads (verdickte Mittelgelenke)
- Ggf. ektope Läsionen (Morbus Ledderhose; Verdickungen von Bindegewebe bzw. von Faszien)

Die Patienten sind zumeist schmerzfrei.

Therapie

Konservativ

- Kortison-Injektion-Radiotherapie
- Perkutane Nadelfasziotomie
- Kollagenaseinjektionen
- Intensive und kontinuierliche Distraktion und Dehnung/Mobilisation der betroffenen Finger (nur sinnvoll, wenn die Behandlung dauerhaft anhält. Nach wenigen Wochen bilden sich die Kontrakturen ansonsten zurück, vgl. Bailey et al. 1994).

Operativ

HINWEIS
Eine OP-Indikation ist streng zu stellen. Da es sich um ein Syndrom handelt, sind Rezidive und Befall an neuen Stellen jederzeit möglich.

Operativ müssen folgende Maßnahmen enthalten sein:
- Beseitigung des Hautdefizits: Hautplastiken mit verschiedenen Inzisionsmöglichkeiten müssen durchgeführt werden.
- Beseitigung des Dupuytren-Gewebes
  - Segmentale Fasziektomie: technisch anspruchsvoll, zudem nicht für ausgeprägte Erkrankungen geeignet.
  - Totale Fasziektomkie: bessere Ergebnisse als bei der segmentalen Fasziektomie, jedoch hohe Rezidivrate.
  - Partielle Fasziektomie: derzeitiges Standardverfahren mit bestmöglichem Ergebnis.

HINWEIS
Folgende postoperative Komplikationen wurden beschrieben: Wundheilungsstörungen, CRPS (➤ Kap. 7.8.2), Infektionen, Verletzungen von Nerven und Gefäßen, Beugedefizite.

Postoperative Rehabilitation

Entzündungsphase:
- Mobilisation unmittelbar nach abgeschlossener Wundheilung

Proliferationsphase und Konsolidierungsphase:
- Mobilisation aller Fingergelenke und karpometakarpal
- Intensive Dehnung der Muskulatur
- Narbenbehandlung

CAVE
Zu späte oder zaghafte Nachbehandlung führt zu narbiger Beugekontraktur!

Zu Dupuytrenschen Kontrakturen vgl. auch Sauerbier 2015.

7.8.2 CRPS

Synonyme Komplexes regionales Schmerzsyndrom, Complex Regional Pain Syndrome, Morbus Sudeck.

Epidemiologie CRPS tritt vor allem bei Erwachsenen auf, es besteht eine Gynäkotropie. Nach distaler Radiusfraktur beschreiben unterschiedliche Autoren das Aufkommen zwischen 7 und 37 Prozent.

BEFUNDE

Leitsymptomatik und Befunde

Anamnese (Auslöser)
- Zurückliegende/s Trauma, Operation, Schmerzreize
- Ggf. zurückliegende/r Herzinfarkt, Tumor oder Myelopathie

Sensorische Störungen
- Lokal bis regional ausgebreitete Schmerzen (handschuh- bis strumpfförmiges Areal), keine Zuordnung zu einer Area nervosa
- Spontan- oder Ruheschmerz, brennend, stechend (einschießend)
- Allodynie
- Ggf. sensible Ausfälle

Vasomotorische Störungen
- Änderung von Hauttemperatur und -farbe
- Änderung und Instabilität der peripheren Durchblutung

Trophische Störungen
- Atrophie der Haut
- Störungen des Haar- und Nagelwachstums

Sudomotorische Störungen
- Verstärkte Schweißsekretion
- Ödembildung

Motorische Störungen
- Muskelschwäche
- Dystonie
- Neglect-Syndrom

Beschreibung

Bei einem komplexen regionalen Schmerzsyndrom (CRPS) handelt es sich um lokale handschuh- oder strumpfartige Schmerzen begleitet von trophischen/vasomotorischen Beschwerden nach Trauma, Operation, Schmerzreizen oder auch nach Herzinfarkt, Myelopathie oder Neoplasien, wobei die Reaktion zumeist inadäquat stark ausgeprägt ist.

HINWEIS

Ein CRPS kann sowohl an der oberen als auch an der unteren Extremität vorkommen.

Das CRPS wird in zwei Typen unterteilt:
- Typ I: Schädigung ohne definierte Nervenläsion. Voraussetzung für die Diagnose CRPS Typ I sind folgende klinische Merkmale:
  - Ein auslösendes, schmerzhaftes Ereignis oder eine längere Immobilisation
  - Spontaner Schmerz im Sinne einer Allodynie oder Hyperalgesie, der nicht auf eine Area nervosa eines Periphernervs begrenzt ist
  - Zeitweises oder dauerhafte/s Ödem, Durchblutungsstörung der Haut und abnorme Schweißproduktion im Schmerzgebiet
  - Der Ausschluss differenzialdiagnostischer Möglichkeiten
- Typ II: Entstehung der Schädigung in Verbindung mit definierter Nervenläsion.

Der Verlauf kann in drei Stadien unterteilt werden, fließende Übergänge sind jedoch möglich:
- **Stadium I – Hyperämie:** 4–6 Wochen (maximal 3 Monate) nach einem Trauma/Ereignis und bis zu Monaten anhaltende Hyperämie mit Schwellung und Schmerzen im betroffenen Gebiet. Zudem Störungen der Schweißsekretion, Bewegungseinschränkungen und weitere trophische Störungen.
- **Stadium II – Dystrophie:** Rückgang der Schmerzen und der Hyperämie, klinisch zeichnet es sich durch eine teigige Verdickung von Haut und Weichteilen aus. Radiologisch kann eine fleckige Osteopenie nachgewiesen werden. Das Stadium kann mehrere Monate andauern (3–6).
- **Stadium III – Endatrophie:** Die Endatrophie beginnt erst nach über 6 Monaten. Einsteifung der betroffenen Gelenke, Atrophie und Schrumpfung der Haut, Unterhaut und Hautanhangsgebilde. Auch Sehnenscheiden, Myelinschichten (Nervenummantelung) und Gelenkkapseln sind betroffen. Die Schmerzen können in diesem Stadium andauern.

Pathophysiologie

Folgende Komponenten unterschiedlicher Ausprägung beeinflussen nach heutiger Kenntnis ein CRPS I:
- Fehlregulation der Sympathikusaktivität (Aspezifisches Arousal, ➤ Kap. 1.5.5)
- Störung der Mikrozirkulation durch Vasokonstriktion mit Hypoxie und metabolischer Azidose
- Genetische Prädisposition
- Veränderungen im ZNS
- Störungen der Körperwahrnehmung (Kortex)
- Psychologische Faktoren (Aspezifisches Arousal)
- Immobilisation oder Fehlfunktion

Differenzialdiagnosen

Differenzialdiagnostisch kommen periphere Nervenentrapments, Kompartmentsyndrome, Thoracic-outlet-Syndrom (TOS), Gefäßerkrankungen, postinfektiöse Erkrankungen, rheumatische oder neurologische Erkrankungen in Betracht.

Untersuchung

Klinische Diagnose. Diagnostische Verfahren dienen eher dem Ausschluss von differenzialdiagnostisch möglichen Erkrankungen. Radiologisch kann im Stadium II eine fleckige Osteopenie nachgewiesen werden.

Therapie

Die Therapie erfolgt interdisziplinär und ist vom Umfang und Ausmaß der physischen und psychischen Beeinträchtigung abhängig. Einen medizinischen Standard gibt es nicht. Die Therapie sollte (jeweils wenn notwendig) aus folgenden Bestandteilen bestehen:

- Physiotherapie
  - Manuelle Therapie, funktionelles Training, Manuelle Lymphdrainage
  - Bäder, Elektrotherapie, Ultraschalltherapie, ggf. Cryotherapie
- Ergotherapie: ADL-Training, Spiegeltherapie, Erlernen von Kompensationsmechanismen, Schienenbehandlung
- Psychotherapie: Entspannungstherapie, Verhaltenstherapie, Neuromodulation
- Medikamentöse Therapie: NSAID, Kortikosteroide, Antidepressiva, Sympatholytika, Hemmung der Osteoklastenfunktion
- Invasivmedikamentöse Therapie: Plexusanästhesie, invasive Analgetika (z. B. GLOA), intrathekale Medikamentenapplikationen
- Invasive, operative Therapie: Grenzstrangresektion, periphere Nervenstimulation, Spinal cord simulator, Nervendekompression, Gefäßdekompression, Amputation (vgl. Sauerbier 2015)

Postoperative Rehabilitation

Die postoperative Rehabilitation richtet sich nach dem genutzten Verfahren und folgt dem Nachbehandlungsschema des Operateurs.

7.8.3 Ganglien

Synonyme Hygrom, Bibelzyste, Überbein.

Ätiologie Idiopathisch.

Epidemiologie Gynäkotropie 3 : 1. In > 70 % der Fälle zwischen dem 30. und 50. Lebensjahr auftretend.

BEFUNDE

Leitsymptomatik und Befunde
- Palpabler prall-elastischer Tumor
- In > 90 % symptomlos/symptomarm
- Ggf. Druckdolenz und Bewegungsschmerz
- Ggf. neurologische Ausfälle
- Ein Ringbandganglion zeigt Schmerzen bei Greifvorgängen

Lokalisation
- Häufig dorsale Hand oder radiopalmar

Beschreibung

Ganglien sind benigne zystische Raumforderungen und die häufigsten Tumoren in der Handregion. Bis zu 91 % sind asymptomatisch. Symptomatische Ganglien finden sich vornehmlich am dorsalen Handgelenk und radiopalmar lokalisiert.

Vermehrte Produktion von Hyaloronsäure zwischen Membrana fibrosa und Membrana synovialis, mukoide Degeneration, Herniationen von Synovialgewebe und kapsuläre One-way-Ventilmechanismen werden als Ursache diskutiert. Bewiesen werden konnten sie jedoch bisher nicht.

Klassifikation

- Typ 1: Ganglion/Ganglionstiel ist intraartikulär darstellbar.
- Typ 2a: Ganglion/Ganglionstiel ist nur durch Kompression von außen intraartikulär darstellbar.
- Typ 2b: Ganglion/Ganglionstiel ist intraartikulär nicht darstellbar.

Untersuchung

Manualtherapeutisch Anamnese, Palpation.

Medizinisch Röntgen, Sonografie, MRT.

Therapie

Die Therapie von Ganglien wird kontrovers diskutiert. Unbehandelt bilden sich 48–53 % aller Ganglien innerhalb von 5–6 Jahren zurück (vgl. Dias et al. 2007).

Konservativ

Aspiration mittels großlumiger Kanüle.

Operativ

Operativ stehen eine arthroskopische Resektion und eine offene Extirpation des Ganglions zur Auswahl. Während die offene Extirpation bei jeder Lokalisation möglich ist, empfiehlt sich die arthroskopische Resektion nur bei medio- oder radiokarpaler Lokalisation.

Postoperative Rehabilitation

Die postoperative Rehabilitation umfasst folgende Maßnahmen (vgl. Sauerbier 2015):

- Leichter Kompressionsverband bis zum Ende der Wundheilung
- Frühfunktionelle Nachbehandlung
- Selten Schienenruhigstellung

KAPITEL

8 Finger und Daumen

8.1 Knöcherne, kongenitale Erkrankungen

Allgemeines Basiswissen zu knöchernen kongenitalen Erkrankungen wird in ➤ Kap. 1.1.1 vermittelt.

HINWEIS

Im Bereich der Finger und des Daumens gibt es zahlreiche kongenitale Deformitäten und Abweichungen. Die mögliche konservative Therapie beschränkt sich auf das Erlernen des Umgangs mit den eingeschränkten motorischen Möglichkeiten. Darüber hinaus stehen operative Maßnahmen im Vordergrund. Die postoperative Rehabilitation folgt jeweils ähnlichen Strategien.

Im Folgenden werden die Erkrankungen daher definiert und die allgemeinen postoperativen Rehabilitations-Strategien aufgeführt.

8.1.1 Syndaktylie

Epidemiologie

Häufigste kongenitale Fehlbildung der Hand. Inzidenz 1 : 2000–25.000 (vgl. Martini 2003: 167).

Beschreibung

Bei der Syndaktylie handelt es sich um eine kongenitale Verschmelzung eines oder mehrerer Finger (➤ Abb. 8.1). Sie kann in zwei Grundformen auftreten:

- **Isolierte Syndaktylie:** Die Verschmelzung kann kutan (komplett oder partiell) oder ossär (Verschmelzung der Endglieder) bedingt sein.
- **Kombinierte, komplexe Syndaktylie:** Die Syndaktylie kann auch gemeinsamen mit anderen Fehlbildungen der Hand auftreten (Poly- oder Oligodaktylie, Klumphand, Symbrachydaktylie, Schnürfurchenkomplex) oder syndromal assoziiert sein (Down-, Carpenter-, Holt-Oram-, Pierre-Robin-, Klippel-Feil-Syndrom oder Akrozephalosyndaktylie).

8.1.2 Apert-Syndrom

Synonym Löffelhand.

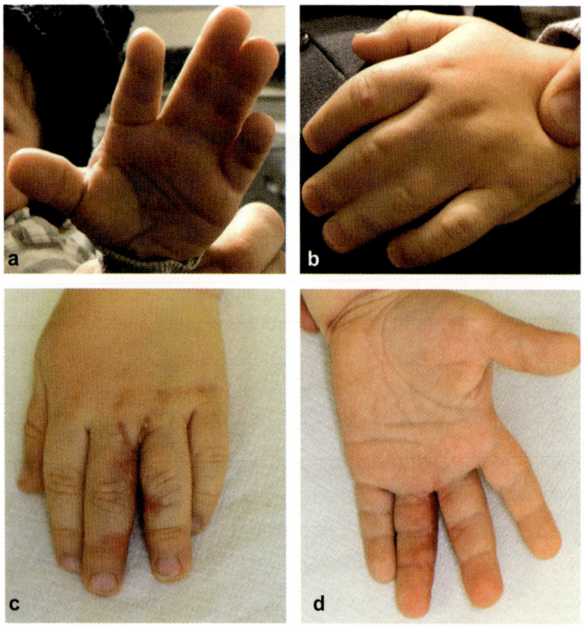

Abb. 8.1 Typische Syndaktylie D3/4 ohne knöcherne Beteiligung (a, b). Nach Individualisierung in Form einer fortlaufenden Z-Plastik (c, d). [P861]

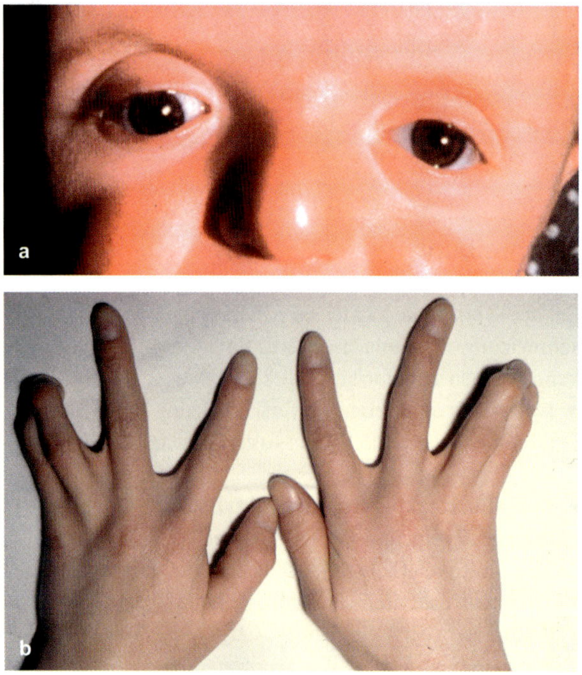

Abb. 8.2 Apert-Syndrom: a) Flache Orbitae und „Papageienschnabelnase"; b) Syndaktylie. [E282-008]

Beschreibung

Beim Apert-Syndrom handelt es sich um eine ausgeprägte Syndaktylie an allen vier Extremitäten mit Veränderungen des Schädels (Turmschädel, flache Orbitae, Exophtalmus, hoher Gaumen, Stellungsanomalien der Zähne, Papageienschnabelnase), Streckdefizit der Ellenbogen, Abduktionsdefizit der Schultern, Intelligenzdefekt (vgl. Martini 2003: 170; ➤ Abb. 8.2).

8.1.3 Symbrachydaktylie

Synonyme Brachysyndactylism, Poland-Syndrom, primäre Ektrodaktylie, atypical cleft hand.

Epidemiologie 1 : 40.000.

Beschreibung

Bei der Symbrachydaktylie handelt es sich um eine Handfehlbildung mit Brachydaktylie (Kurzfingrigkeit) und Syndaktylie. Es werden vier Typen unterschieden:

- Typ I: Brachymesophalangien und/oder Fehlen einer oder mehrere Mittelphalangen
- Typ II: Fehlen eines Fingers oder mehrerer mittelständiger Handstrahlen
- Typ III: Fehlen aller Finger, erhaltener Daumen
- Typ IV: Fehlen aller Finger inkl. Daumen

8.1.4 Ektrodaktylie

Synonyme Spalthand, Split-hand, Lobster clow, Pincer.

Epidemiologie Typische Spalthand 1 : 90.000, atypische Spalthand 1 : 150.000.

Beschreibung

Hierbei handelt es sich um Fehlbildungen mit keilförmigem Defekt der zentralen longitudinalen Strahlen der Hand mit Spaltbildung. Zumeist ist der dritte Strahl von der sich nach radial ausbreitenden Spaltbildung betroffen (➤ Abb. 8.3).
Es wird zwischen typischer und atypischer Spalthand unterschieden:

- Typische Spalthand: vererbbar, beidseitig mit Spaltfüßen auftretend
  - Mit zentralem Defekt
  - Mit radialem Defekt
- Atypische Spalthand: sporadisch, einseitig und ohne Spaltfuß auftretend
  Zur Ektrodaktylie vgl. auch Martini 2003: 176–178.

8.1.5 Schnürfurchensyndrom

Epidemiologie 1 : 15.000.

Beschreibung

Beim Schnürfurchensyndrom handelt es sich um Schnürringe mit polsterartigen Verdickungen der dorsalen Weichteile. Dis-

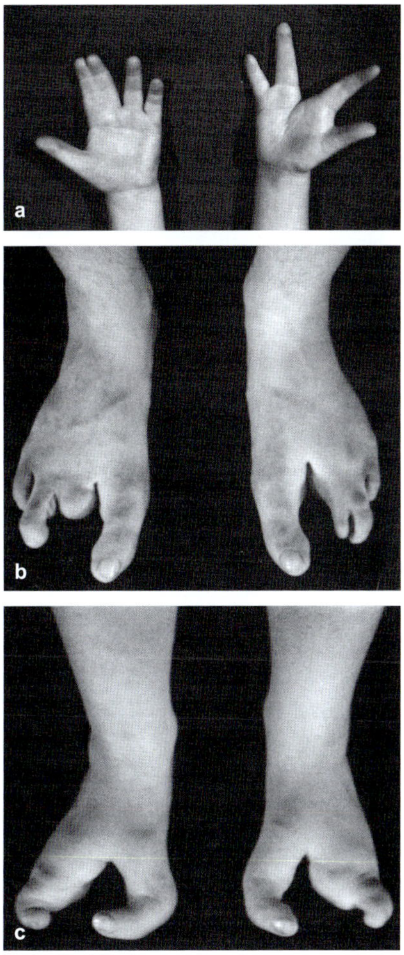

Abb. 8.3 a) Häutige Syndaktylie links und Spalthand rechts; b) und c) Spaltfüße: bei der Mutter (b) und bei der Tochter (c). [R300]

tal der Schnürringe finden sich Defekte, Teilamputationen und Syndaktylien, ggf. auch mit Verklumpungen der Finger.
Es werden drei Typen unterschieden:
- Typ I: nur Schnürring
- Typ II: Schnürring mit Akrosyndaktylie
- Typ III: Schnürring mit Akrosyndaktylie und Teilamputation

Zum Schnürfurchensyndrom vgl. auch Martini 2003: 183–185.

8.1.6 Numerische Fehlbildungen

Ätiologie Ursache ist die reduzierte oder überschießende Breitendifferenzierung der einzelnen Strahlen. Hierbei entwickelt sich die Polydaktylie von distal nach proximal, die Oligodaktylie von proximal nach distal.

Epidemiologie 5 : 10.000 in Mitteleuropa (vgl. Harnack 1987).

Polydaktylie

Bei der Polydaktylie liegen mehr als fünf Finger an einer Hand vor. Es wird zwischen radialer, zentraler und ulnarer Polydaktylie unterschieden.

Radiale Polydaktylie

Synonym Daumenverdopplung.

Beschreibung
Die Daumenverdopplung entsteht von distal nach proximal und kann sich durch den kompletten Daumen ziehen oder eine Spaltbildung mit unterschiedlichster Ausprägung beinhalten. Am häufigsten ist der Doppeldaumen ab dem MCP-Gelenk oder eine Verdopplung der Endphalanx.

Zentrale Polydaktylie

Synonym Synpolydaktylie.

Beschreibung
Es liegt eine Doppelbildung der mittleren Strahlen der Hand vor. Es werden folgende Typen unterschieden:
- Typ I: Anhängsel ohne Skelettverbindung
- Typ IIA: Doppelbildung eines Fingers oder eines Teils eines Fingers, der von einer Phalanx oder einem Mittelhandknochen abgeht
- Typ IIB: wie Typ IIA, aber mit Syndaktylie
- Typ III: vollständiger Doppelfinger mit eigenem Mittelhandknochen

Ulnare Polydaktylie

Beschreibung
Bei einer ulnaren Polydaktylie handelt es sich um Doppelanlagen oder Anhängsel des Kleinfingers.
Es werden zwei Typen unterschieden:
- Typ A: Doppelfinger mit knöcherner Verbindung zum Kleinfinger
- Typ B: Anhängsel mit Weichteilverbindung zum Kleinfinger

Oligodaktylie

Epidemiologie Seltener als die Polydaktylie, meist einseitig auftretend.

Beschreibung

Bei der Oligodaktylie liegt eine kongenitale Minderung der Fingerzahl vor. Darunter fallen sowohl Aplasien als auch Hypoplasien von Fingern. Hier wird im Folgenden die Hypoplasie oder Aplasie des Daumens dargestellt, die in mehreren Typen auftritt.

Hypoplasie oder Aplasie des Daumens
- Typ I: geringe Verkürzung und Verschmälerung, Atrophie des Mm. abductor pollicis brevis und M. opponens pollicis
- Typ II: Adduktionsstellung des hypoplastischen Os metacarpale I, partielle Syndaktyklie, Instabilität des MCP-Gelenks, Hypoplasie oder Aplasie der Thenarmuskulatur
- Typ IIIA: wie Typ II mit Fehlinsertionen, Hypo- oder Aplasie des M. extensor pollicis longus und des M. flexor pollicis longus
- Typ IIIB: mit zusätzlicher Aplasie des Os metacarpale I
- Typ IV: totale Aplasie des Os metacarpale I, des Trapeziums und des Skaphoids, nur rudimentäre Anlagen der Daumengrund- und Endphalanx
- Typ V: komplette Aplasie des Daumens (vgl. Martini 2003: 190–196)

8.1.7 Metrische Fehlbildungen

Unter der Bezeichnung metrische Fehlbildungen werden kongenitale Differenzierungsstörungen zusammengefasst, die mit Längenabweichungen einzelner Finger oder Phalangen einhergehen.
- **Triphalangie des Daumens:** zusätzliche rudimentäre oder komplette Mittelphalanx
- **Hyperphalangie der Finger:** seltene Fehlbildung mit zusätzlichem Fingerglied zwischen den Phalangen eines Fingers
- **Brachydaktilie:** selektive Hypoplasien einer Phalanx an einem oder mehreren Fingern, Ausprägung in unterschiedlichsten Varianten möglich.
- **Symphalangie:** angeborene Fusion zweier Phalangen (der Begriff Symphalangie wird von einigen Autoren auch für die Aplasie einer Grund-Mittel- oder Endphalanx genutzt)
- **Klinodaktylie:** knöcherne, seitliche Deviation eines Fingers oder Daumens durch eine verkürzte, trapezförmige Mittelphalanx
- **Metakarpale Synostosen:** knöcherne Verwachsung zweier Metakarpalknochen
- **Makrodaktylie:** partieller Riesenwuchs der Finger (oder Zehen) (vgl. Martini 2003:203–217)

8.1.8 Angeborene Kontrakturen

Im Bereich der Finger gibt es zudem angeborene muskuläre Kontrakturen als Ursache für Fehlbildungen der Finger.
- **Pollex flexus congenitus:** Beugekontraktur des Daumenendgelenks durch angeborene Tendinitis stenosans mit Ringbandenge und Auftreibung des M. flexor pollicis longus.
- **Pollex varus:** Hypo- oder Aplasie der Mm. extensor pollicis longus und brevis und ggf. auch des M. abductor pollicis. Daraus resultiert ein gebeugtes und adduziertes Daumengrundgelenk mit Hohlhand.
- **Fehlbildungen der Sehnen:**
  - Anomalien von Beugesehnen
    - Aplasie der Sehne
    - Fehlinsertion des M. abductor pollicis
    - Linburg-Comstock-Deformität
    - Komplexe Anomalien
  - Kamptodaktylie: kongenitale Beugekontraktur des Fingermittelgelenks
  - Windmühlenflügel-Deformität: Beugekontraktur der MCP-Gelenke mit Ulnardeviation der Finger II–V und Beugekontraktur des Daumens

HINWEIS
Weitere kongenitale Kontrakturen können syndromassoziiert bei Arthrogryposis multiplex congenita, Arachnodaktylie, Marfan-Syndrom oder Mukopolysaccharidose auftreten.

8.1.9 Postoperative Rehabilitation

Werden kongenitale Erkrankungen des Daumes oder der Finger operativ versorgt, so ähnelt sich die postoperative Rehabilitation. Sie folgt zudem dem individuellen Nachbehandlungsschema des Operateurs.
Grundsätzlich wird wie folgt vorgegangen:
Entzündungs- und Proliferationsphase:
- Ruhigstellung, keine Manuelle Therapie
- Ggf. Manuelle Lymphdrainage

Konsolidierungsphase (nach Ruhigstellung):
- Mobilisation radiokarpal
- Mobilisation mediokarpal
- Mobilisation karpometakarpal
- Mobilisation metakarpophalangeal (Grundgelenke)
- Mobilisation interphalangeal (Mittel- und Endgelenke)
- Mobilisation des Daumens (Sattelgelenk, Grundgelenk, Endgelenk)

Zudem stehen folgende Zielsetzungen im Vordergrund:
Feinmotorik
- Erarbeiten manueller Geschicklichkeit und Koordinationsfähigkeit
- Verbesserung des Tastsinns

Grobmotorik
- Erarbeiten von Greiffähigkeit
- Erarbeiten von Griffkraft
- Erarbeiten von Kompensationsstrategien (falls notwendig), ggf. Ergotherapie

8

Zusammenfassung

Knöcherne, kongenitale Erkrankungen der Finger und des Daumens

Es gibt zahlreiche kongenitale Fehlbildungen im Bereich des Daumens und der Finger. Einige treten sporadisch, andere in Kombination an allen vier Extremitäten oder syndromal assoziiert auf.

Operative Interventionen zielen auf kosmetische Verbesserung und die bestmögliche Funktion ab. Die Rehabilitation besteht nach individueller Ruhigstellung aus Mobilisation aller Gelenke und dem Erarbeiten fein- und grobmotorischer Qualitäten.

8.2 Traumatische Erkrankungen

Basiswissen zu traumatischen Erkrankungen inkl. Traumaanalyse und Informationen zu Fraktureinteilungen wird in ➤ Kap. 1.1.2 vermittelt.

In ➤ Abb. 8.4 ist das grundlegende anamnestische und diagnostische Vorgehen nach traumatischen Ereignissen der Finger und des Daumens dargestellt.

Finger und Daumen verletzen häufig in Ballsportarten durch Überstreckung oder Stauchung. Auch durch Stürze und beim Einklemmen der Finger (zum Beispiel in Türen) kann es zu strukturellen Verletzungen kommen. Neben Läsionen des Kapsel-Band-Apparates werden auch Frakturen, Knorpelschädigungen und muskuläre Verletzungen beschrieben.

HINWEIS

Das Wiedererlangen von voller Koordinationsfähigkeit, Greiffunktion, feinmotorischer Fähigkeiten sowie das Erreichen der vollen Belastbarkeit und Sportfähigkeit ist das Ziel der konservativen Therapie und der postoperativen Rehabilitation nach jeder Verletzung im Bereich der Finger und des Daumens

Die in der Folge beschriebenen Rehabilitationszeiten sind Empfehlungen, die individuell deutlich abweichen können. Inadäquates Belastungsverhalten ist der Hauptgrund für länger andauernde Rehabilitation. Im Profisport hingegen wird häufig eine frühere Rückkehr entschieden, hier ggf. unter erhöhter Rezidivgefahr.

Bei starken Schmerzen und großer Entzündung nach einem Trauma ist eine medikamentöse Therapie mit Einsatz von Analgetika und Antiphlogistika vom Arzt abzuwägen. Neben den gewünschten Effekten stellt sie immer auch eine Beeinflussung der physiologischen Heilung dar.

YELLOW FLAG

Bei Zustand nach Traumen sollte anamnestisch geprüft werden, ob Yellow, Blue oder Black flags vorliegen. Sie können ein heilungsverzögernder Faktor sein. Insbesondere Sorgen und Ängste bei möglicher längerfristiger Arbeitsunfähigkeit oder Sportunfähigkeit können Yellow flags auslösen.

Anatomische Grundlagen

Gelenke

Die Karpometakarpalgelenke I–IV wurden bereits in ➤ Kap. 7 besprochen.

Fingergelenke

Die Finger II–V verfügen über Grund-, Mittel- und Endgelenke:

- Art. metacarpophalangea
- Art. interphalangea proximalis
- Art. interphalangea distalis

Die Gelenke werden jeweils durch mediale und laterale Kollateralbänder gesichert. Die Gelenkkapseln inserieren an den jeweiligen Knochen-Knorpelgrenzen.

Daumengelenke

Art. carpometacarpale pollicis

Das Karpometakarpalgelenk zwischen Os trapezium und Os metacarpale I ist ein Sattelgelenk und funktionell von besonderer Bedeutung.

Darüber hinaus verfügt der Daumen über ein Grund- und ein Endgelenk:

- Art. metacarpophalangea pollicis
- Art. interphalangea pollicis

Die Gelenke werden jeweils durch mediale und laterale Kollateralbänder gesichert. Die Gelenkkapseln inserieren an den jeweiligen Knochen-Knorpelgrenzen.

Flexorensehnen

Die Sehnen des M. flexor digitorum superficialis und M. flexor digitorum profundus werden von robusten Sehnenscheiden ummantelt. In ihrem Verlauf werden sie durch Ring- und Kreuzbänder fixiert.

Ringbänder

Die Ringbänder (Ligg. anularia) sichern die Flexorensehnen jeweils durch transversalen, palmaren Verlauf. Jeder Finger verfügt über fünf Ringbänder. Die Ringbänder werden mit den Ziffern A1–A5 bezeichnet (➤ Abb. 8.5):

- A1: Sicherung auf Höhe des Grundgelenks
- A2: Sicherung auf Höhe der Diaphyse der Grundphalanx

Anamnestische Informationen/allgemeine mögliche klinische Befunde
Weitere Befunde möglich/Ausbleiben einzelner Befunde möglich
Z.n. nach Trauma: Schmerzen, Schwellung, Hämatom, Bewegungseinschränkung, verringerte Gelenkbelastbarkeit, ggf. Überwärmung, ggf. Krepitationen > Traumaanalyse, siehe Kap. 1.1.2

Traumamechanismus/mögliche betroffene Struktur	Untersuchung (therapeutisch oder ärztlich)	Therapie/Handlungsempfehlung
Verletzungen anderer/weiterer Strukturen theoretisch möglich	**Therapeutische Untersuchungstechniken unter Beachtung von Sensitivität, Spezifität und Reliabilität**	**Nachbehandlungsschemata können individuell abweichen Entscheidungen pro/kontra OP müssen individuell getroffen werden**
Schmerzen nach Bouldern oder Klettern > **Ringbandverletzungen,** siehe Kap. 8.2.1	Provozierende Palpation Sonografie	Konservativ: • Ringbandorthese für 6 Wochen • Kein Faustschluss mit Kraft für 12 Wochen Operativ: wenn kein aktiver Faustschluss möglich: • Bandnaht: thermoplastischer Kunststoffring für 12–14 Wochen • Bandplastik: Unterarmgips für 3–6 Tage • Ringbandorthese für Minimum 6 Wochen im Anschluss
Hyperextension- oder Kompressionstrauma durch Schlag oder Ball > **Kollateralbandverletzungen/Kapselverletzungen,** siehe Kap. 8.2.1	Passiv anguläre Untersuchung Beurteilung der Schwellung Ggf. Röntgen zum Frakturausschluss	Konservativ: bei Luxation → geschlossene Reposition aus Traktion, ggf. Ruhigstellung in Fingerorthese für einige Tage Operativ: nur bei Frakturen oder massiven Kapsel-Bandläsionen → Naht oder Bandplastik, Frakturversorgung
Sturz auf den Daumen Abruptes Abduzieren des Daumens (durch Skistock) > **Skidaumen,** siehe Kap. 8.2.1 (Ruptur des Lig. collaterale ulnare des Daumengrundgelenks)	Überprüfung der ulnaren Aufklappbarkeit Überprüfung der aktiven Bewegungsbereitschaft Röntgen (gehaltene Aufnahme) MRT oder Sonografie zum Ausschluss einer Stener-Läsion	Konservativ: bei geringer Disposition und guter Position → Gipsversorgung für 5–6 Wochen Operativ: Versorgung von knöchernen Ausrissen mittels Fadenanker
Sturz auf die Hand Hyperextension- oder Kompressionstrauma durch Schlag oder Ball Faustschlag (durch Patient) Einklemmen der Finger (Kombination mit Weichteilläsionen) > **Frakturen,** siehe Kap. 8.2.2	Überprüfung der aktiven Bewegungsbereitschaft Passiv anguläre Untersuchung Röntgen	Konservativ: stabile und nicht dislozierte Frakturen → Ruhigstellung in Fingerschiene für 3–4 Wochen Operativ: instabile und dislozierte Frakturen → unterschiedliche Verfahren für End-, Mittel- und Grundphalangen: • Gipsversorgung für 3–4 Wochen • Metallentfernung in Woche 4 oder 5
Exzentrik, RSIs > **Muskelverletzungen,** siehe Kap. 9.1	Sonografie, MRT	Konservativ: bei Faserriss, kleinem Bündelriss Operativ: bei großem Bündelriss, Muskelriss
> **Sehnenverletzungen,** siehe Kap. 7.2.3		

Allgemeine Therapiebausteine (spezifische Therapiepläne im jeweiligen Kapitel)			
Immer unter Berücksichtigung der Belastbarkeit in den Heilungsphasen, siehe Kap. 1.6.3			
Frühphase: Ggf. Manuelle Lymphdrainage Ggf. Ruhigstellung →	Mobilisation der betroffenen Finger- bzw. Daumengelenke Mobilisation radiokarpal und mediokarpal →	Koordinatives Training Greiftraining →	Erarbeiten von Arbeits- und Sportfähigkeit

Abb. 8.4 Anamnese und Diagnostik traumatischer Erkrankungen der Finger und des Daumens. [H445]

- A3: Sicherung auf Höhe des Mittelgelenks
- A4: Sicherung auf Höhe der Diaphyse der Mittelphalanx
- A5: auf Höhe des Endgelenks

Kreuzbänder

Die Kreuzbänder (Ligg. obliqua) sichern die Flexorensehnen jeweils durch schrägen, sich überkreuzenden Verlauf. Die Kreuzbänder werden mit den Ziffern C1–C3 bezeichnet. Der Verlauf der Kreuzbänder ist individuell unterschiedlich. Häufig findet man sie proximal des Mittelgelenks (C1), distal des Mittelgelenks (C2) und proximal des Endgelenks (C3) (> Abb. 8.5).

Lig. metacarpale transversum profundum

Eine weitere Sicherung des Grundgelenks erfolgt durch das Lig. metacarpale transversum profundum. Es verstärkt das Ringband A1 mit gleichem, allerdings breitgefächerterem Verlauf.

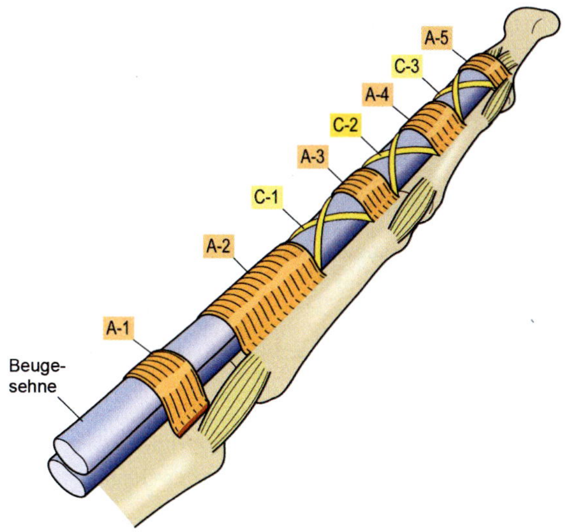

Abb. 8.5 Anatomie der Ring- und Kreuzbänder der Finger. [G047]

8.2.1 Bandläsionen

Ringbandläsionen

BEFUNDE

Traumamechanismus

- Zumeist als Folge von Bouldern oder Klettern (exzentrische Krafteinwirkung bei aufgestellter Mittel- und Endphalanx)

Leitsymptomatik und Befunde

- Bowstring-Phänomen
- Lokale Schmerzen
- Schwellung
- Kraftverlust
- Schnelle Ermüdbarkeit

Möglicher weiterer Befund

- Rupturgeräusch

Traumamechanismus

Die Ringbänder verletzen zumeist beim Klettern oder Bouldern. Auslösender Moment ist oft das Fassen eines kleinen Vorsprungs, einer kleinen Leiste o. Ä. Mittel- und Endphalanx sind aufgestellt, durch exzentrische Kraftanstrengung der Flexoren wird das Gewicht des Körpers gehalten. Eine Ruptur kann sowohl während der Haltephase als auch explosiv durch den Griff nach einem Sprung entstehen. Am häufigsten reißen die Bänder A2 oder A4, das Ringband A3 kann begleitend teilrupturiert sein.

Untersuchung

Manualtherapeutisch Eine provozierende und lokalisierende Palpation wird durchgeführt. Der Patient wird gebeten, einen aktiven Faustschluss zu machen. Die Flexion wird isometrisch getestet. Die passiv anguläre Flexion und Extension in den Fingergelenken wird überprüft.

Medizinisch Eine Ringbandverletzung kann sonografisch dargestellt werden.

Therapie

Konservativ

Ist ein aktiver Faustschluss möglich, kann eine konservative Therapie durchgeführt werden.

Grundsätzliches:

- Ringbandorthese für 6 Wochen
- Kein mit Kraft durchgeführter Faustschluss für 12 Wochen

Entzündungsphase:

- Keine manuelle Therapie

Proliferationsphase:

- Aktives Flektieren des Mittelgelenks bis 80°
- Endgradige passive Mobilisation des Mittelgelenks ohne Schiene in Flex und Ext (mehrfach pro Tag)

Konsolidierungsphase:

- Die Orthese wird ab der 7. Woche durch ein Ringbandtape ersetzt
- Leichtes Klettern mit Ringbandtape (Limitierung auf 80° Flexion)
- Verboten ist top-rope oder dynamisches Klettern und das Aufstellen des Fingers

Umbauphase:

- Ringbandtape bis Ende 12. Woche
- Dosierte Anpassung der Kletterbelastung
- Verboten sind top-rope und das Aufstellen der Finger
- Ab 12. Woche:
  - Ringbandtape nur bei sportlicher und größerer Belastung
  - Kraftaufbau mit Faustschluss
  - Weitere Erhöhung der Kletterbelastung
  - Kein Halten an Seilen
- Ab 16. Woche:
  - Ringbandtape beim Klettern bis zur kompletten Beschwerdefreiheit
  - Große Anforderungen beim Klettern ab dem 5. Monat

Mittlere Rehabilitationszeit 6 Monate.

Operativ

Ist kein aktiver Faustschluss möglich, sollte operiert werden. In den ersten 3 Wochen nach dem Trauma kann eine Bandnaht durchgeführt werden. Ist dies nicht möglich, erfolgt eine Band Plastik. Falls vorhanden, wird die Sehne des M. palmaris longus genutzt, ansonsten der ulnare Teil der Sehne des M. flexor digitorum superficialis.

8

Postoperative Rehabilitation

Die postoperative Rehabilitation nach Ringband-Naht wird wie folgt durchgeführt:

- Ruhigstellung in thermoplastischem Kunststoffring für 6–7 Wochen
- Belastungsreduktion für 12–14 Wochen

Entzündungsphase:

- Ruhigstellung
- Keine manuelle Therapie

Proliferationsphase:

- Rollgleitmobilisation im schmerzfreien Bereich unter Abnahme des Kunststoffrings

Konsolidierungsphase:

- Aktives Bewegen bis 80° Flexion
- Endgradige Rollgleitmobilisationen in Flexion und Extension

Die postoperative Rehabilitation nach Bandplastik wird wie folgt durchgeführt:

- Unterarmgips mit Einschluss des betroffenen und der nebstliegenden Finger in 70° Flexion (Intrinsic-Plus-Position)
- Nach 3–6 Tagen Ringbandorthese mindestens 6 Wochen
- Volle Belastbarkeit nach 12–14 Wochen

Mittlere Rehabilitationszeit > 14 Wochen.

HINWEIS

Ein Hauptproblem in der konservativen und postoperativen Nachbehandlung von Kletterern stellt die fehlende Compliance der Patienten dar. Die Therapie ist sehr langwierig, die volle Belastbarkeit ist erst nach Monaten freigegeben. Damit dauert die Rehabilitation deutlich länger als bei einer Fraktur.

Kreuzbandläsionen

Isolierte Verletzungen der Ligg. obliqua eines Fingers sind sehr selten und werden konservativ therapiert. Bei multistrukturellen Läsionen richtet sich die Therapie nach den Begleitverletzungen. Grundsätzlich sind Bandnähte möglich, Plastiken werden nur sehr selten durchgeführt.

Mittlere Rehabilitationszeit > 8 Wochen.

Kollateralband- und Kapselläsionen

BEFUNDE

Traumamechanismus

- Hyperextension oder Kompression (Handball, Basketball, Volleyball, generell Torwartposition)
- Selten durch Sturz auf die Finger
- Umknicken/Verdrehen durch Fremdeinwirkung

Leitsymptomatik und Befunde

- Lokale Schmerzen
- Schwellung
- Hämatom

Verletzungen des Kapsel-Band-Apparates der Fingergelenke sind häufige Läsionen in Ballsportarten. Bei starker Distorsion mit großen Schäden kann es zur Luxation und zu Frakturen kommen.

Traumamechanismus

Häufigster Mechanismus ist die Hyperextension durch einen Ball, aber auch Stürze auf die Finger sind denkbar.

Untersuchung

Manualtherapeutisch Eine passiv anguläre Untersuchung wird durchgeführt. Neben der Traumaanalyse und der Begutachtung der Schwellung und des möglichen Hämatoms reicht dies in der Regel zur Diagnosestellung aus.

Medizinisch Röntgen zum Ausschluss von Frakturen.

Therapie

Konservativ

Grundsätzliches:

- Bei Luxation unmittelbare geschlossene Reposition unter Traktion (ggf. unter Lokalanästhesie)

Entzündungsphase:

- Ggf. Ruhigstellung mittels Fingerorthese für einige Tage
- Aktives Bewegen nach Ruhigstellung

Proliferationsphase:

- Betroffene Mittelgelenke sollten zur Vermeidung einer Kontraktur früh mobilisiert werden
- Aktives Bewegen
- Kein Sport

Konsolidierungsphase:

- Endgradige Mobilisationen
- Sport nur mit Tapeversorgung
- Volle Belastbarkeit nach 6–8 Wochen

Mittlere Rehabilitationszeit 6–8 Wochen. Diese sinnvolle Rehabilitationszeit wird fast nie eingehalten. Habituell wird im Amateursport nur kurz oder gar nicht ausgesetzt und mit Eigentapeanlagen weitergespielt und trainiert.

HINWEIS

Kapsel-Bandverletzungen der Fingergelenke werden häufig nicht therapeutisch behandelt. Bis zur Schmerzfreiheit dauert es dann oft Monate. Grund ist das Weiterführen der ursächlichen Sportart ohne Pause oder zu frühes Wiedereinsteigen in den Wettkampfsport. Häufig bleiben geschwollene, wulstige Kapseln mit Streckdefizit zurück. Da in Ballsportarten, insbesondere im Hand- und Volleyball, Verletzungen dieser Art zur Tagesordnung gehören, wird ihnen keine/ zu wenig Beachtung geschenkt.

Operativ

Eine OP-Indikation besteht nur bei Frakturen oder massiven Schädigungen des Kapsel-Band-Apparates. Nähte und Plastiken sind in diesem Fall operative Möglichkeiten.

Postoperative Rehabilitation

Die postoperative Rehabilitation richtet sich nach dem gewählten OP-Verfahren und findet unter Berücksichtigung der Belastbarkeit der einzelnen Heilungsphasen statt.

Mittlere Rehabilitationszeit 3–4 Monate.

Skidaumen

BEFUNDE

Traumamechanismus
- Sturz auf den Daumen
- Abruptes Abduzieren des Daumens durch den Skistock

Leitsymptomatik
- Daumenschmerzen, die bei Bewegung schlimmer werden

Beschreibung

Unter einem Skidaumen versteht man die posttraumatische Ruptur des Lig. collaterale ulnare des Daumengrundgelenks (➤ Abb. 8.6).

Mögliche Folgeläsion

Bei massiver Abduktion des Daumens besteht die Möglichkeit, dass das rupturierte Band von der Aponeurose des M. abductor pollicis eingeklemmt wird (Stener-Läsion). In diesem Fall ist keine konservative Therapie möglich.

Traumamechanismus

Hyperabduktion des Daumens durch Stürze oder Abspreizung durch den Skistock.

Untersuchung

Manualtherapeutisch Eine ulnare Aufklappbarkeit des Daumengrundgelenks wird im Seitenvergleich überprüft. Die aktive Bewegungsbereitschaft (Frakturzeichen) wird getestet.

Medizinisch Röntgen (gehaltene Aufnahme). Zum Ausschluss einer Stener-Läsion sollte eine MRT oder eine Sonografie erfolgen.

Therapie

Konservativ

Eine konservative Therapie kann bei knöchernen Ausrissen ohne wesentliche Dislokation oder bei Bandrissen mit guter Position der Bandenden versucht werden.

Grundsätzliches:
- Gipsversorgung für 5–6 Wochen

Entzündungs- und Proliferationphase:
- Keine Manuelle Therapie

Konsolidierungsphase:
- Aktive und passive Mobilisation nach Gipsentfernung

Mittlere Rehabilitationszeit 6–8 Wochen.

Operativ

Ausrisse am Knochen werden mit Fadenankern fixiert, Risse in der Mitte des Bandes können in den ersten Wochen genäht werden, später sind Plastiken notwendig. Knochenanker können im Daumen verbleiben.

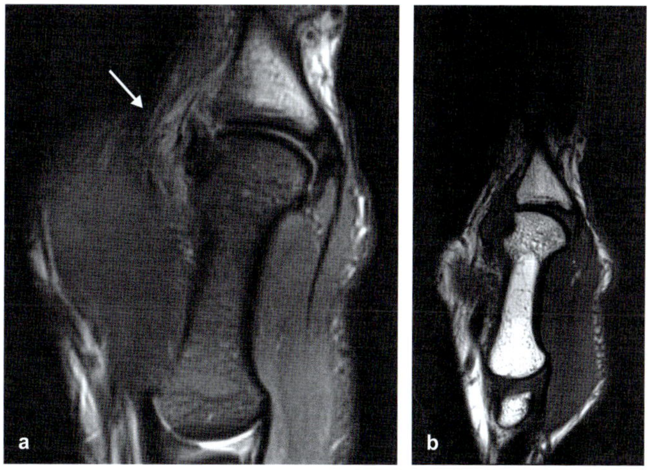

Abb. 8.6 Skidaumen a) Pdw fatsat koronar, b) T1w koronar Ruptur des ulnaren Kollateralbandes am linken Daumengrundgelenk mit Ausriss an der Grundphalanx und begleitender Kapselverletzung. Pd = Protonendichte; w = gewichtet; fatsat = mit Fettsuppression; T1w = T1-Wichtung. [R231]

Postoperative Rehabilitation

Grundsätzliches:
- Gipsversorgung für 5–6 Wochen

Entzündungs- und Proliferationsphase:
- Dosiertes passives Bewegen bei temporärer Gipsentfernung einmal pro Woche

Konsolidierungs- und Umbauphase:
- Endgradige Mobilisation ab der 6./7. Woche
- Volle Belastbarkeit nach 8–10 Wochen
- Beschwerdefreiheit nach 4–6 Monaten

Mittlere Rehabilitationszeit 8–10 Wochen.

8.2.2 Frakturen

RED FLAG

Frakturzeichen sind ein Red flag. Der Patient ist zum Arzt zu überweisen. Informationen zum Flaggensystem sind in ➢ Kap. 1.5 aufgeführt.

Im Bereich der Finger und des Daumens werden zahlreiche Frakturarten beschrieben. Hyperextensionstraumen, Stauchungen und Stürze können zu Frakturen führen.

Die Versorgung richtet sich nach dem Ausmaß und der Lokalisation der Schädigung. Während stabile Frakturlinien nur durch Ruhigstellung versorgt werden, erfolgt bei instabilen bzw. dislozierten Frakturen eine operative, osteosynthetische Versorgung.

Für allgemeine Informationen zur Einteilung von Frakturen, zu Möglichkeiten der Ruhigstellung und zu operativen Verfahren siehe ➢ Kap. 1.1.2.

Frakturen der Phalangen der Finger und des Daumens

BEFUNDE

Traumamechanismus
- Sturz auf die Hand
- Ball gegen die Finger/den Daumen (Volleyball, Handball, Basketball, Torwartposition beim Fußball)
- Faustschlag
- Einklemmen der Finger/des Daumens (kombiniert mit Weichteilverletzungen)

Leitsymptomatik und Befunde
- Lokale Schmerzen
- Geringe Bewegungsbereitschaft
- Lokale Schwellung
- Hämatom
- Endphalanx: subunguales Hämatom, klopfender Schmerz, starke Schwellung

Beschreibung

Frakturen der Finger und des Daumens entstehen oft in Kombination mit Läsionen des Kapsel-Band-Apparats.

Klassifikation

Die Einteilung erfolgt nach der OTA-Klassifikation.

Klassifikation

OTA-Klassifikation

78 Phalangen
A extraartikulär
B partiell artikulär
C vollständig artikulär

- **Extraartikulär, proximal:** Die Frakturlinie verläuft einfach (78-A1.1) oder multifragmentär (78-A1.2).
- **Extraartikulär, diaphysär:** Die Fraktur kann spiralförmig (78-A2.1), schräg (78-A2.2) oder quer (78-A2.3) verlaufen.
- **Extraartikulär, distal:** Als einfache (78-A3.1) oder mehrfragmentäre (78-A3.2) Fraktur vorkommend.
- **Partiell artikulär, proximal:** Spalt- und Avulsionsfrakturen (78-B1.1), Impressionsfrakturen (78-B1.2) und Spalt-/Impressionsfrakturen (78-B1.3) werden beschrieben.
- **Partiell artikulär, diaphysär, keilförmig:** Frakturen kommen spiralförmig mit Keil (78-B2.1), mit Biegung und Achsenknickung (78-B2.2) und mit fragmentiertem Keil (78-B2.3) vor.
- **Partiell artikulär, distal:** Spaltbrüche, Avulsionen (78-B3.1), Impressionsfrakturen (78-B3.2) und Spalt-/Impressionsfrakturen (78-B3.3) sind möglich.
- **Artikulär, proximal:** Proximale artikuläre Frakturen kommen einfach artikulär, einfach metaphysär (78-C1.1), einfach artikulär, mehrfach metaphysär (78-C1.2) und mehrfach artikulär (78-C1.3) vor.
- **Diaphysär, mehrfragmentär:** Als segmentale (78-C2.1) oder komplexe Fraktur (79-C2.2) vorkommend.
- **Artikulär, distal:** Distale artikuläre Frakturen kommen einfach artikulär, einfach metaphysär (78-C3.1), einfach artikulär, mehrfach metaphysär (78-C3.2) und mehrfach artikulär (78-C3.3) vor.

Traumamechanismus

Häufig verletzen Finger und Daumen durch einen Ball, der in Richtung der Hand geworfen oder geschlagen wird. Stürze auf die Hand sowie ein Faustschlag des Betroffenen können jedoch ebenfalls zu Verletzungen führen. Einklemmen der Finger/des Daumens in einer Tür ist eine weitere mögliche Frakturursache. In diesem Fall treten die Verletzungen in Kombination mit Verletzungen der Weichteile auf.

8

Untersuchung

Manualtherapeutisch Das aktive Bewegungsausmaß wird getestet, eine lokalisierende und provozierende Palpation und die passiv anguläre Bewegungsuntersuchung werden durchgeführt.

Medizinisch Röntgen.

Therapie

Konservativ

Stabile, nicht dislozierte Frakturen können konservativ versorgt werden.

Grundsätzliches:
- Ruhigstellung in Fingerschiene für 3–4 Wochen

Entzündungs- und Proliferationsphase:
- Keine Manuelle Therapie

Konsolidierungsphase:
- Aktives Bewegen und passive Mobilisation ab Abwesenheit der Druckdolenz

Mittlere Rehabilitationszeit > 8 Wochen.

Operativ

Je nach Lage und Art der Fraktur kommen folgende OP-Verfahren in Frage (vgl. Windolf 2008):

Endphalanx:
- K-Draht-Versorgung mit temporärer DIP-Arthrodese
- Minischraubenosteosynthese

Mittelphalanx:
- Zugschraubenosteosynthese
- Aufstopftechnik nach Hintringer
- Extensions-Fixateur nach Suzuki

Grundphalanx:
- Minifragmentzugschrauben
- K-Draht-Versorgung
- Plattenosteosynthese

Postoperative Rehabilitation

Grundsätzliches:
- Gipsversorgung für 3–4 Wochen
- Metallentfernung 4. oder 5. Woche

Entzündungsphase:
- Keine Manuelle Therapie

Proliferationsphase, nach Gipsentfernung:
- Aktives Bewegen und Rollgleitmobilisationen im schmerzfreien Bereich

Konsolidierungsphase:
- Endgradige Rollgleitmobilisationen

Mittlere Rehabilitationszeit 8–10 Wochen.

Sehnenverletzungen

➢ Kap. 7.2.3.

Zusammenfassung

Traumatische Erkrankungen der Finger und des Daumens

Stürze auf die Hand und Ballkontakt im Sport sind die häufigsten Gründe für Verletzungen im Bereich der Finger und des Daumens. Die Therapiestrategie richtet sich nach dem Ausmaß der Schädigung und reicht von konservativem Vorgehen bis zu ausgebreiteten Operationen.

8.3 Entzündliche Erkrankungen

8.3.1 Rheumatische Erkrankungen

Grundlagen rheumatischer Erkrankungen werden in ➢ Kap. 1.1.3 erklärt.

BEFUNDE

Generelle Leitsymptome und Befunde rheumatischer Erkrankungen
- Schübe und Remissionen der entzündlichen Aktivität wechseln sich ab.
- Multiple Regionen des Körpers sind betroffen.
- Gelenke, Muskeln oder Faszien können betroffen sein.
- Darm, Haut, Augen oder innere Organe können betroffen sein.

Es gibt viele rheumatische Erkrankungen, die mit Entzündungen der Gelenke, der Muskulatur und Faszien sowie der Haut im Bereich des Daumens und der Finger einhergehen.

Bei rheumatischer Arthritis, aber auch bei Morbus Bechterew, Psoriasis-Arthritis oder Morbus Crohn können Strukturen der Handregion mitbetroffen sein.

Aufgrund der Relevanz für alle Regionen der Extremitäten werden die rheumatischen Erkrankungen in ➢ Kap. 9.6.1 umfassend erläutert.

8.3.2 Postinfektiöse Erkrankungen

BEFUNDE

Leitsymptomatik und Befunde
- Persistierende Schmerzen, die bei Belastung stärker werden
- Geschwollene, gerötete und überwärmte Gelenk- oder Muskelregionen

Anamnestische Informationen
- Zurückliegende Infekte oder vorangegangene offene Wunden oder Operationen

Postinfektiöse Erkrankungen können sowohl durch endogene als auch durch exogene Keime entstehen. Leitsymptomatik sind persistierende Schmerzen, die bei Belastung stärker werden. Oft findet man geschwollene, gerötete und überwärmte Gelenkregionen nach zurückliegenden oder andauernden infektiösen Geschehen.

Häufigstes Krankheitsbild ist die postinfektiöse Osteomyelitis.

Aufgrund der Relevanz für alle Regionen der Extremitäten werden die postinfektiösen Erkrankungen in ➢ Kap. 9.6.2 ausführlich erklärt.

8.4 Degenerative Erkrankungen

Basiswissen zu degenerativen Erkrankungen wird in ➢ Kap. 1.1.4 vermittelt.

8.4.1 Rhizarthrose

Synonyme Daumensattelgelenksarthrose, Arthrose des Trapeziometakarpalgelenks, CMC I-Arthrose.

Epidemiologie Gynäkotropie.

BEFUNDE

Leitsymptomatik und Befunde
- Schmerzen
- Endgradige Re- und Opposition und Aufdrehen von Gläsern und Flaschen verstärkt die Beschwerden

Mögliche weitere Befunde
- Schwellung
- Tastbare Subluxation des Os metacarpale I

Kapselmuster
- Reposition, schmerzhaft eingeschränkt

Beschreibung

Die Rhizarthrose ist in der Handchirurgie von besonderer Bedeutung. Das Daumensattelgelenk ermöglicht die für die verschiedenen Griffformen wichtige Opposition des Daumens. Durch eine Rhizarthrose kann es zu erheblichem Verlust der Funktion des Gelenks führen. Das Daumensattelgelenk verfügt über keine gute Kongruenz der Gelenkflächen. Aus diesem Grund muss das Os metacarpale I bei der Opposition aus dem Sattel des Os trapezium hinaussteigen. Dies sorgt für Belastung im Gelenk.

Klassifikation

Stadieneinteilung nach Eaton und Litter

- Stadium I
  - Minimale Gelenkveränderung
  - Beginnende subchondrale Sklerosierung
  - Geringe Subluxation der Basis des Os metacarpale I
- Stadium II
  - Gelenkspaltverschmälerung
  - Subluxation des Os metacarpale I
  - Osteophyten < 2 mm
- Stadium III
  - Deutliche Gelenkspaltverschmälerung (bis Aufhebung des Gelenkspalts)
  - Osteophyten bzw. Loose bodies > 2 mm
- Stadium IV
  - Stadium III mit zusätzlicher Arthrose im Skapho-Trapezio-Trapezoidalgelenk (STT-Gelenk) (vgl. Eaton et al. 1987)

Untersuchung

Manualtherapeutisch Lokalisierende Palpation des Os trapezium. Passiv anguläre Untersuchung der Opposition, Reposition und der einzelnen Bewegungskomponenten (Flexion, Extension, Abduktion, Adduktion).

Medizinisch Röntgen.

Therapie

Konservativ

Die konservative Therapie erfolgt in den meisten Fällen von Stadium I und II. Allerdings sind die Therapien in erster Linie medizinischer Natur.
- Orthesenversorgung
- NSAID
- Cryotherapie –32 °C
- Lasertherapie
- Ggf. Steroidapplikationen
- Ggf. Hyaluronsäure
- Radiosynoviorthese (nur bei rheumatoider Arthritis)

CAVE

Keine Mobilisation! Bei Rhizarthrose besteht eine Instabilität mit Subluxation des Daumensattelgelenks.

Operativ

In den Stadien I und II werden gelenkerhaltende Operationen mit dem Ziel, vermehrte Stabilität zu generieren, genutzt.

Bandplastiken oder eine Extensionsosteotomie des Os metacarpale I erfüllen diesen Zweck. Eine Denervation bietet eine weitere Möglichkeit.
In den Stadien III und IV stehen drei Möglichkeiten zur Verfügung (vgl. Sauerbier et al. 2015):
- Resektionsarthroplastiken (mit Entfernung des Os trapezium)
- Prothetische Verfahren:
  - Silikonimplantat als Trapeziusersatz
  - Endoprothese (Guepar®, Ivory®)
  - Oberflächenprothese für die Basis des Os metacarpale I
- Gelenkversteifung (Arthrodese)

Postoperative Rehabilitation
Die postoperative Rehabilitation variiert nach dem genutzten Verfahren. Sie richtet sich nach dem individuellen Nachbehandlungsschema des Operateurs und wird unter Beachtung der Belastbarkeit in den jeweiligen Heilungsphasen durchgeführt.

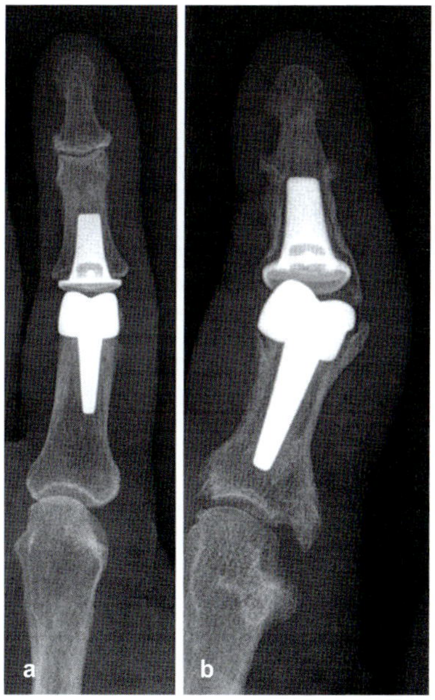

Abb. 8.7 Arthroplastik des Zeigefingermittelgelenks, hier durch Implantation von Endoprothesen bei einem Rheumatiker. [F426]

8.4.2 Arthrose der Fingergelenke

Epidemiologie Gynäkotropie.

BEFUNDE

Leitsymptomatik und Befunde
- Morgendlicher Bewegungsschmerz
- Morgensteifigkeit
- Belastungsabhängige Schmerzen
- Schwellung
- Rötung

Kapselmuster
- Flexion > Extension

Beschreibung

Eine Arthrose der Finger schränkt Betroffene massiv in der Funktion ein. Eine primäre Arthrose ist selten. Diskutiert wird eine genetische Prädisposition. Zudem ist sie häufig Folge rheumatoider Erkrankungen.

Kapselmuster

Flexion > Extension (Grundgelenke 1 : 1, Mittel- und Endgelenke 2 : 1).

Untersuchung

Manualtherapeutisch Anamnese, Sichtbefund, passiv anguläre Untersuchung.

Medizinisch Röntgen.

Therapie

Konservativ
- Rollgleitmobilisationen
- NSAID
- Cryotherapie –32 °C
- Ggf. Kortikoid-Injektionen

Operativ
Operationen werden selten durchgeführt. Bei massiven Beschwerden und starker Destruktion (Rheuma) sind Arthrodesen und Endoprothesen möglich (➤ Abb. 8.7).

Postoperative Rehabilitation
Eine Arthrodese wird in der Regel nicht nachbehandelt. Die postoperative Rehabilitation nach Endoprothesen-Versorgung variiert nach dem genutzten Verfahren. Sie richtet sich nach dem individuellen Nachbehandlungsschema des Operateurs und wird unter Beachtung der Belastbarkeit in den jeweiligen Heilungsphasen durchgeführt.

Zusammenfassung

Arthrosen der Finger- und Daumengelenke

Arthrosen der Finger- und Daumengelenke sind schmerzhaft und schränken Betroffene in der Funktion ein. Zunächst werden medizinische konservative Verfahren genutzt, Operationen sind die letzte Möglichkeit.

8.5 Neoplastische Erkrankungen

Grundlagen neoplastischer Erkrankungen werden in ➤ Kap. 1.1.5 erklärt.

BEFUNDE

Leitsymptomatik und Befunde
- Unerklärliche Schmerzen
- Unerklärliche Schwellung

Möglicher weiterer Befund
- B-Symptomatik

Im Bereich der Hand, der Finger und des Daumens gibt es verschieden Arten von Primärtumoren. Ewing-Sarkome, Osteosarkome, Synovialsarkome u. v. m. können dort ihren Ursprung haben. Eine hämatogene Metastasierung erfolgt in der Regel über den Blutweg zur Lunge, von dort aus ist eine weitere Verbreitung möglich.

Differenzialdiagnostisch kommen ein Bone Bruise und weitere Überlastungssyndrome in Betracht.

Aufgrund der Relevanz für alle Regionen der Extremitäten werden die neoplastischen Erkrankungen in ➤ Kap. 9.7 umfassend erläutert.

8.6 Funktionsstörungen

Allgemeines Basiswissen zu Funktionsstörungen wird in ➤ Kap. 1.1.6 vermittelt.

8.6.1 Restriktionen

Restriktionen in den Gelenken von Finger und Daumen können traumatische, degenerative, postinfektiöse, postentzündliche oder neoplastische Ursachen haben oder durch falsches Belastungs- und Bewegungsverhalten entstehen. Auch durch Immobilisation zum Beispiel nach Ruhigstellung können Kapselkontrakturen entstehen.

Im Daumensattelgelenk können eindimensional die Flexion, Extension, Abduktion und Adduktion oder die komplexen Bewegungen Opposition und Reposition mobilisiert werden. In den Grund-, Mittel- und Endgelenken können Flexion und Extension mobilisiert werden.

8.6.2 Blockierung

Blockierungen sieht man vornehmlich im Daumensattelgelenk, im Daumenendgelenk und in den Fingergrundgelenken. Mit Traktions- und Kippmanipulationen können sie einfach beseitigt werden. Ursache kann neben einem traumatischen Ereignis auch einseitiges Belastungsverhalten, Überbelastung und Degeneration sein. Nach der Deblockierung sollten Automobilisationen durchgeführt werden, um Rezidive zu vermeiden.

8.6.3 Instabilität

Instabilität der Finger und des Daumens kann kongenital bedingt sein. Darüber hinaus sind Verletzungen des Kapsel-Band-Apparates die Hauptursache. Mit Tapes oder Fingerschienen kann entweder Besserung erzielt oder bei Belastung dauerhaft kompensiert werden.

8.6.4 Lähmung

Komplette Lähmung eines oder mehrerer Muskeln sind Zeichen für eine neurologische Erkrankung, eine periphere Nervenläsion bzw. periphere Entrapments oder eine Radikulopathie. Neurologische Erkrankungen und Radikulopathien werden in Band II dieser Buchreihe ausführlich beschrieben. Periphere Entrapments werden in ➤ Kap. 9.8 beschrieben.

8.6.5 Spastik

Eine Spastik weist auf eine neurologische Erkrankung hin. Neurologische Erkrankungen werden in Band II dieser Buchreihe beschrieben.

8.6.6 Überlastungssyndrome

Schnellender Finger

Synonyme Triggerfinger, schnappender Finger.

Epidemiologie Gynäkotropie 6 : 1.

BEFUNDE

Leitsymptomatik und Befunde
- Arretierung einzelner Finger oder des Daumens bei aktiver Extension
- Knotige Schwellung

Beschreibung

Hierbei handelt es sich um eine stenosebedingte Arretierung einzelner Beugesehnen bei Streckung. Nach aktiver Überwindung des Widerstands erfolgt die Restbewegung explosiv mit schnappendem oder schnellendem Finger.

Untersuchung

Klinische Diagnostik mit Palpation.

Therapie

Sauerbier beschreibt folgende Stadien mit Therapievorschlägen (vgl. Sauerbier 2015):

Stadium	Symptome	Therapie
Grad 1	• Druckschmerz über dem A1-Ringband • Schnellen nur anamnestisch • Beschwerden < 6 Monate	• 1–2 Steroid-injektionen **vor** offener Ringband-spaltung
Grad 2	• Demonstrierbares Schnellen • Aktive Streckung möglich oder • Beschwerden > 6 Monate	• 1–2 Steroid-injektionen • Offene Ringband-spaltung
Grad 3	• Demonstrierbares Schnellen • Streckung nur passiv möglich (3A) • Keine aktive Beugung möglich (3B)	• Offene Ringband-spaltung
Grad 4	• Demonstrierbares Schnellen • Fixierte Beugekontraktur im Mittelgelenk	• Offene Ringband-spaltung • Weitergehende Revision

Postoperative Rehabilitation

Frühfunktionelle Rehabilitation mit aktiver und passiver Mobilisation der Finger/des Daumens.

Zusammenfassung

Funktionsstörungen der Finger und des Daumens

Funktionsstörungen der Finger und des Daumens im Sinne von Restriktionen, Blockierung oder Instabilität können traumatischer, degenerativer, kongenitaler und entzündlicher Genese sein. Lähmung oder Spastik weisen auf neurologische Erkrankungen oder periphere Nervenentrapments hin.

KAPITEL

9 Sonstige Krankheitsbilder

In diesem Kapitel werden die Krankheitsbilder beschrieben, die in jeder Region der Extremitäten auftreten können und somit keine gesonderte Zuordnung in einem der Kapitel 2–8 erfahren.

9.1 Muskelverletzungen

9.1.1 Grundlagen

Verletzungen der Skelettmuskulatur gehören zu den häufigsten Verletzungen im Sport.

EVIDENZ

- 31 % der im Profifußball vorkommenden Verletzungen sind Muskelverletzungen (vgl. Ekstrand et al. 2011).
- 18 % aller Verletzungen im Basketball sind Muskelverletzungen (vgl. Borowski et al. 2008).
- 16 % aller Verletzungen in der Leichtathletik betreffen die Muskulatur des Oberschenkels (vgl. Malliaropoulos 2010).

Zu diesen Studien vgl. Engelhardt et al. 2022: 365.

Grundlegend für das Verständnis einzelner Stadien von Muskelverletzungen ist der grobe Aufbau von Muskulatur. Abhängig davon, ob ein Muskel über einen oder mehrere Muskelbäuche verfügt, ist er jeweils mit einer oder mehreren Sehnen an einem oder mehreren proximalen knöchernen Ursprüngen (Origo) fixiert. Die Fixation an seinem distalen knöchernen Ansatz (Insertio) erfolgt über eine oder mehrere Sehnen (Flexoren und Extensoren der Zehen und Finger).

Muskulatur ist mehrschichtig angelegt. Während die tiefe Muskulatur zumeist kurz und oft eingelenkig verläuft, verlaufen oberflächliche Muskeln oft über mehrere Gelenke.

Die Skelettmuskulatur wird auch als quergestreifte Muskulatur bezeichnet, während die Muskulatur der inneren Organe (Hohlorgane) als glatte Muskulatur bezeichnet wird.

Aufbau des Muskelbauchs

Muskelfaser

Eine Muskelfaser bzw. eine Muskelzelle der Skelettmuskulatur ist im Mittelwert bis zu 20 cm lang und hat einen mittleren Durchmesser von 60 µm. Hauptbestandteil sind mehrere eng aneinander liegende Myofibrillen, die vom **Endomysium** ummantelt werden (➤ Abb. 9.1). Myofibrillen bestehen aus **Sarkomer**-bildenden **Aktin**- und **Myosinfilamenten** (Troponin und Tropomyosin). Weitere Bestandteile der Muskelfaser sind der Zellkern, Mitochondrien, Satellitenzellen, transversale Tu-

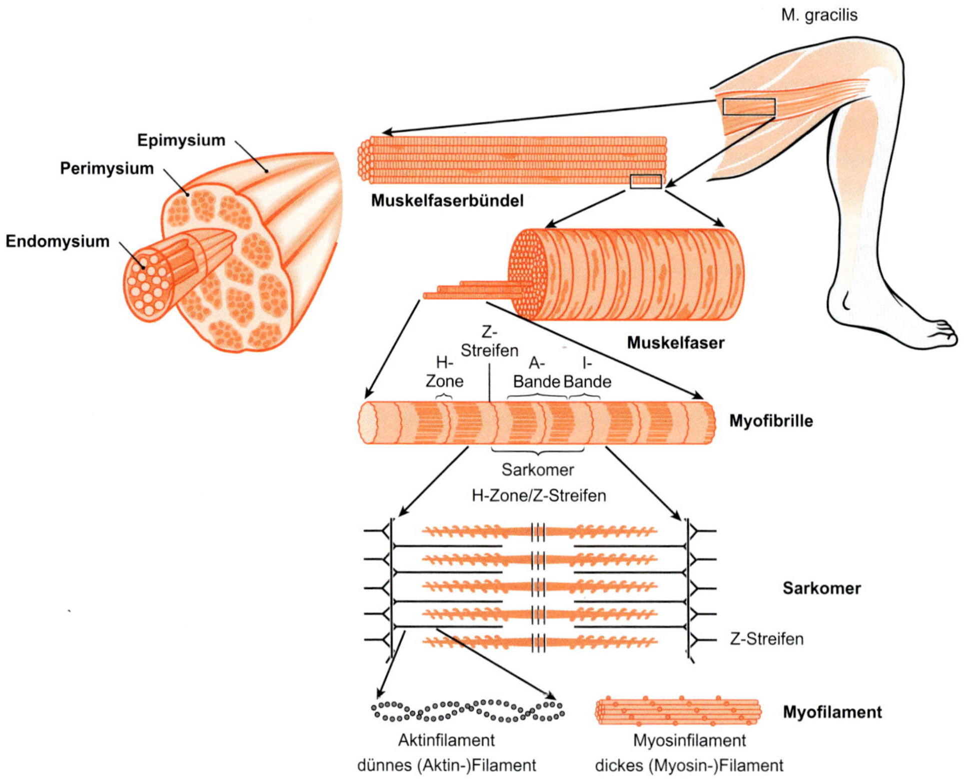

Abb. 9.1 Aufbau eines Skelettmuskels. [S700-L126]

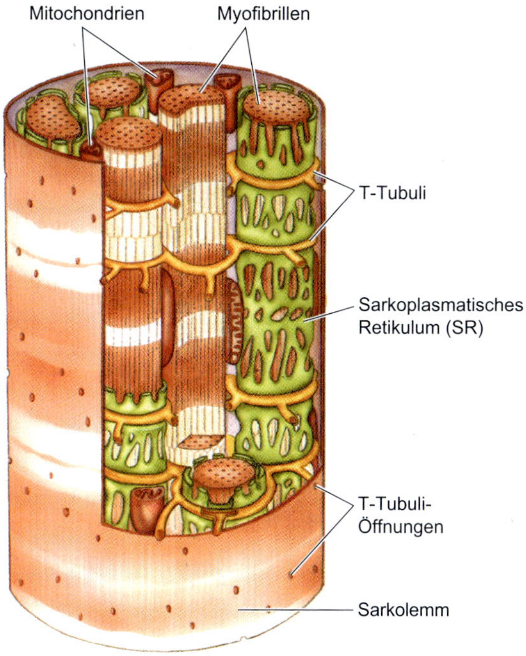

Abb. 9.2 Aufbau einer Muskelfaser. [R482]

buli und sarkoplasmatisches Retikulum (longitudinale Tubuli) (➤ Abb. 9.2). Das **Endomysium** sorgt für die Widerstandsfähigkeit gegen Zerreißung von Muskelfasern.

Muskelfaserbündel

Das **Perimysium** überträgt bei Muskelkontraktion die Zugkräfte vom Muskelbauch auf die Sehnen des Muskels. Das **Perimysium internum** ummantelt 200–250 Muskelfasern zu Primärfaserbündeln und das **Perimysium externum** mehrere Primärfaserbündel (3–6) zu Sekundärfaserbündeln.

Muskel

Der gesamte Muskelbauch, bestehend aus allen vorhandenen Sekundärfaserbündeln, wird vom **Epimysium** und der direkt darüber liegenden **Muskelfaszie** ummantelt. Das **Epimysium** verbindet die Muskelfaszie mit dem Muskel und gewährleistet mit ihr gemeinsam die intermuskuläre Gleitfähigkeit zwischen oberflächlichem und tiefem Muskelsystem.

Motorische Endplatte

Die motorische Innervation der Muskulatur erfolgt über motorische Endplatten, den Ausläufern der zuständigen Axone. Das zuständige Axon unterteilt sich in diverse Äste, so dass jede einzelne Muskelfaser von einer eigenen motorischen Endplatte versorgt wird.

Mit Hilfe des Neurotransmitters Acetylcholin erfolgt die synaptische Stimulation der Muskelfasern durch Aktionspotenziale über die motorischen Endplatten (vgl. Schünke et al. 2022).

Muskelfasertypen

Muskelfasern können in sieben verschiedene Fasertypen unterteilt werden. Im Wesentlichen kann man sie jedoch auf zwei Typen reduzieren.

Typ I

Tonische Muskelfasern mit langsamer Kontraktionszeit (slow switch). Muskeln mit viel Anteil an Typ I-Fasern sind gut durchblutet (kapillarisiert) und gut geeignet für Ausdauerleistung. Die Ermüdung erfolgt langsam. Aufgrund der guten Durchblutung werden sie auch als rote Muskulatur bezeichnet. Der Energiestoffwechsel erfolgt oxidativ.

Typ II

Phasische Muskelfasern mit schneller Kontraktionszeit (fast switch). Muskeln mit großem Anteil an II-Fasern sind (je nach Typ II-Art) mittelmäßig bis schlecht durchblutet. Sie eignen sich für große Kraftanstrengung und explosives Anspannen. Aufgrund der schlechten Durchblutung werden sie auch als weiße Muskulatur bezeichnet. Der Energiestoffwechsel erfolgt je nach Typ II-Faser oxidativ und glykolytisch oder auch ausschließlich glykolytisch.

Einteilung von Muskelverletzungen

HINWEIS

Eine Verletzung (injury) besteht, wenn ein Sportler/Spieler nicht oder nur eingeschränkt am Spiel-/Wettkampfbetrieb teilnehmen kann. Daraus resultiert, dass auch Folgen von Überlastung wie eine Muskelverhärtung als Verletzung eingestuft werden.

Aufgrund der großen Bedeutung von Muskelverletzungen im Sport gibt es viele verschiedene Einteilungen und Klassifikationen. Auf einer internationalen Konsensus-Konferenz wurde ein Klassifikations-Modell etabliert, welches unter anderem bis heute Bestandteil der UEFA Injury Study und Standard in der Dokumentation von Muskelverletzungen im europäischen Profifußball ist (➤ Abb. 9.3).

In der Einteilung werden zunächst indirekte Muskelverletzungen, also Verletzungen ohne Krafteinwirkungen von außen, von direkten Muskelverletzungen, also Verletzungen mit äußerer Krafteinwirkung, unterschieden. Direkte Muskelverletzungen heilen zumeist schneller aus als indirekte, da es keine Längsrisse gibt, sondern durch Kontusionen lediglich „Quetschungen“ entstehen.

9

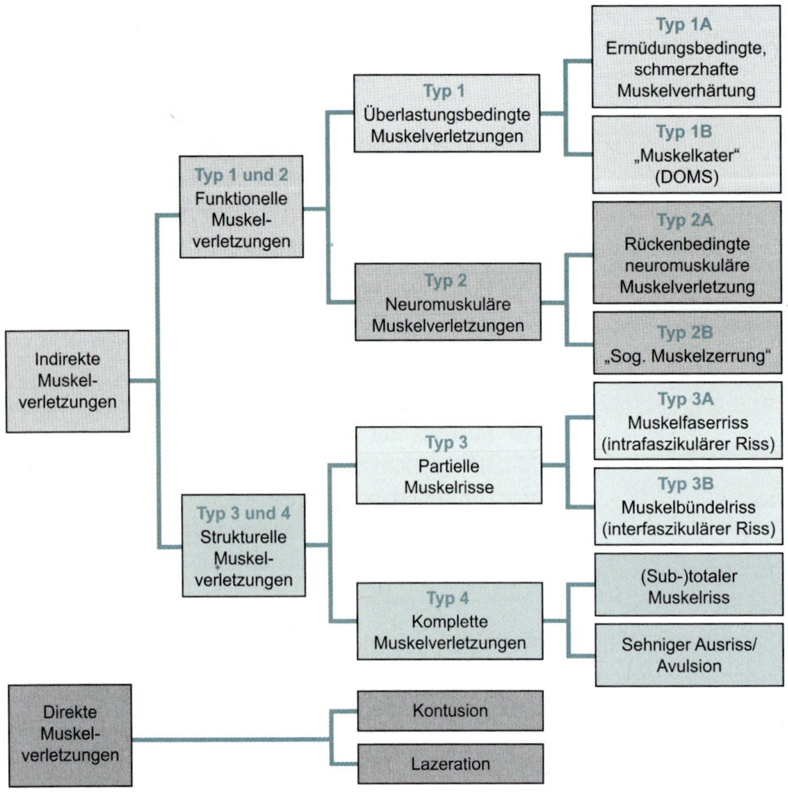

Abb. 9.3 Konsensus-Klassifikation von Muskelverletzungen. [G393-002/L106]

Prädestiniert für indirekte Verletzungen sind mehrgelenkige Muskeln der unteren Extremität, welche exzentrisch arbeiten und überwiegend über Typ II-Fasern verfügen (M. quadriceps, M. semimembranosus).

Indirekte Muskelverletzungen

Indirekte Muskelverletzungen entstehen ohne Krafteinwirkung von außen. Sie werden danach unterteilt, ob strukturelle Schäden oder Risse im Muskel nachweisbar sind oder nicht.

Funktionelle Muskelverletzungen

Eine funktionelle Muskelverletzung ist eine indirekte Verletzung ohne nachweisbaren strukturellen Schaden. In der Regel heilen sie bei Belastungsreduktion innerhalb von Tagen bis wenigen Wochen spontan und ohne Folgen aus. Allerdings können aus funktionellen Verletzungen strukturelle Verletzungen entstehen, wenn das Belastungsverhalten nicht angepasst wird.

Es werden zwei Typen unterschieden:

- Typ 1: Folge von Überlastung. Darunter fallen ermüdungsbedingte, schmerzhafte Muskelverhärtungen (Typ IA) und Muskelkater (Typ IB).
- Typ 2: neuromuskuläre Störung/Verletzung. Darunter fallen rückenbedingte neuromuskuläre Muskelverletzungen (Typ 2A) und Muskelzerrungen (Typ 2B). Laut Müller-Wohlfahrt sind im Leistungssport vor allem die Verletzungen des Typs 2A zu finden (vgl. Müller-Wohlfahrt et al. 2013).

Strukturelle Muskelverletzungen

Eine strukturelle Muskelverletzung findet durch eine Überschreitung der momentanen Belastbarkeit eines Muskels statt.

- Typ 3: beschreibt partielle Risse im Muskel wie Muskelfaserrisse (Typ 3A) und Muskelbündelrisse (Typ 3B).
- Typ 4: beschreibt Verletzungen des kompletten Muskels, also totale oder subtotale Muskelrisse/-abrisse) oder Avulsionen (sehnige Ausrisse).

Direkte Muskelverletzungen

Kontusion

Direkte Verletzungen entstehen zumeist durch Kontusionen (stumpfe Krafteinwirkungen im Sport, zum Beispiel durch Anprall eines gegnerischen Knies gegen den Oberschenkel; Pferdekuss).

Lazeration

Unter einer Lazeration versteht man in diesem Zusammenhang ein die Haut und Muskulatur durchdringendes scharfes Trauma. Darunter fallen vor allem Schnittverletzungen. Auch wenn dies in der Konsenz-Klassifikation nicht beschrieben wird, fallen jedoch auch Verletzungen durch Sägen, Sicheln, Stürze auf scharfkantige Gegenstände und Bissverletzungen (Hunde) darunter. Im Fußball kann es auch ein Aufschlitzen von Haut und Muskulatur durch einen gegnerischen Stollen sein (Verletzung von Ewald Lienen am 14.08.1981). Lazerationen sind jedoch insgesamt selten.

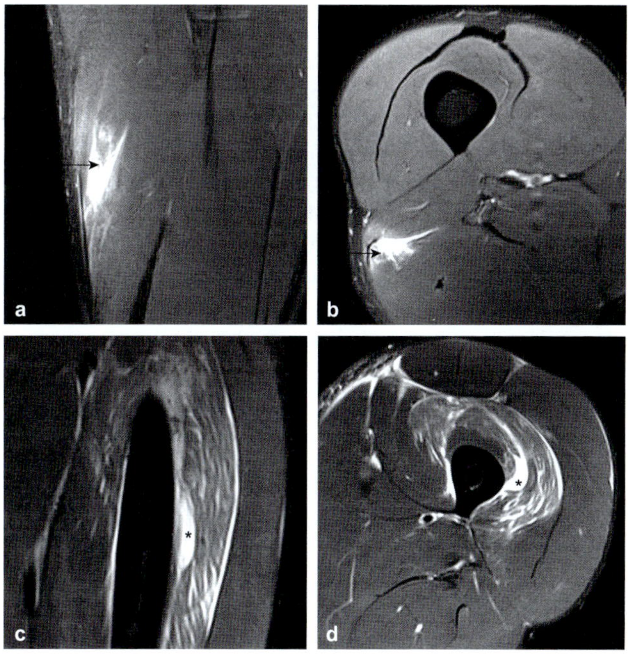

Abb. 9.4 Vergleich einer indirekten (a/b) mit einer direkten (c/d) Muskelverletzung in der MRT. Obwohl es keine eindeutigen Abgrenzungskriterien gibt, helfen doch einige Hinweise: Der muskuläre Defekt sieht bei einer indirekten Distraktionsverletzung (hier Muskelbündelriss) eher faserig ausgerissen (→), bei einem direkten Mechanismus (hier Muskelkontusion) eher rundlicher aus (*), da das Hämatom das umliegende Gewebe verdrängt. [P004]

Diagnostik von Muskelverletzungen

EVIDENZ

Die Basis der Diagnostik von Muskelverletzungen sollte in der Anamnese und der Klinik des Patienten liegen und nicht in der Anwendung bildgebender Verfahren (vgl. Askling et al. 2008, Ekstrand et al. 2012, Kerkhoffs et al. 2013, Engelhardt et al. 2022).

Anamnese

Die Anamnese bildet in der Diagnostik von Muskelverletzungen einen wesentlichen Bestandteil. Mit ergänzenden bildgebenden Verfahren kann in der Regel sicher diagnostiziert werden. Mittels Bildgebung kann die Verletzung genau lokalisiert werden, Risse können nachgewiesen und etwaige Sehnenbeteiligungen oder Avulsionsfrakturen dargestellt werden.

Sonografie

Erfahrene Untersucher können sonografisch funktionelle von strukturellen Verletzungen unterscheiden und Hämatome darstellen.

MRT

Ziel einer MRT ist eine möglichst genaue Beurteilung einer Rissgröße; allerdings verdeckt das Hämatom oft die Sicht. Für die Darstellung ist eine hohe Bildqualität mit bestmöglicher Auflösung notwendig (➤ Abb. 9.4).

HINWEIS

MRT-Bilder können noch Auffälligkeiten zeigen, wenn Sportler längst wieder wettkampffähig sind.

Erstversorgung von Muskelverletzungen

Generelle Aspekte der Erstversorgung siehe ➤ Kap. 1.7. Bei strukturellen Muskelverletzungen und bei unklarer Diagnose (strukturell/funktionell) sowie nach Kontusionen sollte eine Erstversorgung erfolgen. Auch wenn wissenschaftliche Studien sich widersprechen und nach wie vor keine aussagekräftigen Reviews vorliegen, hat sich das PECH-Schema bzw. das RICE-Principle durchgesetzt:

PECH-Schema:

- **P**ause (Belastungsreduktion)
- **E**is (Eiswasser)
- Kompression (**C**ompression)
- **H**ochlagern der betroffenen Extremität

(RICE-Principle: rest, ice, compression, elevation)

9.1.2 Muskelverhärtung

BEFUNDE

Leitsymptomatik und Befunde

- Schmerzhafte Muskelverhärtung
- Krampfähnliche, ziehende Schmerzen
- Hypertonus
- Folge von Überlastung der Muskulatur (hohe Trainingsintensität, wenig Regenerationszeit)

Pathogenese

- Schleichende Entstehung, kein Trauma

Beschreibung

Die Muskelverhärtung gehört zu den indirekten, funktionellen, überlastungsbedingten Muskelverletzungen (Typ 1A) und ist die Folge von Überlastung von Muskulatur, ggf. über einen längeren Zeitraum. Grundsätzlich kann jeder Muskel der Skelettmuskulatur betroffen sein. Zu hohe Belastung, beispielsweise in der Saisonvorbereitung oder durch zu frühes/intensives Einsteigen nach Verletzungen mit inadäquaten Regenerationsphasen, sind die Ursache.

Hierbei ist zu beachten, dass die individuelle Belastbarkeit einzelner Spieler eines Teams deutlich voneinander abweichen kann.

HINWEIS
Unbehandelte Muskelverhärtungen erhöhen die Anfälligkeit für strukturelle Muskelverletzungen.

Vorkommen

Grundsätzlich sind Muskelverhärtungen in jedem Skelettmuskel möglich. Häufig betroffen ist die ischiocrurale Gruppe, der M. rectus femoris, der M. gastrocnemius und der M. adductor longus. Durch den großen Trend des Trainings in Fitnessstudios kann jedoch nahezu jede Muskelgruppe überlastet werden.

Untersuchung

In der Anamnese wird ein schleichendes Entstehen über mehrere Tage erwartet. Im Seitenvergleich kann ein erhöhter Tonus palpiert werden. Mittels Sonografie können Ödeme und strukturelle Schäden ausgeschlossen werden.

Zur Abgrenzung des Typs 2A sollte eine Untersuchung der Wirbelsäule erfolgen.

Therapie

Ist unklar, ob eine strukturelle Schädigung vorliegt, sollte zur Sicherheit eine Erstversorgung erfolgen. Im weiteren Verlauf stehen die Detonsierung und Durchblutungsverbesserung (Stoffwechselförderung) im Vordergrund.

- Trainingspause für 2–5 Tage
- Muskellockerung (Massage)
- Wärmetherapie (heiße Rolle, Naturmoor)
- Lasertherapie
- Hochenergie-Induktionstherapie
- Langsam steigende Aktivität nach 3 Tagen

Mittlere Rehabilitationszeit < 7 Tage.

9.1.3 Muskelkater

Synonym DOMS (Delayed Onset Muscle Soreness).

BEFUNDE
Leitsymptomatik und Befunde
- Muskelschmerz ab 24 h nach starker (vor allem exzentrischer) Beanspruchung
- Peak zwischen 24 und 28 h nach der Aktivität
- Kein Trauma

Beschreibung

Muskelkater gehört zu den indirekten, funktionellen, überlastungsbedingten Muskelverletzungen (Typ 1B) und ist zumeist Folge einer intensiven sportlichen (exzentrischen) Muskelaktivität. Auch ungewohnte Abbremsbewegungen (Exzentrik), neue Formen der Aktivität (Hobby/Sport) oder die Wiederaufnahme der sportlichen Aktivität nach längeren Pausen können zu Muskelkater führen. Diese exzentrischen Belastungen führen zu Mikroläsionen in den Sarkomeren, vor allem im Bereich der Z-Scheiben. Die von Patienten beschriebenen Schmerzen werden auf Autolyse der geschädigten Faseranteile und vorhandenen ödematösen Gewebsdruck zurückgeführt.

Seltener entsteht Muskelkater durch langanhaltenden intensiven Stoffwechsel (z. B. Marathon). In diesen Fällen konnte die Einwanderung von Leukozyten nachgewiesen werden. Weitere mögliche Auslöser:

- Depolarisierende Muskelrelaxanzien bei einer Narkoseeinleitung mit Auftreten von Fibrillationen
- Epileptische (tonisch klonische) Krämpfe

HINWEIS
- Die Theorie, Muskelkater würde durch Milchsäure entstehen, wurde nie belegt.
- Muskelkater kann durch die gleiche Art der Belastung in den Folgewochen nicht erneut ausgelöst werden.
- Aus Muskelkater resultieren keinerlei bleibende Schäden wie Narben etc. (vgl. Böning 2002).

Vorkommen

Ischiocrurale Gruppe, M. rectus femoris, M. adductor longus, M. gastrocnemius, M. soleus, M. tibialis anterior, M. gluteus maximus, M. pectoralis minor, M. biceps brachii, M. triceps.

Untersuchung

Anamnese, Klinik.

Therapie

- Trainingspause für 2–4 Tage
- Muskellockerung (Massage)

Mittlere Rehabilitationszeit 2–3 Tage, in jedem Fall < 7 Tage.

9.1.4 Wirbelsäulenbedingte, neuromuskuläre Muskelverletzung

BEFUNDE

Leitsymptomatik
- Ziehende Schmerzen und Rigidität im Muskel

Pathomechanismus
- Schleichende Entstehung, kein Trauma

Beschreibung

Indirekte, funktionelle, wirbelsäulenbedingte, neuromuskuläre Muskelverletzungen (Typ 2A) wurden von Müller-Wohlfahrt beschrieben (vgl. Müller-Wohlfahrt et al. 2013). Er beschreibt durch Irritationen eines Spinalnervs hervorgerufene Tonuserhöhungen in einzelnen, vom Nerv innervierten Muskeln. Da die Wirbelsäule frei von Symptomen bleibt, zählen die Beschwerden zu den funktionellen neuromuskulären Muskelverletzungen. Die Therapie sollte jedoch auf Höhe des betroffenen Wirbelsäulensegments stattfinden.

Eine strukturelle Schädigung liegt weder im Muskel noch in der Wirbelsäule vor.

HINWEIS

Laut Müller-Wohlfahrt et al. ist dieses Phänomen auch ohne Raumnot eines Spinalnervs möglich. Einen wissenschaftlichen Beleg für diese Art Muskelverletzung gibt es nicht. Da die meisten Spinalnerven motorisch an der Innervation mehrerer Muskeln beteiligt sind, ist zudem fraglich, wie es durch die Irritation eines Spinalnervs zu Beschwerden in lediglich einem Muskel kommen können soll. Zuständige Wirbelsäulensegmente sollten jedoch standardmäßig bei Beschwerden in den Extremitäten untersucht und bei Befund mittherapiert werden. Ob diese jedoch ursächlich für eine einzelne Verhärtung bzw. funktionelle Muskelverletzung verantwortlich sind, ist fraglich. Trophische Störungen bei segmentaler Dysfunktion wurden zahlreich beschrieben. Diese sind jedoch vegetativer Natur und begünstigen sicherlich indirekte funktionelle und strukturelle Verletzungen. Funktionsstörungen der Wirbelsäule zu therapieren, ist also in keinem Fall falsch.

Vorkommen

Oberschenkel- und Unterschenkelmuskulatur, Adduktoren.

Untersuchung

Funktionsuntersuchung der Wirbelsäule, Palpation der Wirbelsäulenmuskulatur. Untersucht wird das Bewegungssegment, auf dessen Höhe der Spinalnerv austritt, der den betroffenen Muskel versorgt. Je nach Muskel können dies auch mehrere Segmente sein.

Zur Abgrenzung einer ermüdungsbedingten schmerzhaften Muskelverhärtung (Typ 1A) erfolgt auch die Untersuchung des betroffenen Muskels und ggf. eine Sonografie.

Therapie

- Beseitigung von Funktionsstörungen der Wirbelsäule in den betroffenen Segmenten (Mobilisationen/Manipulationen)
- Detonisierung der Muskulatur der Wirbelsäule
- Detonisierung der schmerzhaften Muskulatur (in diesem Fall Symptomtherapie)
- Trainingspause für 2–5 Tage

Mittlere Rehabilitationszeit < 7 Tage.

9.1.5 Muskelzerrung

BEFUNDE

Leitsymptomatik
- Lokale Schmerzen (krampfartig) und Hypertonus

Pathogenese
- Plötzlich/innerhalb kürzester Zeit ansteigender Tonus

Beschreibung

Die Muskelzerrung gehört zu den indirekten, funktionellen neuromuskulären Muskelverletzungen (Typ 2B). Eine Beteiligung des Reizleitungssystems wird vermutet. Eine strukturelle Schädigung liegt nicht vor.

Vorkommen

Überwiegend ist die untere Extremität betroffen, jedoch sind Zerrungen in allen quergestreiften Muskeln möglich.

Untersuchung

Anamnese und klinische Untersuchung.

9

Therapie

Erstversorgung:
- Nach PECH-Regel (zum Zeitpunkt der Beschwerden ist unklar, ob strukturelle Schäden bestehen)

Weitere Therapie:
- Cryotherapie –32 °C
- Muskellockerung
- Trainingspause für 2–5 Tage

Mittlere Rehabilitationszeit < 7 Tage.

9.1.6 Muskelfaserriss

BEFUNDE

Leitsymptomatik und Befunde
- Plötzlich auftretender stechender Schmerz bei Sprint- oder Sprungbelastung der unteren oder bei exzentrischer Belastung der oberen Extremität
- Schmerz im Rupturbereich (klar lokalisierbar bei isometrischer Anspannung)
- Fortsetzung der Belastung nicht möglich
- Tastbare Eindellung
- Ggf. sichtbares Hämatom

Traumamechanismus
- Sprint, Sprung oder sonstige exzentrische Belastung

Beschreibung

Hierbei handelt es sich um eine indirekte, strukturelle Verletzung mit partiellen Muskelrissen (Typ 3A).

HINWEIS

Bei einem Muskelfaserriss ist nicht lediglich eine einzelne Muskelfaser gerissen. Man geht von einer Ruptur eines Sekundärbündels aus.

Vorkommen

M. rectus femoris, M. adductor longus, M. gastrocnemius, M. soleus, M. gluteus maximus, M. pectoralis major.

Untersuchung

Anamnese, klinischer Befund, Palpation. Ggf. Sonografie und/oder MRT zur Beurteilung der Größe und genauen Lokalisation der strukturellen Schädigung.

Therapie

Erstversorgung:
- Nach PECH-Regel

Entzündungsphase:
- Cryotherapie –32 °C
- Belastungsreduktion

Proliferationsphase:
- Muskellockerung im schmerzfreien Bereich
- Lasertherapie
- Wärmetherapie

Vor maximaler Belastung sollte einige Tage niedrig dosiert trainiert werden.

Mittlere Rehabilitationszeit 10–14 Tage.

CAVE

Eine zu frühe Wiederaufnahme der Trainingsbelastung führt zu Rezidiven bzw. größeren strukturellen Schäden (Compliance).

9.1.7 Muskelbündelriss

BEFUNDE

Leitsymptomatik und Befunde
- Plötzlich auftretender, starker stechender Schmerz bei Sprint- oder Sprungbelastung der unteren oder bei exzentrischer Belastung der oberen Extremität
- Schmerz im Rupturbereich (klar lokalisierbar bei isometrischer Anspannung)
- Fortsetzung der Belastung nicht möglich
- Tastbare Eindellung
- Ggf. sichtbares Hämatom

Traumamechanismus
- Sprint, Sprung oder sonstige exzentrische Belastung

Beschreibung

Hierbei handelt es sich um eine indirekte, strukturelle Verletzung mit partiellen Muskelrissen (Typ 3B).

HINWEIS

Der Übergang von Muskelfaserriss zu Muskelbündelriss ist fließend. Eine klare diagnostische Abgrenzung ist schwierig. Man geht von einer Ruptur mehrerer Sekundärbündel aus.

Vorkommen

M. rectus femoris, M. adductor longus, M. gastrocnemius, M. soleus, M. gluteus maximus, M. pectoralis major.

Untersuchung

Anamnese, klinischer Befund, Palpation. Ggf. Sonografie und/oder MRT zur Beurteilung der Größe und genauen Lokalisation der strukturellen Schädigung.

Therapie

Bei Verletzung von über 50 % der Muskelfasern besteht eine OP-Indikation. In den meisten Fällen kann die Therapie jedoch konservativ erfolgen.

Erstversorgung:
- Nach PECH-Regel

Entzündungsphase:
- Cryotherapie –32 °C
- Belastungsreduktion

Proliferationsphase:
- Muskellockerung im schmerzfreien Bereich
- Lasertherapie
- Wärmetherapie

Konsolidierungsphase:
- Beginnende Dehnungen und Mobilisation umliegender Gelenke

Mittlere Rehabilitationszeit 4–6 Wochen.

CAVE
Eine zu frühe Wiederaufnahme der Trainingsbelastung führt zu Rezidiven bzw. größeren strukturellen Schäden (Compliance).

9.1.8 Muskelriss

BEFUNDE

Leitsymptomatik und Befunde
- Plötzlich auftretender, sehr starker stechender Schmerz bei Sprint- oder Sprungbelastung der unteren oder bei exzentrischer Belastung der oberen Extremität
- Schmerz im Rupturbereich
- Fortsetzung der Belastung nicht möglich
- Veränderte Position des Muskelbauchs
- Sichtbares Hämatom

Traumamechanismus
- Sprint, Sprung oder sonstige exzentrische Belastung

Beschreibung

Hierbei handelt es sich um eine indirekte, strukturelle Verletzung mit (sub-)totalem Muskelriss (Typ 4).

Vorkommen

M. rectus femoris, M. adductor longus, M. gastrocnemius, M. soleus, M. gluteus maximus, M. pectoralis major.

Untersuchung

Anamnese, klinischer Befund, Palpation. Sonografie und/ oder MRT.

Therapie

Konservativ

Erstversorgung nach PECH-Regel.

Mittlere Rehabilitationszeit 12 Wochen.

Operativ

OP-Indikation je nach Muskel, Alter des Patienten und angestrebter Belastbarkeit. Operativ kommt eine Muskelnaht in Frage.

HINWEIS
Die Operation sollte umgehend erfolgen.

Postoperative Rehabilitation

- Teilbelastung für 3–6 Wochen

Entzündungs- und Proliferationsphase:
- Ggf. Manuelle Lymphdrainage

Konsolidierungsphase:
- Mobilisation Vollbelastung
- Muskellockerung
- Lasertherapie

Umbauphase:
- Intensives Dehnen und Kräftigung erst nach 6–8 Wochen
- Volle sportliche Belastung erst nach 3–4 Monaten

Mittlere Rehabilitationszeit 3–4 Monate.

9.1.9 Sehniger Ausriss/Avulsion

BEFUND

Leitsymptomatik und Befunde
- Plötzlich auftretender, starker stechender Schmerz bei Sprint- oder Sprungbelastung der unteren oder bei exzentrischer Belastung der oberen Extremität
- Schmerz im Bereich des betroffenen Ansatzes/Ursprungs
- Fortsetzung der Belastung nicht möglich
- Tastbare Eindellung
- Ggf. sichtbares Hämatom

Traumamechanismus
- Sprint, Sprung oder sonstige extreme Muskelbelastung

HINWEIS

- Achillessehnenverletzungen ➤ Kap. 2.2.6
- Bizepssehnenruptur, proximale ➤ Kap. 5.2.5
- Bizepssehnenruptur, distale ➤ Kap. 6.2.5

Beschreibung

Hierbei handelt es sich um eine indirekte, strukturelle Verletzung mit Ausriss bzw. Avulsionsfraktur (Typ 4).

Vorkommen

Ischiocrurale Gruppe (Ursprung), Achillessehne, M. triceps brachii (Ansatz), M. biceps brachii Caput longum (Ursprung), M. biceps brachii (Ansatz).

Untersuchung

Anamnese, klinischer Befund, Palpation. Sonografie, MRT, ggf. Röntgen.

Therapie

Konservativ

Erstversorgung nach PECH-Regel.

Mittlere Rehabilitationszeit 12 Wochen.

Operativ

Eine OP-Indikation besteht insbesondere bei folgenden Muskeln:

- Ischiocrurale Gruppe
- M. rectus femoris (Ursprung)
- M. biceps brachii (Ansatz)
- M. adductor longus (konservativ oder operativ möglich)

Eine Fixation erfolgt mittels Fadenankersystem oder transossärer Nahtversorgung.

Postoperative Rehabilitation

- Teilbelastung für 4–6 Wochen

Entzündungs- und Proliferationsphase:

- Ggf. Manuelle Lymphdrainage

Konsolidierungsphase:

- Mobilisation und steigernde Belastung ab Woche 7

Umbauphase:

- Volle sportliche Belastung erst nach 6–8 Monaten

Mittlere Rehabilitationszeit 6–8 Monate.

9.1.10 Muskelkontusion

BEFUNDE

Leitsymptomatik und Befunde

- Ausgebreitete Schmerzen
- Hämatom
- Schwellung

Traumamechanismus

- Stumpfe Krafteinwirkung (Kontusion)

Beschreibung

Hierbei handelt es sich um eine direkte Muskelverletzung durch Kontusion (Pferdekuss, Schlag).

CAVE

Bei anhaltenden Beschwerden und breitbasigen tastbaren Verhärtungen/Schwellungen sollte eine Bildgebung zum Ausschluss einer Myositis ossificans traumatica (➤ Kap. 9.2.7) erfolgen.

Vorkommen

M. quadriceps: vastus intermedius, vastus lateralis und rectus femoris.

Untersuchung

Anamnese, Sichtbefund, Klinik. Ggf. Sonografie oder MRT.

Therapie

- Erstversorgung nach der PECH-Regel
- Belastungsreduktion für 4–7 Tage
- Ggf. Manuelle Lymphdrainage
- Bei starken Schmerzen Cryotherapie –32 °C
- Nach Ausheilung Muskellockerung und Dehnung

Mittlere Rehabilitationszeit Ca. 7 Tage.

9.1.11 Lazeration

BEFUNDE

Leitsymptomatik

- Brennende, schneidende Schmerzen

Traumamechanismus

- Zerreißung von Haut, Unterhaut, Faszie und Muskelgewebe (Schnitt- oder Sägeverletzung, Sturz auf scharfkantigen Untergrund)

Funktionelle Muskelverletzung	**Typ 1** Überlastungsbedingte Muskelverletzung		< 7 Tage
Funktionelle Muskelverletzung	**Typ 2** Neuromuskuläre Muskelverletzung		< 7 Tage
Strukturelle Muskelverletzung	**Typ 3** Partieller Muskelriss	Muskelfaserriss	≈ 10–14 Tage
Strukturelle Muskelverletzung	**Typ 3** Partieller Muskelriss	Muskelbündelriss	≈ 4–6 Wochen
Strukturelle Muskelverletzung	**Typ 4** (Sub-)totaler Muskelriss Sehnige Avulsion		≈ 12 Wochen
Direkte Muskelverletzung/Kontusion			≈ 7 Tage

Abb. 9.5 Darstellung der Munich-Konsensus-Klassifikation mit mittleren Ausfallzeiten. [P004/L106]

Beschreibung

Lazerationen sind selten. Sie können durch Schnitt- oder Sägeverletzungen, aber auch durch Stürze auf scharfkantige Gegenstände oder durch Abrieb (Fahrradsturz etc.) entstehen. Auch Kratz- oder Bisswunden sind denkbar.

Vorkommen

Außenseiten der Oberschenkel, Ober- und Unterarme.

Untersuchung

Sichtbefund, ggf. MRT.

Therapie

Das therapeutische Vorgehen variiert je nach Ausmaß der Schädigung stark. Kriterien sind:
- Saubere oder dreckige Wunde (Sepsis)
- Schnitt, Zerreißung oder Abrieb
- Muskel- oder Sehnenruptur oder einfache Schädigung

Demnach kann die nötige Therapie konservativ oder operativ erfolgen. Eine manualtherapeutische Intervention erfolgt in beiden Fällen erst nach abgeschlossener Wundheilung.

Mittlere Rehabilitationszeit 7 Tage (➢ Abb. 9.5).

9.1.12 Tendinitis, Tendopathie

BEFUNDE

Leitsymptomatik und Befunde
- Schleichende Entwicklung der Beschwerden
- Druckdolenz
- Schmerzen bei isometrischem, konzentrischem oder exzentrischem Anspannen
- Dehnungsschmerz

Beschreibung

Hierbei handelt es sich um eine Entzündung von Ursprungs- oder Ansatzsehnen durch mechanische Überlastung. Ursache kann sowohl eine aktive Überbeanspruchung als auch ein Impingement sein.

HINWEIS
- Achillessehnenläsionen ➢ Kap. 2.2.6
- Psoas-Impingement ➢ Kap. 4.6.6
- Glenohumerales Impingement ➢ Kap. 5.6.8
- Epicondylitis humeroradialis und humeroulnaris ➢ Kap. 6.6.6

Vorkommen

- Häufig: Achillessehne, M. biceps humeri (proximal, Caput longum), M. supraspinatus (distal), Handgelenksextensoren (proximal)
- Selten: Handgelenksflexoren (proximal), ischiocrurale Gruppe (proximal), M. psoas major (Impingement).

Untersuchung

Anamnese, Palpation, isometrische Tests, Dehntests. Sonografie, ggf. MRT.

Therapie

- Belastungsreduktion
- Lasertherapie
- Stoßwellentherapie (bei bestehenden Kalzifikationen)
- Orthesenversorgung

HINWEIS

Auch wenn Friktionen stoffwechselfördernde Wirkung haben, besteht die Gefahr, dadurch eine Verschlechterung zu bewirken. Daher sind alternative Maßnahmen wie Lasertherapie oder heiße Rollen zu bevorzugen.

Mittlere Rehabilitationszeit Wochen bis Monate.

9.1.13 Tendovaginosen

➢ Kap. 7.6.6.

Zusammenfassung

Muskelverletzungen

Verletzungen der Muskulatur gehören zu den häufigsten Sportverletzungen. Unterschieden werden indirekte Traumen (funktionell oder strukturell) von direktem Traumen (Kontusion oder Lazeration). Indirekte Traumen können auch ohne strukturellen Schaden zu Sportpausen zwingen. Sie reichen von Muskelverhärtungen über neuromuskuläre Verletzungen bis zu Faser-, Bündel- oder Muskelrissen.

Direkte Muskelverletzungen heilen in der Regel schneller aus und entstehen durch Kontusionen oder scharfkantige Gegenstände.

Läsionen von Sehnen können traumatisch ([Teil-] Rupturen, Avulsionen) oder durch Überlastung (Tendinopathien) entstehen.

Zu Muskelverletzungen vgl. auch Engelhardt et al. 2022: 365–38.

9.2 Muskelerkrankungen

9.2.1 Volkmann-Muskelkontraktur

BEFUNDE

Leitsymptomatik und Befunde
- Vorangegangene Versorgung des Arms mit Gips oder Verbänden
- Schmerzen
- Zeichen von Minderdurchblutung
- Hartes, druckdolentes Gewebe
- Kältegefühl
- Zyanose
- Ggf. Parästhesien
- Ggf. Klauenhand

Beschreibung

Unter einer Volkmann-Muskelkontraktur versteht man eine Weichteil- bzw. Muskelkontraktur durch Nervenläsionen oder Minderdurchblutung nach fehlerhaft angelegter Gips- oder Orthesenversorgung (zu eng), suprakondylären Frakturen, Ellenbogenluxationen, Fremdmaterial (Osteosynthesen) oder ausgebreiteten Hämatomen und Ödemen. Häufig resultiert daraus eine Beugekontraktur mit für die Erkrankung typischer Klauenhand (➢ Abb. 9.6). Betroffene Nerven sind der N. ulnaris und/oder N. medianus, betroffenes Gefäß ist zumeist die A. brachialis.

Neben der Kontraktur sind bei Nervenläsionen auch Atrophien und bei Minderdurchblutung auch Nekrosen möglich.

Therapie

Zum Zeitpunkt der eingetretenen Lähmung ist eine kausale Therapie ggf. nicht mehr möglich. Gips oder Orthesen müssen umgehend entfernt und ggf. eine Faszienspaltung oder Beugesehnenverlängerung vorgenommen werden.

9.2.2 Spastische Kontraktur

Spastische Kontrakturen sind auf zentralneurologische Erkrankungen zurückzuführen. Neurologische Erkrankungen werden in Band II dieser Buchreihe beschrieben.

9.2.3 Schlaffe Parese

Schlaffe Paresen sind Folge von zentralneurologischen Erkrankungen oder peripheren Nervenläsionen und werden in Band II dieser Buchreihe beschrieben.

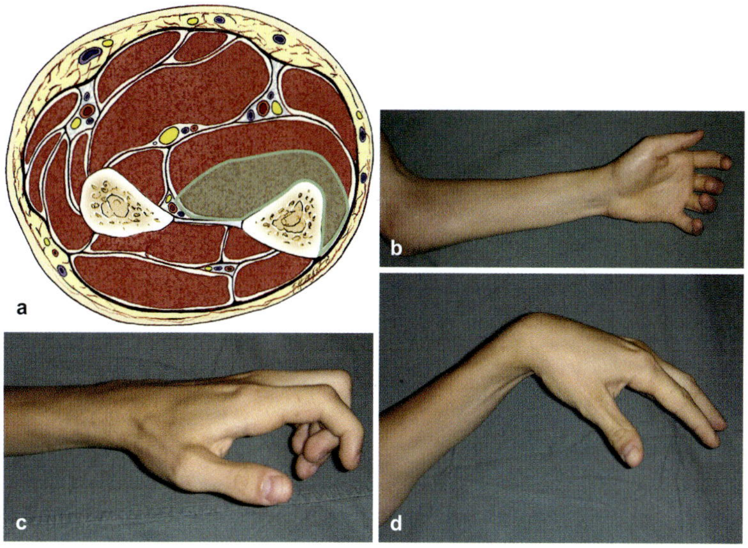

Abb. 9.6 a) Querschnittsdarstellung einer leichten Volkmann-Kontraktur auf der Ebene des Mittelunterarms; b) Volares klinisches Erscheinungsbild einer leichten Volkmann-Kontraktur; c) Seitenansicht einer leichten Volkmann-Kontraktur; d) Eine leichte Kontraktur ermöglicht die vollständige Streckung der Finger, wenn sich das Handgelenk in Palmarflexion befindet. [G408-008]

9.2.4 Muskeldystrophie

BEFUNDE

Leitsymptomatik und Befunde

- Schleichender Beschwerdebeginn
- Symmetrische Ausbreitung
- Beginn der Paresen im Schulter- und Beckenbereich
- Ausbreitung auf Hüft- und Knieextensoren
- In der Spätphase Atrophien und Pseudohypertrophien (Ersatzlipomatose)
- Häufig Myokardbeteiligung

Beschreibung

Zu den Muskeldystrophien gehören verschiedene progressive Muskelerkrankungen durch genetisch bedingte Stoffwechselstörungen des Muskels. Gekennzeichnet sind sie durch degenerativen Muskelabbau mit differierender Lokalisation. Häufigster und schwerwiegendstes Erkrankungsbild ist der **Duchenne** (➤ Kap. 9.2.5).

Merkmale

Trendelenburg-Zeichen

Abkippen des Beckens zur Gegenseite während der Standbeinphase des betroffenen Beins. Ursache für das Trendelenburg-Zeichen ist eine Abschwächung der kleinen Gluteen (M. gluteus minimus, M. gluteus medius) auf der betroffenen Seite. Die muskuläre Zuggurtung zum Erhalt der horizontalen Beckenposition ist nicht mehr gewährleistet.

HINWEIS

Ein Trendelenburg-Gang oder Duchenne-Gang kommen auch bei Erkrankungen der Hüfte oder verschiedenen neurologischen Erkrankungen vor. Ein Duchenne-Gang ist die Kompensation des Trendelburg-Zeichens durch Lateralflexion zur betroffenen Seite. Dies ist Patienten mit Muskeldystrophie aufgrund einer zumeist ausgeprägten Kyphoskoliose nicht möglich. Daher sieht man hier das Trendelenburg-Zeichen als einzige Variante.

Gowers-Zeichen

Parese der Knieextensoren (M. quadriceps). Betroffene Patienten helfen sich beim Aufstehen/Aufrichten durch Stemmen der Hände gegen die Oberschenkel (➤ Abb. 9.7).

Tapirschnauze

Eine Affektion der Gesichtsmuskulatur kann zur rüsselförmigen Vorwölbung der Lippen führen.

Myokardbeteiligung

Ein betroffener Herzmuskel kann den Krankheitsverlauf bestimmen.

Intelligenzdefekte

Eine Beeinträchtigung der Intelligenz wird gelegentlich beschrieben.

Typen

Duchenne

Die Erkrankung beginnt vor Vollendung des 3. Lebensjahres. Zunächst ist die Beckenregion betroffen. Die Vererbung erfolgt x-chromosomal rezessiv. Die Erkrankung zeichnet sich durch eine maligne Verlaufsform aus, die zumeist vor dem 25. Lebensjahr letal endet. Kennzeichen sind eine sich schnell ausbreitende Schwäche der Becken- und Oberschenkelmuskulatur mit progredienter Kyphoskoliose und Kardiomyopathie.

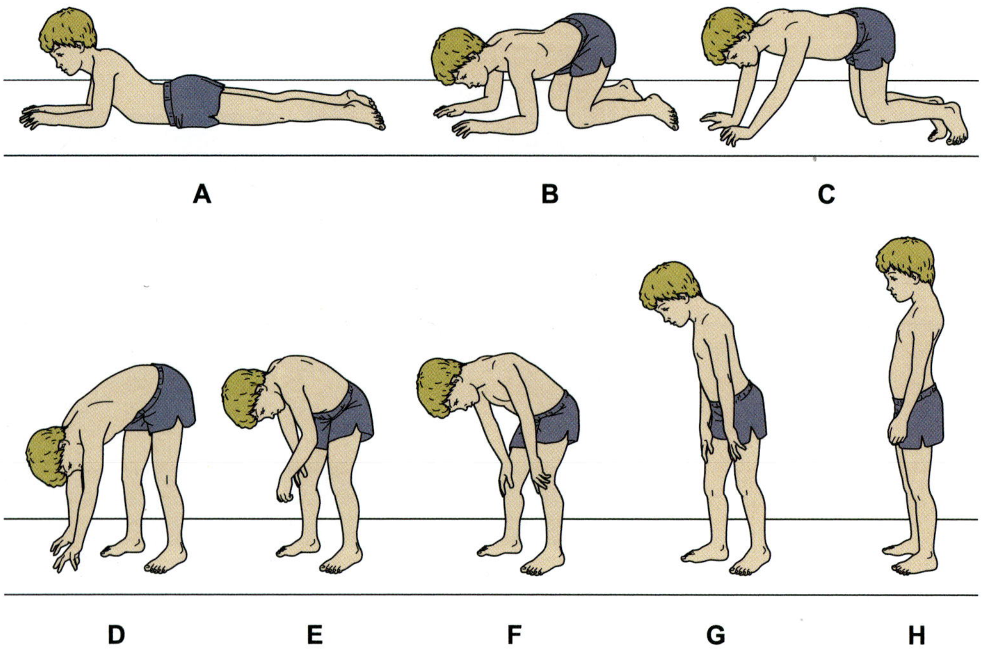

Abb. 9.7 Das Gowers-Manöver. Diese Bildreihe veranschaulicht die Abfolge der Körperhaltungen, die ein Kind mit Duchenne-Muskeldystrophie verwendet, um die aufrechte Position zu erreichen: a) bis c) Zuerst werden die Beine unter den Körper gezogen und das Gewicht auf die Hände und Füße verlagert. d) Die Hüften werden dann in die Luft gehoben, während die Knie gestreckt werden und die Hände näher an die Beine gebracht werden. e) bis g) Abschließend wird der Rumpf langsam gestreckt, indem die Hände die Oberschenkel hinaufwandern. h) Die aufrechte Position ist erreicht. [G550-003]

Trendelenburg- und Gowers-Zeichen sind oft positiv. Eine genauere Beschreibung des Syndroms erfolgt in ➤ Kap. 9.2.5.

Becker-Kiener

Die Erkrankung entsteht zwischen dem 12. und 15. Lebensjahr. Zunächst ist die Beckenregion betroffen. Die Vererbung erfolgt x-chromosomal rezessiv. Die Erkrankung zeichnet sich durch eine benigne Verlaufsform aus. Patienten klagen über Probleme beim Aufstehen und Treppensteigen. Trendelenburg- und Gowers-Zeichen sind oft positiv, zudem sieht man Pseudohypertrophien der Wadenmuskulatur (Gnomenwaden). Kardiomyopathien sind Bestandteil der Erkrankung, eine Gangunfähigkeit erfolgt erst ab dem 50. Lebensjahr.

Leyden-Möbius

Die Erkrankung kann zwischen dem 2. und 40. Lebensjahr entstehen. Zunächst ist die Beckenregion betroffen. Die Vererbung erfolgt autosomal rezessiv. Die Erkrankung zeichnet sich durch eine benigne Verlaufsform aus. Die Schwäche der Becken- und Schultergürtelmuskulatur breitet sich langsam bis schleichend aus. Es liegt keine Beteiligung des Myokards vor, zudem werden keine Pseudohypertrophien beschrieben.

Erb-Landouzy-Déjérine

Die Erkrankung kann zwischen dem 7. und 25. Lebensjahr entstehen. Zunächst ist die Schulterregion betroffen. Die Vererbung erfolgt autosomal dominant. Die Erkrankung zeichnet sich durch eine benigne Verlaufsform aus. Klinisches Zeichen ist die Dystrophie der Schultermuskulatur mit Armheberschwäche. Schon in der Frühphase ist die mimische Muskulatur betroffen, komplette Paresen der Beine treten erst spät auf. Zudem wird eine in Schüben auftretende Taubheit betroffener Regionen beschrieben.

Kiloh-Nevin

Dies ist eine seltene okuläre Form der Muskeldystrophie. Die Erkrankung zeichnet sich durch eine benigne Verlaufsform aus.

De Lange

Dies ist eine seltene kongenitale, generalisierte Form der Muskeldystrophie. Die Erkrankung zeichnet sich durch eine maligne Form mit früher Letalität aus.

Barbeau

Seltene benigne Form der Muskeldystrophie.

Welander

Seltene benigne Form der Muskeldystrophie.

Untersuchung

Die Diagnostik bei Verdacht auf Muskeldystrophie ist umfassend. Im EMG sind myogene Muster im Sinne von myopathisch veränderten Signalen nachweisbar. Standard ist zudem eine MRT betroffener Muskulatur. Im Labor sind die Muskelenzyme erhöht (GOT, GPT, LDH, Aldolase, CK [++]). Weitere Untersuchungen sind Muskelbiopsien, EKG zum Ausschluss einer Kardiomyopathie und Genanalysen. Auch in der Pränataldiagnostik sind Muskeldystrophien ggf. schon nachweisbar.

Differenzialdiagnosen

Neurologische Erkrankungen, siehe Band II dieser Buchreihe.

Therapie

Konservativ

Die Therapie richtet sich nach der Lokalisation und dem Stadium der Erkrankung. Im Vordergrund steht das Bestreben, die Geh- und Stehfähigkeit so lange wie möglich zu erhalten.

- Muskelaufbau
- Gangschule
- Erarbeiten von Kompensationsmechanismen
- Vojta-/Bobath-Therapie
- Ggf. ergänzende Ergotherapie

Je nach Ausprägung ist eine Versorgung mit Stützorthesen möglich. Eine kardiologische Betreuung bei Kardiomyopathie ist obligatorisch.

Operativ

Kardiochirugische Eingriffe oder orthopädische Korrektur-Operationen können erforderlich sein (vgl. Breusch et al. 2019: 687–689).

9.2.5 Duchenne-Muskeldystrophie

Epidemiologie Phänotypisch sind von der Erkrankung ausschließlich Männer betroffen. Frauen sind Konduktorinnen mit milden Symptomen. Die Erkrankung tritt bei 30 von 100.000 Neugeborenen Jungen auf und ist x-chromosomal rezessiv vererbbar. Es besteht ein massiver Mangel (< 3 %) an Dystrophin (Protein der Zellmembran von Muskeln).

BEFUNDE

Leitsymptomatik und Befunde

- Muskulärer Hypotonus
- Atrophien der Muskulatur
- Pseudohypertrophien (insbesondere der Wadenmuskulatur)
- Beugekontrakturen der Unterschenkelmuskulatur
- Kyphoskoliose
- Progredienter Verlauf
- Zunehmende Steh- und Gehunfähigkeit
- Kardiomyopathie
- Atrophie der Atemmuskulatur
- Lähmungsskoliosen

Beschreibung

Je früher eine Duchenne Muskeldystrophie auftritt, desto langsamer ist die Progredienz der Erkrankung.

Schweregrade

Die Ausprägung wird in 10 Schweregrade unterteilt. 0 beschreibt eine klinisch stumme Erkrankung, 10 beschreibt ständig bettlägerige Patienten.

Verlauf

Der Verlauf der Erkrankung kann individuell variieren, jedoch zeigt sich ein typisches Bild:

- 3. Lebensjahr: Beginn der Symptome, Fall- und Stolperneigung. ggf. Trendelenburg-Zeichen.
- 5.–7. Lebensjahr: Probleme beim Treppensteigen, zunehmende Kyphoskoliose, zunehmende Gehunfähigkeit, Entwicklung von Pseudohypertrophien der Wadenmuskulatur.
- 7.–12. Lebensjahr: weitere Progredienz bis zur kompletten Steh- und Gehunfähigkeit (Rollstuhl) bis zur Bettlägerigkeit. Weiter progressive Entwicklung der Kyphoskoliose, Rückgang der Sitzfähigkeit, Kontrakturen der Muskeln der unteren Extremität.
- 18.–25. (35.) Lebensjahr: Die Kardiomyopathie und die Atrophie der Atemmuskulatur führen oft zum Tod der Patienten.

HINWEIS

Aufgrund verbesserter medizinischer Möglichkeiten und Langzeitbeatmung hat sich die mögliche Lebenserwartung mittlerweile auf 35 Jahre erhöht.

Untersuchung

Siehe unter Muskeldystrophien in ➤ Kap. 9.2.4.

Therapie

Konservativ

- Muskelaufbau
- Gangschule
- Atemtherapie
- Erarbeiten von Kompensationsmechanismen
- Vojta-/Bobath-Therapie
- Ggf. ergänzende Ergotherapie

9

- Hippotherapie
- Elektrotherapie (Muskelstimulation)

Eine Versorgung mit Einlagen, orthopädischen Schuhen, Gangorthesen oder Rollstuhl sollte dem Stadium angepasst werden. In der medikamentösen Therapie werden bis zum Verlust der Gehfähigkeit Steroide verabreicht. Zunehmend werden auch Immunsuppressiva eingesetzt.

Zudem ist eine medikamentöse Behandlung der Kardiomyopathie Bestandteil der Therapie. Eine PEEP (intermittierende Druckbeatmung) kann erforderlich werden.

Operativ

Operativ sind, abhängig vom Stadium der Erkrankung, folgende Interventionen möglich (vgl. Breusch et al. 2019: 689–690):

- OPs zur Kontrakturprophylaxe (Tenotomien der Ischiocruralmuskulatur, Aponeurektomien des Tractus iliotibialis, Achillotenotomien)
- Spondylodesen bei ausgeprägter Kyphoskoliose und zur Vermeidung der Progredienz

9.2.6 Polymyositis

Epidemiologie 2–3 : 100.000.

BEFUNDE

Leitsymptomatik und Befunde

Akute Form
- Progrediente symmetrische stammnahe Paresen
- Druckdolenz
- Muskelödeme
- Fieber
- Exantheme

Chronische Form
- Paresen zunächst proximal und in der Beinmuskulatur
- Ausbreitung auf die Muskulatur des Schultergürtels und des Nackens
- Dysphagie durch mitbetroffene Muskulatur des Pharynx
- Hypotonus der betroffenen Muskulatur

Spätstadium
- Kontrakturen
- Myasthene Beschwerden

Bei begleitenden Hautveränderungen liegt eine Dermatomyositis vor.

Beschreibung

Die Polymyositis ist eine stark progrediente Muskelerkrankung der zunächst stammnahen Muskulatur. Aufgrund von histologischen Entzündungszeichen werden immunpathologische Ursachen diskutiert. Begleitende myasthene Symptome sind möglich. Die Polymyositis kann auch paraneoplastisch auftreten.

Als Ursache wird eine multikausale Mischung genetischer Faktoren, viraler Infektionen und autoimmunologischen (histologische Entzündungszeichen) Faktoren diskutiert.

Bei begleitenden Hautveränderungen wird die Erkrankung als **Dermatomyositis** bezeichnet. Typische Hautveränderungen sind ein heliotroper Hautausschlag mit rötlich-livider Verfärbung der Augenlider und rötlich-lividen Papeln und Plaques auf den dorsalen Seiten von Hand und Fingern **(Gottron-Papeln)**.

HINWEIS

- Definition „paraneoplastisch": Paraneoplastische Symptome/Merkmale treten begleitend zu einer Tumorerkrankung auf, ohne Folge des Tumorwachstums oder der Bildung von Metastasen zu sein.
- Definition „myasthene Beschwerden/Myasthenie":
  - Sehstörungen (Doppelbilder)
  - Hängendes Augenlid
  - Schluckbeschwerden (14 %)
  - Schwäche in Armen und Beinen (8 %)

Differenzialdiagnosen

ALS, Duchenne, spinale Muskelatrophie, Guillain-Barré-Syndrom, Folgen von Penicillin-, Amphotericin B- oder Azathiopringabe.

Untersuchung

Im Labor zeigen sich unspezifische Entzündungsparameter mit erhöhter Blutsenkung (BSG), erhöhten Leukozyten und erhöhtem CK-Wert. Weitere Diagnostik sind elektromyografische Untersuchungen und ggf. Muskelbiopsien. Zum differenzialdiagnostischen Ausschluss von Neoplasien sollte ein Tumorscreening erfolgen.

Therapie

- Atrophieprophylaxe
- Muskelaufbau (soweit möglich)
- Gangschule (wenn untere Extremitäten betroffen)
- Schlucktraining (ggf. durch Logopäden)
- Langzeit-Kortikoidgabe
- CK-Spiegel-Monitoring

Prognose

Nach 5 Jahren haben 50 % der Patienten eine vollständige und 30 % eine teilweise Remission zu verzeichnen. Bei den übrigen 20 % verläuft die Erkrankung weiterhin progredient (vgl. Breusch et al. 2019: 691–692).

9.2.7 Myositis ossificans

Synonym Heterotope Ossifikation.

BEFUNDE

Leitsymptomatik und Befunde
- Schmerzen
- Schwellung
- Ggf. Bewegungseinschränkung
- Ggf. Überwärmung

Beschreibung

Bei der Myositis ossificans handelt es sich um posttraumatische **(Myositis ossificans traumatica/circumscripta)** oder postoperative lokale Ossifikationen durch Freisetzung von Wachstumsfaktoren und daraus resultierender Osteoblastenaktivität. Folge ist eine erhöhte Einlagerung von Kalksalzen in den Muskel (➤ Abb. 9.8). Dies ist auch begleitend bei neurologischen Erkrankungen **(Myositis ossificans neuropathica)** möglich.

Heterotope Ossifikationen entstehen vor allem nach Hüft-Endoprothesen-Operationen. Nach Frakturen des Acetabulums können sie aber auch Begleiterscheinung eines Morbus Paget oder Morbus Bechterew sein.

Reinke et al. 2017 beschreiben in einem Fallbeispiel eine seltene zervikokraniale Myositis ossificans traumatica nach einem Reitunfall.

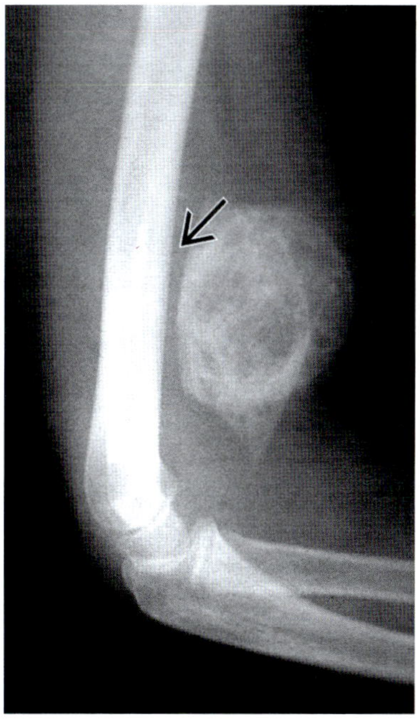

Abb. 9.8 Röntgenbild einer Myositis ossificans. Die Röntgenaufnahme des Oberarms zeigt eine gut abgegrenzte Weichteilmasse, die an ihrer Peripherie am dichtesten verkalkt ist. Man beachte den röntgenstrahlendurchlässigen Bereich zwischen der Masse und dem Humerus, wodurch eine Myositis ossificans von einem Osteochondrom unterschieden werden kann. [E1358]

Klassifikation

Einteilung nach Brooker

Brooker hat eine Einteilung heterotoper Ossifikationen nach Hüft-TEP in vier Stadien vorgenommen:
- Stadium I: Es liegen mehrere voneinander abgrenzbare Knocheninseln vor.
- Stadium II: Knochensporn am proximalen Femur oder Becken.
- Stadium 3: Mehrere Knochensporne im Abstand von weniger als 1 cm.
- Stadium 4: Ankylose des Hüftgelenks.

Untersuchung

Im Labor zeigt sich eine massiv erhöhte alkalische Phosphatase, nach einigen Wochen sind die Ossifikationen in der Röntgenuntersuchung darstellbar. Eine Knochenszintigrafie ermöglicht eine genaue Beurteilung.

Therapie

Konservativ

- Cryotherapie –32 °C
- Cool-packs (Langzeit > 10 Minuten)
- Rollgleitmobilisationen umliegender Gelenke

Operativ

Eine operative Exzision kann bei therapieresistenten persistierenden Schmerzen nach einem halben Jahr (Rezidivgefahr) erfolgen.

Postoperative Rehabilitation

Entzündungsphase:
- Keine Manuelle Therapie

Proliferationsphase:
- Rollgleitmobilisationen umliegender Gelenkregionen im schmerzfreien Bereich
- Muskellockerung im schmerzfreien Bereich

Konsolidierungsphase:
- Endgradige Rollgleitmobilisationen
- Muskelaufbau
- Muskeldehnung
- Muskellockerung

9

9.2.8 Fibrodysplasia ossificans progressiva

Epidemiologie Autosomal dominant vererbbar. Nur 600–800 bekannte Erkrankungen weltweit.

BEFUNDE

Leitsymptomatik und Befunde
- Bds. kongenital rotierte Großzehen
- Progrediente Ossifikation der Muskulatur (Nacken → Extremitäten → Rumpf)

Beschreibung

Hierbei handelt es sich um eine sehr seltene Erkrankung genetischer Pathogenese mit spontaner oder posttraumatischer Ossifikation von Muskeln oder Sehnen. Die Ossifikationen breiten sich vom Nacken auf Extremitäten und den Rumpf aus, eine späte Ossifikation des Thorax kann zu Atembeschwerden führen. Im Verlauf der Erkrankung kommt es zu Verstümmelungen der Extremitäten (➤ Abb. 9.9).

Untersuchung

Röntgen.

Therapie

Keine kausale Therapie vorhanden.

CAVE

Operative Interventionen sind kontraindiziert! Das operative „Trauma" würde ein Fortschreiten der Erkrankung fördern.

9.2.9 Dystrophia myotonica

Epidemiologie Zweithäufigste vererbbare Muskelerkrankung, 13 : 100.000. Autosomal dominant vererbbar.

BEFUNDE

Leitsymptomatik und Befunde
- Distal beginnende Muskelatrophien und -dystrophien
- Fasziale Atrophien (Facies myopathica)
- Zervikale Atrophien
- Myotone Reaktionen (Dauerkontraktionen)

Beschreibung

Hierbei handelt es sich um eine Erkrankung aus der Reihe der Myotonien, gekennzeichnet durch distal beginnende Atrophien/Dystrophien der Muskulatur, fasziale Atrophien (hypotone, schlaffe Gesichtsmuskulatur), zervikale Atrophien mit Kau- und Schluckstörungen, nasaler Sprache, Ptose (herabhängendes Augenlid [ein- oder beidseitig]) und Verlust der Fähigkeit, den Kopf aktiv zu stabilisieren. Luxationen der Facettengelenke der Halswirbelsäule sind möglich. Weiteres Kennzeichen sind Dauerkontraktionen der Muskeln nach Anspannung oder Tapping (myotone Reaktionen).

Es wird in eine kongenitale und eine adulte Form unterschieden:

Kongenitale Form

Mögliche klinische Zeichen sind:
- Skoliose
- Klumpfüße
- Saug- bzw. Schluckstörungen
- Kraftverlust der mimischen Muskulatur
- Kontrakturen im Bereich des oberen Sprunggelenks
- Psychomotorische Defizite
- Myotonien erst nach mehreren Jahren

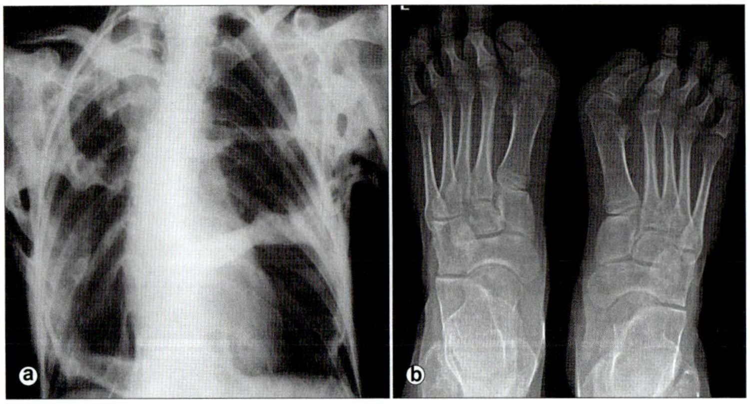

Abb. 9.9 Röntgenaufnahmen von zwei Erwachsenen mit fortschreitender Fibrodysplasia ossificans, die eine ausgedehnte Verknöcherung des Rumpfes (a) und die typische kongenitale Rotation der Großzehen (b) zeigen. [E1246]

Betroffene Säuglinge werden oft als Früh- oder Mangelgeburt zur Welt gebracht und weisen einen schlaffen hypotonen Spannungszustand der Muskulatur auf **(floppy infant).**

Adulte Form

Mögliche klinische Zeichen sind:
- Fasziale Atrophie
- Zervikale Atrophie
- Distale Atrophien
- Steife Bewegungsabläufe
- Gehfähigkeit bleibt (meist) bestehen
- Katarakt (90 %)
- Endokrine Klinik (Atrophie der Hoden, Störung der Menses, Schilddrüsenunterfunktion)
- Hirnorganisches Psychosyndrom

Differenzialdiagnosen

Distale Myopathien, okulopharyngeale Muskeldystrophien.

Untersuchung

Elektromyografie (EMG) und Muskelbiopsien. Eine Computertomografie des Schädels (CCT) zeigt erweiterte Ventrikel. Im Labor zeigt sich der CK-Wert erhöht.

Therapie

Konservativ

- Stabilitätstraining der HWS (Stabilizer Biofeedback®)
- Gangschule
- Posturales Training
- Orthesenversorgung (HWS, UE)

Operativ

Je nach Ausprägung sind Korrekturoperationen (Sehnentransfers oder Muskelverlängerungen), die Verbesserung der Situation von Fußdeformitäten und bei HWS-Luxationen auch Spondylodesen möglich.

Postoperative Rehabilitation

Die postoperative Rehabilitation ist abhängig vom angewandten Verfahren und richtet sich zudem nach der Belastbarkeit in den einzelnen Heilungsphasen.

Zusammenfassung

Muskelerkrankungen

Muskelerkrankungen entstehen durch Läsionen von Periphernerven (Volkmann-Muskelkontraktur, Paresen), zentralneurologische Erkrankungen (schlaffe Parese, Spastik; siehe Band II dieser Buchreihe), genetisch bedingte Stoffwechselstörungen (Gruppe der Muskeldystrophien) oder Autoimmunprozesse (Polymyositis). Auch posttraumatische oder postoperative Prozesse können Veränderungen der Muskulatur auslösen (Myositis ossificans traumatica).

9.3 Knochenerkrankungen

9.3.1 Osteoporose

BEFUNDE

Leitsymptomatik und Befunde
- Akute oder chronische Rückenschmerzen
- Hartspann
- Schmerzen bei Lateralflexion des Rumpfes

Mögliche weitere Befunde
- Verstärkte BWS-Kyphose
- Verlust von Körperlänge
- Gewichtsverlust
- Tannenbaumeffekt (schlaffe querverlaufende Hautfalten am Rücken)
- Scheinbare Arm-Überlänge (durch verkürzten Rumpf)
- Mögliche Spontanfrakturen (Wirbelkörper, Collum femoris, Radius)
- Frakturzeichen

Beschreibung

Bei der Osteoporose handelt es sich um eine systemische Skeletterkrankung mit zu niedriger Knochendichte/-masse und gestörter Mikrostruktur (siehe Klassifikation). Es besteht ein hohes Risiko für Spontanfrakturen der Wirbelkörper, des Schenkelhalses und des Radius (➤ Abb. 9.10).

HINWEIS

Patienten mit Schenkelhalsfrakturen können sich oft nicht an den Grund ihres Sturzes erinnern. Während man früher gedacht hat, dass die meisten Frakturen Folgen eines Sturzes seien, weiß man heute um den großen Anteil an osteoporotischen Schenkelhalsfrakturen. In diesem Fall ist die spontane Fraktur Grund für den Sturz und nicht umgekehrt. Ausführliche Informationen zu proximalen Femurfrakturen siehe ➤ Kap. 4.2.4.

9

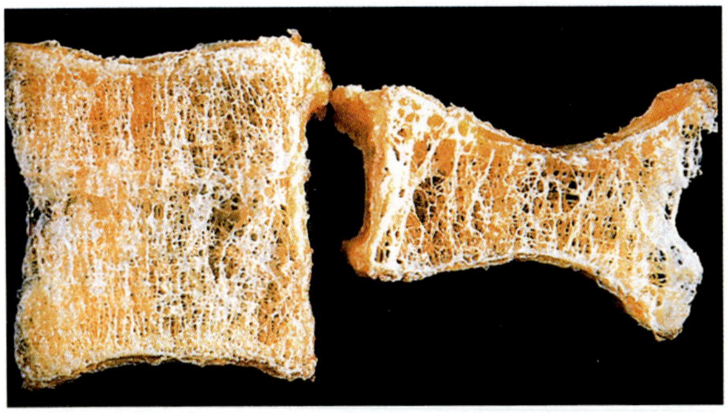

Abb. 9.10 Makroskopisches Präparat zweier Wirbelkörper; links Normalbefund, rechts deutlicher Abbau der Knochenbälkchen bei Osteoporose. [E554]

Laut Breusch et al. 2019 breitet sich die Erkrankung epidemiologisch aus und führt zu erheblichen Einschränkungen Betroffener und zudem zu volkswirtschaftlicher Belastung.

Klassifikation

Es wird in die primäre und die sekundäre Osteoporose unterschieden.

Primäre Osteoporose

Typ I

Präsenil und zumeist menopausal (Östrogenmangel) zwischen dem 50. und 70. Lebensjahr auftretend (25 % aller Frauen über 60 Jahre sind betroffen). Der Typ I zeichnet sich durch hohen Knochenumsatz aus (High turnover), Osteoblasten und Osteoklasten sind erhöht aktiv, der Knochenabbau (Osteoklasten) überwiegt jedoch.

Typ II

Senil, ab ca. 70. Lebensjahr auftretend (ca. 50 % aller Menschen über 70 Jahren sind betroffen). Der Typ II zeichnet sich durch erniedrigten Knochenumsatz aus. Schleichende Entwicklung mit geringer Knochenabbaurate (Low turnover).

Sekundäre Osteoporose

Für das Entstehen einer sekundären Osteoporose gibt es multiple mögliche Ursachen:

- Ernährung: Nikotin, Alkohol, Mangelernährung
- Gastrointestinaltrakt: Malabsorbtion, Maldigestion, Pankreasinsuffizienz, Leberzirrhose, Laktoseintoleranz, Operationen
- Medikamente: Steroidtherapie, Schilddrüsenhormone, Langzeitheparinisierung, Laxanzien
- Inaktivität: Gewohnheit, Bettruhe, Lähmung
- Neoplasien: Plasmozytom (Morbus Kahler), Leukämie, Filiae
- Renal: chronische Niereninsuffizienz
- Entzündlich: rheumatische Erkrankungen, Infekte, CRPS

Risikofaktoren

- Familiäre Prädisposition
- Alkohol, Nikotin, Koffein
- Inaktivität
- Östrogenmangel (frühe Menopause, keine Geburten)
- Untergewicht
- Niedrige Kalorienzufuhr
- Chronische Hungerzustände
- Malabsorptionssyndrom
- Maldigestionssyndrom
- Vitamin-D-Mangel (zu niedrige Sonnenlichtexposition)

Untersuchung

Manualtherapeutisch Anamnese und Klinik.

RED FLAG
Bei möglichen Anzeichen sollte zum Arzt überwiesen werden.

Medizinisch Osteodensitometrie (Mineralsalz- bzw. Knochendichtemessung), Röntgen, Labor (Kalzium, alkalische Phosphatase, Parathormon [Abgrenzung zur Osteomalazie, Tumoren etc.]).

Therapie

Konservativ

Manualtherapeutisch

- Bewegungstherapie (schmerzabhängig, Schwimmen, Wandern, Walken, Radfahren)
- Dosierter Muskelaufbau
- Galileo®-Training

Neben den therapeutisch begleiteten Maßnahmen ist Verzicht auf Alkohol und Nikotin genauso wichtig wie eine ausreichende Kalzium- und Vitamin-D-Zufuhr.

Medizinisch Die medikamentöse Therapie ist abhängig von der Osteoporose-Art, den Ursachen, der Ausprägung der Erkrankung und dem Geschlecht des Patienten. Auch Analgetika finden in der Osteoporose-Therapie Anwendung. Generell ist die hochdosierte Zufuhr von Kalzium und Vitamin D empfehlenswert.

- Therapie bei Frauen (nach Eintreten der Menopause): Alendronat, Denosumab, Bazedoxifen, Östrogene, Ibandronat, Teriparatid, Zoledronat, Risedronat

9

- Therapie bei Männern: Alendronat, Denosumab, Teriparatid, Zoledronat, Risedronat (vgl. Breusch et al. 2019: 569–570)

Operativ

Stabile Wirbelkörperfrakturen werden mit einer **Vertebroplastie (Spondyloplastie/Kyphoplastie)** versorgt, bei instabilen Frakturen kann eine Spondylodese mehrerer Segmente notwendig sein (➤ Abb. 9.11). Operative Verfahren der Wirbelsäule werden in Band II dieser Buchreihe beschrieben.

Osteoporotische Schenkelhalsfrakturen müssen zumeist endoprothetisch versorgt werden (➤ Kap. 4.4.1).

9.3.2 Osteomalazie

BEFUNDE

Leitsymptomatik und Befunde
- Generalisierte Knochenschmerzen
- Auffälliges Gangbild
- Allgemeine Muskelschwäche
- Zunehmende Deformierung belasteter Knochen (Kyphose, Genua valga)

Beschreibung

Eine Osteomalazie ist eine Erkrankung mit Verminderung des mineralisierten Skelettanteils bei bestehender Störung des Vitamin-D- und Phosphatstoffwechsels (➤ Abb. 9.12).

Ursachen einer Vitamin-D-Stoffwechselstörung

- Zu niedrige Sonnenlichtexposition
- Maldigestion
- Malabsorption
- Mangelernährung
- Morbus Crohn
- Operationen im Gastrointestinaltrakt

Ursachen einer Phosphatstoffwechselstörung

- Phosphatdiabetes (renale Tubulopathien)
- Hereditär
- Idiopathisch

Untersuchung

Medizinisch In der Röntgenuntersuchung zeigen sich Auffälligkeiten in Kortikalis (Längsstreifen) und Spongiosa (Osteosklerose). Auch Pseudofrakturen (Milkman-Frakturen) und Fisch- bzw. Keilwirbelbildungen sind möglich.

Im Labor ist die alkalische Phosphatase erhöht (Osteoblastenaktivität ↑), Ca^{2+} im Serum und Phosphat im Serum erniedrigt (sekundärer Hyperparathyroidismus), die Ca^{2+}-Ausscheidung im Urin ist erniedrigt.

Nach einer Markierung der Tetrazykline sind histologisch breite Osteoidsäume ohne aktive Mineralisationsfront darstellbar.

Therapie

Konservativ

Die konservative Therapie erfolgt medikamentös und richtet sich nach der Ursache der Erkrankung.

Operativ

Bei starken Beinachsenabweichungen sind Umstellungsosteotomien möglich (vgl. Breusch et al. 2019: 572–573).

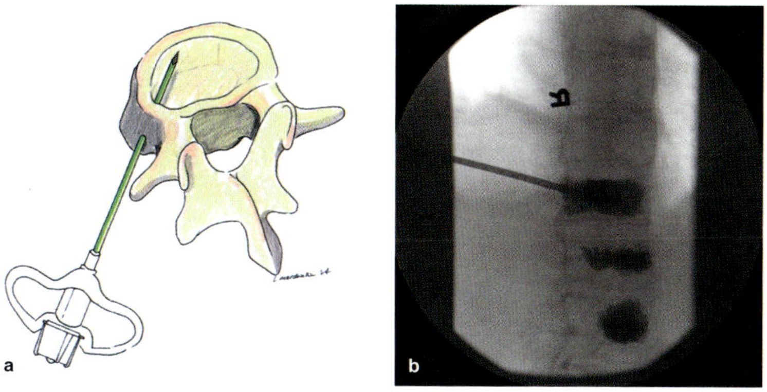

Abb. 9.11 a) Schematische Darstellung einer posterolateralen Vertebroplastie; b) Durchführung einer Vertebroplastie bei einer schmerzhaften Wirbelkörperkompressionsfraktur aufgrund von Osteoporose unter Röntgen-Durchleuchtung. [F916-003, F807-002]

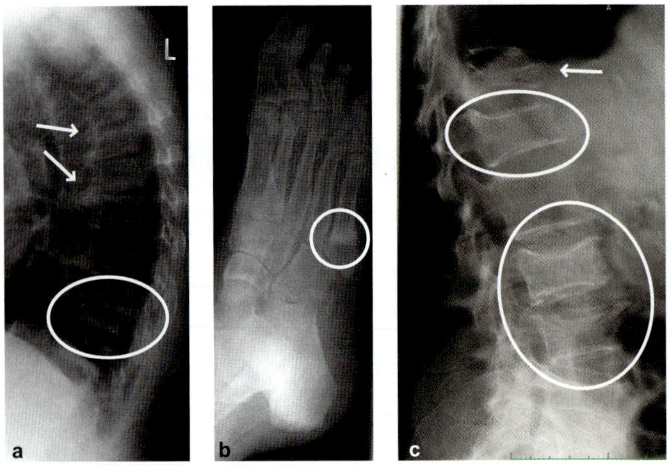

Abb. 9.12 Osteomalazie: a) Pontifizierende Spondylose mit ventralem knöchernem Band (Pfeile), horizontale Streifung der Wirbelkörper (Kreis); b) Konturunterbrechung mit Verdichtung am 5. Strahl (Kreis); c) Fischwirbelbildung BWK 11 (Pfeil), Höhenminderung BWK 12, LWK 2–3 (Kreise). [T796]

9.3.3 Hyperparathyreoidismus

BEFUNDE

Leitsymptomatik und Befunde
- Mögliche Gelenksteife
- Vermehrte Kyphose
- Pathologische Frakturen

Beschreibung

Der Hyperparathyreoidismus ist keine Knochenerkrankung im herkömmlichen Sinne. Es handelt sich um eine Erkrankung, die sich durch übermäßiges Ausscheiden von Parathormon kennzeichnet. Aus ihr können Dichteveränderungen der Knochenstruktur (Osteopathie) bzw. eine Osteomalazie (➢ Kap. 9.3.2) resultieren.

Es wird in primären und sekundären Hyperparathyreoidismus unterschieden:
- Primärer Hyperparathyreoidismus: Funktionsstörung der Nebenschilddrüse mit Überproduktion von Parathormon. Ursachen können Adenome, Hyperplasien oder Karzinome sein.
- Sekundärer Hyperparathyreoidismus: Ursache ist Hyperkalzämie durch Malabsorptionssyndrom oder durch eine chronische Niereninsuffizienz.

Weitere Ursachen werden beschrieben (tertiärer, quartärer, quintärer und Pseudohyperparathyreoidismus).

Untersuchung

Die Diagnose eines primären Hyperparathyreoidismus wird durch Laborwerte gestellt. Erhöhtes Kalzium, erhöhtes Parathormon und erniedrigtes Phosphat sind typisch. Die Nierenfunktion kann je nach Typ normal oder nur gering auffällig sein.

Therapie

Die Therapie richtet sich nach der Ursache und kann operativ (primärer, tertiärer und quintärer Typ) oder medikamentös (Therapie der ursächlichen Erkrankung) erfolgen.

9.3.4 Renale Osteopathie

BEFUNDE

Leitsymptomatik und Befunde
- Gelenksteife
- Vermehrte Kyphose
- Karpaltunnelsyndrom
- Minderwuchs (bei früher Entstehung)

Beschreibung

Hierbei handelt es sich um eine Kombination von Hyperparathyreoidismus, Osteomalazie und Osteosklerose durch glomeruläre Niereninsuffizienz. Folge ist eine ausgebreitete Osteopathie.

Untersuchung

Medizinisch Im Labor ist Phospat erhöht, Ca^{2+} und Albumin erniedrigt, alkalische Phosphatase erhöht, Kreatinin normal oder erhöht. Die Röntgenuntersuchung ergibt eine Osteopenie, phalangeale subperiostale Usuren, Verkalkungen von Gefäßen und Weichteilen.

Therapie

Konservativ

Spezielle Diäten, Vitamin-D-Supplementierung, Schleifendiuretika und Ca^{2+}-haltige Phosphatbinder können verabreicht werden. Eine Dialysepflicht ist möglich.

Operativ

Etwaige Frakturen oder zu große erworbene Achsenabweichungen müssen möglicherweise operativ versorgt werden (vgl. Breusch et al. 2019: 575).

9.3.5 Rachitis

Synonyme Englische Krankheit, D-Avitaminose.

BEFUNDE

Leitsymptomatik und Befunde
- Unruhe
- Niedrige Reizschwelle
- Schwitzen am Kopf
- Innere Unruhe

Mögliche weitere Befunde
- Beinachsenfehlstellungen
- Schädeldeformitäten
- Rachitischer Rosenkranz
- Glockenthorax
- Skoliosen
- Kartenherzbecken
- Hypotone Muskulatur
- Hypoplasien der Zähne

Beschreibung

Es handelt sich um eine gestörte Mineralisierung des wachsenden Knochenskelettes mit unverkalktem Osteoidgewebe. Daher sind klinische Zeichen erst ab dem 2. Lebensmonat sichtbar (➤ Abb. 9.13). Ursache ist ein Vitamin-D-Mangel durch Nahrungsdefizite oder verminderte Sonnenlichtexposition.

Untersuchung

In der Röntgenuntersuchung der Handwurzelknochen lässt sich ein verminderter Kalksalzgehalt und in der Folge eine verspätete Verkalkung der Knochenkerne darstellen. In den langen Röhrenknochen lässt sich eine Becherform mit verwaschenen Metaphysengrenzen abbilden.

Das Labor zeigt eine stark erhöhte alkalische Phosphatase bei normalem Ca^{2+} und erniedrigtem Phosphat.

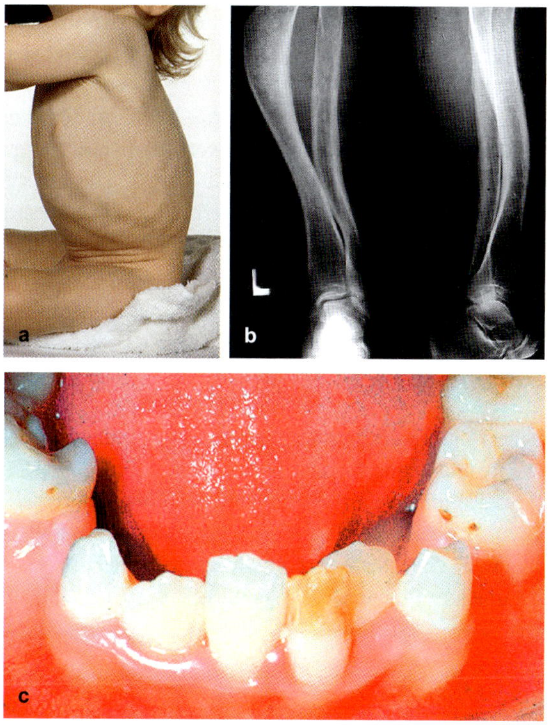

Abb. 9.13 Zeichen einer Rachitis: a) Rachitischer Rosenkranz; b) Persistierende Deformitäten der Tibia und c) Zahnschmelzdefekte. [F380, E284, E660]

Therapie

Konservativ

Vitamin-D-Gabe.

Operativ

In der Regel nicht notwendig (vgl. Breusch et al. 2019: 575).

9.3.6 Morbus Paget

BEFUNDE

Leitsymptomatik und Befunde
- Knochenschmerzen
- Deformierungen
- Pathologische Frakturen
- Regionale Überwärmung
- In ⅓ der Fälle asymptomatisch

Beschreibung

Die Erkrankung kennzeichnet sich durch zu starken Knochenumbau auf Kosten der mechanischen Belastbarkeit der

Knochen. Die Erkrankung kann mono- oder polyostotisch auftreten. Häufig betroffen sind Femur, Tibia, Schädel, Becken und LWS.

Als Ursache wird eine Slow-Virus-Infektion des Skeletts diskutiert. Nachgewiesen ist eine vermehrte Menge an und erhöhte Aktivität von Osteoklasten. Der Knochenumsatz in den betroffenen Regionen ist stark erhöht, aus den Reparaturversuchen der Osteoblasten resultiert jedoch nur untermineralisierter Knochen.

Untersuchung

In der Röntgenuntersuchung zeigt sich grobsträngige Spongiosa, hyper- und hypoostotische Formen sind möglich. Betroffene Wirbel können sich als Rahmenwirbel, Elfenbeinwirbel oder Dreischichtwirbel darstellen. Im Labor zeigt sich vor allem die alkalische Phosphatase erhöht. Eine Knochenbiopsie wird nur bei unklarer Diagnose durchgeführt.

Therapie

Ziel der Therapie ist eine Hemmung der Osteoklastenaktivität.

Konservativ

Biphosphonate werden zunächst intravenös und später oral verabreicht. Kalzitonin wird zur Eigeninjektion verordnet.

Operativ

Bei starken Achsenabweichungen oder Frakturen kann operatives Vorgehen im Sinne von Umstellungsosteotomien oder Endoprothetik indiziert sein.

9

9.3.7 Osteogenesis imperfecta

Synonym Glasknochenkrankheit.

BEFUNDE

Leitsymptomatik und Befunde
- Multiple Frakturbildungen
- Deformierungen
- Minderwuchs
- Kyphoskoliose
- Begleitende Dentinogenesis imperfecta

Beschreibung

Hierbei handelt es sich um eine vererbbare Erkrankung mit unvollständiger Knochenbildung und stark erhöhter Frakturanfälligkeit aufgrund von gestörter Biosynthese des Bindegewebes.

Klassifikation

Sillence-Klassifikation

- Typ I (Hoeve-Syndrom/Lobstein-Krankheit): Frakturen erst ab dem 1. Lebensjahr, jedoch bei geringster Belastung. Die Frakturneigung reduziert sich pubertär. Im Krankheitsverlauf deutliche Deformierungen, Kyphoskoliose und blaue Skleren.
- Typ II (Vrolik-Krankheit): multiple prä- und perinatale Frakturen, Minderwuchs und blaue Skleren. Mögliche intrakraniale Blutungen und Ateminsuffizienzen nach multiplen Rippenfrakturen können letal wirken. Die Lebenserwartung liegt oft bei unter 6 Jahren.
- Typ III: zu Beginn blaue, später weiße Skleren und starker Minderwuchs. Es kommt zu schwersten nicht-letalen Fällen.
- Typ IV: Die Erkrankung entwickelt sich erst nach der Geburt. Verlauf und Klinik variieren.
- Typ V: Verlauf und Klinik variieren. Kennzeichen ist hyperplastische Kallusbildung.

HINWEIS

Die Verlaufsformen der Erkrankung variieren deutlich. Eine feste Zuweisung zu einem Typ ist oft schwer möglich.

Untersuchung

Röntgen.

Therapie

Konservativ

Eine kausale Therapie gibt es nicht. Vorsichtige Mobilisationen und Gangschulung zur Vermeidung von Stürzen stehen im Vordergrund. Metabolisch können Biphosphonate verabreicht werden. Je nach Deformierung können Orthesen sinnvoll sein., zudem eine Versorgung mit Geh- und Stehapparaten (Rollator, Stehtisch). Im Krankheitsverlauf können Patienten auf einen Rollstuhl angewiesen sein.

Operativ

Operativ können schwere Deformierungen mittels Osteotomien oder intramedullären Teleskopnägeln versorgt werden.

Postoperative Rehabilitation

Die postoperative Rehabilitation ist abhängig vom angewandten Verfahren und richtet sich zudem nach der Belastbarkeit in den einzelnen Heilungsphasen (vgl. Breusch et al. 2019: 633, 634).

9.3.8 Marfan-Syndrom

BEFUNDE

Leitsymptomatik und Befunde
- Übermäßig lange Extremitäten
- Disproportionierter Hochwuchs
- Genu recurvatum mit Gangunsicherheit (Bindegewebsschwäche)
- Genu valgum
- Knick-Senkfüße
- Habituelle Schulterluxation
- Habituelle Patellaluxation
- Ggf. Luxation der Linsen und Myopie (Kurzsichtigkeit)

Beschreibung

Beim Marfan-Syndrom handelt es sich um eine generalisierte Erkrankung des Bindegewebes mit Störung des Kollagenstoffwechsels. Beschrieben wurde die Erkrankung von dem Pariser Pädiater Antoine Marfan (1858–1942).

Untersuchung

Klinischer Befund.

Therapie

Die Therapie erfolgt symptomatisch. Regelmäßige kardiologische, orthopädische und augenärztliche Kontrolluntersuchungen sollten erfolgen.

Die manualtherapeutische Therapie richtet sich nach den Beschwerden des Patienten und beinhaltet Gangschule und Stabilitätstraining.

9.3.9 Neurofibromatose

BEFUNDE

Leitsymptomatik und Befunde
- Café-au-lait-Flecken
- Hauttumoren
- Neurofibrome
- Ggf. Kyphoskoliose
- Ggf. Pseudarthrose des Unterschenkels

Beschreibung

Hierbei handelt es sich um eine Erkrankung mit Veränderung des Skelettsystems, Café-au-lait-Flecken, Tumoren der Haut und Veränderungen des peripheren und zentralen Nervensystems durch Neurofibrome. Erstmals beschrieben wurde die Erkrankung durch Friedrich Daniel von Recklinghausen (1833–1910).

Klassifikation

Typ I

Mindestens zwei dieser Kriterien müssen erfüllt sein:
- 5 Café-au-lait-Flecken > 5 mm
- Mindestens 2 Neurofibrome oder ein plexiformes Neurofibrom
- Mindestens 2 Irishamartome
- Ossäre Dysplasie
- Optikusgliom
- Inguinale oder axilläre Sprenkelung
- Verwandter 1. Grades mit Neurofibromatose Typ I

Typ II

Vorliegen eines bilateralen Akustikusneurinoms oder ein Verwandter mit Neurofibromatose und unilaterales Akustikusneurinom oder ein Meningeom, Schwannom, selten mit Beteiligung der Haut (vgl. Breusch et al. 2019: 636).

HINWEIS

Neurofibromatose ist keine Knochenerkrankung im herkömmlichen Sinne. Sie wird unter den Knochenerkrankungen aufgeführt, da der Typ I häufig mit progredienten Kyphoskoliosen einhergeht, die nicht selten operiert werden müssen. Zudem werden Pseudarthrosen im Bereich des Unterschenkels durch zumeist unilateralen neurofibromatösen Befall der Röhrenknochen beschrieben.

Untersuchung

Klinische Untersuchung, augenärztliche Untersuchung, HNO-Untersuchung. Bei Kyphoskoliosen und V. a. Pseudarthrosen des Unterschenkels Röntgen.

Therapie

Bei Kyphosoliose Mobilisation und Training in die Aufrichtung. Die Therapie von Pseudarthrosen richtet sich nach der Ausprägung und Lokalisation.

9.3.10 Dysostosen

Beschreibung

Dysostosen sind kongenitale Fehlbildungen eines oder multipler Knochen. Grundlagen zu kongenitalen Erkrankungen werden in ➤ Kap. 1.1.1 beschrieben. Spezifische regionale kongenitale Erkrankungen werden in den Kapiteln 2–8 jeweils zu den dort thematisierten Skelettregionen ausführlich erläutert.

9.3.11 Skelettdysplasie

Hierbei handelt es sich um eine generalisierte kongenitale Fehlbildung des Skelettsystems.

9.3.12 Weitere kongenitale Knochenerkrankungen

Achondrogenesis

BEFUNDE

Leitsymptomatik und Befunde
- Hydropie
- Zu kurze Extremitäten

In der Röntgenuntersuchung sieht man schlecht durchbaute Wirbelkörper und verdickte sehr kurze Röhrenknochen.

Multiple epiphysäre Dysplasie

BEFUNDE

Leitsymptomatik und Befunde
- Beeinträchtigtes Gangbild
- Gelenkschmerzen
- Minderwuchs (140–170 cm)

Hierbei handelt es sich um eine gestörte Verknöcherung der Epiphysen unterschiedlicher Ausprägung. Mittels Röntgen sind zu flache oder klein ausgeprägte Epiphysen darstellbar.

Achondroplasie

BEFUNDE

Leitsymptomatik und Befunde
- Verkürzte Gliedmaßen (rumpfnah) bei normaler Rumpflänge
- Übergroßer Schädel (Sattelnase, Balkonschädel)
- Minderwuchs (< 130 cm)
- Brustkyphose und Lendenlordose
- Beinachsenfehlstellungen
- Enge Spinalkanäle

Dies ist die häufigste Skelettdysplasie (2–3 : 100.000). Es handelt sich um eine generalisierte Skeletterkrankung mit ausgeprägtem Minderwuchs (Nanosomie).

Thanotophore Dysplasie

BEFUNDE

Leitsymptomatik und Befunde
- Langer Rumpf
- Schmaler Thorax
- Kurze Extremitäten

In der Röntgenuntersuchung ähnelt die thanotophore Dysplasie der Achondroplasie, jedoch mit stärkerer Ausprägung.

Larsen-Syndrom

BEFUNDE

Leitsymptomatik und Befunde
- Multiple kongenitale Luxationen mit Folgekontrakturen
- Zusätzliche Handwurzelknochen
- Kurze Endphalangen
- Epiphysäre Deformierungen

Metaphysäre Chondrodysplasien

BEFUNDE

Leitsymptomatik und Befunde
- Mäßig verkürzter Rumpf
- Verkürzte Extremitäten
- Immundefekte
- Malabsorptionssyndrom
- Knorpel-Haar-Dysplasie

Dysplasia spondyloepiphysaria congenita

BEFUNDE

Leitsymptomatik und Befunde
- Minderwuchs (80–130 cm) durch verkürzten Rumpf
- Ggf. Myopie
- Ggf. Amotio retinae
- Gaumenspalte

In der Röntgenuntersuchung zeigen sich eine verzögerte Verknöcherung des Collum und Caput femoris sowie Coxae varae und eine Abflachung der Wirbelkörper.

Dysplasia spondyloepiphysaria tarda

BEFUNDE

Leitsymptomatik und Befunde
- Präpubertär manifester Minderwuchs (125–155 cm) durch verkürzten Rumpf

In der Röntgenuntersuchung zeigen sich abgeflachte und zentral aufgeworfene Wirbelkörper.

Osteopetrosis congenita

Früh letale Entwicklungsstörung (< 1. Lebensjahr) mit Kleinwuchs, Hepatosplenomegalie und Anämie.

Fibröse Knochendysplasie (Jaffé-Lichtenstein-Syndrom)

Benigne Entwicklungsstörung der Knochen. Ein oder diverse Knochen sind nur fibrös ausgebildet.

Pyknodysostose

Minderwüchsigkeit mit (lange) offenbleibenden Schädel-Fontanellen, Anomalien der Zähne und kurzen Endphalangen. Es besteht Frakturneigung.

McCune-Albright-Syndrom

BEFUNDE

Leitsymptomatik und Befunde
- Pigmentflecken
- Polyostotische Knochenveränderungen
- Pubertas praecox
- Ggf. Schädelbefall mit Hirnnervenkompressionen
- Ggf. Gesichtsasymmetrien

Zu den weiteren kongenitalen Knochenerkrankungen vgl. Breusch et al. 2019: 631, 632.

9.3.13 Periostitis

Hierbei handelt es sich um eine lokal begrenzte Entzündung der Knochenhaut. Da sie sowohl traumatisch als auch postinfektiös entstehen kann, wird sie in ➤ Kap. 9.6.2 beschrieben.

Zusammenfassung

Knochenerkrankungen

Knochenerkrankungen können angeboren oder erworben sein. Bei den angeborenen Erkrankungen werden kongenitale knöcherne Veränderungen (Dysostosen) von Störungen des Knochenstoffwechsels (Osteomalazie, Rachitis, Morbus Paget) unterschieden. Erworbene knöcherne Erkrankungen können durch traumatische Ereignisse (Myositis ossificans) oder Ernährung (Möglichkeit für sekundäre Osteoporose) entstehen oder hormonell (primäre Osteoporose) bedingt sein. Auch andere Erkrankungen können begleitend mit Knochenerkrankungen einhergehen.

9.4 Freie Gelenkkörper

9.4.1 Loose body, degenerativ oder traumatisch

BEFUNDE

Leitsymptomatik und Befunde
- Twinges
- Giving-way-Phänomen
- Wechselnde Beschwerdelokalisation
- Zeitweise federndes Endgefühl
- Ggf. zurückliegendes Trauma
- Ggf. Arthrosezeichen

Beschreibung

Ein Loose body ist ein traumatisch oder degenerativ entstandener freier Gelenkkörper (➤ Abb. 9.14). Während degenerative Loose bodies rein (hyalin-)knorpelig sind, können posttraumatische Loose bodies knöchern-knorpelig oder rein knorpelig sein. Der Bestandteil des Fragments ist für die mögliche Therapie von signifikanter Bedeutung.

Loose bodies bewegen sich innerhalb des Gelenkraums. Bei Einklemmung können sie für plötzlich auftretende stechende Schmerzen **(Twinges)** mit wechselnder Beschwerdelokalisation und für ein plötzlich eintretendes Instabilitätsgefühl im Gelenk **(Giving-way-Phänomen)** sorgen. Stört ein Fragment bei der passiv angulären Funktionsuntersuchung, so sorgt es für ein (ggf. schmerzhaftes) federndes Endgefühl.

Vorkommen

Degenerative Loose bodies sieht man vor allem in Belastungszonen des Kniegelenks, des oberen Sprunggelenks und gelegentlich in der Hüfte und der Schulter, selten im unteren

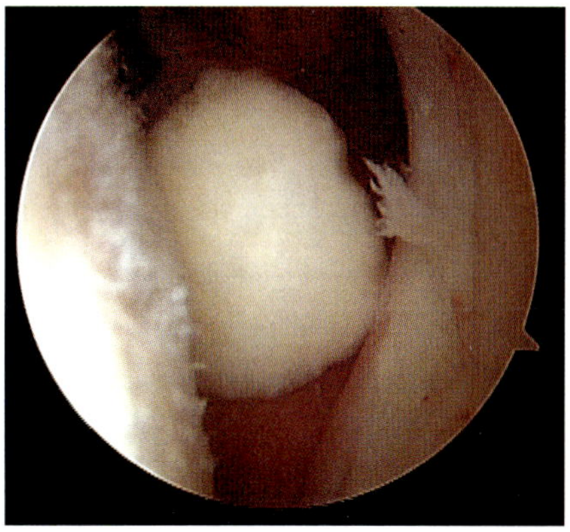

Abb. 9.14 Degenerativer Loose body des Schultergelenks im Recessus subscapularis. [E465-002]

9

Sprunggelenk und im Humeroulnargelenk. Traumatische Absprengungen von Knorpelfragmenten können in jedem Gelenk entstehen, jedoch sieht man auch sie in der Praxis im Fuß, Knie, der Hüfte und im Ellenbogen am häufigsten.

Untersuchung

Nach der klinischen Befunderhebung erfolgt eine Bildgebung. Mittels Röntgen sind nur Loose bodies mit knöchernem Anteil sichtbar. Knorpelige Loose bodies lassen sich mittels MRT darstellen.

Therapie

Konservativ

Bei rein knorpeligen Loose bodies ist es möglich zu versuchen, das Knorpelfragment manipulativ in ein Gelenkkompartiment zu verlagern, in welchem es nicht mehr stört bzw. symptomarm bleibt. Manipulative Möglichkeiten wurden von Cyriax beschrieben. Anders als bei Manipulationen bei V. a. Blockierungen werden Loose body-Techniken nicht mit hoher Geschwindigkeit, wenig Bewegungsweg und wenig Kraft (high velocity, low amplitude thrust), sondern mit großem Bewegungsweg, wenig Tempo und viel Kraft durchgeführt. Im Vordergrund der Techniken steht Traktion kombiniert mit kreisenden/rotierenden Bewegungen, die Varus-strain-Manipulation des Knies stellt hier eine Ausnahme dar. Größte Erfolgschancen gibt es im Kniegelenk, in welchem im zentralen Gelenkkompartiment interkondylär viel Raum existiert, der bei Bewegungen nicht belastet wird.

CAVE

Ein Loose body mit knöchernem Anteil darf unter keinen Umständen manipuliert werden. Es besteht die Gefahr, weitere/größere Knorpelschäden zu genieren.
Ein knöchern-knorpeliger Loose body ist eine Kontraindikation für Manuelle Therapie! Ein Röntgenbild zum Ausschluss eines knöchernen Anteils ist vor einer manipulativen Intervention absolute Voraussetzung.

Konservativ verlagerte Loose bodies weisen in den meisten Gelenken eine hohe Rezidivgefahr auf.

Operativ

Bei knöchernem Anteil, also bei knöchern-knorpeligen Loose bodies, sowie bei Rezidiven nach konservativem Therapieversuch ist eine operative Entfernung des Loose body indiziert (➢ Abb. 9.15). Auch multiple freie Gelenkkörper sollten operativ entfernt werden.

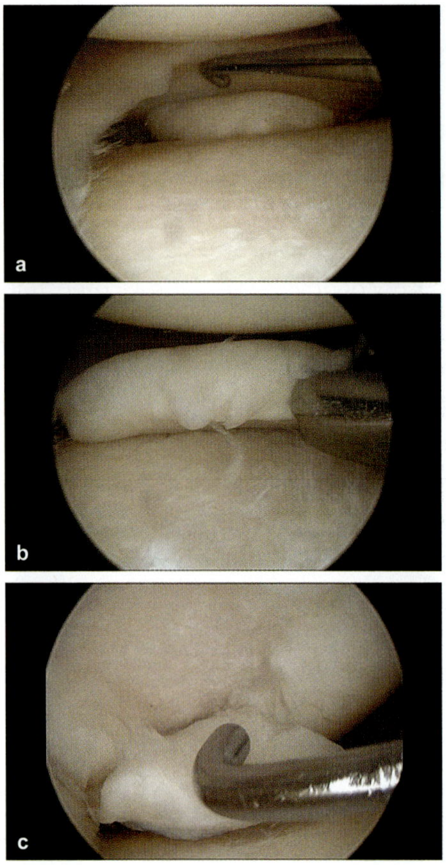

Abb. 9.15 Operation eines einzelnen knorpeligen freien Gelenkkörpers: a) Freier Gelenkkörper unter dem Außenmeniskus; b) Freier Gelenkkörper mit Fasszange erfasst; c) Ursprungsort des freien Gelenkkörpers an der medialen Femurkondyle mit weiterem instabilem Knorpelanteil. [M719]

Arthroskopisch können Fragmente mit der Fasszange gegriffen und extrahiert werden. Im Anschluss kann ein Knorpelshaving oder eine andere Form der Knorpeltherapie stattfinden. Das Gelenk wird nach dem operativen Vorgang gespült.

Postoperative Rehabilitation

Die postoperative Rehabilitation richtet sich nach dem Ausmaß des Schadens und der möglicherweise durchgeführten Knorpeltherapie. Wird, wie in ➢ Abb. 9.15, lediglich ein einzelnes Knorpelfragment entfernt, so kann die Rehabilitation schnell erfolgen.

Entzündungsphase:
- Keine Manuelle Therapie
- Bei Z. n. Knorpelshaving ggf. Entlastung

Proliferationsphase:
- Rollgleitmobilisationen im schmerzfreien Bereich
- Aktives Bewegen, in der Regel mit Vollbelastung

Konsolidierungsphase:
- Endgradige Rollgleitmobilisationen
- Muskelaufbau
- Koordinatives Training
- Posturales Training

9.5 Aseptische Knochennekrosen

9.5.1 Osteochondrosis dissecans

Ätiologie Idiopathisch, ggf. Mikrotraumatismen, überwiegend sind aktive, sportliche Kinder und junge Erwachsene betroffen.

BEFUNDE

Leitsymptomatik und Befunde juveniler Typ
- Unklarer Knieschmerz nach sportlicher Belastung
- Rubor, Calor, Dolor (Synovialitis)

Leitsymptomatik und Befunde adulter Typ
- Twinges
- Giving-way-Phänomen
- Wechselnde Beschwerdelokalisation
- Zeitweise federndes Endgefühl
- Ggf. zurückliegendes Trauma

Mögliche weitere Befunde adulter Typ
- Chronische Arthritis
- Dumpfer Gelenkschmerz
- Schwellung
- Gelenkblockierung in Flexion oder Extension

HINWEIS

Nicht jeder OD-Patient zeigt die Leitsymptomatik. Einige Patienten kommen mit unklaren Knieschmerzen in die Praxis.

Beschreibung

Bei der Osteochondrosis dissecans (OD) handelt es sich um eine aseptische Knochennekrose mit knöchern-knorpeliger Dissekatbildung. Das Dissekat kann sowohl im Mausbett verbleiben als auch als Loose body in den Gelenkspalt gelangen (➤ Abb. 9.16).

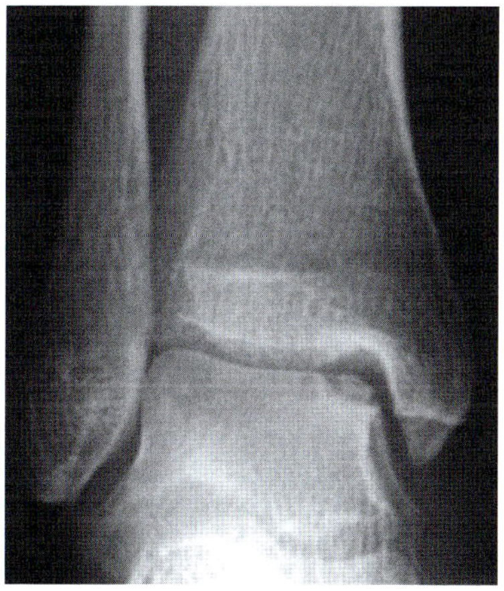

Abb. 9.16 Fortgeschrittene Osteochondrosis dissecans im a. p.-Röntgenbild. An der medialen Taluskante ist das Dissekat im sklerotisch begrenzten Mausbett zu erkennen. [R334]

Die Osteochondrosis dissecans wird in vier Stadien unterschieden:
- Stadium I: Die Erkrankung beginnt mit einer Sklerosierung des betroffenen Knochenareals mit einer Erweichung des darüberliegenden hyalinen Knorpels. Stadium I beschreibt eine stabile Läsion.
- Stadium II: Nächstes Stadium ist eine partielle Ablösung des betroffenen Knochenareals mit einer Verletzung des darüberliegenden Knorpels. Stadium II beschreibt eine stabile Läsion.
- Stadium III: Das Knochen-Knorpel-Dissekat ist vollständig vom übrigen Knochen abgelöst. Das Dissekat befindet sich im Mausbett. Stadium III beschreibt eine instabile Läsion.
- Stadium IV: Das Knochen-Knorpel-Dissekat ist vollständig vom übrigen Knochen abgelöst. Das Dissekat ist in den Gelenkspalt disloziert. Stadium IV beschreibt eine instabile Läsion.

HINWEIS

Ein in den Gelenkspalt disloziertes Dissekat kann in sich intakt oder durch Kompression im Gelenkspalt in mehrere Teile aufgespalten sein.

Es wird in eine juvenile und eine adulte Form unterschieden:
- Juvenile Form: Häufigkeitsgipfel zwischen 6. und 12. Lebensjahr mit Androtropie von 3 : 1. Bei einer Osteochondrosis dissecans in diesem Alter sind die Wachstumsfugen noch geöffnet. Die Erkrankung kann spontan und ohne Folgeschäden ausheilen.
- Adulte Form: Häufigkeitsgipfel um das 20. Lebensjahr.

Vorkommen

Die häufigste Lokalisation einer Osteochondrosis dissecans ist die mediale Femurkondyle des Kniegelenks (75 %), zudem sieht man die Erkrankung an der ventromedialen Talusrolle (OSG), humeroulnar oder im Hüftgelenk. In 30–40 % sieht man eine OD bilateral.

Untersuchung

Manualtherapeutisch Anamnese und klinische Untersuchung.

Medizinisch Röntgen in zwei Ebenen, MRT. In seltenen Fällen wird eine CT genutzt. Mit Hilfe einer SPECT könnte die Stoffwechselaktivität des betroffenen Areals bestimmt werden.

HINWEIS

Im Röntgen ist eine OD ggf. erst in fortgeschrittenem Stadium sichtbar.

9

Zu Beschreibung, Vorkommen und medizinische Untersuchung der Osteochondrosis dissecans vgl. auch Kutscha-Lissberg et al. 2004.

Therapie

Konservativ

Der juvenile Typ wird in der Regel konservativ behandelt. Beim adulten Typ ist ein konservativer Weg allenfalls in den Stadien 1 und 2 indiziert. Generell gilt, je jünger der Patient, desto besser die Prognose bei konservativem Vorgehen.

- Entlastung mit Unterarm-Gehstützen für 6 Wochen
- Keine sportliche Aktivität für 8–12 Wochen
- Stabilitätstraining ab erreichter Schmerzfreiheit
- Stoffwechselförderung (thermisch und durch hubarmes aktives Bewegen)
- Lasertherapie (Anregung von Osteoblastenaktivität)
- NSAID
- Vitamin-D-Supplemetierung

EVIDENZ

Hochfrequente Lasertherapie (880–940 nm) verbessert die Knochenheilung durch vermehrte Osteoblastenaktivität (vgl. Amaroli et al. 2020).

Operativ

Eine Ostechondrosis dissecans am Ellenbogen wird in der Regel konservativ therapiert. Insbesondere am Knie und dem oberen Sprunggelenk kommt es aufgrund instabiler Dissekate oft zu operativen Interventionen. Das operative Vorgehen richtet sich nach dem Stadium der Erkrankung.

Retrograde Anbohrung

Insbesondere bei nicht oder gering verletztem Knorpel und einem noch im Mausbett verankerten Dissekat kann eine retrograde Anbohrung Sinn ergeben. Mit einem speziellen Zielgerät wird aus mehreren Richtungen durch den intakten Knochen bis zur Dissekatstelle (unmittelbar unter die Knochen-Knorpel-Grenze) gebohrt. Durch die erzielte Knochenläsion in den Bohrkanälen soll eine Heilung angeregt und die Integration von neuen Gefäßen ermöglicht werden (➤ Abb. 9.17).

Falls notwendig, erfolgt neben der obligatorischen finalen Gelenkspülung noch ein Knorpelshaving.

Refixation mit Kortikalisschraube

Intakte Knochen-Knorpel-Dissekate kann man mit Hilfe von kleinen Kortikalisschrauben wieder im Mausbett fixieren. Der Zugang erfolgt arthroskopisch, ggf. muss das Dissekat (bei vorhandener Dislokation) vorher wieder ins Mausbett gesetzt werden (➤ Abb. 9.18).

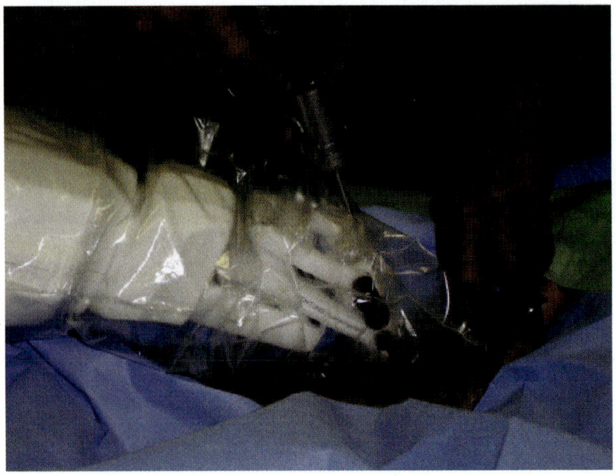

Abb. 9.17 Retrograde Anbohrung. Das Bild zeigt eine roboter-geführte, CT-gesteuerte retrograde Anbohrung einer Osteochondrosis dissecans am Talus. [F1185]

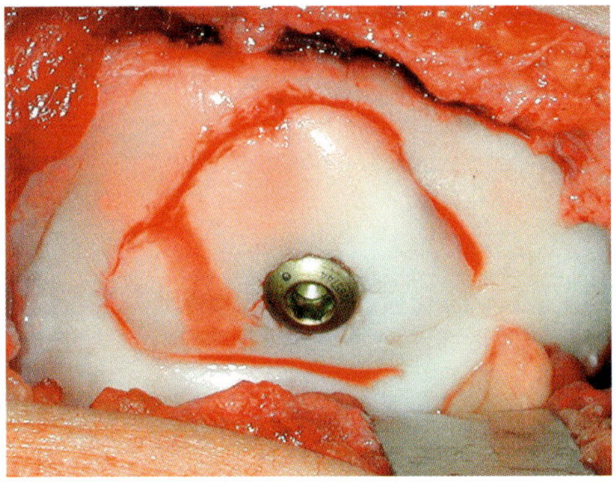

Abb. 9.18 Refixation eines osteochondralen Fragments bei einer 17-jährigen Patientin mit OD im Bereich der proximalen lateralen Femurkondyle. Nach türflügelartigem Wegklappen des intakten Fragments wurde der nekrotische Knochen entfernt, die Sklerosezone durchbrochen und der subchondrale Defekt mit autologer Spongiosa aufgefüllt. Temporäre Fixierung mit einer unter das Knorpelniveau versenkten 3,5-mm-Kortikalisschraube. [P059]

Falls notwendig, erfolgt neben der obligatorischen finalen Gelenkspülung noch ein Anfrischen des Knochens mit Mikrofrakturierungen, um die Knorpelbildung anzuregen.

Autologe Knorpelzelltransplantationen

Bei größeren Dissekaten mit vermehrter Knorpelschädigung kann eine autologe Knorpelzelltransplantation (ACT) indiziert sein.

Kleine Knorpelteile werden aus wenig belasteten Regionen entnommen und auf einer Zellkultur gezüchtet. Auf einer Matrix aus Kollagen-Chrondroitinsulfat werden die gezüchteten Zellen wenige Wochen später in den Defektbereich gelegt.

Mosaikplastik

Mit einer Knorpel-Knochen-Transplantation (Mosaikplastik, OATS) können bei kleineren Defekten Knochen-Knorpel- bzw. Knorpelzylinder aus wenig belasteten Gelenkregionen entnom-

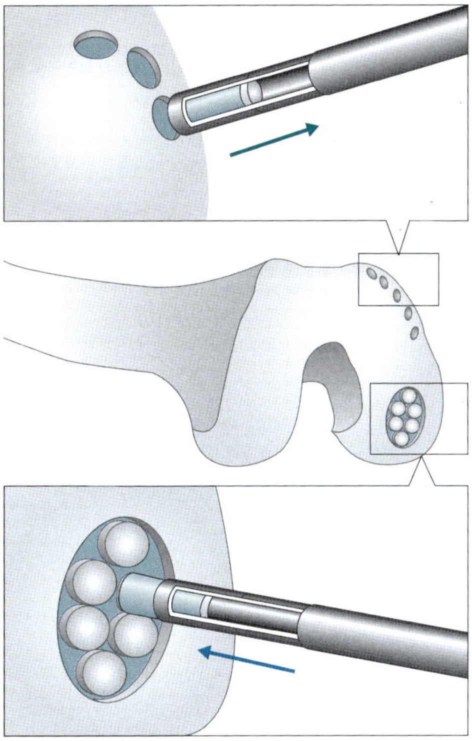

Abb. 9.19 Bei Knorpelverletzungen kann man als Mosaikplastik auf relativ kleinen Oberflächen Knorpel aus eher unbelasteten Gelenkteilen transplantieren. [V492]

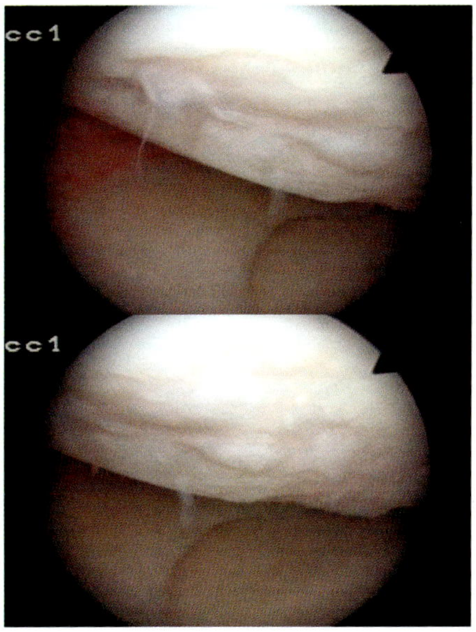

Abb. 9.20 Arthroskopische Evaluation des linken medialen Femurkondylus 4 Jahre nach Mosaikplastik. [R334]

men und in Defektregionen platziert werden (➤ Abb. 9.19). Das Kniegelenk ist das einzige Gelenk, in dem es mit hyalinem Knorpel bedeckte Areale gibt, die während keiner Phase der Bewegung arthrogene Belastung erfahren.

Mosaikplastiken erzielen oft gute Ergebnisse, auch wenn der Knorpel nach einigen Jahren geringfügig hypertroph erscheint. ➤ Abb. 9.20 zeigt den Zustand einer Mosaikplastik nach 4 Jahren.

Autologe matrixinduzierte Chondrogenese

Mit Einbringung einer zellfreien Matrix soll neues Knorpelgewebe im Defektbereich gebildet werden. Vorab kann eine Spongiosaplastik zum Auffüllen des entstandenen Knochendefekts sinnvoll sein.

Knorpelchips

Minced cartilege (gehackter Knorpel) kann in den Defektbereich eingefügt werden. Hierzu wird Knorpel aus wenig belasteten Arealen des Kniegelenks entnommen und in kleine Partikel zerteilt. Mit ihnen wird der Defektbereich dann aufgefüttert.

HINWEIS

Für die Verwendung von Minced cartilege liegen keine Langzeitstudien vor.

Postoperative Rehabilitation

Die postoperative Rehabilitation ist abhängig von der Größe bzw. dem Stadium des ursächlichen Schadens und vom durchgeführten operativen Verfahren.

Während bei Knorpelzelltransplantationen zwei Eingriffe im Abstand von ca. 4 Wochen nötig sind, reicht bei den anderen Verfahren ein Eingriff. Es erfolgt eine mehrwöchige Entlastung an Unterarmgehstützen für 4–6 Wochen bei retrograder Anbohrung, OATS und Minced-cartilage-Verfahren, nach ACT bis zu 3 Monaten. Eine komplette Ruhigstellung erfolgt nicht. Je nach Lokalisation erfolgt eine Bewegungslimitierung (Orthese) in der Entlastungszeit.

Entzündungsphase:
- Aktives und passives Bewegen im erlaubten Bereich
- Keine Manuelle Therapie
- Ggf. Manuelle Lymphdrainage

Proliferationsphase:
- Rollgleitmobilisationen im schmerzfreien Bereich

Konsolidierungsphase:
- Zunehmendes Belasten
- Endgradige Rollgleitmobilisationen
- Muskelaufbau
- Posturales Training

HINWEIS

Während man nach retrograder Anbohrung vor 20 Jahren noch 6–8 Monate 0 kg Belastung angeordnet hat, wird heute oft schon nach 4 Wochen wieder voll belastet. Gründe sind die Notwendigkeit der adäquaten Belastung für physiologische Heilung. Das Erreichen der Sportfähigkeit kann je nach Eingriff von 3–6 Monaten variieren.

Tab. 9.1 Weitere aseptische Knochennekrosen im Bereich der Extremitäten

Region	Betroffene Struktur	Bezeichnung	Kapitelverweis
Fußregion	Os naviculare	Morbus Köhler I (Kinder)	➢ Kap. 2.7.1
		Müller-Weiß-Syndrom (Erwachsene)	
	Kalkaneus	Haglundferse	➢ Kap. 2.4.5
	Metatarsalköpfchen	Morbus Köhler II	➢ Kap. 2.7.2
	Sesambein des Hallux	Morbus Renander	
Knieregion	Tuberositas tibia	Morbus Osgood-Schlatter	➢ Kap. 3.6.6
	Mediales Tibiaplateau	Morbus Blount	➢ Kap. 3.7.5
	Distaler Patellapol	Möglich bei Morbus Sinding-Larsen-Johansson	➢ Kap. 3.6.6
	Femurkondylen	Morbus Ahlbäck	➢ Kap. 3.7.4
Hüftregion	Femurkopf	Morbus Perthes	➢ Kap. 4.7.1
		Idiopathische Hüftkopfnekrose	➢ Kap. 4.7.2
Schulterregion	Klavikula, medial	Morbus Friedrich	➢ Kap. 5.7.2
	Humeruskopf	Morbus Haas	➢ Kap. 5.7.1
Ellenbogen-region	Capitulum humeri	Morbus Panner	➢ Kap. 6.7.2
	Trochlea humeri	Morbus Hegemann	➢ Kap. 6.7.3
Handregion	Os lunatum	Morbus Kienböck	➢ Kap. 7.7.1
	Os scaphoideum	Morbus Preiser	➢ Kap. 7.7.2
	Metakarpalköpfchen	Morbus Dieterich	➢ Kap. 7.7.3
	Mittelphalangen der Finger	Morbus Thiemann	➢ Kap. 7.7.4

9.5.2 Weitere aseptische Knochennekrosen

Aseptische Knochennekrosen werden in vielen Bereichen der Extremitäten beschrieben (➢ Tab. 9.1).

9.6 Entzündliche Erkrankungen

Grundlagen rheumatischer Erkrankungen sowie die Therapie mit Medikamenten und Ernährungsempfehlungen werden in ➢ Kap. 1.1.3 beschrieben.

9.6.1 Rheumatische Erkrankungen

Rheumatoide Arthritis

Synonym RA.

Ätiologie Die Ätiologie ist nicht zu 100 % bekannt. Es handelt sich um eine Autoimmunerkrankung. Ein Zusammenhang mit bakteriellen/viralen Infekten wird vermutet. Träger bestimmter HLA-Antigene haben ein erhöhtes Krankheitsrisiko. Rauchen verschlechtert den Verlauf der Erkrankung.

Epidemiologie Häufigste entzündlich-rheumatische Erkrankung. In Deutschland 300–500 : 1.000.000 (27.000 Neuerkrankungen pro Jahr). Prävalenz: 0,8 % aller Erwachsenen, also ca. 534.000 Betroffene in Deutschland. Gynäkotropie 3 : 1. Die Erkrankung betrifft vornehmlich Patienten mittleren und hohen Lebensalters (vgl. Reinhold-Keller 2016).

BEFUNDE

Leitsymptomatik und Befunde
- Mehrere schmerzhafte, überwärmte, geschwollene kleine Gelenke (1–10)
- Mehrere schmerzhafte, überwärmte, geschwollene große Gelenke (2–10)
- Morgensteifigkeit in Händen und Füßen

Labor
- RF oder ACPA positiv
- BSG und/oder CRP positiv

Mögliche weitere Befunde
- Vaskulitiden
- Organbeteiligung

Beschreibung

Bei der rheumatoiden Arthritis (RA) handelt es sich um eine chronisch entzündliche rheumatische Erkrankung der synovialen Strukturen mit Gelenkdestruktion. Die Synovia proliferiert (Pannusbildung), die Destruktion der Gelenke und gelenknahen Strukturen ist die Folge. Eine Ausbreitung auf

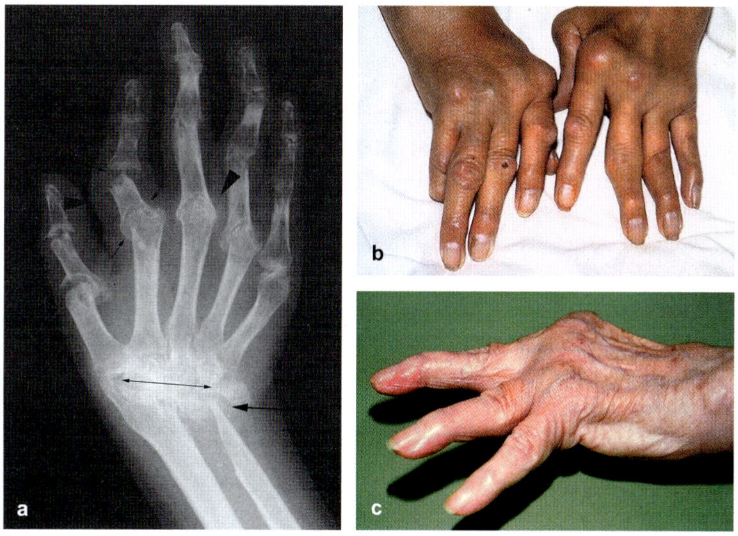

Abb. 9.21 Fehlstellungen der Hände bei rheumatoider Arthritis: a) Röntgenaufnahme der Hand einer Patientin mit rheumatoider Arthritis. Sichtbar sind Weichteilschwellungen (dicke Pfeile), eine Zerstörung der Handwurzelknochen (↔) und der Elle (←) sowie Erosionen der Fingerknochen (→) [S008-3]. b) Hände bei fortgeschrittener rheumatoider Arthritis. Eine (aktive) rheumatoide Arthritis führt auf Dauer zur Zerstörung von Gelenken und typischen Fehlstellungen der Hände. Vergleichbare Veränderungen sind an den Füßen möglich [T127]. c) Schwanenhalsdeformität des Mittel- und Ringfingers bei fortgeschrittener rheumatoider Arthritis [S008-3, T127, M114].

Bursen, Sehnenscheiden und innere Organe ist möglich, auch Vaskulitiden können Teil des Krankheitsbildes sein. Häufig sind die kleinen Gelenke (Finger-, Zehengelenke) symmetrisch betroffen, einzelne große Gelenke können Teil der Erkrankung sein (➤ Abb. 9.21). Die Erkrankung wechselt zwischen Schüben und Remissionen.

Patienten haben eine reduzierte Lebenserwartung von 10–15 Jahren durch Arteriosklerose und ein stark erhöhtes Lymphom-Risiko. Zudem zeigen Patienten mit RA bereits in den ersten 4 Jahren nach Ausbruch der Erkrankung ein stark erhöhtes kardiovaskuläres Risiko. Je früher eine Remission erreicht werden kann, desto höher steigt die Lebenserwartung.

Klassifikation

Die medizinische Diagnostik erfolgt seit 2010 durch Anwendung einer Klassifikation, die in Zusammenarbeit zwischen der Europäischen Fachgesellschaft (EULAR) und der amerikanischen Gesellschaft für Rheumatologie (ACR) erarbeitet wurde.

Die Gesellschaften empfehlen, jeden Patienten mit mindestens einem synovialitisch geschwollenen Gelenk nach Ausschluss differenzialdiagnostischer Ursachen wie Gicht, anderen Kristall-Arthropathien, postraumatischen Entzündungen, aktivierten Arthrosen oder Psoriasis-Arthritis nach den Kriterien dieser Klassifikation zu untersuchen:

Gelenkbefall

1 großes Gelenk (Schulter, Ellenbogen, Hüfte, Knie, oberes Sprunggelenk)	0 Punkte
2–10 große Gelenke	1 Punkt
1–3 kleine Gelenke (MCP, PIP, MTP 2–5)	2 Punkte
4–10 kleine Gelenke	5 Punkte

Serologie

Rheumafaktor (RF) und ACPA (CCP-Antikörper) negativ	0 Punkte
Niedrig-titriger Rheumafaktor (maximal das 3-Fache der Norm) oder ACPA positiv	2 Punkte
Hoch positiver Rheumafaktor (mehr als das 3-Fache der Norm) oder ACPA positiv	3 Punkte

Akutphase-Parameter

Akutphase-Parameter sind die Entzündungswerte im Blut während eines Schubs.

Blutsenkung (BSG) und C-reaktives Protein (CRP) negativ	0 Punkte
BSG oder CRP erhöht	1 Punkt

Beschwerdedauer

< 6 Wochen	0 Punkte
≥ 6 Wochen	1 Punkt

Bei 6 von maximal 10 Punkten liegt eine definitive rheumatische Arthritis vor. Auch bei weniger als 6 Punkten kann eine RA vorliegen.
Daher sollte auch beim Vorliegen folgender Kriterien weiter diagnostiziert und ggf. therapiert werden:

- Frauen, mittleren Alters
- Multiple Arthritiden in kleinen Gelenken
- Hoch positive CCP- oder MCV-Antikörper
- Morgensteife (> 1 Stunde) an Füßen und Händen

Zur Klassifikation vgl. Reinhold-Keller 2016.

9

Differenzialdiagnosen

Differenzialdiagnostisch kommen Psoriasis-Arthritis, bakterielle Arthritis und Arthritis urica in Betracht. Auch die Gruppe der Spondylarthritiden kann begleitend Entzündungen der kleinen Gelenke zeigen (vgl. Pfeil et al. 2018).

Untersuchung

Manualtherapeutisch Anamnese und klinische Untersuchung. Bei mehreren entzündlich veränderten Gelenken ohne stattgehabtes Trauma sollte zum Arzt überwiesen werden. Betroffene Gelenke, Bewegungseinschränkungen und die Dauer der Beschwerden werden dokumentiert. Eine genetische Vorbelastung wird abgefragt.

RED FLAG

Entzündlich veränderte Gelenke ohne anamnestisch erkennbare Ursache (Trauma, Arthrose mit reaktiver Arthritis) sind ein Red flag. Autoimmunerkrankungen oder postinfektiöse Erkrankungen sind möglich. Der Patient ist zum Arzt zu überweisen.

Medizinisch Die medizinische Diagnostik erfolgt seit 2010 durch Anwendung der oben beschriebenen EULAR/ACR-Klassifikation. Weitere diagnostische Mittel sind Sonografien und Röntgen, ggf. MRT oder CT.

Therapie

Konservativ

Manualtherapeutisch

Während eines Schubs:

- Cryotherapie −32 °C
- Kältekammer
- Ggf. Manuelle Lymphdrainage

In der Remissionsphase:

- Rollgleitmobilisationen der betroffenen Gelenke
- Anleitung zu Automobilisation
- ADL-Training
- Ggf. Anleitung zu Kompensationsmechanismen
- Ggf. Ergotherapie
- Stabilitätstraining

Orthopädietechnik:

- Ggf. Orthesenversorgung, im Spätstadium Anziehhilfen

Medizinisch

HINWEIS

Je früher diagnostiziert und therapiert wird, desto besser sind die Möglichkeiten für eine erfolgreiche Therapie. Optimaler Zeitpunkt für den Therapiebeginn sind die ersten 12 Wochen (window of opportunity).

Therapieziel ist ein Erreichen der Krankheitsremission. Wird dieses Ziel innerhalb von 3–6 Monaten nicht erreicht, ist eine Intensivierung der medikamentösen Therapie notwendig. Bei Patienten, bei denen auch nach Therapieintensivierung keine dauerhafte Remission erreichbar ist, bleibt eine zumindest möglichst niedrige Krankheitsaktivität das oberste Ziel.

Eular-Empfehlung von 2013

Begonnen werden sollte unmittelbar nach Diagnosestellung mit einer Basistherapie. Empfohlen wird **MTX** (➤ Kap. 1.1.3) mit einer subkutanen Injektion von 15–20 mg.

HINWEIS

Für eine MTX-Therapie muss eine normale Nierenfunktion vorhanden sein. Bei einer glomerulären Filtrationsrate von < 60 ml/min sind abgestuft reduzierte MTX-Verabreichungen möglich. Auf Alkohol sollte während der Therapie verzichtet werden.

Bei Kontraindikationen gegen oder bei mangelnden Wirkungen von MTX sind **Leflunomid** oder **Sulfasalazin** eine Alternative. Die MTX-Therapie wird häufig mit **Prednisolon** kombiniert. Eine Tagesdosis von 20 mg reicht zumeist aus. Prednisolon sollte nach 6 Monaten abgesetzt oder bei dringendem Bedarf auf 5 mg pro Tag reduziert werden.

HINWEIS

Bei langfristiger Prednisolongabe sollten Vitamin D und Kalzium supplementiert sowie ggf. Bisphosphonate eingenommen werden.

Die Therapieergebnisse sind engmaschig zu kontrollieren. Besteht nach 3 Monaten kein deutlicher Erfolg, so kann die MTX-Dosis gesteigert werden.

Bei schwerer Erkrankung mit Gelenkdestruktionen können zusätzlich **Biologics** verabreicht werden. Laut Reinhold-Keller (2016) sollte die Entscheidung hierfür jedoch ausschließlich durch einen internistischen Rheumatologen gestellt werden (vgl. Reinhold-Keller 2016 und Distler et al. 2022: 1–4).

Operativ

Mögliche operative Interventionen beziehen sich auf destruierend veränderte Gelenke. Arthrodesen und Endoprothesen sind möglich.

Postoperative Rehabilitation

Die postoperative Rehabilitation richtet sich nach dem genutzten Verfahren und findet unter Beachtung der Belastbarkeit in den einzelnen Heilungsphasen statt.

Zusammenfassung

Rheumatoide Arthritis

Eine frühe Diagnosestellung und ein früher Therapiebeginn innerhalb der ersten 12 Wochen ist entscheidend, um die Möglichkeit auf eine dauerhafte Remission der Erkrankung zu erreichen. Bei Verdacht auf RA ist der Patient unmittelbar zum Arzt zu überweisen. Therapeutisch stehen während eines Schubs Eistherapie und Lymphdrainage, während einer Remission Mobilisationen, Automobilisationen, ADL- und Stabilitätstraining im Vordergrund.

Sonderformen

Late Onset Rheumatoide Arthritis (LORA)

BEFUNDE

Leitsymptomatik und Befunde
- Krankheitsbeginn zwischen 60 und 65
- Länger anhaltende Morgensteifigkeit betroffener Gelenke im Vergleich zur normalen RA
- Große Gelenke sind oft asymmetrisch betroffen
- Häufig begleitet von Gewichtsabnahme, Anämie und Myalgien
- Remissionen sind seltener und schwerer zu erreichen
- Abnahme der Gelenkfunktion progressiver und anhaltender
- Oft keine Bildung von Rheumafaktoren und Antikörpern

Beschreibung

Hierbei handelt es sich um eine deutlich später auftretende Erkrankung (60–65) mit aggressiverem Verlauf.

Therapie
Einsatz von Biologics und Disease Modifying Antirheumatic Drugs.

Felty-Syndrom

Epidemiologie Bis zu 3 % der Patienten mit RA. Gynäkotropie 2 : 1.

BEFUNDE

Leitsymptomatik und Befunde
- Splenomegalie
- Chronische Vaskulitis (Ulzera)
- Hepatomegalie 40 %
- Lymphadenopathie 20 %
- Gewichtsabnahme 70 %
- Sjörgen-Syndrom 50 %
- Ggf. Neuropathie
- Ggf. Perikarditis

CAVE

Patienten haben ein erhöhtes Risiko für Non-Hodgkin-Lymphome.

Beschreibung
Hierbei handelt es sich um eine schwere, seropositive immunologisch geprägte Form der RA mit Leukozytopenie/Neutropenie und Splenomegalie. HLA-DR4-Träger haben eine genetische Prädisposition.

Untersuchung
Neben Laborparametern und Röntgen zur Darstellung von Veränderungen der Gelenke dient eine Sonografie des Abdomens zur Darstellung der typischen Splenomegalie und ggf. einer Hepatomegalie.

Zur differenzialdiagnostischen Abgrenzung von Sarkoidosen, Amyloidosen und Leukämien (T-LGL) ist eine Punktion des Knochenmarks erforderlich.

Therapie
Glykokortikoide plus MTX, Sulfasalazin, Hydroxychloroquin oder Rituximab. Bei stark ausgeprägter Splenomegalie kann eine Splenektomie erforderlich sein.

Palindromer Rheumatismus

BEFUNDE

Leitsymptomatik und Befunde
- Plötzlich auftretende Beschwerden, in der Regel am späten Nachmittag
- Keine speziellen Trigger
- Entzündung betroffener Gelenke mit starker Funktionseinschränkung
- Entzündung umliegender Gewebe
- Oft Monarthritis (Finger, Zeh, Hand, Knie, Schulter, Ellenbogen)
- Selten Oligoarthritis
- Stärke und Lokalisation wechseln von Schub zu Schub
- Dauer der Schübe meist nur mehrere Stunden (> 1 Woche)
- Remissionen Tage bis Monate
- Keine bleibende Schädigung betroffener Gelenke

Beschreibung
Hierbei handelt es sich um eine schubweise auftretende einige Tage andauernde artikuläre oder paraartikuläre Entzündung ohne daraus resultierende Gelenkschädigungen. Betroffen sind vor allem die Handgelenke. 30 % der Patienten entwickeln später eine seropositive RA.

Therapie
NSAID, Glykokortikoide, ggf. Basistherapie.

Morbus Bechterew

Synonyme Spondylitis ankylosans, ankylosierende Spondylitis.

Ätiologie Genetische Prädisposition.

HINWEIS
- Bis zu 90 % der Betroffenen weisen ein HLA-B27 auf.
- Nur etwa jeder 20. Mensch mit HLA-B27 erkrankt im Laufe seines Lebens an Morbus Bechterew.
- Das Fehlen des HLA-B27 schließt eine Erkrankung an Morbus Bechterew nicht aus.
- Auch weitere rheumatische Erkrankungen werden durch HLA-B27 begünstigt (Psoriasis-Arthritis u. a.)

Epidemiologie Androtropie 3 : 1. Typischer Krankheitsbeginn zwischen dem 15. und 45. Lebensjahr, mit einem Höhepunkt in der Mitte des zweiten Lebensjahrzehnts. Eine kleinere Gruppe von Patienten erkrankt ab dem 50. Lebensjahr.

BEFUNDE

Leitsymptomatik und Befunde

- Tiefsitzender morgendlicher Rückenschmerz (lumbosakral) mit Morgensteifigkeit, der bei Belastung und Bewegung abnimmt
- Zunehmende Steifheit von Wirbelsäule und Iliosakralgelenken
- Knochenschmerzen
- Fehlhaltung
- Deutliche Besserung durch NSAID

Mögliche weitere Befunde

- Plantarfasziitis
- Achillodynie
- Arthritis großer Gelenke (Fuß, Knie, Schulter)
- Entzündung der Regenbogenhaut des Auges (Iridozyklitis)
- Uveitis
- Entzündungen von Dick- oder Dünndarm (60 %)
- Morbus Crohn (6 %)
- Osteoporose (Spätphase)

Beschreibung

Als Morbus Bechterew wird eine chronisch entzündliche, schubweise auftretende seronegative rheumatische Erkrankung mit Schwerpunkt auf Wirbelsäule und Becken bezeichnet. Es besteht eine starke Neigung zur Verknöcherung von Wirbelsäule und Iliosakralgelenken (➤ Abb. 9.22). Die Versteifung beginnt meist thorakolumbal.

Leitsymptom ist der tiefsitzende lumbosakrale Rückenschmerz mit Morgensteifigkeit, der bei Bewegung abnimmt. Im Verlauf der Erkrankung kann es neben der Entzündung der Iliosakralgelenke (95–100 %) und der Wirbelkörper mit Bandscheiben (40–60 %) zu entzündlichen Veränderungen großer Gelenke (Fuß, Knie, Schulter, 40 %), Sehnen (Achillessehne, Plantarfaszie, 20 %), der Regenbogenhaut des Auges (20 %) und des Darms (60 %, Morbus Crohn 6 %) kommen. Eine Beteiligung weiterer Organe ist fakultativ. In 25 % der Fälle gehen Mon- oder Oligoarthritiden den Beschwerden an Wirbelsäule und Becken voraus.

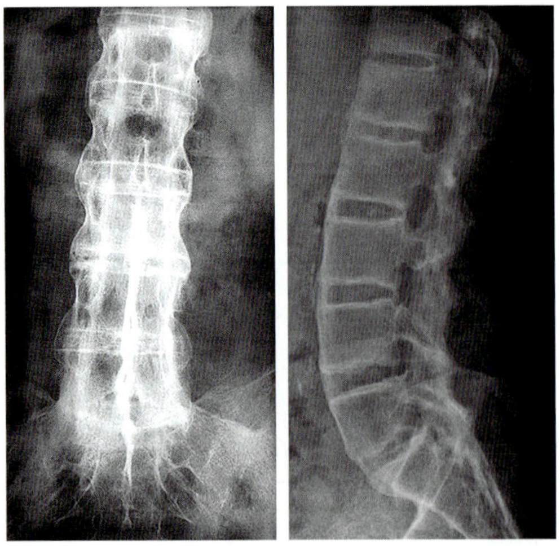

Abb. 9.22 Röntgenbefund bei fortgeschrittenem Morbus Bechterew mit vollständiger Verknöcherung von Wirbelsäule (Bambusstabwirbelsäule) und Iliosakralgelenken. [M614, F605–001]

Verlaufsformen

20 % der Betroffenen leiden unter einem aggressiven Verlauf mit schnell progredienter Versteifung der Wirbelsäule und des Beckens. Dies betrifft überwiegend Patienten mit frühem Erkrankungsalter (< 18).

80 % der Betroffenen weisen eine mildere Form auf. Diese Patienten werden in der Regel nicht auf fremde Hilfe angewiesen sein.

Differenzialdiagnosen

- Morbus Forestier, siehe Band II dieser Buchreihe
- Iliosakralgelenkarthrose
- Spondylosis hyperostotica
- Ostitis condensans
- Pseudoarthritischer Umbau
- Infekte (bakterielle Spondylitis)
- Neoplasien
- Arthritis bei Morbus Crohn oder Colitis ulcerosa
- Psoriasis-Arthritis

Untersuchung

Manualtherapeutisch

Allgemein

Anamnese und klinische Untersuchung. Überprüfung der Mobilität der Wirbelsäule (früher Schober & Ott) mittels dreidimensionaler regionaler Untersuchung. Überprüfung des Finger-Bodenabstands.

Untersuchung der Iliosakralgelenke

Schmerzprovokation mit der 5er-Testreihe:

- Distraktionstest
- Kompressionstest (Approximationstest)
- Femoral-Shear-Test (Thigh-Thrust-Test)
- Gaenslen-Test (Pelvic-Torsion-Test)
- Patrick-Sign (Faber-Test)

Sind 3 oder mehr der Tests positiv, geht man von einer Schmerzquelle im ISG aus.

EVIDENZ

Robinson (2007) beschrieb Kappa-Koeffizienten von 0,43 bis 0,84 für die Tests zur Schmerzprovokation. 3–5 positive Tests wurden als reliabel erachtet.

Funktionsuntersuchung:

- Spine-Test (positiv, wenn blockiert)
- Joint-Play-Test (kein joint play, wenn blockiert)

9

- Test für Ilium anterior (Kriterien Bewegungsausmaß und Endgefühl)
- Test für Ilium posterior (Kriterien Bewegungsausmaß und Endgefühl)

EVIDENZ

Palpations- und Bewegungstests (Vorlauftest, Rücklauftest etc.) haben aufgrund ihrer sehr niedrigen Reliabilität keinerlei Aussagekraft und sollten nicht als Untersuchungsmittel genutzt werden (vgl. Potter et al. 1985, Vincent-Smith et al. 1999, van der Wurff 2000). Robinson (2007) beschrieb Kappa-Koeffizienten –0,06 für Palpationstests. Auch wenn diverse weitere Autoren (Dreyfuss et al., Bowman & Gribble u. a.) zu gleichen Ergebnissen gekommen sind und die Konklusion somit eindeutig ist, sind Palpations- und Bewegungstests bis heute Bestandteil physiotherapeutischer, manualtherapeutischer, sportphysiotherapeutischer und osteopathischer Ausbildung an vielen deutschen Schulen.

RED FLAG

Bei Verdacht auf eine rheumatische Erkrankung ist zum Arzt zu überweisen.

Medizinisch Wichtiger Baustein ist der Nachweis einer entzündlichen Veränderung der Iliosakralgelenke.

Röntgen

- **ISG:** Typisch ist das „bunte Bild" mit Knochenerosionen und gelenknahen Sklerosierungen in der Röntgenaufnahme der Iliosakralgelenke. Gelenkspalt ist dann nicht mehr darstellbar.
- **Wirbelsäule:** Hauptkennzeichen der Versteifung der Wirbelsäule sind Verknöcherungen mittels **Syndesmophyten** (flache Knochenspangen, die den Gelenkraum überbrücken – ein Morbus Forestier zeigt hingegen eine hypertrophe Spangenbildung) und die Ossifikation des Lig. longitudinale anterior mit fortschreitender Kyphosierung. Mit fortschreitender Erkrankung können die BWS, HWS und LWS betroffen sein. Die Kopfgelenke bleiben zumeist frei.
- **Weitere Anzeichen** in der Röntgenuntersuchung sind:
  - Kastenwirbelbildung
  - Anderson-Läsion (Erosionen der Deckplatten)
  - Schienenphänomene (Ankylosierung der Intervertebralgelenke [zweigleisig])

HINWEIS

Oft verstreichen zwischen dem Auftreten der Erkrankung und der endgültigen Diagnose 5 Jahre. Grund dafür ist, dass morgendlicher tiefsitzender Rückenschmerz, der bei Bewegung besser wird, ebenso Leitsymptomatik einer Protrusion ist. Da diese wesentlich häufiger ist, geht man zunächst davon aus.

Nur 5 % der Patienten mit tiefsitzendem Rückenschmerz leiden an Spondylarthropathien (entzündlich-rheumatische Erkrankungen der Wirbelsäule).

Wie bei allen Autoimmunerkrankungen geht das „window of opportunities" mit späterer Diagnose immer weiter zu.

MRT

In einer MRT kann ein subchondrales Knochenmarködem der ISG nachgewiesen werden. Auch die im Röntgen darstellbaren Erosionen können nachgewiesen werden. Weitere Befunde können **Romanus-Läsionen** (Osteitis) an den ventralen Wirbelkörpern sein.

Labor

BSG und CRP (im Schub) erhöht. HLA-B27 (90 %), nicht beweisend.

Therapie

Konservativ

Manualtherapeutisch

In der Remissionsphase:

- Mobilisation der Iliosakralgelenke
- Segmentale Mobilisation der gesamten Wirbelsäule
- Training der aufrichtenden Muskulatur, auch in Eigenregie
- Automobilisation
- Mobilisation betroffener Gelenke
- Mobilisation der Plantarfaszien und Achillessehnen (wenn betroffen)
- Sportliche Aktivität
- Nächtliche Flachlagerung

Fortgeschrittenes Stadium, aggressive Form:

- Erarbeiten von Kompensationsmechanismen
- Gangschule
- Atemgymnastik
- Ergotherapie
- Balneotherapie

Während eines Schubs:

- Cryotherapie –32 °C
- Kältekammer
- Ggf. Manuelle Lymphdrainage
- Ultraschall

Medizinisch NSAID, TNF-alpha-Blocker. Bei peripherer Gelenkerkrankung MTX oder Sulfasalazin.

Operativ

In schweren Fällen kann eine Versteifung in kyphotischer Position zur Vermeidung weiterer Progredienz notwendig sein. Eine Indikation besteht nur, wenn das Blickfeld nicht mehr horizontal ausgerichtet werden kann.

Weitere Möglichkeiten:

- Aufrichtung durch monosegmentale Keilosteotomien (meist L2/L3), alternativ multisegmentale Wirbelbogenosteotomien mit transpedikaler Fixierung
- Dorsale Keilosteotomien C6–Th1 zur Aufrichtung der CTÜ-Kyphose

Postoperative Rehabilitation
- Nach multisegmentalen Wirbelbogenosteotomien mit transpedikaler Fixierung: 6–9-monatige Gips- bzw. Korsettbehandlung
- Nach dorsalen Keilosteotomien C6–Th1 zur Aufrichtung der CTÜ-Kyphose: 3-monatige Ruhigstellung im Halo-Body-Jacket

Zur operativen Therapie und postoperativen Rehabilitation vgl. Breusch et al. 2019: 592–594.

Psoriasis-Arthritis

Synonyme Arthritis psoriatica, Arthropathia psoriatica, Psoriasis arthropathica, Psoriasis-Arthropathie.

Ätiologie Autoimmunerkrankung. Genetische Faktoren (30–70 % Erkrankung beider, eineiiger Zwillinge). Infektionen als möglicher Auslöser.

Epidemiologie Häufigkeitsgipfel zwischen dem 20. und 40. Lebensjahr. Frauen und Männer 1 : 1. Geschlechtliche Unterschiede zwischen den Formen.
- Überwiegend Krankheitsbeginn mit psoriatrischen Beschwerden (bis zu 10 Jahre vor weiteren Symptomen)
- In 15–20 % der Fälle zunächst arthritische Beschwerden
- In 10–15 % zeitgleicher Beginn arthritischer und psoriatrischer Beschwerden

BEFUNDE

Befunde
- Psoriasis
- Polyarthritis

Mögliche weitere Befunde
- WS-Beteiligung (enteropatische Spondylarthritis)
- Müdigkeit, Abgeschlagenheit
- Druckdolenz von Sehnen(-ansätzen)
- Entzündungen der Augen
- Nägel:
  - Tüpfelnägel
  - Onycholyse
  - Onychodystrophie

Beschreibung

Bei der Psoriasis-Arthritis handelt es sich um eine chronisch entzündliche, schubweise auftretende seronegative rheumatische Erkrankung mit Polyarthritis (oft asymmetrisch), Psoriasis (Schuppenflechte, ➤ Abb. 9.30) und extraartikulärem Knochenbefall (epi- und diaphysär).

Das mögliche Erscheinungsbild der Erkrankung variiert stark und kann neben den beschriebenen Merkmalen folgende Krankheitsbestandteile enthalten:

Nagelpsoriasis:
- Tüpfelnägel
- Onycholysen
- Onychodystrophie

Weitere Bestandteile:
- Enthesitis
- Daktylitis
- Spondylitis/Spondylarthritis

Zu den Veränderungen der Haut kann auch eine **Psoriasis pustulosa** (eitrige, gelblich-braune Bläschen) gehören. Auch Begleiterkrankungen wie Arteriosklerose, kardiovaskuläre Erkrankungen, Adipositas, Depression, Uveitis und chronisch entzündliche Darmerkrankungen treten gehäuft auf.

Ca. 20 % aller Psoriasis-Patienten entwickeln eine Psoriasis-Arthritis.

Klassifikation

Die Klassifikation erfolgt nach den CASPAR-Kriterien (Criteria for the Diagnosis of Psoriatic Arthritis). Demnach liegt eine Psoriasis-Arthritis vor, wenn neben einer entzündlichen Erkrankung der peripheren Gelenke, der Wirbelsäule oder der Sehnenansätze mindestens drei Punkte nach folgenden Kriterien vorliegen (vgl. Taylor et al. 2006):

Psoriasis der Haut

Bestehende Psoriasis	2 Punkte oder
Anamnestisch bekannte Psoriasis	1 Punkt oder
Psoriasis in der Familie (1. oder 2. Grad)	1 Punkt

Nägel

Psoriatrische Nagelveränderungen (➤ Abb. 9.23)	1 Punkt

Rheumafaktor

Rheumafaktor negativ	1 Punkt

Daktylitis

Bestehende Daktylitis (Wurstfinger, Wurstzehe) (➤ Abb. 9.24)	1 Punkt oder
Daktylitis in der Vergangenheit	1 Punkt

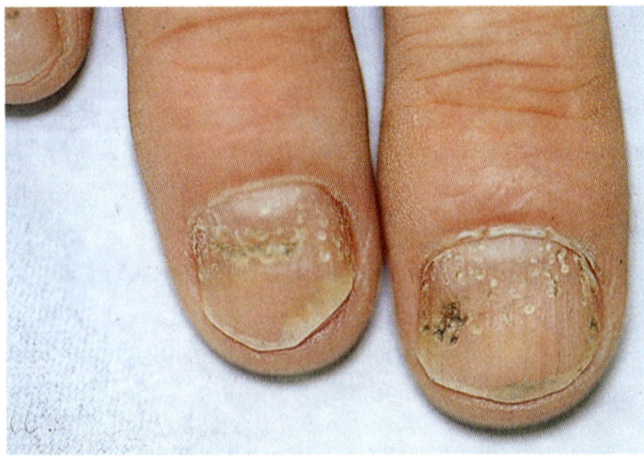

Abb. 9.23 Psoriatrische Nagelveränderungen mit Tüpfelnägeln und Onycholyse. [E1360]

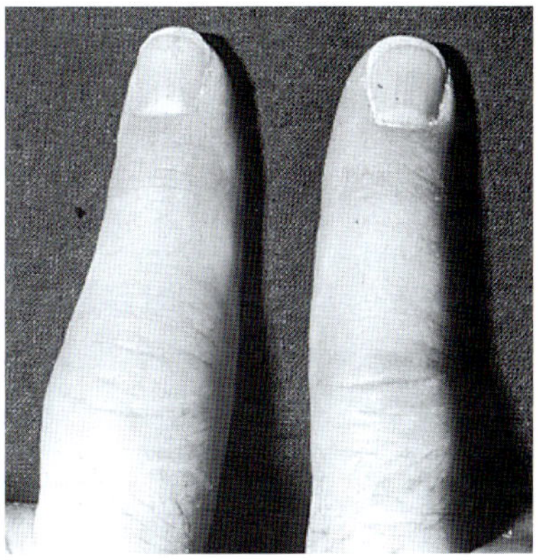

Abb. 9.24 Daktylitis („Wurstfinger") bei Psoriasis-Arthritis. Man sieht eine deutliche Schwellung des linken Zeigefingers bei unauffälligem rechten Zeigefinger. [M245]

Nachweis typischer osteoproliferativen Veränderungen

Im Bereich von Händen und Füßen	1 Punkt

Arthritis-Typen

Die Erkrankung kann in Bezug auf die Arthritiden je nach Lokalisation und Ausprägung in fünf Typen unterschieden werden.

Asymmetrische oligoartikuläre Arthritis
- Gewöhnlich an weniger als 5 Gelenken
- Symmetrischer Befall
- Betrifft 5 % der Betroffenen
- Häufig ist ein Knie betroffen, weitere Gelenke sind Hüfte, Sprunggelenk, Finger, Zehen
- Charakteristische Schwellung an Händen und Füßen mit Schwellung eines gesamten Fingers oder Zehs (Wurstfinger bzw. Wurstzehe)

Symmetrische Polyarthritis
- Symmetrischer Befall mehrerer peripherer Gelenke
- Betrifft 15–25 % der Betroffenen
- Gynäkotropie
- Entwickelt sich erst mit zunehmender Zahl der Gelenke

Distale interphalangeale (DIP) Arthritis
- Arthritiden der Endgelenke der Finger und Zehen
- Betrifft 5 % der Betroffenen
- Psoriatrische Veränderungen der Nägel
- Androtropie

Spondylitis
- Beteiligung der Wirbelsäule und der Iliosakralgelenke
- Betrifft 5 % der Betroffenen
- Beteiligung peripherer Gelenke
- 20 % HLA-B27 positiv

Arthritis mutilans
- Verstümmelnde Deformierungen der kleinen Gelenke (Finger und Zehen)
- Betrifft weniger als 5 % der Betroffenen
- Ausgeprägtes psoriatrisches Bild

Psoriatrische Lokalisationen
- Streckseiten von Ellenbogen und Knien
- Bauchnabel
- Gesäßfalte
- Unterer Rücken
- Behaarte Kopfhaut
- Stirn-Haar-Grenze
- Ohren
- Genitalbereich
- Nägel

Provozierende Faktoren/Trigger (Psoriasis)

- Bakterielle Infektionen, insbesondere Streptokokken (Angina)
- Betablocker, ACE-Hemmer, Lithium, Chloroquin, Hydrochloroquin
- Verletzungen der Haut (Bisse, Kratzstellen, Sonnenbrand, Tätowierungen, OP-Narben, Verbrennungen [Koebner-Phänomen])
- Kaltes Klima
- Psychische Faktoren (Beziehungsprobleme, Probleme am Arbeitsplatz, finanzielle Belastungssituationen)
- Übergewicht
- Übermäßiger Alkoholkonsum und Rauchen

Untersuchung

Manualtherapeutisch Anamnese, Klinik, passiv anguläre Untersuchung betroffener Gelenke.

RED FLAG
Bei Verdacht auf eine rheumatische Erkrankung ist zum Arzt zu überweisen.

Medizinisch Zur medizinischen Diagnostik werden die CASPAR-Kriterien herangezogen. Bei psoriatrischen Symptomen sollte ein dermatologisches Konsil erfolgen. Die Arthritiden sollten orthopädisch betreut werden.

Therapie

Konservativ

Manualtherapeutisch

Während eines Schubs:
- Cryotherapie –32 °C (Cave: nicht über Psoriasisherden)
- Kältekammer
- Ggf. Manuelle Lymphdrainage

9

In der Remissionsphase:
- Rollgleitmobilisationen der betroffenen Gelenke
- Anleitung zu Automobilisation
- ADL-Training
- Ggf. Anleitung zu Kompensationsmechanismen
- Ggf. Ergotherapie

Orthopädietechnik:
- Ggf. Orthesenversorgung

EVIDENZ

Cryotherapie kann durch physische Zerstörungen über ein umgekehrtes Koebner-Phänomen eine milde Auflösung von psoriatrischen Plaques bewirken.
Cryotherapie kann bei der Therapie von kleinen psoriatrischen Plaques sicher eingesetzt werden, ihre Wirksamkeit ist jedoch begrenzt (vgl. Shamsadini et al. 2005).
Anmerkung des Autors: Die Cryotherapie sollte maximal 4 Minuten durchgeführt werden.

Medizinisch

Medikamentös

Eine dauerhafte Remission ist nur schwer zu erreichen. Daher ist die minimale bzw. die sehr niedrige Krankheitsaktivität das Ziel. Eine minimale Krankheitsaktivität liegt vor, wenn mindestens 5 von 7 der folgenden Merkmale zutreffen:
- Zahl der geschwollenen Gelenke ≤ 1
- Zahl der druckschmerzhaften Gelenke ≤ 1
- Zahl der schmerzhaften Enthesen ≤ 1
- PASI ≤ 1 oder BSA ≤ 3 %
- Schmerz nach VAS ≤ 15
- Globale Patienteneinschätzung VAS ≤ 20
- HAQ-DI ≤ 0,5

Milde Verlaufsformen werden mit NSAID behandelt. Genutzt werden Glukokortikoide, Basistherapeutica (DMARD: MTX, Sulfasalazin, Leflunomid), biologische DMARDs (Tnf-alpha-Blocker, Interleukin-17- und -23-Blocker) und synthetische tsDMARDs (PDE-4-Inhibitoren, Januskinase-Inhibitoren) (vgl. Distler et al. 2022: 23, 24).

HINWEIS

Zwingend neben der immunmodulatorischen Therapie sind die Prävention, die Diagnose und die Therapie möglicher Begleiterkrankungen:
- Neoplasien
- Infektionen
- Osteoporose
- Erkrankungen des Gastrointestinaltraktes
- Depressionen

Dermatologisch

Salbenbehandlung, UV-Bestrahlung, ggf. Kurorttherapie.

Radiologisch

Radiosynoviorthese.

Operativ

Mögliche operative Interventionen beziehen sich auf destruierend veränderte Gelenke. Arthrodesen und Endoprothesen sind möglich.

Postoperative Rehabilitation

Die postoperative Rehabilitation richtet sich nach dem genutzten Verfahren und findet unter Beachtung der Belastbarkeit in den einzelnen Heilungsphasen statt.

Morbus Crohn

Ätiologie Autoimmunerkrankung. Als Ursache werden genetische Faktoren (Unterschiede in verschiedenen Ethnien), familiäre Häufung (insbesondere bei Zwillingen), Umweltfaktoren (in industrialisierten Ländern und Städten eher als auf dem Land, steigende Inzidenz in Schwellenländern, Nahrungsbestandteile wie Emulgatoren, Konservierungs- und Farbstoffe) und Immunfaktoren (Bakterien, Viren) diskutiert.

Epidemiologie Häufigkeitsgipfel zwischen dem 15. und 30. Lebensjahr. Ein weiterer Gipfel besteht zwischen dem 60. und 80. Lebensjahr. Grundsätzlich in jedem Alter möglich. Männer und Frauen 1 : 1. Ca. 5000 Neuerkrankungen in Deutschland pro Jahr.

BEFUNDE

Leitsymptomatik und Befunde
- Durchfälle (nicht/selten blutig oder schleimig)
- Bauchschmerzen (häufig)
- Verschlechtertes Allgemeinbefinden (häufig)
- Fisteln (häufig)
- Dünndarmbeteiligung (> 70 %)
- Entwicklung einer sekundären Osteoporose

Mögliche weitere Befunde
- Arthritiden
- Enteropathische Spondylarthritis
- Sakroilitis (6 %)
- Erythema nodosum
- Pyoderma gangraenosum
- Aphten
- Augenentzündungen
- Cholangitis
- Pankreatitis

Beschreibung

Beim Morbus Crohn handelt es sich um eine chronisch entzündliche Darmerkrankung (CED). Betroffen sein kann der gesamte Weg von der Speiseröhre bis zum After. Der untere Dünndarm und der Dickdarm (15–35 %) sind jedoch am häufigsten betroffen.

Bis zu 50 % der Betroffenen haben Beschwerden mit extraintestinalen Manifestationen:

Gelenkbeschwerden

25–30 % der Morbus-Crohn-Patienten klagen über Gelenkbeschwerden.

- **Gelenktyp I des Morbus Crohn:** meist asymmetrische Beteiligung von weniger als 5 Gelenken (OSG, Knie). Die Arthritiden stehen in Zusammenhang mit der Krankheitsaktivität des Morbus Crohn, während der Schübe sind sie demnach präsenter. Deutlich begleitet von weiteren extraintestinalen Manifestationen.
- **Gelenktyp II des Morbus Crohn:** meist symmetrische Beteiligung von mehr als 5 Gelenken (häufige Beteiligung der MCP-Gelenke). Der Gelenktyp II zeichnet sich durch persistierende Beschwerden unabhängig von der entzündlichen Aktivität des Morbus Crohn aus. Begleitende Uveitis, ansonsten wenig weitere extraintestinale Manifestationen (vgl. Hoffmann et al. 2004).

Hautbeschwerden

Morbus Crohn Patienten können neben den beschriebenen Darm- und Gelenkbeschwerden auch typische rheumatische Veränderungen der Haut aufweisen:

- **Erythema nodosum:** rot-lila-farbene überwärmte, schmerzhafte knotige Veränderungen an den Unterschenkeln (➤ Abb. 9.25).
- **Pyoderma gangraenosum:** rote, geschwürige, münz- bis handtellergroße Flecken an Armen und Beinen (➤ Abb. 9.26). Unbehandelt besteht Neigung zur offenen, eitrigen Wunde. Häufig mit Aktivität des Morbus Crohn einhergehend, erstes Auftreten jedoch auch während der Remission möglich.
- **Aphten:** entzündliche Veränderungen der Mundschleimhaut mit linsengroßen, rundlichen, geröteten Herden mit fest haftendem Belag und zentralem Schleimhautdefekt.

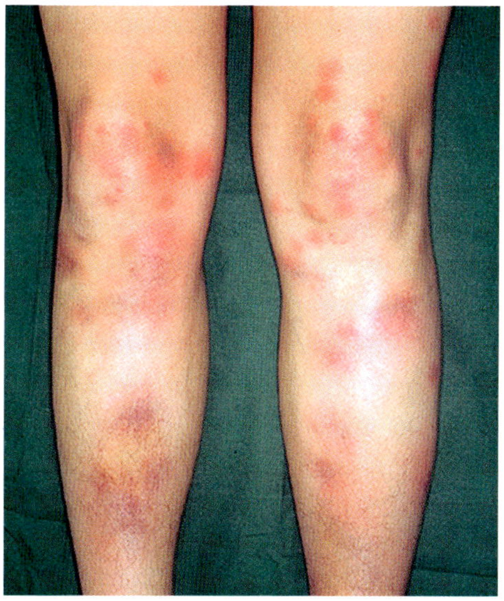

Abb. 9.25 Feste Knoten an beiden Unterschenkeln – bei Druckdolenz typisch für Erythema nodosum. [M123]

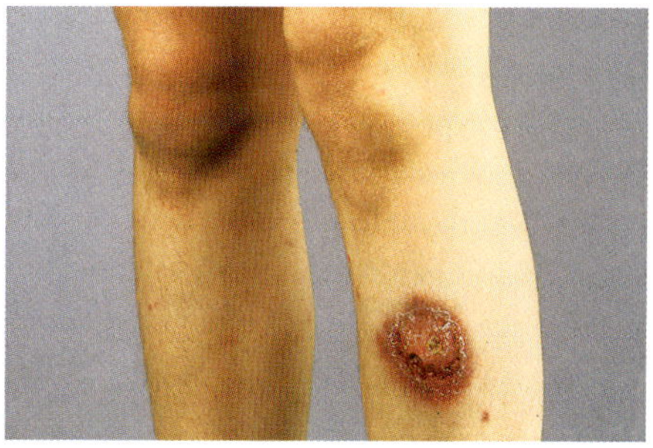

Abb. 9.26 Pyoderma gangraenosum bei Morbus Crohn. [T409]

HINWEIS

Aphten können als Begleitsymptom des Morbus Crohn auftreten oder Zeichen einer Mangelerscheinung durch eine verschlechterte Nahrungsverwertung (Maldigestion/Malabsorption) sein.

Augenentzündungen

Patienten mit CED können unterschiedliche Formen von Augenentzündungen entwickeln (vgl. Hoffmann et al. 2004):

- Konjunktivitis
- Uveitis
- Iritis
- Iridozyklitis
- Skleritis
- Episkleritis

Kennzeichen sind Druck- bzw. Berührungsempfindlichkeit, Rötung, Lichtempfindlichkeit, Fremdkörpergefühl, verringerte Sehkraft und Kopfschmerzen.

Osteoporose

Die Entwicklung einer sekundären Osteoporose durch mangelnde Verwertung von Nährstoffen (Vitamin D, Kalzium) ist eine häufige Komplikation des Morbus Crohn. Als weitere Ursache werden Immunfaktoren diskutiert.

Supplementierung von Vitamin D und Kalzium werden abhängig von den Blutwerten und insbesondere bei Verabreichung von Glukokortikoiden prophylaktisch empfohlen. Bei bestehender Osteoporose werden Biphosphonate und/oder Natriumflorid empfohlen.

Weitere extraintestinale Manifestationen

Auch die Entwicklung einer enteropathischen Spondylarthritis, Cholangitis oder Pankreatitis ist möglich.

Klassifikation

Wiener Klassifikation

In der Wiener Klassifikation werden drei verschiedene Typen des Morbus Crohn beschrieben:

- **Entzündlicher Typ:** Keine Komplikationen wie Stenosen oder Fisteln. Leitsymptom sind häufige Durchfälle, gelegentlich Fieber und extraintestinale Manifestationen. Im Labor zeigen sich BSG, CRP und Leukos erhöht.

- **Stenosierender Typ:** Entwicklung von entzündlichen (medikamentöse Therapie) oder narbigen (OP-Indikation) Stenosen des Darms im Krankheitsverlauf. Nach dem operativen Eingriff haben die Patienten deutlich weniger Schmerzen bei verbesserter Lebensqualität.
- **Penetrierender Typ:** Progressivste Form des Morbus Crohn, betrifft Patienten mit lang bestehender Erkrankung. Geprägt durch Fisteln und **Konglomeraltumoren** (in der Röntgenuntersuchung mit KM nachweisbar).

Untersuchung

Manualtherapeutisch Anamnese, Klinik, passiv anguläre Untersuchung betroffener Gelenke.

RED FLAG

Bei Verdacht auf eine rheumatische Erkrankung ist zum Arzt zu überweisen.

Medizinisch Die Diagnose erfolgt durch Klinik, Labor, Histologie, bildgebende Verfahren und Endoskopien.

Therapie

Konservativ

Manualtherapeutisch

- Rollgleitmobilisationen betroffener Gelenke während der Remissionen
- Cryotherapie während der Schübe
- Bei schwerer Erkrankung Therapie wie bei RA

Ernährung Vermeidung von Ballaststoffen während der Schübe. In den Remissionsphasen generell Vermeidung von Fertigprodukten und Emulgatoren. Leichte Vollkost mit ausreichend Probiotika und Ballaststoffen wird empfohlen. Bei Stenosen zusätzlich Verzicht auf zähes Fleisch und Schalen von Obst (Stenosekost).

HINWEIS

Rauchen ist krankheitsfördernd.

Medizinisch Bei Schüben mit geringer oder mittlerer Ausprägung Prednisolon für 3–6 Monate. Bei vorwiegender Erkrankung des Ileums und/oder Coecums kann alternativ Budesonid verabreicht werden.

HINWEIS

Budesonid ist ein Kortikoid mit hohem First-Pass-Effekt (90 %). Somit können systemische Folgen (Osteoporose) deutlich verringert werden. Es wird auch in der Pneumologie/Pulmologie verwandt.

Häufig werden trotz geringer Evidenz Salizylate (Mesalazin) verabreicht.

Bei Nährstoffmangel sollte Vitamin B12, Kalzium und Eisen supplementiert werden, bei Gabe von Kortikoiden auch Vitamin D.

Operativ

Beim stenosierenden Typ mit narbigen Stenosen und beim penetrierenden Typ bestehen Indikationen für Darm-OPs. Orthopädische Interventionen sind selten.

Colitis ulcerosa

Ätiologie Autoimmunerkrankung mit familiärer Häufung. Auch Ernährung, Störungen der Darmflora und infektiöse Prozesse werden diskutiert.

Epidemiologie Häufigkeitsgipfel zwischen dem 15. und 30. Lebensjahr. Ein weiterer Gipfel besteht zwischen dem 60. und 80. Lebensjahr. Grundsätzlich in jedem Alter möglich. Männer und Frauen 1 : 1. 3000–4000 Neuerkrankungen in Deutschland pro Jahr.

BEFUNDE

Leitsymptomatik und Befunde

- Durchfall (oft blutig, meist schleimig)
- Anämie (häufig)

Mögliche weitere Befunde

- Bauchschmerzen (bei stärkerer Erkrankung)
- Arthritiden
- Enteropathische Spondylarthritis
- Augenentzündungen
- Sekundäre Osteoporose

Beschreibung

Die Colitis ulcerosa ist eine ausschließlich den Dickdarm betreffende chronisch entzündliche Darmerkrankung. Die Entzündung geht fast immer vom Enddarm aus und breitet sich nach proximal aus (➤ Abb. 9.27).

- **Proktosigmoitis:** Befall von Rektum und Sigma. Betrifft ca. 40 % der Patienten. Sehr selten ist ausschließlich das Rektum betroffen **(Proktitis).**
- **Linksseitige Colitis:** Befall des gesamten linksseitigen Kolons (Rektum, Sigma, Colon descendens). Betrifft ca. 40 % der Betroffenen.
- **Pancolitis:** Ausbreitung der Erkrankung auf das gesamte Kolon. Betrifft ca. 20 % der Patienten.

Zu Beginn der Erkrankung klagen die Patienten oft nur über unspezifische Schleimbeimengungen beim Stuhlgang, vermehrten Stuhldrang und leichte Bauchschmerzen.

Bei chronischer Colitis kommt es zu Durchfällen mit stärkeren Schleim- und Blutbeimengen und weiter verstärktem

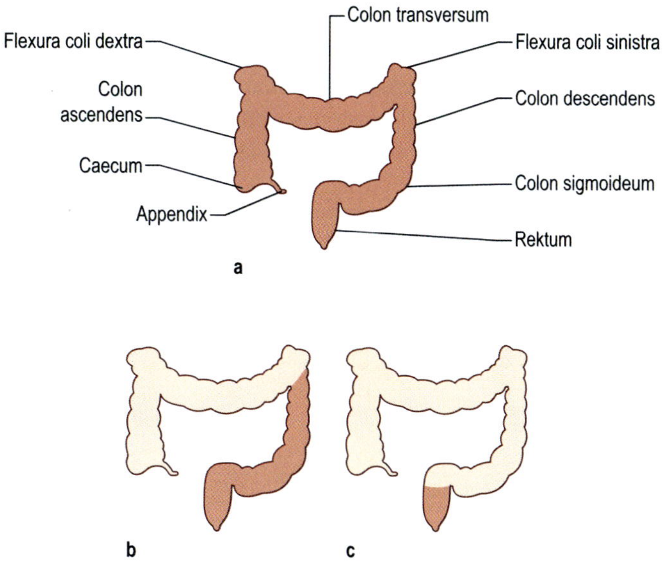

Abb. 9.27 Colitis ulcerosa: a) Pancolitis; b) Linksseitige Colitis; c) Proktosigmoiditis. [E1041]

Stuhldrang. Häufig beschreiben Patienten starke Bauchkrämpfe nach der Darmentleerung.

Ausmaß und Ausbreitung von Beschwerden außerhalb des Dickdarms sind abhängig vom Ausmaß des Dickdarmbefalls, der Dauer und Schwere der Erkrankung, etwaigen Begleiterkrankungen und der Entwicklung von Komplikationen im Krankheitsverlauf.

Weitere Beschwerden können Arthritis, enteropathische Spondylarthritis, Augenentzündungen, Hautveränderungen (Erythema nodosum, Pyoderma gangraenosum [selten]) und die Entwicklung einer sekundären Osteoporose sein.

HINWEIS

Während des Schubs haben die Patienten oft wenig Appetit, die Krämpfe lösen Übelkeit aus, und die Nahrungsaufnahme ist aus Angst vor Bauchschmerzen und Durchfällen oft unzureichend. Hinzu kommt, dass die normale Funktion des Verdauungstraktes durch die chronische Entzündung gestört ist. Insgesamt kann dies zu Gewichtsverlust und Mangelerscheinungen (Osteoporosegefahr) führen.
Durch den chronischen Blutverlust und die Entzündung können Patienten mit Colitis ulcerosa eine Anämie entwickeln, die sich beispielsweise durch allgemeine Abgeschlagenheit, Müdigkeit, Kurzatmigkeit und Hautblässe äußert.

Ca. 3 % der Betroffenen entwickeln eine primär sklerosierende Cholangitis (PSC) die häufig bei erhöhten Leberwerten symptomlos bleibt.

RED FLAG

Bei schweren Komplikationen der PSC kann es zu Nachtschweiß, Juckreiz, Fieber und Schüttelfrost kommen.

Untersuchung

Manualtherapeutisch Anamnese, Klinik., passiv anguläre Untersuchung betroffener Gelenke.

RED FLAG

Bei Verdacht auf eine rheumatische Erkrankung ist zum Arzt zu überweisen.

Medizinisch Klinik, Labor (BSG, CRP erhöht, ggf. Anämie) und Darmspiegelung.

Therapie

Konservativ

Manualtherapeutisch

- Rollgleitmobilisationen betroffener Gelenke während der Remissionen
- Cryotherapie während der Schübe
- Bei schwerer Erkrankung Therapie wie bei RA

Medizinisch Die Therapie erfolgt durch Kortikoide und Salizylate (Mesalazin). Ergänzend können Immunsuppressiva (DMARD: Azathioprin, MTX, Cyclosporin) und/oder Biologics (bDMARDs) verabreicht werden.

Operativ

Bei massiver Erkrankung können Teile oder zumeist der gesamte Dickdarm operativ entfernt werden. Bei funktionierendem Schließmuskel kann der After erhalten bleiben. Orthopädische Interventionen sind selten.

9

Morbus Reiter

Synonyme Reiter-Syndrom, Urethro-okulo-synoviales Syndrom, Arthritis dysenterica, postenterisch reaktive Arthritis, sexually acquired reactive arthritis (SARA), undifferenzierte Arthritis.

Ätiologie Autoimmunerkrankung, postinfektiös. Bis zu 70 % der Erkrankten sind HLA-B27-positiv.

Epidemiologie 3,5–5 : 100.000 Männer unter 50 Jahren. Die Geschlechterverteilung wird different beurteilt (AWMF-Leitline: Androtropie 3 : 1, Deutsche Rheuma-Liga 1 : 1).

BEFUNDE

Leitsymptomatik und Befunde
- Beginnendes Fieber mit Abgeschlagenheit
- Arthritiden
- Konjunktivitis
- Urethritis

Mögliche weitere Symptome
- Reiter-Dermatose
- Ggf. beginnende Enteritis (postdysenterischer Typ)

Beschreibung

Als Morbus Reiter wird eine reaktive entzündliche seronegative Erkrankung mit **Reiter'scher Trias** Arthritis, Urethritis und Konjunktivitis bezeichnet. Manche Patienten beklagen zusätzlich eine Reiter-Dermatose (einer Psoriasis ähnelnde Hautveränderungen). In diesem Fall spricht man von einer **Reiter'schen Tetrade**.

Im Rahmen der Arthritiden sind auch Spondylarthritiden möglich. Der Morbus Reiter gehört zu den postinfektiösen Erkrankungen.

Die die Krankheit verursachenden Erreger können über die Harnwege (postvenerisch) oder mit der Nahrung (postdysenterisch) in den Körper gelangen. Für den postvenerischen Typ ist der Erreger Chlamydia trachomatis verantwortlich, der postdysenterische Typ wird durch Salmonellen (Salmonella enteritidis, Salmonella typhimurium), Shigellen (Shigella flexneri, Shigella dysenteriae), Yersinia enterocolitica, Campylobacter fetus, Clostridum difficile oder Mykoplasmen ausgelöst.

HINWEIS
Chlamydien sind durch Geschlechtsverkehr übertragbare, hoch ansteckende Erreger. Schätzungsweise 3 % aller Chlamydieninfektionen und 37 % aller Chlamydien-Urethritiden ziehen einen Morbus Reiter nach sich.

Symptome des Morbus Reiter treten meist 1–6 Wochen nach der vom Patienten ggf. nicht bemerkten Infektion vom postvenerischen Typ auf. Neben ggf. anfänglichem Fieber mit Abgeschlagenheit kann es zu folgenden Hauptsymptomen kommen:

- Urethritis (unspezifisch, nicht-gonnorrhoisch)
- Konjunktivitis (serös oder purulent), als Komplikation Iridozyklitis
- Arthritis (Mono- oder Oligoarthritis) der großen Gelenke mit asymmetrischem Befall
- Bei Frauen Zervizitis mit schleimigem oder eitrigem Ausfluss
- Bei Männern selten Prostatitis
- Selten Zystitis
- Spondylarthritiden
- Hautveränderungen (Reiter-Dermatose, sterile Pusteln auf erythematösem Grund, **Keratoderma blenorrhagicum,** selten Erythema nodosum)
- Oberflächliche Ulzera der Mundschleimhaut
- Lingua geographica
- Balanitis circinata von Glans penis und Vorhaut
- Nagelveränderungen (Keratosen, Onycholysen, Onychodystrophien)
- Karditis (selten)
- Pleuritis (selten)
- Aphten

CAVE
In 15 % der Fälle kommt es zu einem chronischen Verlauf mit Gelenkdestruktion.

Untersuchung

Manualtherapeutisch Anamnese, Klinik.

RED FLAG
Bei Verdacht auf Morbus Reiter ist der Patient zum Arzt zu überweisen.

Medizinisch Klinische Diagnostik. Im Labor zeigen sich CRP und BSG erhöht, ein Versuch des Erregernachweises gelingt meist nicht (Morgenurin oder Stuhlproben). In betroffenen Gelenken können in der Regel keine Erreger, aber Antigene, DNA oder RNA von Erregern nachgewiesen werden. In bis zu 70 % liegt ein HLA-B27 vor.

Rheumafaktoren zum Ausschluss und Hinweis auf andere rheumatische Erkrankungen sowie eine Testung auf Borreliose sollten zur Differenzialdiagnostik gehören.

Therapie

80 % der Fälle heilen innerhalb eines Jahres aus. Bei 15 % kommt es innerhalb von Wochen bis Jahren zu Rezidiven. 15 % der Patienten haben eine chronische Verlaufsform mit Gelenkdestruktion.

Konservativ

Manualtherapeutisch
- Rollgleitmobilisationen betroffener Gelenke während der Remissionen

- Cryotherapie während der Schübe
- Bei schwerer Erkrankung Therapie wie bei RA

Medizinisch Bei Nachweis einer Infektion sollte antibiotisch behandelt werden. Bei Chlamydieninfektion ist eine Antibiose des Patienten sowie sämtlicher Geschlechtspartner indiziert. Die weitere Therapie erfolgt mit NSAID. Schwere Konjunktivitis oder Iridozyklitis wird mit Kortikoiden behandelt. Bei einer chronischen Verlaufsform kann Sulfasalazid eingesetzt werden.

Spondylarthritiden

Synonyme Seronegative Spondylarthropathien, Spondylarthritis ankylopoetica.

Beschreibung

Bei Spondylarthritiden handelt es sich um eine Gruppe von Pathologien mit deutlicher Entzündung der Wirbelsäule und peripherer Gelenke, die darüber hinaus weitere klinische Merkmale teilen:

- Hautbeschwerden
- Darmbeschwerden
- Augenentzündungen

Bei mehreren der dazugehörigen Erkrankungen spielt neben genetischer Prädisposition und Immunfaktoren das HLA-B27 eine fördernde kausale Ursache. Ein Rheumafaktor kann nicht nachgewiesen werden.

Zur Gruppe der Spondylarthritiden zählen die oben beschriebenen Erkrankungen Morbus Bechterew, Psoriasis-Arthritis, Morbus Crohn, Colitis ulcerosa und Morbus Reiter.

Rheumatisches Fieber, akutes

BEFUNDE

Leitsymptomatik und Befunde
- Vorangegangene Tonsillitis oder Pharyngitis
- Karditis
- Polyarthritis
- Chorea minor
- Erythema marginatum
- Subkutane Knötchen

Mögliche weitere Befunde
- Fieber
- Arthralgien

Labor
- BSG und CRP erhöht

EKG
- Verlängertes PR-Intervall

Beschreibung

Hierbei handelt es sich um eine Immunreaktion nach Infekt mit β-hämolysierenden Streptokokken. Rheumatisches Fieber ist aufgrund der hierzulande hohen Hygienestandards und antibiotischer Therapiemöglichkeiten sehr selten.

Untersuchung

Die Diagnostik erfolgt nach den Jones-Kriterien. Bei vorangegangener Tonsillitis oder Pharyngitis mit nachgewiesenen Streptokokken (Gruppe A) und zwei oder mehr der Hauptkriterien bzw. einem Hauptkriterium plus zwei oder mehr Nebenkriterien liegt mit hoher Wahrscheinlichkeit rheumatisches Fieber vor.

- Hauptkriterien:
  - Karditis
  - Polyarthritis
  - Chorea minor
  - Erythema marginatum (Erythema anulare rheumaticum)
  - Subkutane Knötchen
- Nebenkriterien
  - Fieber
  - Arthralgien
  - CRP und BSG erhöht
  - EKG: verlängertes PR-Intervall

Der Nachweis einer vorangegangenen Streptokokkeninfektion der Gruppe A erfolgt durch eine positive Rachenkultur oder einen positiven Streptokokken-Antigen-Test und/oder erhöhte oder ansteigende Streptokokken-Antikörper.

Folgende klinische Merkmale lassen unmittelbar auf rheumatisches Fieber schließen:

1. Chorea minor nach Ausschluss anderer Ursachen
2. Lavierte Karditis bei monatelanger Erkrankung mit kardiologischen Symptomen
3. Eines der Hauptkriterien, Arthralgien oder Fieber unklarer Genese oder CRP-Erhöhung mit Verdacht auf Streptokokkeninfektion.

Zur Untersuchung des akuten rheumatischen Fiebers vgl. Pfeil et al. 2018 und Gewitz et al. 2015.

HINWEIS

Chorea minor ist gekennzeichnet durch Hyperkinesien, Muskelhypotonie und Hyporeflexie. Patienten bewegen sich schraubenartig und seitenbetont.
Ein **Erythema marginatum** ist ein anuläres und polyzyklisches Exanthem.

Therapie

Medizinisch

- Streptokokkeninfektion: Penicillin für 10 Tage, bei Allergie Makrolide.

- Arthritis: NSAID und hochdosiert Acetylsalicylsäure (2–8 g/Tag).
- Karditis: Prednisolon.
- Rezidivprophylaxe: Prophylaktische Medikamente werden mindestens 5 Jahre, mindestens jedoch bis zum 21. Lebensjahr eingesetzt: Benzathin-Penicillin/Per os Penicillin/Erythromycin

Kollagenosen

Kollagenose ist der Oberbegriff für systemische Autoimmunerkrankungen, welche das Bindegewebe und die Blutgefäße angreifen. Auch Gelenke, die inneren Organe und die Haut können von den Erkrankungen betroffen sein. Insgesamt besteht eine deutliche Gynäkotropie.

Sjögren-Syndrom

Ätiologie Autoimmunerkrankung.

Epidemiologie Häufigste Erkrankung aus der Gruppe der Kollagenosen. Prävalenz 0,2 %, 6,9 : 100.000 Einwohner. Gynäkotropie 9 : 1 (!).

BEFUNDE

Leitsymptomatik und Befunde
- Trockener Mund
- Trockene Schleimhäute
- Trockene Augen
- Schluckprobleme
- Sprechprobleme
- Rissige Zunge
- Symmetrische Arthralgien/Arthritiden Hand, Vorfuß
- Allgemeine Krankheitszeichen (Müdigkeit, Abgeschlagenheit)

Mögliche weitere Befunde
- Pankreatitis
- Trigeminusneuralgie

9

Beschreibung
Beim Sjögren-Syndrom handelt es sich um eine Autoimmunerkrankung mit lymphozytären Infiltraten der Speicheldrüsen bzw. der serösen exokrinen Drüsen des Mundraums sowie der Tränendrüsen mit Funktionsverlust.

Klassifikation
Eine Einteilung wurde von Shiboski et al. (2016) beschrieben. Man geht von einem Sjögren-Syndrom aus, wenn mehr als 4 Punkte verteilt werden können (vgl. Pfeil et al. 2018: 61):

Nachweis einer fokalen lymphozytären Siladenitis in der Lippenschleimhautbiopsie	3 Punkte
SSA(Ro)-Antikörper oder SSB(La)-Antikörper positiv	3 Punkte
Ocular Staining Score ≥ 5 oder Bijsterveld-Score ≥ 4	1 Punkt
Positive Schirmer-Test mindestens eines Auges	1 Punkt
Speicheldrüsenflussrate < 0,1 ml/Minute	1 Punkt

Differenzialdiagnosen
Systemischer Lupus erythematodes.

Untersuchung
Labor, ophthalmologische Untersuchung, Speicheldrüsenszintigrafie, Lippenschleimhautbiopsie.

Therapie
- **Sicca-Symptomatik:** Verteilung der Nahrungsaufnahme auf mehrere kleine Mahlzeiten. Vermeidung von Alkohol, Nikotin, Koffein. Gabe von Tränenersatzmitteln. Kaugummikauen (Förderung von Speichelsekretion).
- **Arthritis:** NSAID, MTX oder Hydrochloroquin. Manualtherapeutische Therapie wie bei RA.
- **Pulmonale oder renale Beschwerden:** Glykokortikoide, Rituximab oder Cyclophosphamid.

Lupus erythematodes, systemischer

Synonyme Lupus erythematodes disseminatus, Lupus, SLE.

Ätiologie Autoimmunerkrankung.

Epidemiologie Inzidenz von 0,03–0,05 % pro Jahr. Gynäkotropie 10 : 1.

BEFUNDE

Leitsymptomatik und Befunde
Frühstadium
- Fieber
- Müdigkeit
- Abgeschlagenheit (Entwicklung eines Fatigue-Syndroms in der Folge möglich)

Weiterer Verlauf
- Akute Hautveränderungen (Schmetterlingserythem, generalisiertes makulopapulöses Erythem)
- Chronische Hautveränderungen
- Alopezie
- Arthralgien/Arthritiden (vor allem der kleinen Gelenke an Hand und Fuß)
- Myalgien
- Raynaud-Syndrom
- Organbeteiligung möglich (Lunge, Herz, Nieren, GIT)

Beschreibung
Der systemische Lupus erythematodes ist eine chronisch entzündliche Erkrankung des perivaskulären Bindegewebes aus der Gruppe der Kollagenosen mit sehr variabler Ausprägung. Häufiger Bestandteil ist eine Vaskulitis kleiner Arterien und Arteriolen.

Im Frühstadium beginnt die Erkrankung häufig mit Allgemeinsymptomen wie Abgeschlagenheit, Fieber und Müdigkeit. Im weiteren Verlauf zeigen sich typische Hautveränderungen und seltener Alopezie (Haarausfall).

Hautveränderungen

- Akut: Akute Hautveränderungen sind das Schmetterlingserythem (➤ Abb. 9.31) und das generalisierte makulopapulöse Erythem.
- Chronisch: Als chronische Hautveränderungen können sich ein lokalisierter und generalisierter Lupus, eine Lupus-Pannikulitis, ein Chillblain-Lupus, ein Lupus erythematodes verrucosus, ein muköser Lupus oder ein Lupus erythematodes tumidus manifestieren.

Gelenkbeschwerden

Auch Arthralgien und Arthritiden können Bestandteil der Erkrankung sein. Hier sind zumeist die kleinen Gelenke der Füße und Hände betroffen. Die Beteiligung großer Gelenke ist möglich, aber selten. Arthritiden zeigen die typischen Symptome mit Schwellung und Steifigkeit.

Bei starker Gelenkbeteiligung ist eine **Jaccoud-Arthropathie** im Sinne einer Subluxation der Metakarpophalangealgelenke möglich.

Raynaud-Syndrom

Auch ein Raynaud-Syndrom, ein Vasospasmus der Finger als Folge von Kälteeinwirkung mit weißen, schmerzenden Fingern, kann Teil der Erkrankung sein.

Organbeteiligung

Je nach Ausprägung können unterschiedliche Organe von der Erkrankung betroffen sein.

- **Lunge:** Lupus-Pneumonitis mit Belastungsdyspnoe und möglichen Pleuraergüssen. Entwicklung einer Lungenfibrose möglich.
- **Herz:** Peri- bzw. Myokarditis mit Belastungsdyspnoe und thorakalen/kardialen Schmerzen. Entwicklungen einer **Libman-Sachs-Endokarditis,** eines Perikardergusses und Klappenveränderungen sind möglich.
- **Gastrointestinaltrakt:** Gastrointestinale Beteiligungen zeigen sich durch Durchfälle, Ulzerationen und Schmerzen.
- **Nieren:** Zu Beginn oft ohne Symptome. Entwicklung bis zum Nierenversagen möglich.
- **Neurologische Symptome:** Vor allem eine Beteiligung des Zerebrums mit Kopfschmerzen, Ausfall von Hirnnerven, Myelitis, Krampfanfällen, Psychosen, Depressionen, Vaskulitiden und Embolien wird beschrieben.
- **Thromboembolien:** Thromboembolien aufgrund eines begleitend auftretenden Antiphosholipid-Syndroms sind möglich.

Untersuchung

Manualtherapeutisch Anamnese, Klinik.

RED FLAG

Bei Verdacht auf SLE ist der Patient zum Arzt zu überweisen.

Medizinisch

Labor

- Erhöhte BSG und erhöhtes CRP.
- Antinukleare-Antikörper und Autoantikörper gegen Doppelstrang-DNS können nachgewiesen werden.
- Eine Anämie, Leukozytopenie, Thrombozytopenie oder Lymphocytopenie sind möglich.
- Weitere Laborparameter, beispielsweise bei V. a. hämatologische Beteiligung oder Antiphospholipid-Syndrom, können bestimmt werden.

Weitere Untersuchungen

Weitere Untersuchungen richten sich nach der Klinik des Patienten:

- Organscreening
- Zerebrale MRT
- Transkranielle Doppler-/Duplexsonografien
- Nervenbiopsie
- Muskelbiopsie
- Dermatologisches Konsil
- Orthopädisches Konsil
- EMG

Therapie

Konservativ

Manualtherapeutisch Manualtherapeutische Therapie wie bei RA.

Medizinisch Die Basistherapie richtet sich nach dem SASKIA-Protokoll.

- **S**ystemischer Lupus erythematodes
- **A**nti-Malaria-Mittel (Hydrochloroquin)
- **S**onnenschutz (Lichtschutzfaktor > 50)
- **K**nochenschutz (Vitamin D bis zu 20.000 IE pro Woche)
- **I**mpfschutz (neben Standard-Impfungen auch Impfung gegen Pneumokokken und Influenza)
- **A**rteriosklerose-Screening

Bei niedriger Krankheitsaktivität (keine Organbeteiligung) reichen NSAID und Hydrochloroquin als Therapie aus. Bei mittlerer Krankheitsaktivität (keine Organbeteiligung) Gabe von Kortikosteroiden und MTX (o. Ä.). Bei hoher Krankheitsaktivität (mit Organbeteiligung) erfolgt eine intensive medikamentöse Therapie. Sie richtet sich nach dem Ausmaß der Schädigung.

Bei vorliegendem Antiphospholipid-Syndrom sollten Thrombozytenaggregationshemmer verabreicht werden.

Zum systemischen Lupus erythematodes vgl. Pfeil et al. 2018: 62–64.

Sarkoidose

Synonym Morbus Boek.

Ätiologie Autoimmunerkrankung. Die genaue Ätiologie ist unklar.

Epidemiologie Inzidenz von 4,7–64 : 100.000 Einwohner. 1–35 Neuerkrankungen pro 100.000 Einwohner pro Jahr. Entstehungsgipfel zwischen dem 20. und 40. Lebensjahr. Gynäkotropie.

BEFUNDE

Leitsymptomatik und Befunde

Akute Form
- Schwellung von Lymphknoten
- Fieber
- Arthritiden
- Magenschmerzen
- Ggf. Hustenreiz

Chronische Form
- Hautveränderungen
- Augenentzündungen
- Atemnot
- Multiple Organbeteiligung möglich

Beschreibung

Bei der Sarkoidose handelt es sich um eine granulomatöse Multiorganerkrankung. Die Erkrankung wird in eine akute und eine chronische Form unterteilt.

Akute Form

Löfgren-Syndrom. Betrifft meist junge Frauen und ist gekennzeichnet durch eine Vergrößerung der Lymphknoten und Fieber. Arthritiden mit Schwellung und Schmerzen (80 %), Magenbeschwerden (40 %) und Hustenreiz (20 %) sind Bestandteil. Die Prognose ist günstig.

Chronische Form

Die chronische Form entsteht oft schleichend und symptomlos und kann später Hautveränderungen, Augenentzündungen und multiple Organbeteiligung beinhalten. Die Lunge ist fast immer mitbetroffen. Bei 40–60 % klingt die chronische Form wieder ab. **Häufigkeit von Organbeteiligung:**
- Lunge 95 %
- Leber 85 %
- Milz 70 %
- Bronchien 55 %
- Speicheldrüsen 30 %
- Herz 25 %
- Niere 25 %
- Gelenke 20 %
- Haut 18 %
- Obere Atemwege 15 %
- Nervensystem 15 %

Untersuchung

Manualtherapeutisch Anamnese, Klinik.

RED FLAG

Bei Verdacht auf Sarkoidose ist der Patient zum Arzt zu überweisen.

Medizinisch BSG und CRP erhöht. Erhöhung des löslichen Interleukin-2-Rezeptors, ggf. Hyperkalzämie und Hypergammaglobulinämie. Eine Punktion arthritischer Gelenke kann mononukleäre und polynukleäre Zellen nachweisen. Mittels Röntgen kann ggf. eine hiläre Lymphadenopathie der Lunge nachgewiesen werden.

Therapie

Konservativ

Manualtherapeutisch Manualtherapeutische Therapie wie bei RA.

Medizinisch
- NSAID, Glukokortikoid-Infiltrationen bei akuter Arthritis, bei Therapieresistenz MTX (o. Ä.)
- Hydrochloroquin bei Löfgren-Syndrom.
- Ggf. Einsatz von TNF-alpha-Blockern

Die weitere Therapie richtet sich nach dem Ausmaß und der Lokalisation der Erkrankung (vgl. Pfeil et al. 2018: 31–33).

Fibromyalgie

Synonyme Fibromyalgiesyndrom.

Ätiologie Autoimmunerkrankung bei vorliegenden rheumatischen Grunderkrankungen. Psychosoziale Gründe als Ursachen werden als möglich beschrieben.

Epidemiologie 2,4 % der Frauen und 1,8 % der Männer. Entstehungsgipfel zwischen dem 40. und 60. Lebensjahr.

BEFUNDE

Leitsymptomatik und Befunde
- Gelenkschmerzen
- Chronische Schmerzen in multiplen Körperregionen
- Schlafstörungen
- Nicht erholsamer Schlaf
- Fatigue-Syndrom (Müdigkeit, Erschöpfung)
- Stimmungsschwankungen
- Kognitive Beeinträchtigungen

Beschreibung

Hierbei handelt es sich um eine chronisch entzündliche Erkrankung aus der Gruppe der Kollagenosen. Kennzeichnend ist eine vorliegende Druckdolenz von mindestens 11 von 18 beschriebenen Trigger- bzw. Tenderpoints (➤ Abb. 9.28).

Patienten beschreiben Schlafstörungen, körperliche und mentale Erschöpfung und leiden nicht selten unter Stimmungsschwankungen. Gelenkschmerzen und chronische Schmerzen in multiplen Körperregionen stehen im Vordergrund.

Untersuchung

Manualtherapeutisch Anamnese und Überprüfung der typischen Trigger- bzw. Tenderpoints.

RED FLAG

Bei Verdacht auf Fibromyalgie ist der Patient zum Arzt zu überweisen.

Medizinisch CRP und BSG erhöht. Erhöhte Entzündungsparameter, pathologische serologische Befunde oder pathologische Antikörper sind nicht nachweisbar. Weitere assoziierende rheumatische Erkrankungen sind möglich.

Therapie

Konservativ

Manualtherapeutisch

- Bewegungstherapie
- Mobilisation betroffener Gelenke
- Kardiotraining
- Detonisierung betroffener Muskulatur (Schmerzlinderung)
- Physikalische Therapie (Laser, Cryotherapie, Ultraschall)
- Ggf. Stabilitätstraining

Medizinisch

- Amitriptylin
- Keine Verwendung von NSAID oder Opioiden.

Bei psychosozialen Stressfaktoren, früheren psychiatrischen Therapien, schwerwiegenden biografischen Belastungsfaktoren oder einer subjektiven psychischen Beteiligung ist eine Psychotherapie dringend empfehlenswert.

Systemische Sklerose

Als systemische Sklerose wird eine Autoimmunerkrankung aus der Gruppe der Kollagenosen mit Sklerosierung und Fibrosierung des kollagenen Bindegewebes von Haut, Gefäßen und inneren Organen sowie Schädigungen der Gefäße bezeichnet.

Crest-Syndrom

Hierbei handelt es sich um eine Autoimmunerkrankung des Bindegewebes (Kollagenose) mit systemischer Sklerose in Form von

- Calcinosis cutis
- Raynaud-Syndrom
- Ösophagusmotilitätsstörungen
- Sklerodaktylie
- Teleangieektasie

Mixed Connective Tissue Disease

Dies ist eine Erkrankung mit Symptomen und Klinik eines systemischen Lupus erythematodes, einer Polymyositis bzw. Dermatomyositis und einer systemischen Sklerose.

Polymyositis, Dermatomyositis

➤ Kap. 9.2.6.

Juvenile idiopathische Arthritis

Synonym JIA.

Ätiologie Autoimmunerkrankung.

Epidemiologie 1500–1700 Neuerkrankungen in Deutschland pro Jahr.

BEFUNDE

Leitsymptomatik und Befunde

- Polyarthritis (Zehen, Finger, Füße, Hand, ggf. Knie)
- Krankheitsbeginn vor dem 16. Lebensjahr
- Krankheit besteht mehr als 6 Wochen
- Ggf. Fieber

Beschreibung

Die juvenile idiopathische Arthritis ist die häufigste chronische rheumatische Erkrankung bei Kindern. Je nach Form ist eine Oligo- oder Polyarthritis möglich. Die Erkrankung kommt sowohl seropositiv als auch seronegativ vor und betrifft die kleinen Gelenke von Fingern und Zehen, gelegentlich auch die Sprunggelenke und die Hand. Eine Beteiligung der Augen im Sinne einer Uveitis und weitere extraartikuläre Symptome sind möglich. Auch eine Organbeteiligung kann vorkommen (➤ Abb. 9.29).

Gelenkschädigungen können sich zu Beginn oder erst im Krankheitsverlauf manifestieren.

HINWEIS

Vor Diagnosestellung sollten andere Ursachen für Arthritiden ausgeschlossen sein. Die Therapie sollte in Absprache mit einem Kinderrheumatologen erfolgen.

Eine juvenile idiopathische Arthritis kann Längenwachstum, neuromotorische Fähigkeiten und eine altersgerechte Entwicklung in erheblichem Ausmaß negativ beeinflussen.

9

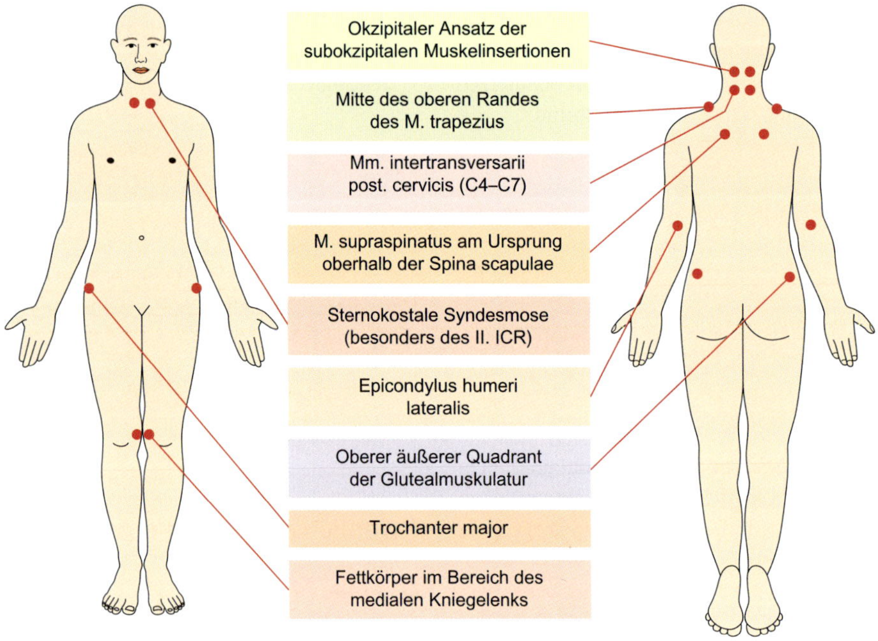

Abb. 9.28 Triggerpoints bei Fibromyalgie. [L157, L231]

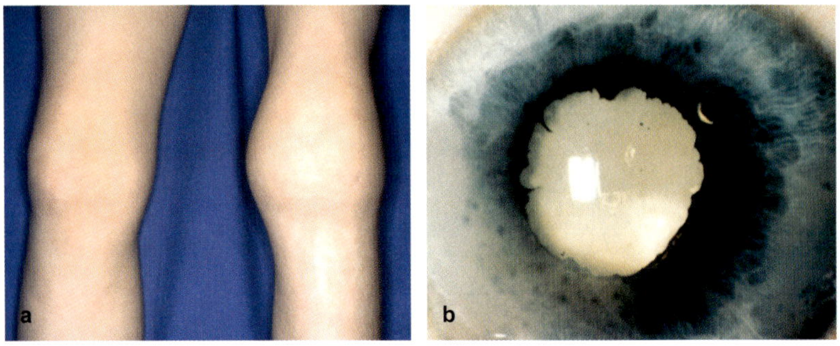

Abb. 9.29 Juvenile idiopathische Arthritis: a) Entzündung eines Knies bei einem Kind; b) Hornhautbandkeratopathie, posteriore Synechien and mature Katarakt bei chronischer Uveitis anterior. [G753-002]

Eine frühestmögliche Diagnose erweitert die therapeutischen Möglichkeiten. In Spätstadien sind Sehstörungen bis zur kompletten Erblindung, Verlust des Gehvermögens (Rollstuhl) und Minderwuchs möglich. Auch Entzündungen des Kiefergelenks mit möglicher Mikrogenie kann Teil der Erkrankung sein.

Formen

Nach Einteilung der International League of Associations for Rheumatology werden acht Formen unterschieden.

Systemische JIA (Still-Syndrom)

Epidemiologie Auftreten im Kleinkindalter, Mädchen und Jungen sind gleichermaßen betroffen. Betrifft weniger als 5 % aller JIA.

Leitsymptomatik
Arthritis von mehr als einem Gelenk mit intermittierendem Fieber und mehr als einer extraartikulären Manifestation. Die Polyarthritis betrifft vor allem Knie, Hand und OSG. Begleitend werden Fieber, Exantheme und Beteiligung der inneren Organe beschrieben. Eine Uveitis ist nicht Teil der Erkrankung.

Labor
S100 A8/9 (Calprotectin) und S100A12 positiv.

Persistierende oligoartikuläre JIA

Epidemiologie Auftreten im Kleinkindalter. Gynäkotropie 4 : 1. Betrifft 40 % aller JIA.

Leitsymptomatik
Arthritis von 1–4 Gelenken innerhalb der ersten 6 Krankheitsmonate. Asymmetrischer Befall (Knie, OSG, Ellenbogen). Eine chronische Uveitis liegt in bis zu 50 % der Fälle vor.

Labor
Bei ca. 80 % der Patienten ist ANA positiv.

Extended oligoartikuläre JIA (> 6 Monate, > 4 Gelenke)

Epidemiologie
Auftreten im Kleinkindalter. Gynäkotropie 4 : 1. Betrifft 12 % aller JIA.

Leitsymptomatik
Arthritis von mehr als 4 Gelenken innerhalb der ersten 6 Krankheitsmonate. Asymmetrischer Befall (Knie, OSG, Ellenbogen). Eine chronische Uveitis liegt in bis zu 50 % der Fälle vor.

Labor
Bei ca. 80 % der Patienten ist ANA positiv.

Rheumafaktor-negative polyartikuläre JIA

Epidemiologie Ein Auftreten der Erkrankung ist in der gesamten Kindheit möglich. Gynäkotropie von 3 : 2. Betrifft 20 % aller JIA.

Leitsymptomatik
Arthritis von 5 oder mehr Gelenken während der ersten 6 Krankheitsmonate. Symmetrischer oder asymmetrischer Befall möglich (oft kleine und große Gelenke betroffen). Chronische Uveitis.

Labor
Kein Rheumafaktor, in 30 % der Fälle ANA positiv.

Rheumafaktor-positive polyartikuläre JIA

Epidemiologie Auftreten in der Pubertät. Gynäkotropie von 3 : 1. Betrifft 2 % aller JIA.

Leitsymptomatik
Arthritis von 5 oder mehr Gelenken. Symmetrischer Befall (Fingergelenke) mit Rheumaknoten. Selten Uveitis. Aggressive Verlaufsform.

Labor
Rheumafaktor, Anti-CCP-Antikörper positiv.

Enthesitis-assoziierte Arthritis

Epidemiologie Auftreten im Schulalter. Androtropie 3 : 1. Betrifft 15 % aller JIA.

Leitsymptomatik
Asymmetrischer Gelenkbefall mit Enthesitis, Sakroiliitis und akuter Uveitis.

Labor
80 % der Betroffenen sind HLA-B27 positiv.

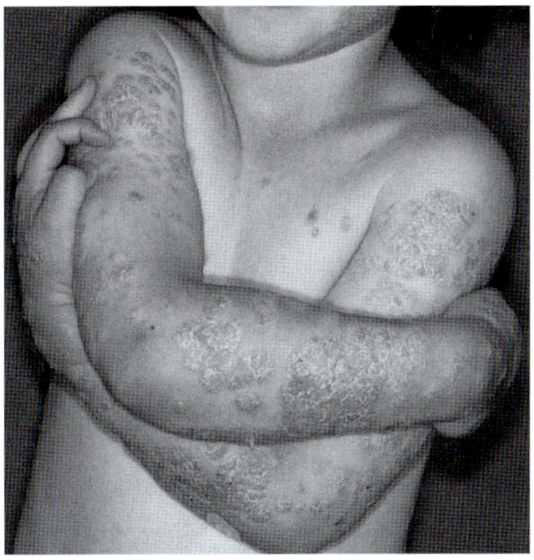

Abb. 9.30 Juvenile Psoriasis. [G160-004]

Juvenile Psoriasis

Epidemiologie Auftreten während der gesamten Kindheit möglich. Gynäkotropie 3 : 2. Betrifft 5–10 % aller JIA.

Leitsymptomatik
Psoriasis, Daktylitis, chronische oder akute Uveitis (➤ Abb. 9.30)

Labor
40 % der Patienten sind ANA positiv. Bis zu 30 % weisen einen HLA-B27 auf.

Undifferenzierte JIA

Kann keiner der oberen Formen zugeordnet werden. Eine finale Zuordnung zu einer der Formen ist ggf. erst im späteren Krankheitsverlauf möglich (vgl. Distler et al. 2022: 39).

Untersuchung

Manualtherapeutisch Anamnese und Klinik.

Medizinisch Laborparameter. Augenärztliche Untersuchung. Bei Psoriasis hautärztliche Untersuchung.

Therapie

Konservativ

Manualtherapeutisch
Während eines Schubs:
- Cryotherapie –32 °C (nicht über Psoriasisherden)
- Ggf. Manuelle Lymphdrainage

In der Remissionsphase:
- Rollgleitmobilisationen der betroffenen Gelenke
- Massagen
- Anleitung zu Automobilisation
- ADL-Training

- Ggf. Anleitung zu Kompensationsmechanismen
- Elektrotherapie
- Therapeutischer Ultraschall
- Ggf. Ergotherapie
- Stabilitätstraining

Orthopädietechnik:

- Ggf. Orthesenversorgung, im Spätstadium Anziehhilfen.

Medizinisch Grundsätzlich werden gleiche/ähnliche Medikamente genutzt wie in der Therapie von Erwachsenen. Dosierungen und Zulassungsprofile weichen jedoch voneinander ab. Genutzt werden:

- NSAID
- Basistherapeutika (csDMARD)
- Biologics (bDMARD)
- Glukokortikoide
- tsDMARD

Weitere Komponente einer Therapie kann eine psychologische Betreuung sein.

Operativ

Mögliche operative Interventionen beziehen sich auf destruierend veränderte Gelenke.

Postoperative Rehabilitation

Die postoperative Rehabilitation richtet sich nach dem genutzten Verfahren und findet unter Beachtung der Belastbarkeit in den einzelnen Heilungsphasen statt.

Weitere rheumatische Erkrankungen bei Kindern

Neben den beschriebenen Formen der JIA kommen bei Kindern auch diverse Formen der Kollagenosen vor, die allerdings sehr selten sind:

- Juveniler systemischer Lupus erythematodes (➤ Abb. 9.31)
- Juvenile Dermatomyositis
- Juvenile systemische Sklerodermie
- Juvenile lineare Sklerodermie
- Juvenile Mixed Connective Tissue Disease

Vaskulitiden bei Kindern sind insgesamt selten.

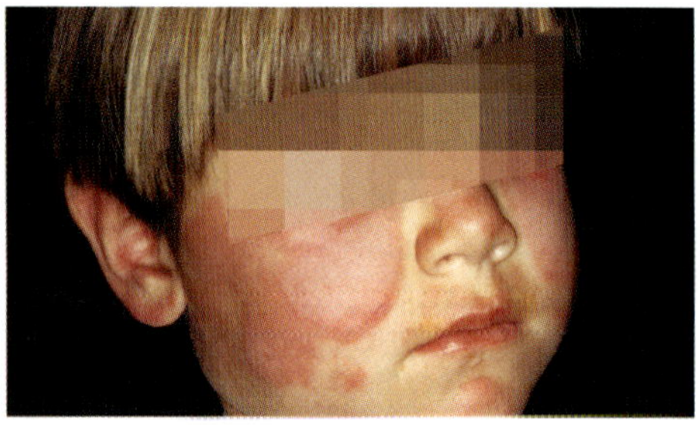

Abb. 9.31 Schmetterlingserythem bei juvenilem systemischem Lupus erythematodes. [E1354]

Zusammenfassung

Rheumatische Erkrankungen

Rheumatische Erkrankungen können mit entzündlichen Erkrankungen der Extremitätengelenke und der Wirbelsäule assoziiert sein. Zumeist entwickeln sie sich nach einer viralen oder bakteriellen Infektion. Die Ausprägung und Art der Erkrankung ist abhängig vom Ursprungsort der auslösenden Infektion. Neben Gelenkbeschwerden können sie die Haut, den Darm und weitere innere Organe und die Augen betreffen. Zudem können, insbesondere auch bei Unterarten der Kollagenosen, sämtliche Arten des kollagenen Bindegewebes betroffen sein.

Anzeichen auf eine nicht diagnostizierte rheumatische Erkrankung sind ein Red flag. Bei Verdacht auf eine rheumatische Erkrankung ist der Patient zum Arzt zu überweisen.

Beschränkt sich die manualtherapeutische Intervention während der Schübe auf Cryotherapie, weitere physikalische Maßnahmen und ggf. Manuelle Lymphdrainage, so steht während der Remissionen die Mobilisation und Stabilisation betroffener Gelenke im Vordergrund.

9.6.2 Postinfektiöse Erkrankungen

Osteomyelitis

Synonym Osteitis.

BEFUNDE

Allgemeine Leitsymptomatik und Befunde

- Fieber
- Schmerzen
- Schüttelfrost
- Funktionseinschränkungen
- Knochenverdickungen
- Bei zurückliegender OP, stattgehabtem Trauma, Injektionen oder nach bakteriellen Infekten.

Beschreibung

Bei der Osteomyelitis handelt es sich um eine postinfektiöse entzündliche, ggf. eitrige Veränderung von Knochenmark, Kompakta und Periost (daher treffender als Osteitis bezeichnet).

Unterschieden werden Infektionen durch endogene oder exogene Keime. Hierbei sind spezifische Infektionen wie z. B. Typhus, Tbc, Lues u. a. oder aber unspezifische Infektionen durch multiple Erreger möglich.

Patienten leiden unter allgemeinen Krankheitssymptomen wie Fieber und Schüttelfrost, in den betroffenen Knochenregionen an Schmerzen (Ruheschmerz, bei Belastung stärker werdend), Schwellung (Knochenverdickung) und Überwärmung. Als Komplikation sind Gelenkbeteiligungen möglich.

Typischer Verlauf

- Lokale Durchblutungsstörung
- Randsklerosierung
- Durchbruch durch Kortikalis (bei intaktem Periost mit subperiostalem Abszess)
- Durchbruch nach außen (Fistelbildung)
- Systemisch hämatogene Aussaat (Sepsis)

Hämatogene Osteomyelitis

Ätiologie Häufigster Erreger bei Kindern sind Streptokokken, bei Erwachsenen Streptokokken und Staphylokokken. Bei Immunsuppression sind auch gramnegative Keime und Pilze möglich.

BEFUNDE

Leitsymptomatik und Befunde

- Lokale Hautrötung
- Klopfschmerz
- Ggf. Fieber
- Bewegungs-/Belastungsschmerz
- Im Spätstadium Fistelbildung

Beschreibung

Bei der hämatogenen Osteomyelitis handelt es sich um eine Entzündung von Knochenmark, Kompakta und Periost durch ein Trauma, Operationen, Infiltrationen oder allgemeine Infektion.

Bei Säuglingen tritt sie an Metaphysen des Femurs, Humerus und der Tibia auf; eine Gelenkbeteiligung ist möglich. Bei älteren Kindern kommt sie vorwiegend metaphysär vor.

RED FLAG

Hinweise auf eine mögliche Osteomyelitis bei Kindern sind ein pädiatrischer Notfall. Patienten sind umgehend in eine Klinik zu überweisen.

Untersuchung

Im Labor Leukozytose und erhöhtes CRP. Ein Antibiogramm sollte erfolgen. In der Röntgenuntersuchung sieht man bei Säuglingen metaphysäre Auflockerungen und Auftreibungen. Bei älteren Kindern sind ca. 2 Wochen nach Krankheitsbeginn periostale Veränderungen nachweisbar. Eine MRT ist das Mittel der Wahl zur Früherkennung.

Therapie

Konservativ

Ruhigstellung und Antibiotikagabe.

Operativ

Indiziert bei Gelenkempyem und Abszessen.

Postoperative Rehabilitation

Mehrwöchige Ruhigstellung, Antibiose nach Antibiogramm.

Exogene akute Osteomyelitis

Ätiologie Infektion mit Staphylococcus aureus.

BEFUNDE

Leitsymptomatik und Befunde

- Persistierende oder zunehmende Schmerzen nach 3–5 Tagen (nach OP oder Trauma)
- Fieber
- Schwellung
- Rötung
- Überwärmung

Beschreibung

Hierbei handelt es sich um eine posttraumatische oder postoperative, primär lokal auftretende Entzündung des Knochens und Knochenmarks. Häufig geht die exogene akute Osteomyelitis in eine chronische Osteomyelitis mit Bildung von Pseudarthrosen und Folgeschäden über.

Untersuchung

Leukozytose, CRP erhöht. Im Röntgenbild sind nach frühestens 2–3 Wochen periostale Ossifikationen darstellbar.

Therapie

Konservativ

Antibiose, schlechte Prognose.

Operativ

Radikales Débridement, Jet-Lavage.

Postoperative Rehabilitation

Systemischer Antibiotika-Katheter für 4–6 Wochen.

Chronische Osteomyelitis

Ätiologie Infektursprung unbekannt.

BEFUNDE

Leitsymptomatik und Befunde

- Schmerzen (vor allem nachts)
- Knochenverdickung durch Auftreibung
- Ggf. Rötung und Überwärmung

Beschreibung

Bei der chronischen Osteomyelitis ist der Primärherd der Infektion scheinbar im Knochen lokalisiert.

Untersuchung

Entzündungsparameter mäßig erhöht. Im Röntgenbild zeigt sich eine sklerotische Knochenverdickung.

Therapie

Radikales Débridement mit systemischem Antibiotikum-Katheter.

Sekundäre chronische Osteomyelitis

Die sekundäre chronische Osteomyelitis tritt häufig nach einer nicht ausgeheilten exogenen Osteomyelitis, selten nach einer endogenen Osteomyelitis auf, mit einem Wechsel zwischen chronischen und chronisch rezidivierenden Phasen.

Periostitis

Synonym Knochenhautentzündung.

Ätiologie Postinfektiös (Streptokokken, Staphylococcus aureus, Mycobacterium tuberculosis), posttraumatisch oder durch Repetitive strain injuries.

BEFUNDE

Leitsymptomatik und Befunde

- Verdickung des Periosts
- Druckdolenz
- Ggf. Ruheschmerz
- Ödem

Beschreibung

Bei der Periostitis liegt eine Entzündung der Knochenhaut (häufig in der Nähe von Sehnenansätzen) vor.

Untersuchung

Manualtherapeutisch Anamnese, Inspektion, Palpation.

Medizinisch Röntgen, Labor, ggf. Antibiogramm.

Therapie

Konservativ

Manualtherapeutisch

Die manualtherapeutische Therapie bei einer durch Überlastung oder Trauma verursachten Periostitis wird wie folgt durchgeführt:

- Belastungsreduktion für bis zu 3 Wochen
- Ggf. Ruhigstellung (Tape, Orthesen)
- Cryotherapie
- NSAID

Medizinisch Bei infektiöser Ursache kann eine Antibiose (ggf. nach Antibiogramm erforderlich sein).

Sepsis

Synonyme Blutvergiftung, Blutstrominfektion.

Ätiologie Häufigste Erreger sind Streptococcus aureus, Streptococcus pneumoniae, Haemophilus influenzae, Escherichia coli, Neisseria meningitidis und Salmonellen.

BEFUNDE

Leitsymptomatik und Befunde

- Fieber
- Schüttelfrost
- Atemnot
- Überwärmte Haut, ggf. mit Ausschlag
- Tachykardie
- Fleckige Haut/bläuliche Verfärbung der Haut
- Stark rückläufige Urinausscheidung
- Gliederschmerzen

Mögliche weitere Symptome

- Durchfall
- Übelkeit
- Erbrechen

Beschreibung

Hierbei handelt es sich um eine schwere Komplikation nach einer Infektion mit Bakterien, Viren, Pilzen oder Parasiten, bei der die Immunreaktion körpereigene Gewebe und Organe schädigt. Häufigste Ursachen sind gastrointestinale oder urogenitale Infektionen, aber auch aus Haut- und Weichteilverletzungen und Infektionen des zentralen Nervensystems kann eine Sepsis entstehen.

RED FLAG

Schon bei kleinsten Anzeichen auf eine Sepsis ist der Patient zum Arzt zu überweisen!

Untersuchung

Eine Sepsis gilt als gesichert, wenn ein Anstieg von zwei oder mehr Punkten des Sequential Organ Failure Assessment (SOFA) bei bestätigter Infektion zu verzeichnen sind:

- Atmung (Horovitz-Quotient, paO_2/F_iO_2)
- Leber (Bilirubin)
- Gehirn (Glasgow Coma Scale)
- Niere (Kreatinin, Urinmenge)
- Gerinnung (Thrombozyten)
- Herz-Kreislauf (Blutdruck, Katecholaminbedarf)

Verdacht auf Sepsis besteht zudem, wenn die Atemfrequenz über 22 pro Minute liegt, der systolische Blutdruckwert über 100 liegt und akute Bewusstseinsveränderungen vorliegen. Zur Sicherung der Diagnose werden bildgebende Verfahren (MRT, CT) eingesetzt. Eine Feststellung des verantwortlichen Erregers ist zudem unverzichtbar.

Therapie

Konservativ

Medizinisch
- Antibiose
- Gabe von kristalloider Flüssigkeit bei Volumenmangel
- Gabe von Sauerstoff bei Sauerstoffmangel
- Drainage von möglichen Abszessen
- Bei schwerem septischem Schock Gabe von Glukokortikoiden

Operativ

Falls notwendig, operative Herdsanierung mit ausgeweitetem Debridement. Die weitere Therapie richtet sich nach dem Ausmaß und der Lokalisation der Schädigungen. Eine Entfernung der Gallenblase oder des Blinddarms, Dialyse bei Nierenversagen, künstliche Beatmung bei Lungenversagen und ggf. die Gabe von Blutkonserven kann indiziert sein.

Zusammenfassung

Postinfektiöse Erkrankungen

Postinfektiöse Erkrankungen des Bewegungsapparates sind ein Red flag. Bei unklarer entzündlicher Aktivität peripherer Gelenke oder der Wirbelsäule ist der Patient unmittelbar zum Arzt zu überweisen. Vor Abklingen der Erkrankung besteht eine absolute Kontraindikation für Manuelle Therapie. Nach Ausheilung sollte durch spezifische Mobilisationen, wenn möglich, das physiologische Bewegungsausmaß betroffener Gelenke erarbeitet werden.

9.7 Neoplastische Erkrankungen

9.7.1 Grundlagen

Grundlagen zu neoplastischen Erkrankungen werden in ➤ Kap. 1.1.5 beschrieben. Tumoren der inneren Organe werden in Band II dieser Buchreihe beschrieben.

Im Bereich des Bewegungsapparats kommen zahlreiche benigne und maligne Tumorerkrankungen vor. Die Beschreibungen der einzelnen Tumoren (ab ➤ Kap. 9.7.2) beruhen auf Definitionen der WHO (zitiert nach Freyschmidt et al. 2003).

Klassifikation

Die WHO hat eine Klassifikation nach Ursprungsgewebe vorgenommen.

Knochenbildende Tumoren

- Benigne
  - Osteom
  - Osteoblastom
  - Osteoidosteom
- Maligne: Osteosarkom in zwei Formen:
  - Zentral (medullär)
  - Oberflächlich (peripher), parossal, periostal oder als hochmalignes Oberflächenosteosarkom

Knorpelbildende Tumoren

- Benigne
  - Osteochondrom (solitär oder multipel hereditär)
  - Chondrom (Enchondrom oder periostal)
  - Chondroblastom
  - Chondromyxoidfibrom
- Maligne
  - Chondrosarkom (konventionell, primär, sekundär)
  - Dedifferenziertes Chondrosarkom
  - Juxtakortikales Chondrosarkom
  - Mesenchymales Chondrosarkom
  - Klarzellchondrosarkom

Riesenzelltumor

- Osteoklastom

Knochenmarktumoren

- Benigne: keine
- Maligne
  - Plasmozytom (nicht Teil der Klassifikation, vom Autor hinzugefügt)
  - Ewing-Sarkom
  - Primitiver neuroektodermaler Tumor
  - Malignes Lymphom (primär, sekundär)
  - Myelom

Vaskuläre Tumoren

- Benigne
  - Hämangiom
  - Lymphangiom
  - Glomustumor
- Intermediär oder ungewiss
  - Hämangioperizytom
  - Hämangioendotheliom (epitheoloides Hämangioendotheliom oder histozytäres Hämangiom)
- Maligne
  - Angiosarkom (malignes Hämangioendotheliom, Hämangiosarkom, Hämangioendothelsarkom)
  - Malignes Hämangioperizytom

Andere bindegewebige Tumoren

- Benigne
  - Benignes, fibröses Histiozytom
  - Lipom
- Intermediär
  - Desmoplastisches Fibrom
- Maligne
  - Fibrosarkom
  - Malignes, fibröses Histiozytom
  - Liposarkom
  - Malignes Mesenchymom
  - Leiomyosarkom
  - Undifferenziertes Sarkom

Andere Tumoren

- Benigne
  - Neurilemmom
  - Neurinom (Schwannom) (nicht Teil der Klassifikation, vom Autor hinzugefügt)
  - Neurofibrom
- Maligne
  - Malignes Schwannom (nicht Teil der Klassifikation, vom Autor hinzugefügt)
  - Chordom
  - Adamantinom

Tumorähnliche Läsionen

- Benigne
  - Fibröser metaphysärer Defekt
  - Periostales Desmoid (kortikale Irregularität)
  - Fibröse Dysplasie
  - Solitäre oder einkammerige Knochenzyste
  - Aneurysmatische Knochenzyste
  - Intra- und juxtaossäres Ganglion
  - Eosinophiles Granulom
  - Brauner Tumor bei Hyperparathyreoidismus
  - Reparatives Riesenzellgranulom (Hände und Füße)
  - Villonoduläre Synovitis
  - Tumorähnliche Knochenveränderungen bei pustulöser Arthroosteitis
  - Pseudotumoren
  - Nicht ossifizierendes Fibrom
- Maligne: keine

Weitere Tumoren

(Nicht Teil der Klassifikation, vom Autor hinzugefügt)

- Maligne: malignes Lymphom (Hodgkin, Non-Hodgkin, Knochenmetastasen)

BEFUNDE

Tumoren der Extremitäten zeigen oft unspezifische Symptome und weisen häufig keine B-Symptomatik auf.

Leitsymptomatik und Befunde

- Belastungsabhängige Schmerzen, die nachts anhalten und bei Bewegung zunehmen
- Schwellung
- Ggf. Bewegungseinschränkung
- 75 % der Tumoren in der Nähe des Kniegelenks

Anamnese

- Kein Trauma, kein Infekt, kein Bild einer degenerativen Erkrankung

RED FLAG

Bei bestehender B-Symptomatik (➤ Kap. 1.1.5) oder unklaren Schmerzen ohne eindeutige Diagnose sollte unmittelbar zum Arzt überwiesen werden. Insbesondere bei malignen Knochentumoren zählt jeder Tag in der Früherkennung, um eine Metastasierung zu vermeiden oder einzudämmen.

Untersuchung

Die Diagnostik bei Verdacht auf Tumorerkrankungen sollte breitgefächert und ausgebreitet erfolgen. Neben Laborwerten (u. a. Tumormarker) gehören bildgebende Verfahren und histologische Untersuchungen zu den wichtigsten Bestandteilen. Teil der Diagnostik können folgende Untersuchungsmethoden sein:

- Anamnese (genetische Prädisposition, frühere Tumorerkrankungen)
- Klinik
- Laborparameter
- Röntgen
- MRT
- CT
- Angiografie
- Knochenszintigrafie
- Sonografie
- Transkutane Biopsie (Knochentumoren)
- Weitere histologische und immunhistologische Untersuchungen nach Biopsien

Therapie

Konservativ

Manualtherapeutisch Grundsätzlich ist die manualtherapeutische Therapie von neoplastisch erkrankten Patienten in Bezug auf die Erkrankung absolut kontraindiziert! Patienten können lediglich in Absprache mit den behandelnden Ärzten therapeutisch begleitet werden. Bestandteile der Therapie können folgende Inhalte sein:

9

- Erarbeiten von Kompensationsmechanismen (ADL-Training)
- Gangschule
- Kardiotraining
- Mobilisation umliegender Gelenke
- Manuelle Lymphdrainage (Cave: nur wenn medizinisch freigegeben)
- Massagen
- Atemtherapie
- Training der allgemeinen Muskelaktivität
- Entspannungstherapie
- Thermotherapie

In Spätstadien:

- Palliative Betreuung

Postoperativ:

- Behandlung nach Nachbehandlungsschema des Operateurs

Medizinisch Die moderne Tumortherapie verfügt über zahlreiche metabolische und radioaktive Verfahren und ist abhängig von der Tumorart, der Malignität und der Ausbreitung/dem Stadium der Tumorbildung. Zu den bekanntesten Verfahren gehören die Chemotherapie und die Bestrahlungstherapie. Darüber hinaus werden symptomtherapeutische medikamentöse Maßnahmen (Schmerzlinderung) verwandt.

In Spätstadien steht die Schmerztherapie im Vordergrund palliativer Maßnahmen.

Strahlentherapie

- **Konventionelle Strahlentherapie:** Einsatz flacher Bestrahlungsfelder, z. B. nach brusterhaltender OP.
- **Konformationsbestrahlung:** Dreidimensionale Strahlentherapie mithilfe von Filtern und Blenden, z. B. bei Bestrahlung von organnahen Bestrahlungsfeldern.
- **Intensitätsmodulierte Strahlentherapie (IMRT):** Dreidimensionale Strahlentherapie mit wechselnder Einstrahlrichtung, z. B. bei Prostatakrebs, Tumoren des Gastrointestinaltraktes oder im Genitalbereich und bei Tumoren im Kopf- und Halsbereich.
- **Stereotaktische Bestrahlung:** Strahlentherapie aus mehreren Winkeln mit punktgenauer Anwendbarkeit, z. B. bei Hirntumoren, Tumoren im Kopf- oder Halsbereich, Wirbelsäule, Prostata, Leber oder Lunge.
- **Ionentherapie:** Bestrahlung mit Protonen. Die Strahlenenergie wird erst freigesetzt, wenn sie von Gewebe abgebremst wird. Wirksam bei Meningeomen, Chondromen, Chondrosarkomen und Tumoren der Speicheldrüse.
- **Intraoperative Radiotherapie:** Die Bestrahlung erfolgt intraoperativ.
- **Nuklearmedizinische Strahlentherapie:** Verwendung von radioaktiven Substanzen.
- **Brachytherapie:** Strahlentherapie von innen, z. B. bei Prostatakarzinom, Gebärmutterhalskrebs oder Tumoren im Halsbereich.

Chemotherapie

Therapie mit Chemotherapeutika oder Zytostatika. Die Chemotherapie kann durch Infusionen, Injektionen oder Tabletten erfolgen.

Operativ

Operativ ist je nach Tumor, Lokalisation und Ausbreitung eine operative Ausräumung des Tumorgewebes oder auch eine Amputation möglich.

Postoperative Rehabilitation

Die postoperative Rehabilitation nach Amputationen wird wie folgt durchgeführt:

Entzündungsphase:

- Keine Manuelle Therapie

Proliferationsphase:

- Mobilisation umliegender Gelenke
- Muskellockerung
- Physikalische Therapie

Konsolidierungsphase, abhängig von der Amputationsstelle:

- Gangschule
- ADL-Training
- Gangschule bzw. Handling mit Orthesen

9.7.2 Knochenbildende Tumoren

Benigne Tumoren

Osteom

„Das Osteom ist eine benigne Läsion, bestehend aus gut differenziertem reifem Knochengewebe mit überwiegend lamellärer Struktur und von sehr langem Wachstum."

(WHO-Definition)

Osteoidosteom und benignes (genuines) Osteoblastom

„Beim Osteoidosteom handelt es sich um eine benigne osteoblastische Läsion, die durch ihre geringe Ausdehnung (in der Regel weniger als 1 cm), ihre gute Begrenzung und durch die in der Regel umgebende reaktive Knochenneubildung gekennzeichnet ist. Histologisch besteht der Tumor aus einem zellreichen, stark vaskularisierten Gewebe mit Osteoid und unreifem Knochen."

(WHO-Definition)

Tumoren ungewisser Dignität

Aggressives Osteoblastom

Das aggressive Osteoblastom ist ein osteoidproduzierender Tumor mit histologischem Befund eines Osteoblastoms. Der Unterschied besteht in den zytologisch epitheloiden Osteoblasten. Makroskopisch ist es nicht vom benignen Osteoblastom zu trennen. Rezidive dieses Tumors neigen jedoch zur Infiltration von Weichteilen.

Maligne Tumoren

Zentrales Osteosarkom

„Beim Osteosarkom handelt es sich um einen malignen Tumor, der dadurch charakterisiert ist, dass die Tumorzellen direkt Osteoid oder Knochen bilden"

(WHO-Definition)

Das Osteosarkom ist der häufigste primäre Knochentumor. Er ist gekennzeichnet durch aggressives und destruktives Wachstum (➤ Abb. 9.32). Osteosarkome der Extremitäten neigen zur schnellen Metastasierung in die Lunge. Zum Zeitpunkt der Diagnose gibt es bei 20 % der Patienten bereits nachweisbare Metastasen, bei 80–90 % geht man von nicht nachweisbaren Mikrometastasen aus.

Therapie

Adjuvante Chemotherapie mit hochdosierter MTX-Gabe in Kombination mit Cyclophosphamid oder Bleomycin.

Operativ wird eine knochenerhaltende Resektion versucht. Bei bestehenden anatomischen Defiziten wird die Einbringung von Endoprothesen oder Umkehrplastiken durchgeführt. Ist dies, vor allem bei sehr jungen Patienten, nicht möglich, erfolgt eine Amputation.

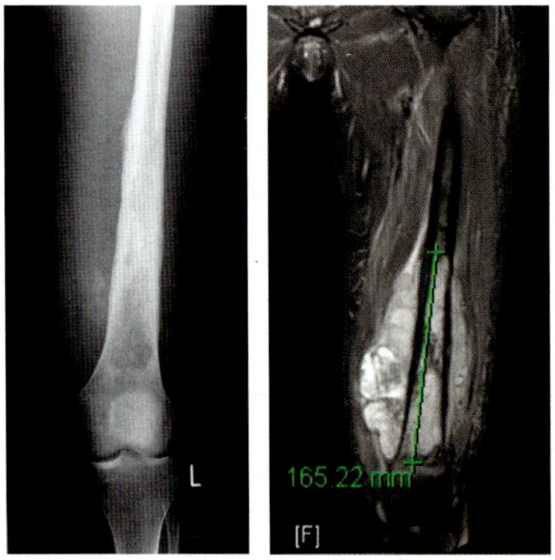

Abb. 9.32 Osteosarkom im linken Femur einer 16-jährigen Patientin. Im Röntgenbild fallen die osteolytischen und sklerosierenden Knochenveränderungen auf sowie die Verkalkungen im Weichteilgewebe und ein Codman-Dreieck. Erst die MRT zeigt das volle Ausmaß des Weichteilanteils. [M614, F605–001]

EVIDENZ

Mit alleiniger Tumorresektion können nur 10 % der betroffenen Kinder und Jugendlichen geheilt werden, fast in jedem Fall kommt es innerhalb weniger Monate zu Rezidiven und Lungenmetastasen. Durch die Kombination mit moderner Chemotherapie können 64 % der lokal Erkrankten und 28 % der metastasierend Erkrankten geheilt werden (vgl. Zarghooni et al. 2023).

Prognose

Die 5-Jahres-Überlebensquote liegt bei 60–70 %.

Osteosarkom des Kiefers

Betrifft 5 % aller Osteosarkome. Neben dem Ilium handelt es sich um die vierthäufigste Lokalisation.

Osteosarkom der Weichteile

Extraossäre Osteosarkome betreffen vor allem die Weichteile, jedoch werden in der Literatur auch Osteosarkome in parenchymatösen Organen beschrieben (Herz, Prostata, Niere, Blase, Schilddrüse, Uterus).

Sekundäres Osteosarkom

Osteosarkom als Folge einer Vorerkrankung. Häufigste ursächliche Erkrankung ist die Ostitis deformans Paget (Morbus Paget, ➤ Kap. 9.3.6). Auch aus bestrahlten Knochen kann ein sekundäres Osteosarkom entstehen. Weitere Ursachen sind äußerst selten (Osteomyelitis, Riesenzelltumor).

Peripheres Osteosarkom

Periphere, auf der Knochenoberfläche wachsende Osteosarkome (periostales, paraossales und das hochmaligne Oberflächenosteosarkom).

9.7.3 Knorpelbildende Tumoren

Benigne Tumoren

Chondroblastom

„Das Chondroblastom ist ein relativ seltener gutartiger Tumor, der durch ein sehr zellreiches und verhältnismäßig undifferenziertes Gewebe charakterisiert ist, das sich zusammensetzt aus runden und polygonalen chondroblastenähnlichen Zellen mit scharfer Umgrenzung zusammen mit multinukleären Riesenzellen vom osteoklastischen Typ, die entweder einzeln oder in

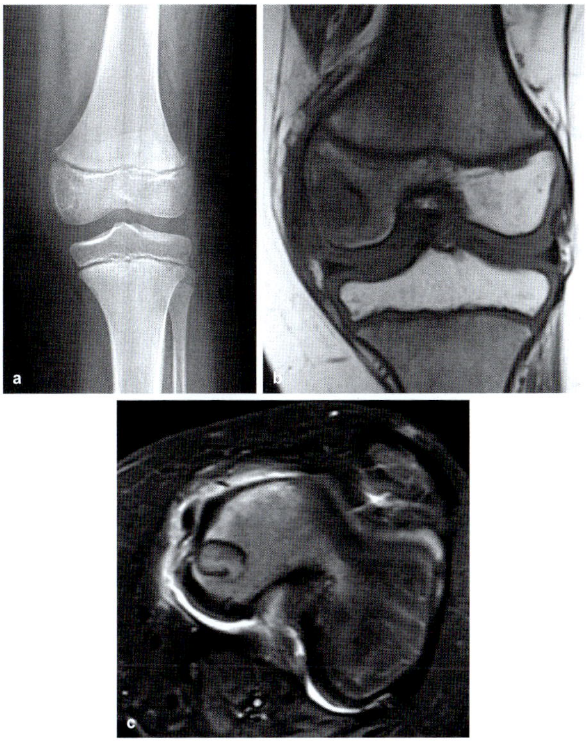

Abb. 9.33 Chondroblastom: a) Durchsichtige Läsion mit sklerotischen Rändern in der medialen distalen Femurepiphyse; b) Das koronare T1-gewichtete Bild zeigt eine T1-hypointense Läsion; c) Die axiale T2-gewichtete fettunterdrückte Aufnahme zeigt ein deutliches umgebendes Marködem und ein angrenzendes Weichteilödem. [E1295]

Gruppen vorkommen; Stroma ist spärlich, die Anwesenheit einer knorpeligen interzellulären Matrix mit Arealen von fokaler Kalzifikation ist aber kennzeichnend."

(WHO-Definition)

Chondroblastome kommen in der Nähe von Epi- oder Apophysen vor (➤ Abb. 9.33). Man geht davon aus, dass Chondroblastome histogenetisch vom Wachstumsknorpel abstammen. Allerdings kommen sie auch am Schädel oder an der Basis von Os metacarpale IV vor.

Chondromyxoidfibrom

„Beim Chondromyxoidfibrom handelt es sich um einen benignen Tumor, der durch läppchenartige Strukturen mit spindeligen oder sternförmigen Zellen mit reichlich myxoider oder chondroider Interzellularsubstanz charakterisiert ist, zwischen denen ein zellreiches Gewebe mit reichlich spindeligen oder runden Zellen und mit einer variierenden Anzahl von vielkernigen Riesenzellen unterschiedlicher Größe liegt. Große pleomorphe Zellen können vorkommen und zu Verwechslungen mit einem Chondrosarkom führen."

(WHO-Definition)

Osteochondrom

„Das Osteochondrom ist ein kappenartig mit Knorpelgewebe überzogener knöcherner Vorsprung auf der Außenfläche des Knochens."

(WHO-Definition)

Chondrom

„Das Chondrom ist ein benigner Tumor, der reifen Knorpel bildet ohne histologische Charakteristika des Chondrosarkoms (Zellreichtum, Pleomorphie der Zellen und Anwesenheit von großen Zellen mit Doppelkernen und Mitosen)."

(WHO-Definition)

Maligne Tumoren

Chondrosarkom

„Beim Chondrosarkom handelt es sich um einen malignen Tumor, dessen Zellen Knorpel, aber keinen Knochen bilden. Der Tumor unterscheidet sich vom Chondrom durch stärkeren Zellreichtum und Pleomorphie sowie durch das Vorkommen von plumpen Zellen mit großen Kernen und/oder deutlicher Doppelkernzahl, Mitosen sind selten."

(WHO-Definition)

Die 5-Jahres-Überlebensrate liegt bei 72,7 %. Insgesamt werden vier Grade unterschieden. Während Grad 1 einen lokal aggressiven und nicht metastasierenden Tumor beschreibt, endet der Grad IV durch dedifferenzierende Chondrosarkome meist tödlich.

9.7.4 Knochenmarktumoren

Tumoren des Knochenmarks sind ausnahmslos maligne.

Ewing-Sarkom-Gruppe

Mit der Bezeichnung Ewing-Sarkom ist nicht nur ein einzelner Tumor, sondern eine Gruppe aus dem eigentlichen Ewing-Sarkom, dem atypischen Ewing-Sarkom, dem peripheren neuroektodermalen Neuroepitheliom und dem Askin-Tumor der Brustwand gemeint (vgl. Roessner 1993).

Ewing-Sarkom

BEFUND

Leitsymptomatik
- Intermittierende Schmerzen, die nachts anhalten und bei Bewegung zunehmen

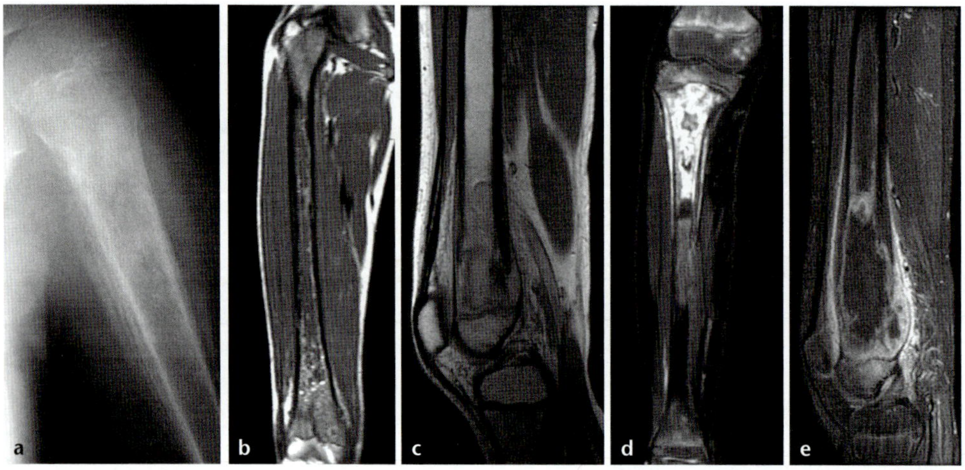

Abb. 9.34 a) Die seitliche Aufnahme zeigt ein Ewing-Sarkom mit permeativen Destruktionen in Meta- und Diaphyse des Humerus mit den typischen zwiebelschalenartigen Periostveränderungen; b) bis e) Exemplarische T1-gewichtete MRT-Aufnahmen anderer Patienten, welche die eigentliche Ausdehnung der hyperintensen Tumoren in den Weichteilmantel verdeutlichen. [F306, E640]

Beschreibung

Das Ewing-Sarkom ist ein „maligner Tumor mit einförmiger histologischer Struktur aus dicht gepackten kleinen Zellen mit runden Kernen, aber ohne scharfe Zytoplasmagrenze und ohne prominente Nukleoli. Oft wird das Tumorgewebe durch fibröse Septen gegliedert. Ein interzelluläres Netzwerk aus Retikulinfasern wird nicht beobachtet." (WHO-Definition 1972)

Mittlerweile definiert man das Ewing-Sarkom als hochmalignen anaplastischen Stammzellentumor neuroektodermaler Genese mit mesenchymaler Differenzierungsmöglichkeit (> Abb. 9.34).

Das Ewing-Sarkom gehört zur Gruppe der Rundzellneoplasien des Kindes und des frühen Erwachsenenalters. Zu dieser Gruppe gehören auch Rhabdomyosarkome, Neuroblastome und der intraabdominale Rundzelltumor (vgl. Freyschmidt 2003: 423).

Das Ewing-Sarkom ist die zweithäufigste Form von Knochenkrebs bei Kindern und die dritthäufigste Form bei Erwachsenen. Eine Entstehung häuft sich im 12.–17. Lebensjahr. Ursprungsgewebe kann neben Knochen- auch Muskel-, Binde- oder Nervengewebe sein.

Das Ewing-Sarkom wird auch in Band II dieser Buchreihe besprochen.

Therapie

Chemotherapie, Bestrahlung, Operation.

EVIDENZ

Laut Zarghooni et al. 2023 kann die überwiegende Zahl von Kindern und Jugendlichen mit Ewing-Sarkom erfolgreich kurativ therapiert werden. Bei 80 % der lokal Erkrankten und 27 % der metastasierend Erkrankten wird ein ereignisfreies Überleben erreicht. Die Therapiestrategie ist wie bei Osteosarkomen multimodal. Präoperativ erfolgt eine Chemotherapie. Ziel der Operation ist die vollständige Resektion des Tumors. Extremitäten erhaltende Operationen sind in 90 % der Fälle möglich.

Peripherer (primitiver) neuroektodermaler Tumor

„Es handelt sich um einen seltenen und hochmalignen Tumor, der morphologisch an das periphere Neuroepitheliom der Weichteile erinnert. Die Abgrenzung vom Ewing-Sarkom ist mit alleiniger Routinemikroskopie extrem schwer und ungenau".

(WHO-Definition)

Der periphere neuroektodermale Tumor ist makroskopisch nicht vom Ewing-Sarkom zu unterscheiden. Die Diagnose wird anhand von immunhistologischen Markern gestellt.

Maligne Lymphome

Non-Hodgkin-Lymphom

„Lymphome des Knochens, früher als Retikulosarkom bezeichnet, werden als maligne lymphoide Tumoren definiert, die primär im Knochen lokalisiert sind und eine variationsreiche histologische Struktur besitzen. Die Tumorzellen sind gewöhnlich rund und seltener pleomorph und können scharfe Zytoplasmagrenzen haben. Viele ihrer Kerne haben Einkerbungen oder eine pferdehufartige Konfiguration und besitzen prominente Nukleoli. In den meisten Fällen sind reichlich Retikulinfasern, gleichförmig zwischen den Tumorzellen verteilt, nachweisbar."

(WHO-Definition)

Laut Freyschmidt et al. 2003 ist die Definition nicht mehr bedeutend. Wichtig für eine Diagnose ist der Ausschluss sämtlicher anderen malignen Lymphome.

Ein Non-Hodgkin-Lymphom ist dadurch charakterisiert, dass es zunächst nur den Knochen betrifft und erst zu einem deutlich späteren Zeitpunkt (ggf. Jahre später) auf die Lymphknoten übergreift.

Hodgkin-Lymphom

Eine primäre Knochenbeteiligung ist selten, erst im 4. Stadium kommt es bei einem Viertel aller Patienten zu einer Beteiligung des Knochenmarks, der Kompakta oder der Spongiosa. Hodgkin-Lymphome breiten sich multizentrisch aus und zerstören den Knochen (bei Beteiligung) durch derbes, knotiges rosafarbenes Gewebe. Patienten mit Skelettbeteiligung klagen schon früh über Schmerzen, eine Diagnose kann durch Szintigrafie gefestigt werden.

Plasmozytom

„Bei einem Plasmozytom handelt es sich um einen malignen Tumor mit multiplem und/oder diffusem Skelettbefall. Er ist charakterisiert durch runde, mit der Plasmazelle verwandte Zellen, die aber ein unterschiedliches Ausmaß an Unreife einschließlich atypischer Formen zeigen. Die Läsionen sind häufig assoziiert mit abnormen Eiweißkörpern im Blut und im Urin und gelegentlich auch mit Ablagerungen von Amyloid oder Paraamyloid im Tumor oder in anderen Organen."

(WHO-Definition)

Siehe auch Band II dieser Buchreihe.

Formen

Multiples Myelom und disseminierte nicht-osteolytische Myelomatose

Synonyme Morbus Kahler, generalisiertes Plasmozytom, generalisierte Myelomatose.

Epidemiologie 6–8 Neuerkrankungen auf 100.000 Einwohner pro Jahr. Gynäkotropie.

BEFUNDE

Leitsymptomatik und Befunde

- Stammnahe Knochenschmerzen, die bei Belastung zunehmen
- Dyspnoe
- Blässe
- Fieber
- Nachtschweiß
- Gewichtsverlust
- Erhöhte Infektanfälligkeit
- Gestörte Nierenfunktion mit Proteinurie
- Spontanfrakturen

Hierbei handelt es sich um osteolytische Tumoren mit Neigung zu Spontanfrakturen. Es liegt ein generalisierter und multipler Befall des Knochenmarks ab Krankheitsbeginn vor. Die Erkrankung kann an Orten der Blutbildung (platte Knochen) nachgewiesen werden. Sie ist somit nachweisbar durch Sternumpunktion oder Beckenkammbiopsie. In der Röntgenuntersuchung kann ein Schrotschuss-Schädel sichtbar werden (➤ Abb. 9.35).

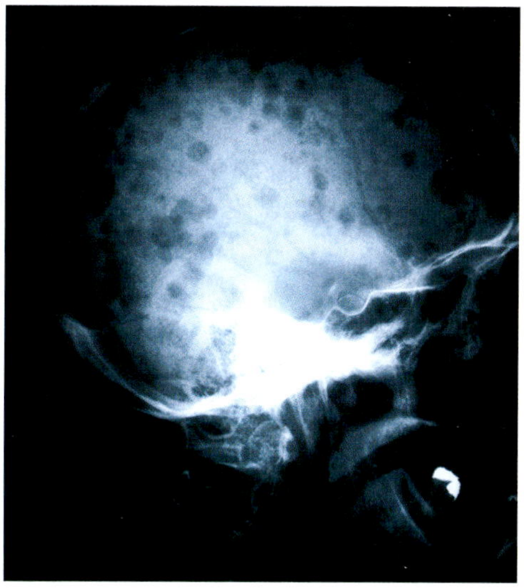

Abb. 9.35 „Schrotschuss-Schädel" beim multiplen Myelom. In der gesamten Kalotte wurde Knochensubstanz von Plasmazellen verdrängt. Die zahlreichen Osteolysen vermitteln den Eindruck eines Schrotschusses. [T170]

Die Krankheit fällt durch eine massiv erhöhte Anzahl von falschen (nicht funktionstüchtigen) Immunglobulinen auf. Erythrozyten und Thrombozyten werden verdrängt. Ein multiples Myelom kann im Verlauf auch extraossäre Plasmozytomherde bilden.

CAVE

Die Erkrankung weist einige Symptome der B-Symptomatik auf, jedoch kann das eigentliche Leitsymptom (stammnahe Knochenschmerzen, die bei Bewegung zunehmen) vom Tumorverdacht abbringen. Da die weiteren Symptome multikausal sein könnten, ist das Leitsymptom unbedingt im Kontext zu betrachten.

Solitäres Plasmozytom

Ein solitäres Plasmozytom ist eine lokale, organbegrenzte neoplastische Wucherung von Plasmazellen.

Extraskelettäres und extraossäres Plasmozytom

Hierbei handelt es sich um Plasmozytom in Form von Weichteiltumoren des Oropharynx oder der oberen Atemwege.

Plasmazellleukämie

Die Plasmazellleukämie ist eine sehr seltene Form des Plasmozytoms, die sich durch eine starke Erhöhung der Leukozyten und vermehrte Anzahl an Plasmazellen auszeichnet.

Plasmozytom des Lymphknotens

Hierbei handelt es sich um eine plasmozytische oder plasmoblastische Differenzierung maligner Lymphome.

Tumorähnliche Erkrankungen

Sinushistiozytose mit massiver Lymphadenopathie

Hierbei handelt es sich um eine bilaterale nicht-neoplastische schmerzlose zervikale Lymphadenopathie. Weitere Lymphknotenareale können mitbetroffen sein. In Europa ist die Krankheit nahezu unbekannt.

9.7.5 Bindegewebige und bindegewebsbildende Tumoren

Benigne Tumoren

Benignes fibröses Histiozytom

„Die benigne Läsion ist durch spindelzelliges fibröses Gewebe mit einem geflechtartigen (i. e. storiformen) Muster charakterisiert. Sie enthält eine variable Anzahl von vielkernigen Riesenzellen, Hämosiderin und lipidbeladene Histiozyten (Xanthomzellen).“

(WHO-Definition)

Lipom

„Beim Lipom handelt es sich um einen benignen Tumor aus reifem Fettgewebe ohne Zeichen von Zellatypien.“

(WHO-Definition)

Tumoren ungewisser Dignität

Desmoplastisches Fibrom

„Es handelt sich um einen lokal aggressiven, potenziell malignen (intermediate) Tumor, dessen Zellen reichlich Kollagenfasern bilden. Das Gewebe ist zellarm, die Zellkerne sind oval oder gestreckt. Der dem Fibrosarkom eigene Zellreichtum, die Pleomorphie und die mitotische Aktivität fehlen beim desmoplastischen Fibrom.“

(WHO-Definition)

Maligne Tumoren

Malignes fibröses Histiozytom

„Das maligne fibröse Histiozytom des Knochens ist als maligner primärer Knochentumor definiert, der histologisch – biphasisch – aus rundlichen, ein- oder mehrkernigen histiozytären Zellelementen aufgebaut ist, die mit Bezirken abwechseln, die spindelzellig fibroblastisch ausdifferenziert sind. Die vom Tumor gebildeten Kollagenfasern bilden ein charakteristisches storiformes Muster (storiform pattern).“

(WHO-Definition)

Das maligne fibröse Histiozytom kann aus Weichteilen oder aus Knochen hervorgehen, bildet Kollagenfasern und fällt durch fibroblastische Differenzierung auf.

Fibrosarkom

„Beim Fibrosarkom handelt es sich um einen malignen Tumor, dessen spindelförmige Zellen ein Geflecht von Kollagenfasern bilden, der aber keine weiteren histologischen Differenzierungen wie die Bildung von Knorpel oder Knochen aufweist.“

(WHO-Definition)

Das Fibrosarkom entspringt in der Regel dem Bindegewebe des Knochenmarks, nur äußerst selten aus Zellen des Periosts (periostales Fibrosarkom).

Liposarkom

„Beim Liposarkom handelt es sich um einen malignen Tumor, der durch eine lipoblastische Differenzierung charakterisiert ist, erkennbar an atypischen Lipoblasten in verschiedenen Differenzierungsstadien“.

(WHO-Definition)

Hierbei handelt es sich um einen primär malignen, seltener mesenchymalen Tumor des Knochenmarks.

Malignes Mesenchymom

„Dieser maligne Tumor ist durch die Anwesenheit multipler Typen der Differenzierung und strukturellen Muster charakterisiert, die gewöhnlich nicht im Knochen vorkommen“

(WHO-Definition)

Hierbei handelt es sich um einen sehr seltenen Tumor mit beschriebener Lokalisation an Fibula, Tibia, Humerus, Os pubis und Acetabulum.

Primäres Leiomyosarkom des Knochens

Der Tumor zeigt sich derb-elastisch und weist eine herdförmige Faszikulierung mit Erosion oder Durchbruch der Kortikalis auf. Diagnostisch ist er schwer vom Fibrosarkom oder fibrösen Histiozytom abzugrenzen. Die genaue Diagnose erfolgt immunhistologisch.

9.7.6 Vaskuläre Tumoren

Benigne Tumoren

Hämangiom

„Beim Hämangiom handelt es sich um eine benigne Läsion, die aus neugebildeten kapillaren oder kavernösen Blutgefäßen besteht.“

(WHO-Definition)

Zystische Angiomatose

Hierbei handelt es sich um einen seltene Erkrankung mit multipel verteilten, unterschiedlich großen Osteolysen. Die zystische Angiomatose assoziiert mit angiomatösen Veränderungen der Milz und anderen Geweben.

Massive Osteolyse

Synonyme Phantom bone, vanishing bone, regionale Angiomatose, disappearing bone, Gorham's disease.

Die massive Osteolyse ist eine ausgesprochen seltene osteolytische Erkrankung auf Basis einer Knochenangiomatose.

Lymphangiom

Das Lymphangiom ist ausgesprochen selten und zumeist assoziiert mit einem Hämangiom. Auch extraossale Organe können betroffen sein.

Glomustumor

Es handelt sich um einen Tumor mit Ursprung im neuromyoarterialen Glomus. Er tritt überwiegend extraossal mit Infiltration umliegender Knochenstrukturen, sehr selten primär ossal auf.

Tumoren ungewisser Dignität

Hämangioendotheliom

„Beim Hämangioendotheliom handelt es sich um einen aggressiven, aber eigentlich nicht metastasierenden Tumor, der durch solide Zellstränge und Gefäßendothelstrukturen charakterisiert ist. Die Zellen sind oft prominent und plump, doch zeigen sie keine eindeutigen malignen Züge wie das Angiosarkom."

(WHO-Definition)

Das Hämangioendotheliom zeigt sich als blutreiche, weiche Tumoren oder als blutgefüllte Hohlräume im Knochen.

Hämangioperizytom

„Es handelt sich um einen aggressiven Tumor, der sich durch ein Muster von Gefäßräumen auszeichnet, um die eine einzelne Schicht von Endothelzellen mit umgebenden Zonen proliferierender Zellen liegt."

(WHO-Definition)

Das Hämangioperizytom ist ein fibrös-elastischer Tumor ohne ossäre Anteile.

Maligne Tumoren

Angiosarkom

„Es handelt sich um einen malignen Tumor, der durch die Bildung irregulärer Gefäßkanäle charakterisiert ist, um die eine oder mehrere Schichten von atypischen Endothelzellen, oft mit unreifem Erscheinungsbild, liegen und die mit soliden Massen eines wenig differenzierten oder anaplastischen Gewebes vergesellschaftet sind."

(WHO-Definition)

Das Angiosarkom ist ein maligner Tumor mit schlechter Prognose. Die 5-Jahres-Überlebensrate liegt bei nur 20 %.

9.7.7 Sonstige Knochentumoren

Riesenzelltumor

„Beim Riesenzelltumor handelt es sich um einen aggressiven Tumor, der durch ein reich vaskularisiertes Gewebe charakterisiert ist, das aus eher plumpen spindelförmigen oder ovalen Zellen besteht und zahlreiche Riesenzellen vom osteoklastischen Typ enthält, die gleichmäßig im Tumorgewebe verteilt sind. Der Tumor ist arm an Kollagen."

(WHO-Definition)

Adamantinom der langen Röhrenknochen

„Beim Adamantinom an den Röhrenknochen handelt es sich um einen malignen Tumor oder zumindest lokal ansässigen Tumor, der durch umschriebene Ansammlungen von offensichtlich epithelialen Zellen charakterisiert ist, die von einem spindelzelligen Bindegewebe umgeben sind."

(WHO-Definition)

9.7.8 Chordom

„Beim Chordom handelt es sich um einen malignen Tumor mit lobulärer Struktur, gewöhnlich aus hoch vakuolisierten Zellen (sog. physaliforme Zellen) bestehend mit mukoider Interzellularsubstanz. Diese Tumoren kommen nur am Achsenskelett vor."

(WHO-Definition)

Siehe Band II dieser Buchreihe.

9.7.9 Kiefertumoren

Siehe Band II dieser Buchreihe.

9.7.10 Metastasen

Siehe Band II dieser Buchreihe.

Zusammenfassung

Neoplastische Erkrankungen

Es gibt unzählige Arten von Knochentumoren. Unterschieden werden benigne Tumoren von Tumoren mit ungewisser Dignität und malignen Tumoren.

Insbesondere Tumoren der Extremitäten zeigen selten eine B-Symptomatik. Bei unklaren Schmerzen und Schwellungen ohne Trauma, zurückliegenden Infekten und Beschwerden ohne andere bekannte Ursache ist der Patient umgehend zum Arzt zu überweisen. Die Therapie von neoplastischen Erkrankungen gehört in ärztliche Hand. Therapeutisch findet höchstens eine Begleitung mit Funktionsverbesserung, Erarbeitung von Kompensationsstrategien, Gangschule, Atemgymnastik und Massagen statt. Die medizinische Therapie ist abhängig von der Tumorart und -ausbreitung und besteht aus Bestrahlung, Chemotherapie, operativer Entfernung oder palliativen Maßnahmen.

9.8 Periphere Nervenentrapments

Synonym Periphere Nervenläsion.

BEFUNDE

Leitsymptomatik
- Je nach betroffenem Nerv motorische Abschwächung oder Lähmung eines Periphernervs oder sensible Störungen (Parästhesien oder Taubheit) in der Area nervosa eines Periphernervs

Beschreibung

Hierbei handelt es sich um eine chronische Druckschädigung eines Periphernervs. Je nach Funktion des betroffenen Nervs kann das Entrapment zu motorischen (Schwäche oder Lähmung) und/oder sensiblen Störungen oder Ausfällen (Parästhesien, Taubheit, Schmerzen) kommen. Auch wenn theoretisch jeder Nerv betroffen sein kann, gibt es eine Häufung an exponierten Stellen.

Untere Extremität

N. tibialis

Hinteres Tarsaltunnelsyndrom

BEFUNDE

Leitsymptomatik
- Parästhesien und brennendes Gefühl am Kalkaneus
- Taubheit der Fußsohle

Kompression im Tarsaltunnel am medialen Fußrand.

Baxter-Neuropathie

BEFUNDE

Leitsymptomatik
- Schmerzen an der Fußsohle
- Schmerzen unterhalb des Malleolus medialis

Kompression des N. calcaneus inferior hinter dem Kalkaneus.

Morton-Neuropathie

BEFUNDE

Leitsymptomatik
- Parästhesien (ggf. brennend) zwischen den Zehen
- Ggf. neuropathischer Schmerz

Plantare Kompression von interdigitalen Nerven durch fibröse Verdickungen, am häufigsten zwischen DIII und DIV.

N. fibularis profundus

BEFUNDE

Leitsymptomatik
- Schwäche des M. extensor hallucis longus und brevis
- Schmerzen am Fußrücken
- Parästhesien zwischen Hallux und 2. Zehe

Kompression am Fußrücken (vorderes Tarsaltunnelsyndrom).

N. cutaneus femoris lateralis

BEFUNDE

Leitsymptomatik
- Parästhesien und Schmerzen am lateralen Oberschenkel, bei Hüftflexion besser werdend

Schädigung im Bereich des Lig. inguinale.

N. fibularis communis

BEFUNDE

Leitsymptomatik und Befunde
- Schwäche des M. extensor digitorum longus und brevis
- Schwäche des M. peroneus longus
- Herabhängen des Fußes

Entrapment am Caput fibulae (übereinandergeschlagene Beine).

N. ischiadicus

BEFUNDE

Leitsymptomatik
- Schmerzen und Parästhesien im Gesäß, dorsalen Oberschenkel, ggf. Wade und Fuß

Entrapment durch den M. piriformis.

Obere Extremität

N. radialis

BEFUNDE
Leitsymptomatik
- Parästhesien/Taubheit der dorsoulnaren Daumenseite
- Parästhesien/Taubheit am dorsalen Zeigefinger
- Parästhesien/Taubheit im ersten Interkarpalraum

Kompression des Ramus superficialis an der radiodorsalen Seite des Unterarms (Wartenberg-Syndrom).

N. medianus

Karpaltunnelsyndrom

➤ Kap. 7.6.6.

Pronator-teres-Syndrom

BEFUNDE
Leitsymptomatik
- Schmerzen und Parästhesien in den Fingern I–III
- Ggf. Schmerzen im Unterarm

Kompression an der Durchtrittsstelle des M. pronator teres.

Kiloh-Nevin-Syndrom

BEFUNDE
Leitsymptomatik
- Verminderte Kraft der Flexoren des Daumens und Zeigefingers, selten auch des Mittelfingers

Entrapment des N. interosseus anterior.

N. ulnaris

BEFUNDE
Leitsymptomatik
- Parästhesien/Taubheitsgefühl im Klein- und Ringfinger und Hypothenar
- Bei motorischen Ausfällen können folgende Muskeln betroffen sein:
  - Mm. interossei palmares
  - Mm. interossei dorsales
  - Mm. lumbricales III und IV
  - M. abductor digiti minimi
  - M. flexor digiti minimi brevis
  - M. opponens digiti minimi
  - M. adductor pollicis
  - M. flexor pollicis brevis

Der N. ulnaris kann an verschiedenen Stellen einem Entrapment unterliegen:

- Struthers-Arkade: Fixation des N. ulnaris am lateralen Oberarm
- Sulcus nervi ulnaris: Kompression im Sulcus nervi ulnaris, auch als **Kubitaltunnelsyndrom** oder **Ulnarisrinnensyndrom** bezeichnet
- Loge de Guyon: Entrapment im Canalis ulnaris **(Guyon-Loge)**

Untersuchung

Klinische Untersuchung, neurologische Untersuchung, ggf. EMG.

HINWEIS
Für die klinische Untersuchung ist die Kenntnis der Nervenfunktionen und der Areae nervosae der Periphernerven notwendige Voraussetzung.

Therapie

Konservativ

Wenn möglich Entlastung durch Vermeiden der druckauslösenden Tätigkeit.

Operativ

Chirurgische Entlastung.

Postoperative Rehabilitation

Die postoperative Rehabilitation richtet sich nach dem genutzten Verfahren und der Belastbarkeit in den einzelnen Heilungsphasen.

RED FLAG
Bei Verdacht auf ein peripheres Nervenentrapment ist der Patient zum Arzt zu überweisen. Komplette motorische oder sensible Ausfälle müssen unbedingt vermieden werden.

9.9 Gefäßerkrankungen

9.9.1 Periphere arterielle Verschlusskrankheit

Synonyme pAVK, AVK, peripheral artery disease, chronische arterielle Verschlusskrankheit der Extremitäten.

HINWEIS
Auch wenn der Begriff AVK in einigen Büchern synonym verwendet wird, ist die Bezeichnung eigentlich falsch. Unter den Begriff AVK fallen alle arteriosklerotischen Erkrankungen, insbesondere auch die der Herzkranzgefäße. Daher ist der Begriff pAVK genauer.

Ätiologie Arteriosklerose. Weitere Ursachen (selten) können Kompressionssyndrome, posttraumatische Gefäßerkrankungen oder Entzündungen von Arterien sein.

Epidemiologie Laut der Deutschen Gesellschaft für Gefäßchirurgie und Gefäßmedizin (2021) leiden in Deutschland rund 4,5 Millionen Menschen an einer pAVK. Eine Prävalenz von 20 % der über 65-Jährigen wird beschrieben.

BEFUNDE

Leitsymptomatik und Befunde
- Bei bestehenden Risikofaktoren für Arteriosklerose:
  - Rezidivierende Beinschmerzen
  - Claudicatio intermittens
- Bei ≥ 90 % arteriellem Verschluss:
  - Schmerzen
  - kalte und blasse Hautareale

Beschreibung

Hierbei handelt es sich um eine chronische Gefäßkrankheit mit Manifestation in den Extremitäten. Die Krankheit ist gekennzeichnet durch Stenosen oder Okklusionen der Extremitäten-Arterien. Arterielle Stenosen oder Verschlüsse können jedoch auch extrakranielle hirnversorgende Gefäße (A. vertebralis, A. carotis interna) oder sogar die Aorta betreffen. Bei akuter Ischämie kann die Indikation zur Amputation bestehen.

RED FLAG

Bei Verdacht auf eine pAVK ist der Patient unmittelbar zum Arzt zu überweisen.

Die Ursache ist eine Arteriosklerose, daher bestehen die bekannten Risikofaktoren:
- Adipositas
- Arterielle Hypertonie
- Bewegungsmangel
- Rauchen
- Diabetes mellitus
- Hyperlipidämie
- Hypercholesterinämie
- Alter

Die Erkrankung bleibt im Frühstadium oft symptomlos. Im weiteren Verlauf kommt es zu unspezifischen rezidivierenden Beinschmerzen während längerer Gehstrecken. Im weiteren Verlauf kann es zur Unfähigkeit des Weitergehens und somit zu Zwangspausen innerhalb von geplanten Gehstrecken kommen. Dieses Phänomen wird als **Claudicatio intermittens (Schaufensterkrankheit)** beschrieben. Der Begriff der Schaufensterkrankheit kommt daher, dass Betroffene sich ihr Problem in der Regel nicht anmerken lassen wollen und scheinbar interessiert Dinge betrachten, während sie zu Pausen gezwungen sind.

HINWEIS

Auch eine **spinale Claudicatio** kann für Zwangspausen während der Gehstrecken sorgen. Grund hierfür ist eine Spinalkanalstenose. Die Problematik ist in der Regel mit Parästhesien oder Taubheit in den Beinen assoziiert (entsprechende Area radicularis). Die spinale Claudicatio wird in Band II dieser Buchreihe eingehend beschrieben.

Typen

- Beckentyp: ca. 35 % der Betroffenen. Die Patienten leiden unter Beschwerden im Oberschenkel.
- Oberschenkeltyp: ca. 50 % der Betroffenen. Die Patienten leiden unter Beschwerden im Unterschenkel.
- Unterschenkeltyp: ca. 15 % der Betroffenen. Die Patienten leiden unter Beschwerden im Fuß.

Stadien nach Fontaine

- Stadium I: Die Patienten haben trotz bestehender Stenose keine Symptome.
- Stadium II
  - Stadium IIa: Claudicatio intermittens, die schmerzfreie Gehstrecke liegt bei über 200 m.
  - Stadium IIb: Claudicatio intermittens, die schmerzfreie Gehstrecke liegt bei unter 200 m.
- Stadium III: Die Patienten haben Ruheschmerz in Horizontallage.
- Stadium IV: Die Patienten haben Ruheschmerz bei bestehender/m Nekrose, Gangrän oder Ulkus (➤ Abb. 9.36).

Klassifikation

Die periphere arterielle Verschlusskrankheit wird nach Rutherford wie folgt klassifiziert:
- Grad 0/0: asymptomatische pAVK
- Grad I/1: geringe Claudicatio intermittens bei Doppler < 50 mmHg
- Grad I/2: mäßige Claudicatio intermittens
- Grad I/3: schwere Claudicatio intermittens bei Doppler < 50 mmHg
- Grad II/4: Ruheschmerzen
- Grad III/5: distale atrophische Läsion mit akralem Untergang
- Grad III/6: nach proximal ausgehende Läsion (über das Niveau der Mittelfußknochen hinausgehend)

Untersuchung

Anamnese, Klinik, Palpation, Pulsmessung (A. radialis, A. ulnaris, A. femoralis, A. poplitea, A. tibialis posterior, A. dorsalis pedis) und Auskultation.

Bestimmung des Unterschenkel-Blutdrucks und des Knöchel-Arm-Index (ABI) per Blutdruckmessgerät oder Doppler-Sonografie. Mit dem ABI wird der Quotient zwischen dem Blutdruck im Unterschenkel und Oberarm ermittelt (Errechnung des ABI: Dopplerdruck am Fuß : Systolischer Druck des Arms = ABI).

Weitere Tests:
- Buerger-Test (vgl. Eder et al. 2019)
- Pole-Test (vgl. Eder et al. 2019)

Lokalisation
Beckentyp (ca. 35 %) Beschwerden im Oberschenkel
Oberschenkeltyp (ca. 50 %) Beschwerden im Unterschenkel
Unterschenkeltyp (ca. 15 %) Beschwerden im Fuß

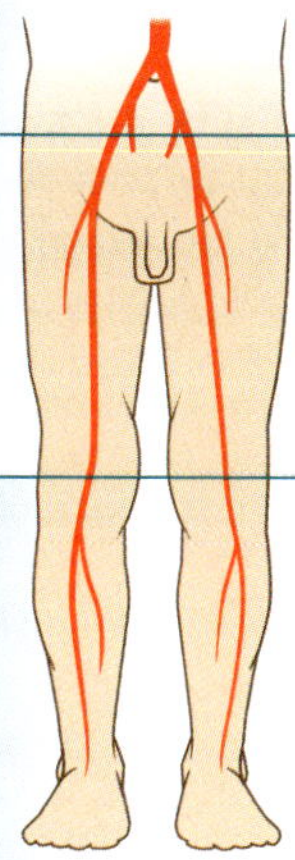

Stadium und Symptome		
I	Stenose/Verschluss ohne Beschwerden	
II	Claudicatio intermittens	IIa: schmerzfreie Gehstrecke > 200 m
		IIb: schmerzfreie Gehstrecke < 200 m
		Kompliziertes Stadium II: nicht heilende Verletzung
III	Ruheschmerz in Horizontallage	
IV	Ruheschmerz, Nekrose/Gangrän/Ulkus	

Abb. 9.36 Symptomlokalisation und Stadieneinteilung der peripheren arteriellen Verschlusskrankheit (pAVK) nach Fontaine. [L255]

- Ratschow-Lagerungsprobe
- Laufbandtest zur Gehstreckenermittlung
- Messung des transkutanen Sauerstoffpartialdrucks (tcPO2)

Unterschenkel-Blutdruck (absolute Werte)

- > 80 mmHg entsprechen dem Stadium I–II nach Fontaine
- 60–80 mmHg entsprechen dem Stadium IIb–III nach Fontaine
- 30–60 mmHg entsprechen dem Stadium III–IV nach Fontaine (Nekrosegefahr)
- 0–30 mmHg entsprechen dem Stadium IV nach Fontaine (akute Ischämie mit möglicher Amputationsindikation)

ABI-relative Werte

- > 1 normal
- < 0,7 pathologisch
- < 0,5 kritische Ischämie

Therapie

Konservativ

- Gehtraining (kontrolliertes Gehen bis zum Schmerzbeginn)

Ein Baustein der Therapie ist das Reduzieren von kausalen Risikofaktoren:

- Nikotinverzicht
- Medikamentöses Einstellen des Blutdrucks
- Medikamentöses Einstellen eines möglichen Diabetes mellitus
- Mehr Bewegung (Kardiotraining)
- Fettarme Ernährung

Medikamentös kommen Thrombozytenaggregationshemmer (ASS, Clopidogrel) zum Einsatz. Bei chronischer Ischämie werden vasoaktive Medikamente wie Naftidrofuryl verabreicht. Antikoagulanzien zur Gerinnungshemmung werden im fortgeschrittenen Stadium und postoperativ eingesetzt.

Operativ

Operativ stehen je nach Lokalisation und Ausprägung der Erkrankung mehrere Optionen zur Verfügung:

- Profundaplastik/femoropoplitealer Bypass
- Thrombendarteriektomie
- Sympathektomie (L2-L4)
- Interponat
- Neuromodulation (Schmerzreduktion)
- Debridements zur Verbesserung der Wundheilung

Die letzte mögliche Maßnahme bei gefährlicher Ischämie ist eine Amputation.

Postoperative Rehabilitation

Die postoperative Rehabilitation richtet sich nach dem durchgeführten Verfahren und findet unter Beachtung des spezifischen Nachbehandlungsschemas des Operateurs statt.

9.9.2 Thrombose

Ätiologie Veränderungen der Gefäßwände, der Zusammensetzung des Blutes, Veränderung des Blutstroms (Geschwindigkeit und Druck) durch:

- Immobilisierung nach Operationen oder bei Bettlägerigkeit
- Schwangerschaft
- Phlebitis/allgemeine Infektionen
- Chemisch/toxisch (nach Infusionen)
- Varikosis
- Blutbildungsstörungen (Thrombozythämie)
- Dehydration
- Adipositas
- Diabetes mellitus
- APC-Resistenz, Prothrombinmutation G20210A (genetisch)
- Rauchen
- Flugzeugthrombose (bei langen Flügen ohne Prophylaxe)

HINWEIS

Insbesondere nach Operationen, bei Schwangeren und bei bettlägerigen Patienten (Hausbesuche) sollten Therapeuten das Thromboserisiko im Hinterkopf haben. Die Mobilität sollte beübt, beurteilt und falls nicht ausreichend mit dem Arzt besprochen werden (Abwägung einer medikamentösen Prävention [Heparin, Hirudin]).

BEFUNDE

Leitsymptomatik und Befunde

Bei tiefer Bein- oder Armvenenthrombose
- Ziehende, muskelkaterähnliche Schmerzen in der betroffenen Extremität (häufig Wade)
- Ggf. positive Meyer-, Payr- oder Homas-Zeichen (50 %)
- Blau-rote Hautverfärbungen (glänzend, blass)
- Hervortretende (sichtbare Venen)
- Schwellung (nachts rückläufig)
- Schweregefühl der Extremität
- Wärmegefühl
- Ggf. Atembeschwerden
- Ggf. Müdigkeit und schlechtes Allgemeinbefinden

Bei oberflächlicher Venenthrombose
- Brennende, stechende Schmerzen
- Rötlicher Strang auf der Haut
- Rötung betroffenen Gewebes
- Wärmegefühl

Bei arterieller Thrombose
- Atembeschwerden
- Schwindel
- Bewusstseinsstörungen
- Sehstörungen
- Sprachstörungen
- Druckgefühl in der Brust
- Ziehende Schmerzen

Beschreibung

Hierbei handelt es sich um eine intravasale Blutgerinnung mit Thrombusbildung.

RED FLAG

Bei Thromboseverdacht ist der Patient unmittelbar zum Arzt zu überweisen.

9

Klassifikation

Es gibt verschiedene Einteilungen von Thrombosen.

Nach Körperabschnitt/Organ

- Beinvenenthrombose
- Armvenenthrombose
- Hirnvenenthrombose
- Pfortaderthrombose
- Mesenterialvenenthrombose
- Milzvenenthrombose
- Lebervenenthrombose
- Nierenvenenthrombose
- Ovarialvenenthrombose

HINWEIS

Relevanz in der Manualtherapeutischen Praxis haben die Beinvenen- und Armvenenthrombosen. Patienten können aufgrund der nicht richtig diagnostizierten Beschwerden in der Sprechstunde vorstellig werden. Des Weiteren besteht die Gefahr der Entwicklung einer postoperativen Thrombose.
Die anderen Thrombosearten sollten bekannt sein, weil Patienten in der Praxis Begleiterkrankungen haben können.

Nach der Lokalisation

- Typ I: distale, sich nach proximal ausweitende Thrombosen
- Typ II: proximale, sich nach distal ausweitende Thrombosen (Cave: Embolierisiko!)
- Typ III: oberflächliche, sich in die Tiefe ausbreitende Thrombosen (Cave: Embolierisiko!)

Zudem werden venöse Thrombosen von kardialen, kapillären und arteriellen Thrombosen unterschieden. Venöse Thrombosen betreffen zumeist die Beinvenen. Unterschieden wird hier die Thrombophlebitis (oberfächlich) von der Phlebothrombose (tiefe Venenthrombose).

Untersuchung

Manualtherapeutisch Anamnese, Klinik, Risikofaktoren. In der Anamnese sollten Risikofaktoren abgefragt/beurteilt werden!

Thrombosedruckpunkte
- Payr-Zeichen: Schmerzen am Fuß bei Druck mit zwei Fingern auf die Fußsohle
- Homans-Zeichen: Wadenschmerz nach Dorsalextension des Fußes bei extendiertem Knie in Rückenlage
- Meyer-Zeichen: Schmerz bei Druck an den Meyerschen Druckpunkten (Innenseite Unterschenkel)

HINWEIS

Risikofaktoren, Leitsymptome und Thrombosedruckpunkte sollten bekannt sein. Das Payr-Zeichen bei Verdacht auf Thrombose sollte nicht mit dem gleichnamigen Zeichen bei V. a. Innenmeniskusläsion (Schneidersitz) verwechselt werden. Mit den Tests kann eine Thrombose nicht ausgeschlossen werden!

Medizinisch Die Diagnosestellung ist schwierig. Nur bei einem Drittel aller Emboliepatienten kann eine Thrombose nachgewiesen werden. Bestandteil der Diagnostik ist die Bestimmung von D-Dimeren, eine Sonografie bzw. Farb-Doppler-Untersuchung. Eine Abwägung einer Phlebografie sollte erfolgen.

Therapie

Konservativ

Die Manualtherapeutische Therapie ist nur prophylaktisch, nicht jedoch kurativ indiziert!
Prophylaktische Maßnahmen (postoperativ, Schwangerschaft, Bettlägerigkeit):

- Aktive Thromboseprophylaxe
- Allgemeine Mobilisation
- Thrombosestrümpfe
- Heparinspritzen

Die medikamentöse Therapie beginnt unmittelbar mit der Gabe von Antikoagulanzien (Heparin). Das Embolierisiko kann dadurch innerhalb einer Stunde stark verringert, innerhalb eines Tages beseitigt werden. Die Prognose, den Thrombus komplett auflösen zu können, ist gut. Je nach Präparat kann nach einiger Zeit auf Tablettenform gewechselt werden. Bei stark ausgeprägten Venenthrombosen wird die zusätzliche Gabe von Thrombolytika diskutiert. Allerdings steigt hierdurch die Gefahr intrakranieller Blutungen deutlich.

Ein weiterer Bestandteil der Therapie ist die Kompressionsbandagierung zur Förderung des venösen Rückflusses und zur Schmerzlinderung.

Operativ

Zur Vermeidung von Venengeschwüren (Ulcus cruris) kann in seltenen Fällen eine operative Intervention sinnvoll sein. Am ehesten ist dies bei akuten Beckenvenenthrombosen indiziert. Mögliche Interventionen sind Thrombektomien, Ballondilatationen oder die Verwendung eines Stents.

Postoperative Rehabilitation

Die postoperative Rehabilitation richtet sich nach dem durchgeführten Verfahren und findet unter Beachtung des spezifischen Nachbehandlungsschemas des Operateurs statt.

9.9.3 Phlebitis

Ätiologie Trauma, Varikosis, Infektionen, Infusionen, Injektionen, Blutentnahmen, Venenkatheter.

BEFUNDE

Leitsymptomatik und Befunde

- Gerötete geschwollene Haut (über der Vene)
- Überwärmung
- Druckdolenz

Beschreibung

Unter einer Phlebitis versteht man die Entzündung einer Vene. Bei assoziierter Thrombose spricht man von Thrombophlebitis. Eine Entzündung sämtlicher Venen/des venösen Systems wird als Panphlebitis bezeichnet.

Komplikationen

Aus einer Phlebitis kann eine Thrombose oder ein Ulcus cruris entstehen.

Untersuchung

Anamnese, Klinik, Sonografie.

Therapie

Konservativ

Schmerzstillende, entzündungshemmende Salben, ggf. NSAID. Kühlende Umschläge können Beschwerden zudem lindern.

Eine allgemeine Mobilisation zur Thromboseprophylaxe wird empfohlen.

9.9.4 Varikosen

Synonym Krampfadern.

BEFUNDE

Leitsymptomatik und Befunde

- Schwellung
- Sichtbare Varizen
- Ödem (Wassereinlagerung)
- Ggf. Hautveränderung
- Druckdolenz

Beschreibung

Die primäre Varikosis bei allgemeiner Venenschwäche wird von der sekundären Varikosis nach Thrombosen unterschieden.

Untersuchung

Duplex-Sonografie.

Therapie

Konservativ

Kompressionsstrümpfe, ggf. Manuelle Lymphdrainage.

Operativ

Entfernung des betroffenen Venenabschnittes. Eine Alternative zum operativen Verfahren ist die Lasertherapie.

9.10 Sonstige Erkrankungen

9.10.1 Diabetes mellitus

Synonyme Zuckerkrankheit, Blutzuckerkrankheit.

Ätiologie Diabetes Typ 1: Autoimmunerkrankung. Genetische Faktoren und Umweltfaktoren werden diskutiert. Diabetes Typ 2: Übergewicht, Ernährung, genetische Faktoren. Auch Stress fördert die Glukoneogenese und ist somit ein beeinflussender Faktor.

Epidemiologie Die Prävalenz in Deutschland stieg von 1989 bis 2007 von 5,9 % auf 8,9 % und ist weiter steigend (vgl. Deutscher Gesundheitsbericht Diabetes 2010). Laut IDF Diabetes Atlas gab es 2003 weltweit 194 Millionen Erkrankte (3,0 % der Weltbevölkerung), im Jahr 2021 waren es 537 Millionen Erkrankte (6,8 % der Weltbevölkerung).

BEFUNDE

Leitsymptomatik und Befunde

Diabetes Typ 1
- Gewichtsabnahme
- Exsikkose
- Durstgefühl (Polydipsie)
- Polyurie
- Erbrechen
- Wadenkrämpfe
- Bauchschmerzen
- Allgemeine Krankheitszeichen
- Schwitzen
- Sehstörungen
- Heißhunger
- Stimmungsschwankungen

Diabetes Typ 2
- Oft keine spezifischen Symptome
- Polyurie und Polydipsie nur bei stark erhöhtem Blutzucker
- Müdigkeit
- Infektneigung
- Zystitis

Beschreibung

Hierbei handelt es sich um eine Stoffwechselerkrankung der Kohlenhydratverwertung mit gestörter Glukosehomöostase aufgrund eines absoluten oder relativen Insulinmangels. Bei nicht adäquater Therapie führt die Erkrankung zur Hyperglykämie mit Glukosurie, Azidose und Ketose.

Mögliche Folgen bei unzureichender Therapie sind pathologische Veränderung des Nervensystems und der Blutgefäße. Eine mögliche Komplikation ist der diabetische Fuß.

RED FLAG

Bei Verdacht auf Diabetes ist der Patient zum Arzt zu überweisen.

Klassifikation

Die aktuelle Einteilung beruht auf der 1997 von der amerikanischen Diabetes-Gesellschaft erarbeiteten und 1998 von der WHO sowie 2000 von der Deutschen Diabetes Gesellschaft (DDG) übernommenen Einteilung.

Diabetes mellitus Typ 1

T-Zell vermittelte Autoimmunerkrankung mit Zerstörung der Betazellen der Langerhans-Inseln im Pankreas. Aus der Erkrankung resultiert ein absoluter Insulinmangel. Betrifft weniger als 10 % der Diabetiker. Ein Typ I Diabetes kann in jedem Alter erstmals auftreten.

Diabetes mellitus Typ 2

Insulinresistenzen, Hyperinsulinismus oder Sekretionsstörungen mit relativem Insulinmangel. Laut Leitlinien der DDG von 2009 kann er sich von einer genetisch bedingten Insulinresistenz mit relativem Insulinmangel bis zu absolutem Insulinmangel im Krankheitsverlauf zeigen. Assoziationen mit weiteren Beschwerden des metabolischen Syndroms werden beschrieben. Betrifft mehr als 90 % der Diabetiker.

In den ersten Jahren kann das Pankreas die Erkrankung durch hohe Insulinproduktion kompensieren.

HINWEIS

Diabetes Typ 2 ist eine weltweite Massenerkrankung. Die Steigerungsraten erhöhen sich fortlaufend und werden in der Literatur nach oben korrigiert.

Weitere Diabetes-Arten

- Erkrankungen des exokrinen Pankreas
- Endokrinopathien
- Medikamentös-chemisch induzierter Diabetes
- Genetische Defekte (Insulinwirkung, β-Zell-Funktion)
- Weitere genetische Syndrome
- Gestationsdiabetes (Schwangerschaftsdiabetes): erstmaliges Auftreten einer Glukosetoleranzstörung bei Schwangeren

Untersuchung

Laut WHO liegt ein Diabetes mellitus vor, wenn eines der folgenden Kriterien erfüllt ist:

- Nüchternblutzucker > 126 mg/dl (7 mmol/l)
- Blutzucker > 200 mg/dl (11,2 mmol/l) 2 Stunden nach Gabe von 75 g Glukose im oralen Glukose-Toleranztest (oGTT)
- Blutzucker > 200 mg/dl (11,2 mmol/l) in einer zufälligen Blutentnahme

Weitere Laborparameter sind der Langzeit-Blutzuckerwert (HbA1c), die Bestimmung von Fruktosaminen, C-Peptid, Insulin und Autoantikörpern. Im Urin können Harnzucker und Ketone nachgewiesen werden.

Therapie

Diabetes Typ 1

Dauerhafte Insulingabe, keine kausale Therapie möglich.

Diabetes Typ 2

Basistherapie

- Gewichtsreduktion
- Ernährungsumstellung
- Tabakentwöhnung
- Alkoholentwöhnung
- Bewegungstherapie
- Änderung des Lebensstils
- Eigenmessungen des Blutzuckerspiegels

Medikamentös werden von manchen Behandlern schon Metformin und DPP4-Hemmer eingesetzt, Glitazone senken das Fortschreiten der Erkrankung.

Monotherapie

Nach 3–6 Monaten erfolgloser Basistherapie erfolgt standardmäßig die Gabe von Metformin.

Insulin oder Zweifachkombination

Nach 6 Monaten erfolgloser Basis- oder Monotherapie erfolgt eine Kombination aus Metformin und

- Insulin,
- Glibenclamid,
- DPP4-Inhibitor.

Intensivierte Insulin- und Kombinationstherapie

Nach weiteren 3–6 erfolglosen Monaten werden Insulin und Metformin mit Verzögerungsinsulin und ggf. einem GLP-1-Agonisten ergänzt. Generell können orale oder nicht-orale Antidiabetika eingesetzt werden.

Diabetischer Fuß

BEFUNDE

Leitsymptomatik und Befunde

- Diffuse ödematöse Weichteilschwellung am Fuß
- Neuropathien

Beschreibung

Hierbei handelt es sich um diabetisch bedingte Osteoarthropathien des Fußes.

Arten

- Charcot-Fuß: tritt zwischen dem 50. und 60. Lebensjahr auf und ist zumeist schmerzfrei
  - Stadium I: akute Entzündung, Schwellung, Hyperämie
  - Stadium II: Knochenwachstum
  - Stadium III: schwere Deformität (Entwicklung während der Konsolidierungsphase)
- Restless legs: unruhige Füße und Beine (rezidivierend)
- Neuropathisches Ulkus: verringerte Schmerzwahrnehmung mit Ulkus (zumeist am Vorfuß), Osteomyelitis-Gefahr
- Ischämisch-gangränöses Ulkus: schmerzhaftes Ulkus, fehlende Fußpulse, Angiopathie; Gangrän (trocken oder feucht) an Ferse und Zehen assoziiert mit schwarzen Nekrosen

Untersuchung

Röntgen, MRT, Angiografie, Doppler-Sonografie, Diabetes-Diagnostik. Abstrich bei vorliegendem Gangrän.

Therapie

Konservativ

- Diabetes-Therapie, Bewegungstherapie (Gefäßtraining)
- Gefäßerweiternde Medikation, ggf. Ruhigstellung
- Gangränbehandlung
- Schuhpolsterungen

Operativ

Bei Destruktion des oberen oder unteren Sprunggelenks kommen Arthrodesen oder Spongiosaplastiken in Betracht. Nekrotische Zonen sollten ausgeräumt werden.

Postoperative Rehabilitation

Mobilisation unter Beachtung der Belastbarkeit in den unterschiedlichen Heilungszeiten.

Hypoglykämischer Schock

Synonym Diabetischer Schock.

Ätiologie Insulinüberdosierung oder nicht ausreichende Nahrungsaufnahme nach Insulinverabreichung.

HINWEIS
In seltenen Fällen kann auch ein **Insulinom,** ein seltener pankreatischer B-Zell-Tumor einen diabetischen Schock verursachen.

BEFUNDE
Leitsymptomatik und Befunde
- Krampfneigung
- Feuchte und blasse Haut
- Schwitzen
- Verwirrtheit
- Erregbarkeit
- Tachykardie
- Hypertonie
- Ggf. Halbseitenproblematik (ähnlich Schlaganfall)
- Bewusstlosigkeit

Beschreibung

Hierbei handelt es sich um eine Diabeteskomplikation aufgrund stark erniedrigten Blutzuckerspiegels bei nicht adäquater Insulintherapie von Diabetespatienten.

Therapie

Als Erste-Hilfe-Maßnahme sollte Traubenzucker verabreicht werden. Medizinisch ist die parenterale Glukosezufuhr das Mittel der Wahl.

CAVE
In jeder manualtherapeutischen Praxis sollte Traubenzucker vorrätig sein. Aufgrund der hohen Inzidenz von Diabetikern in der Bevölkerung kommt es in nahezu jeder Praxis innerhalb von Jahren zu Fällen von Unterzuckerung.

HINWEIS
Ein nicht eingestellter Diabetes führt zu pathologischen Heilungsmechanismen des Bindegewebes. Bei pathologischer Heilung trotz gesicherter Diagnose und Therapie nach Leitlinien sollte immer auch an eine Systemerkrankung gedacht werden.

Anhang

Literatur- und Studienverzeichnis

Abboud J.A., Bateman D.K., Barlow J. (2016): Glenoid dysplasia, J Am Acad Orthop Surg 24(5): 327–336. doi: 10.5435/JAAOS-D-15-00032.

Abubakr M., Babikir E., Mustafa M.K.E. (2020): Ottawa Knee Rule: Investigating Use and Application in a Tertiary Teaching Hospital. Cureus. Jun 24; 12(6): e8812. doi: 10.7759/cureus.8812.

Achterman C., Kalamchi A. (1979): Congenital deficiency of the fibula. The Journal of bone and joint surgery. British volume; 61-B(2): 133–137. PMID 438260. doi: 10.1302/0301-620X.61B2.438260.

Altahawi F., Polster J.M. (2020): Thrower's Shoulder: An Approach to MR Imaging Interpretation. Magn Reson Imaging Clin N Am 28(2): 243–255. doi: 10.1016/j.mric.2019.12.007.

Amaroli A. et al. (2020): Interaction between Laser Light and Osteoblasts: Photobiomodulation as a Trend in the Management of Socket Bone Preservation – A Review. Biology (Basel). 9(11): 409. doi: 10.3390/biology9110409, PMID: 33238412, PMCID: PMC7700402.

Annin S. et al. (2021): Patient-Reported Outcomes in Athletes Following Hip Arthroscopy for Femoroacetabular Impingement With Subanalysis on Return to Sport and Performance Level: A Systematic Review, Arthroscopy: The Journal of Arthroscopic & Related Surgery 19 April 2021Vol. 37 (8): 2657–2676. doi: 10.1016/j.arthro.2021.03.064. PMID: 33887407.

Aronson P.A. et al. 2010: Tibiofemoral Joint Positioning for the Valgus Stress Test, Journal of Athletic Training, by the National Athletic Trainers' Association, Inc, by the National Athletic Trainers' Association, 45(4): 357–363.doi: 10.4085/1062-6050-45.4.357. PMID: 20617910; PMCID: PMC2902029.

Askling C.M., Tengvar M., Thorstensson A. (2008): Proximal hamstrings strains of stretching type in different sports: injury situations, clinical and magnetic resonance characteristics and return to sports. The American Journal of Sports Medicine 36(9): 1799–1804. doi: 10.1177/0363546508315892. Epub 2008 Apr 30. PMID: 18448581.

Azzoni R., Cabitza P., Parrini M. (2004): Sonographic evaluation of subacromial space. Ultrasonics 42(1-9): 683–687. doi: 10.1016/j.ultras.2003.11.015. PMID: 15047367.

Bachmann L.M. et al. (2003): Accuracy of Ottawa ankle rules to exclude fractures of the ankle and mid-foot: systematic review, British Medical Journal, Vol. 326. doi: 10.1136/bmj.326.7386.417. PMID: 12595378; PMCID: PMC149439.

Baierlein S.A. et al. (2010): Frakturklassifikationen. 1. A., Stuttgart: Thieme.

Bailey A.J. et al. (1994): The continuous elongation technique for severe Dupuytren's disease. A biomechanical mechanism, The Journal of hand surgery British and European Vol. 19 (4): 522–527. doi: 10.1016/0266-7681(94)90220-8. PMID: 7964107. (letzter Zugriff 05.04.2024).

Bayne L.G., Lovell W.W., Marks T.W. (1982): Radial club hand. Operative hand surgery 3rd edn. New York, Churchill Livingston, 1993b: 261-274.

Beals R.K., Tower S.S. (1996): Periprosthetic fractures of the femur. An analysis of 93 fractures. Clinical Orthopaedics and Related Research 1996; (327): 238–246. doi: 10.1097/00003086-199606000-00029. PMID:;1; 8641069.

Benjaminse A. et al. (2006): Clinical Diagnosis of an Anterior Cruciate Ligament Rupture: A Meta-analysis, Journal of Orthopaedic & Sports Physical Therapy, 2006; 36(5): 267–288. doi: 10.2519/jospt.2006.2011.

Bethea J.S. et al. (1982): Proximal femoral fractures following total hip arthroplasty. Clinical Orthopaedics and Related Research 1982; (170): 95–106.

Blum H.E., Müller-Wieland D. (2020): Klinische Pathophysiologie, 11. A. Stuttgart: Georg Thieme Verlag KG.

Bigliani L.U., Levine W.N. (1997): Subacromial impingement syndrome. The Journal of Bone and Joint Surgery. American volume. 79(12): 1854–1868.

Böhler L., Trojan E., Jahna H. (1954): Behandlungsergebnisse von 734 frischen einfachen Brüchen des Kahnbeinkörpers der Hand [Treatment of 734 Cases of fresh fracture of the scaphoid bone of the hand]. Wiederherstellungschir Traumatol 1954; 2: 86–111. German.

Böning D. (2002): Muskelkater, Deutsches Ärzteblatt 2002; 99(6): A 372–375.

Bora F.W. et al. (1981): Radial club hand deformity. Long-term follow up. The Journal of Bone and Joint Surgery. American Volume, 63(5): 741–745.

Borowski L.A. et al. (2008): The epidemiology of US high school basketball injuries, 2005–2007. The American Journal of Sports Medicine 36(12): 2328–2335. doi: 10.1177/0363546508322893.

Brady O.H. et al. (1999): Classification of the hip. Orthopedic Clinics of North America 1999; 30(2): 215–2020. doi: 10.1016/s0030-5898(05)70076-6. PMID: 10196423.

Breusch S. et al. (2023): Klinikleitfaden Orthopädie Unfallchirurgie, 10. A., München: Elsevier.

Breyer H.-G. (2008): Indikation zur Entfernung winkelstabiler Radiusplatten, Trauma Berufskrankh 10 (Suppl 2): 256–258. doi: 10.10007/s10039-007-1322-4, Springer Medizin.

Burkhart S.S., Morgan C.D., Kibler W.B. (2003): The disabled throwing shoulder: spectrum of pathology Part III: The SICK scapula, scapular dyskinesis, the kinetic chain, and rehabilitation. Arthroscopy Journal 19(6): 641–661. doi: 10.1016/s0749-8063(03)00389-x. PMID: 12861203.

Buzkova P. et al. (2023): Age-Related Factors Associated With The Risk of Hip Fracture. Endocrine Practice 29(6):478-483. doi:10.1016/j.eprac.2023.03.001. (letzter Zugriff 05.04.2024).

Callaway G.H. et al. (1997): Biomechanical evaluation of the medial collateral ligament of the elbow. The Journal of Bone and Joint Surgery. American 79(8): 1223–1231. doi: 10.2106/00004623-199708000-00015. PMID: 9278083.

Cheng J.C., Hung L.K., Bundoc R.C. (1994): Congenital pseudarthrosis of the ulna. Journal of Hand Surgery 19(2): 238–243. doi: 10.1016/0266-7681(94)90176-7. PMID: 8014560.

Chiari C., Felsing C. (2022): Inzidenz, Biomechanik und Diagnostik der Hüftgelenkdysplasie. Arthroskopie 2022. 35: 3–11, https://doi.org/10.1007/s00142-021-00505-3 (letzter Zugriff 05.04.2024).

Chillemi C., Marinelli M., De Cupis V. (2007): Rupture of the distal biceps brachii tendon: conservative treatment versus anatomic reinsertion – clinical and radiological evaluation after 2 years. Archievs of Orthopaedic and Trauma Surgery 127(8): 705–708. doi: 10.1007/s00402-007-0326-7.

Churchill, R.S., Brems J.J., Kotschi H. (2001): Glenoid size, inclination, and version: an anatomic study. Journal of Shoulder and Elbow Surgery 10(4): 327–332, https://doi.org/10.1067/mse.2001.115269 (letzter Zugriff 05.04.2024).

Colton C.L. (1973): Fractures of the olecranon in adults: classification and management. Injury. 1973; 5(2): 121–129. doi: 10.1016/s0020-1383(73)80088-9. PMID: 4774763.

Cooke P.H., Newman J.H. (1988): Fractures of the femur in relation to cemented hip prostheses. Journal of Bone and Joint Surgery British volume 1988; 70 (3): 386–389. doi: 10.1302/0301-620X.70B3.3372557. PMID: 3372557.

Curracino G. et al. (1998): Congenital glenoid dysplasia, Pediatr Radiol 1998 Jan; 28(1):30–7. doi: 10.1007/s002470050287.

Dannenberg M., Anton J.I., Spiegel M.B. (1939): Madelung's deformity: consideration of its roentgenogical diagnostic criteria. American Journal of Roentgenology 42: 671–676.

Deutscher Gesundheitsbericht Diabetes (2010): Die Bestandsaufnahme. DiabetesDE 2009, https://www.diabetesde.org/system/files/documents/gesundheitsbericht_2010_gesamt_28_10_2009.pdf (letzter Zugriff 05.04.2024).

Dias J., Dhukaram V., Kumar P. (2007): The natural history of untreated dorsal wrist ganglia and patient reported outcome 6 years after intervention. Journal of Hand Surgery (Eur), 2007; 32(5): 502–508. doi: 10.1016/J.JHSE.2007.05.007. Epub 2007 Aug 6. PMID: 17950209.

Dines D.M. et al. (1990): The coracoid impingement syndrome. Journal of Bone and Joint Surgery British volume 72(2): 314–316. doi: 10.1302/0301-620X.72B2.2312576. PMID: 2312576.

Distler J. et al. (2022): Therapie-Handbuch - Rheumatologie und Immunologie, 1. A. München: Elsevier.

Doherty C. et al. (2014): The Incidence and Prevalence of Ankle Sprain Injury: A Systematic Review and Meta-Analysis of Prospective Epidemiological Studies. Sports Medicine; 44(1): 123-140. doi: 10.1007/s40279-013-0102-5.

Doornberg J.N. et al. (2007): Surgical treatment of intra-articular fractures of the distal part of the humerus. Functional outcome after twelve to thirty years. Journal of Bone and Joint Surgery, American. 89(7): 1524–1532. doi: 10.2106/JBJS.F00369.

Duncan C.P., Masri B.A. (1995): Fractures of the femur after hip replacement. Instructional Course Lectures 1995; 44: 293–304.

Eaton R.G., Glickel S.Z. (1987): Trapeziometacarpal osteoarthritis: staging as a rationale for treatment. Hand Clinics. 1987; 3(4): 455–471.

Eder K., Hoffmann H. (2006): Verletzungen im Fußball - vermeiden - behandeln - therapieren, 1. A. München: Elsevier.

Eder S. et al. (2019): Buerger-Test/Pole Test: Einfache Methoden zur Überprüfung der arteriellen Perfusion vor geplanter Kompressionstherapie. Phlebologie 2020; 49: 108–110. doi:10.1055/a-0865-7947.

Eichinger J.K. et al. (2016): Glenoid Dysplasia: Pathophysiology, Diagnosis, and Management. Journal of Bone Joint Surgery American. 2016; 98(11): 958–68. doi: 10.2106/JBJS.15.00916. PMID: 27252441. (letzter Zugriff 05.04.2024).

Ekstrand J., Hägglund M., Waldén M. (2011): Epidemiology of muscle injuries in professionell football (soccer). American Journal of Sports Medicine 39(6): 1226–1232. doi: 10.1177/0363546510395879.

Ekstrand J. et al. (2012): Hamstring muscle injuries in professionell football: the correlation of MRI findings with return to play. British Journal of Sports Medicine 46(2): 112–117. doi: 10.1136/bjsports-2011-090155. Epub 2011 Dec 5. PMID: 22144005.

Ellwein A. et al. (2019): Outcomes after locked plating of displaced patella fractures: a prospective case series. International Orthopaedics 43(12): 2807–2815. doi: 10.1007/s00264-019-04337-7. (letzter Zugriff 05.04.2024).

Engelhardt M. et al. (2022): Sportverletzungen, Diagnose, Management und Begleitmaßnahmen, 4. A. München: Elsevier.

Eshoj H. et al. (2018): Intertester reliability of clinical shoulder instability and laxity tests in subjects with and without self-reported shoulder problems, BMJ Open. 2018 Mar 3;8(3): e018472. doi: 10.1136/bmjopen-2017-018472. PMID: 29502086; PMCID: PMC5855406.

Exner G.U. (2005): Tibiotalare Arthrodese bei angeborener Fibulaaplasie. Operative Orthopädie und Traumatologie 17: 534–542. doi: 10.1007/s00064-005-1144-8 (letzter Zugriff 05.04.2024).

Fernandez D.L. (2001): Distal radius fracture: the rationale of classification. Chir Main 2001; 20(6): 411–425. doi: 10.1016/s1297-3203(01)00067-1. PMID: 11778328.

Frank J. et al. (2015): Ligamentäre Verletzungen der Handwurzel [Ligamentous injuries of the carpal bones]. Trauma und Berufskrankheiten 17 (Suppl 2): 345–352, https://doi.org./10.1007/s10039-015-0003-y (letzter Zugriff 05.04.2024).

Freyschmidt J., Ostertag H., Jundt G. (2003): Knochentumoren, 2. A, Berlin/Heidelberg/New York: Springer.

Gagey O.J., Gagey N. (2001): The hyperabductions test. Journal of Bone and Joint Surgery British volume 83(1): 69–74. doi: 10.1302/0301-620x.83b1.10628. PMID: 11245541.

Gallacchi G., Pilger B. (2005): Schmerzkompendium, Schmerzen verstehen und behandeln. 2. A. Stuttgart: Thieme Verlag KG. doi: 10.1055/b-002-8296.

Gebhardt S. et al. (2021): Medizinische Versorgungsrealität von Amateurhandballspielern mit Schulterschmerz. Sports Orthopaedics and Traumatology. 37(2): 167–191 (2021), http://dx.doi.org/10.1016/j.orthtr.2021.04.018 (letzter Zugriff 05.04.2024).

Gerber C., Lajtai G. (2003): Impingement syndromes. In: Lajtai G., Snyder S.J., Applegate G.R. et al.: Shoulder Arthroscopy and MRI techniques pp. 269–282. Berlin/Heidelberg: Springer.

Gewitz M. et al. (2015): Revision of the Jones Criteria for the diagnosis of acute rheumatic fever in the era of doppler echocardiographie: A scientific statement from the American Heart Association. Circulation 2015; 131(20): 1806–1818. doi: 10.1161/CIR. 0000000000000205.

Goehtz F., van Schoonhoven J. (2017): Die Arthrose des distalen Radioulnargelenks. Handchirurgie Scan; 06(03): 225–238. doi: 10.1055/s-0042-118142.

Goossens P. et al. (2015): Validity of the Thessaly Test in Evaluating Meniscal tears Compared With Arthroskopie: A Diagnostic Accuracy Stud., Journal of Orthopaedic & Sports Physical Therapy, 2015; 45(1): 18–24. Epub 24 Nov 2014. doi: 10.2519/josp.2015.5215.

Green W.T., Mital, M.A. (1979): Congenital radio-ulnar synostosis: surgical treatment, Journal of Bone and Joint Surgery 61(5): 738–743.

Griffet J. et al. (1986): Les synostoses congénitales radio-cubitales supérieures. A propos de 43 cas [Congenital superior radioulnar synostosis. A study of 43 cases]. Internatinal Orthopaedics 10(4):265–269. doi: 10.1007/BF00454407.

Grill F., Freilinger W., Strobl W. (1996): Die Behandlung der radialen Klumphand. Zeitschrift für Orthopädie und Unfallchirurgie 134(4):324-331. doi: 10.1055/s-2008-1039769.

Gross Portney L., Watkins M.P. (2013): Foundations of Clinical Research: Pearson New International Edition: Applications To Practice. 3. A. Pearson Education Limited.

Guenther D. et al. (2018): Non-Uniform Strain Distribution in Anterolateral Capsule of Knee: Implications for Surgical Repair. Journal of Orthopaedic Research; 37(5):1025-1032. doi: 10.1002/jor.24270, 2019.

Habermeyer P. et al. (2017): Schulterchirurgie. 5. A. München: Elsevier.

Harnack G.A. (1987): Kinderheilkunde, 7. A. Berlin: Springer.

Harvey E.J. et al. (2012): Sprengel deformity: pathogenesis and management. Journal of American Academy of Orthopaedic Surgeons 20(3): 177–186, https://doi.org/10.5435/JAAOS-20-03-177 CrosssRefPubMed (letzter Zugriff 05.04.2024).

Hegedus E.J. et al. (2007): Physical Examination Test for Assesing a Torn Meniscus in the Knee: A systematic Review with Meta-Analysis. Journal of Orthopaedic and Sports Physical Therapy 2007;37(9):541–550. doi: 10.2519/jospt.2007.2560.

Hegedus E.J. et al. (2012): Which physical examination tests provide clinicians with the most value when examining the shoulder? Update of a systematic review with metaanalysis of individual tests. British Journal of Sports Medicine. doi: 10.1136/bjsports-2012-091066 Source: PubMed.

Heimkes B. et al. (2018): Modifizierte Salter-Innominatum-Osteotomie für Erwachsene. Operative Orthopädie und Traumatologie 30: 457–468, https://doi.org/10.1007/s00064-018-0560-x (letzter Zugriff 05.04.2024).

Hessman M.H. et al. (2007): Irritation der Iliopsoassehne nach totalendoprothetischem Hüftgelenkersatz. Die Orthopädie 2007, 36:746–751. doi: 10.1007/s00132-007-1094-3, Springer.

Hoffmann J.C. et al. (2020): Chronisch entzündliche Darmerkrankungen: in Klinik und Praxis. 3. A. Stuttgart: Thieme. doi: 10.1055/b-0034-21291.

Holschen M., Dugaro S. & Agneskirchner J. (2014): Arthroskopischer Korakoidtransfer Indikation: Technik und mittelfristige Ergebnisse. Obere Extremität 2014 9:106–113., Berlin/Heidelberg: Springer. doi: 10.1007/s11678-014-0261-5.

Hufeland M. et al. (2013): Arthroskopische Korrektur des extraartikulären Subspine-Impingements am Hüftgelenk. Die Orthopädie 2013, 42:879–883., Springer-Verlag Berlin Heidelberg. doi: 10.1007/s00132-013-2130-0.

Imhoff A., Lenich A. (2018): Arthroskopische und minimal-invasive Chrirugie des Ellenbogens. 1. A. Berlin: Springer.

Jackson JL, O'Malley PG, Kroenke K (2003): Evaluation of acute knee pain in primary care. Ann Intern Med 139(7): 575–588.

James M.A., McCarroll H.R., Manske P.R. (1999): The spectrum of radial longitudinal deficiency: a modified classification. Journal of Hand Surgery 24(6): 1145–1155. doi: 10.1053/jhsu.1999.1145. PMID: 10584934.

Janda V. (2000): Manuelle Muskelfunktionsdiagnostik. 4. A. München: Elsevier.

Jensen J.S. (1980): Classification of trochanteric fractures. Acta Orthopaedica Scand 1980; 51(5): 803–810. doi: 10.3109/17453678008990877.

Jie K.E. et al. (2014): Extension Test and Ossal Point Tenderness Cannot Accurately Exclude Significant Injury in Acute Elbow Trauma. Annals of Emergency Medicine. 2014 Jul;64(1):74–78. doi: 10.1016/j.annemerg-med.2014.01.022. Epub 2014 Feb 13. PMID: 24530106.

Johansson J.E. et al. (1981): Fracture of the ipsilateral femur in patients with total hip replacement. Journal of Bone and Joint Surgery American 1981; 63(9): 1435–1442.

Johansson A. et al. (1986): Improved operations for femoral neck fracture. A radiographic evaluation. Acta Orthopaedica Scand 1986; 57(6): 505–509. doi: 10.3109/17453678609014779.

Jonckheer P. et al. (2022): Evaluating fracture risk in acute ankle sprains: Any news since the Ottawa Ankle Rules? A Sytematic Review. European Journal of General Practice 2016;22(1):31–41. doi: 10.3109/13814788.2015.1102881. Epub 2015 Dec 2022.

Kay N. (1998): Arthrolysis of the posttraumatic stiff Elbow. In: Stanley D, Kay NR, eds. Surgery of the Elbow. Practical and scientific Aspects. London: Arnold; 228–234.

Kellam F. et al. (2018): Journal Of Orthopaedic Trauma, Orthopaedic Trauma Association Jan 2018, Vol. 32, No. 1, Wolters Kluwer Health, Inc. doi: 10.1097/BOT. 0000000000001063.

Kerkhoffs G.M. et al. (2013): Diagnosis and prognosis of acute hamstring injuries in athletes. Knee Surg Sports Traumatol Arthrosc 21(2): 500–509. doi: 10.1007/s00167-012-2055-x.

Konan S. al. (2013): Can the Ottawa and Pittsburgh rules reduce requests for radiography in patients referred to acute knee clinics? Advanced Surgical standards. doi: 10.1308/003588413X13511609954699, Ann R Coll Surg Engl 2013.

Kusche H., Gutsfeld P., Bühren V. (2012): Bandverletzungen des Ellenbogengelenks. OP-Journal 2012; 28(1):48–56. Stuttgart/New York: Thieme. doi: 10.1055/s-0031-1298490.

Kutscha-Lissberg F. et al. (2004): Osteochondritis dissecans des Kniegelenks. Der Radiologe 44, 783–788. doi:10.1007/s00117-004-1086-9.

Kyle R.F. et al. (1995): Fractures of the proximal part of the femur. Instr Course Lect 1995; 44: 227–253.

Lapner P. et al. (2022): Nonoperative treatment of lateral epicondylitis: a systematic review and meta-analysis. JSES International 6(2): 321–330. doi: 10.1016/j.jseint.2021.11.010.

Larkins L.W., Baker R.T., Baker J.G. (2020): Physical Examination of the Ankle: A Review of the Original Orthopedic Special Test Description and Scientific Validity of Common Tests for ankle Examination. Arch Rehabil Res Clin Transl. 2020; 2(3):100072. doi: 10.1016/j.arrct.2020.100072.

Leibold R.M. et al. (2008): Concurrent Criterion-Related Validity of Physical Examination Tests for Hip Labral Lesions: A Systematic Review. THE JOURNAL OF MANUAL & MANIPULATIVE THERAPY; 16(2): 24–41. doi: 10.1179/jmt.2008.16.2.24E.

Lichtenberg M.C. et al. (2018): Does the Lever Sign Test Have Added Value for Diagnosing Anterior Cruciate Ligament Ruptures? The Orthopaedic Journal of Sports Medicine; 6(3): 2325967118759631 doi: 10.1 177/2325967118759631.

Lin H.H. et al. (1995): A surgical technique of radioulnar osteoclasis to correct severe forearm rotation deformities. J Pediartr Orthop 15(1): 53–58. doi: 10.1097/01241398-199501000-00012.

Lindenhovius A.L., Jupiter J.B. (2007): The posttraumatic stiff elbow: a review of the literature. J Hand Surg Am. 2007 Dec;32(10): 1605–23. doi: 10.1016/j.jhsa.2007.09.015. PMID:18070653.

Lindenhovius A.L. et al. (2007): Comparison of elbow contracture release in elbows with and without heterotopic ossification restricting motion. J Shoulder Elbow Surg. 2007 Sep-Oct;16(5): 621–5. doi: 10.1016/j.jse.2007.01.005. Epub 2007 Jul 23. PMID: 17644008.

Majewski M., Habelt S., Steinbrück K. (2006): Epidemiology of athletic knee injuries: A 10-year study. The Knee July 2006; 13(3): 184–188. doi: 10.1016/j.knee.2006.01.005.

Malliaropoulos N. et al. (2010): Posterior thigh muscle injuries in elite track and field athletes. Am J Sports Med 38(9): 1813 - 1819. doi: 10.1177/0363546510366423.

Mangold S. (2013): Evidenzbasiertes Arbeiten in der Physio- und Ergotherapie. Reflektiert – systematisch – wissenschaftlich fundiert. 2. A. Berlin/Heidelberg: SpringerMedizin, Springer.

Martini A.K. (1992): Morphologien und Systematik des longitudinalen radialen Defektes. Handchir Mikrochir Plast Chir 24:16–22, New York 219–232.

Martini A.K. et al. (2003): Orthopädie und Orthopädische Chirurgie: Ellenbogen und Hand. ISBN 10: 3131262117. Stuttgart: Thieme.

Mason M.L. (1954): Some observations on fractures of the head of the radius with a review of one hundred cases. Br J Surg 1954; 42(172): 123–132. doi: 10.1002/bjs.18004217203.

Matsen F.A. et al. (1994): Practical evaluation and management of the shoulder. 1. A. Philadelphia, Pennsylvania: Saunders. ISDN-10: 0721648193.

Matzen P. (2007): Kinderorthopädie, 1. A. München: Elsevier.

May S., Littlewood C., Bishop A. (2006): Reliability of procedures used in the physical examiniation of non-specific low back pain: a systematic review. Australien Journal of Physiotherapy 52(2): 91–102. doi: 10.1016/s0004-9514(06)70044-7.

McClure J.G., Raney R.B. (1975): Anomalies of the scapula. Clin Orthop Relat Res; (110):22–31. doi: 10.1097/00003086-197507000-00005.

Meister K. (2000): Injuries to the shoulder in the throwing athlete. Part one: Biomechanics/pathophysiology/classification of injury. AM J SportsMed 28(2): 265–275. doi: 10.1177/03635465000280022301.

Michener L.A., McClure P.W., Karduna A.R. (2003): Anatomical and biomechanical mechanism of subacromial impingement syndrome. Clin Biomech (Bristol-Avon) 18(5): 369–379. doi: 10.1016/s0268-0033(03)00047-0.

Michener L.A. et al. (2009): Reliability and diagnostic accuracy of 5 physical examination tests and combination of tests for subacromial impingement. Arch Phys Med Rehabil. 2009 Nov;90(11):1898-903. doi: 10.1016/j.apmr.2009.05.015. PMID: 19887215.

Mont M.A., Maar D.C. (1994): Fractures of the ipsilateral femur after hip arthroplasty. A statistical analysis of outcome based on 487 patients; J Arthroplasty 1994; 9(5): 511–519. doi: 10.1016/0883-5403(94)90098-1.

Morrey B.F. (1990): Post-traumatic contractures of the elbow. Operative treatment, including distraction arthroplasty. J Bone Joint Surg Am 72(4):601–618.

Morrey B.F. (1993): Radial head fracture. In: Morrey B.F. ed. The elbow and its disorders. 2nd ed. Philadelphia: Saunders; 1993: 383–404 [3rd ed. 2000].

Morrey B.F. (1995): Current concepts in the treatment of fractures of the radial head, the olecranon and the coronoid. J Bone Joint Surg 1995, 44: 175–85.

Morrey M.E. et al. (2014): Primary repair of retracted distal biceps brachii tendon ruptures in extreme flexion. J shoulder Elbow Surg/Am Shoulder Elbow Surg 23(5):679–685. doi: 10.1016/j.jse.2013.12.030.

Mosser P., Kohn D., Lorbach O. (2015), Operative Therapie von Meniskuserkrankungen. Deutsche Zeitschrift für Sportmedizin. 2015; 66: 98–103. doi: 10.5960/dzsm.2014.159.

Müller-Wohlfarth H.W. et al. (2013): Terminology and classification of muscle injuries in sport: the Munich consensus statement. Br J Sports Med 47(6): 342–350. doi: 10.1136/bjsports-2012-091448.

Mulligan E.P., Harwell J.L., Robertson W.J. (2011): Reliability and Diagnostic Accuracy of the Lachman Test Performed in a Prone Position. Journal of Orthopaedic & Sports Physical Therapy 2011; 41(10):749–757, Epub 4 September 2011. doi: 10.2519/jospt.2011.3761.

Natera-Cisneros L. et al. (2016): Acute high-grade acromioclavicular joint injuries treatment: Arthroscopic non rigrid coracoclavicular fixation provides better quality of life outcomes than hook plate ORIF. Orthop Traumatol Surg Res 102(1):31–39. doi: 10.1016/j.otsr. 2015.10.007.

Neer C.S. 2nd (1972): Anterior acromioplasty for the chronic impingement syndrome in the shoulder: A preliminary report, J Bone Joint Surg Am 54(1): 41–50.

Neer C.S. 2nd (1983): Impingement lesions. Clin Orthop Relat Res. 173:70–81.

Nesterenko S. et al. (2010): Elbow strength and endurance in patients with a ruptured distal bizeps tendon. J Shoulder Elbow Surg; 19(2): 184–189.doi 10.1016/j.jse.2009.06.001.

Netterström-Wedin F., Bleakley C. (2021): Diagnostic accuracy of clinical tests assessing ligamentous injury of the ankle syndesmosis: A systematic review with meta-analysis. Physical Therapy in Sport, Vol. 49: 214–226, Elsevier. doi: 10.1016/j.ptsp.2021.03.005.

Netterström-Wedin F. et al. (2022): Diagnostic Accuracy of Clinical Tests Assessing Ligamentous Injury of the Talocrural and Subtalar Joints: A Systematic Review With Meta-Analysis. Sports Health 14(3). doi: 10.1177/19417381211029953, USA: Sage publications.

O'Connor D., Marshall S., Massy-Westropp N. (2003): Non-surgical treatment (other than steroid injection) for carpal tunnel syndrome. Cochrane Database Syst. Review. The Cochrane Library 2003(1):CD003219. doi: 10.1002/14651858.CD003219.

O'Driscoll S.W., Bell D.F., Morrey B.F. (1991a): Posterolateral rotatory instability of the elbow. J Bone Joint Surg Am 73(3): 440–446.

O'Driscoll S.W., Lawton R.L., Smith A.M. (1991b): The "moving valgus stress test" for medial collateral ligament tears of the elbow. Am J Sports Med. 2005 Feb;33(2):231–9. doi: 10.1177/0363546504267804. PMID: 15701609.

Ockert B. et al. (2010): Der verletzte Meniskus: Wie sicher ist die klinische Untersuchung? Eine Metaanalyse. Unfallchirurg 113, 293–299, https://doi.org/10.1007/s00113-009-1702-2 (letzter Zugriff 05.04.2024).

Ogden J.A., Watson H.K., Bohne W. (1976): Ulna dysmelia. J Bone Joint Surg 58(4): 467–475.

Ogino T., Hikino K. (1987): Congenital radioulnar synostosis: compensatory rotation around the wrist and rotation osteotomy. J. Hand Surg 12(2): 173–178. doi: 10.1016/0266-7681_87_90006-4.

Paley D. (2016): Surgical reconstruction for fibular hemimelia. J Child Orthop (2016) 10(6): 557–583. doi: 10.1007/s11832-016-0790-0.

Patzler S. (2020): Valgisierende kniegelenksnahe Umstellungsosteotomie – radiologische und klinische Ergebnisse. Dissertation zum Erwerb des Doktorgrades der Medizin, Klinik für Allgemeine, Unfall- und Wiederherstellungschirurgie; Klinik der Ludwig-Maximilians-Universität München. doi: 10.5282/edoc.25845.

Paulsen F., Waschke J. (2022): Sobotta: Atlas der Anatomie, allgemeine Anatomie und Bewegungsapparat, Bd. 1, 25. A. München: Elsevier.

Paxton E., Stock M.V., Brophy R.H. (2011): Meniscal repair versus partial meniscectomy: a systematic review comparing reoperation rates and clinical outcomes. Arthroscopy. 2011; 27(9):1275–1288. doi: 10.1016/j.arthro.2011.03.088.

Pfeil A. et al. (2018): Rheumatologie: Das Wichtigste für Ärzte aller Fachrichtungen. 1. A. Elsevier essentials, München: Elsevier.

Pires R. et al. (2014): Ottawa Ankle Rules and Subjective Surgeon Perception to Evaluate Radiograph Necessity Following Foot and Ankle Sprain. Annals of Medical and Health Sciences Research, 2014 ;4(3):432–435. doi: 10.4103/2141-9248.133473.

Potter N.A., Rothstein J.M. (1985): Intertester reliability for selected clinical tests of the sacroiliacal joint. Phys Ther. 1985 Nov, 65(11):1671–1675. doi: 10.1093/ptj/65.11.1671.

Raddatz H. (2019): Angeborene Fehlbildungen im Bereich von Schultergürtel und Schultergelenk. Orthopädie und Unfallchirurgie, Springer Reference Medizin. Berlin/Heidelberg: Springer, https://doi.org/10.1007/978-3-642-54673-0_27-1 (letzter Zugriff 05.04.2024).

Raschke M.J. (DGU) (2009): Klassifikationssystem der Arbeitsgemeinschaft für Alterstraumatologie der DGU. Berlin.

Regan W., Lapner P.C. (2006): Prospective evaluation of two diagnostic apprehension signs for posterolateral instability of the elbow. J Shoulder Elbow Surg, 15(3): 344–346, https://doi.org/10.1016/j.jse.2005.03.009 (letzter Zugriff 05.04.2024).

Reinhold-Keller E. (2016): Rheumatoide Arthritis (RA): Frühe Diagnose und Therapie sind entscheidend. Arzneiverordnung in der Praxis 43 (3).

Reinke A., Kraus M., Wild A. (2017): Myositis ossificans traumatica im kraniozervikalen Übergang- Fallbericht und Literaturübersicht. Z Orthop Unfall 2017; 155(03): 328–332. doi: 10.1055/s-0043-103412, New York: Thieme.

Robinson H.S. et al. (2007): The reliability of selected motion- and pain provocation tests for the sacroiliacal joint. Man Ther. 2007 Feb; 12(1):72–9. doi: 10.1016/j.math.2005.09.004. Epub 2006 Jul 12.

Roessner A., Jürgens H. (1993): Neue Aspekte zur Pathologie des Ewing-Sarkoms. Osteologie 2: 57-73.

Rubenstein R.A. Jr. et al. (1994): The Accuracy of the Clinical Examination in the Setting of Posterior Cruciate Ligament Injuries. The American Journal of Sports Medicine; 22(4): 550-557. doi: 10.1177/03635465940220041.

Russe O. (1960): Fracture of the carpal navicular. Diagnosis, non operative treatment and operative treatment. J Bone Joint Surg AM 1960; 42-A: 759–768.

Rzepka D.J., Schmitt H. (2014): Stabilisierung des proximalen Tibiofibulargelenks mittels Gracilissehnenplastik nach Maffulli bei chronischer Instabilität. Dtsch Z Sportmed. 2014; 65(3): 77–80. doi: 10.5960/dzsm.2014.119.

Sander A.L. et al. (2018): Mediokarpale Instabilitäten der Handwurzel. Unfallchirurg 121, 365–372 (2018). https://doi.org/10.1007/s00113-018-0476-9 (letzter Zugriff 05.04.2024).

Sauerbier M. et al. (2015). Die Handchirurgie. München: Elsevier.

Savoye-Laurens T. et al. (2022): Labral tears in hip dysplasia and femoroacetabular impingement: A systematic review. Orthopaedics & Traumatology: Surgery & Research; 109(4): 103539. doi: 10.1016/j.otsr. 2022.103539.

Schatzker J. (2005): Fractures of the olecranon. In: Schatzker J., Tile M. (2005): The rationale of operative fractures care, 3. A. Berlin: Springer, 113–119.

Schneiders W. et al. (2005): Häufigkeit der traumatischen und chronischen skapholunären Bandläsion bei distaler Radiusfraktur. Differenziertes Behandlungsschema. Unfallchirurg 108: 715–720, https://doi.org/10.1007/s00113-005-0947-7 (letzter Zugriff 05.04.2024).

Schoch C. & Geyer M. (2014): Learning curve in Ellbogen-Arthroskopienund LUCL-Bandplastik – eine persönliche Studie. Lecture Gesellschaft für Arthroskopie und Gelenkchirurgie (AGA), Jahreskongress Insbruck 2014.

Scholten R.J. et al. (2003): Accuracy of physical diagnostic tests for assessing ruptures of the anterior cruciate ligament: a meta-analysis. J Fam Pract. 2003 Sep; 52(9): 689–94. PMID: 12967539.

Schünke M. et al. (2022): Prometheus: Lernatlas der Anatomie, 6. A. Stuttgart: Thieme. doi: 10.1055/b000000613.

Seil R., Kusma M., Rupp S. (2005): Die Sportlerschulter. Teil 2: Diagnostik – Prophylaxe –Therapie. Deutsche Zeitschrift für Sportmedizin 56(2): 52-53.

Shamsadini S., Varesvazirian M., Shamsadini A. (2005): Cryotherapie as a treatment for psoriasis. Dermatol online J 2005 Aug 1;11(2).21. PMID: 16150229.

Sharma S., MacKay G. (2005): Endoscopic repair of distal bizeps tendon using an EndoButton. Arthroscopy 21(7): 897. doi: 10.1016/j.arthro.2005.04.001.

Shiboski C.H. et al. (2016): American College of Rheumatology/European League Against Rheumatism classification criteria for primary Sjörgen's syndrome: A consensus and data-driven methodology involving three international patient cohorts. Ann Rheum Dis 2017; 76(1): 9-16. doi: 10.1136/annrheumdis-2016-210571.

Shields E. et al. (2015): Distal bizeps brachii repairs: a single-incision technique using a cortical button with interference screw versus a double-incision-technique using suture fixation through bone tunnels. AM J Sports Med 43(5): 1072–1076. doi: 10.1177/0363546515570465.

Siegenthaler W., Blum H.E. (2006): Klinische Pathophysiologie, 9. A. Stuttgart: Georg Thieme Verlag KG.

Sobau C., Möckel G., Gollwitzer H. (2018): Ligamentum capitis femoris und foveales Impingement. Hüftarthroskopie, Praxisbuch für die gelenkerhaltende Chirurgie, Teil 2: Krankheitsbilder. Stuttgart: Thieme. doi: 10.1055/b-0038-159846.

Stanley D., Kay N.R. (1998): Surgery of the elbow. Practical and Scientific Aspects. 1. A. London: Hodder Arnold.

Swanson A.B., Tada K., Yonenobu K. (1984): Ulnar ray deficiency: its various manifestations. J Hand Surg 9(5): 658–664. doi: 10.1016/s0363-5023(84)80007-6.

Tallón-López J., Domíniquez-Amador J.J., Andrés-García J.A. (2014): Humerus varus: correction by proximal valgus osteotomy with precontourned plate fixation in children. [Húmero varo: corrección mediante osteotomía proximal valguizante con placa de osteosíntesis preconformada en edad infantile]. Rev Esp Cir Ortop Traumatol. 2014; 58(4):249–252. 2013 SECOT. Published by Elsevier España, S.L. doi: 10.1016/j.recot.2013.12.002.

Taylor W. et al. (2006): Classification criteria for psoriatic arthritis: development of new criteria from a large international study. Arthritis Rheum 54(8): 2665–2673. doi: 10.1002/art.21972. PMID: 16871531.

van den Berg F. (2022): Angewandte Physiologie: Das Bindegewebe des Bewegungsapparates verstehen und beeinflussen. 5. A. Stuttgart: Thieme.

van der Windt D.A. et al. (1995): Shoulder disorders in general practice: Incidence, patient characteristics, and management. ANN Rheum Dis 54(12): 959–964. doi: 10.1136/ard.54.12.959.

van der Wurff P., Hagmeijer R.H., Meyne W. (2000): Clinical tests of the sacroiliacal joint. A systematic methodological review. Part 1: Reliability. Man Ther. 2000 feb;5(1):30–6. doi: 10.1054/math.1999.0228.

Vecchio P. et al. (1995): Shoulder pain in a community based rheumatology clinic. BR J Rheumatol 34(5): 440–442. doi: 10.1093/rheumatology/34.5.4 40.

Vincent-Smith B., Gibbons P. (1999): Inter-examiner and intra-examiner reliability of the standing flexion test. Man Ther. 1999 May;4(2):87–93. doi: 10.1054/math.1999.0173.

Wada A. et al. (2014): Sprengel deformity: morphometric assessment and surgical treatment by the modified green procedure. J pediatr Orthop 34(1):55–62. doi: 10.1097/BPO.0b013e318288b407.

Walch G. et al. (1991): Le conflit glénoïdien postéro-supérieur. Un autre conflit de l'épaule. [Posterior-superior glenoid impingement. Another shoulder Impingement]. Rev Chir Orthop Reparatice Appar Mot 77(8): 571–574.

Weber, J., Buchhorn T. (2018): Syndesmosen-Verletzungen am Sprunggelenk Ätiologie, Diagnostik, OP-Technik und Literaturübersicht, Deutscher Ärzteverlag OUP 2018; 7: 265–270. doi: 10.3238/oup.2018.0265–0270.

Weishaupt D. et al. (2000): Posterior glenoid rim deficiency in recurrent (atraumatic) posterior shoulder instability. Skelet Radiol 29(4):204–210 CrossRef. doi: 10.1007/s002560050594.

Whittaker R.P., Sotos L.N., Ralston E.L. (1974): Fractures of the femur about femoral endoprostheses. J Trauma 1974; 14(8): 675-694. doi: 10.1097/00005373-197408000-00004.

Willeger M. et al. (2022): Epiphysiodesen und Hemiepiphysiodesen: Wachstumsstopp und Wachstumslenkung an der unteren Extremität. Orthopäde 2022. 51: 415–432, doi: 10.1007/s00132-022-04219-8, Springer.

Windolf J. et al. (2008): Behandlung von Fingerfrakturen: Empfehlungen der Sektion Handchirurgie der Deutschen Gesellschaft für Handchirurgie. Unfallchirurg 111: 331–339. doi: 10.1007/s00113-008-1438-4, Springer Medizin.

Wirth M.A., Lyons F.R., Rockwood C.A. Jr. (1993): Hypoplasia of the glenoid. A review of sixteen patients. J Bone Joint Surg AM 75(8):1175–1184 CrossRef. doi: 10.2106/00004623-199308000-00007.

Witkowski R. et al. (2003): Lexikon der Syndrome und Fehlbildungen. Ursachen, Genetik und Risiken. 7. A. Berlin/Heidelberg: Springer.

Wollschläger L.M. et al. (2021): The MRI posterior drawer test to assess posterior cruciate ligament functionality and knee joint laxity. Scientific Reports; 11, 19687. doi: 10.1038/s41598-021-99216-w.

Wood V.E. (1998): Congenital radio-ulnar synostosis. In: Buck-Gramcko, D. (2002): Congenital malformations of the hand and the forearm. London: Churchill Livingston, 21(2):463–466.

Wood V.E. (1999): Congenital pseudarthrosis of the forearm, In: Green D.P., Hotchkiss R.N., Pederson W.C.: Green's operative hand surgery 4th ed., vol I. Churchill Livingston, New York: 544–551.

Wright A.A., Ness B.M., Donaldson M. (2021): Diagnostic Accuracy of Patient History in the Diagnosis of Hip-Related Pain: A Systematic Review. Arch Phys Med Rehabil. doi: 10.1016/j.apmr.2021.03.029. (letzter Zugriff 05.04.2024).

Xu C., Zhao J. (2013): A meta-analysis comparing meniscal repair with meniscectomy in the treatment of meniscal tears: the more meniscus, the better outcome? Knee Surg Sports Traumatol Arthrosc. 2013. 23(1): 164-170. doi: 10.1007/s00167-013-2528-6.

Zalpour C. (2022): Anatomie Physiologie für die Physiotherapie, 5. A. München: Elsevier.

Zantop T. et al. 2007: Intraarticular Rupture Pattern of the ACL. CLINICAL ORTHOPAEDICS AND RELATED RESEARCH 454: 48–53. doi: 10.1097/BLO.0b013e31802ca45b2007, Lippincott Williams & Wilkins.

Zarghooni K., Bratke G., Landgraf P. et al. (2023): The diagnosis and treatment of osteosarcoma and Ewing's sarcoma in children and adolescents. Dtsch Arztebl Int 2023; 120(24): 405–412. doi: 10.3238/arztebl.m2023.0079.

Zazlav K.R. (2001): internal rotation resistance strength test: A new diagnostic test to differentiate intraarticular pathology from outlet (Neer) impingement syndrome in the shoulder, Journal of Shoulder and Elbow surgery, 10(1), 23-27, Elsevier.

Zhou Haodong et al. (2018): Range of Extension Correlates with Posterior Capsule Length after Knee Remobilization, 0195-9131/18/5012-2401/0. MEDICINE & SCIENCE IN SPORTS & EXERCISE Copyright, 2018 by the American College of Sports Medicine. doi: 10.1249/MSS. 0000000000001741.

Register

G

H

M

N

O